TRAITÉ

PHILOSOPHIQUE ET EXPÉRIMENTAL

DE

MATIÈRE MÉDICALE

ET

DE THÉRAPEUTIQUE,

Par G. A. GIACOMINI,

Professeur de Médecine clinique à l'Université de Padoue, etc., etc.;

TRADUIT DE L'ITALIEN PAR MM.

MOJON,

Professeur honoraire d'Anatomie et de Physiologie à l'Université de Gênes,
Membre correspondant de l'Académie royale de Médecine de Paris, etc., etc.,

ET

ROGNETTA,

Docteur en Médecine, Professeur de Chirurgie et d'Ophthalmologie,
Membre de l'Académie royale des Sciences de Naples, etc.

PARIS.

AU BUREAU DE L'ENCYCLOPÉDIE,
RUE SERVANDONI, 17.

1839.

TRAITÉ

PHILOSOPHIQUE ET EXPÉRIMENTAL

DE

MATIÈRE MÉDICALE

ET DE THÉRAPEUTIQUE.

PARIS. — IMP. DE BÉTHUNE ET PLON,
RUE DE VAUGIRARD, 36.

TRAITÉ

PHILOSOPHIQUE ET EXPÉRIMENTAL

DE

MATIÈRE MÉDICALE

ET

DE THÉRAPEUTIQUE,

Par G. A. GIACOMINI,

Professeur de Médecine clinique à l'Université de Padoue, etc., etc.;

TRADUIT DE L'ITALIEN PAR MM.

MOJON,

Professeur honoraire d'Anatomie et de Physiologie à l'Université de Gênes,
Membre correspondant de l'Académie royale de Médecine de Paris, etc., etc.,

ET

ROGNETTA,

Docteur en Médecine, Professeur de Chirurgie et d'Ophthalmologie,
Membre de l'Académie royale des Sciences de Naples, etc.

PARIS.

AU BUREAU DE L'ENCYCLOPÉDIE,

RUE SERVANDONI, 17.

—

1839.

RAPPORT

FAIT A L'ACADÉMIE ROYALE DE MÉDECINE,

DANS SA SÉANCE DU 4 JUIN 1839, -

SUR L'OUVRAGE DE M. GIACOMINI,

Par M. CORNAC, MEMBRE DE L'ACADÉMIE, ETC.

Le professeur Giacomini s'est proposé, dans la rédaction d'un traité philosophico-expérimental de thérapeutique, de réunir dans un corps de doctrine et à des principes fixes et déterminés toute la matière médicale de nos jours; à cet effet, il a consacré dix années d'études assidues et entrepris un grand nombre d'expériences sur l'homme et sur les animaux, tant en état de santé que de maladie. Cet ouvrage, qui renferme les détails des résultats de tant d'études et d'expériences mulipliées, et dont vous m'avez chargé de vous faire un rapport verbal, me paraît offrir de très-bonnes idées sur l'édifice pharmacologique, branche essentielle de l'art de guérir.

Le 1er volume est presque entièrement consacré à des considérations générales pharmacologiques, sur la manière particulière d'envisager l'action physico-chimique et organico-vitale des différents agents thérapeutiques employés, soit pour entretenir la santé, soit pour la rétablir. Les idées de la doctrine médicale rasorienne ou du contre-stimulus, m'ont paru débattues avec une saine logique.

La pharmacologie du professeur Giacomini est établie sur trois points principaux. Le premier roule sur l'action physico-chimique des remèdes, considérée tout à fait à part de leur propriété dynamique, c'est-à-dire de leur véritable action thérapeutique obtenue au moment même qu'ils entrent dans l'assimilation organique. Il dit « que toute substance qui agit sur les tissus vivants éveille d'abord une impression locale qui dépend entièrement des qualités mécaniques ou physico-chimiques dont elle est douée, tandis qu'une fois entrée dans la circulation, elle perd en partie ses qualités physico-chimiques pour en acquérir d'autres bien différentes, que le professeur Giacomini nomme dynamiques ». La première action n'est que locale et n'a de durée que le temps nécessaire pour que les substances appliquées puissent entrer dans les fonctions d'assimilation, tandis que la seconde répand ses effets pendant un certain temps sur l'organisme tout entier. L'auteur admet pour second point de sa pharmacologie, que l'action des médicaments est toujours la même, quoique leurs effets soient en apparence différents en plusieurs cas de leur application.

A ces considérations, l'auteur ajoute l'étude des influences sous lesquelles doit se trouver l'organisme vivant par toutes les circonstances particulières d'âge, d'habitude, de tempérament, de climat, etc., de même qu'il compte pour beaucoup l'influence utile ou nuisible de l'état moral du malade.

Relativement au troisième point, M. Giacomini puise dans un grand nombre d'auteurs toutes les raisons possibles et solides pour expliquer ce qui doit avoir lieu dans l'action d'une substance quelconque sur l'organisation.

Des réflexions très-rationnelles sur l'influence du système nerveux ganglionnaire et cérébro-spinal dans les actes de la vie, servent d'appui au professeur de Padoue pour expliquer sa manière de voir relativement à l'action des médicaments, et aussi par rapport à la nature propre des tissus avec lesquels ils sont mis en contact.

Pour éclairer ce point de doctrine, l'auteur passe en revue les différentes expériences entreprises par *Fontana, Nysten, Plaff, Mayendie, Laurent, Brodie, Viborg,* et un très-grand nombre d'autres savants physiologistes.

Tout agent thérapeutique, une fois introduit dans la machine animale, a pour effet constant, primitif et intrinsèque, la réaction que la vitalité lui oppose. Celle-ci, comme force unique et simple, par la présence d'un médicament qui agit sur elle, change son état en deux manières particulières opposées; c'est-à-dire qu'elle s'élève ou s'abaisse de son état primitif.

D'après ces données, que la doctrine de Brown avait en partie proclamées depuis longtemps, le docteur Giacomini admet deux classes de remèdes, les hypersthéniques et les hyposthéniques, auxquels il ajoute une troisième classe, où il comprend tous ceux qu'on ne saurait encore admettre dans aucune des deux premières, et qu'il nomme *spécifiques* ou *empiriques.* Il établit, en outre, que l'action dynamique des médicaments n'est pas également ressentie par tous les organes ou les appareils. Bien que cette action porte toujours sur la vitalité générale ou sur les nerfs ganglionnaires qui la représentent, elle se déclare toujours avec plus d'intensité dans tel ou tel appareil, selon la nature des médicaments et la structure particulière de nos organes. De là plusieurs subdivisions ou ordres des deux premières classes. Ainsi il admet des hypersthénisants et des hyposthénisants, *vasculo-cardiaques, cardiaco-vasculaires, céphaliques, spinaux, gastro-entériques* et *lymphatico-glandulaires,* ce qui équivaut à nous dire que certaines substances ont une action toute spéciale dans des cas pathologiques nettement définis, et que la thérapeutique ne consiste pas seulement dans l'art d'appliquer les moyens avoués par la science et reconnus efficaces dans tel ou tel cas morbide, mais encore à connaître l'action particulière de ces divers moyens sur l'économie.

Après les réflexions générales, tirées toujours d'une longue série d'expériences auxquelles se livre l'auteur dans cette classification essentielle de tous les secours thérapeutiques connus, il donne de sages préceptes et plusieurs règles sur l'art d'écrire les recettes.

Dans les iie, iiie et ive volumes qui complètent l'ouvrage dont j'ai l'honneur de vous entretenir, le professeur Giacomini traite consciencieusement, avec beaucoup de détails, d'exactitude et une immense érudition, de chaque médicament en particulier, toujours sous le point de vue de sa triple division en hypersthéniques, hyposthéniques et spéciaux ou empiriques.

L'étude de la vaste série de moyens qu'on emploie pour modifier les maladies ou rétablir la santé, nous donne à tous moments la plus profonde conviction que cette branche de l'art offre d'immenses lacunes, et que la détermination de l'action des remèdes d'après des lois physiologiques et pathologiques invariables serait un service éminent qu'on rendrait à la science. C'est le but de l'ouvrage de M. Giacomini.

Je m'acquitterais avec autant de plaisir que d'empressement du soin de vous donner une analyse complète et exacte de la partie de cet ouvrage qui traite de chaque substance en particulier; mais je serais obligé d'être trop prolixe et d'abuser par là de vos moments : ainsi, je me bornerai à vous dire, Messieurs, que le traité philosophico-expérimental des secours thérapeutiques que le professeur Giacomini nous a envoyé d'Italie, me paraît mériter, par les nouvelles recherches vraiment intéressantes qu'il renferme, par sa forme, par son étendue, par la saine critique et par l'érudition dont il est enrichi, d'être lu et médité avec attention par tout praticien qui aime à se tenir au courant des progrès de la thérapeutique.

Je terminerai en vous disant un mot sur un autre ouvrage de M. Giacomini.

Le docteur Mugna, chef de clinique de l'université de Padoue, a réuni dans un volume tous les faits les mieux observés pendant quatre ans à la clinique interne du professeur Giacomini.

Dans cinq chapitres, qui servent comme autant de prolégomènes aux tableaux statistiques qui se trouvent sur la fin de l'ouvrage, sont débattues plusieurs questions relatives aux différentes maladies traitées dans la dite clinique; une saine doctrine médicale et une critique raisonnée règnent généralement dans ce travail.

Il est question, dans le premier chapitre, de la phlogose du système nerveux cérébro-spinal. Dans le second, de l'inflammation des poumons et de ses annexes. Dans le troisième, on traite avec une étendue proportionnée à leur importance, des phlogoses dont peuvent être atteints les différents viscères renfermés dans l'abdomen; il y est aussi question de la pellagre, que l'auteur considère comme ayant son principal siége dans l'appareil gastrique. Le quatrième chapitre renferme des observations intéressantes sur l'inflammation du système vasculaire sanguin, *cardite, artérite,* fièvres intermittentes, exanthèmes. Le cinquième chapitre enfin est consacré à des vues particulières sur l'inflammation en général, etc.

Six cent cinquante malades furent traités dans la clinique de Padoue dans la période de quatre ans, dont trente-trois moururent; ce qui donne cinq 1/5 pour cent, et même quatre 1/5, si on les considère simplement en rapport au nombre des cas graves, en en retranchant les cas légers d'une guérison facile et les incurables.

L'exposition statistique des malades dont il est question dans ce volume est renfermée en neuf tableaux assez bien conçus pour donner, dans un coup d'œil, le mouvement et le résultat des maladies et les différents secours thérapeutiques employés.

Tout ce que je viens de vous dire sur les travaux importants de M. le professeur Giacomini me détermine à penser que l'Académie doit lui adresser des remercîments pour l'envoi de ses deux ouvrages, et qu'elle doit l'inscrire sur la liste des futurs correspondants étrangers.

A cette occasion, j'ai l'honneur de rappeler à l'Académie que depuis plus de deux ans elle a perdu un de ses illustres correspondants étrangers, le docteur Gallini, professeur à l'université de Padoue. Ne vous paraîtrait-il pas convenable de le remplacer par le docteur Giacomini, professeur dans la même université, et dont le zèle, l'activité et l'intelligence ont pu être appréciés de plusieurs d'entre vous qui l'avez vu assister à trois de vos séances, dans le cours de l'année dernière? Si mon observation était favorablement accueillie par vous, il faudrait, pour se conformer au règlement, nommer une commission de cinq membres, qui viendrait faire le rapport nécessaire pour procéder à son élection.

(Adopté.)   CORNAC.,

TRAITÉ

PHILOSOPHIQUE ET EXPÉRIMENTAL

DE

MATIÈRE MÉDICALE

ET

DE THÉRAPEUTIQUE,

PAR G. A. GIACOMINI,

Professeur de médecine clinique à l'Université de Padoue; etc., etc.;

TRADUIT DE L'ITALIEN PAR MM.

MOJON,

Professeur honoraire d'anatomie et de physiologie à l'Université de Gênes, membre
correspondant de l'Académie royale de médecine de Paris, etc., etc.;

ET

ROGNETTA,

Docteur en médecine, professeur de chirurgie et d'ophthalmologie, membre
de l'Académie royale des sciences de Naples, etc.

PRÉFACE DE L'AUTEUR.

J'essaie de faire dans cet ouvrage ce que plusieurs auteurs, et même des corps académiques, ont tenté inutilement avant moi ; c'est-à-dire de réduire la matière médicale à des principes scientifiques invariables. Ce grand problème avait été insoluble autrefois, faute de données suffisantes. Il ne l'est plus aujourd'hui , grâces aux progrès récents de la médecine, de l'anatomie pathologique, de la physique ; de la chimie, de l'art expérimental et de la philosophie médicale. La pharmacologie est une science essentiellement expérimentale ; mais à quoi servent les expériences sur lesquelles on la base, si elles ne sont pas éclairées par la saine philosophie ? On a de tout temps fait des expériences sur les médicaments, mais à quoi ont-elles conduit ? A des conséquences absurdes. C'est qu'elles ont été mal dirigées et mal comprises.

Pour opérer la réforme importante dont il s'agit, il faut des masses considérables de faits bien observés. Or ces faits existent ; il s'agit de les coordonner, de les interpréter, et de les rattacher à des lois invariables de physiologie et de pathologie. Ce ne sont pas seulement des faits cliniques dont nous aurons besoin, il nous en faut d'un autre genre, c'est-à-dire qui proviennent de l'expérimentation directe chez les animaux. Des hommes très-laborieux, très-éclairés, et animés du désir de reculer les bornes de la science, en Italie, en France, en Angleterre, en Allemagne et en Amérique,
nous ont non-seulement légué les détails d'un très-grand nombre d'expériences qu'ils ont faites chez les animaux avec des médicaments divers et dans des buts différents, mais encore sur eux-mêmes. Nous reprendrons ces expériences, nous les jugerons sans idées préconçues, nous les comparerons à celles que nous avons faites nous-même ; nous rapprocherons enfin leurs résultats à ceux que nous fournit tous les jours l'observation clinique ; et nous ne tirerons aucune conclusion qui ne soit conforme à la logique et aux lois les mieux connues de la physiologie et de la pathologie. ·

Depuis un grand nombre d'années que j'ai l'honneur de professer dans cette université, j'ai été obligé, par des circonstances particulières, d'enseigner successivement presque toutes les branches de la médecine. J'ai dû passer de la chaire de physiologie à celle de pathologie interne, de celle-ci à celle de pharmacologie, et enfin à l'enseignement clinique. J'ai vu par ma propre expérience combien les spécialités isolées étaient nuisibles au progrès de l'art, car, en se bornant dans un cercle particulier, on se prive des lumières immenses qui jaillissent des autres branches. J'ai dû dans cet enseignement successif m'enquérir de tous les faits, tant nationaux qu'étrangers, qui appartiennent à chacune de ces spécialités ; j'ai dû, par conséquent, me mettre au niveau de toutes les doctrines accréditées, de toutes les pratiques. Pour cela je ne me suis pas contenté des journaux, j'ai voulu puiser aux ouvrages originaux, j'ai même obtenu du gouvernement de faire un voyage à ses frais, et de séjourner pendant quelques années dans plusieurs universités étrangères, où j'ai profité de la pratique des hommes les plus distingués. Je fais aujourd'hui entrer dans ce travail le résultat pratique de toutes mes études. Je n'ai voulu m'attacher principalement qu'aux faits, à l'expérience la plus positive. Si les raisonnements dont je les ai accompagnés ne paraissaient pas conformes à la saine logique médicale, je n'y tiens aucunement; mais on ne pourra pas se refuser de tenir compte des faits sur lesquels je base ma manière de voir : j'en citerai scrupuleusement les sources, afin qu'on puisse au besoin s'assurer de leur exactitude. Je dois ajouter cependant, que les corollaires auxquels nous sommes arrivés sont, depuis plusieurs années que l'enseignement clinique m'est confié, tous les jours appliqués au lit du malade avec les plus heureux résultats.

En publiant cet ouvrage, je m'attends à de grandes oppositions, surtout de la

part des médecins qui sont habitués de longue main à la routine. On ne change effectivement pas aisément les idées, les principes reçus comme des vérités incontestables dans les premières études, mais ce n'est pas à eux que je m'adresse; je compte sur les hommes dont l'esprit n'est pas fasciné par les préjugés, ni rendu stationnaire par la paresse. D'ailleurs si les bases du nouvel édifice pharmacologique que je présente sont tout à fait différentes de l'ancien, les matériaux qui le composent en sont les mêmes; les faits ne peuvent pas changer, il s'agit seulement de les bien comprendre. Si les faits sont inexacts, la matière médicale ancienne doit l'être également; car, je le répète, nous bâtissons avec les mêmes matériaux. Je désire seulement qu'on ne me juge pas *a priori*, ni par quelques propositions isolées qu'on pourra prendre au hasard en feuilletant cet ouvrage, car je dois avertir que plusieurs idées qui pourraient sembler obscures ou paradoxales dans les premiers chapitres cesseront de paraître telles après la lecture des chapitres qui suivent.

TRAITÉ

DE

MATIÈRE MÉDICALE

ET

DE THÉRAPEUTIQUE.

PROLÉGOMÈNES.

On a donné le nom de *pharmacologie* à l'ensemble des connaissances relatives aux objets qui se préparent en pharmacie, et l'on a plus spécialement réservé le mot de *matière médicale* à l'étude des substances simples qu'on emploie en thérapeutique. Cette distinction est arbitraire, et l'on comprend aisément que le mot *pharmacologie* mérite une acception beaucoup plus générale et comprend en même temps la valeur de la seconde expression.

§. Ier. *Source de la pharmacologie chez les anciens.* — Quand on songe à quelles sources les anciens se sont arrêtés pour établir leur matière médicale, on ne doit pas s'étonner que Sthal ait appelé la pharmacologie de son temps une étable pleine d'immondices, et que Bichat ait si défavorablement jugé celle de son époque.

On s'est d'abord arrêté à l'instinct de certains animaux. C'est ainsi, par exemple, qu'au dire de Pline, les anciens auraient appris de l'hippopotame la saignée, de l'hirondelle et de l'épervier à guérir les maux d'yeux à l'aide de la chélidoine et du hieracium, parce que, dit-il, ces oiseaux donnent la vue à leurs petits à l'aide du jus de ces plantes (Pline, Hist. nat.; lib. viii, cap. 26 et 27). — D'autres ajoutent que c'est du chien que l'homme a appris l'émétique; de l'ibis les purgatifs (*Cicero, de Natura deorum*); du lion l'emploi du quinquina (*Sebast. Bado anastasis cort. peruv.*), et d'une espèce de serpent, d'après Palidius, l'art de ressusciter les morts au moyen d'une herbe, malheureusement perdue de nos jours (*Clerc., Storia della medicina*, p. 1, lib. i, cap. 2). Ces histoires sont plutôt spécieuses que vraies, et s'il fallait avoir recours à de pareils maîtres, certes le patrimoine de notre science ne serait pas bien riche (1). — La seconde source,

---

(1) Il est étonnant que de pareils préjugés existassent aussi du temps d'Ambroise Paré. Ce grand observateur dit sérieusement, en parlant de l'origine de

c'est l'empirisme. On pourrait dire que toutes les notions réellement utiles de matière médicale qui nous ont été transmises par les anciens ont été puisées à cette source. Cet héritage cependant n'a pas été bien grand. Tant que l'empirisme a été pur, aveugle, c'est plutôt le hasard qui a fait découvrir quelques nouveaux remèdes. — En appliquant effectivement un médicament contre telle ou telle forme de maladie, on peut sans doute avoir des idées exactes sur son efficacité ; mais que d'années ne faudrait-il pas attendre pour rencontrer exactement les mêmes formes morbides ? De là la pauvreté de la pharmacologie chez les anciens. Lorsque cependant on a joint à l'expérience empirique le dogmatisme imaginaire, cette source est devenue impure ; car, comment pouvait-on théoriser rigoureusement sur des choses qu'on ne connaissait pas encore ? Aussi, à compter de cette époque, la matière médicale n'a-t-elle élargi ses domaines que par les hypothèses absurdes et les erreurs graves qu'on y a introduites. Ces hypothèses, ces erreurs, recueillies par Dioscoride et par Pline, ont été augmentées par Mattioli, reproduites religieusement par Lemery et par Morelot, et enfin reçues en grande partie sans contrôle par la plupart des modernes. Merveilleuse crédulité, singulier défaut de critérium, auxquels ont parfois souscrit les maîtres les plus respectables de notre art ! — Qui ne s'étonne effectivement de voir, par exemple, Dioscoride, cet écrivain qu'on regarde comme le père de la matière médicale, enseigner, sur l'autorité de Théophraste et d'autres, et d'après sa propre expérience, que l'urine humaine est un excellent remède contre la morsure de la vipère et autres venins ; la cigale rôtie contre les douleurs vésicales ; les excréments du chien recueillis durant la canicule contre les flux de ventre si on les boit délayés dans du vin ; la grenouille contre le venin de toute espèce de serpent ; les pierres qu'on trouve dans le ventre des jeunes hirondelles contre l'épilepsie, etc.? — Josèphe (Flavius), cet historien si judicieux, si brave, n'a-t-il pas écrit plusieurs fables que des auteurs de matière médicale ont reproduites comme des vérités? Il raconte qu'il y a une plante qui tue sur-le-champ l'homme qui la touche (c'est probablement l'atropa mandragora) ; mais il ajoute que si l'on met à nu ses racines, et que l'on poursuive un chien de manière qu'en courant il les arrache avec son cou, le chien meurt, et son maître qui le poursuivait peut alors non-seulement toucher la plante impunément, mais encore s'en servir comme d'un remède précieux (*De medica materia cum interp. Ruellii*). — Galien lui-même raconte, d'après son expérience, que la peonia guérit merveilleusement l'épilepsie si on la pend au cou des malades. Il assure également qu'en serrant le cou à une vipère avec quelques brins de fil, de manière à l'étrangler, ces brins sont un admirable moyen pour guérir les tumeurs du cou par leur seul contact (*De simplicium medicamentorum facultatibus*). — Geoffroy a écrit, sur l'autorité de Simon Pauli, que la bellie mineure est très-utile dans les cas désespérés de phthisie pulmonaire ; que le chardon bénit guérit le cancer, et que l'argentine appliquée à la plante des pieds, ou mise dans les souliers, arrête merveilleusement la dysenterie et toute espèce d'hémorrhagie (*Tractatus de materia medica*). — A une époque plus rapprochée de nous, nous voyons aussi Lieutaud recommander comme remèdes énergiques l'ivoire, les os de crâne humain, et la poudre de crapaud (*Synopsis universæ praxeos medicinæ, vol. secund.*). — En 1758, Vogel assurait que l'hirondelle est analeptique, et en même temps remède spécifique contre la faiblesse de la vue ; et il ajoutait que les personnes qui mangent les petits de cet oiseau sont pendant une année préservées de l'angine (*Historia materiæ medicæ*). — Enfin il y a peu d'auteurs modernes de matière médicale et de pharmacologie, qui ne comptent encore parmi les médicaments l'album græcum (excréments de chiens nourris avec des os), la fiente du paon, le bézoard de certains animaux, le bol d'Arménie, les yeux d'écrevisses, le licopode, une souris entière contre l'incontinence d'urine, le sang de la chèvre ibex, le lombric terrestre, le corail, la chair de la vipère, et une foule d'autres futilités analogues.

Les anciens croyaient qu'il existait des rapports entre certaines conditions phy-

---

l'opération de la cataracte, que l'homme a appris d'une chèvre à guérir la cataracte à l'aide de l'abaissement. Une chèvre cataractée s'étant un jour, par hasard, frappée contre une haie, une épine lui entra dans l'œil ; en se débattant, l'animal abaissa la cataracte et recouvra la vue !   (*N. des trad.*)

sionomiques des maladies et celles de certains corps; de là des attributs curatifs imaginaires. Ainsi, par exemple, le polytric, plante fixée au sol par un grand nombre de fibrilles, devait prévenir et guérir la calvitie; la pulmonaire, dont les feuilles sont tachetées en blanc comme certains poumons tuberculeux, devait guérir la phthisie; les feuilles d'immortelle, qui imitent jusqu'à un certain point les gencives, devaient dissiper le scorbut; le sassafras et quelques pimprenelles, la pierre vésicale, parce qu'ils naissent sur les rochers et sur un sol pierreux; les semences de grémil (millet) devaient être excellentes contre la gravelle, parce qu'elles ressemblent aux graviers urinaires; la racine de salep contre l'impuissance au coït, par sa ressemblance avec les testicules; le phallus impudicus se trouve dans le même cas; le sang-dragon devait arrêter les hémorrhagies; la carotte, la courge, la rhubarbe, dissiper l'ictère, à cause de leur couleur jaune; la graisse de cerf et de gazelle, combattre la goutte et le rhumatisme, et rendre la liberté aux jambes à cause de la vélocité de ces animaux, etc. —Il est vrai que plusieurs médicaments introduits par cette voie en pharmacologie se sont trouvés plus tard d'une utilité réelle dans plusieurs maladies; mais il est vrai aussi qu'un très-grand nombre d'autres qu'on conserve encore dans les matières médicales sont d'une nullité complète, et que la méthode elle-même est au moins puérile. On avait imaginé aussi un autre procédé pour enrichir la matière médicale, la saveur et l'odeur. Ce procédé est plutôt propre à faire soupçonner l'analogie des vertus de certaines substances avec celles de certaines autres de saveur et odeur pareilles déjà connues, que de faire découvrir *a priori* leurs qualités curatives. Outre que les sens de l'odorat et du goût sont plus ou moins altérés par l'éducation, on s'exposerait par cette donnée à attribuer des qualités analogues à des substances dont les vertus sont tout à fait diverses. Prenez par exemple les amers : la scille, la coloquinte, l'angustura, la noix vomique, l'absinthe, l'acide prussique, le quinquina, l'opium, etc., sont certainement des substances amères, et pourtant que de différences dans leurs vertus! On peut en dire autant de l'odeur. Il y a des corps dont l'odeur est faible ou nulle, et dont l'action est très-puissante; de ce nombre sont, par exemple, la belladone,

la digitale, le tartre stibié, l'arsenic, le sublimé corrosif, etc.

Lorsqu'une ou plusieurs plantes ont été reconnues utiles dans le traitement de telle ou telle maladie, on s'est imaginé que toutes celles de la même famille devaient jouir de propriétés pareilles ou analogues. C'est une erreur grave, car ces classifications, quelque naturelles qu'on les suppose, sont toujours le produit de l'homme, et il serait non-seulement absurde, mais même dangereux, d'établir sur cette donnée les qualités curatives des plantes. Je citerai pour exemple la famille des solanées: vous y voyez des plantes très-innocentes à côté d'autres très-vénéneuses.

En nous dévoilant la composition intime des corps, la chimie doit aussi, disait-on, nous fournir les meilleures données de leur action sur l'économie. De là une nouvelle source de richesse pharmacologique. Il y a eu même des hommes qui ont cru pouvoir fonder toute la matière médicale sur la chimie; mais, hélas! ils se trompèrent singulièrement, car ils ont demandé à la chimie beaucoup plus qu'elle ne pouvait. Malgré ses immenses progrès, la chimie n'a pas encore pu pénétrer dans les corps vivants; peut-être n'y pénétrera-t-elle jamais. Les corps vivants, effectivement, esquivent son action; ils existent sous l'empire de la chimie vivante, qui ne ressemble guère à celle de nos laboratoires. La chimie commune découvre, il est vrai, la fibrine dans le muscle, la gélatine, etc.; mais cette fibrine, cette gélatine ne sont pas celles qui existaient durant la vie. Le chimiste vous dit : « Il y a défaut de phosphate de chaux dans le rachitisme. » Cependant, pourquoi, en introduisant du phosphate de chaux dans l'économie, ne guérit-on pas la maladie? C'est que le phosphate calcaire du chimiste n'est pas celui qui entre dans la composition des os vivants. Le sang, qui sans doute doit être différemment altéré dans les maladies, n'offre à l'analyse chimique presque aucune différence; ou bien la même analyse trouve au contraire de la différence dans la composition du sang de plusieurs personnes bien portantes. D'un autre côté, la chimie obtient du sang de l'homme bien portant le poison le plus formidable, le plus ennemi de la vie, l'acide prussique; et pourtant, une très-faible dose de poison qu'on injecte dans les veines d'un animal vivant n'est pas reconnue par le chimiste qui en analyse le sang; cette faible dose néanmoins, après avoir parcouru tout le système vasculaire, revient par l'émonctoire des reins et est expulsée avec les urines(1).

On comprendra aisément la valeur de ces remarques en se rappelant que la chimie ne peut analyser que les substances mortes, qu'elle ne peut constater que les principes actuellement existants ou ceux qu'elle forme elle-même, et non ceux qui existaient réellement durant la vie. De ce que la chimie découvre dans l'organisme la fibrine, la gélatine, l'albumine, l'osmazome, etc., on ne peut dire que nos tissus soient composés de ces principes; car, je le répète, ce sont là des produits de l'analyse. Il ne faut pas oublier enfin que les organes vivants existent sous l'influence d'une force qui est en opposition constante avec les lois physico-chimiques; tant qu'elle règne, et elle règne autant que la vie, les lois physico-chimiques n'ont pas de prise. Cette force vitale n'est pas secondaire à l'organisation, ni le résultat des forces générales; elle est primitive, dirige et détermine la formation des organes, et est en opposition continue avec les agents extérieurs, ainsi que je viens de le dire. Nous reviendrons sur cet axiome important de physiologie qui forme la base de notre pharmacologie. — La chimie, par conséquent, ne sert pas beaucoup à la découverte des vertus médicinales des corps, car ces vertus sont le résultat de l'action de ces derniers sur le principe vital. Il ne faut pas confondre cependant cette espèce d'action avec celle que les corps peuvent exercer par leur simple contact sur nos tissus; celle-ci, que nous appellerons action mécanique, est indépendante de la vitalité, et rentre tout à fait dans les lois physico-chimiques. — Ajoutons néanmoins que si la chimie n'est pas puissante sous le point de vue que nous venons d'indiquer, elle est d'un immense secours sous d'autres rapports. En découvrant la composition des corps, elle

(1) Cette impuissance de la chimie à découvrir les poisons passés dans le sang n'est réelle qu'autant que la dose est très-minime; mais quelles sont les limites véritables de cette impuissance? C'est ce qu'il nous serait impossible de dire. Quelques personnes affirment pouvoir découvrir un grain d'arsenic introduit dans la circulation d'un homme. L'expérience n'a pas prononcé sur la valeur de pareilles assertions. *(N. des trad.)*

peut faire présumer leurs qualités curatives, par analogie, avec d'autres médicaments connus de composition pareille ou analogue. En séparant leurs éléments, elle peut enfin en faire connaître le principe réellement actif, permettre d'en simplifier la composition et en rendre plus facile et plus sûre l'administration. — Le véritable agent curatif, l'agent essentiel de la cure, c'est la nature elle-même. Cet agent guérit souvent des maladies sans médicaments et sans médecin; il en guérit aussi en dépit des moyens que l'homme de l'art lui oppose. Par le mot *nature*, on doit ici entendre une activité, une force vitale inhérente à l'organisme. C'est ce qu'on a appelé *force médicatrice*, *résistance organique*, *autocratie*. Les uns l'ont regardée comme une chimère; les autres, comme une intelligence omnipotente. Nous n'adopterons ni l'une ni l'autre de ces opinions. Je m'explique.

Nier une activité dans l'organisme qui est en lutte incessante avec les maladies et le préserve d'une infinité d'atteintes fâcheuses, ce serait un aveuglement; mais croire que cette activité soit un être individuel, une sorte de sentinelle personnifiée, c'est, il faut le dire, une véritable hallucination. La force médicatrice de la nature n'est autre que la même force par laquelle l'organisme vit, se développe, se soutient. C'est la même force, en un mot, qui détermine et dirige la composition et le développement des organes, qui soustrait ces derniers à l'influence des lois physico-chimiques, qui les soumet à des lois opposées à celle-ci, et qui, modifiée dans les différents tissus et organes, les rend capables d'actions particulières. Cette force est, ainsi que je l'ai dit, primitive, antérieure à la formation de l'organisme; elle ne dépend pas autrement de ce dernier (qu'on me passe cette comparaison), que le maître de son domestique, le seigneur de ses vassaux; et des choses extérieures qu'en ce qu'elle a besoin d'être provoquée pour réagir sur les parties vivantes. — Je n'ignore point que plusieurs pathologistes ont combattu cette manière de voir, qui est d'ailleurs ancienne. Ils ont combattu le *dynamisme* ou le *vitalisme*, et pourtant ils ont été obligés d'admettre ce qu'ils appellent le *mouvement vital, l'incitation*: mots impropres, mais qui expriment à peu près la même idée. Il faut ajouter cependant que ces pathologistes regardent le mouvement en question comme dépendant de forces physico-chimiques, secondaires à l'organisme et le résultat de l'organisation elle-même. J'ai longuement discuté et combattu ces dernières idées dans mes cours de physiologie et de pathologie générale; plusieurs de mes élèves les ont déjà publiées: je ne m'y arrêterai pas davantage.

L'observation clinique est sans doute la meilleure voie pour enrichir la pharmacologie. Toute autre voie doit recevoir la sanction de celle-ci pour être reconnue valable. Les anciens y ont eu recours, et nous en avons déjà dit un mot à l'occasion de l'empirisme; mais à quoi sert une pareille expérimentation, si elle n'est pas guidée par la saine philosophie médicale? Nous avons vu qu'elle n'a été que peu fertile chez les anciens, et nous avons dit pourquoi. Le thérapeutiste qui voudrait puiser directement à cette source, et sans d'autres secours préparatoires, pour former une nouvelle pharmacologie, ne pourrait procéder que de deux manières: ou bien expérimenter un seul remède dans toutes les maladies, ou bien tous les remèdes dans une seule maladie. Une pareille conduite serait non-seulement dangereuse pour les malades, mais encore incapable de conduire un seul homme à des résultats concluants. Nous dirons plus loin par quel procédé les observations cliniques doivent être employées pour servir de base durable à la pharmacologie. — Les anciens s'étaient formé des idées *a priori* sur les propriétés des médicaments. Ils avaient établi des classes, des genres, des espèces dans lesquelles ils faisaient entrer arbitrairement tels ou tels médicaments, en leur attribuant telle ou telle vertu. Ces classifications, ces attributs, sont passés jusqu'à nous et ont été reçus sans contrôle dans les écoles. Ainsi les anciens avaient des remèdes dits altérants, apéritifs, discussifs, atténuants, épaississants; d'autres anti-spasmodiques, anti-goutteux, anti-scrofuleux, anti-scorbutiques, etc.; d'autres enfin somnifères, calmants, expectorants, emménagogues, toniques, etc.

Qui ne voit l'ineptie d'un pareil système? Il est évident que ces idées tenaient à l'ignorance où l'on était autrefois sur la condition pathologique ou la nature des affections; elles sentent effectivement la médecine humorale, et bien que quelques-uns des remèdes envisagés de la sorte soient réellement utiles dans les maladies auxquelles on les appliquait,

nous verrons que cela se rattache à d'autres principes, et qu'il est impossible de leur reconnaître le mode d'action que les anciens leur attribuaient. — Le médecin qui n'aurait pas aujourd'hui pour principe incontestable qu'à chaque maladie répond une condition pathologique, c'est-à-dire un fond de lésion, fond qui existe non dans les fonctions et les symptômes, mais bien dans les organes qui les produisent ou dans ceux avec lesquels ils sont liés, pourra se dispenser de me lire, car il ne me comprendra guère. — Qu'est-ce qu'un remède anti-spasmodique? Un moyen, disait-on, qui apaise le mouvement désordonné des muscles. Mais ce mouvement est un symptôme qui peut émaner de conditions pathologiques diverses. Comment pouvez-vous en conséquence le combattre si vous ne vous adressez pas à la source? Or sa source exige le plus souvent une toute autre médication que celle des anti-spasmodiques. L'expulsion des vers intestinaux, l'incision des gencives vous arrêtent dans quelques cas les spasmes ou les convulsions: la saignée vous produit le même effet dans d'autres, etc. Donc la lancette, les purgatifs, etc., seraient en ce sens des remèdes anti-spasmodiques! Il nous est impossible aujourd'hui de reconnaître une classe de remèdes anti-spasmodiques dans le sens des anciens. — La même considération s'applique aux remèdes dits fébrifuges. Personne ne regarde plus de nos jours la fièvre comme une maladie essentielle. On s'accorde à la considérer comme un symptôme de maladie, de même que la douleur dans le panaris. La même inflammation dans le doigt qui occasionne la douleur peut aussi produire la fièvre. L'une aussi bien que l'autre guérit si l'on combat l'inflammation dont elles dépendent. S'il fallait reconnaître une classe de remèdes fébrifuges, les sangsues, les émollients, le bistouri seraient donc dans ce nombre! — Que dirons-nous maintenant des médicaments dits anti-septiques, c'est-à-dire qui s'opposent à la putréfaction des parties vivantes. Putréfaction des parties vivantes! Nous nous expliquerons à l'article Camphre. Nous omettons également dans notre pharmacologie les remèdes dits spécifiques, car ils n'existent pas en réalité, ainsi que nous le verrons ailleurs. — Nous ne pouvons non plus admettre les classes des médicaments que les pharmacologues ont établies d'après les effets sensibles des substances. Cette manière de voir est effectivement incertaine, car les effets sensibles sont le résultat de plusieurs actions combinées, ou plutôt de plusieurs causes avec lesquelles le remède se trouve confondu. De là résulte qu'on confond le véritable effet du médicament avec ceux des autres causes, et qu'on lui attribue souvent des actions qui lui sont étrangères. C'est la raison pour laquelle on voit un même médicament produire des effets très-divers chez les différents individus, et chez un même individu, dans des circonstances diverses; car là son action devient composée, modifiée, masquée par les conditions particulières de l'organisme. On se tromperait, par conséquent, si l'on voulait établir les véritables vertus des remèdes d'après les seuls effets qu'on a observés chez les malades qui en ont fait usage durant les conditions variables de leur vitalité.

Nous n'admettons pas d'action composée relative ou secondaire dans les médicaments. Pour nous l'action est une, toujours simple, constante et primitive. — Les auteurs admettent une classe de remèdes toniques ou corroborants. On appelle ainsi des substances qui doivent donner de la force à la fibre animale et corroborer la constitution. Mais pourquoi le malade est-il faible? Il est faible sans doute parce qu'il est malade. Or la faiblesse est un effet de presque toutes les maladies. Quel est donc le médecin philosophe qui visera à le fortifier plutôt que de s'occuper à combattre la maladie? Un homme atteint de pneumonite, d'encéphalite, est faible, car il n'a pas la force de se mouvoir ni de parler. Pourquoi ne lui prescrivez-vous pas les toniques? Vous lui tirez des quantités énormes de sang au contraire, et ces soustractions qui auraient dans l'état de santé affaibli l'athlète le plus vigoureux, lui donnent la force, la vie et la santé. C'est que la vigueur n'existe pas sans la santé, et tous les remèdes capables de redonner la santé sont en ce sens de véritables toniques. En conséquence les véritables toniques directs n'existent point dans le sens des anciens.

Dans le prochain article nous ferons connaître les principes du nouveau système de pharmacologie italienne.

§ II. *Principes de la pharmacologie italienne.* — Quelles sont les véritables sources de la valeur thérapeutique des remèdes? Telle est la première question fondamentale que nous allons essayer de

résoudre, question immense et qui occupe, depuis le commencement de ce siècle, les cliniciens les plus distingués. Des expériences sans nombre ont été faites publiquement dans nos cliniques sur l'homme malade, et sur l'homme bien portant, et chez les animaux. Il en est résulté des matériaux immenses et des données précieuses que nous mettrons à contribution. — L'expérience est, sans contredit, la seule voie propre à faire découvrir l'action des remèdes; mais on ne peut expérimenter primitivement chez l'homme, lorsque leur mode d'action et leur degré d'énergie sont inconnus. Aussi est-il convenable d'en constater les effets d'abord chez les animaux de différentes espèces, et à des doses variées. — Afin d'en bien apprécier les effets, il faut d'abord administrer seul le médicament, ensuite l'unir à d'autres dont l'action est déjà reconnue de tous les praticiens : comme l'alcool, par exemple. On observera si une dose déterminée d'alcool augmente, diminue ou dissipe ses effets; on tiendra compte non-seulement des effets observés durant la vie, mais encore des lésions trouvées à l'autopsie. — On se tromperait cependant si l'on croyait pouvoir tirer des conséquences certaines de cette seule source d'observations, car la prédisposition organique des animaux à sentir l'action des remèdes, n'est pas la même que chez l'homme. Il y a telle substance dont les effets sont mortels pour quelques animaux, innocents pour d'autres. Ce n'est pas une raison cependant pour les mépriser, ainsi que l'affectent certains médecins, car ces anomalies sont rares, et il n'est pas d'ailleurs difficile de reconnaître et d'apprécier de pareilles exceptions. Quelques exemples éclairciront ce qui précède.—Il y a dans les mers des Antilles, des poissons (la *clupea thryssa*, par exemple), qui sont vénéneux pour l'homme dans certaines saisons, à cause de l'aliment dont ils font usage, savoir : les méduses. Cet aliment est innocent pour eux, vénéneux pour l'homme (1). Certains acarus, au contraire, se nourrissent de fragments de cantharides et de fromage âcre; ces substances ne sont pourtant pas innocentes pour l'homme.

On n'ignore point que le sucre est un

(1) Virey, Considérations sur la diversité d'action des poisons suivant la diversité des organismes.

poison pour les grenouilles, et même pour les vers intestinaux, au dire de quelques auteurs. Le *doronicum pordalianches* tue subitement les chiens, et néanmoins les chameaux le mangent impunément. Les euphorbes les plus âcres sont également mangées impunément par ces derniers animaux. Fors-Kaohl a observé que le jus si vénéneux de cette plante, et celui non moins terrible du manioc, servent de nourriture à plusieurs petits animaux, tels que les scaphidies, les érodies, les lampyres, les criocères, etc. On sait que le cheval périt s'il avale quelques salsoles entières, et cependant la même substance sert de bon aliment aux antilopes et à d'autres ruminants d'Afrique. Le bœuf mange impunément le phellandre aquatique, l'angélique, le *lollium temulentum*, et s'en nourrit très-bien ; le cheval, au contraire, en est tué promptement. Le contraire a lieu avec d'autres plantes : ainsi, le bœuf périt s'il mange du *cherophyllum sylvestre* ou du *sium latifolium ;* le cheval cependant s'en trouve bien. Le cheval et la chèvre mangent aussi sans inconvénient l'*aconitum lycoctonum*, tandis que plusieurs carnivores ne peuvent en prendre sans y laisser la vie. Plusieurs herbivores et des ruminants font usage sans inconvénient des baies du daphne mezereum, de la ciguë, de la belladone ; tandis que ces mêmes plantes tuent le chien, le loup et plusieurs autres carnivores. D'un autre côté, on voit le cochon chercher avec avidité la racine de jusquiame ; la chèvre, le veratrum et la ciguë. Cette observation est déjà ancienne, comme on sait (1). — Ces exemples ne sont pas les seuls : Pallas a observé que l'*erinaceus auritus* mange impunément les cantharides. Une once d'arsenic donnée à un ours par Réaumur n'a fait que le purger. Chaptal a administré un gros de sublimé corrosif à un ourson âgé de dix mois, et celui-ci n'est pas mort. Le mouton supporte des doses énormes de kermès minéral ; le cochon, de très-grandes quantités de foie d'antimoine (2). La chèvre tolère des doses extraordinaires de noix vomique (1). Les gallinacés offrent de l'analogie avec les ruminants sous le rapport de la tolérance de certaines substances. La poule, par exemple, avale des quantités énormes de noix vomique et de *lollium temulentum*, qui l'engraissent. Le café est un poison pour les perroquets et les poules et pas pour les corbeaux et les moineaux. La grive mange avec avidité les graines de ciguë ; le faisan, celles de *datura stramonium ;* le merle, du mézéreon ; la perdrix et l'étourneau, celles du laurier-cerise et du lierre (2). Les étourneaux avalent également avec volupté la graine de ciguë et la pâtée de persil qui tuent les autres oiseaux (3). La feuille d'ortie engraisse la poule d'Inde et empoisonne les jeunes paons (4). Le père Dutertre a vu les perroquets se nourrir d'une substance qui ronge les intestins des autres animaux (l'hippomane mancinella), et Catesby en observa à la Louisiane qui mangeaient les amandes très-toxiques du *magnolia linguifolia*.

J'ai réuni à dessein ces exemples, afin de faire comprendre que nous tenons compte de toutes les particularités et la nécessité de ne choisir pour les expériences pharmacologiques que les animaux qui se rapprochent le plus de l'homme sous le rapport organique, et qui offrent le moins possible d'anomalies. Du reste, nous ne regardons cette source de connaissances que comme un moyen préparatoire des autres, et elle ne peut fournir que le premier degré de notions sur l'action du remède, et quelques données pour le faire expérimenter sans beaucoup de danger chez l'homme. — On peut tirer des lumières précieuses de l'expérimentation des médicaments chez l'homme sain, si on sait toutefois la diriger avec prudence, méthode et perspicacité. On observera sur quel tissu, quel organe, l'action du médicament porte de préférence ; de quelle manière l'équilibre vital est rompu par l'action du médicament ; quels sont, en un mot, ses effets purs et simples sans l'intervention d'au-

---

(1) « Prœterea nobis veratrum est acre venenum
« At capris adipes et coturnicibus auget. »
Luca. Rer. nat., lib. iv.

« Quippe videro licet pinguescere sæpe cicuta
« Barbigeras pecudes. . . . . «
Ibid., lib. vi.

(2) Sauvages, Recueil de Dissertations. Lausanne, 1700, t. ii, p. 201, note 1.

(1) R. Delille, Thèse sur le poison upas, la noix vomique, etc. Paris, 1809.
(2) Expériences de G. Bauhin, de Magnol et autres.
(3) Wilmer, *Of the Poisons vegetables indigenous*. London, 1781.
(4) Willugby, *Hist. avium ;* et Dandin, Ornithol., t. i, p. 324.

cune cause extérieure. Nous disons qu'il ne faut faire ces sortes d'expériences qu'avec prudence, car on a vu souvent et l'on voit encore de nos jours en Italie, en Allemagne, en France et en Angleterre, des hommes, des élèves, se soumettre avec un tel enthousiasme à ces épreuves qu'il en résulte parfois des malheurs. — Les personnes qui les dirigent ne doivent point oublier les effets que la substance a produits chez les animaux d'une susceptibilité analogue à celle de l'homme. Nous disons aussi avec perspicacité, car il ne faut pas oublier que les tempéraments, les idiosyncrasies, les habitudes, etc., peuvent masquer les effets d'un médicament et conduire à de fausses conséquences. On évitera cet écueil en administrant la substance à un grand nombre d'individus à la fois ; on calculera ainsi les différences qui en peuvent résulter par la diversité des habitudes, du tempérament, des idiosyncrasies!, différences qui sont d'ailleurs beaucoup moins fréquentes et prononcées qu'on le dit communément.

Le clinicien ne s'arrêtera pas à ces résultats, mais il s'en servira comme d'une donnée précieuse en s'approchant du lit du malade. Ici il ne doit pas oublier que la maladie a altéré la vitalité de l'organisme ; que celle-ci ne sent plus comme chez l'homme sain ; que sa condition enfin a pu être tellement changée qu'elle obéisse à d'autres lois qu'à celles de l'état normal. — Lorsque les observations cliniques ont pour but de démontrer l'action d'un remède, on doit choisir des maladies diverses, mais de nature bien connue, non équivoque, et d'intensité assez prononcée, pour être certain qu'elles ne guériraient pas facilement et promptement d'elles-mêmes. — Le remède qu'on veut expérimenter doit être donné seul, dans la forme la plus simple depuis le commencement de la maladie et à des doses assez élevées pour qu'il puisse produire un effet marqué. Ce mode d'expérimentation conduira à des conclusions incontestables sur la véritable action du médicament, et c'est sur lui que nous nous appuierons principalement dans le courant de cet ouvrage ; mais nous nous garderons bien en même temps d'imiter certains thérapeutistes qui apprécient l'action du remède d'après la nature de la maladie, et la nature de la maladie d'après l'action du remède : il y a là défaut très-manifeste de logique.—Il existe des maladies sur la nature et le traite-

ment desquelles tout le monde s'accorde ; le flegmon, par exemple. Ce sont des maladies de ce genre qu'il faut choisir. On évitera de la sorte toute idée systématique qui pourrait faire voir les choses comme à travers un verre coloré. Comme cependant les observations d'un seul homme pourraient ne pas être exemptes d'erreur, il importe avant de conclure d'en rapprocher un grand nombre faites par des observateurs divers en différents temps et lieux, et de les comparer entre elles ; c'est là ce que nous avons appelé la quatrième source de la pharmacologie.

Il importe donc que l'action du remède qu'on a reconnue par les trois voies précédentes soit confirmée par l'expérience d'autrui. Les faits de cette source doivent avoir une immense portée, car ils se trouvent recueillis et consignés dans les ouvrages de différents pays, à des époques différentes, sans idées préconçues, et par conséquent avec impartialité ; et si quelque soupçon de système ou de prévention pouvait leur être quelquefois imputé, ce ne sera certainement pas dans le sens de notre doctrine. — Nous ne devons pas omettre de dire que cette source de faits est un véritable océan dans lequel le thérapeutiste risquera plus d'une fois de faire naufrage, ou du moins de s'égarer, s'il ne fait pas usage de la boussole de l'analyse philosophique et d'une critique sévère. Dans l'immense *farrago* de faits consignés dans les livres de différentes époques, on en trouve un très-grand nombre d'impurs, d'adultérins, de ténébreux que le clinicien doit reconnaître et distinguer des faits lucides, authentiques et bien observés. Il rejettera comme des non-valeurs ceux dans lesquels le médicament a été donné mélangé à plusieurs autres, mélangé surtout à des substances dont l'action est plus énergique que la sienne, ou après l'emploi de la saignée ou d'autres remèdes capables d'enrayer à eux seuls la maladie. Il rejettera également ceux dans lesquels le médicament a été donné vers le déclin de la maladie, alors que la nature seule suffit pour les derniers frais de la guérison, ou dans des maladies légères susceptibles de guérison spontanée, ou bien dans des maladies reconnues incurables qui offrent naturellement des intermittences, des moments de calme, même lorsqu'on les abandonne à elles-mêmes, ou bien enfin que le remède a été administré à si faible dose que son action sur la fibre animale a dû être presque nulle.

Il ne suffit pas de choisir les faits les plus simples et les plus parlants; il faut aussi soumettre au creuset de la logique la plus sévère les conséquences qu'en ont déduites leurs auteurs, et voir si les faits ne prouveraient pas précisément le contraire de ce que leurs auteurs ont voulu établir, ainsi que cela arrive assez souvent. — Ce n'est qu'en se comportant de la sorte que les faits de cette quatrième source peuvent atteindre le but important que nous venons de signaler. Ce n'est enfin que lorsque ces quatre genres d'épreuves ont concouru au même résultat que le thérapeutiste sera autorisé à proclamer l'action du remède, et à le classer dans telle ou telle catégorie selon les idées qu'il s'est formées. — Il résulte des faits et considérations précédentes : — 1° Que la véritable action pharmaceutique d'une substance ne s'obtient que lorsqu'elle entre dans le travail d'assimilation organique. Cette action doit être distinguée des autres qu'elle peut exercer en vertu de ses propriétés mécaniques, physiques et chimiques. — 2° Que l'action pharmaceutique de chaque remède est une, toujours la même, quelque différents que ses effets puissent être en apparence dans les divers cas où on l'applique. Cette action est non-seulement constante, mais encore primitive, intrinsèque à la substance, et doit être distinguée des modifications qu'elle peut subir par des circonstances étrangères au médicament et propres à l'individu; modifications qu'elle peut éprouver au moment de son application, et qui donnent lieu à des effets secondaires variables. — 3° Que les remèdes doivent être classés selon leur action pharmaceutique intrinsèque et primitive. Les effets secondaires doivent être indiqués dans les cas spéciaux, et conjointement aux circonstances qui les occasionnent. — Ces trois axiomes étant la base fondamentale de notre science pharmaceutique, nous allons entrer dans quelques développements : — Toute substance appliquée sur la fibre vivante produit d'abord une impression, un trouble par son poids, son volume, sa forme, ses affinités, en un mot par ses qualités mécaniques, physiques et chimiques. Cette impression est proportionnée à ces mêmes qualités, et mesurée par leurs degrés. Elle est très-légère, presque insensible, dans les substances qui, par leur forme, leur

nature et leur composition chimique, sont peu étrangères à la fibre animale; forte, au contraire, perturbatrice, destructive, si la substance a une forme anguleuse, est naturellement insoluble, de nature hétérogène à la fibre, et douée d'une activité chimique très-puissante. L'action en question s'exerce indifféremment et sur les parties vivantes et sur les mortes, sur les organiques et les inorganiques. Bien que les effets soient différents selon la nature de la substance, il est facile de comprendre qu'ils sont en général beaucoup moins prononcés sur les parties vivantes que sur les mortes, sur les organiques que sur les inorganiques. En prenant pour exemple de l'action légère, l'eau; de l'action forte, les acides concentrés, on pourra se convaincre que les parties vivantes, ou l'action physico-chimique de l'eau, n'offrent presque aucun phénomène saillant; les parties mortes, au contraire, tant animales que végétales, éprouvent, par l'action physico-chimique de l'eau, des changements très-remarquables, tels que la macération et la putréfaction. Beaucoup de substances inorganiques soumises à la même action se dissolvent, changent de forme, et quelquefois aussi de nature. — De même, l'action physico-chimique d'un acide concentré sur le derme vivant se borne à l'épiderme qui est inorganique, ou à la surface externe du derme, produit vésication ou inflammation superficielle d'abord; sur la peau morte, au contraire, son action s'étend profondément, la ratatine, l'endurcit, la décompose; dans les substances fossiles enfin, la même action va plus profondément et les détruit. Ce que nous venons de dire de ces deux agents mécanico-chimiques s'applique également aux autres : leur efficacité étant toujours en raison composée de leur poids, de leur figure, de leur attrition, de la distension, de la pression qu'ils occasionnent, de leur force chimique, etc.

En réfléchissant à ces effets physico-chimiques, on voit que dans le corps vivant ils disparaissent quand la substance entre dans l'assimilation organique. Alors elle perd ses propriétés physico-chimiques, et en acquiert de totalement différentes; ces dernières, nous les appelons *dynamiques*. Les premières n'étendent pas leur action au delà du lieu de leur application, ni au delà du temps que la substance exige pour être assimilée; les dernières, au contraire, répandent leur effet sur toute la constitution, et durent plus ou moins longtemps. — Un acide concentré, l'acide prussique, par exemple, qu'on applique sur les parties vivantes, produit par son action physico-chimique une inflammation; mais aussitôt passé dans l'assimilation organique, il éteint par son effet dynamique, non-seulement l'inflammation, mais même la vie. La moutarde avec d'autres susbtances douées de propriétés chimiques âcres, appliquée à la peau, enflamme; introduite dans l'estomac dont la structure est plus délicate, elle n'enflamme point, quoique sa quantité soit considérable. C'est que dans ce viscère la moutarde est résorbée plus facilement que sur la peau; elle perd ses propriétés chimiques et en acquiert d'autres. — Ces effets mécanico-chimiques des médicaments ont été confondus jusqu'à présent par les auteurs avec les effets dynamiques. De là des méprises étranges sur leur valeur thérapeutique. C'est effectivement sur ces effets mécanico-chimiques qu'est fondée la pharmacologie des écoles modernes de France. Tous les remèdes, selon les auteurs français, sont irritants ou stimulants, et leurs effets dépendraient des divers degrés d'irritation ou de stimulus, ou du degré différent d'irritation ou de stimulation que tel ou tel organe éprouve. — C'est là une grave erreur, qui est la cause des difficultés très-grandes qu'éprouvent les cliniciens français dans l'application des remèdes; ils rencontrent partout des irritations, et sont obligés, pour être conséquents à leurs doctrines, de renoncer à la plupart des médicaments énergiques. Leur thérapeutique, en effet, est presque négative; si vous ôtez la saignée, elle se réduit aux sirops, aux tisanes édulcorées, aux mucilages dont l'efficacité est presque nulle. Tandis que l'art du diagnostic a fait d'immenses progrès en France, celui de l'application des médicaments a été tout à fait négligé. La doctrine spécieuse de la révulsion joue un grand rôle dans les écoles françaises. Autrefois tout était sympathie, *consensus,* dans les maladies; aujourd'hui tout est antagonisme, révulsion.

La pharmacologie italienne considère les effets mécanico-chimiques à part; elle indique les cas dans lesquels ils sont si légers et de si peu de durée, qu'on peut souvent omettre de s'en occuper. De ce nombre sont, par exemple, la chaleur à la gorge et à l'estomac, les nau-

sées, les vertiges qui suivent la première impression de l'arnica, de la digitale, etc. — Elle signale en outre les cas dans lesquels on doit empêcher l'action mécanique et par quels moyens, comme, par exemple, l'emploi des acides concentrés, des huiles essentielles, etc. Elle précise enfin les cas dans lesquels on peut tirer avantage de l'action en question, comme des caustiques, pour produire des irritations externes, de l'affinité chimique de l'ammoniac pour l'acide carbonique dans les cas d'asphyxie ou de météorisme par l'action du gaz, etc. — Dans les pharmacologies reçues cependant, on n'indique qu'à peine et presque incidemment les avantages que le médecin peut retirer des actions mécanico-chimiques dans le traitement des maladies. Ces actions ont leurs lois particulières qui sont différentes des lois dynamiques; le médecin doit les connaître et les étudier à part. — En lisant les auteurs de toxicologie sur cette classe de poisons qu'ils appellent chimiques ou corrosifs, savoir, qui produisent la mort en irritant, enflammant, corrodant, détruisant l'organisation de l'estomac, j'ai fixé mon attention sur quelques cas qu'ils rapportent comme une preuve de cette espèce d'empoisonnement et de mort, j'ai été étonné de ne trouver ni dans l'estomac, ni ailleurs, de trace de corrosion ni d'irritation. Il m'a semblé, par conséquent, qu'il était inexact d'admettre que la mort avait été causée par la lésion locale; du moins cela m'a semblé ainsi, je le répète, pour les cas où la lésion locale était fort légère ou nulle. — Dès l'année 1824, j'ai annoncé publiquement, dans la chaire, cette proposition; savoir, que la mort par l'empoisonnement avec l'arsenic, le sublimé et autres corrosifs, avait lieu par toute autre cause que celle de la lésion de l'estomac, et que la science toxicologique méritait une réforme complète (1). — Quatre années plus tard il m'est tombé entre les mains les expériences de Christison et de Coindet sur un des poisons réputés

____

(1) L'idée que le sublimé et d'autres substances exercent dans l'économie une toute autre action que la corrosion, appartient à Rásori. Cet observateur a voulu démontrer qu'elle était contre-stimulante. Restait cependant obscur l'effet matériel et visible qu'on rencontre souvent dans l'estomac.

les plus corrosifs, l'acide oxalique concentré (1). Cet acide, introduit dans un estomac tiré du cadavre, dissout en peu d'heures toutes ses membranes ; injecté, au contraire, dans un estomac vivant, il n'étend pas son action au delà de la muqueuse, et la corrosion n'a lieu qu'après la mort.

Les deux auteurs que je viens de citer se sont assurés par de nombreuses expériences que l'acide oxalique ne tue pas les animaux par son action corrosive, mais bien par l'effet de sa résorption. En donnant effectivement à deux animaux la même quantité d'acide, chez l'un concentré et pur, chez l'autre délayé dans une grande quantité d'eau, ce dernier périt dix à douze fois plus tôt. Le retard de la mort, chez le premier, tient à la concentration de l'acide qui le rend moins capable de résorption ; son action se borne principalement à l'effet cautérisant, corrosif, inflammatoire qui est lui-même un obstacle à l'absorption. Ces faits, MM. Christison et Coindet les ont observés et publiés sans en tirer aucune conséquence utile pour la toxicologie ; M. Christison, en effet, dans un ouvrage qu'il a publié postérieurement, a continué à placer l'acide oxalique dans la catégorie des poisons corrosifs (2). — Cela m'a donné l'idée de faire moi-même des expériences avec d'autres poisons caustiques et corrosifs. J'en ai d'abord fait quelques-unes chez moi ; ensuite nous en avons répété un grand nombre de séries publiquement à l'Institut clinique de cette université, en présence de tous les élèves et d'une foule de docteurs nationaux et étrangers. Les poisons sur lesquels nous avons expérimenté sont l'arsenic, le sublimé corrosif, le nitrate d'argent, le beurre d'antimoine, la cantharidine et la cantharide. Ces expériences nous ont donné des résultats heureux et décisifs ; et ce qu'elles offrent de plus remarquable, c'est que pas une seule parmi ces expériences n'est venue faire exception aux résultats généraux et constants que nous avons obtenus. — Le sublimé corrosif, nous l'avons administré aux chiens et aux lapins à doses diverses, mais toujours mortelles. Nous avons suivi un ordre comparatif, c'est-à-dire, en le donnant chez les uns dissous dans beaucoup d'eau, chez les autres à l'état salin en y ajoutant seulement très-peu d'eau pour en faciliter la déglutition. Constamment, les chiens aussi bien que les lapins qui l'avaient eu en lavage périssaient après deux, six, quinze minutes, ou trois heures au plus tard selon la quantité du poison ; tandis que les autres qui l'avaient pris à l'état concentré survécurent quatre, six, dix fois autant de temps que les précédents. Les nécropsies respectives nous ont offert, chez ceux qui avaient pris le poison très-délayé, tantôt aucune lésion, tantôt de fort légères altérations dans le canal digestif ; chez les autres, des corrosions, des eschares, des inflammations d'autant plus étendues et profondes que la mort avait été tardive.

L'arsenic a été expérimenté de la même manière ; il a donné absolument les mêmes résultats que le sublimé, sans exception aucune. Il en est de même du beurre d'antimoine : — Le nitrate d'argent a été généralement toléré par les chiens à la dose d'un demi-scrupule sans accidents mortels, tant en lavage qu'à l'état concret. Ils ont présenté de l'abattement, de la paralysie au train de derrière, phénomènes qui se sont manifestés peu de minutes après la déglutition du poison, et qui ont duré jusqu'au lendemain ; alors la plupart couraient et mangeaient. Deux d'entre eux cependant sont morts dans la nuit ; un seul est mort seize minutes après en avoir avalé un demi-scrupule dissous dans beaucoup d'eau. Un autre qui en avait pris, en même temps que le précédent, un demi-scrupule non délayé, s'est très-bien rétabli, et quatorze jours après il a pu servir à d'autres expériences. Un troisième à qui on en avait fait avaler un scrupule dissous dans beaucoup d'eau est mort en deux minutes ; son camarade, qui a eu la même dose à peine délayée dans un peu d'eau, a vécu onze minutes. Les nécropsies ne nous ont offert aucune lésion chez les animaux de la première catégorie ; chez ceux de la dernière, l'œsophage et le ventricule étaient blanchis comme après la cautérisation ordinaire, à l'aide de ce sel. — Enfin nous avons donné la cantharidine, tantôt dissoute dans de l'huile, tantôt à l'état solide ; et la cantharide, chez les uns en décoction, chez les autres en poudre. Constamment la

(1) The Edimb. med. and surg. journ., vol. XIX, 1825, n. 75, p. 163.

(2) A treatise on poisons in relation to medical jurisprudence, physiology and the practice of physic, by R. Christison, D. M., prof. of med. jurisp. and police in the Univ. of Edimb., 1829.

mort est arrivée beaucoup plus promptement et avec une sorte de calme remarquable, lorsque l'une et l'autre substance ont été données sous forme liquide et très-délayée. Chez ceux au contraire où la cantharidine et la cantharide avaient été administrées sous forme solide, non-seulement la mort a été tardive, mais encore accompagnée d'agitations spasmodiques. Les nécropsies n'ont montré, chez les premiers, aucun changement sensible; chez les derniers, nous avons trouvé très-injectée la membrane interne de l'estomac, et couverte par-ci par-là de petites vésicules (1). Nous avons recueilli d'autres faits non moins importants, relatifs aux poisons dits narcotico-âcres et narcotiques simples; nous en parlerons en temps et lieu.

Les expériences qui nous sont propres éclairent singulièrement l'action mécanico-chimique des poisons dits corrosifs, elles prouvent jusqu'à l'évidence que l'action chimique n'est pas la seule que ces substances possèdent, et que cette action n'est pas celle qui produit les phénomènes de l'empoisonnement et la mort immédiate. Les effets chimiques sont, à circonstances égales, en raison inverse des effets dynamiques; la mort est toujours due à ces derniers. Un acide concentré quelconque, un alcali caustique, le plomb en fusion, le verre en poudre, l'huile bouillante, le fer rouge peuvent produire des effets mécanico-chimiques pareils à ceux du sublimé et de l'arsenic, ou même plus prononcés, et pourtant on ne peut à la rigueur les regarder comme des poisons. Il est vrai de dire que l'inflammation traumatique, la cautérisation à l'œsophage, à l'estomac, que ces substances occasionnent, comme le sublimé corrosif, l'arsenic, le nitrate d'argent, la cantharide, etc., peuvent entraîner dans quelques cas des conséquences funestes, indépendamment de leur action dynamique; mais cela n'a pas lieu subitement comme après le véritable empoisonnement. Il y a ordinairement dans ces circonstances une réaction fébrile dont la marche et la terminaison exigent un certain temps comme à la suite de certaines blessures de l'estomac. Ajoutons que l'inflammation dont il s'agit est de nature maligne, car elle est accompagnée de gangrène dans l'estomac; aussi peut-elle causer la mort, mais jamais aussi rapidement que la véritable intoxication. Une blessure, une brûlure de l'estomac, ne peut s'appeler un empoisonnement; on ne pourra non plus donner ce titre aux accidents mortels produits par l'action mécanico-chimique des acides concentrés et des autres substances qui agissent d'une manière analogue. Cette considération nous paraît incontestable, sous le point de vue pharmacologique; il en est peut-être autrement sous le rapport de la médecine légale; ici il est peut-être convenable de désigner quelques-uns de ces effets par le nom d'intoxication. Il est certain cependant qu'on ne peut regarder la mort produite par l'arsenic, le sublimé, etc., comme celle qu'occasionnent les acides concentrés, le verre en poudre, l'huile bouillante, etc.

Nous ne devons pas enfin omettre de rappeler quelques observations rapportées par différents auteurs, lesquelles démentent formellement la manière commune d'envisager les poisons chimiques, bien que leurs auteurs n'en aient tiré aucun parti. —Casimir Renauld rapporte dans sa thèse deux cas d'empoisonnement arsénieux dans lesquels on n'a trouvé à l'autopsie aucune lésion matérielle à l'estomac; ce viscère cependant contenait un reste de l'arsenic (1). Marc et Massa citent des cas pareils. Salin a vu le même phénomène, et Belloc a également recueilli des faits de même nature (2). Fodéré a été tellement frappé des faits de ce genre qu'il a été porté à conclure que l'arsenic tuait en vertu d'une force *sui generis* et sans produire nécessairement les lésions qu'on lui attribue communément (3). Etmuller et Chaussier citent aussi des cas d'empoisonnement arsénieux sans qu'on ait trouvé à l'autopsie aucune trace d'inflammation. Le docteur Missa de Soissons ouvrit le cadavre d'un individu qui avait succombé neuf heures après avoir avalé trois gros d'acide arsénieux, il a été étonné de ne

---

(1) Les procès-verbaux des expériences dont je viens de citer les résultats généraux se trouvent consignés dans les archives de la clinique de cette université; ils formeront le sujet d'un mémoire spécial que je publierai incessamment.

(1) Sur les contre-poisons de l'arsenic. Recueil périodique de la Société de médecine de Paris, t. XII, p. 94.
(2) Cours de méd. lég., p. 168.
(3) Traité de méd. légale et d'hygiène pub., t. IV, p. 130.

trouver aucune inflammation, aucune rougeur, aucune altération de structure dans l'estomac. D'autres ont observé que l'estomac des cadavres des personnes mortes par l'empoisonnement arsénieux restait longtemps sain au milieu de la putréfaction générale du sujet. Jaeger de Stuttgard a cité des cas de cette nature (1). Metzger et Yelloly en ont observé de pareils (2) ; et l'on en trouve deux autres dans le répertoire médico-chirurgical de Turin (3). Brodie avait aussi remarqué que l'influence malfaisante de l'arsenic dépendait de son absorption, et qu'on doit par conséquent la considérer comme le résultat d'une action plutôt vitale que chimique, constitutionnelle que locale (4).—Quant au sublimé corrosif, Bostock prouva qu'un animal peut périr par l'effet de son introduction dans l'estomac, sans que l'autopsie fasse découvrir la moindre altération (5). Le docteur Henry, dans une lettre qu'il adresse au docteur Duncan, signale un fait pareil (6). M. Ollivier d'Angers, qui a fait des expériences avec le cyanure de mercure, a vu que l'action locale de ce poison était presque nulle. Tout, dit-il, le porte à croire que cette substance affaiblit directement la force des muscles (7).

Relativement à la baryte, Orfila s'est assuré qu'en donnant à un animal quinze à vingt grains de ce sel dissous et délayé dans de l'eau, il ne tarde pas à périr, tandis qu'une dose sextuple de la même substance ou de toute autre préparation de baryte ne produit pas la mort si elle est donnée très-concentrée. Cet auteur n'a pas aperçu la lumière qui jaillissait de ses propres expériences ; cette lumière renverse toute sa doctrine toxicologique (8). — Les faits relatifs à l'empoisonnement par le plomb sont très-fréquents.

Un très-grand nombre d'autopsies ont été publiées, dans lesquelles on n'a pas trouvé la moindre trace d'inflammation dans l'estomac ni ailleurs (1).—Depuis la plus haute antiquité, on a observé que la cantharide agit autrement quand on la donne par la voie de l'estomac, que lorsqu'on l'applique sur le derme. Hippocrate prescrivait jusqu'à trois cantharides que le malade devait avaler entières et en une fois dans les hydropisies, et le docteur Amoureux assure, d'après sa propre observation, que dans certains pays de la Haute-Hongrie on a pour usage de faire prendre par la bouche jusqu'à dix cantharides contre une espèce particulière d'hydrophobie, et que cette pratique est avantageuse (2). — Enfin, Mutel affirme que dans certaines circonstances, et par des causes non encore connues, les poisons caustiques tuent sans laisser dans le tube digestif la moindre trace de leur action (3).

D'après ces faits et les réflexions qu'ils font naître naturellement, les esprits justes verront si nos expériences ont de l'importance, si elles méritent que d'autres les répètent, si les doctrines toxicologiques reçues méritent la moindre confiance, et si le jugement que les médecins légistes donnent sur les lésions rencontrées dans certains empoisonnements est exact ; ils verront enfin si nous n'avons pas raison de dire que l'action mécanico-chimique des poisons doit être considérée à part, et distinguée scrupuleusement de l'action dynamique. Nous reviendrons plusieurs fois sur ce sujet fondamental de toxicologie. — Indépendamment de l'action mécanico-chimique, chaque substance médicinale produit des effets sensibles très-divers chez les différents individus, et chez le même individu en temps divers et en différentes circonstances. Ces effets sont même quelquefois opposés les uns aux autres. La saine logique cependant enseigne que si une substance a manifesté une action donnée, cette action doit être toujours la

<hr>

(1) Dissertatio inauguralis de effectibus arsenici in varios organismos, etc., 1808.

(2) Edimb. med. and surg. journ. N. xx.

(3) Repert. med. chir. di Torino, 1825, p. 90.

(4) Philosoph. transact., 1811. — T.-A. Paris and J. S. M. Fonblanque, Medic. jurisprud., v. ii, p. 225.

(5) Edimb. med. and surg. journ., N. xvii.

(6) *Ibid.*, N. xxvi.

(7) Journal de chimie médicale, 1825.

(8) Leçons de méd. légale, t. iii, p. 60.

<hr>

(1) V. Andral, Chomel, Mutel, Paris, et Fonblanque, Transact. of a medical society of London, Orfila, ouvr. cité, et autres.

(2) Annales cliniques de Montpellier, t. xx, n. 91.

(3) De' veneni considerati sotto il rapporto della pratica e della medicina legale, trad. ital., § xxxiii, p. 8.

même tant que sa composition n'a point changé ; l'augmentation ou la diminution de la dose doit faire augmenter ou diminuer la quantité d'action. Elle apprend également que, si à cette action s'en joint une autre de nature diverse, l'effet qu'on obtiendra doit être compliqué ou modifié. Cette complication sera proportionnée à la nature de la seconde action. Ainsi donc l'action propre, intrinsèque, du médicament, peut être modifiée par l'union d'actions diverses. Aucune de ces actions cependant ne cesse d'être ce qu'elle était prise isolément ; la nature de chacune est toujours simple, bien que l'effet définitif, apparent, soit compliqué ou mixte. Il en est de ces actions composées comme de celles de l'acide sulfurique qui se combine à différentes bases, forme des sels de différentes sortes, sans que ses propriétés d'acide changent en aucune manière. Le sulfate de magnésie, par exemple, provoque généralement des évacuations alvines ; dans quelques cas cependant, la même substance arrête la diarrhée. Que conclure ? De deux choses l'une, ou l'action purgative n'est pas la vraie, l'intrinsèque, la primitive, ou bien chez l'individu qui avait la diarrhée il existait de telles conditions morbides, de telles actions, qui contrastent avec celle du médicament et la pervertissent. Si vous administrez le tartre stibié à une série de malades, dans des doses et des formes diverses, vous produirez chez les uns de la sueur, chez les autres une augmentation de sécrétion pulmonaire et par conséquent la facilitation de l'expectoration, chez d'autres des garde-robes, chez un quatrième le vomissement, chez un cinquième au contraire le vomissement préexistant s'arrête ; chez d'autres enfin un simple abattement des forces, ou bien uniquement des pustules cutanées. Le médecin philosophe n'attribuera pas pour cela au remède les vertus sudorifique, expectorante, purgative, émétique, anti-émétique, etc., car ces vertus il ne les possède pas de lui-même, et il serait absurde de raisonner de la sorte.

Notre pharmacologie distingue donc l'action constante, primitive, intrinsèque de chaque remède, des modifications que plusieurs circonstances étrangères ou propres à l'individu peuvent lui faire subir, ce qui donne lieu à des effets secondaires divers. Elle fait connaître l'action intrinsèque et primitive, indique les différentes circonstances qui peuvent la

modifier, et met le praticien à même d'en calculer d'avance les effets. — Nous avons la satisfaction d'annoncer que pour le plus grand nombre des médicaments vraiment importants notre ouvrage offre toutes les données désirables tirées des quatre sources dont nous venons de parler. Les substances qui n'ont pas encore été soumises aux expériences sont en très-petit nombre ; nous les indiquerons : le temps et nos successeurs feront le reste.

Nous arrivons à une question de la plus haute importance, à l'explication de l'action dynamique et primitive des remèdes et à la détermination des classes des médicaments d'après les données fournies par cette même action. — Ainsi que nous l'avons déjà dit, la force organique ou la vitalité, considérée chez l'homme, chez les animaux et dans les plantes, n'est pas dépendante des forces physiques, chimiques, d'attraction ou autres, ni produite par elles, ni secondaire, ni d'accord avec elles. Elle est au contraire en opposition continue avec les mêmes forces, se règle d'après certaines lois qui lui sont propres et contraires à celles de la nature inorganique. Il existe une lutte incessante entre les forces physico-chimiques externes et la force vitale ; la vie se maintient tant que par sa puissance elle peut vaincre, subjuguer et modifier les influences physico-chimiques. Le sang, par exemple, tant qu'il est vif, conserve sa fluidité, son calorique propre, inaltérable ; les parties qui le composent sont homogènes, et celles qui s'y introduisent sans cesse se soumettent au travail d'assimilation. Aussitôt cependant qu'il est extrait des vaisseaux, ou que sa vie s'éteint autrement, il est décomposé, puis putréfié sous l'action des forces chimiques. Deux semences de deux plantes diverses, la *fregaria vesca* et le *conium maculatum*, par exemple, mises en végétation dans le même terrain, dans le même vase, sous les mêmes influences extérieures, assimilent chacune à sa façon les mêmes principes alimentaires : l'une donnera un fruit odoriférant et agréable, l'autre un poison ingrat et fétide, etc., etc. Ainsi donc il est incontestable qu'il existe une force vitale dans les corps organisés, indépendante des forces générales de la nature, en opposition incessante avec elles, et dominant à la fois les mêmes forces. De cette lutte dépend l'exercice de la vie. La vie est saine, si elle domine

-complétement les forces physico-chimiques; elle est malade, si elle ne fait que
les modifier seulement; elle cesse d'exister, si les forces physico-chimiques lui
deviennent supérieures. — Il résulte de
ce qui précède que la vitalité a une efficacité propre, et que l'organisme lui est
entièrement soumis; en d'autres termes,
l'organisme est le champ sur lequel s'exécutent les luttes incessantes entre la force vitale et les forces physico-chimiques.
Si l'on veut maintenant se rappeler ce
que nous avons dit de la force médicatrice de la nature et des influences chimiques, on sera forcé de conclure que
chaque partie de notre corps ne vit pas
parce qu'elle est organisée ou composée
de tels éléments, mais bien au contraire
elle est organisée et composée de la sorte
parce qu'elle vit. Ces remarques paraî-
tront peut-être hors de propos dans ces
prolégomènes; on verra cependant qu'elles servent de base à notre pharmacologie. Je n'ai pas encore tout dit sur cette
force qui anime les corps organisés.

Nous avons établi que la vitalité doit
être considérée non comme un être isolé,
mais bien comme une force inhérente à
l'organisme et antérieure à l'organisation
elle-même. Nous disons antérieure, car
le germe de la conception, qui n'est en
origine qu'une simple vessie gélatineuse,
vit déjà avant que son organisation ne
soit dessinée. Il y a dans l'organisme une
partie qui représente essentiellement la
force dont nous parlons, cette partie est
le système nerveux ganglionnaire et des
plexus, qui est la première à paraître dans
la formation de l'embryon. — Aucun
animal ne manque du système ganglionnaire, ou du moins de quelque vestige
de ce système, tandis qu'il peut manquer
de quelques autres. Aucune partie du
corps de l'homme n'est dépourvue de
nerfs ganglionnaires; et bien que le scalpel ne les découvre pas partout, les phénomènes de certaines maladies ne laissent pas de doute à cet égard. Détruite
ou rendue inactive par des expériences
chez les animaux, ou par maladie chez
l'homme, la portion du système nerveux
ganglionnaire qui se distribue à un organe quelconque, ou bien le centre ganglionnaire d'où partent les nerfs de cet
organe, les fonctions de ce dernier cessent complétement de même que sa vie,
quoique ses autres tissus n'aient éprouvé
aucune atteinte. Si au contraire les autres
tissus du même organe sont lésés plus
ou moins profondément, et que le sys-

tème nerveux reste intact, ses fonctions
se désordonnent, mais elles ne cessent
pas complétement. — Ce qui prouve ces
assertions c'est : 1° qu'il existe un système nerveux ganglionnaire chez les animaux inférieurs dépourvus de cerveau;
2° que ce système existe également chez
les monstres acéphales dont le corps est
parfois non-seulement assez bien développé, mais même vivant après la naissance pendant quelque temps, malgré
l'absence complète du cerveau; 3° que
chez le fœtus humain le système ganglionnaire est déjà formé avant que le
cerveau et la moelle épinière ne commencent à se montrer; 4° que chez certains hommes la portion thoracique des
nerfs intercostal et vague n'offre aucune
communication avec la portion abdominale des mêmes nerfs; 5° que d'après
les dernières recherches anatomiques,
confirmées par des expériences, les pai-
res de nerfs qu'on croyait autrefois émaner des nerfs intercostal et vague ne sont
que de simples filaments que les nerfs
ganglionnaires envoient au cerveau et à
ses dépendances; 6° enfin, que les organes qui ne reçoivent que des nerfs du
système ganglionnaire ont des fonctions
différentes de ceux qui reçoivent des
nerfs cérébraux-spinaux : les premières,
en effet, ont des fonctions instinctives et
s'exécutent à notre insu et d'une manière
incessante; les secondes, au contraire,
volontaires; celles-là ne peuvent s'interrompre sans que la vie s'éteigne,
celles-ci au contraire peuvent se suspendre ou même manquer complétement
sans inconvénient : elles manquent effectivement chez certains animaux; elles
manquent aussi chez les apoplectiques
et les sujets qui dorment, etc.

Comme cependant les fonctions volontaires sont exécutées par des organes matériels, lesquels ont eux-mêmes besoin
de se nourrir et de réparer leurs pertes,
elles sont sous la dépendance des fonctions instinctives. Aussi l'appareil cérébro-spinal, centre commun des fonctions
volontaires, a-t-il besoin pour vivre de
l'intervention des filets du système ganglionnaire qui est le centre moteur des
fonctions nécessaires. Les nerfs intercostal et vague servent à mettre en communication ces deux systèmes de fonctions;
aussi participent-ils des attributs de l'un
et de l'autre. Il y a aussi des fonctions qui
offrent également ce double caractère;
la respiration est de ce nombre, par
exemple. Les organes pulmonaires, effec-

tivement, reçoivent des nerfs ganglionnaires et cérébro-spinaux, aussi fonc-
tionnent-ils instinctivement comme organes d'hématose, volontairement comme
instrument de phonation. D'autres, au
contraire, s'exécutent sous l'influence de
la volonté : de ce nombre sont, par exemple, la mastication, la déglutition, l'expulsion des fèces, de l'urine, etc. ; les
organes qui les exécutent, en effet, sont
animés soit par des nerfs cérébro-spinaux (langue, mâchoires, pharynx), soit
par des nerfs de la moelle exclusivement
(sphincters). Aussi pouvons-nous dompter complétement par la volonté ces fonctions, tandis que notre volonté n'a pas
d'empire sur celles du cœur, de l'estomac, etc. La faim et la soif sont des sentiments instinctifs, mais ils sont avertis
par le cerveau alors que leur intensité
est tellement considérable que les nerfs
ganglionnaires transmettent leur manière d'être au cerveau, moyennant leurs filets de communication avec le grand sympathique. Il en est de même de la douleur
physique ; le malaise éprouvé par le système ganglionnaire n'est pas averti s'il est
léger, mais s'il est intense il est transmis
au cerveau par le grand sympathique qui
unit les deux systèmes ensemble. Nous
expliquons de la sorte comment certains
tissus, qui ne sont pas sensibles en état
de santé, le deviennent excessivement
en cas de maladie. Dans le premier cas,
en effet, la sensation se perd dans le système ganglionnaire et ne va pas au delà ;
dans le second, au contraire, les oscil-
lations peuvent devenir tellement vives,
qu'elles se transmettent au grand sympathique et par lui jusqu'au cerveau.

Ajoutons cependant que malgré l'activité propre à chacun de ces systèmes,
les fonctions de l'un influent souvent sur
celles de l'autre. C'est ainsi que nous
voyons les maladies viscérales réagir sur
l'encéphale par l'intermédiaire du grand
sympathique ou des filets de communication avec la moelle épinière, et *vice versa ;* c'est ainsi aussi que le moral agit
sur le physique, etc. Cette influence cependant n'est pas indispensable ni constante. Nous voyons effectivement parfois des lésions profondes du système
ganglionnaire conduire à la mort sans
que les fonctions volontaires, ou plutôt
encéphaliques, aient été sérieusement altérées ; la phthisie pulmonaire nous en
fournit un exemple très-fréquent. Le contraire s'observe dans l'apoplexie, et dans
les paralysies, les fonctions végétatives

n'étant pas dérangées, etc. — Le système nerveux ganglionnaire, qui a une
part si active dans les fonctions de la
vie, n'est pas seulement, ainsi qu'on l'a-
vait cru par erreur, le siége exclusif de
la sensibilité de tous les nerfs. Il a bien
d'autres propriétés, et l'on peut même
dire que toutes les propriétés vitales de
nos tissus émanent sans exception de ce
système. La turgescence vitale, par
exemple, que nous reconnaissons au tissu cellulaire, n'est due qu'à l'influence
des filets nerveux ganglionnaires qui l'a-
niment. La contractilité et l'irritabilité
de la fibre du cœur, de l'estomac et des
muscles en général se rattachent également à cette cause ; ce qui le prouve,
c'est que si une cause quelconque détruit
les filets nerveux qui s'entrelacent avec
la fibre ou bien les ganglions ou les
plexus d'où ils émanent (cardiaque, solaire, filaments du pneumo-gastrique),
la contractilité cesse. Nous voyons également la sécrétion d'une glande quelconque s'arrêter si ses filets nerveux sont
lésés. J'ajouterai même, ce qui doit sans
doute étonner, que les nerfs des sens externes (olfactif, acoustique, optique, etc.)
ne sont pas sensibles par eux-mêmes,
mais bien par l'intervention des filaments ganglionnaires qui passent avec
les artères dans leur pulpe particulière.
Aussi en liant les filets en question, ou
bien les artères avec lesquelles ils marchent, le nerf perd sa sensibilité, ainsi
que l'a prouvé M. Magendie. En liant
un rameau de la faciale, ce physiologiste
a vu l'organe olfactif perdre la faculté
de sentir l'impression des odeurs. Les
muscles volontaires ne seraient pas con-
tractiles sans l'influence des nerfs ganglionnaires, et le cerveau lui-même ne
serait pas apte à sentir, à recueillir les
impressions, ni à transmettre au loin
les ordres de la volonté s'il ne recevait
pas des filaments des nerfs ganglionnaires moyennant les artères qui entrent
dans sa composition, filaments qui animent et pourvoient aux réparations organiques de la substance. On doit en
dire autant de tous les organes et des
propriétés vitales dont ils sont doués ;
elles ont toutes pour siége le système
ganglionnaire, parce que c'est dans ce
système que réside primitivement la vitalité, c'est-à-dire cette force générale,
mère unique et simple de nos sensations, mais diversement modifiée dans
les différents tissus de l'économie.

Toutes les propriétés vitales en un mot

qu'il a plu aux physiologistes d'établir, ne sont, en dernière analyse, que des manifestations diverses de cette force générale. — On conçoit maintenant quelle est la valeur que nous attachons au mot vitalité, dont nous ferons si souvent usage dans le courant de ces études pharmacologiques. Ce mot exprime une idée abstraite, mais ni plus ni moins que celles de sensibilité, d'irritabilité, etc. Ces propriétés sont mises en action par les stimulus qui leur sont propres, et les stimulus eux-mêmes doivent, pour produire cet effet, offrir certaines conditions en rapport avec la forme, la structure et les fonctions de l'organe. Le système nerveux cérébro-spinal n'est pas indispensable à la vie, puisqu'on peut vivre et végéter sans lui. La nature n'a pourvu de ce système que les êtres haut placés dans l'échelle animale. Chez l'homme surtout il est très-développé ; mais chez l'homme tous les organes ne reçoivent pas des nerfs de ce système ; aussi, quand dans un organe on trouve des nerfs cérébrospinaux, on peut être certain que l'impression des stimulus y est non-seulement vive, mais encore susceptible d'être transmise à l'encéphale, et l'organe lui-même soumis à l'empire de la volonté. Quand au contraire il n'entre pas de ces nerfs, les impressions qu'il éprouve sont à peine averties, à moins qu'elles ne soient violentes de manière à se communiquer aussi à d'autres organes pourvus de nerfs cérébro-spinaux. Dans ces organes, l'impression est surtout déterminée par le sang, par les humeurs animales qu'il sécrète, et par les matières qu'on introduit dans l'économie. — Passons à l'application de ces principes. — Voyons d'abord quels sont les changements dynamiques que les substances médicinales produisent dans l'organisme, et avant tout par quelles voies elles y entrent. — La voie principale, la plus sûre pour l'introduction des remèdes dans l'économie, est celle du canal digestif par la bouche. Ce n'est pas parce que l'estomac est un organe plus sensible, plus fourni de nerfs, et jouit d'un plus grand nombre de sympathies avec les autres organes, que cette voie est préférable, car cela n'est pas exact. Quant à la sensibilité, nous avons fait remarquer effectivement qu'il y a des substances qui produisent une forte impression sur la peau, et presque nulle sur l'estomac. Relativement aux nerfs, l'estomac n'en a pas plus que beaucoup d'autres organes ; et, enfin, pour ce qui est de ses sympathies, il en a certainement moins que le cœur. — L'estomac est la meilleure voie, parce que là le médicament perd plutôt ses qualités physiques, et est plus promptement préparé à entrer en assimilation, tels étant les offices normaux du canal digestif. Ces raisons expliquent pourquoi, dans l'estomac, de très-petites doses de médicaments produisent des effets très-marqués sur toute la constitution, ou bien dans quelque organe éloigné de l'estomac, et avec une promptitude plus ou moins grande, et pourquoi les doses administrées par cette voie peuvent être déterminées avec une grande précision. — Une seconde voie pour l'introduction des remèdes dans l'économie est celle du rectum : on les injecte sous forme de lavement, ils s'arrêtent dans le côlon et sont souvent expulsés peu de temps après. Il y a donc deux raisons qui rendent ce mode d'administration moins efficace que le précédent : d'abord parce que le remède y séjourne peu de temps ; ensuite parce que l'organe où il séjourne n'est pas constitué de manière à avoir une grande force digestive, comme l'estomac et l'intestin grêle. Néanmoins il ne faut pas oublier que le mucus du gros intestin jouit d'une certaine force digestive et que la face interne de cet organe n'est pas dépourvue d'une faculté de résorption assez active. Aussi voyons-nous que les médicaments administrés par cette voie produisent les mêmes effets que lorsqu'on les emploie par la voie de l'estomac, surtout si l'on en injecte une plus forte dose, eu égard à la quantité qu'on en perd. On conçoit de quelle importance il est de faire usage de cette voie alors que celle de l'estomac est inapplicable, ou bien de se servir de l'une et de l'autre à la fois si l'urgence exigeait l'introduction prompte d'une grande quantité de remèdes. Il va sans dire que l'intestin doit être lavé à l'aide d'un lavement avant d'y injecter la substance médicinale.

En troisième ligne se présentent quelques cavités internes qui ont une ouverture à la surface du corps. De ce nombre sont le méat auditif, les trompes d'Eustache, les narines, les conduits lacrymaux, l'urètre, le vagin. Dans ces cavités, les médicaments sont plutôt introduits comme remèdes locaux que comme remèdes dynamiques. Quelquefois cependant ils sont employés dans ce dernier but. Les surfaces de ces cavités effectivement absorbent, mais l'action en est faible, car elles manquent de la faculté digestive. — Vient, en quatrième lieu, la surface externe du derme. On introduit de deux manières les médicaments par cette voie, par frictions, par simple application sous-épidermique (méthode endermique). Les frictions favorisent admirablement l'absorption. Le second procédé exige l'enlèvement de l'épiderme ou la présence d'une plaie. On a prétendu que dépouillée de l'épiderme la peau pompe mieux ; cela est vrai, mais pas toujours. Cela est vrai lorsque la peau n'est pas encore enflammée, ainsi que cela a lieu au moment de l'arrachement de l'épiderme ; mais bientôt la peau s'enflamme et l'absorption devient très-faible. Les vieux ulcères, les plaies anciennes se trouvent dans le même cas ; ils absorbent fort peu. Aussi l'expérience nous apprend tous les jours que les effets dynamiques du remède diminuent et deviennent nuls à mesure que l'on s'éloigne du moment de l'application du vésicatoire, ou qu'on multiplie les vésicatoires sur le même point. Alors le médicament concentre sur la localité son action, irrite beaucoup le derme, et il n'est pas rare de voir cette partie se gangrener.

Les applications externes des substances médicinales cependant peuvent avoir un autre but que celui de pénétrer dans l'organisme ; par exemple, d'amollir la peau, de la mouiller, de l'échauffer, de la priver d'une partie de son calorique, de la rider, de l'irriter, de l'enflammer, etc. Dans ces cas, le médicament opère, non par ses vertus dynamiques, mais par son action mécanico-chimique ; il rentre par conséquent dans la classe des secours mécaniques. — Par le derme donc, les médicaments s'introduisent aussi dans l'organisme et produisent des effets prompts, instantanés sur toute la constitution, comme par l'estomac. Quelques personnes prétendent que dans ce cas ils n'exercent leur action que sur les nerfs du derme : c'est là une question que nous discuterons tout à l'heure. — Il y a enfin une dernière voie, qui est la plus prompte, la plus directe de toutes, pour l'introduction des remèdes, c'est l'injection dans les veines. Jusqu'à présent cependant on n'a fait que des tentatives à l'aide de ce procédé, et nous ne pouvons dire positivement jusqu'à quel point on peut y avoir recours sans danger. Lorsque l'action des médicaments sera mieux

connue, les expériences pourront être mieux dirigées et avec plus de profit ; cette voie pourra alors devenir peut-être d'un immense secours dans le traitement de certaines maladies qui conduisent rapidement à la mort.

Tous les procédés dont nous venons de parler ne tendent qu'à un seul but, à faire passer le médicament dans la masse du sang. Quelle que soit effectivement la voie qu'on aura choisie, la résorption fait toujours passer la substance dans la grande circulation. Si quelques personnes pouvaient conserver des doutes à ce sujet, nous aurons l'occasion plus loin de nous expliquer avec plus de détails. Toujours est-il cependant que le médicament passe dans les humeurs de notre corps. Occupons-nous, en attendant, des changements que les remèdes subissent en entrant dans la constitution et des effets qu'ils déterminent ; mais d'abord il importe de savoir si les médicaments agissent sur le sang ou sur les nerfs. — Les opinions sont partagées à ce sujet, il y a des arguments et des expériences pour et contre. Ces expériences cependant, bien que contraires en apparence, si on les apprécie convenablement, conduiront, selon moi, à la solution du problème.

Disons, avant d'aller plus loin, qu'il est absurde de croire que les remèdes puissent agir sur le sang. Le sang n'a pas de sensibilité propre, n'est pas un tissu, un système, un organe ; c'est une sorte de stimulus intérieur capable de mettre en action les organes, et qui sert en même temps à fournir les matériaux des réparations organiques. Supposons un instant qu'il soit doué d'une véritable vitalité. Cette vitalité ne pourra pas être indépendante des organes qui le sécrètent, car le sang est susceptible de changements continuels selon l'état variable des solides et le mélange incessant des matières qui entrent en circulation avec lui. Les vaisseaux chylifères et lymphatiques y apportent à chaque instant de nouveaux matériaux, les glandes conglobées elles-mêmes lui envoient leur contingent de sécrétion. En passant d'un endroit à un autre, le sang change aussi de composition ; il change dans les poumons, dans les capillaires ; il change enfin en recevant les molécules de désassimilation, et en en donnant pour l'assimilation et les sécrétions, etc.

Il est contraire à la raison et à l'expérience d'admettre des maladies sponta-

nées dans le sang, les organes étant sains.
Si les organes sont sains effectivement,
il faut que le sang qui les stimule et qui
les nourrit ne soit point malade; sans
quoi leur réaction ne pourrait pas être
normale. Le sang et les autres humeurs
peuvent sans doute être altérés, et ils
le sont en effet beaucoup plus souvent
qu'on ne le croit, mais il faut d'abord
que les solides qui les sécrètent le soient.
À la rigueur, le sang ne peut s'altérer
primitivement et indépendamment des
solides que dans le cas où certaines substances sont injectées dans les veines ou
introduites dans la circulation par la
voie d'absorption; mais cette altération,
si elle commence dans le sang, ne se
borne pas à lui, elle passe immédiatement aux organes, lesquels non-seulement éprouvent une partie de l'effet,
mais l'absorbent presque en totalité. Supposons que, par l'introduction d'un poison dans la circulation, le sang en soit
décomposé, dénaturé, il est clair que le
mal ne se borne pas là, le cœur et les artères qu'il parcourt en ressentent les effets, et par là tous les organes qu'il arrose.
Les organes en éprouvent si vivement
les effets, que leur vitalité est éteinte en
peu d'instants, et la mort s'ensuit. Ces
courtes considérations suffisent, je présume, pour démontrer que le sang altéré
primitivement ou après quelque lésion
organique ne peut servir que de véhicule ou de moyen pour faire altérer les
solides. Cette proposition me paraît aussi
incontestable que celle ci-devant émise
sur le principe sensitif des solides sous
l'influence des nerfs ganglionnaires.

Je ne dois pas à ce sujet passer sous silence l'opinion que quelques personnes
ont dernièrement émise en faveur des maladies propres et exclusives du sang (1).
MM. Gaspard et Magendie, puis M. Bouillaud (2) et M. Leuret (3) ont injecté
dans les veines de plusieurs animaux vivants des matières putréfiées ou morbides, et ont cru prouver ainsi cette thèse;
mais ces expériences que prouvent-elles?
Ce qu'on savait déjà, savoir que des matières hétérogènes introduites dans le
sang troublent l'état normal des solides,
et peuvent en conséquence produire la

mort. Ne voyez-vous pas des phénomènes analogues avoir lieu par la simple
introduction de l'air dans les veines? On
savait depuis fort longtemps que la matière gangréneuse, charbonneuse, introduite dans le sang, provoque la fièvre
et d'autres dérangements plus ou moins
graves; les personnes qui dissèquent les
cadavres en ont offert de tout temps des
exemples. Les expériences ci-dessus, du
reste, ne prouvent nullement que les matières injectées aient borné leur effet exclusivement sur le sang; car si vous ana-
lysez les phénomènes que les animaux
ont présentés et les résultats des autopsies, vous serez obligé de convenir que
le cœur, le système vasculaire et d'autres
viscères ont éprouvé une atteinte plus ou
moins profonde. Quelle que soit, je le
répète, la manière artificielle d'altérer le
sang, cette altération passe immédiatement par les vaisseaux dans le parenchyme des viscères, la fibre solide en
ressent de suite l'effet sous l'influence
des nerfs qui l'animent. En conséquence,
au lieu de chercher si les remèdes agissent sur le sang ou sur les nerfs, je crois
qu'il faut poser ainsi la question : pour
exercer leur action sur les nerfs, les médicaments ont-ils besoin d'entrer dans
le sang, ou bien peuvent-ils l'exercer sans
cela? Invoquons le langage des faits. Je
citerai à dessein les faits les mieux connus, parce qu'ils sont déjà accrédités
dans la science, bien que leurs auteurs
les aient autrement compris que nous.
— Nysten a introduit de l'opium dans
l'estomac de plusieurs animaux; il a
coupé les nerfs de ce viscère chez quelques-uns, et il a observé que la substance
produisait les mêmes effets aussi bien
chez ceux qui avaient eu les nerfs coupés
que chez les autres qui n'avaient pas
subi cette opération. D'où il a conclu
que les nerfs ne prennent aucune part
dans la production des phénomènes propres à l'opium (1). Notez bien que cet
auteur croyait que tous les nerfs de l'estomac émanaient du cerveau; aussi a-t-il
coupé le nerf vague près de son origine;
il a cru de la sorte avoir privé l'estomac
de toute influence nerveuse; c'est là
précisément l'erreur. Nysten n'a pas réfléchi que l'estomac reçoit des nerfs de
différentes sources; que ces sources sont,
entre autres, les ganglions dont le nom-

---

(1) Ann. univ. fasc. 116, 117, 122, 123.
(2) Traité clinique et expér. des fièvres
dites essentielles.
(3) Fodéré, Traité de médecine légale,
t. III.

(1) Recherches de physiol. et de chimie
pathol. Paris, 1811.

bre est si considérable qu'il est impossible de les couper complétement; il n'a pas réfléchi par conséquent qu'en coupant le nerf vague, l'estomac conservait tous ses nerfs comme avant l'opération; il n'a pas réfléchi enfin que s'il eût coupé réellement tous les nerfs de ce viscère, ou même les principaux seulement, savoir, ceux qui émanent du plexus solaire, l'animal serait mort sur-le-champ et avant qu'aucune autre expérience eût pu être faite sur lui (1).

M. Brodie, de Londres, s'est aussi fait fort de prouver le même fait par d'autres expériences (2). Il a coupé sur un lapin les nerfs qui se rendent aux membres thoraciques. Dans la plaie il a appliqué du *woorora*, poison très-puissant, et il a vu les phénomènes d'intoxication survenir comme chez les autres animaux qui n'avaient pas essuyé la même opération. Il conclut de là que les nerfs ne prennent aucune part à l'empoisonnement. L'auteur cependant n'a pas songé qu'en coupant les nerfs provenant de la moelle épinière, il restait toujours aux mêmes membres les nerfs ganglionnaires, nerfs qui passent avec les tuniques artérielles, et se distribuent partout où ces vaisseaux se portent. En conséquence, si le poison n'a pas agi sur les nerfs divisés, il a pu très-bien porter son action sur les nerfs ganglionnaires. Ce sont ces derniers effectivement qui ressentent principalement son action; et d'ailleurs, en coupant les nerfs en question, Brodie n'a pas réfléchi qu'il n'empêchait pas par là le poison d'être résorbé, de passer dans la grande circulation et d'agir sur tout l'organisme. C'est effectivement ce qui a lieu. — Dans une seconde série d'expériences, M. Brodie a lié fortement à des lapins un membre postérieur, à l'exception cependant des nerfs de ce membre; il a ensuite pratiqué une plaie sur la patte et appliqué le *woorora*; l'empoisonnement n'a pas eu lieu tant que la ligature a été laissée en place; il s'est déclaré aussitôt après. L'auteur a également conclu que l'intoxication avait eu lieu sans l'intervention des nerfs; conclusion inexacte, car le membre lié devait être nécessairement asphyxié, inapte à l'ab-

sorption, et par conséquent le poison ne pouvait pas porter son impression sur les nerfs. — Un autre expérimentateur, Wedemeyer, a observé, et la chose est facile à vérifier, qu'en appliquant l'acide hydrocyanique sur l'œil des lapins la mort avait lieu en une seconde, tandis qu'appliqué sur un nerf ses effets n'étaient pas aussi rapides (1). Qu'est-ce que cela prouve? Que l'absorption sur l'œil est beaucoup plus active que sur les nerfs eux-mêmes. Par la première voie, le poison passe rapidement dans le sang et porte son action sur le système ganglionnaire; de là, un effet beaucoup plus énergique que quand il agit localement sur un seul nerf. Si le nerf sur lequel le poison est appliqué n'est pas de la classe des ganglionnaires, comme dans les expériences précédentes, l'intoxication peut ne pas avoir lieu, à moins toutefois que des vaisseaux n'existent dans sa substance, qui l'absorbent, le fassent passer dans la circulation, et le mettent en rapport avec les nerfs ganglionnaires, ou bien qu'il agisse sur les filets ganglionnaires eux-mêmes qui se distribuent dans la gaîne et la pulpe du même nerf spinal. — Un quatrième expérimentateur, Emmert, a aussi combattu l'idée que les médicaments agissent sur les nerfs. Pour prouver son assertion, il a amputé les membres à plusieurs animaux, en les laissant pourtant attachés au tronc à l'aide de leurs nerfs; il a fait des plaies sur les pattes et a appliqué des substances vénéneuses. Il n'en est pas résulté d'empoisonnement. Donc, dit-il, les nerfs ne sentent pas l'impression du poison (2). En tirant cette conclusion, Emmert n'a pas réfléchi que chaque membre ainsi amputé était déjà mort, car la seule communication au tronc, à l'aide d'un nerf spinal, n'était pas suffisante pour la continuation de la vie; il ne s'est pas rappelé que les morts ne sont pas susceptibles d'empoisonnement! Il y a plus, le même auteur a appliqué du poison sur un tronc nerveux, et l'intoxication n'a point eu lieu; il faut observer cependant; 1° que ce tronc nerveux n'était pas du système ganglionnaire, et par conséquent pas susceptible de sentir l'impression toxique ainsi que nous l'avons éta-

---

(1) Lobstein, De morbi sympathetici humani fabrica, usu et morbis. Parisiis, 1823.

(2) Annali di medicina straniera, v. ii, marzo 1815.

---

(1) Physiologische Untersuchungen über das Nerven. Systems und die Respiration. Hannover, 1817, p. 231.

(2) Pubing. Blaetter, 1811, t. ii, p. 88.

bli ; 2° que d'autres expériences pareilles néanmoins prouvent que si le nerf jouit de toute sa vitalité, le poison peut produire son effet, mais après avoir été résorbé et être passé dans la grande circulation. De manière qu'une substance toxique appliquée sur un nerf rachidien ou cérébral ne produit pas des effets plus actifs, que lorsqu'on la place dans un autre tissu également propre à résorber. Je pourrais citer un grand nombre de faits à l'appui de cette assertion. Le docteur Viborg trépana le crâne à un cheval, mit le cerveau à découvert, et versa sur ce viscère un gros d'acide prussique concentré.

Qui le croirait, l'animal n'en a point été empoisonné ? Nous ne tirerons pas pour cela la conséquence qu'en a déduite M. Viborg, c'est-à-dire que l'intoxication n'est pas ressentie par les nerfs, parce que le cerveau qui en est le centre n'est pas sensible aux poisons (1). Nous dirons, au contraire, que l'empoisonnement n'a pas eu lieu dans cette expérience, parce que le cerveau n'est pas le centre du système nerveux ganglionnaire : système qui est le seul à ressentir l'impression des poisons. Nous ajouterons que l'acide prussique concentré, par cela même qu'il était concentré, n'était pas apte à produire l'empoisonnement, car il a dû cautériser le cerveau, ou agir en irritant fortement la localité, et rendre l'absorption difficile ; de là des symptômes réactionnels différents de ceux de l'intoxication. — MM. Magendie et Delille n'admettent pas non plus que les poisons agissent sur les nerfs. Ils ont fait cette expérience : ils ont amputé un membre à plusieurs animaux, de manière cependant à le laisser en communication avec le tronc à l'aide des artères et des veines ; les nerfs ayant été coupés, ils ont appliqué un poison sur le même membre, et les symptômes d'intoxication se sont déclarés (2). — Mais qu'est-ce que cela prouve ? Cela prouve seulement, à mon avis, que la vie ayant été conservée dans le membre par l'intégrité des vaisseaux principaux, le poison a pu être très-bien résorbé, passer dans le sang et agir sur les nerfs ganglionnaires du cœur et du reste de l'économie. — Fontana, Pfaff et plusieurs autres ont fait des ex-

périences analogues et déduit les mêmes conséquences (1) ; mais il est facile de les réfuter à l'aide des mêmes arguments. — N'allez pas croire cependant qu'en appliquant un poison sur un nerf ganglionnaire, l'action soit foudroyante et instantanée. — L'expérience prouve que, même dans ce cas, la substance a besoin d'être résorbée et de passer dans le sang avant d'agir. Le sang est le véhicule indispensable au développement de la force des poisons ; c'est par le sang qu'ils sont portés dans le parenchyme des organes, et mis en état d'agir sur la sensibilité de la fibre animale. Elle apprend que cette action est d'autant plus puissante et rapide que l'absorption est prompte, et que cette action n'est à son maximum que lorsque le poison est arrivé dans la grande circulation. — Quand vous appliquez un médicament sur la peau ou sur une muqueuse, il n'est pas en contact avec les nerfs, car là il y a l'épiderme, ici l'épithélium qui les couvre. Si le médicament produit de l'effet, il faut donc qu'il soit résorbé d'abord ; or, dans cette résorption, il ne peut que se mêler de suite aux humeurs animales, et passer avec elles dans le sang. Sans doute qu'appliqué sur un nerf dénudé, un médicament peut déployer une grande puissance, mais ce mode d'application n'est pas d'usage en thérapeutique. — Quelques auteurs n'ont pu concevoir comment cette absorption, ce passage du médicament dans le sang était si rapide quelquefois, puisqu'on voit des poisons tuer comme un coup de foudre en une demi-seconde ; le ticunas, par exemple, est de ce nombre. Il faut noter d'abord qu'en général les poisons mettent un certain temps avant de développer toute leur action ; ensuite, que certaines substances sont tellement subtiles qu'elles pénètrent probablement dans le sang, directement, à travers les parois des premiers vaisseaux qu'elles rencontrent. D'un autre côté, il est prouvé que les veines absorbent, et que les vaisseaux lymphatiques communiquent avec les veines ; en conséquence, il n'est pas nécessaire que les poisons parcourent le système lymphatique et passent par le canal thoracique avant de pénétrer dans le sang. Arrivée dans les premières veines, la substance peut déjà exercer sa première action sur

<hr>

(1) Act. R. Soc. med. Haafn., 1821, p. 240.
(2) Journ. de physiol.

(1) Nordische annalen i, Band i, Heft, p. 17.

les nerfs ganglionnaires des parois de ces vaisseaux et des autres tissus où elle pénètre, avant d'arriver jusqu'au cœur. — On comprend maintenant pourquoi, injecté dans les veines, un poison ou un médicament quelconque produit un effet beaucoup plus énergique et plus prompt que lorsqu'on l'applique immédiatement sur un même nerf ganglionnaire; c'est que, dans le premier cas, la substance porte son action sur tout le système ganglionnaire, par l'intermédiaire du sang, tandis que dans le second, l'effet ne peut se propager que de proche en proche sur les autres nerfs, et une partie de la substance a besoin d'être résorbée avant de déployer son action.

On a fait une autre objection à la voie de l'absorption que nous soutenons. Dans beaucoup d'empoisonnements, a-t-on dit, l'analyse chimique du sang n'a pas fait découvrir le moindre atome de poison. Mais, outre que la substance passée dans l'organisme subit les changements que le travail d'assimilation imprime à toutes les matières, le sang qu'on analyse chimiquement peut contenir si peu de poison qu'il soit insensible aux réactifs ordinaires. De deux choses l'une, ou la substance est assimilée ou elle ne l'est pas : dans le premier cas, elle est décomposée, elle a changé de nature; la chimie par conséquent la chercherait en vain; dans le second, elle est tellement disséminée dans le parenchyme de tous les organes, que si sa quantité est minime, il ne suffit pas d'analyser le sang pour la retrouver. D'un autre côté, si la mort n'a pas lieu de suite, le poison peut être expulsé par les différents émonctoires, surtout par la voie rénale. Cette considération nous explique pourquoi Christison et Coindet, après avoir injecté dans le système veineux une certaine quantité d'acide oxalique, n'ont pu découvrir dans l'analyse scrupuleuse du sang la moindre particule de ce poison (1), et pourquoi M. Magendie, après avoir empoisonné un chien à l'aide de l'*upas* qu'il a injecté dans les veines, a fait, sans aucun effet d'intoxication, passer le sang de cet animal dans les veines d'un autre. Ces faits confirment une vérité importante dont nous avons parlé, savoir, qu'aussitôt entrées dans l'organisme, les substances médicamenteuses

perdent sous l'influence de la force vitale la plupart de leurs propriétés physico-chimiques et en acquièrent de nouvelles.

— Ce qu'il y a enfin de singulier dans les écrits des auteurs qui soutiennent que les poisons agissent sur le sang, non sur les nerfs, c'est la contradiction manifeste qui résulte de leur opinion avec celle qu'ils avancent eux-mêmes relativement à l'action particulière de certaines substances. Wilson (Philip.), Nysten, et Brodie soutiennent, par exemple, que le tabac, l'opium, l'alcool et le *woorora* tuent en éteignant les fonctions du cerveau; MM. Magendie et Delille s'efforcent à démontrer que la noix vomique et la fève de Saint-Ignace agissent sur la moelle épinière et sur les muscles volontaires; Emmert soutient que l'angustura agit dans ces mêmes parties; Brodie, que l'*upas antiar* porte son action sur le cœur; d'autres, que le tartre stibié et l'arsenic injectés dans les veines agissent sur l'estomac, etc. Or, s'il est vrai que les poisons produisent, indépendamment de l'action générale, un effet plus prononcé dans tel ou tel organe ou appareil, ainsi que nous le démontrerons plus loin de la manière la plus incontestable, comment se peut-il qu'ils agissent sur le sang? Dira-t-on donc que le sang du cerveau éprouve seul l'action de l'opium, celui de la moelle épinière et des muscles celle des *strichnos*, celui du cœur celle de l'*upas antiar*, etc.? mais, pourtant, ce sang est en circulation incessante et renouvelé à chaque instant durant la vie? — Cette idée de l'action des médicaments sur le sang n'est donc pas soutenable, et il me paraît impossible, à moins de renoncer à la logique et aux lois les mieux établies de la physiologie, de sortir des termes de notre démonstration, savoir : que toutes les substances médicamenteuses portent leur impression sur le système nerveux ganglionnaire par l'intermédiaire du sang. Quant à l'action élective que ces substances manifestent dans tel ou tel organe ou appareil, cela dépend de la forme, de la structure des tissus et des fonctions particulières de chaque partie de l'organisme; cela fait que telle partie sent plus promptement et plus énergiquement l'action de tel ou tel remède.

Il nous sera facile maintenant, d'après les considérations précédentes, de définir ce que c'est qu'un remède. — Nous appelons remède, médicament, toute substance capable de changer d'une manière plus ou moins durable la manière d'être

____

(1) Édimb. — med. and surg. journ., vol. xix, 1825, p. 163.

de l'organisme vivant après être entrée dans l'assimilation organique.—Par assimilation organique j'entends ce travail par lequel les corps extérieurs qui sont introduits dans l'économie sont mêlés à la lymphe et au sang, et forment avec ce dernier un seul liquide. —Le corps étranger qui est entré en assimilation perd aussitôt ses qualités physiques premières pour revêtir en partie celles de la lymphe et du sang. La lymphe et le sang, qui ont reçu dans leur composition ce nouveau corps, acquièrent à leur tour, pendant quelque temps, une composition et des propriétés nouvelles.—C'est en cela que consiste le travail d'assimilation. Ce travail n'est pas, ainsi qu'on le conçoit, le résultat d'un acte instantané; c'est au contraire le produit d'une élaboration graduée et plus ou moins durable; il n'est accompli et terminé que lorsque la nouvelle substance est devenue homogène et indifférente à la fibre vivante. C'est ainsi que les principes de la contagion sont assimilés : les quelques molécules de la contagion passent d'un organisme infecté dans un organisme sain; elles s'insinuent petit à petit dans la lymphe et le sang; et par ce dernier dans tous les organes; les sécrétions présentent elles-mêmes quelquefois aussi la propriété contagieuse qui leur est communiquée par le sang; mais ce travail d'assimilation continuant, les particules contagieuses deviennent tellement homogènes au sang qu'elles perdent leur propriété primitive; la contagion s'épuise, en d'autres termes. Il en est de même de toute substance médicamenteuse, c'est-à-dire qu'elle n'est remède, ou, pour mieux dire n'exerce ses propriétés pharmaceutiques, qu'en ce que, entrée en assimilation, elle change pendant un certain temps les propriétés du sang et des autres humeurs. — C'est en cela que le remède se distingue de l'aliment, du poison et des agents mécaniques.

De l'aliment, car l'assimilation de ce dernier s'accomplit presque en un instant, et le sang qui l'a reçu ne change pas ses principes, ou du moins ses qualités ne changent que fort peu; encore ce changement n'a lieu que dans les limites ordinaires de la santé; tandis que le changement produit par le médicament sort de ces limites, il donne lieu à un état maladif ou bien détruit un état morbide préexistant. Aussi l'aliment, s'il est pris en quantité immodérée, ne peut se soumettre complétement à l'assimilation organique; son excès doit, par conséquent, devenir puissance nuisible ou remède.—Du poison proprement dit, le remède ne se distingue, à la rigueur, que par le degré; là effectivement l'assimilation organique n'est pas assez énergique, ou n'a pas assez de temps pour en surmonter l'action; dans le cas de remède, au contraire, la force organique a toujours le dessus plus ou moins promptement. On voit la véritable différence entre le poison et le remède, et comment chacune de ces substances peut se convertir dans l'autre.

Le médicament, enfin, diffère de l'agent mécanique en ce que ce dernier agit indépendamment de l'assimilation organique. Une substance inassimilable, qui serait directement injectée dans les veines, et qui dans ce mélange conserverait ses propriétés physico-chimiques primitives, ne pourrait être regardée que comme un agent mécanique.—En discutant la question de savoir si les remèdes agissent sur le sang ou sur les nerfs, nous avons fait comprendre que le sang et les autres humeurs dans lesquelles le médicament se trouve assimilé, acquièrent des qualités nouvelles, et que la présence du médicament devient l'occasion provocatrice de la réaction de la force inhérente au système nerveux ganglionnaire, et par conséquent de tous les organes qui vivent sous l'influence de cette force. Or, c'est précisément cette réaction de la vitalité à l'impression en question qui constitue l'effet primitif, intrinsèque et constant du médicament. Cet effet ne peut se manifester à nos sens que par les phénomènes organiques, ou plutôt par le changement de l'état des fonctions des organes. Ce changement indique une modification de leur activité naturelle, et les phénomènes eux-mêmes doivent varier selon le degré de la réaction vitale de l'organe dans lequel on les considère. Si l'on considère cette réaction dans les nerfs ganglionnaires du cœur, par exemple, les phénomènes se rapporteront aux contractions de cet organe. Si on la considère dans le derme, ils répondront à la couleur, à la température, à la transpiration, etc. A l'estomac ils se manifesteront sur la quantité de la sécrétion muqueuse, sur le mouvement vermiculaire, sur l'action digestive et absorbante de cet organe, etc. Ainsi donc, par le changement des fonctions, on aura l'expression de la réaction vitale et des effets primitifs, intrinsèques et constants du remède.

Si cependant il existe préalablement dans ces organes des conditions nouvelles et des circonstances particulières : que le cœur soit, par exemple, enflammé ou anévrismatique, le derme en transpiration, les phénomènes qu'on obtiendra seront différents, bien que la réaction vitale reste la même. De là résultent des effets primitifs et secondaires de l'action du remède. Ces effets primitifs et secondaires, il nous suffit de les indiquer ici ; nous les étudierons plus loin.

Classification. D'après l'idée que nous nous sommes formée sur l'action primitive et intrinsèque des remèdes, et l'examen des faits que nous ont offerts les quatre sources de la pharmacologie, nous sommes porté à établir que la vitalité, considérée comme force unique et simple, ne peut, sous l'action des remèdes, changer son état que de deux manières, en s'élevant au-dessus du type normal, ou en s'abaissant au-dessous de ce type ou du degré où elle se trouvait. — De là résultent deux classes de remèdes : les uns *hypersthénisants*, les autres *hyposthénisants.* Chacune de ces classes est susceptible d'un grand nombre de divisions et sous-divisions, ainsi que nous le verrons. — Quelques personnes en admettent une troisième classe. Ce sont ceux dont l'action est réputée indéterminée, c'est-à-dire, ni hypersthénisante, ni hyposthénisante ; ce qui veut dire qu'ils guérissent certaines maladies par une sorte d'action obscure, incompréhensible. Si elles existent, ces substances constituent la classe des remèdes que nous nommerons *spécifiques* ou *empiriques ;* nous en discuterons ailleurs la valeur (1).

REMARQUES SUR L'ART DE FORMULER.

On a communément un grand entraînement pour les formules. C'est un moyen qui favorise la paresse et qui expose quelquefois à des accidents ; car on s'en sert souvent sans avoir étudié les substances qui les composent. Je n'en ai fait que le moins possible dans mon ouvrage ; j'ai voulu plutôt donner des modèles, afin qu'on pût en composer d'autres selon les circonstances que favoriser cette tendance fâcheuse à les copier servilement. J'ai voulu surtout qu'on comprît bien l'importance de la simplicité de formuler, si négligée généralement dans les livres. Je n'exposerai, par conséquent, dans ces remarques, que les données générales qui doivent servir de guide dans chaque formule. On entend par formule ou recette l'indication écrite des remèdes que le médecin prescrit au pharmacien d'expédier à des doses et sous des formes déterminées. — La formule est officinale ou magistrale. — On appelle officinales les formules qui ont été établies, soit par une assemblée de médecins, soit par des auteurs de réputation, et qui ont été sanctionnées par les lois adoptées ou par tous les médecins d'un pays. Ces formules sont enregistrées dans toutes les pharmacopées, dans les codex officinaux, et sont connues par tous les pharmaciens. On nomme magistrale la formule que chaque médecin prescrit au lit du malade, d'après tel ou tel but qu'il se propose. La formule peut être considérée sous un double point de vue : sa partie matérielle, ses éléments intrinsèques.

A. Partie matérielle de la formule. Autrefois, on commençait la formule avec quelque signe emblématique de religion, d'éternité, de divinité, de la croix, etc. Aujourd'hui nous prémettons la lettre ♃ si l'on écrit en latin, et qui veut dire *recipe* (prends) ; la lettre P également coupée si l'on écrit en italien ou en français, et qui veut dire *prenez.* — Vient ensuite l'indication des substances médicinales, qu'on doit écrire l'une après l'autre et dans autant de lignes, si elles sont plusieurs. On marque à la fin de chaque ligne la quantité relative. Si la quantité est la même pour chaque substance, on

---

(1) Remède spécifique est synonyme d'empirique, parce qu'on ne sait se rendre compte de son action. Dans la vitalité, comme force simple, on ne sait concevoir d'autre changement qu'en plus ou moins. On ne pourrait dire que cette force s'altère dans ses qualités et dans sa nature que dans le cas où nous verrions le nerf optique, par exemple, cesser d'être sensible à la lumière et devenir sensible aux sons ou irritable. Les altérations dans la qualité n'ont lieu que dans les matériaux de l'organisme ; elles sont nommées, en pathologie, altérations à fond spécifique ou mécanique. Ces altérations sont guérissables sous l'influence de remèdes qui les détruisent spécifiquement ; mais ces moyens sont de la classe des mécaniques, et ont une action toute chimique : nous en parlerons en temps et lieu.

ne la marque qu'à la dernière ligne, en y prémettant le mot *ana* , qui veut dire *même dose pour chacune.* —En écrivant le nom des substances, on suit un certain ordre en rapprochant les plus analogues, telles que racines, feuilles, etc. Si le mot *racine* ou *fleur* doit être répété, il suffit de mettre un trait au-dessous du mot précédent ou à la place du même mot à répéter. L'ordre veut aussi qu'on commence la recette par l'indication des substances les plus actives, ou de celles qu'on doit prendre en plus grande quantité, ou enfin de celles qui exigent une préparation préalable. Suit l'indication du procédé que le pharmacien doit suivre dans le mélange des substances, ou dans la préparation de quelques-unes d'entre elles. —Quelquefois on prescrit aussi le mode d'expédition du remède. Je dis *quelquefois,* car il serait ridicule d'écrire, par exemple, qu'un liquide soit mis dans un vase de verre, une poudre dans un papier ou dans une boîte, etc. Il y a néanmoins des cas où il est utile que le médecin marque, par exemple, sur l'ordonnance, que la fiole soit fermée *hermétiquement* si elle contient des substances très-volatiles ; qu'une poudre soit délivrée dans une fiole plutôt que dans un papier si elle contient des sels déliquescents à l'air ; qu'une fiole soit enveloppée de papier noir si la substance est altérable à la lumière ; que d'autres soient cachetées à la cire , s'il s'agit de poisons, etc. Arrive enfin l'indication de la manière de se servir du médicament. Cette condition est essentielle, et le médecin doit non-seulement l'écrire très-clairement dans la langue du pays, mais encore l'expliquer de vive voix au malade ou à ses assistants. Il est bon aussi pour éviter toute équivoque d'écrire en tête de l'ordonnance le nom de la personne pour laquelle on la destine, et de dater toujours la prescription.

Les quantités des médicaments sont fixées par le poids, la mesure ou des nombres. Le poids médicinal vénitien est le grain. Vingt grains forment un scrupule; trois scrupules une drachme ou un gros ; huit gros une once ; douze onces une livre. Le poids médicinal de la Lombardie est, comme celui de Vienne, un peu plus fort que le précédent ; le scrupule, par exemple, se compose de vingt-quatre grains. Plusieurs pays ont des poids médicinaux divers. Nous nous arrêterons aux poids de Venise, comme ceux qui sont généralement adoptés chez

nous. Pour les liquides, on a en outre la goutte : c'est cette quantité minime qui peut tomber d'un vase qu'on incline doucement. Une goutte répond à un grain. Une cuillerée à soupe égale une demi-once environ. On se sert aussi de tasses, de verres, etc., mais cela est fort variable, comme on le conçoit.

Pour les matières solides, on emploie quelquefois le mot pincée (*pugillus*); cela répond à la quantité approximative qu'on peut saisir avec les bouts des trois premiers doigts rapprochés. La poignée (*manipulus*) exprime la quantité qu'une main de grandeur moyenne peut saisir. On évalue ordinairement une poignée à quatre pincées. On se sert également quelquefois du mot faisceau, fascicule, botte (*fasciculus*) ; c'est à peu près ce qu'on pourrait porter sous le bras, et équivaut à douze poignées. Ces mesures ne sont pas, comme on le voit, bien précises. — S'il s'agit enfin de corps entiers, on peut les déterminer par des nombres.

En écrivant l'ordonnance, les uns veulent que tous les mots soient en entier, les autres qu'on emploie des abréviations, des chiffres, des signes, ainsi que les anciens le faisaient. Il y a des avantages dans l'un et l'autre système. —En écrivant tous les mots en entier et très-lisiblement, on évite l'inconvénient de se tromper et que le pharmacien se trompe. En faisant usage des abréviations, on a l'avantage de ne pas être compris par le malade et sa famille. Il est quelquefois utile de faire ignorer au patient les substances dont il doit faire usage. Les médicaments agissent non-seulement par leurs vertus pharmaceutiques, mais encore par leur effet sur l'imagination. Si vous donnez par exemple le tartre stibié à dose vomitive, et dans le but de faire vomir, le malade pourrait ne pas le prendre, pour éviter le malaise que produisent les vomissements. Le mercure que vous prescrivez pourrait être refusé, ou bien troubler le ménage, etc., si on avait connaissance du contenu de l'ordonnance. Si l'on pèse cependant les avantages et les inconvénients des deux systèmes, on sera obligé de convenir qu'il est en général plus convenable d'écrire les ordonnances avec clarté. Il y a néanmoins des exceptions à cette règle : on choisira dans ces cas les noms les moins usuels, les abréviations et les signes les moins équivoques. —Les abréviations sont de plusieurs espèces.

Il y en a qui consistent dans la suppression des dernières syllabes; par exemple, *div.* pour divisez; *déc.* pour décantez (*coletur*); *f. c.* pour faites cuir (*coque*); *onc.* pour once (*unciam*); *rac.* pour racine (*radicis*), etc. D'autres se composent d'une ou deux lettres; par exemple :

aa. pour *ana*, mot grec qui veut dire : parties égales de chaque.

p. e. = parties égales (*partes æquales*).

f. = faites (*fiat, fiant*).

m. = mêlez (*misce*).

D. = donnez (*detur*).

S. = signé (*signetur*).

pp. = préparés (*præparati*).

q. s. = quantité suffisante (*quantum sufficit*).

s. l'a. = selon l'art (*secundum artem*).

l. a. = lois de l'art (*lege artis*).

d. s. = doses semblables (*d. t., doses tales*.

pn. = pincée (*mp., manipulus*).

l. b. = livre (*libra*).

p. h. q. = (*per horæ quadrantem* : pour un quart d'heure).

B. A. = *balneum arenæ* ; bain de sable).

B. M. = bain-marie (*balneum mariæ, a bagno maria*).

Quant aux signes, on n'en emploie de nos jours qu'un petit nombre ; ceux en usage sont :

℞, Rp. = *recipe* (prenez, ou prends).

℥ = once.

ℨ = gros, drachme.

Ə = scrupule.

ß, *ss.* = demi (*semis*).

Les anciens se servaient souvent des signes de la constellation pour indiquer certains métaux, tels que le fer, le mercure, le plomb, etc. — Les nombres adoptés sont les romains, avec cette différence que l'*i* unité a toujours un point dessus quand il est seul, et quand il est à la fin de plusieurs chiffres, il s'écrit *j*.

B. Partie intrinsèque de la formule. Considérée sous le point de vue de ses éléments, la formule comprend la base, la partie constituante ou l'excipient, le correctif, l'auxiliaire.—Aucune formule ne peut manquer d'une *base*, c'est ainsi qu'on nomme l'élément principal, ou le médicament dont on veut faire éprouver les effets au malade. Souvent la formule ne se compose que de la seule base; c'est lorsqu'on administre le médicament sans aucun mélange. Cette manière de formuler est la plus simple et généralement la plus exacte; elle appartient aux modernes.—Souvent cependant la formule naturelle du médicament veut être modifiée pour être appliquée convenablement. On l'unit à des substances inertes ou de peu d'action, soit liquides, soit solides. Ces substances forment l'*excipient* de la formule (*excipientia*).—On donne le nom de *correctif* à des substances qu'on mêle au médicament pour en masquer la saveur ou l'odeur désagréable, ou bien pour en modérer les qualités mécanico-chimiques, si elles sont contraires à l'indication curative. — Enfin on nomme *auxiliaire* ou adjuvant un corps qu'on mêle à la base dans le but d'augmenter sa force ou de la faire agir principalement sur tel appareil plutôt que sur tel autre.

a. Formules principales. Le but de toute formule est de déterminer non-seulement la qualité et la quantité du remède, mais aussi la forme de ce dernier. De là différentes formules médicinales : 1° selon les régions où le médicament veut être appliqué (bouche, clystère, injections; applications endermiques, vapeur, etc.); 2° selon la nature de l'excipient qu'on a adopté (hydrauliques, alcooliques; saccaroliques, éléoliques, stéaroliques, mucoliques, etc.)(1); 3° enfin, selon le degré de consistance qu'on veut lui donner (solide, mou, liquide, gazeux, etc.). Nous ne nous arrêterons principalement qu'à ces dernières formes.

b. Remèdes sous forme solide. — 1° Poudres (*pulvis*). En première ligne se présentent les poudres. C'est la préparation la plus simple, et qui laisse aux substances presque tous leurs principes. Tous leurs principes sont ainsi introduits dans l'économie, et le temps d'ailleurs ne les altère que difficilement si elles sont bien fermées. — Cette forme enfin permet de s'assurer si la substance est orthodoxe, pure, et elle est aussi la moins coûteuse. — Beaucoup de substances médicinales peuvent se donner en poudre; ce sont toutes celles qui sont sèches et fragiles. Si elles sont huileuses, résineuses, tenaces, collantes, molles, elles ne peuvent être pulvérisées qu'en

---

(1) V. Henry et Guibourt, Pharmacopée raisonnée. Béral, Nomenclature et classification pharmaceutique, etc. Paris, 1830.

les mêlant à d'autres sèches et fragiles. Par ce moyen, on peut aussi réduire en poudre les liquides. Si la substance est très-active, et ses doses par conséquent fort minimes, il est utile de l'unir à quelque poudre innocente afin d'en augmenter le volume. — La forme en question n'est pas la plus convenable pour les substances très-nauséabondes, ni pour celles douées de qualités chimiques irritantes, ou enfin qui sont très-volatiles. — On réduit en poudre les substances en les contondant, en les pilant simplement, en les triturant, en les raclant, en les limant, en les porphyrisant. On les administre après cette seule préparation, ou bien après avoir été une ou plusieurs fois passées au crible ou à travers des papiers, des toiles plus ou moins denses, etc. On a de la sorte plusieurs espèces de poudres; savoir : des poudres grossières, la raclure, la limaille; des poudres subtiles ou fines, des poudres très-fines, qu'on appelle aussi alcoolisées ou pollen. En prescrivant une dose de poudre, il faut dire en combien de parties elle doit être divisée. Si elle est très-volatile ou déliquescente à l'air, il faut dire aussi qu'elle doit être conservée dans des vases en verre bien fermés. Le malade avale les poudres, soit après avoir été infusées pendant quelque temps dans l'eau, ou simplement délayées dans un liquide, ou enfin enveloppées de quelque chose (fruits cuits, confitures, hosties, soupes, etc.). Dans les pharmacies, on conserve des poudres toutes préparées d'après le Codex (poudres officinales), telles que les poudres styptiques, ou propres à arrêter certaines hémorrhagies externes, les poudres dentifrices, les sternutatoires, etc.

Dans la nouvelle nomenclature française, les remèdes de cette forme sont appelés *pulvérolés* (Chéreau); aussi dit-on par exemple pulvérolé de *china*, de valériane, etc.

2° *Saccarolés* (*eléo-saccharum*). — Les poudres qui résultent de l'union d'une huile volatile avec du sucre sont appelées saccarolées ou oléo-saccarolées (Chéreau). — Si on y fait entrer une substance glutineuse, on aura de la sorte une pâte dont on fait des dragées, des pastilles, des tablettes, etc., pour les enfants qui ont de la répugnance à prendre les remèdes, etc. — Indépendamment des huiles essentielles, on peut joindre d'autres substances avec les poudres. Si la substance est volatile, on aura la précaution de faire expédier le

tout dans des vases bien fermés, et si elle est très-active, il faut indiquer soigneusement le nombre des prises et les intervalles qu'on doit observer. — Autrefois on employait aussi les poudres sous forme de pâtes, de trochisques, etc. Aujourd'hui ces formes sont rarement usitées.

3° *Pilules* (*pilulæ*). On appelle ainsi certaines masses de consistance solide ou molle, de forme sphérique, du poids d'un à cinq grains. Le malade doit les avaler sans les mâcher. Tous les remèdes peuvent être, à la rigueur, donnés sous cette forme.

La forme pilulaire offre l'avantage d'une division exacte du remède, de ne pas trop s'altérer avec le temps et de permettre d'en masquer la saveur et l'odeur. Une précaution importante au sujet de la composition des pilules, c'est de n'employer pour excipient que des substances inertes ou dont les vertus sont analogues à celles de la base. Aussi, si la base est liquide, il est bon de n'employer pour excipient que de la mie de pain mêlée à un peu de sucre, afin que le tout ne durcisse pas trop, ou de la poudre de réglisse, de guimauve, etc. Si la base est solide, elle doit être d'abord pulvérisée; l'excipient sera naturellement un liquide gluant, mucilagineux, comme le miel, un sirop, l'extrait de quelque plante peu active, etc. Les extraits sont plus indiqués quand la base est un oxyde, un sel métallique; les sirops, quand il s'agit d'une poudre très-fine. Pour joindre les substances résineuses à leurs excipients, il suffit généralement de l'intervention du calorique et quelque petite quantité d'esprit de vin. — En général, on doit viser à faire amalgamer parfaitement les éléments de la masse pilulaire de manière à en faire un tout homogène qui ne s'attache ni aux doigts ni aux autres instruments. — Chaque pilule est enveloppée d'une poudre ou d'une feuille d'or ou d'argent pour ne pas s'attacher ensemble. Cette dernière enveloppe est surtout nécessaire pour les pilules qui s'altèrent à la lumière, ou dont l'odeur et la saveur sont désagréables (1).

---

(1) Il y a des substances dont l'enveloppe métallique n'est pas suffisante pour les empêcher de s'altérer ou de sentir mauvais. De ce nombre est l'*assa fetida*, par exemple. On fait dans ce cas envelopper les pilules d'une couche de

Si les excipients sont doués de vertus pharmacologiques, il faut en fixer les doses. Si, au contraire, ils sont innocents ou de faible activité, on peut en laisser la dose à la discrétion du pharmacien. Il est même convenable qu'une des substances soit toujours laissée à la discrétion du pharmacien, car les extraits ont, comme on sait, une consistance variable, et il est souvent difficile de fixer avec précision les quantités pour faire une pâte ni trop molle ni trop dure. — Les pilules ne doivent point être prescrites dans les maladies qui portent atteinte à la déglutition, telles que le trismus, l'hydrophobie, l'angine, etc., ni chez les enfants, ni chez les personnes qui éprouvent naturellement de la difficulté à les avaler, ni, enfin, dans les cas très-urgents où leur préparation exigerait du temps.

4° *Bol* (*bolus*). On appelle ainsi les pilules si elles excèdent le poids de cinq à six grains. Le bol n'est donc qu'une sorte de grosse pilule, mais assez malléable pour pouvoir être avalé sans être mâché. On peut lui appliquer tout ce que nous venons de dire dans le numéro précédent.

5° *Suppositoire* (*suppositorium*). C'est un corps solide, mou, de forme cylindrique ou conique, du volume du petit doigt et qu'on destine à être introduit dans l'intestin rectum. Les suppositoires se forment avec des morceaux de racine enduits de substances médicinales, de beurre, de savon, de miel solidifié, de cire, etc., ou bien avec de la charpie longue, enveloppée d'une couche de quelque substance particulière.

C. Remèdes sous forme presque solide.
1° *Electuaire.* C'est une préparation de consistance semi-liquide, que le malade doit prendre par cuillerée. Un des éléments composants de l'électuaire, c'est le miel, quelques sirops, des sucs épaissis, la pulpe des fruits, etc. L'électuaire cependant est peu en usage de nos jours; ce mode de préparation, effectivement,

____

mucilage de gomme avant de les argenter ou de les dorer. Il y a déjà deux ans que M. Guillard, pharmacien à Paris, nous a préparé des pilules d'*assa fetida* d'après ce procédé. Aujourd'hui ce mode de préparation est étendu à d'autres substances, aux pilules ferrugineuses de M. Blaud, par exemple. D'autres espèces d'enveloppe peuvent être employées au besoin.   (*N. des trad.*)

fermente facilement; s'il contient des remèdes actifs, ils tombent au fond du mélange, ce qui est un grand inconvénient. D'un autre côté, s'il s'agit de remèdes âcres, de saveur ou d'odeur désagréables, cette forme est assez mauvaise.

2° *Conserve.* Se compose de la pulpe de fruits acides ou doux, du jus de feuilles, fleurs, racines de quelques plantes, et de sucre. On a ainsi une substance de consistance un peu plus forte que l'électuaire que les malades prennent délayée dans de l'eau par cuillerée. Béral place ces deux préparations parmi les saccarolats.

3° *Emplâtre* (*emplastrum*). Préparation pour usage externe; se compose de substances glutineuses, résineuses, huileuses et grasses. Il en résulte une sorte de pâte sèche qui se ramollit par la chaleur et s'attache facilement à la peau. On connaît plusieurs espèces d'emplâtres officinaux, parmi lesquels il faut distinguer le vésicatoire, dont la base est une poudre ou quelque préparation de cantharides. Chéreau place ces substances parmi les stéaroles et les stéarés.

4° *Cérat* (*ceratum*). C'est une sorte de préparation dans laquelle entrent des substances résineuses, huileuses, et beaucoup de cire. On l'étale sur une toile à l'aide de la chaleur ou sans, et on l'applique sur la peau. — Par l'usage des cérats on ne se propose ordinairement que des effets mécaniques, c'est-à-dire de défendre une partie de l'action de l'air, de maintenir rapprochés les bords d'une plaie, etc. On peut cependant rendre médicamenteux les cérats en y joignant des substances actives, comme du mercure, du plomb, etc. Chéreau les appelle oléo-cératés.

5° *Pommade* ou *onguent* (*unguentum*). Résulte de la combinaison de substances médicinales avec des huiles grasses, de la graisse, du beurre, etc., réduits à la consistance du miel. On s'en sert pour usage externe, pour friction, etc. — Communément cependant le mot pommade est appliqué à une composition dont l'excipient est le saindoux, le suif, le beurre, le blanc de baleine, ou quelque mucilage, et dans lequel on fait entrer des huiles et des substances résineuses. — Plusieurs conditions sont nécessaires pour qu'une pommade soit bien faite. La principale est de triturer longuement ensemble les substances afin que leur union soit parfaite : c'est ce que les pharmaciens appellent broyer jusqu'à extinction. Si la pommade doit contenir des sels, il est quelquefois utile de les dissoudre préalablement dans de l'eau ; cette eau est quelquefois en quantité égale à la graisse qu'on veut y mêler. Le pharmacien doit d'abord bien triturer dans l'eau le sel qu'il doit y faire entrer, afin d'en aider autant que possible la solution, et y ajouter ensuite la graisse petit à petit. Il ne fera dissoudre la graisse que dans le seul cas où la proportion du liquide est trop forte, et par conséquent très-difficile à incorporer. C'est ainsi, par exemple, qu'on prépare les onguents stibiés, iodés, etc. Il est important, en outre, que les substances grasses dont on fait usage ne soient pas vieilles et que l'onguent lui-même ne soit pas préparé depuis longtemps avant de s'en servir, car la rancidité pourrait donner à la pommade des qualités opposées à celles qu'elle avait. Les onguents et les pommades seraient, d'après la nouvelle nomenclature française, des stéarés, oléostéarés, oléorétinés, rétinolés, mucostéarolés, etc., selon qu'il y entre de la graisse, de l'huile, du mucilage, de la résine, etc.

D. Remèdes sous forme presque liquide. 1° *Liniment (linimentum).* Médicament de consistance moindre que les précédents, et destiné pour usage externe. Il se compose d'une huile fixe et d'une certaine quantité de salive, de suc gastrique, de jaunes d'œufs, de quelques substances liquides, d'huiles volatiles, de substances résineuses, alcalines, etc. L'union de ces corps s'obtient en les agitant fortement ensemble dans un vase. On s'en sert pour enduire ou frictionner certaines parties du corps.

2° *Sirop (sirupus).* Ce sujet n'a pas besoin d'explication ; disons seulement que, d'après la nomenclature de Béral, les sirops seraient des saccaroliques liquides. Ils reçoivent le nom de roob quand ils résultent de sucs non fermentés, obtenus par expression des fruits et condensés par l'action du calorique. Un sirop qui est d'un goût agréable est nommé julep.

3° *Émulsion (emulsio).* L'émulsion est un liquide de quelque densité, d'aspect lacté, et qui résulte d'une certaine quantité d'huile suspendue dans de l'eau et mêlée à cette dernière moyennant une certaine quantité de mucilage et de sucre. On peut la préparer avec des semences huileuses, telles que celles de pavot, de noix d'amande, de concombre, melon, etc., ou bien avec de l'huile extraite par

ces semences, ou bien enfin avec la simple gomme arabique. On aura de la sorte trois espèces d'émulsions ; la première, c'est l'émulsion vraie ; la seconde, l'émulsion bâtarde ; la troisième, l'émulsion arabique. D'après les auteurs français, ce sont les hydrolisaccarolés, ou des hydromucolites. Il ne faut pas oublier du reste que les émulsions fermentent facilement, surtout en été.

E. Remèdes sous forme liquide. 1° *Décoction (decoctum).* Résulte d'une eau dans laquelle on fait bouillir pendant quelque temps une ou plusieurs substances ordinairement végétales. Le liquide, on le fait filtrer et s'appelle colature. Pour faire la décoction il est souvent nécessaire que la substance soit brisée, pilée, coupée ou raclée, afin que l'eau la pénètre plus facilement. Il importe aussi de déterminer le degré de coction ; cette détermination se fait en indiquant le temps de l'ébullition ou la quantité de liquide qu'on doit laisser évaporer. —Si la substance dont on veut faire la décoction est de nature animale, la décoction prend le nom de bouillon (*jusculum*). Si elle est de nature végétale, on l'appelle tisane (*ptisana*). Béral les nomme *hydrolatures.*

2° *Infusion (infusio).* Se prépare en laissant pendant quelque temps dans un liquide une ou plusieurs substances renfermées dans un vase fermé, et en clarifiant le liquide ensuite. Le liquide de l'infusion est l'eau, le vin ou l'alcool ; de là trois sortes d'infusions, aqueuse, vineuse, alcoolique. Dans le langage français, la première serait une hydrolature, la seconde une énolature, la troisième une alcoolature — Le liquide de l'infusion est froid, tiède, au bain de sable, ou marie, ou enfin bouillant. De là des infusions dites à froid, tièdes, à la température de l'ébullition.—Il est facile de concevoir que, pour les infusions, on ne doit prescrire que les substances dont la partie active peut se transmettre aisément au liquide. — Notons en outre que, dans l'infusion bouillante, les substances ne doivent pas se laisser bouillir dans l'eau, car alors ce serait plutôt une décoction. On laisse bouillir le liquide, on le tire du feu et on y plonge ensuite le médicament. Lorsque l'infusion est très-prolongée, qu'elle dépasse le terme de douze heures, on l'appelle digestion.

3° *Solution (solutio).* On appelle solution un liquide dans lequel on fait dissoudre des sels, des extraits ou autres substances solubles. Il est essentiel, dans la préparation des solutions, de fixer les doses des substances, car on sait que la faculté dissolvante des liquides est fort variable. Une petite quantité d'eau, par exemple, peut dissoudre de grandes doses d'alcalis, de tartre boracique, de sucre; mais le sel de cuisine, le sel amer, le sulfate de fer, le zinc, le cuivre en ont besoin d'une quadruple quantité environ de leur poids, tandis que le nitre, le tartre stibié en exigent huit ou dix fois autant, et la crème de tartre cent parties d'eau pour une de ce sel. Si la solution ne pouvait se faire parfaitement, et si le liquide venait trop tôt saturé par la substance, il faudrait recommander au malade d'agiter le mélange avant de l'avaler.—Les solutions aqueuses sont appelées hydrolés par les Français.—Les substances résineuses ne se dissolvent pas dans l'eau, elles peuvent cependant être mêlées et suspendues dans cette dernière, moyennant quelque substance mucilagineuse. On aura alors non une solution, mais une émulsion. —La solution des substances résineuses se fait dans de l'esprit-de-vin.

On a donné le nom de mixture (*mixura*) au mélange de divers remèdes sous forme liquide. La mixture étant composée de substances actives, ne se donne que par cuillerée.

On appelle potion (*potio*, *haustus*) tout remède liquide que le malade boit en une ou plusieurs fois.

4° *Cohobation.* Une eau distillée qu'on soumet à une seconde distillation est appelée *cohobée;* si on la distille une troisième fois, elle est dite cohobée deux fois. Il y a une troisième, une quatrième cohobation, etc., selon le nombre des distillations.—Les eaux distillées sont nommées *hydrolats* par les auteurs français.

5° *Teinture* (*tinctura*). C'est une préparation faite avec un ou plusieurs médicaments ordinairement végétaux mis à digérer à froid ou à la chaleur du soleil pendant plusieurs jours dans de l'esprit-de-vin pur ou délayé. On appelle improprement teintures aqueuses celles qui résultent de la digestion dans de l'eau avec addition de quelque moyen qui en empêche la putréfaction. — Les teintures concentrées et édulcorées sont nommées élixirs.—Les préparations liquides dont nous venons de parler, surtout les émulsions, les décoctions, les infusions, les solutions, auront des noms différents selon les usages auxquels on les destine, tels qu'injection, clystère (*clysma*, *enema*), collyre, gargarisme, collutoire, lotion, pédiluve, manuluve, bain, etc.

F. Remèdes sous forme de vapeur ou gazeuse. Dans cette catégorie sont les préparations gazeuses qu'on obtient des corps liquides sous l'influence du calorique; on expose à ces émanations une partie ou la totalité du corps (bains de vapeurs), douches (de vapeurs). Différents procédés existent pour cela; des machines particulières ou des appareils ont été inventés; on les applique également à l'aide de linges ou d'éponges plongés dans des liquides chauds et appliqués sur la peau. On a des fumigations sucrées, sulfureuses, mercurielles, résineuses, aromatiques; on en a d'autres substances, et qu'on fait prendre par inspiration à l'aide d'appareils fermés.

Je ne m'étendrai pas davantage sur cette matière, pour ne pas sortir des limites de mon sujet.

PREMIÈRE CLASSE

DE REMÈDES.

REMÈDES HYPERSTHÉNISANTS (1).

Généralités.

Nous appelons hypersthénisantes toutes les substances qui, étant introduites dans l'assimilation de nos tissus, changent tellement la manière d'être de l'organisme vivant, que la force vitale s'élève au-dessus du rhythme normal ou du degré où elle était. — Ces substances sont nommées communément stimulantes, excitantes, dénominations impropres, que nous avons dû abandonner. Leur signification, effectivement, est trop vague. — On peut, à la rigueur, appeler stimulus tout ce qui agit sur l'économie d'une manière quelconque ; l'air, les aliments, la lumière, les sons, sont des stimulants ; sont également des stimulants le sang, les autres humeurs animales, la pensée, la volonté, etc. ; mais, de ce que l'air-stimule, excite l'organe pulmonaire, la lumière ébranle la rétine, etc., la vitalité ne s'élève pas pour cela au-dessus du type normal ; aussi ces sortes de stimulus ne peuvent-ils pas être regardés comme des agents hypersthénisants. Ils pourraient néanmoins le deve-

nir lorsque leur action dépasse certaines limites. Les aliments, par exemple, s'ils étaient pris en trop grande quantité, ou bien si leur qualité sortait des conditions normales, pourraient non-seulement surexciter l'estomac, mais encore élever la force vitale de tout l'organisme au-dessus du degré normal ; une lumière trop intense enflammer l'œil, produire de la douleur, etc. Dans ces cas, l'aliment, la lumière, ne sont plus des stimulants simples, de simples corps excitants, ce sont des surexcitants, des surstimulants, des hypersthénisants.

Il y a donc une différence réelle entre les corps stimulants et les hypersthénisants : les premiers excitent l'organisme, mais leurs effets ne dépassent pas les limites de la santé ; les seconds, au contraire, produisent des changements plus ou moins durables qui sortent de ces limites ; ces changements consistent dans une augmentation de la force vitale. — J'ai à peine besoin de démontrer combien sont impropres quelques autres dénominations qu'on avait imaginées pour désigner ces sortes de remèdes, telles que celles d'échauffants, phlogistiques, etc. Il est clair que ces noms expriment plutôt un des effets secondaires de ces substances que leur véritable action. — Chez l'homme sain, l'action dynamique des

______

(1) Mot composé de *hyper*, au-dessus, *sthénos*, force ; c'est-à-dire qui élèvent la force vitale de l'organisme. (*N. des trad.*)

substances hypersthénisantes ne peut se manifester autrement à nos yeux que par les modifications qu'elle imprime aux fonctions de l'organisme, car la vitalité, qui en éprouve la première les effets, n'étant qu'une force inhérente aux organes, ne peut nous faire voir ces effets d'une manière simple et isolée. C'est donc par les changements qui ont lieu dans les fonctions des organes que nous pouvons juger l'action des remèdes hypersthénisants. Il ne faut pas oublier, par conséquent, que ces changements fonctionnels sont des effets d'autres effets, et qu'ils peuvent être modifiés par des circonstances étrangères au remède. —Un homme sain qui prend par la bouche une dose modérée de substance hypersthénisante, comme de l'alcool par exemple, éprouve immédiatement sur la langue, au gosier, à l'œsophage et à l'estomac un sentiment de chaleur ou de brûlure plus ou moins intense, selon le degré de pureté de la substance. Aussitôt après, cette sensation est remplacée dans la bouche par un sentiment de réfrigération. Ces deux premiers effets dépendent de l'action physico-chimique de l'alcool ; le premier, de sa vertu cautérisante ; le second, de sa prompte volatilisation. On sait que ce dernier phénomène ne peut avoir lieu sans la soustraction d'une certaine quantité de calorique des corps ambiants. — Peu de temps après, la substance entre en assimilation organique et donne lieu à une série de phénomènes généraux. Les sens externes s'aiguisent, les idées deviennent plus promptes, l'imagination plus vive et accompagnée d'un sentiment de bonheur et d'hilarité ; les muscles volontaires plus énergiques, les mouvements plus faciles et accompagnés d'une sorte d'agitation, de besoin d'agir et de changement continuel. Le cœur bat avec plus de fréquence et de force ; il envoie le sang avec plus d'impétuosité ; en conséquence le pouls est plus fréquent, plus dur, plus fort, la peau plus rouge, plus chaude, et sa transpiration plus abondante. La respiration est plus libre, plus fréquente ; la digestion plus prompte, les sécrétions plus copieuses, en un mot toutes les fonctions sont élevées au-dessus du rhythme ordinaire. — Ces phénomènes ont lieu si la quantité de substance hypersthénisante n'est pas excessive, et si l'individu était dans un état normal de santé : ils expriment un état d'exagération de la vigueur générale de l'organisme.

Si l'on continue cependant l'usage de la même substance, ou bien si sa dose est trop considérable, ou bien enfin s'il existe chez le sujet des conditions capables de lui en faire sentir très-vivement les effets, une autre série de phénomènes a lieu ; ces phénomènes sont, en apparence, de nature opposée aux précédents. Les sens externes deviennent obtus, l'imagination est lente ou déréglée, les idées confuses. Le sujet offre de l'apathie, de la somnolence, une véritable stupeur ; les muscles volontaires s'affaissent, leurs mouvements ne se font pas exactement selon les ordres de la volonté, ils sont vacillants ; enfin l'individu tombe dans l'immobilité presque complète. Le cours du sang est ralenti ; et si le pouls continue à être fréquent, il est petit, concentré, et quelquefois même imperceptible, à moins que les doigts qui l'explorent ne compriment fortement l'artère. La peau est tantôt violacée, tantôt d'une pâleur mortelle ; sa température est basse, elle est sèche ou bien couverte de sueurs froides et parcellaires. La respiration est extrêmement oppressée, ou bien excessivement lente ; la digestion suspendue ou dérangée, et accompagnée de vomissements ; les sécrétions sont également suspendues ou bien excessives, et donnent involontairement des matières très-élaborées et très-différentes de celles de l'état ordinaire ; enfin le délire se déclare, le coma, le trismus, des symptômes tétaniques, et l'individu meurt apoplectique si la dose de l'alcool ou des autres substances hypersthénisantes est continuée à dose progressive. — A l'autopsie, on trouve les membranes du cerveau et de la moelle épinière fort injectées de sang et presque turgescentes ; la pulpe encéphalique et médullaire également injectée ; les poumons aussi gorgés de sang ; le cœur de couleur plus foncée que d'ordinaire ; la face interne de l'aorte et des autres vaisseaux extraordinairement rouge ; sont également rouges et gorgés de sang les autres tissus et organes de l'économie.

La première série de phénomènes indique, ainsi que nous l'avons dit, un état d'exaltation de la vigueur générale de l'organisme ; la seconde, au contraire, un état de perte de vigueur par oppression. On peut appeler le premier état hypersthénie simple, ou hypersthénie au premier degré ; le second, hypersthénie exquise ou de degré supérieur. Je m'explique. — La vitalité inhérente à nos or-

ganes n'est pas la seule condition nécessaire à l'exacte exécution des fonctions.
Pour bien fonctionner, chaque organe a
besoin aussi de l'intégrité de son organisation matérielle et de l'intervention
de certains stimulus. Ces dernières conditions sont fort variables; elles concourent cependant à un même but, à
l'exécution normale de la fonction, tant
qu'elles ne dépassent pas certaines limites. Au delà, elles peuvent nuire à la
fonction; l'une gêne l'action de l'autre;
leur effet est complexe et leur résultat
moindre. Il est facile de concevoir d'ailleurs qu'aucune comparaison ne saurait
être établie entre les altérations de la
vitalité et celles des fonctions; les premières, en effet, se rapportant à une
force simple, ne sont susceptibles que
de plus ou de moins d'élévation ou
d'abaissement; les secondes, au contraire, se rapportant à des éléments
divers, peuvent offrir des variabilités
dans le degré et dans la qualité.

Les éléments dont chaque fonction se
compose ne peuvent changer sans que
son mode d'exécution et ses produits ne
s'altèrent également, et dans la quantité
et dans la qualité. Un crypte muqueux,
par exemple, sécrète à l'état normal une
quantité donnée de mucus; si sa force
sécrétoire augmente, il donnera non-seulement une augmentation de mucus, mais
encore ce dernier sera plus élaboré, plus
âcre; ou bien la quantité du mucus sera
moindre et sa qualité évidemment changée de nature. — J'ajouterai que l'énergie de la vitalité, lorsqu'elle est augmentée au delà de certaines limites, doit
nécessairement étouffer, pour ainsi dire,
les fonctions et les suspendre. La force
ne peut exister sans l'intégrité de la santé,
et c'est durant cette intégrité et ce degré
normal de vigueur que les sécrétions
sont au maximum. L'observation apprend
que pour être parfaite, une fonction n'a
besoin que d'un certain degré de vitalité.
Ce degré n'est ni plus ni moins que
celui où les éléments organiques sont en
parfaite harmonie entre eux, se secourent
réciproquement et concourent au même
but, c'est-à-dire à l'entretien de la vie
et de la santé normales. Si la force vitale
s'écarte de ce degré en s'élevant ou en
s'abaissant, l'équilibre est rompu, l'harmonie entre les éléments organiques
n'existe plus, les fonctions sont dérangées, et elles peuvent l'être au point de
devenir nulles : il suffit que le désordre
ait lieu dans quelques éléments seule-

ment pour qu'il se manifeste chez les autres qui en dépendent. — Il est facile de
constater la vérité des considérations précédentes en analysant les fonctions et les
phases qu'elles subissent sous l'action
graduée et croissante des substances hypersthénisantes. Prenons pour exemple
la vue, l'imagination, la digestion. —
Nous venons de voir qu'une petite action
hypersthénisante rendait la vue plus aiguë, l'imagination plus vive, la digestion
plus prompte. On conçoit que tant qu'elle
est modérée, cette action érige la force
vitale des organes, produit une sorte de
tension dans leurs fibres; leur circulation intérieure est plus animée et leurs
fonctions par conséquent plus actives;
mais si l'action hypersthénisante devient
majeure, la circulation acquiert une telle
énergie qu'elle détermine des congestions; alors la tension, l'éréthisme des
tissus organiques sont tels qu'ils ne peuvent se mouvoir librement; de là l'oppression, la gêne, la lenteur, l'imperfection
de la fonction. L'œil, injecté de sang, ne
voit que confusément ou pas du tout; le
cerveau, congestionné, turgescent par la
présence du sang, occasionne le délire,
la stupéfaction, le coma; l'estomac, dont
les parois sont grossies et enflammées, ne
peut se contracter librement, aussi la
digestion est-elle pervertie ou arrêtée.
Et pourtant la vitalité est augmentée
dans chacun de ces organes, comme
dans le reste de l'économie; leur masse
est aussi augmentée par suite de l'excès
de stimulus.

C'est précisément cet excès d'activité
et de masse qui enchaîne, pour ainsi
dire, les instruments et les rend inertes.
Un individu qui se trouve sous l'influence d'une hypersthénie excessive
peut être comparé à un autre bien portant dont le corps est fortement lié de
tous côtés; fût-il un Hercule, il ne pourrait se mouvoir. Dans l'hypersthénie les
forces ne manquent point; elles sont
seulement opprimées, empêchées d'agir;
elles sont prêtes à montrer leurs effets
aussitôt qu'elles auront été rendues
libres par l'enlèvement de l'excès.

Il résulte de ce qui précède :

1° Qu'il y a une grande différence entre
la faiblesse vitale ou asthénie véritable, et la faiblesse des fonctions (prostration, langueur apparente). — 2° Que
l'hypersthénie peut et doit, lorsqu'elle est
excessive, être accompagnée de faiblesse
fonctionnelle apparente. Je dis *apparente*,
car elle n'a rien de réel, et dépend plu-

tôt d'une sorte d'oppression du principe vital par excès de stimulus ; c'est, en d'autres termes, une faiblesse secondaire par obstacle à la manifestation des actes de la vie, et non une faiblesse par épuisement de l'excitabilité, ainsi que Brown le prétendait. Personne ne saurait, je crois, soutenir raisonnablement aujourd'hui l'idée de la faiblesse dite *indirecte* par cet auteur, ni le conseil qu'il a donné pour la combattre, c'est-à-dire d'administrer beaucoup d'alcool ou de vin à un homme affaibli par excès d'alcool ou de vin. — Les effets sensibles des substances hypersthénisantes peuvent varier non-seulement selon le degré et la continuation de leur action, mais aussi par l'intervention de certaines circonstances dans lesquelles se trouvent les individus qui en font usage.

Sous ce rapport on doit d'abord prendre en considération l'âge du sujet. Dans l'enfance, dans l'adolescence, la sensibilité est fort exquise, la vie est en quelque sorte en excès, et se manifeste dans le développement des organes : aussi l'action des substances hypersthénisantes est-elle plus vivement sentie à cet âge qu'après l'époque de la puberté, où les organes sont complétement développés, et la vitalité équilibrée en quelque sorte. Dans la vieillesse, au contraire, l'organisation devient de plus en plus pauvre, la vitalité est en décroissance, les stimulus sont moins vivement sentis ; aussi les vieillards tolèrent-ils à merveille de très-fortes doses de substances hypersthénisantes. — Vient ensuite le sexe. Nul doute que l'action des agents stimulants ne soit plus vivement sentie par la femme que par l'homme. La mollesse d'organisation de la femme, la sensibilité fort exquise qui lui est naturelle, le genre de vie tranquille et ménagée qu'elle mène dans nos sociétés, et par conséquent le peu de dépense qu'elle fait habituellement de ses forces physiques et morales, la prédisposent à sentir plus vivement que l'homme l'impression des substances stimulantes. — Le tempérament se présente en troisième ligne. Il y a des tempéraments qu'une légère stimulation ébranle ; il y en a d'autres qui sentent légèrement et tolèrent singulièrement l'action des stimulus. Aussi de très-fortes doses produisent à peine chez ces derniers le même degré d'action qu'une faible quantité chez les premiers. Il est prouvé également, d'autre part, que la stature est aussi pour quelque chose dans

cette sensibilité. Les individus de stature moyenne et de forme carrée, surtout s'ils ont de l'embonpoint, supportent mieux, en général, les substances hypersthénisantes que ceux de haute stature et qui sont grêles. — La condition, le genre de vie, de profession, etc., entrent aussi dans la catégorie des circonstances qui rendent plus ou moins sensible l'action des stimulus. On n'ignore pas, par exemple, que les personnes qui mènent une vie sédentaire, oisive, tolèrent peu les substances hypersthénisantes ; le contraire a lieu chez les hommes actifs et laborieux. On a observé que la tolérance en question est plus grande chez les célibataires que chez les personnes mariées ; chez les personnes gaies et heureuses que chez celles qui éprouvent des chagrins ou qui sont hypochondriaques. — En cinquième lieu se présente le climat. Il est notoire que dans les pays froids, dans les lieux bas, dans les régions où la vie est en lutte incessante avec les éléments, les habitants ont besoin de suppléer, à l'aide de stimulants artificiels, aux pertes continuelles qu'ils font par l'action du climat. Aussi les mêmes doses de substances hypersthénisantes y ont-elles une action beaucoup moins prononcée que dans les climats chauds où la somme des stimulus naturels est beaucoup plus grande. Dans ces derniers climats, les agents hypersthénisants opèrent avec une très-grande puissance. Bien que dans les climats chauds on fasse impunément usage de substances fort stimulantes, il ne faut pas oublier que la force de l'habitude peut jusqu'à un certain point combattre celle de l'influence du climat. — La force d'habitude est, sans contredit, un moyen extrêmement énergique pour modifier l'action des agents hypersthénisants. A mesure qu'elle est répétée, l'action s'énerve, est moins sentie, et finit par devenir indifférente. Aussi voyons-nous des hommes être parvenus, petit à petit, à prendre impunément des doses effrayantes de substances hypersthénisantes.

Il ne faut pas oublier néanmoins que dans certains cas la répétition fréquente de ces substances finit par produire des désordres sérieux. Il arrive quelquefois que si la dose ordinaire, qui était auparavant si bien tolérée, est légèrement augmentée, on obtient des effets d'une grande violence. D'autres fois l'organisme acquiert à la longue une telle susceptibilité, que non-seulement les doses ordinaires ne sont pas tolérées, mais qu'il suffit d'une faible quantité pour occasionner des effets fort violents. D'où il faudrait conclure, ou que l'habitude peut produire des effets diamétralement contraires, ou que la constitution ne s'habitue pas toujours à l'action répétée de certains stimulus. Examinons cette question :

Si la seconde application d'une substance hypersthénisante a lieu avant que l'action de la première ait cessé ; que la troisième, la quatrième, la cinquième, etc., se succèdent de la même manière, il est évident que l'individu qui se soumet à cette épreuve doit tomber victime de son intempérance ; et s'il résiste, il finira par mettre son organisme dans une sorte d'éréthisme continuel qui se changera en seconde nature. C'est ainsi, à ce que je crois, que les ivrognes parviennent à supporter impunément des doses énormes d'alcool, et les Orientaux des quantités effrayantes d'opium. Chez eux l'ivresse est incessante, l'hypersthénie est devenue habituelle, une sorte d'équilibre artificiel ou bâtard s'est constitué dans l'organisme entre la réaction vitale et la stimulation. De là résulte que si ces individus manquent de leur stimulus ordinaire, l'équilibre est rompu, ils sont faibles et tombent épuisés. — Si au contraire la répétition de la substance hypersthénisante a lieu de temps en temps, et alors que l'action de la précédente a cessé complétement, chaque répétition produit une secousse nouvelle dans l'organisme. Plus, par conséquent, ces secousses sont répétées, plus la fibre vivante est ébranlée et devient susceptible de ressentir les nouvelles impressions hypersthénisantes. De là résulte qu'avec le temps les mêmes doses produisent des effets de plus en plus énergiques, et que des doses beaucoup moindres occasionnent le même degré d'action qu'autrefois les fortes. C'est ce que nous voyons souvent arriver aux personnes qui ne se livrent à l'ivrognerie que de temps en temps. Une époque arrive où elles ne peuvent plus en soutenir les effets ; elles en éprouvent alors des désordres sérieux.

La différence entre les deux états précédents paraît donc consister en ceci : dans le premier cas l'organisme n'éprouve qu'une seule secousse continue ; dans le second, les secousses sont répétées. Dans le premier cas il y a habitude ; dans le second il n'y en a pas. C'est donc avec raison que, dans l'emploi des substances hypersthénisantes, les praticiens ont soin de prévenir l'habitude en en suspendant, en en interrompant l'usage, alors qu'on ne peut ou qu'on ne veut pas en augmenter continuellement les doses. — Examinons à présent l'action des remèdes hypersthénisants chez l'homme malade.

On concevra sans peine que les effets sensibles des substances hypersthénisantes doivent varier davantage chez l'homme malade, et que cette variabilité doit être en raison des conditions particulières de l'organisme. Indépendamment, en effet, des conditions de variabilité que nous venons d'étudier chez l'homme sain, il peut y avoir, chez l'homme malade, un état d'asthénie, par exemple. Il est clair que la substance ne pourrait produire les effets d'excitation dont nous avons parlé avant d'avoir combattu et dissipé les phénomènes préexistants de faiblesse. Une partie de l'action hypersthénisante est donc, dans ce cas, employée à détruire la faiblesse préexistante, et cette partie d'action est d'autant plus forte que l'asthénie est considérable. — De là résulte qu'au lieu de surexciter, le médicament est épuisé en quelque sorte dans cette espèce d'élévation de la vitalité vers son type normal. C'est en cela que consiste le principe de la tolérance merveilleuse que nous trouvons constamment pour des doses prodigieuses de médicaments chez certains malades, doses qui, chez l'homme sain, produiraient inévitablement des désordres sérieux ou même la mort. — Ce principe constitue la grande loi découverte par Rasori sur la capacité de l'organisme pour les remèdes, loi qui fait la gloire de la médecine italienne, et sur laquelle un médecin dont le nom fait autorité en France, a dit, il y a longtemps : « Qu'elle fera époque d'une manière brillante dans l'histoire de la médecine, et sera considérée comme une des plus belles découvertes dans le domaine des sciences médicales (1). »

La loi dont je parle n'a pas été adoptée cependant par tous les médecins. On lui a opposé les variabilités de l'idiosyncrasie des tempéraments, et autres circonstances qui doivent faire diversifier à l'infini la tolérance pour les remèdes. — On n'a pas réfléchi que ces variations ne peuvent rien changer au principe en lui-même. En supposant qu'elles empêchent de mesurer avec une exactitude numérique la tolérance pour les remèdes

----

(1) Bailly, Rev. méd., 1825.

hypersthénisants dans un degré quelconque d'asthénie, on peut toujours agir sûrement toutes les fois qu'on peut tenir compte des changements qui peuvent être apportés par les circonstances de l'idiosyncrasie, du tempérament, etc. Quel est, d'ailleurs, le médecin philosophe qui peut jamais perdre de vue ces circonstances? Quel est le cas dans lequel on peut se dispenser de tenir compte de leur influence? — Il découle en attendant, de la même loi, le précepte pratique d'employer des remèdes hypersthénisants d'autant plus forts, et à des doses d'autant plus élevées que l'asthénie est profonde. —Comment se fait-il donc que les praticiens recommandent le contraire à cet égard? Ils vous prescrivent, en effet, dans les cas d'asthénie profonde, d'être très-circonspect sur l'emploi des remèdes hypersthénisants, et de ne donner que des doses fort légères; car, disent-ils, la sensibilité exquise du malade, causée par la faiblesse, rend fatales les stimulations violentes. La source de cette contradiction est évidente; ces praticiens prenaient la faiblesse apparente pour une véritable asthénie; il suffit en effet d'examiner les cas dans lesquels ils agissaient pour comprendre leur erreur. Leur erreur tenait aussi à un faux principe; ils supposaient qu'il y avait dans l'organisation antagonisme entre la sensibilité et la force, et que par conséquent, lorsque cette dernière était en défaut, la sensibilité prenait le dessus. Nous reviendrons sur ce sujet.

Nous tenons donc comme un principe thérapeutique incontestable, que la force et la quantité des substances hypersthénisantes doivent être généralement proportionnées au degré d'asthénie que l'on veut combattre. Nous disons *généralement*, car il y a des cas exceptionnels que nous indiquerons en temps et lieu, et dans lesquels on doit commencer par des doses minimes; je citerai comme exemple, pour le moment, certaines affections de l'estomac. Comme les remèdes s'administrent ordinairement par la bouche, et que l'estomac doit soutenir le travail de leur digestion, l'état d'asthénie de ce viscère peut être tel qu'il ne soit pas capable de digérer le médicament, surtout si ce dernier n'était pas très-assimilable. Aussi ne doit-on pas donner d'un seul coup, par exemple, à un individu exténué par le jeûne, toute la quantité d'aliments et de remèdes hypersthénisants dont son organisation a besoin;

on va petit à petit, selon les forces de l'estomac, etc. On aurait cependant mal saisi ce que je viens de dire, si on s'imaginait que je conseille d'assommer à coups d'hypersthénisants héroïques les malades atteints d'asthénie profonde. La prudence, que nous avons tant recommandée dans les pages précédentes, veut qu'on commence toujours par des doses modérées, et qu'on ne les augmente qu'après avoir bien exploré par les premières prises le degré de tolérance du malade, degré qu'on ne peut toujours mesurer *à priori*, pas plus que le degré lui-même d'hyposthénie qu'on veut combattre. Aussitôt cependant que l'observation attentive du malade nous assure de la tolérance pour une dose donnée de remède hypersthénisant, la loi Rasorienne nous autorise et nous prescrit de ne pas nous arrêter à cette dose, et de l'élever au contraire au degré que la maladie exige et que la susceptibilité du sujet permet.— Cela posé, il est facile de comprendre que dans les affections asthéniques les effets des remèdes hypersthénisants peuvent être négatifs jusqu'à ce que la condition de faiblesse en soit détruite. Si l'asthénie est accompagnée de lenteur, petitesse ou irrégularité dans le pouls, le remède hypersthénisant se borne d'abord à changer cet état, à élever le pouls à son rhythme et à son énergie naturels, et ce n'est qu'après cette action que la continuation du médicament commence à manifester ses effets positifs, savoir : 1° qu'il rend le pouls fort, vibrant et fréquent; 2° que les sécrétions, si elles étaient affaiblies ou suspendues, se raniment; et si elles étaient trop abondantes, se modèrent; 3° que l'état du cerveau, qu'il consistât, soit dans une sorte de stupeur par effet de l'asthénie, soit dans une sorte de veille continue, se dissipe sous l'action hypersthénisante, c'est-à-dire que le malade cesse d'être assoupi dans le premier cas, commence à dormir dans le second. En un mot, les effets du remède hypersthénisant seront variables selon les phénomènes particuliers dont l'asthénie s'accompagne. Nous aurons plus loin l'occasion de développer davantage ces dernières propositions. — Ajoutons, en attendant, que dans l'état morbide opposé, c'est-à-dire dans l'hypérémie, l'action des remèdes hypersthénisants offre naturellement des phénomènes précisément contraires aux précédents, c'est-à-dire que, quelque petite qu'elle soit, chaque dose du médicament produit des effets immédiats d'excitation. Ces effets cependant varient eux-mêmes selon que l'hypersthénie morbide est simple ou exquise : je m'explique.

Dans l'hypersthénie simple , je veux dire accompagnée de l'exaltation d'un certain nombre de fonctions seulement, le remède hypersthénisant les élève davantage et les jette ensuite dans un état d'oppression, ainsi que nous l'avons expliqué plus loin. Cet état d'oppression constitue ce que j'appelle l'hypersthénie exquise. Si le remède en question est donné durant cette dernière condition , l'oppression augmente , le pouls devient plus contracté, petit, à peine perceptible; les muscles restent immobiles et n'obéissent plus à la volonté; s'il y avait délire , il augmente , de même que la stupeur, le froid, etc.; en un mot, il se déclare des phénomènes manifestes d'intolérance.

Dans cette intolérance pour les remèdes hypersthénisants, le praticien trouvera un signe univoque de la nature hypérémique de la condition pathologique, et par conséquent de la contre-indication du médicament. Il n'est pas rare cependant de rencontrer dans la pratique des cas obscurs où les phénomènes d'hypersthénie exquise ou de vitalité oppressée pourraient être confondus avec ceux de l'asthénie véritable. Dans ces circonstances, il est de la plus haute importance de tenir compte de l'intolérance dont nous venons de parler. Cette circonstance faisant de suite dessiller les yeux et reconnaître l'erreur du diagnostic, nous met à même de changer immédiatement de traitement. Il y a des praticiens cependant dont les idées sur la nature des maladies sont tellement préconçues , qu'aussitôt arrivés auprès du malade, ils prescrivent nettement les remèdes hypersthénisants, pour peu qu'il y ait prostration apparente : si après les premières doses ils voient les symptômes s'aggraver, la stupeur et la langueur apparente s'accroître, le pouls devenir de plus en plus imperceptible, ils ne s'arrêtent point, ils redoublent leurs doses malgré l'intolérance et croient assommer le mal, tandis qu'ils assomment le malade. — Dans les maladies asthéniques elles-mêmes, où les remèdes hypersthénisants sont indiqués , il peut, par leur usage immodéré, survenir des accidents dangereux. Cela a lieu lorsque les doses sont excessives par rapport à l'intensité de la maladie, ou qu'on en continue l'u-

sage après que l'état d'asthénie a été dissipé. Les données du *criterium* de cet excès d'action nous sont fournies principalement par l'estomac, l'encéphale et le cœur, à l'aide des phénomènes particuliers qu'ils présentent. L'estomac manifeste son intolérance pour les remèdes hypersthénisants par un sentiment d'ardeur, de chaleur incommode, de douleur et des vomissements. L'encéphale, par de la céphalalgie, la pesanteur, l'insomnie ou l'assoupissement, des vertiges, une sorte d'ivresse, le délire instantané ou l'augmentation de ce dernier, s'il existait déjà. Le cœur enfin, par les vibrations violentes et fréquentes du pouls ou la petitesse progressive de ce dernier si l'hypersthénie est trop considérable. — Si la dose du remède hypersthénisant est excessive , c'est-à-dire supérieure à la capacité morbide de l'organisme, il est clair qu'on produira des phénomènes morbides appartenant uniquement à l'excès d'action du médicament. Dans ce cas, il se peut que le malade persiste dans l'état de faiblesse. Aussi est-il de la plus haute importance de prendre pour règle de conduite dans l'administration des doses le degré de tolérance, et de procéder graduellement.

Si le traitement par les moyens hypersthénisants a déjà été suivi pendant quelque temps , l'état d'asthénie a pu être dissipé; le praticien devra voir si les nouveaux symptômes ne tiennent pas plutôt à l'usage trop prolongé de la médication. Il est prudent, dans ce cas, de s'en assurer en suspendant pendant quelque temps l'usage du remède; et si les symptômes de surexcitation paraissent positifs, il faut employer quelques légers médicaments affaiblissants.— En général, les maladies sont combattues bien avant que la santé soit complétement remise. Aussitôt que le degré culminant ou l'état d'une maladie est combattu, le rétablissement des fonctions et les changements qu'on appelle crises s'ensuivent de nécessité; alors les remèdes ne servent plus à rien, ils ne peuvent que nuire. De là le précepte important de laisser dans ces moments opérer la nature. Je ne sais jusqu'à quel point ce précepte est généralement observé dans la pratique; je ne puis cependant m'empêcher de dire que souvent on prolonge trop longtemps l'usage des médications énergiques , soit hypersthéniques, soit affaiblissantes, et qu'on empêche ainsi le prompt retour de la santé. Il arrive parfois, dans ces entrefaites, qu'un autre médecin appelé usurpe à son avantage tout le mérite de la cure que le premier a réellement produite, et qu'il s'est laissé enlever par trop de zèle. Dans les cas douteux enfin de maladies présumées asthéniques, le praticien ne devra employer les remèdes hypersthénisants qu'à petites doses, et observer attentivement le degré de tolérance. Si ce degré est nul, s'il y a intolérance, il conclura qu'il y a erreur dans le diagnostic, et il prescrira des remèdes de nature opposée.

Les remèdes hypersthénisants sont, ainsi que nous l'avons dit, susceptibles de différentes divisions et subdivisions. — Considérés sous le rapport de leur énergie, ils sont, les uns très-puissants, les autres moins, d'autres moins encore (très-puissants, forts, modérés). — Sous le point de vue de leur promptitude d'assimilation, ils offrent aussi des variétés importantes. Les uns passent très-promptement dans l'assimilation organique, et cette assimilation s'accomplit très-rapidement; aussi leurs effets sont presque instantanés, mais fugaces ou peu durables; les autres, au contraire, exigent un certain travail et du temps avant d'entrer complétement en assimilation; aussi leurs effets sont-ils lents et peu durables. Les premiers ont été appelés hypersthénisants diffusibles, les seconds hypersthénisants permanents. — Sous le point de vue enfin de la manifestation spéciale de leur action dans telle ou telle partie du système organique, les remèdes en question présentent des différences plus importantes encore. J'ai déjà développé cette idée dans les pages précédentes; je rappellerai seulement un fait capital. Quand on administre une substance hypersthénisante, toute la constitution, toutes les fibres de l'organisme en ressentent les effets; mais ces mêmes effets se manifestent d'une manière plus prononcée ou plus promptement dans tel ou tel organe ou système d'organes, selon l'espèce particulière de substance. Cette condition, ou plutôt ce fait constant, sert de base à notre classification. Nous connaissons, d'après cette manière de voir, cinq ordres de remèdes hypersthénisants : 1° les cardiaco-vasculaires, c'est-à-dire dont l'action principale porte sur le cœur et le système angéiologique : de ce nombre sont l'ammoniaque et les préparations ammoniacales; 2° les vasculo-cardiaques, savoir dont l'action princi-

pale se déclare dans le système angéiologique; tels sont les éthers, la liqueur d'Hoffmann, etc.; 3° les céphaliques (opium, morphine, narcotine); 4° les rachidiens (alcool, rhum, vin, etc.); 5° les gastro-entériques (huiles essentielles, cannelle, girofle, noix muscade, etc.

Dans l'état actuel de la science, je n'ai pas cru devoir multiplier davantage ces catégories ni le nombre des substances qu'elles comprennent. On conviendra sans peine cependant que ces chiffres se prêtent sans inconvénient à des changements par l'avancement des lumières. Je ne dois pas clore ces généralités sans dire quelques mots sur les véritables indications des remèdes hypersthénisants. — Toute maladie dont le fond est de nature asthénique réclame l'usage de ces remèdes. On se tromperait cependant si l'on croyait que tout médicament hypersthénisant convient indistinctement dans toute maladie de faiblesse. Le degré d'asthénie n'étant pas le même dans toutes les affections de ce genre, le degré d'action des médicaments eux-mêmes étant également variable dans les différentes substances, on conçoit sans peine la nécessité et l'importance de choisir, dans la classe de ces substances, celles dont l'énergie peut approximativement répondre au degré d'asthénie qu'on veut combattre. D'autre part, la déclaration et la marche de l'asthénie étant elles-mêmes plus ou moins subites et dangereuses, obstinées ou rebelles, elle peut réclamer l'usage des hypersthénisants diffusifs ou bien permanents. Enfin l'asthénie peut se déclarer de préférence dans un organe plutôt que dans un autre, menacer plus particulièrement tel appareil organique que tel autre; il y a, par conséquent, convenance de choisir parmi les substances hyposthénisantes celles dont l'action élective paraît le plus répondre à cette indication. Sur ce dernier point, du reste, nous nous expliquerons plus longuement ailleurs.

Les maladies dites à fond mécanique, ou dont la condition pathologique est de nature mécanique, et qui sont accompagnées de symptômes de véritable asthénie, réclament aussi l'usage des remèdes hypersthénisants. Il est vrai de dire que ces remèdes ne guérissent pas la maladie, car ils ne peuvent détruire la cause matérielle, mais ils soulagent toujours le malade, relèvent les forces et mettent l'organisme en état de lutter contre le fond de l'affection. Ce sont, en d'autres termes, des moyens palliatifs fort utiles. Le médecin, par conséquent, ne doit pas dans ces cas se promettre de leur usage plus qu'ils ne peuvent produire. Il ne doit pas oublier néanmoins qu'en pareille occurrence la condition pathologique, ou la diathèse, comme on dit, peut changer de nature, soit par l'action prolongée des médicaments, soit par d'autres circonstances. La vitalité peut se relever, passer du degré d'asthénie au type normal, puis dépasser ce dernier terme et donner lieu à des symptômes d'hypérémie. Il va sans dire qu'aussitôt que des phénomènes d'intolérance se manifestent pour les médicaments hypersthénisants, le médecin doit changer de méthode. — Il y a des praticiens qui emploient les médicaments hypersthénisants dans le traitement de maladies à fond hypérémique. Il est incontestable, en effet, que des maladies inflammatoires, par exemple, ont été guéries à l'aide de ces moyens. On s'appuie même sur ces faits pour dire que dans quelques cas de cette nature le fond est plutôt asthénique qu'hypérémique. Cette question, nous la discuterons ailleurs; nous ne pouvons, en attendant, nous empêcher de faire les remarques suivantes : 1° l'usage des remèdes hypersthénisants est manifestement nuisible dans les maladies inflammatoires ou dont le fond est hypérémique; 2° dans quelques cas de cette espèce, où ces remèdes semblent avoir été utiles, leur utilité n'est qu'apparente; ils ont été nuisibles au fond. Cela a lieu alors qu'on parvient, à l'aide de ces médicaments, à étouffer quelques symptômes qui étaient fort incommodes pour le malade; on n'a pas pour cela changé le fond de l'affection. Il ne faut pas oublier, du reste, que certaines maladies guérissent malgré leur mauvais traitement; 3° il arrive néanmoins, dans quelques cas, que les remèdes hypersthénisants sont réellement utiles dans les maladies hypérémiques ou phlogistiques. Expliquons-nous sur ce point.

Il n'y a pas de médecin qui n'ait été témoin d'une certaine pratique vulgaire qui consiste à attaquer la fièvre, la toux, le rhume, l'angine, à l'aide d'abondantes libations de vin aromatique chaud, dans le but de faire suer. A la suite de cette pratique, les malades sont restés une nuit entière ou davantage assoupis, ont éprouvé d'abondantes sueurs ou des évacuations d'autre nature, puis l'ébriété et l'orage se sont dissipés, et les malades se sont sentis soulagés ou même guéris. Cette audacieuse conduite, si elle a réussi à quelques malades, chez d'autres elle a augmenté le mal et causé des accidents formidables : toutes les constitutions, en effet, ne résistent pas à un jeu de cette nature. Des torrents de sueur, comme à la suite des grands efforts musculaires, des pertes considérables de mucus animal, la suspension momentanée de quelque importante fonction, par suite de l'état de stupeur, etc., ne sont-elles pas suffisantes pour compenser les effets de l'hypersthénie préexistante? Elle est bien puissante cette force médicatrice, pour surmonter à la fois les effets de la maladie et ceux de nos sottises! Sans doute que si vous grossissez la masse du sang d'un animal moyennant l'injection d'une certaine quantité de ce liquide dans les veines, il peut survivre et même guérir d'un pareil excès à l'aide d'hémorrhagies spontanées; mais pouvez-vous prévoir si ces pertes auront toujours lieu, et par quelles voies elles se déclareront? — Si vous affaiblissez un animal par des saignées répétées, il pourra probablement se remettre petit à petit, remplacer les pertes par les seules forces de la nature et guérir; mais au delà de certaines limites, les seules forces de la nature sont insuffisantes, et la mort est inévitable. On peut donc dire, en thèse générale, que les maladies hypérémiques peuvent guérir spontanément et par les seules forces de l'organisme, mais qu'il n'en est pas de même de celles dont le fond est asthénique. Ici l'intervention des remèdes est donc indispensable; si la force vitale n'est point relevée, l'organisme succombe; dans le premier cas, au contraire, la nature peut se débarrasser elle-même de l'excès et remplacer les moyens de l'art par des évacuations spontanées; mais quel est le médecin prudent qui oserait conseiller une pratique aussi hasardée? — Les chirurgiens ont pour pratique d'employer dans quelques cas d'inflammation externe, lente et opiniâtre, des remèdes hypersthénisants, dans le but de la raviver, et chercher ensuite à la faire terminer par la résolution; il est connu, en effet, qu'une inflammation parcourt d'autant plus promptement ses périodes qu'elle est aiguë. Cette pratique ne saurait être blâmée alors que la phlogose se trouve dans des lieux et des circonstances telles qu'il n'y a pas de danger de l'exaspérer.

ORDRE PREMIER.

REMÈDES HYPERSTHÉNISANTS CARDIACO-VASCULAIRES.

En établissant un ordre de remèdes sous ce titre, j'ai voulu exprimer, ainsi que je l'ai dit, qu'ils agissent particulièrement sur le cœur et les vaisseaux, mais pas exclusivement. J'ai effectivement fait remarquer qu'ils exercent une action sur tous les tissus de l'organisme; mais cette action est plus prononcée sur l'organe central de la circulation. Il ne faut pas oublier, du reste, que tous les médicaments hypersthénisants ont une action marquée sur le cœur et les vaisseaux, malgré que la même action se manifeste avec plus d'intensité soit sur le cerveau, soit sur la moelle épinière ou ailleurs. Il n'est d'ailleurs pas difficile de se rendre raison de ce fait en se rappelant que pour déployer leur action, les médicaments ont besoin de passer dans la lymphe, dans le sang, et par là dans le cœur et les gros vaisseaux, où ils portent leur première impression. Si l'impression est reçue par les nerfs ganglionaires de ces organes et se répand ensuite dans le reste de l'organisme, ainsi que nous l'avons démontré, il résulte de cette prédilection sur le système cardiaco-vasculaire que les organes qui sont le plus pourvus de vaisseaux doivent le plus vivement sentir l'impression du médicament; aussi, les poumons, les reins, l'utérus en éprouvent des effets très-marqués.

AMMONIAQUE (*Ammoniaca*).

§ Ier. *Caractères physiques.* — L'ammoniaque, connue depuis longtemps sous le nom d'*alcali volatil* ou *esprit de sel ammoniac*, se dégage de la putréfaction des substances animales, telles que l'urine, le sang, les muscles, etc. On l'obtenait anciennement des cornes de cerf et des reptiles; on le retire aujourd'hui du sel ammoniac (chlorhydrate d'ammoniac) par l'action de la chaux vive. — L'ammoniaque est un gaz incolore plus léger que l'air atmosphérique, très-volatil, d'un goût éminemment caustique et d'une odeur âcre, suffocante, qui n'est pas une véritable odeur, car elle produit la même impression sur toutes les parties sensibles. — Dans les pharmacies on ne la conserve qu'à l'état liquide, c'est-à-dire mêlée à l'eau, laquelle peut en absorber jusqu'à un tiers de son poids, et s'en saturer. Elle présente alors tous les caractères extérieurs de l'*eau*, plus, ceux du gaz ammoniacal qui s'en dégage par l'exposition à l'air. On lui donne le nom d'*ammoniaque liquide* ou *alcali fluor*, telle est celle dont on se sert ordinairement en médecine.

§ II. *Analyses et notions chimiques.* — L'analyse du gaz ammoniacal donne trois volumes d'hydrogène et un d'azote. Quelques chimistes, tels que Davy et Berzelius, ont présumé que l'ammoniaque était un oxide dont le radical serait un métal qu'ils ont nommé *ammonium.* L'ammoniaque, soit à l'état de gaz, soit liquide, jouit des mêmes propriétés chimiques que l'alcali; elle verdit la couleur azur végétale, ramène au bleu le tournesol déjà rougi par un acide, peut neutraliser les acides en s'y combinant, et forme des sels; elle peut aussi se combiner avec les oxides métalliques, et former, avec les huiles grasses, des savons (1).

§ III. *Effets sur les animaux.* — Un demi-gros ou un peu plus d'ammoniaque liquide suffit pour tuer un chien; à l'autopsie on trouve des traces d'inflammation dans plusieurs organes. Les phénomènes qu'on observe en général sur les animaux, par l'action de l'ammoniaque, sont : une augmentation dans la chaleur et dans les pulsations artérielles ; des palpitations cardiaques très-violentes ; la respiration devient courte et agitée; les yeux larmoient et s'injectent ; les sécrétions s'arrêtent; des spasmes et de la roideur dans les membres se déclarent : tous ces effets augmentent si on leur fait prendre de l'alcool; ils diminuent au contraire et disparaissent par l'administration de quelques doses d'acide prussique.

§ IV. *Effets sur l'homme en état de santé.* — Les personnes qui s'exposent aux vapeurs ammoniacales éprouvent de la cuisson aux yeux, un larmoiement, de l'inflammation, de l'irritation aux narines, des éternuments, de la toux, une difficulté dans la respiration, l'hémoptysie ou des phlogoses pulmonaires, des érysipèles et autres maladies inflammatoires à la peau, des symptômes d'asphyxie et des étouffements. Cela a été observé fréquemment chez les vidangeurs et chez ceux qui s'occupent des préparations ammoniacales, etc. L'ammoniaque liquide concentrée détermine assez promptement sur la peau de la rougeur, de la cuisson, des phlyctènes, et parfois aussi des eschares. Prise intérieurement, elle produit sur la langue, le gosier, l'œsophage et l'estomac, des symptômes inflammatoires intenses. Si on la prend délayée à petites doses, elle produit une sensation de chaleur intérieure qui s'étend à tout le corps ; le pouls devient fort et fréquent. Elliot vit

le pouls s'élever à quatre-vingt-seize pulsations par minute sous son influence (1). La transpiration cutanée augmente considérablement. De semblables effets ont été aussi observés par Kickler (George-Auguste) (2). A plus forte dose, l'ammoniaque paraît, d'après l'observation de Wihmer (3), porter de préférence son action vers l'encéphale : on éprouve une sensation de plénitude et de pesanteur dans la région frontale et aux tempes. Orfila observa des raideurs vers la colonne vertébrale, lesquelles finissaient par une prostration générale (4). Plusieurs auteurs, entre autres Haller, Huxham, Majault (5), et Nysten (6), ont observé des accidents terribles et même mortels par l'ammoniaque. Sédillot a rapporté à la Société de la Faculté de médecine de Paris un cas de ce genre qu'il a guéri à l'aide d'un traitement anti-phlogistique très-actif (7). Percy rapporte aussi l'histoire du fils d'un pharmacien qui mourut victime de l'action de l'ammoniaque, bien que secouru presque à l'instant (8). Dans les cadavres des personnes mortes par l'action de l'ammoniaque, on a constamment trouvé des traces d'inflammation, des pseudomembranes, des eschares gangréneuses (9).

§ V. *Effets dans les maladies.* — L'ammoniaque a été employé sous plusieurs formes et dans les maladies graves. En parcourant l'histoire thérapeutique de cette substance, on verra qu'elle a été administrée dans une foule de maladies diverses. Ces maladies peuvent être divisées en trois catégories. En première ligne, se présentent les empoisonnements. Dans l'intoxication par l'acide prussique (acide hydrocyanique), les praticiens ne connaissent de meilleur antidote que l'ammoniaque. John Murray a prouvé l'efficacité de ce remède par un grand nombre d'expériences sur les animaux et sur lui-même. Sa conviction

---

(1) Je sortirais de mon sujet si je voulais m'étendre davantage sur les notions chimiques. (Voyez les Traités de chimie, etc.)

(1) Hospital Reports. St-Thomay's hospital. The Lond. m. a. f. journ.
(2) Ausführliche Arzneymittellehre. Drit. Band., p. 310.
(3) Buchner, Rep., xxxvii B., p. 373.
(4) Toxicol. t. i, p. 220.
(5) Réflex. sur q. prépar. chim. appl. à l'usage de la méd. Paris, 1779.
(6) Mémoir. de M. Portal, vol. iii.
(7) Séance du 20 giugno 1815.
(8) Bullet de la Faculté, 1815, p. 517.
(9) A Treatise on Poisons, etc. By R. Christison, p. 168.

était telle à ce sujet, qu'il n'a pas craint de dire qu'il n'hésiterait point à s'empoisonner à l'aide de l'acide prussique, s'il était sûr que quelqu'un lui administrât de suite de l'ammoniaque (1). Le professeur Fremy a confirmé, par de nouvelles expériences, les faits avancés par Murray (2). Herbit assure lui aussi par d'autres expériences que l'ammoniaque peut sauver la vie aux empoisonnés par l'acide hydrocyanique, si toutefois le poison n'a point été donné à une trop forte dose (3). Bardsley trouva l'ammoniaque fort efficace dans l'empoisonnement par la strychnine (4): elle est aussi un remède sûr contre l'ergotisme ou l'empoisonnement par le seigle ergoté, (J.-F. Courhaut (5)). — Dans l'empoisonnement par le venin de la vipère on ne connaît rien de plus efficace que l'ammoniaque. On sait que Bernard de Jussieu, en 1774, sauva un élève en médecine qui avait été mordu en trois endroits par une grosse vipère, à l'aide de l'*eau de Luce* (ammoniaque et huile essentielle de succin). Depuis lors ce médicament obtint une grande renommée dans des cas semblables; aussi, Martin (6), Bajon (7), Lepechin, Enaux et Chaussier (8), Scopoli, Rasori, Mangisi (9), Borda, Palleta, Hufeland (10), Moro (11) et autres, recommandent le même moyen. Les observations contraires de Fontana et de Gaspard (12), n'ont pu détruire la confiance qu'on a généralement dans l'ammoniaque pour guérir l'empoisonnement par le venin de la vipère. On a eu aussi à se louer de l'ammoniaque dans la morsure d'autres animaux venimeux. Moore rapporte plusieurs cas de morsures de serpents guéries par ce moyen (1). Dans les états d'Alabama, on est sûr de neutraliser les effets de la morsure des serpents venimeux en lavant celle-ci avec de l'ammoniaque (2). Sonnini a vu, par l'usage extérieur et intérieur de cet alcali, guérir un jeune Indien mordu par un serpent à sonnettes (3). Un enfant réduit aux extrémités par de nombreuses piqûres d'abeilles fut comme par enchantement délivré de la douleur au moyen d'une lotion ammoniacale sur tout le corps (4). — Par analogie on essaya l'ammoniaque dans l'hydrophobie. Triguerra (5), Hervet (6), Delassone (7), eurent à s'en louer; pourtant, nous ne saurions dire jusqu'à quel point; car l'expérience subséquente n'a pas confirmé une pareille efficacité. D'après l'autorité de M. Frank, de Baile-Barelle (8), de Carminati (9), de Brugnatelli (10), de Roques (11), etc., on peut regarder l'ammoniaque comme un excellent antidote de l'empoisonnement par les champignons. Les praticiens ont eu recours à l'ammoniaque dans les cas d'asphyxie occasionnée par des causes différentes. Nous nous bornerons à mentionner seulement l'asphyxie par immersion. Dans ce cas, l'utilité de l'ammoniaque est démontrée par les expériences de Sage (12). C'est par elle que Routier, chirurgien à Amiens, sauva un malheu-

---

(1) Edinburgh Philosophic. journ., n. XIII, 1822. The Edinburg journal of sc., april 1825.

(2) Repertorio di med. et chir., etc, di Torino, 1826, p. 94.

(3) Archiv. für anat. und physiol., 1828, p. 208.

(4) Hospital facts and obser. illustrative of the new remedies, etc. London, 1830.

(5) Traité de l'ergot de seigle. Paris, 1828.

(6) Rec. périod. d'observ. de médec., t. IV, 1756.

(7) Journ. de médec., t. XXXIII, 1776, p. 146.

(8) Méthod. de traiter la morsure des animaux enragés. Dijon, 1785.

(9) Sul veleno della vipera, 1806.

(10) Anal. d. fr. Arzneyk., 1 B., p 405.

(11) Journal de Leroux, t. LXXXIX, p. 278.

(12) Journal de physiolog., t. I, p. 248.

(1) Behrend und moldenhaw r. n. journal l. Band , p. 68.

(2) Nouvelle Bibliot. méd. , décemb. 1829.

(3) Journal de physiol., 1776, t. VIII, p. 474.

(4) Richter, Ausfuhr. arzneymit., supplem. Band., 412.

(5) Sage, Anal. chim. des trois règnes, t. I, p. 283.

(6) Arc. Journ. de méd. , t. LXXII , 1784.

(7) Mémoire sur la rage, publ. par ordre du gouvernement.

(8) Descrizione esatta de' funghi nocivi o sospetti, p. 23.

(9) Hygiène, Thérap. et mat. médic. Pap., 1792.

(10) Pharmacop. générale. Mater. medic. Veget. ad anim.

(11) Phytograph. médicale, t. I, p. 11.

(12) Expér. propres à faire connaître que l'alkali volatil est le remède le plus efficace dans l'asphyxie, etc. Paris, 1777.

reux noyé, fort âgé, que tous les spectateurs avaient cru mort (1).

Dans une seconde catégorie viennent les faits dans lesquels l'ammoniaque a été administrée comme moyen de favoriser la transpiration cutanée et pulmonaire. Ainsi, dans les affections dépendant d'une transpiration arrêtée, dans les fièvres dites rhumatismales, dans la sécheresse de l'organe cutané, dans les exanthèmes répercutés ou difficiles à se montrer au dehors, dans l'asthme humide, dans le catarrhe chronique, dans l'arthritis, dans la goutte, dans le typhus grave avec coma, dans les fièvres qu'on appelle nerveuses, dans la paralysie, dans l'apoplexie, dans les affections spasmodiques, etc., les praticiens conseillent l'ammoniaque; d'autres croient aussi (2) que l'ammoniaque fait disparaître l'ivresse alcoolique.

Dans la troisième catégorie enfin, on compte les asphyxies par le gaz acide carbonique. Ces asphyxies ont été souvent guéries à l'aide de l'ammoniaque, soit inspirée, soit employée sous forme de lotions. Les coliques venteuses et les pneumatoses, dépendant de la présence du gaz carbonique, ont été dissipées au moyen de l'ammoniaque, donnée soit par la bouche, soit par le rectum. Les évanouissements, les syncopes, sont souvent combattus momentanément à l'aide de l'ammoniaque, placée sous les narines, ou appliquée aux tempes, etc. Les douleurs rhumatismales, les névralgies, et notamment la sciatique, ont été depuis longtemps attaquées avec succès au moyen de l'ammoniaque frictionnée sur la peau de la région malade; les tumeurs squirrhiformes, les engorgements glandulaires, ont été heureusement résolus par les frictions d'alcali volatil (3). L'amaurose, l'amblyopie, ont été aussi traitées par Scarpa (4), par Græfe (5), et par d'autres, à l'aide des vapeurs d'ammoniaque dirigées sur l'œil (6); les hémorrhagies externes également, par Papira, médecin sicilien (7), et par une foule d'autres.

Dans l'aménorrhée on a heureusement employé les injections vaginales d'alcali volatil, très-délayé. Cette pratique a été d'abord imaginée par Lavagna (1), ensuite suivie par Dellerba et Sommer (2); aujourd'hui elle est très en usage dans les hôpitaux de Londres. On sait enfin que pour l'application des sinapismes, des vésicatoires, des moxas, M. Double fait usage de l'ammoniaque (3).

N. des trad. On peut ajouter à cette longue liste de maux soulagés ou guéris par l'ammoniaque, plusieurs autres. Scottin assure qu'on peut combattre avec succès la pustule maligne lorsqu'on fait tout de suite, le premier ou deuxième jour, des injections dans la tumeur et qu'on y applique de l'alcali volatil. D'autres guérissent la teigne à l'aide de simples lotions ammoniacales. Pescay, Fournier et François d'Auxerre ont prétendu que l'alcali en question, donné à fortes doses, était le plus sûr moyen de guérir le tétanos. (Voy. le Dict. des Sc. Méd., t. LV, p. 31.) Hirkland et Justamond ont constaté les bons effets de l'ammoniaque comme topique dans les cas d'engorgement des mamelles sans inflammation, spécialement pour dissiper les indurations qui succèdent aux abcès.

Les médecins anglais ne prescrivent jamais un liniment stimulant sans y ajouter de l'ammoniaque liquide. Selon le docteur Dune, l'ammoniaque serait le meilleur des moyens pharmaceutiques pour combattre le diabète. M. Martinet préconise l'alcali volatil dans la dysenterie chronique. Baum, Remer, Larrey, Strohmayer, Wolfart, Levicaire, Steffen et autres, préconisent le carbonate d'ammoniaque contre le choléra-morbus le plus grave. M. Petit recommande dans la période algide du choléra l'ammoniaque liquide, soit à l'intérieur, soit appliquée sur la région rachidienne, sous forme de liniment. (Voy. Archiv. gén., octobre 1833.) — MM. Merat et Delens ont employé l'ammoniaque, étendue d'eau ou dans du mucilage, contre la leucorrhée chez des femmes cacochy-

---

(1) Alibert, Nouv. éléments de thérap., t. II, p. 414.

(2) Journal général de méd., 1820, t. LXXXIII, p. 166.

(3) Hufeland's Journal, 49 B., p. 3, 16.

(4) Samml. auserl. abhand. z. gebr. f. prakl. Aerzte, 6 B., p. 542.

(5) Académie de médecine, 1827.

(6) Repertor. augenærtzl. Hailf., p. 39.

(7) Memoria sulla forza dell' alcali

fluore per fermar l'emorragia. Napoli, 1793.

(1) Omodei annal. univ. di med., 1833, p. 357.

(2) V. Graef. n. v. Wolther. journal, 8 B., p. 2.

(3) Journal général de médecine, XIX, p. 323.

mes. Manek, Richter et autres prescrivent de frictionner les engelures avec un liniment ammoniacal. Sirus a trouvé la potion suivante fort efficace contre les vomissements des femmes enceintes. P. : magnés. cal. , 3 j.; eau distil., 3 vj. ; tinct. cinnamom., 3 ij.; ammoniaque liquide, 3 j. m.

Quant à ce que l'auteur a dit relativement aux piqûres des abeilles, nous devons rappeler qu'il y a ici un véritable empoisonnement. Chez les femelles des hyménoptères douées d'un aiguillon, on sait qu'il existe de petites glandes près de l'anus, qui sécrètent un liquide vénéneux, dont l'insecte se sert au besoin pour se défendre. Ce liquide se collectionne dans une petite poche, laquelle communique avec l'aiguillon sillonné, destiné à le porter au fond de la piqûre que l'animal fait avec cet instrument. Pour ce qui est enfin de l'aménorrhée, on dirait presque que M. Giacomini n'admet pas, avec la pluralité des praticiens, deux espèces distinctes de cette maladie, l'une dépendante d'un état de surexcitation de l'appareil générateur et de la qualité du sang qui l'anime, sang très-riche en globules et très-épais; l'autre, d'une sorte d'atonie ou de relâchement, et qui se rencontre chez les femmes de constitution débile ou lymphatique. C'est probablement dans cette dernière espèce que le docteur Lavagna, et après lui Fenoglio, Nicato et Ashwell ont constaté l'efficacité des injections fréquentes avec l'ammoniaque. L'un de nous (M. Mojon), qui s'est occupé d'une manière spéciale de ce sujet, a établi, d'après les faits les mieux observés, deux espèces de dysménorrhée, l'une sthénique, l'autre asthénique. Partant de ce principe, il a conseillé et employé, dès l'an 1804, avec succès, le galvanisme, les éthers, l'opium et autres hypersthénisants dans tous les cas d'aménorrhée qu'on rencontre chez les femmes faibles et leucophlegmasiques; et les fumigations de gaz acide carbonique, dans la cavité même de la matrice; les saignées, l'eau de laurier-cerise, etc., contre les douleurs utérines qui précèdent et accompagnent la menstruation difficile, chez les jeunes femmes d'un tempérament athlétique, etc. (1).

§ VI. *Appréciation des faits précédents. Valeur thérapeutique de l'ammo-*

------

(1) Voy. Revue médicale, 1833.

niaque. — Après cette exposition historique des maladies traitées en différents pays à l'aide de l'ammoniaque, il ne nous sera pas impossible de déterminer la véritable action intrinsèque et primitive de ce médicament. Les effets que nous avons observés chez les animaux et chez l'homme nous autorisent à dire que l'action de l'ammoniaque est hypersthénisante, et que cette action porte principalement sur le cœur et sur les artères. L'augmentation de la force et de la fréquence du pouls, l'exagération remarquable de la chaleur périphérique du corps, la rougeur vive à la peau, la transpiration abondante, et enfin l'état de congestion sanguine et inflammatoire qu'on rencontre sur les sujets morts par l'action de l'ammoniaque, ne peuvent s'expliquer que par un seul principe; l'augmentation de force du cœur et des vaisseaux. Ces phénomènes sont constants chez les animaux comme chez l'homme bien portant. Il est vrai de dire cependant qu'après les effets de plénitude et d'expansion déterminés par l'ammoniaque, il survient une sorte d'ennui, de pesanteur à la tête, de torpeur, de raideur dans les membres; mais j'ai déjà expliqué dans les prolégomènes à quoi tient ce dernier état; il se rattache à une sorte d'accablement des fonctions par un excès de l'énergie vitale; la forte impulsion du sang vers l'encéphale et la moelle épinière finit par accabler, par engourdir l'action de ces organes. En se volatilisant, l'ammoniaque qui est dirigée vers les yeux, fait rougir et larmoyer ces organes; si on l'inspire, elle enflamme la trachée; appliquée sur la peau, elle l'irrite et y détermine des ampoules; introduite dans l'estomac, elle échauffe ce viscère. Ces derniers effets ne dépendent pas de l'action du cœur; jusque-là l'action sur cet organe n'a eu le temps de se déclarer. Ce sont des effets irritatifs, locaux, mécanico-chimiques. Bien que cette action locale soit par elle-même susceptible de provoquer l'effet dynamique hypersthénisant, néanmoins le développement et la marche des deux actions sont très-distincts.

Dans la dynamique, l'hyperesthénie est un effet primitif, tandis que dans la mécanico-chimique la réaction dynamique est secondaire. Dans la première, l'effet est plus ou moins général; dans la seconde, il est purement local. Là, la réaction vitale est active, ici passive. La première s'est développée sous l'influence de l'assimilation organique du médicament; ici elle dépend de la simple irritation mécanique. Il n'est point indifférent de confondre ces deux actions parce qu'elles aboutissent au même point, bien que par des chemins divers; il importe d'autant mieux de les distinguer qu'il y a dans la pratique des cas où il ne faut employer que l'action dynamique et empêcher l'action mécanique, et *vice versa*, ou bien les deux à la fois. En considérant l'action hypersthénisante cardiaque de l'ammoniaque, sous le point de vue clinique, nous avons vu que tous les faits pouvaient être rangés en trois groupes. Nous avons placé dans le premier les maladies dont la nature nous est parfaitement connue, tels sont les empoisonnements asthéniques. Dans tous ces cas, l'ammoniaque opère merveilleusement, ainsi que nous l'avons vu. Elle n'agit autrement qu'en élevant le principe vital de l'organisme vers son type normal. Nous verrons effectivement que, dans l'empoisonnement par l'acide prussique ou hydrocyanique, le symptôme culminant est une asthénie considérable du cœur; c'est cette asthénie que l'ammoniaque combat par sa vertu hypersthénisante cardiaco-vasculaire. On pourrait peut-être nous dire que dans ce cas l'utilité de l'ammoniaque n'est due qu'à son action irritante mécanique; mais nous faisons observer que ce mode d'action locale est le même pour l'ammoniaque comme pour l'acide prussique. Ce dernier, en effet, s'il est concentré, rougit, enflamme, brûle la peau comme le fait l'ammoniaque pure. Cette inflammation locale, produite par l'acide prussique, loin de guérir par l'application de l'ammoniaque caustique, augmenterait jusqu'à ce que l'absorption de l'un et de l'autre se déclarerait; alors on aurait des effets dynamiques appartenant à l'acide ou à l'alcali volatil, selon que l'un ou l'autre est en excès. L'action dynamique du premier cependant est d'une force effrayante; aussi faut-il d'énormes quantités d'ammoniaque pour l'équilibrer.

On pourrait cependant se demander si l'efficacité de l'ammoniaque contre l'empoisonnement hydrocyanique ne dépendrait pas de son action purement chimique, car étant alcaline, elle pourrait peut-être neutraliser l'acide prussique? Nous répondrons que non, car cette action chimique ne peut plus s'exercer sur le corps vivant du moment qu'il y

a eu assimilation. L'action chimique ne peut s'exercer qu'au moment même de son application, c'est-à-dire avant que la substance soit absorbée. Dans ce cas, en admettant qu'il pût se former un hydrocyanate d'ammoniaque, croyez-vous que ce sel formé dans le corps de l'homme serait neutre pour l'économie? Les expériences de Murray et de Frémy dont nous avons parlé nous apprennent le contraire. — Ces auteurs ont appliqué l'acide prussique sur l'œil d'un animal, et ils donnèrent lieu à des symptômes d'empoisonnement qu'ils ont dissipés en portant l'ammoniaque non sur l'œil même, mais bien dans l'estomac. Qui pourrait soutenir raisonnablement que ces deux agents, introduits dans l'économie par deux voies aussi différentes, aient pu se rencontrer pour se neutraliser? Les expériences d'Herbst prouvent le même fait, bien que d'une autre manière. Lorsqu'on applique sur une partie quelconque de l'acide prussique à dose suffisante pour causer des symptômes graves d'empoisonnement, qu'on applique bientôt après de l'ammoniaque sur le même lieu, on ne parvient pas pour cela à sauver les animaux qu'on a soumis à cette expérience; et pourtant la neutralisation aurait dû avoir lieu. Nous sommes donc obligé de conclure que l'utilité de l'ammoniaque dans l'intoxication en question dépend de son action dynamique ou constitutionnelle, et nullement de ses affinités chimiques. Si l'ammoniaque ne dissipe pas toujours les effets de l'acide hydrocyanique, cela dépend de ce que la puissance asthénique de ce dernier, lorsqu'elle dépasse certaines limites, n'est plus à la portée de l'action hypersthénisante de l'alcali volatil. Toujours est-il cependant que les effets constitutionnels de l'une de ces substances peuvent être détruits par ceux de l'autre, si leur administration peut avoir lieu à des doses proportionnelles et en temps opportun. Ajoutons que pour que cet effet ait lieu, il faut que la dose de l'alcali soit plus forte, et que son passage dans l'organisme soit fort rapide. Maintenant, s'il est vrai que l'ammoniaque est l'antidote dynamique le plus sûr de l'acide hydrocyanique, on doit en déduire qu'elle pourrait convenir également contre l'empoisonnement occasionné par les amandes amères, par l'eau de laurier-cerise, par les feuilles et fleurs des pêchers, etc. On sait en effet que le principe vénéneux de ces substances ré-

Giacomini.

4

sidé dans l'acide hydrocyanique qu'elles contiennent. Nous croyons aussi que l'ammoniaque est le véritable antidote du seigle ergoté, et en général de toutes les substances hyposthénisantes cardiaco-vasculaires, dont nous parlerons plus loin. Je dois ajouter en attendant que Bordsley arrêta l'empoisonnement de la strychnine à l'aide de l'ammoniaque, et que Borda obtint les mêmes résultats dans l'empoisonnement par le plomb. Je dirai à ce sujet que, bien que ces faits soient parfaitement conformes à l'expérience et à nos principes, néanmoins l'ammoniaque ne mérite pas ici la préférence sur plusieurs autres hypersthénisants plus directs, dont nous parlerons en temps et lieu. — Nous ne nous arrêterons pas à prouver l'utilité de l'alcali fluor contre la morsure de la vipère; les faits que nous avons cités parlent assez haut. — L'action hyposthénisante ou contro-stimulante du venin de la vipère est démontrée jusqu'à l'évidence par les intéressantes expériences de Fontana, de Mangili, et surtout par celles de Rasori, qui a été le premier à la rattacher à son véritable principe. Nous ne pensons pas qu'on puisse nous objecter que l'ammoniaque soit utile dans ce cas, parce qu'elle cautérise la morsure; car personne ne pouvait admettre qu'une fois l'empoisonnement déclaré, le mal pût être borné dans une faible blessure tout à fait superficielle. Le médecin appelé dans une semblable circonstance ne bornera pas ses soins à lotionner simplement la plaie avec l'ammoniaque, il traitera aussi le trouble constitutionnel. Ces lotions sont d'une très-grande utilité au moment même de la morsure avant que le venin ait été absorbé; alors l'ammoniaque, en déterminant une inflammation locale, une eschare ou des phlyctènes, pourrait empêcher l'absorption du poison, ou même le détruire à l'instar d'un caustique quelconque.

Ce que nous venons de dire relativement à l'intoxication par la morsure de la vipère, peut être appliqué également aux autres serpents vénéneux, aussi bien qu'aux insectes, à la guêpe, à l'abeille, au frelon, etc. Nous savons que tous les entomologistes n'admettent pas l'existence de venin dans les piqûres de ces insectes. Nous sommes pourtant obligés de l'admettre, eu égard aux symptômes fort graves qui résultent de ces piqûres. Le petit aiguillon, qui reste souvent implanté dans les chairs, ne pourrait jamais donner lieu aux douleurs et aux altérations qui surviennent aussitôt après la piqûre d'un cousin, d'une puce ou d'une guêpe. Ces piqûres causent souvent des accidents fort graves et même la mort (1). L'hydrophobie présente dans son ensemble des caractères tellement différents de ceux de la morsure des serpents ou qui succèdent à la piqûre des insectes, que j'ai de la peine à croire que l'ammoniaque soit son véritable antidote. Nous reviendrons sur ce sujet.

Différentes opinions ont été émises sur la nature de l'empoisonnement par les champignons. Les uns ne les croient doués que d'une action simplement irritante comme toutes les substances non assimilables. Pour combattre cette opinion, il suffira de faire observer qu'après que cette substance a été expulsée, soit par le vomissement, soit par les selles, les phénomènes d'intoxication continuent et les malades meurent. D'autres regardent l'empoisonnement comme une simple inflammation du canal digestif : ils appuient leur opinion sur les douleurs d'entrailles très-aiguës que les malades éprouvent et les injections phlogistiques qu'on rencontre à l'autopsie; aussi, conseillent-ils les remèdes anti-phlogistiques. Je ferai cependant remarquer que les terribles symptômes de cet empoisonnement ne sont guère en rapport, ni par leur nombre, ni par leur intensité, ni même par la promptitude de leur terminaison fatale, avec une inflammation locale quelconque, bien moins encore avec celle dont il est question; elle n'est même pas accompagnée de fièvre. D'ailleurs on sait qu'on ne parvient pas généralement à sauver ces empoisonnés par un traitement purement anti-phlogistique, quelque actif qu'il soit. Les praticiens qui comme nous considèrent cet empoisonnement comme purement asthénique, trouvent une vive opposition. On leur objecte les douleurs atroces qu'éprouvent les malades, la longueur de la convalescence s'ils n'ont pas recours aux anti-phlogistiques, et les traces de phlogose gastrique qu'on remarque sur les cadavres. Il n'est pas difficile, je crois, de concilier ici les opinions opposées si l'on veut apprécier convenablement les phénomènes.

_____

(1) Archiv. génér. de méd., 1827, octobre. Dupuytren, Plaies par armes de guerre, t. I.

L'élément inconnu qui donne aux champignons la qualité vénéneuse est doué d'une action mécanico-chimique, à l'instar des poisons dits âcres, corrosifs, capable d'exciter une irritation ou inflammation sur les points de l'estomac et des entrailles où il se trouve en contact, jusqu'à ce qu'il se soit absorbé et mêlé au sang. Cet effet physico-chimique, purement local, est peu de chose en comparaison des effets dynamiques, dont la nature est incontestablement asthénique. Nous sommes à ce sujet parfaitement d'accord avec Larber et quelques autres notabilités médicales. Je suis intimement convaincu que, dans l'empoisonnement par les champignons, les anti-phlogistiques sont fort nuisibles, surtout les saignées. Voici quel est, selon moi, le meilleur traitement à adopter contre cette espèce d'empoisonnement. On commence d'abord par faire rejeter les champignons, ensuite on administrera des remèdes hypersthénisants, vasculaires ou cardiaco-vasculaires. Sous ce point de vue, l'ammoniaque est excellente. Si l'empoisonnement date de plusieurs heures, on prescrira de suite ce dernier médicament ou ses analogues, sans songer aux évacuants, qui deviennent tout à fait secondaires. Si l'ammoniaque, donnée d'après les règles que nous indiquerons tout à l'heure, est administrée en temps opportun, on verra disparaître les symptômes toxiques comme par enchantement. — C'est dans ces cas qu'il sera aisé au médecin de prédire quels seront les effets secondaires du remède; car, l'empoisonnement pouvant se déclarer par des simptômes différents, c'est-à-dire par des vomissements, la diarrhée, le choléra, la constipation, le météorisme, les convulsions, le délire, l'assoupissement, il verra que l'ammoniaque sera pour les uns anti-émétique, astringente, anti-cholérique; pour les autres, purgative, anti-spasmodique, calmante, etc., selon le caractère et les symptômes qu'aura présentés le malade. Une fois l'équilibre vital rétabli par l'action de l'ammoniaque, la condition locale de l'estomac se rétablira aisément et très-promptement.

Parmi les asphyxiés qu'on guérit par l'ammoniaque, il nous suffira de citer pour le moment celle des noyés. Il est bien évident que dans cette asphyxie l'effroi et la suppression instantanée de toutes les fonctions doivent produire un état d'hyposthénie générale. Relativement à l'emploi de l'ammoniaque dans la cure des maladies de la seconde catégorie, nous trouvons que les auteurs la louent comme un excellent sudorifique. Il est clair qu'en élevant l'action du cœur et des artères, l'ammoniaque peut, dans quelques cas de ce genre, donner lieu à une diaphorèse. Pour ne pas anticiper ici dans une longue discussion sur les remèdes dits sudorifiques, nous nous bornerons à faire observer que la sueur est toujours un effet secondaire, et qu'elle peut être excitée aisément par des causes diamétralement opposées. La chaleur, par exemple, appliquée directement sur le corps ou limitée dans l'organisme par de mauvais conducteurs (habillements), devient un puissant sudorifique. Les exercices corporels, certaines émotions morales, la frayeur, etc., produisent aussi la transpiration. Les remèdes hypersthénisants cardiaques en font autant. Le calorique ne se borne pas à diminuer la cohésion des molécules entre elles, et pour ainsi dire à liquéfier les tissus, ainsi qu'on pourrait le croire en ne considérant ce phénomène que physiquement; il est en outre un stimulant vital très-puissant; on pourrait même déterminer par son influence une telle surexcitation dans tout le système circulatoire à produire la fièvre, tout comme on pourrait l'exciter par des exercices violents, par une forte émotion d'esprit, ou par des substances hypersthénisantes. Une sueur excitée par de semblables moyens n'est certainement pas spontanée, mais bien, pour ainsi dire, forcée; elle ne procure en général aucun soulagement au malade, si ce n'est pour éteindre ou amortir l'orgasme préexcitant ou occasionné par la chaleur elle-même, de sorte que si l'individu se trouvait déjà dans un état de surexcitation, comme dans la fièvre, par exemple, et dans les maladies de la seconde catégorie, il peut se faire que la sueur, en calmant l'orgasme calorifique, apaise aussi la surexcitation morbide préexistante; de là, une crise salutaire, etc. Mais bien souvent aussi la sueur ne calme que la secousse qu'elle a provoquée elle-même et laisse l'orgasme anormal dans son état primitif, plus souvent sans sueur, et ne fait qu'exaspérer la maladie. — Tels sont les inconvénients et les dangers de l'usage de l'ammoniaque dans cette classe de maladies dont la nature est incontestablement hypérémique. Ces simples considérations suffiront, je présume, pour engager les praticiens à s'abstenir de l'usage de l'ammoniaque dans les cas où ils désirent provoquer des sueurs.

Nous ne croyons pas devoir nous arrêter sur l'opinion assez généralement répandue que l'ammoniaque est un remède souverain contre l'ivresse. La médecine ne possède pas encore un assez grand nombre de faits pour admettre parmi les vérités thérapeutiques une pareille assertion. Il faudrait d'abord établir à quel degré d'ivresse on a apposé l'ammoniaque; si cette ivresse était due au vin de Champagne mousseux, à la bière, au cidre ou autres liqueurs très-chargées de gaz acide carbonique, car alors l'ammoniaque aurait pu agir chimiquement en formant un carbonate : tout comme il arrive lorsqu'on calme la colique venteuse avec des lavements auxquels on ajoute vingt, trente gouttes d'alcali fluor.

§ VII. *Action mécanique de l'ammoniaque.* — L'ammoniaque possède des actions mécaniques plus ou moins fortes selon son degré de concentration. Elle irrite, excorie, brûle les parties sur lesquelles elle est mise en contact. On doit empêcher avec soin ces effets lorsqu'on veut produire par cette substance une action hypersthénisante; ce qu'on obtient en la délayant dans un véhicule approprié. — Le praticien ne cherche pas toujours à éloigner les effets mécaniques ni les effets chimiques que possède l'ammoniaque à un si haut degré; au contraire il en tire souvent un profit très-grand dans le traitement de certaines maladies. L'ammoniaque effectivement peut servir d'excellent épispastique, rubéfiant, escharotique, etc.

Quant à l'action chimique et notamment à l'affinité qu'a l'ammoniaque pour le gaz acide carbonique, elle peut s'y combiner et le neutraliser. Dans les cas d'asphyxie, de syncope, de météorisme, et dans les coliques dues spécialement au gaz acide carbonique, l'alcali fluor est un excellent remède. Ce n'est pas par son action hypersthénisante dynamique qu'elle opère dans ces cas, mais bien par sa combinaison chimique, donnant lieu à un carbonate neutre d'ammoniaque. — Nous croyons que l'action mécanique de l'ammoniaque est nécessaire dans un grand nombre de maladies de la troisième catégorie. Dans les évanouissements et la syncope, l'ammoniaque agit admirablement par sa simple action irritante ou mécanique ; elle peut également servir à exciter l'inflammation de la peau, pour fondre quelques engorgements circonscrits ou des tissus cellulo-lymphatiques, rendre plus vifs, et abréger par conséquent la marche des phlogoses dermiques ou sous-dermiques, laquelle est ordinairement lente; ou enfin pour rétrécir les blessures artérielles en cas d'hémorrhagies, etc. Nous n'adopterons point la méthode du docteur Lavagna dans le traitement de l'aménorrhée, nous craindrions d'exciter là une véritable métrite ou d'augmenter celle qui ordinairement préexiste et qui est la cause de l'aménorrhée.

§ VIII. *Mode d'administration.* — Il y a dans la science un grand nombre de préparations ammoniacales qui sont tombées en désuétude : nous ne nous en occuperons pas ; d'autres d'une activité variable : nous en parlerons ailleurs. — Quant à présent il ne sera question que de l'ammoniaque liquide et du carbonate d'ammoniaque (*sesqui-carbonate*). — On n'emploie l'ammoniaque pure et concentrée qu'à l'extérieur, comme secours chimique ou mécanique, soit en en faisant inspirer la vapeur par les narines, soit en en mouillant légèrement les tempes, soit enfin en l'appliquant sur les blessures ou morsures, à l'instar des caustiques, ou sur la peau pour l'irriter, l'enflammer. — Si on l'administre en boisson ou en lavement comme remède, il faut qu'elle soit très-délayée dans un véhicule convenable pour en empêcher l'action mécanique. L'eau simple ou distillée, le vin, un sirop ou une émulsion, peuvent être très-propres dans ce but; cette dernière spécialement peut convenir lorsqu'on l'administre en lavements. La dose de l'ammoniaque à l'intérieur peut être portée, d'après Pringle, Huxham et autres, jusqu'à deux gros toutes les quatre ou six heures. Pareilles doses pourraient être convenables aux habitants des climats froids, accoutumés aux stimulants les plus énergiques, mais non pas aux Italiens. — Il serait imprudent chez nous, dans les cas ordinaires, d'outre-passer la dose de trente grains. Il y aurait au contraire trop de timidité de s'en tenir au-dessous de dix grains par jour. Dans les cas graves pourtant, comme dans l'empoisonnement par l'acide prussique, par la morsure de la vipère, etc., on doit se permettre des doses assez fortes, selon les circonstances, et même au delà de celles de plusieurs gros. Les doses particelles, dans chaque cas, doivent être très-divisées et données à de courts intervalles, vu la promptitude avec laquelle le remède s'évapore. — Une formule assez utile pour l'usage extérieur de l'ammoniaque, lorsqu'on exige plutôt des effets mécaniques que dynamiques, c'est de la mêler avec une huile grasse et en former un liniment qu'on connaît dans les pharmacies sous le nom de *liniment volatil*. Par cette préparation on empêche l'ammoniaque d'être résorbée, et on en rend l'action sur la peau plus durable et plus active. — La puissance phlogistique, irritante ou stimulante de ce liniment est plus ou moins forte, selon les proportions de ses composants; ces proportions sont ordinairement une partie d'ammoniaque et quatre d'huile, ou deux de cette dernière et une de la première, ou bien à parties égales. — La formule employée par Lavogna, pour des injections vaginales, est de dix à douze gouttes d'ammoniaque dans deux cuillerées de lait.

Formules-modéle.

1° Dans les cas ordinaires par bouche :

℞. Ammoniaque liquide,   10 grains.
Eau distillée ou vin doux, 1 livre.

Mêlez et conservez dans un vase fermé hermétiquement.

À prendre deux cuillerées chaque demi-heure.

2° Dans des cas plus graves, pour les empoisonnements, etc. :

℞. Ammoniaque liquide,   3 gros.
Émulsion de gomme arabique,   15 onces.

Mêlez et conservez *ut supra*.

A prendre trois cuillerées chaque quart d'heure.

3° A l'extérieur sous forme de liniment :

℞. Ammoniaque liquide,   2 gros.
Huile d'amandes douces, 1 once.

Mêlez et conservez dans une fiole à long goulot.

Agitez fortement le mélange chaque fois avant de vous en servir.

4° Comme secours mécanico-chimique, ou lavement dans les cas d'amas de gaz acide carbonique :

℞. Ammoniaque liquide,   2 gros.
Émulsion de gomme araque,   8 onces.

Mêlez et conservez *ut supra*.

Il est à peine nécessaire de dire enfin qu'on ne doit jamais administrer l'ammoniaque dans un liquide chaud quelconque, vu sa grande volatilisation. Aussi est-il convenable de ne verser le médicament dans l'excipient qu'au moment de s'en servir.

(*N. du trad.*) On pourrait ajouter aux formules précitées un grand nombre d'autres consignées dans les auteurs ; nous reproduirons les suivantes :

Collyre sec ammoniacal.

Hydrochlorate d'ammoniaque,   0,454
Chaux éteinte,   6.430
Cannelle en poudre,   0,220
Huile essentielle de girofle,   0,100

On mêle bien le tout et on le conserve dans un flacon bouché à l'émeri.

Sachet résolutif.

Hydrochlorate d'ammoniaque en poudre,   2 drachmes.
Chaux éteinte,   1 once.
Moutarde en poudre,   2 onces.

Mêlez, contre les engorgements froids du cou, des mamelles, du genou et des autres articulations.

Alcool ammoniacal.

Alcool pur,   1 once.
Ammoniaque,   2 onces.

Eau pour certaines migraines.

Ammoniaque,   3 onces.
Esprit de lavande,   10 id.
Huile d'anis,   1 gros.

On fait respirer cette eau et l'on en imbibe des compresses que l'on applique sur le front.

SESQUI-CARBONATE D'AMMONIAQUE.

(*Sub-carbonos ammoniacœ.*)

§ Ier. *Caractéres physiques.* — L'acide carbonique peut se combiner avec l'ammoniaque en trois proportions, et former un carbonate neutre, qui est sans usage en médecine, un bi-carbonate et un sesqui-carbonate ou sous-carbonate, connu communément sous le nom de *sel volatil d'Angleterre, craie ammoniacale, alcali volatil concret*, etc. Ce sel est solide, blanc, cristallisé, sous forme d'aiguilles, d'une odeur ammoniacale fort prononcée, d'un goût urineux, caustique, piquant, très-volatil. Il peut se former par la simple décomposition putride des matières azotées, ou bien en soumettant ces mêmes matières à la distillation.

§ II. *Analyse ou propriétés chimiques.* — Ce sel est formé d'un volume d'acide carbonique et d'un volume et demi de gaz ammoniacal. Il est soluble dans l'eau froide, mais non dans l'alcool; l'eau bouillante le volatilise entièrement. Il verdit la teinture de tournesol; il se charge de l'humidité de l'air atmosphérique et passe alors à la condition de bi-carbonate d'ammoniaque. Le bi-carbonate d'ammoniaque pyro-animal contient, indépendamment des éléments ci-dessus, un principe huileux empyreumatique animal.

§ III. *Effets sur les animaux.* — Il n'est pas à ma connaissance qu'on ait fait d'expériences sur les animaux avec ce sel ; mais je puis dire d'avance que son action sur l'économie doit être analogue à celle de l'ammoniaque pure, quoique moins énergique.

§ IV. *Effets sur l'homme en santé.* — Le sous-carbonate d'ammoniaque à l'extérieur peut produire, à l'instar de l'ammoniaque liquide pure, tous les degrés d'irritation, de rougeur, enfin de simple stimulation, jusqu'à la cautérisation. Chaussier prétend qu'il est plus actif que la pommade ammoniacale, car celle-ci perd en très-peu de temps ses qualités (1). Dans l'estomac, à forte dose, ce sel présente les mêmes dangers que l'ammoniaque pure; et à doses modiques, la plus grande partie de ses vertus thérapeutiques. J. Huxham a vu naître chez un jeune homme, par l'abus de ce sel ammoniacal, une affection scorbutique bien tranchée (2).

§ V. *Effets dans les maladies.* — Le sesqui-carbonate d'ammoniaque a été employé pour combattre quelques empoisonnements, tels que celui de la vipère, des insectes, des champignons, etc. Dans ces graves accidents, pourtant, l'ammoniaque pure a, avec raison, plus de partisans que le sous-carbonate, la première étant beaucoup plus active que ce dernier. Dans les maladies à fond phlogistique, ce sel a une action peu salutaire. Il a été préconisé dans les fièvres rhumatismales, nerveuses, le typhus, les exanthèmes rentrés, la goutte, l'apoplexie,

la paralysie, le catarrhe chronique et dans l'asthme. La scarlatine maligne a trouvé un puissant secours, au dire de Strahl, de Rosh, de Vleine, et spécialement de Peart (1), dans le sous-carbonate d'ammoniaque; ainsi que dans la rougeole, l'érythème, l'érysipèle, d'après Wilkinson (2), Peyrilhe (3), Thouvenel (4), Eichenheimer (5) et Besnard (6). On l'a aussi vanté dans les différentes formes sous lesquelles se présente la syphilis. Les douleurs rhumatismales, les névralgies, les défaillances, l'asphyxie, les tumeurs froides, l'amaurose, etc., ont été également combattues à l'aide de ce moyen. Le sesqui-carbonate d'ammoniaque a été employé aussi fréquemment que l'ammoniaque pure, mais à une plus forte dose, à cause de son action moins énergique. — Dans la pratique ordinaire on fait un très-grand usage du sel volatil d'Angleterre pour combattre les évanouissements, la syncope, la migraine, etc. On l'applique sous les narines et aux tempes (7).

---

(1) Pract. informat. on the malignant, scarlat fever and sore throat. London, 1802.

(2) Remarks on cutany diseases. London, 1822.

(3) Remède nouveau contre les maladies vénériennes tiré du règne animal. Paris, 1774.

(4) Samml. auserl. abh. z. Gebrach. f. prakt. Aerzte, x B., p 143.

(5) Horn., Arch., 1814.

(6) Erfahr. gegründete. Warnung. d. Freude d. Menschheit gegen. d. Gebrauch d. Quecksilb in der vener. Khrankh., 1811.

(7) Les prévisions de ces estimables praticiens, en faveur de la propriété antisyphilitique du sous-carbonate d'ammoniaque, ne sont guère confirmées par les faits. Les essais cliniques de Desbois, de Rochefort, avec le sous-carbonate ammoniacal, n'ont donné que des résultats négatifs. M. Lapira, Sicilien, et le docteur Pulli, de Milan, sont parvenus à arrêter des hémorrhagies accidentelles par l'application des linges trempés dans une solution aqueuse de ce sel. Hanckel et Rochoux ont été les premiers à vanter le sous-carbonate d'ammoniaque dans le croup, et Velsen, dans le diabète. Hamilton propose la potion suivante contre la diarrhée chronique : Pr. sous-carbonate ammon., 24 gr.; eau menth., 3 onces; syr. ros., 3 onces, à prendre en deux fois.

(N. d. trad.)

---

(1) Bullet. du départ. de l'Eure. Janvier 1821, p. 48.

(2) Journal de physiol., t. ii, p. 31.

§§ VI et VII. *Valeur thérapeutique et action mécanique.* — Quant à la définition raisonnée de l'action, soit dynamique, soit mécanique du sesqui-carbonate d'ammoniaque, nous n'ajouterons rien à ce que nous avons dit à l'occasion de l'ammoniaque pure. Il nous suffit de faire observer que l'acide carbonique qui est combiné à l'alcali et qui forme un sel neutre, étant par lui lui-même un hyposthénisant cardiaco-vasculaire, doit rendre ce composé moins énergique que l'ammoniaque pure.

§ VIII. *Mode d'administration.* — On donne communément le sel composé d'acide carbonique et d'ammoniaque sous les formes suivantes :

1° Sesqui-carbonate d'ammoniaque; 2° sel volatil de corne de cerf, ou sous-carbonate d'ammoniaque pyro-animal concret; 3° liqueur de corne de cerf, ou sous-carbonate d'ammoniaque pyro-animal liquide; 4° sel volatil d'Angleterre, ou sous-carbonate d'ammoniaque pyro-animal aromatisé.

La précaution qu'on doit prendre pour prescrire ce sel sous les différentes formes que nous venons d'indiquer est relative au véhicule dans lequel on le combine, pour prévenir son action mécanique. Il est à peine nécessaire de faire observer qu'il ne convient pas de se servir d'un véhicule alcoolique, qui ne le dissoudrait pas, ni d'un liquide chaud quelconque, car il s'évaporerait entièrement, étant très-volatil, ni enfin d'un acide ou d'un alcali qui pourraient le décomposer. La meilleure manière de le prescrire est de le faire dissoudre dans de l'eau froide édulcorée et aromatisée, dans un mucilage, ou bien de l'incorporer avec un extrait. La dose du sous-carbonate d'ammoniaque concret, dans les cas ordinaires, est de quinze à trente grains ; du sel volatil liquide, d'un demi-gros à un gros par vingt-quatre heures.

Formules-modèle.

1° A l'intérieur :

♃ Sous-carbonate d'ammon., 15 grains.
   Sel volatil de corne de cerf, 1 scrup.
   Vin généreux, une livre. M. dans
   un vase hermétiquement fermé.
   A prendre une cuillerée de quart
   d'heure en quart d'heure.

2° Autre prescription :

♃ Liqueur de corne de cerf, 1/2 gros.
   Eau de fontaine,   1 livre.
   Sirop simple;   2 onces.

3° *Forme pilulaire* :

♃ Salis volatilis cornu cervi, scrupulum
   unum.
   Sirupi diacodi et
   Pulveris cinnamomi, quantum suffi-
   cit ut fiant pilulæ decem et octo.
D. Ad vasum bene clausum.

Le malade en prendra une toutes les heures, en buvant par-dessus un verre d'eau ou de bouillon.

4° A l'extérieur :

♃ Liquoris cornu cervi, drachmas quatuor. Olei olivarum, unciam unam.
M. Diligenter agitando in fiola bene
   clausa, ut fiat linimentum.
Pro usu externo.

5° Sel volatil d'Angleterre.

On peut le préparer avec une partie d'huile essentielle de girofles et vingt parties de sous-carbonate d'ammoniaque pyro-animal, à conserver dans un petit flacon en cristal.

L'acétate, le succinate et l'hydrochlorate d'ammoniaque n'entrent point dans cet ordre de remèdes.

ORDRE IIE.

HYPERSTHÉNISANTS VASCULO-CARDIAQUES.

Il y a des remèdes hypersthénisants qui, indépendamment de leur action immédiate sur le système circulatoire sanguin, produisent des phénomènes plus en rapport avec les extrémités capillaires de ce même système. Nous les nommons *hypersthénisants vasculo-cardiaques*, et, pour bien en saisir l'action, nous en avons fait un ordre à part. Il est aisé de voir que les caractères distinctifs entre ces derniers et ceux de l'ordre précédent sont presque imperceptibles; car le cœur et les vaisseaux sanguins constituent un seul appareil continu, et l'action qui se fait sentir sur l'une de ces parties doit nécessairement réagir sur l'autre. Il ne faut pourtant pas perdre de vue que les physiologistes ne sont pas généralement d'accord sur ce sujet. Si toutefois il est vrai, ainsi qu'on le croit généralement, que l'appareil des capillaires est soumis à des lois propres, il serait convenable de faire un ordre à part des médicaments qui exercent une action marquée sur cet appareil. C'est là, du reste, une chose arbitraire, et il importe peu qu'on admette ou qu'on rejette une pareille manière de voir (1).

---

(1) Le cœur, les artères, les vaisseaux capillaires et les veines sont les organes dans lesquels s'opère la circulation du sang. Les observations et les expériences d'un grand nombre de physiologistes, notamment de Senac, Willis, Walter, Borelli, Vallisnieri, Albinus, Morgagni, Winslow, Monro, Barthez, Lason, Hunter,

ÉTHER (*œther*).

§ Ier. *Caractères physiques.* — Si l'on fait distiller un acide concentré avec de l'alcool, on obtient un fluide ordinairement incolore, très-inflammable, très-volatil et très-léger. On l'appelle éther; son odeur est plus ou moins suave, il est d'un goût piquant sur la langue. On connaît un grand nombre d'éthers; en médecine, cependant, on ne se sert que de quatre, savoir:

1° L'éther sulfurique ou hydrique;
2° L'éther chlorhydrique;
3° L'éther acétique;
4° L'éther azoteux ou hypo-azoteux.

Le premier est de tous les éthers le plus anciennement connu et aussi le plus employé. Ses caractères sont ceux que nous venons d'indiquer.

Le second, *éther chlorhydrique*, ou

Whytt, Gregory, Sabatier, Krop, Zimmermann, Soemering, Leber, Scarpa, Schmid, Vanlembos, Kraange, Platner, Coldani, Blumenbach, Rezia, Darwin, Sottira, Dumas, Cuvier, Boyer, Portal, Jacobi, Edwards, etc., prouvent combien est erronée l'opinion de ceux qui regardent le cœur comme le seul et unique moteur du sang, et le système artériel comme un ensemble de tubes inertes et entièrement dépourvus de contractilité propre. Cette remarque nous rendra raison de plusieurs phénomènes que nous aurons à étudier dans la suite de cet ouvrage,　　　　　(*N. d. trad.*)

muriatique, s'obtient à l'état gazeux ou bien à l'état liquide ; il a une odeur forte, analogue à celle de l'éther sulfurique, et a un goût légèrement sucré. Il est tellement volatil, qu'il entre en ébullition lorsqu'on le verse sur la main et y produit un froid intense.

Le troisième a une odeur agréable qui tient de l'alcool et du vinaigre.

Le quatrième enfin, éther *azoteux*, est liquide, d'un blanc jaunâtre, d'une saveur âcre, caustique, d'une odeur fortement éthérée, plus pesant que l'alcool, mais moins que l'eau.

§ II. *Notions chimiques*. — Les chimistes ne sont pas d'accord sur la théorie de l'éthérisation, aussi possédons-nous plusieurs théories pour rendre compte des phénomènes qui résultent de l'action de l'alcool sur un ou deux acides et qui donnent lieu aux composés éthériques. — Il résulte des travaux de Fourcroy, de Vauquelin, de F. Mojon, de Dumas, et de ceux de Pelouse, de Liébig et de Mitchertich (1), que les éthers ne diffèrent de l'alcool que par une certaine quantité d'oxygène et d'hydrogène dans les proportions exigées pour la formation de l'eau, ce qui porterait à croire que l'acide agit dans cette opération en provoquant la séparation des deux éléments de l'alcool, c'est-à-dire l'eau et l'éther ou hydrogène bien carboné ; de sorte qu'on pourrait dire que les éthers ne sont que de l'alcool moins les éléments de l'eau. — Les propriétés et les caractères différentiels et réciproques des éthers sont tels, qu'il ne serait pas possible d'en donner une définition générale rigoureuse ; aussi a-t-on divisé ces corps en trois genres. — Le premier comprend tous ceux qu'on a désignés du nom générique d'éther sulfurique ou éther hydrique ; on pourrait aussi bien l'appeler éther arsénique, fluorhydrique, phosphorique, car ils sont tous identiques, c'est-à-dire le résultat de la décomposition de l'alcool par l'acide qui lui enlève une portion d'hydrogène et d'oxygène. Ce genre d'éther est de toutes les substances éthérées le plus anciennement connu et le plus généralement employé. — Le second comprend tous les éthers qui résultent de l'action des hydracides sur l'alcool ; aussi les appelle-t-on *éthers hydriodique, bromhydrique, sulfhydrique*

et *cyanhydrique*. On doit regarder ces éthers comme formés de la combinaison de l'hydrogène per-carboné et l'acide hydriodique. — Le troisième embrasse les éthers formés par la combinaison d'un oxacide avec l'éther hydrique du premier genre, ou bien par l'union d'un oxacide, de l'oxygène per-carboné et de l'eau. On pourrait diviser ces éthers en ceux composés d'acides organiques, tels que les éthers acétique, citrique, malique, benzoïque, gallique, tartrique, oxalique, etc., et en oxacides minéraux, tels que les éthers hypo-azoteux et oxy-chloro-carbonique.

§ III. *Effets sur les animaux*. — Les chiens et les lapins auxquels on a fait inspirer de l'éther pur restent pendant quelque temps étourdis, bouleversés, abattus : si on leur en fait avaler à dose modérée, ils deviennent inquiets, essoufflés, se couchent, se cantonnent dans les lieux reculés, comme par excès de chaleur. A une plus forte dose, ils chancèlent, deviennent stupides et soporeux. Ces effets de l'éther sur les animaux n'ont qu'une durée assez courte ; mais s'ils en meurent, ils éprouvent, au dire de Simon (1), des convulsions. Orfila dit avoir causé la mort à deux chiens, à l'un par l'application sur le tissu cellulaire de trois gros et demi d'éther, à l'autre par quatre gros qu'il lui fit avaler (2). D'après les expériences de B.-C. Brodie, on parvient à mettre un cheval en état léthargique fort prononcé et à lui ôter toute sorte d'irritabilité avec quatre ou six drachmes d'éther (3).

§ IV. *Effets sur l'homme en santé*. — Tout le monde peut facilement essayer les effets de l'éther ; en le versant sur la peau, il y produit aussitôt une sensation de froid très-intense ; et en inspirant simplement la vapeur, il donne une impression de froid dans toute la cavité de la bouche et du thorax. Pris à l'intérieur à dose modérée, il produit une chaleur d'abord dans la bouche, puis dans l'œsophage et l'estomac, laquelle est suivie bientôt d'une fraîcheur agréable dans la gorge. On dirait que la respiration se fait plus aisément ; la peau s'échauffe, se colore et se couvre de sueur ; le pouls s'é-

---

(1) Voy. Ann. de chim. et phys., août, 1834.

(1) Brandes, Archiv., XXXVI B., III Heft., p. 373.

(2) Toxicolog., t. II, p. 456.

(3) Journ. de méd. de Leroux, t. XXVI, p. 320, 1811.

lève, devient fort et développé. On a observé parfois une légère surexcitation cérébrale, du malaise avec expansion de l'estomac, que des rots soulagent assez promptement. Donné à plus forte dose, l'éther produit une espèce d'ivresse de peu de durée avec torpeur dans les membres. — Christison parle d'un individu qui ayant simplement inspiré de l'éther sulfurique tomba en léthargie qui dura trente-six heures (1). Un autre fut frappé par l'effet de ce même éther d'une insensibilité générale ayant tous les caractères de l'apoplexie, et dont il ne fut entièrement délivré que par l'exposition à l'air libre et d'autres secours appropriés. Une domestique mourut empoisonnée pour avoir couché dans une chambre dans laquelle éclata un flacon de plusieurs litres d'éther nitrique ; on la trouva dans son lit dans la même attitude, comme si elle dormait tranquillement, et l'autopsie du cadavre montra l'estomac phlogosé (2).

§ V. *Effets thérapeutiques.* — Parmi les maladies traitées avec succès à l'aide des éthers, se présentent en première ligne les affections hyposthéniques et en particulier l'intoxication par les champignons. Frank a préconisé l'éther sulfurique contre cette espèce d'empoisonnement. D'autres praticiens ont eu à s'en louer ; ils l'ont donné seul ou bien combiné à l'ammoniaque pure. Rasori, Borda, Tommasini et beaucoup d'autres médecins italiens vantent les éthers dans les empoisonnements par un grand nombre de substances contre-stimulantes, telles que l'aconit, la belladone, la ciguë, la digitale, l'ellébore, l'euphorbe, la jusquiame, le mercure, le plomb, la noix vomique, les rhus, les solanées, le stramonium, etc. (3). Ils les vantent non-seulement dans les cas d'intoxication, mais encore dans les cas où ces substances, ayant été administrées pendant longtemps, ont donné lieu à des phénomènes plus ou moins alarmants. — Les mêmes praticiens nous apprennent par un grand nombre d'observations que les éthers arrêtent le vomissement produit par le tartre stibié, par les préparations de zinc, par la scille maritime, par l'azonon, l'ipécacuanha, par le nitre, etc. ; qu'ils arrêtent également la diarrhée causée par l'abus des purgatifs, notamment résineux, tels que la gomme-gutte, la scammonée, le jalap, l'huile de croton, etc.; qu'ils arrêtent enfin les sueurs qui surviennent après les fortes saignées, les hémorrhagies, ou par l'abus de toutes substances hyposthénisantes et notamment des antimoniaux et du soufre.

On conseille en outre les éthers pour traiter les douleurs de ventre et la colique due à l'abus du sel de nitre, de la coloquinte, de la crème de tartre à haute dose, des différents fruits, tels que le melon, la fraise, les cerises et autres. — On fait disparaître par le seul secours des éthers l'ivresse, l'étourdissement, les vertiges, la céphalalgie, qu'on aurait gagnés en dormant au milieu de plantes de laurier-cerise, de pêchers, ou dans les serres où fleurissent les cèdres ou les orangers, ou enfin en séjournant dans une tabagie ou en fumant du tabac sans y être habitué. — On a eu à se louer des éthers dans l'asphyxie par abstinence de nourriture, par le froid, par l'azote, le gaz acide carbonique ; on les vante enfin dans les convulsions, la paralysie et dans toutes les affections qui ont un caractère vraiment hyposthénique, telles que celles qui sont dues à la fève de Saint-Ignace et autres substances analogues. Dans la seconde catégorie s'offrent les maladies de nature phlogistique ou douteuse. Plusieurs auteurs ont conseillé les éthers contre le typhus simple. Smith en parle favorablement dans le traitement du typhus nosocomial. On dit qu'on s'en est bien trouvé dans l'apoplexie qu'on appelle nerveuse, dans la paralysie, dans les convulsions, dans les spasmes, dans le tétanos, dans les douleurs, dans la goutte atonique, vague, rentrée ou déplacée, dans la cardialgie, dans les affections rhumatismales hystériques, dans les palpitations, l'asthme, la coqueluche, les exanthèmes malins, les fièvres graves, parmi lesquelles mérite une attention particulière le cas observé par Davidson. Il s'agit d'une fièvre qui durait depuis longtemps sans interruption ; la malade prit un gros d'éther sulfurique, éprouva une sensation d'étouffement très-pénible qui donna bientôt lieu à une secousse générale et fit disparaître entièrement la fièvre (1). Nous apprécierons

---

(1) The Edimburgh. med., and surg. journ., april 1831.
(2) Midland, Med. and surg. Report. Revue méd., août 1831.
(3) Toxicologie, p. 70, 108.

(1) Davidson, Med. facts and observat., 1794. Lond., vol. v.

tout à l'heure la valeur de ces faits. Dans la troisième catégorie, nous placerons des maladies contre lesquelles les éthers ont été utiles, non par leur vertu dynamique, mais par d'autres raisons. La migraine, la céphalalgie intense, sont de ce nombre. Les malades ont éprouvé dans ces cas du soulagement par l'application répétée des éthers sur le front et les tempes, de même que dans les névralgies, en les appliquant sur la partie souffrante ; ce soulagement n'est dû probablement qu'au froid subit que les éthers procurent par leur évaporation. Les éthers ont été aussi utiles dans l'érysipèle, dans les engelures, et dans les flegmasies cutanées. D'après Martin et autres, les éthers sont heureusement appliqués à l'extérieur pour calmer les douleurs arthritiques et rhumatismales (1).

Pour épargner autant que possible l'opération de la hernie étranglée, et même avant de passer au taxis, plusieurs praticiens ont coutume d'appliquer de l'éther sur la tumeur ; quelquefois il arrive que la réduction s'opère à l'aide de ce seul moyen. Les docteurs Valentin et Hughes sont les premiers à préconiser cette pratique ; les docteurs Schmaz (2), Montain, Duncan et Hund (3), Consbruch, Otterbein (4), Seeliger (5), et autres (6), qui l'ont répétée, s'en sont bien trouvés. Hufeland conseille d'entretenir la tête mouillée d'éther pendant quelque temps, dans les cas d'encéphalite, d'apoplexie et de folie (7). Formey conseille le même moyen dans l'hydrocéphalie, dans le but d'entretenir un froid intense sur toute la surface crânienne (1). Pearson assure avoir guéri quelques cas de phthisie pulmonaire à l'aide de la vapeur d'éther ; il dit qu'après une impression agréable de froid, les malades éprouvent plus de liberté dans la respiration, la toux devient moins fatigante, l'expectoration plus facile (2). Le même auteur et le docteur Currie recommandent les éthers par inspiration contre l'asthme (3). Pinel et Alibert en disent autant contre le croup (4). — On ne doit pas omettre qu'une goutte d'éther versée dans la cavité d'une dent cariée a souvent soulagé l'odontalgie la plus intense. — Les météorismes et les coliques venteuses furent traités par plusieurs médecins avec les éthers, soit administrés intérieurement, soit appliqués à l'extérieur sur l'abdomen.

On sait que Durande crut avoir trouvé dans l'éther sulfurique, mélangé à l'essence de térébenthine, un spécifique contre les calculs biliaires (5). Strack, Sœmmering, Richter ont eu aussi à se louer de ce mélange dans des cas pareils. Borda, professeur de thérapeutique à l'Université de Pavie, qui était tourmenté par des concrétions biliaires, essaya sur lui-même le remède de Durande et eut à s'en louer. Bourdier enfin propose l'éther sulfurique comme un remède sûr contre le tænia (6) (*).

----

(1) Allgmein, Mediz. annall., 1800, november.

(2) Annal. cliniq. de Montpellier, t. XXXVII, p. 388.

(3) Act. reg. soc. med. Hav., 1803, v. IV.

(4) Hufeland, Journal, 7 Bd., 2 st., p. 28 ; 10 Bd., 1 st., p. 126.

(5) Beobach. und Abandhl., etc., der œsterreich. Aerzte, 4 Bd., p. 477.

(6) La Revue médicale (1836, t. I) rapporte que le docteur Mondrux a obtenu en moins d'un quart d'heure la disparition d'une vaste hernie en faisant tomber goutte à goutte l'éther sulfurique sur la tumeur. Sordet est parvenu à réduire une hernie étranglée par les onctions répétées et continuées pendant longtemps avec un mélange de deux parties d'éther et une d'extrait de belladone.

(N. d. trad.)

(7) Journal, 8 Bd., 1 st., p. 148.

(1) Horns, Archiv. f. prakt. med. u. Klinik., 1810, 9 Bd., p. 141.

(2) A. Sort, Account of the nat. and propriet of different kinds of ain, etc., 1795, p. 24.

(3) Hufeland, Journ. der prakt. Heilk., 4 Bd., p. 821.

(4) Nouv. élém. de thérap., t. II, p. 139. Alibert recommande, en outre, l'inspiration de l'éther cicuté dans la phthisie nerveuse et tuberculeuse.

(N. d. trad.)

(5) Observ. sur l'efficac. du mélange d'éther sulf. et d'huile volat. de téréb. Strasbourg., 1790.

(6) Hufeland und Harless. Neves journal der ausl, med. literat., 1 Bd., st., p. 211.

(*) Le docteur Alibert employait contre le tænia l'éther sulfurique en combinaison avec l'huile de ricin (Radius, Heilform., p. 21). M. Mojon a employé avec avantage contre le tænia la formule suivante : Pr. huile térébenth. pure, un gros et demi ; gom. arab. pulv., demi-once ; sachar., deux onces ; eau pure, six

§ VI. *Appréciation des faits précédents. Valeur thérapeutique des éthers.* — Si on ne peut considérer les éthers comme des substances stimulantes, hypersthénisantes, très-énergiques, on ne peut leur refuser la propriété d'agir comme des excitants très-diffusibles. Aussitôt en effet que quelques gouttes d'un éther pénètrent dans l'estomac, elles se gazifient et se répandent à l'instant dans tous les points du canal digestif, et de là dans tout le corps. Autant cependant ces effets sont prompts, autant ils sont éphémères ; ils se dissipent très-rapidement, de sorte qu'on ne peut produire à l'aide des éthers une excitation durable, à moins toutefois d'en répéter fort souvent les doses. Cette action prompte et très-diffusible des éthers les a fait avec raison préférer dans les cas très-urgents, comme dans les empoisonnements ; mais on ne doit pas s'y fier exclusivement. Si le temps le permet, il faudra aussi avoir recours à d'autres hypersthénisants d'une action plus durable. L. Bordsley conseille de combattre avec les éthers les phénomènes fort graves de l'empoisonnement par la strychnine (1). Plusieurs auteurs proposent les éthers dans l'intoxication par le plomb, et dans la colique métallique. Les effets plus ou moins délétères des différentes préparations mercurielles que Pearson appelle *éréthisme mercuriel*, trouvent un correctif très-heureux, d'après ce praticien, dans une bonne alimentation, dans l'usage des stimulants, et notamment dans les éthers. Batemann (2),

Atsbury (1), Christison (2), et plusieurs autres, trouvent dans les éthers une ressource précieuse pour guérir la salivation, les tremblements et autres symptômes dépendant de l'abus des mercuriaux. Quant à la valeur thérapeutique des éthers dans les maladies comprises dans la seconde catégorie, j'appliquerai les mêmes considérations que j'ai déjà exposées à l'article Des maladies phlogistiques, ou réputées telles, que les auteurs disent avoir guéries à l'aide des éthers. On devrait, à notre avis, déduire d'abord toutes celles dans lesquelles on n'a administré l'éther que combiné à d'autres substances de vertus opposées ; ensuite, celles dans lesquelles l'éther n'a été administré qu'à l'extérieur. Dans ce dernier cas, l'éther agit en vertu de ses propriétés physico-chimiques, ainsi que nous allons le voir.

L'action mécanique ou irritante des éthers est à peine appréciable. Sur la langue et dans la bouche, ils excitent une chaleur qui se dissipe promptement. Une autre action physique des éthers, et dont on peut tirer parti pour la guérison des maladies, c'est leur propriété de s'évaporer rapidement ; ils donnent lieu de la sorte à un abaissement considérable de la température des tissus. Versez, en effet, sur la peau un peu de ces liquides, il s'évapore aussitôt, enlève une partie du calorique et produit une réfrigération. En enlevant ce stimulus, les éthers peuvent donc devenir fort utiles dans certaines phlogoses locales, comme dans l'érysipèle, dans les douleurs dépendant d'un simple afflux de sang, etc. On voit, par conséquent, que dans ces cas l'action des éthers est loin d'être hypersthénique, à moins qu'on ne veuille soutenir, ce qui serait absurde, que la soustraction de calorique puisse stimuler. D'après ces données, nous trouvons fort raisonnable qu'on ait préconisé les éthers à l'extérieur, pour faciliter la réduction d'une hernie étranglée ; car très-souvent l'étranglement n'est dû, comme on sait, qu'à l'augmentation de volume, ou à l'inflammation des viscères déplacés, ou des bords des ouvertures par lesquelles ils s'échappent, etc. Or,

---

onces ; m. f. s. a. emuls. Ajoutez éther. nitric., un gros ; m. à prendre une cuil. toutes les deux h. Lorsque le tænia se fait sentir dans les gros intestins, M. Mojon ajoute à cette émulsion un lavement de lait avec une petite dose d'éther (Giornale di Strambio, 1827). Il conseille aussi la vapeur de l'éther dont il s'est servi un grand nombre de fois contre les ascarides (ascaris vermicularis) qui se trouvent ordinairement dans le rectum des enfants, et quelquefois aussi dans le vagin des femmes leucorrhéiques. Un petit flacon ou une éponge imbibée d'éther appliquée dans ces régions fait rendre en peu de minutes ces entozoaires.

(N. d. trad.)

(1) Hospital facts and observations illus. of the efficacy of the new remedies, etc.

(2) The London med. chir. transact., vol. ix.

---

(1) The Edimbourg med. and surgic. journ., v. xiv.

(2) A. treatise on poisory in relation to medic. jurisp. phys. and the pract. of physic., 1829.

il n'y a pas de moyen plus approprié pour diminuer le gonflement et la phlogose que la soustraction des stimulus locaux, parmi lesquels on doit compter le calorique.—Je suis loin cependant d'approuver le conseil d'Hufeland et de Formey, qui prescrivent l'application des éthers sur la tête dans les cas d'encéphalite, d'aliénation mentale, d'apoplexie, d'hydrocéphalie aiguë. Les éthers, par leur prompte volatilisation, remplissent l'air qui entoure le malade de leur émanation, une partie du médicament est inspirée; or, on sait bien que tout stimulant intérieur est dangereux dans ces maladies; aussi préférons-nous, dans ces cas, les applications de glace à celles d'éther. La même considération est applicable aux météorismes de l'abdomen qui s'associent aux entérites, aux fièvres graves, etc. La glace, dans ces cas, doit être toujours préférée aux éthers. — Quant à l'inspiration de la vapeur d'éthers dans le croup, dans l'asthme, dans la phthisie, nous croyons qu'on ne doit la regarder que comme un simple palliatif, quelquefois dangereux. Je ne saurais que dire sur les cas de phthisie que Pearson prétend avoir guéris par l'inspiration d'éthers. Je dois néanmoins faire remarquer que d'autres praticiens qui ont employé le même remède n'ont pas été aussi heureux que lui.

On a quelquefois calmé les coliques venteuses par l'éther pris par la bouche ou par clystère. L'éther, en se gazifiant, devrait cependant occasionner des coliques, ou du moins ajouter distension à distension. Cela n'a pourtant pas lieu. On pourrait expliquer le fait en se rappelant que les gaz intestinaux ne causent des coliques que lorsqu'ils ne sont point absorbés, ils distendent alors mécaniquement l'abdomen : or, l'éther introduit dans le canal intestinal s'évapore rapidement, chasse le gaz qu'il y rencontre, donne lieu à des flatuosités, favorise l'absorption, et les coliques se dissipent. La vapeur éthérée est elle-même absorbée, ou bien elle est dissoute dans les fluides qu'elle y rencontre. On ne doit pas oublier, du reste, que les coliques dites venteuses et le météorisme abdominal ne dépendent pas uniquement de la présence de gaz dans les intestins.— Il est à peine nécessaire de combattre la prétendue action chimique dissolvante des calculs biliaires, que quelques personnes attribuent à l'éther combiné à l'huile de térébenthine. On peut expli-

quer autrement les avantages qu'on croit avoir obtenus par ce mélange dans les coliques hépatiques. — En général, c'est lorsque le calcul biliaire, en sortant de la vésicule, se trouve engagé dans le conduit cystique ou cholédoque, que les coliques se déclarent. Les malades accusent des douleurs déchirantes, vives et subites vers la région du foie et de l'estomac, avec nausées et vomituritions; leur durée varie, mais ordinairement elles persistent tant que les calculs ne sont pas entrés dans le duodénum. Dans le commencement, lorsque ces douleurs se déclarent avec exacerbations irrégulières, la potion éthérée peut agir heureusement en distendant l'estomac et le duodénum par sa gazification, et en favorisant de la sorte la chute du calcul. Mais lorsque l'inflammation est déjà déclarée, les éthers sont fort dangereux. — Quant à l'action anthelmintique des éthers, elle n'est réelle que sur le tænia; ce parasite étant étourdi, empoisonné par les vapeurs du médicament. On l'administre par bouche et en lavement, et l'on prescrit toujours ensuite un purgatif, une ou deux heures après l'administration de l'éther.

§ VII. *Mode d'administration.* — En parlant des éthers en général, nous avons eu spécialement en vue l'éther sulfurique, comme le plus communément employé. De tous les éthers, effectivement il offre le mieux les qualités éthériques : c'est-à-dire qu'il ne participe point de la nature de l'acide employé pour l'obtenir. Les autres éthers sont plus ou moins variables dans leur composition, et l'acide employé pour les faire peut influer plus ou moins dans leurs propriétés thérapeutiques. — Il est des auteurs qui prétendent que par ces mêmes modifications variables, les éthers peuvent se prêter, à raison de l'acide employé pour leur confection, à des indications spéciales; ainsi, par exemple, l'éther azoteux pourrait peut-être avoir une action particulière sur les reins, et l'éther acétique dans les affections rhumatismales. Mais nous n'avons pas encore assez de données pour établir une opinion à cet égard. — Dans l'administration de l'éther à l'intérieur, on ne doit point oublier qu'il s'évaporise promptement; aussi doit-on le conserver dans des flacons bien bouchés. On le prescrit ordinairement aux malades à de courts intervalles, en leur recommandant d'avaler promptement la potion qui le contient. On doit toujours avoir soin de ne le combiner qu'à un liquide froid, ou versé sur un morceau de sucre qu'on avale de suite avant que le médicament s'évapore. — La dose ordinaire de l'éther sulfurique est d'un demi-scrupule chaque quart d'heure, ou chaque demi-heure. On peut en consommer jusqu'à une once en une journée.

Formules-modèle.

1º Par bouche dans les cas ordinaires.
24 Éther sulfurique, 3 gros.
. Eau de cinnamome, 4 onces.
  M. Bouchez hermétiquement le flacon.
  A prendre une cuillerée chaque demi-heure.

2ºPour calmer les coliques hépatiques:
24 Ether sulfurique, 3 gros.
  Huile essentielle de térébenthine, 2 gros.
  Miel, 1 once.
  M. Bouchez hermét.

. A prendre une cuillerée chaque demi-heure.

3º Contre le tænia, d'après Bourdier.
  a. 24 Éther sulfurique, 1 gros.
D. *Ad vas hermatice clausum.*
S. *Sit pro haustu.*
  b. 24 Ether sulfurique, 1 gros et demi.
     Emulsion de gomme arabique, 5 onces.

· S. *Injiciatur pro clystere post haustum.*
  c. 24 Huile de ricin, 2 onces.
  S. *Capiat œger una hora post duas præcedentes formulas sumptas.*

(*Note des trad.*) Nous ajouterons à ces formules plusieurs autres assez usitées; l'éther est combiné à des substances capables d'en augmenter l'action, ou de la modifier, ou enfin de la localiser.

1º *Ether acétique ferré de Klaproth.*
  Acétate de fer liquide, 4 onces.
  Ether acétique, 1 once.
. Alcool, 1 once.

  2º *Ether balsamique de Tolu.*

. Baume de Tolu choisi, en poudre, 2 gros.
  Ether sulfurique, 2 onces.
  Mêlez.

· De cet éther, on en inspire la vapeur au moyen d'un flacon d'une forme particulière qu'on appelle *inspiratoire*. Dans

les cas de certaines faiblesses des organes respiratoires, dans l'aphonie par infiltration lymphatique du larynx, dans l'asthme, etc.

Nous ajouterons à la formule donnée par l'auteur pour expulser le tænia celle de Lerchenault de Latour :

Huile de térébenthine, 8 onces.
Alcool, 3 onces.
Mêlez et ajoutez :
Acide nitrique concentré, 2 livres.

En distillant ce mélange, on en retire de l'*éther azotique térébenthiné.* On l'administre à la dose de trente à quarante gouttes sur du sucre ou sur un jaune d'œuf sucré.

Pelletier a imaginé un éther phosphoré, très-stimulant, et dont l'emploi n'est pas sans danger.

4º Ether très-pur rectifié sur le chlorure de calcium, 4 onces.
Phosphore divisé en morc., 28 grains.
Mêlez.

Il faut de temps en temps agiter bien le flacon. On ne doit l'administrer qu'à la dose de dix à vingt gouttes dans de l'eau gommée et sucrée, ou dans une tisane de guimauve ou d'orge froide.

M. Magendie a imaginé, pour combattre les affections scrofuleuses, d'unir l'iode à l'éther. Voici sa formule :

5º Iode purif., 6 grains.
Ether sulfurique, 1 once.
Mêlez.

Dose de six à dix gouttes dans une potion gommée.

On se sert à Paris d'un sirop d'éther comme anti-spasmodique. Son goût est plutôt agréable; il est préparé par un procédé particulier par M. Boullay, pharmacien. Ce sirop, bien que très-chargé d'éther, a l'avantage de faire parvenir à l'estomac la quantité qu'on désire de cette substance sans volatilisation. Chaque once de ce sirop contient environ un gros d'éther. Tout le monde connaît l'emploi heureux qu'on fait de l'éther respiré dans un flacon contre les défaillances, les syncopes, les asphyxies, etc. On concevra facilement, d'après les principes établis dans cet ouvrage, que nous ne saurions donner notre approbation à l'*éther de cantarides* imaginé par Doublenor, ni la *teinture éthérée d'aconit et de belladone*, préparée d'une partie des feuilles de ces plantes et de huit parties d'éther sulfurique.

LIQUEUR D'HOFFMANN.

(Liquor anodynus mineralis. Hoffm.)

Parmi les différentes préparations éthérées, nous ne mentionnerons ici que la
liqueur d'Hoffmann, la plus commune
de ces préparations. Elle est composée
d'une partie d'éther sulfurique et de deux
ou trois parties d'alcool. — La liqueur
d'Hoffmann jouit des mêmes propriétés
que les éthers, mais à un degré plus faible; son action néanmoins est plus durable. La dose est ordinairement de six,
huit ou dix gouttes à la fois, qu'on peut
répéter au besoin plusieurs fois dans la
journée. — On peut la prescrire pure, ou
dans du vin, ou sur un morceau de sucre.

℞ Liqueur anodine minérale d'Hoffmann, 30 gouttes.

Sucre blanc, demi-once.
F. l. oleosaccharum. F.
F. Paginæ æquales quinque.
D. Ad vas bene clausum.

A prendre une toutes les deux heures.

℞ *Liquoris anodyni mineralis Hoffmanni,*
drachma semis.
Vini Cypri, uncias duas.
Aquæ fontis, uncias duas.
M. D. Ad vas clausum.

F. A prendre par cuillerées d'heure
en heure.

ORDRE IIIE.

REMÈDES HYPERSTHÉNISANTS CÉPHALIQUES.

Le système cérébro-spinal est un composé de plusieurs organes. Il comprend le cerveau, le cervelet, la moelle allongée, la moelle épinière, les nerfs des sens externes et ceux des mouvements volontaires. Le cerveau lui-même comprend aussi plusieurs organes distincts, bien que par leur liaison intime ils ne forment qu'un tout. Il en est de même du cervelet, de la moelle allongée et de la moelle épinière. On n'ignore pas, par exemple, que cette dernière se compose de parties essentiellement distinctes sous le rapport fonctionnel ; que sa portion postérieure exerce des offices différents de l'antérieure, et que ses portions supérieure, moyenne et inférieure remplissent des fonctions diverses. — La pluralité des organes qui composent ce système doit déjà faire présumer que les remèdes peuvent exercer leur action élective sur tel organe plutôt que sur tel autre de l'encéphale ou de la moelle épinière. Cela a lieu effectivement, mais je n'ai pas cru, pour le moment, que les faits connus étaient suffisants pour établir des subdivisions des médicaments hypersthénisants sous ce point de vue. Aussi, me suis-je contenté de m'arrêter à la double action générale dont j'ai parlé (encéphale, moelle épinière). Ajoutons cependant quelques autres considérations.

Nous avons déjà démontré ailleurs que le système cérébro-spinal n'est pas le centre de la vie végétative, et que ses fonctions ne sont pas indispensables à cette vie. — Nous avons vu que tous les êtres organisés ne sont pas pourvus de ce système, et que ceux qui en sont pourvus n'éprouvent pas son influence dans toutes les parties de leur corps. Ce système préside aux mouvements libres et volontaires ; ces mouvements offrent essentiellement une interruption d'action et de repos. Les sensations reçues par les organes des sens sont transmises à la partie postérieure de la moelle épinière ou allongée, et de là à l'encéphale. Les actes de volition sont autant d'incitations ou d'impulsions qui retentissent dans le cervelet, d'où ils se transmettent à la portion antérieure de la moelle allongée et aux nerfs de l'axe spinal, et se rendent à tels ou tels muscles que la volonté veut mettre en action. Aux deux séries d'actions confiées au système en question, savoir : les sensations et les volitions, répondent deux séries de nerfs. La première a sa source dans les corps extérieurs, ou plutôt dans les nerfs des sens qui en reçoivent les impressions, et se terminent à la partie postérieure de la moelle épinière, de la moelle allongée et du cerveau. La seconde émane du cerveau lui-même, se transmet au cervelet, à la moelle allongée, à la moelle épinière et aux nerfs moteurs. L'anatomie est parfaitement d'accord avec cette manière de voir. Les nerfs, en effet, de la première catégorie ont leur commencement à la surface du corps, sous forme d'expansions, de pulpe, de papilles et de cônes convergents, et se rendent au centre céphalo-spinal postérieur ; ceux de la seconde catégorie, au contraire, émanent du centre céphalo-spinal antérieur et, sous forme de cônes convergents ou de rameaux, se terminent aux fibres musculaires.

En conséquence, tout le système dont il s'agit doit être divisé en deux familles: l'une sert d'instrument matériel aux sens et aux opérations de l'intelligence; elle résulte des nerfs des sens et de la portion postérieure de la moelle épinière, de la moelle allóngée et du cerveau ; l'autre sert d'instrument matériel aux actes volontaires et est constituée par le cervelet, la partie antérieure de la moelle allongée et spinale et les nerfs moteurs. — Les remèdes hypersthénisants portent leur effet, les uns sur la première catégorie des nerfs, ou sur l'appareil sensitif; les autres sur la seconde, ou sur l'appareil moteur. Les premiers, nous les appellerons hypersthénisants céphaliques ; car tous les sens, à l'exception d'un seul, se rapportent à l'encéphale. On conçoit cependant, d'après ce que nous venons de dire, qu'en modifiant l'état de l'encéphale, ces remèdes exercent en même temps une action sur la partie postérieure de la moelle allongée et spinale. Les seconds, nous les nommerons hypersthénisants spinaux; car l'altération de la motilité qu'ils occasionnent se rapporte plutôt au tronc qu'à la tête. On comprend néanmoins par les mêmes raisons qu'ils exercent en même temps un certain effet sur la partie antérieure de la moelle épinière, de la moelle allongée et du cervelet.

OPIUM.

L'opium est, comme on sait, un suc épaissi, extrait du papaver somniferum, plante de la classe Polyandria , Linn. , indigène des pays chauds. Cette plante est cultivée en Asie, dans de grandes étendues de terrain. On en extrait le suc par trois procédés différents. On pratique dans les capsules vertes et succulentes de légères incisions avec un instrument à cinq pointes. Il s'en écoule un suc lactescent qui s'épaissit et brunit à la superficie de la capsule. Ce suc est ensuite détaché à l'aide d'un instrument approprié, et conservé sous le nom d'opium en larmes : c'est la meilleure qualité, elle arrive rarement jusqu'à nous. —Le second procédé consiste à exprimer le suc des capsules bien mûres sans les inciser. Ce

suc est épaissi au soleil et forme des espèces de placentas du poids d'une à deux livres; on les couvre de feuilles de la même plante ou bien de feuilles de tabac. Cette qualité d'opium est connue dans le commerce sous le nom d'opium de Thèbes, parce qu'on en préparait beaucoup dans cette ville. Dans le troisième procédé, enfin, on pile les capsules déjà soumises aux deux opérations précédentes ; on y ajoute les tiges et les feuilles de la même plante; on fait bouillir le tout dans une certaine quantité d'eau, et l'on réduit la décoction à consistance d'extrait : c'est l'opium de dernière qualité, qu'on appelle méconium.

L'opium thébaïque est celui qui jouit du plus de crédit dans le commerce. C'est celui qu'on emploie communément en médecine. — Dubuc , pharmacien à Rouen , a essayé d'obtenir l'opium du pavot d'Europe. Le même essai avait été fait en Italie longtemps avant Dubuc, par Sangiorgo père et par d'autres; mais cet opium n'a pu, jusqu'à présent, obtenir la confiance des médecins. — En conséquence, tout ce que nous dirons sur cette matière se rapportera à l'opium thébaïque. C'est une substance gommorésineuse, de couleur rouge-obscur, offrant un certain reflet dans les cassures; de consistance médiocre, qui se ramollit entre les doigts, fracturable sous l'action du marteau; d'une odeur forte, pénétrante, stupéfiante, désagréable ; de saveur amère et nauséabonde, âcre et chaude; elle brûle avec une flamme vive et beaucoup de fumée; soluble dans l'eau et l'alcool, colore ces liquides d'une teinte uniforme. Ces caractères sont importants à retenir, afin de reconnaître dans le commerce l'opium orthodoxe de l'opium falsifié.

Il n'y a pas de substance végétale qui ait occupé davantage les chimistes que l'opium. Nous possédons une infinité d'analyses sur cette substance; mais en connaissons-nous encore exactement tous les éléments? Je ne le pense pas , car on en découvre continuellement de nouveaux, et l'on en conteste quelques-uns des anciens. Les principes qu'on admet généralement de nos jours dans l'opium sont au nombre de douze : 1º la narcotine; 2º la morphine; 3º l'acide méconique; 4º la méconine; 5º la marcéine; 6º l'acide brun, ou matière extractive; 7º une résine particulière; 8º une huile grasse; 9º du caoutchouc; 10º de la gomme; 11º de la bassorine; 12º des fibres ligneuses.—Parmi ces principes, la marcéine a été récemment découverte par M. Pelletier (1).

Effets sur les animaux.

L'opium a été soumis à de nombreuses expériences sur les animaux, depuis l'antiquité. Ne pouvant les reproduire toutes, nous nous arrêterons aux plus récentes, principalement à celles de M. Flourens. Cet auteur expérimenta l'opium sur des poules, des pigeons, des oies, des cochons d'Inde, des lapins, etc. Il observa que, donné à petites doses, ces animaux tombaient dans un état d'assoupissement après quinze à vingt minutes. Cet assoupissement était léger et interrompu d'abord, puis de plus en plus fort, et enfin tellement profond, que ni les bruits ni la lumière ne suffisaient à les réveiller; il fallait des irritations vives et immédiates pour les tirer quelques instants de la stupeur. Ils ne donnaient aucun signe de sensibilité ni de conscience de leur état, mais ils conservaient leur équilibre; car repoussés et mis debout, ils marchaient; et les volatiles, jetés en l'air, déployaient leurs ailes et volaient; mais aussitôt abandonnés à eux-mêmes, ils redevenaient immobiles et tombaient de nouveau dans un sommeil profond. A plus forte dose, l'assoupissement était plus prononcé, plus profond, et non interrompu; les animaux perdaient l'équilibre, éprouvaient de fortes convulsions répétées, et enfin ils succombaient. A l'autopsie, M. Flourens a trouvé les lobes cérébraux rouges et gorgés de sang; l'injection sanguine s'étendait jusque dans les plus petites molécules de la masse de cet organe. Les autres parties de l'encéphale, les tubercules quadrijumeaux, le cervelet, la moelle allongée, n'offraient aucune altération ni de changement dans la couleur (2).

Les résultats des expériences de M. Flourens sont parfaitement conformes à ceux qu'avaient obtenus d'autres expérimentateurs, tels qu'Alston (3), Witt (4),

Monro (1), Lorry (2), Sprügel (3). Tous ces auteurs ont déduit cette conclusion, que l'opium affaisse et anéantit la sensibilité. Nysten (4) et Wilson (5) ont aussi fait des expériences intéressantes sur l'opium; ils se sont efforcés de démontrer que, quel que soit le mode d'administration de l'opium, il s'introduit toujours dans le sang; cela se comprend aisément d'après ce que nous avons dit précédemment. Ils ont soutenu, en outre, que l'opium agissait plus particulièrement sur le cœur. Un autre auteur, Virtenschn, prétend aussi que l'opium agit sur le cœur, mais en affaiblissant la fibre de ce viscère; néanmoins, ajoute-t-il, il augmente le mouvement du sang (6). Carminati, au contraire, soutient avec plus de raison que l'opium augmente la force du cœur et le mouvement du sang (7).

Effets chez l'homme sain.

Les occasions pour connaître les effets de l'opium chez l'homme sain sont très-fréquentes, des nations entières se servant de cette substance comme moyen d'excitation habituelle. On sait que les mahométans, auxquels le Coran défend de boire du vin, s'enivrent à l'aide de l'opium. Si la quantité qu'ils prennent est modérée, ils éprouvent une excitation générale proportionnée, la chaleur animale augmente, le visage s'enflamme, les facultés cérébrales s'exaltent, les sens s'aiguisent, les muscles acquièrent de la vigueur, de l'agitation. Par ce moyen les musulmans s'excitent avant de livrer bataille ou de se livrer à des actes de courage. Pour peu cependant que la dose soit excessive, ils tombent aussitôt après l'excitation dans une sorte de collapsus musculaire; les sens deviennent obtus, les facultés cérébrales entrent dans une

---

(1) Journal de pharmacie, novembre 1832.

(2) Recherches expérimentales sur les propriétés et les fonctions du système nerveux dans les animaux vertébrés. Paris, 1824, p. 247.

(3) Med. Essays of Edimb., vol. v, p. 152, art. 7.

(4) Works, p. 307.

(1) Essays and obs. phys. and liter., v. iii, p. 297.

(2) Obs. sur l'opium. Anc. journ. de méd., 1756, t. iv, p. 68.

(3) Diss. experim. circa venena, p. 28.

(4) Nouv. bull. de la soc. philom., v. i, p. 143.

(5) Upon the manner in which opium, etc. Edimb., 1795.

(6) Dissert. demonstrans opium vires fibrarum cordis debilitare, et motum tamen sanguinis augere. Westphal., 1775.

(7) De animalium ex mephitibus et noxiis halitibus interim., 1777, p. 131.

sorte de délire voluptueux, dans un rêve sans sommeil, dans une véritable extase. En augmentant davantage la dose de l'opium, le délire se convertit en fureur, ou bien en assoupissement profond, en *coma*, avec immobilité; ou bien des convulsions se déclarent, puis le tétanos avec roideur extrême, enfin l'apoplexie. — Ces effets varient chez les Turcs selon la dose, selon l'âge, le tempérament des sujets et autres circonstances. Voici comment Sangiorgio s'exprime à l'égard des effets qu'il a observés lui-même en Orient dans une société de Turcs qui s'étaient enivrés avec l'opium. Douze Turcs étaient assis à un divan : après dîner on a bu le café, puis on a pris l'opium. Bientôt les effets de cette substance se sont déclarés : les uns, parmi les jeunes, ont paru plus gais et plus vifs que de coutume; ils se sont mis à chanter et à rire, mais d'un rire forcé, presque sardonique; ils sont cependant restés tranquilles. Les autres, parmi les jeunes aussi, se sont levés avec fureur du canapé, ont tiré leurs sabres et se sont mis en garde, en les roulant violemment sans pourtant se blesser ni blesser personne; les gardes sont accourus; ils se sont laissé désarmer paisiblement et ont continué à crier horriblement toute l'après-dîner. D'autres enfin, qui étaient âgés, au lieu d'être excités, sont tombés dans la stupidité et la somnolence. — L'un, parmi eux, qui était ambassadeur, homme septuagénaire, est resté immobile et insensible à tous ces cris et au roulement des sabres; il n'a pas plus bougé que s'il eût été de marbre; ses yeux étaient entr'ouverts; il voyait, il sentait, mais il était devenu tout à fait incapable de se mouvoir. Dans le reste de la soirée il était encore somnolent, ivre et très-faible (1).

Nous possédons une foule d'autres faits authentiques rapportés par différents auteurs, et qui s'accordent parfaitement avec le précédent. — Les phénomènes en apparence contradictoires que plusieurs de ces faits présentent tiennent aux doses diverses du médicament et aux différentes conditions de l'organisme. — Jœger (2) et plusieurs autres ont observé que toutes les fois que l'opium était donné par petites doses répétées, il produisait

une sorte de sentiment de légèreté dans tout le corps, comme si l'on se sentait capable de se tenir en équilibre en l'air et de voler; plus, une sorte de gaieté folle, d'acuité de l'intelligence, d'énergie dans le système musculaire, et d'augmentation dans la chaleur. En continuant les petites doses, d'autres phénomènes se déclarent, tels que la sécheresse du gosier (1), la soif (2), la coloration rouge de la peau (3), de la sueur (4); le ventre se constipe (5), la quantité des urines diminue, et ce liquide se colore en rouge (6). — Si l'on en augmente par degrés les doses, les effets ci-dessus se prononcent de plus en plus et changent les apparences phénoménales. A l'hilarité et à la clairvoyance succèdent des vertiges et le délire de l'ivresse (7). L'exaltation de la force musculaire se change en inquiétude, en agitation presque automatique, incertaine, mais toujours vigoureuse (8). Le délire peut même aller jusqu'à la fureur (9), et les mouvements devenir tout à fait involontaire (10). Le pouls va toujours en croissant en force et en fréquence : on l'a vu en peu d'heures s'élever de trente pulsations par minute. Haller a observé sur lui-même le pouls s'élever de 75 à 100 à la suite d'un lavement opiacé (11). Tralles et plusieurs autres ont fait la même remarque (12). Durant l'espèce de fièvre que produit l'opium, la sécrétion de l'urine se suspend, la peau devient sèche et brûlante (13). Si les doses restent en certaines limites, il survient tôt

---

(1) Etmuller, Diss. de vi opii diaph. Lips., 1694, c. 1, § 5.
(2) Matthæi, C. C. Hufelands Journ., 8 Bd., St. 4, p. 13.
(3) Vicat, Plantes vénéneuses de la Suisse, p. 226.
(4) Pralles, De usu et abusu opii, t. i, p. 122.
(5) Juncker et Boehmer, Diss. sistens casum matronæ larg. usu opii tract. Halæ, 1744, p. 8.
(6) Murray, Apparatus medicamin., v. II.
(7) Bergius, Materia medica, p. 482.
(8) P. Alpini, Medic. Ægypt., iv, cap. 1.
(9) Lorry, Journ. encyclop., t. i, P. ii, p. 72.
(10) Pralles, Murray, Bergius, Op. cit.
(11) Comment. Gott., nov., t. vii, p. 13.
(12) Sam. Bard, Diss. de virib. opii, Edimb., 1765.
(13) Pitcairne, Diss. de circ. in anim. genitis et non genitis. 1 B., § 13.

---

(1) Istoria delle piante medicale, vol. ii, p. 655.
(2) Bulletin des sciences méd. de Férussac, 1831, t. xxv, p. 103.

ou tard de la somnolence, de la pesanteur à la tête, de la stupeur dans les membres. Après que l'action de l'opium est finie, il reste toujours de la lassitude générale et un certain degré de stupidité pendant quelque temps, ou bien une sorte d'insomnie fort incommode. — Si, au contraire, les doses sont de plus en plus élevées, ou bien si la quantité est très-forte dès le commencement, l'assoupissement et l'immobilité se déclarent de suite, conjointement à des nausées, des vomissements, dysphagie, dyspnée (1); puis des convulsions (2), trismus, tétanos, asphyxie, apoplexie (3). Alors le pouls se ralentit, quelquefois il devient intermittent ou même il disparaît (4). Pâleur mortelle (5), taches ecchymosiques à la peau (6), sueurs froides (7), déjections involontaires, phénomènes qui ne se déclarent qu'à l'approche de la mort, ainsi que l'ont noté Waldschmidt (8), Murray (9), et d'autres. — Les recherches cadavériques ont offert toutes les apparences externes de l'apoplexie ou de la suffocation, telles que le gonflement inflammatoire, coloration bleue du visage, yeux saillants et injectés (10), ecchymoses à la peau, chaleur durable après la mort et flexibilité des membres (11). A l'ouverture du crâne, on trouve constamment les vaisseaux du cerveau et des méninges gorgés de sang (12); de la sérosité existe quelquefois abondamment sur la piemère (13); les poumons gorgés de sang rouge, enflammés; voies gastriques phloglosées (14). Le cœur et les grosses artè-

res sont rouges à leur face interne et contiennent du sang coagulé; les veines sont vides (1).

Effets chez l'homme malade.

Étudions maintenant les effets de l'opium dans les maladies. Compulsez les annales de la science, interrogez les cliniciens les plus expérimentés sur les maladies qu'on a guéries à l'aide de l'opium, vous serez étonné de voir que presque toutes les affections ont été traitées à l'aide de ce moyen, et presque toutes guéries ou améliorées, au dire des auteurs. Chacun cite des faits nombreux à l'appui, et il n'y a pas de vertu, de propriété curative connue qui n'ait été retrouvée dans l'opium. On en a fait une sorte de panacée, bien que quelques auteurs n'aient point manqué de déclarer, au contraire, que l'opium était un médicament trompeur et mortifère. — A tout prendre, néanmoins, les opinions régnantes sur l'action de ce médicament peuvent se réduire à quatre; les uns le regardent tout simplement comme stimulant, et expliquent par cette seule action tous ses effets; les autres, comme un sédatif et asthénisant; d'autres, comme calmant en général, et comme affaiblissant dans quelques cas; d'autres, enfin, comme soporifique, calmant, antispasmodique. Cette dernière opinion compte le plus de partisans. Cette divergence d'opinions sur un médicament si usité est vraiment étonnante. Il suffisait cependant d'observer attentivement l'évolution des effets de l'opium à des doses diverses chez l'homme sain, pour comprendre de suite son véritable mode d'action. — Un organisme bien portant, qui est soumis à des doses légères et progressives d'opium, éprouve, ainsi que nous l'avons démontré, des modifications qui énoncent un excès d'énergie, une augmentation de la force générale, mais principalement dans les systèmes circulatoire et cérébro-spinal. Il est facile de juger par là que l'action de l'opium est hypersthénisante, vasculaire et céphalique à la fois. Cette observation simple, vraie, facile à vérifier, nous rend parfaitement raison de tous les effets de l'opium, quelque compliqués ou contradictoires qu'ils puissent être en apparence. — Qu'arrive-t-il, en effet, dans ce cas?

---

(1) Hamberger, Diss. de opio. Jen., 1749, § 17.

(2) Van Swieten, Comment., vol. 1, p. 818.

(3) Wepfer, De apoplex., p. 25.

(4) Fr. Hoffmann, Med. syst., v. III, p. 537.

(5) Pyl. Ausætze Samml. I, p. 95.

(6) Schweickert, Hufel. Journ., 8 B., St. 3.

(7) Matthæi, O. c.

(8) Inventa circa opium. Marpurgi, 1676, p. 91.

(9) Appar. med., vol. II, p. 125.

(10) Schweickert in Hufelands Journ., 8 Bd., 3 St.

(11) Mutel, Dei veneni, etc., trad. ital., 1831, p. 243.

(12) Orfila, Méd. lég., t. III, p. 219.

(13) Lassus, Examen des personnes empoisonnées par l'opium.

(14) Mém. de l'Instit., vol. II, 1779, p. 107. Paris et Fonblanque, Mutel.

(1) Murray, Bergius, Mutel.

D'abord, le pouls acquiert de la fréquence, la peau devient rouge, la chaleur naturelle s'élève, la surface du corps se couvre de sueur, les yeux acquièrent une splendeur insolite, il survient de la soif et une sorte de fièvre. A un sentiment de légèreté à la tête, succède l'hilarité et une augmentation de pénétration dans les sens, puis de l'inquiétude; et, enfin, si la quantité de l'opium est continuée, le délire, la fureur, des vacillations semblables à celles de l'ivresse, l'aliénation mentale, et enfin, l'apoplexie.

Ce qui a trompé les praticiens dans l'appréciation de ces effets, ce sont : le sommeil, l'insensibilité, le calme, l'immobilité et l'espèce d'impuissance qui succèdent à l'administration de l'opium à doses élevées. Ce qui a trompé encore, ce sont : la lenteur, la disparition complète du pouls, le froid de la peau, la pâleur mortelle et les évacuations involontaires qui ont eu lieu après les symtômes précédents. On s'était imaginé que ces derniers phénomènes étaient d'une nature différente, et qu'ils dénotaient plutôt un état de faiblesse ou d'hyposthénie. On n'avait pas réfléchi que l'hypersthénie excessive, l'oppression des forces, en un mot, simule l'asthénie. Le sommeil, dans ce cas, n'est guère pareil à cet état de repos véritable qui restaure les forces de l'organisme, comme dans l'état normal. C'est, au contraire, une sorte d'assoupissement forcé déterminé par un afflux excessif de sang vers l'encéphale, qui s'observe également par l'excès du vin ou d'autres substances enivrantes, et que produit aussi l'inflammation du cerveau; quelques autres circonstances passagères ou durables agissent aussi d'une manière analogue. De la stupeur on passe graduellement à l'insensibilité; de là au calme, à l'immobilité, à l'impuissance complète de tout le corps. Ce sont là des phénomènes naturels d'une surexcitation; il en est de même de ceux qui ont lieu du côté du cœur et de ses dépendances, tels que la lenteur excessive, la petitesse ou la disparition du pouls, la pâleur, la sueur froide, etc., qu'on observe constamment dans les empoisonnements graves par l'opium et vers les derniers moments de la vie.—Cette manière de voir est parfaitement confirmée par l'autopsie des sujets qui ont succombé à l'intoxication opiacée, tant dans notre espèce que dans celles des animaux; elle l'est également par la nature des médicaments qu'on a

de tout temps employés avec succès pour combattre cette espèce d'intoxication, tels que les acides, la décoction de café, les aspersions froides, la saignée, etc. On pourrait peut-être contester l'action contro-stimulante des acides, du café, des aspersions froides; mais comment contester la vertu hyposthénisante de la saignée? Or, l'expérience a prouvé que la saignée est le remède par excellence dans l'intoxication par l'opium, quelles que soient son intensité et sa période. Elle a effectivement réussi, tant au début de l'empoisonnement, alors qu'il y avait surexcitation manifeste, qu'à une époque où les malades présentaient tous les symptômes de l'oppression, de l'impuissance, de l'apoplexie, de l'asphyxie.

Faisons remarquer, en attendant, que les phénomènes d'oppression ne se déclarent que les derniers et dans les cas seulement où les doses de l'opium ont été excessives. La stupeur néanmoins peut se déclarer quelquefois subitement et être promptement suivie des symptômes de faiblesse apparente si la dose est très-forte ou si l'individu se trouve dans des conditions d'intolérance. Il est d'ailleurs tout à fait contraire à la logique d'admettre dans un remède une double action opposée, c'est-à-dire qu'il stimule d'abord et qu'il contro-stimule ensuite. —Du reste, si l'on a bien saisi ce que j'ai dit des changements qu'éprouve la vitalité sous l'influence de chaque dose de substance stimulante; et des variations apparentes qu'offrent les fonctions de l'organisme; si l'on a en outre bien compris l'analyse que je viens de présenter des effets de l'opium chez l'homme sain, on conclura avec moi : 1° que le tableau de ses effets représente l'hypersthénie à tous les degrés; 2° que dans le commencement de son action l'opium donné à doses progressives est un hypersthénisant cardiaco-vasculaire et céphalique; 3° que l'action céphalique de l'opium cependant est la plus saillante dans la généralité des cas, parce qu'elle porte sur l'appareil sensorial. On comprendra maintenant, je présume, pourquoi la sensibilité générale, étant la première à être excitée sous l'influence de l'opium, est aussi la première à être embarrassée, oppressée, suspendue si l'action est excessive; d'où il résulte un sommeil forcé, un calme passif, une sorte de stupeur pathologique, etc. — Cette idée capitale sur l'action primitive et intrinsèque de l'opium étant bien saisie, les effets secondaires de ce médicament dans les maladies se trouvent singulièrement éclaircis, et quelle que soit leur contradiction apparente, ils confirment tous l'action hypersthénisante de l'opium. Il est même facile d'après cela de se rendre compte des opinions si bizarres et contradictoires qu'on s'était formées sur cette substance, et pourquoi les uns l'ont portée aux nues dans le traitement des maladies, les autres l'ont presque proscrite de la matière médicale.

Il est de fait que presque tous les malades éprouvent d'abord un certain bien-être, un certain calme, sous l'influence de l'opium, quelle que soit la nature de leur maladie. L'opium, a-t-on dit, est donc utile dans presque toutes les maladies. — Il faut distinguer à ce sujet l'amélioration véritable que l'opium procure de l'amélioration apparente, passagère, trompeuse au point d'exaspérer le fond de l'affection. Sans ce discernement on ne saurait se servir convenablement de ce médicament.

1° L'opium a été trouvé constamment utile dans les empoisonnements de nature hyposthénique, et cette observation est exacte. De ce nombre sont, par exemple, les empoisonnements par la belladone, par le stramonium, par la jusquiame. Les Italiens ont donné dans ces cas l'opium à hautes doses, et ils ont vu la stupeur, le délire et les convulsions disparaître. De ce nombre est aussi l'empoisonnement par le plomb. La maladie appelée colique saturnine n'est jamais mieux traitée qu'avec l'opium. Stahl, ennemi juré de l'opium, a été obligé de convenir que cette substance est le remède par excellence contre la colique saturnine (1). Le même fait a été vérifié par De Haën (2), Bambilla (3), Remer (4), Burger (5), Gobel (6) et plusieurs autres. Pline avait déjà conseillé l'opium contre la morsure de certains reptiles; Delarochè guérit avec l'opium un flegmon développé à la suite de la piqûre d'une guêpe, et De-

laistre fit cesser par le même moyen les effets de la piqûre d'une abeille (1). Chez nous le peuple remédie également aux effets de la piqûre de ces insectes à l'aide d'une préparation opiacée, la thériaque, et l'expérience en confirme tous les jours les bons effets.

2° L'opium est d'une utilité constante dans le choléra hyposthénique occasionné par l'ingestion de végétaux dits froids ou d'autres substances dont l'action est manifestement affaiblissante. Dans ce cas, l'opium arrête les évacuations en tonifiant l'organisme. On se tromperait cependant si l'on croyait à l'utilité de ce remède dans le traitement du choléra spontané, épidémique ou endémique. La condition pathologique ou le fond de cette affection paraît plutôt hypersthénique, et les bons effets de l'opium n'ont été qu'apparents. Je dis *apparents*, car, d'une part, les praticiens qui ont donné l'opium pour arrêter les vomissements et la diarrhée n'ont pas obtenu de guérison; ou du moins si quelques malades ont guéri, on ne peut l'attribuer à l'opium, car ce médicament avait été constamment rejeté avec les évacuations cholériques; de l'autre, l'opium ayant été administré conjointement à de très-fortes doses de calomel, d'ipécacuanha, d'acide prussique, d'évacuations sanguines, etc., on ne peut raisonnablement lui attribuer les honneurs de la guérison.

3° On croit communément l'opium le remède par excellence pour arrêter les flux du ventre, quels qu'ils soient. Cette opinion est bien fondée pour les vomissements et les diarrhées de nature asthénique, ainsi que cela a lieu à la suite de l'abus de quelque médicament hyposthénisant, tels que le tartre stibié, les purgatifs en général, etc.; mais on serait dans une grave erreur de l'appliquer à toutes les diarrhées indistinctement. Ne sait-on pas aujourd'hui que beaucoup de diarrhées habituelles dépendent d'une gastro-entérite lente? Dans ce cas, l'opium peut, il est vrai, arrêter momentanément le flux ventral, mais il aggrave constamment l'état du malade; il donne lieu à un météorisme fâcheux, augmente l'inflammation et la fièvre, et si l'on persiste dans son usage, il précipite les malades au tombeau. Cette remarque s'applique également aux dysenteries que les modernes ont démontré n'être que des

---

(1) De impostura opii. Halæ, 1707.
(2) Rat. medend., P. III, p. 79.
(3) Abhandl. D. Joseph. Akad., 1 Bd., p. 170.
(4) Archiv. fur medic. Erfahr. v. Horn., 1803, 3 Bd., p. 346.
(5) Id., 1805, 8 Bd., p. 335.
(6) Hufelands Journ., 17 Bd., 3 St., p. 107.

(1) Mérat et Delens, Mat. méd., t. v, p. 59.

colites. Les dangers de l'opium dans les flux ventraux ont été surtout signalés depuis longtemps par Zimmermann (1), par Murzinna (2), par Degner (3), par Pringle (4), par Yung : les bons observateurs modernes ont confirmé l'exactitude de cette remarque. Les flux muqueux (leucorrhée, blennorrhée, etc.) rentrent dans la même considération.

4° Le diabète est généralement traité à l'aide de l'opium. Cette indication paraît très-bien établie si nous en jugeons d'après les faits publiés par Darwin, Feriar, Warren, Money, Heyheken, Elliotson (5), Will-Carter, Marsh, Prout (6), Rubini (7), Zipp (8), et plusieurs autres. Il résulte effectivement de ces faits, que la condition pathologique du diabète est hyposthénique : nous reviendrons sur ce sujet quand nous traiterons des remèdes dont l'action principale porte sur l'appareil urinaire.

5° Le *delirium tremens potatorum* a été également attaqué à l'aide de l'opium.

Je regrette d'être obligé de m'inscrire contre une pareille conduite; ma manière de voir à ce sujet est basée sur l'analyse rigoureuse d'un très-grand nombre de faits et sur ma propre expérience. Je me suis longuement expliqué à ce sujet dans mes leçons de médecine pratique. Vous me permettrez, en conséquence, de ne reproduire ici que les points culminants de la question. — Il est facile de comprendre par l'examen réfléchi de la nature de la cause, et par les résultats des nécropsies, que le délire tremblotant des ivrognes n'est qu'une sorte d'ivresse devenue plus ou moins permanente. En rapportant les symptômes aux organes d'où ils émanent, il est facile de se convaincre que cette maladie n'est autre qu'une arachnitis ou bien une méningite spinale. Suivant que l'une ou l'autre de ces lésions pré-

domine, on aura préférablement des symptômes de délire ou de tremblement, avec ou sans complication de gastro-entérite, et il est aussi facile de comprendre que le mal peut, dans certains cas, s'irradier dans la substance même de l'encéphale et de la moelle. La phlogose peut être simple ou bien accompagnée d'épaississement, de transsudation; de là résulte la possibilité d'une guérison tantôt radicale, tantôt palliative.— Or, il est clair que dans le premier cas l'opium ne peut qu'augmenter la maladie et la rendre incurable, de guérissable qu'elle était. Voyez effectivement ce qui a lieu chez les Orientaux, qui prennent d'énormes doses d'opium pour se guérir du delirium tremens occasionné par l'abus de l'opium lui-même; ils tombent dans une sorte d'idiotie pareille à celle que nous observons chez nos grands buveurs de profession. J'ai à peine besoin de dire, après ces réflexions, que le véritable traitement de l'affection est ici l'antiphlogistique joint à l'éloignement de la cause. Il est bien remarquable que le traitement antiphlogistique bien dirigé a ici pour effet non-seulement de guérir le delirium tremens, mais encore de modérer la passion de boire : c'est que cette passion est entretenue en partie par l'irritation permanente de l'estomac, et qu'en corrigeant cette irritation on diminue la soif, et par conséquent le besoin toujours renaissant de boire. — Dans le second cas, il existe d'autres conditions indépendamment de la phlogose. Le fond de la maladie, étant ici principalement mécanique, ne saurait être complétement enrayé par nos remèdes, et il serait même imprudent d'en essayer la guérison.

L'individu plongé continuellement dans l'ivresse a tellement accoutumé son organisme à cet état, que l'équilibre de ses fonctions est prêt à se rompre, s'il cesse de renouveler son ivresse; il ne trouve alors de soulagement que dans la reproduction de son excitation anormale, et l'on peut dire que la même boisson qui l'a réduit dans un si misérable état devient indispensable pour lui faire moins sentir les maux qui l'accablent. Aussi, l'opium, dans ces cas, semble d'une grande utilité et produit des effets plus satisfaisants que le vin lui-même; c'est que l'excitation par le vin est devenue insuffisante pour élever les fibres de l'économie au degré de tension néces-

---

(1) Van d. Ruhr, unter d. Wolke, 1775, p. 96.

(2) Beobacht, üb. d. Ruhr, etc., 1780.

(3) De dysent. bilios., p. 183.

(4) Treatise an opium founded upon pract., obs. Edimb., 1753, c. 7.

(5) Bruschi, Instit. di mat. med., v. II, p. 86.

(6) Journal génér. de méd., t. LXXXV, p. 106.

(7) Storia di un diabete negli atii della Soc. ital., 1810.

(8) Hufelands Journ., 65 Bd., st., p. 7.

saire, et mettre la constitution en état d'ivresse. L'opium n'est donc applicable que dans les seuls cas de delirium tremens incurable, comme moyen palliatif capable seulement de masquer les symptômes de la maladie sans changer la condition des organes affectés. Il va sans dire que dans ces circonstances l'opium n'est utile qu'autant qu'il exerce une action marquée; et pour cela il faut en augmenter souvent la dose, autrement l'équilibre fonctionnel serait bientôt rompu, et ce n'est qu'en augmentant le stimulus habituel qu'on prévient la démolition prompte de l'organisme. On conçoit néanmoins qu'il y a une limite devant laquelle il faut s'arrêter dans l'administration de l'opium. Cette limite est malheureusement d'autant moins éloignée que la lésion pathologique est profonde, et que l'opium agit dans le sens même de la lésion. Je ne pousserai pas plus loin ces considérations, crainte de sortir des limites de mon sujet.—Ayant observé que l'opium produit aisément le sommeil, on l'a généralement décoré de la propriété de somnifère, et à ce titre on l'a administré dans tous les cas d'insomnie morbide. Vous lisez effectivement dans une foule d'observations la prescription de l'opium le soir pour procurer une nuit tranquille, et cet usage est devenu tellement vulgaire, que si le médecin oublie de l'ordonner, les malades ou leurs assistants eux-mêmes le demandent. Il y a même des mères et des nourrices qui donnent elles-mêmes des préparations opiacées à leurs enfants alors qu'ils paraissent agités les nuits ou qu'elles veulent les endormir de suite.

Pour apprécier convenablement cette pratique, il importe de se rappeler que le sommeil peut être provoqué par deux circonstances diamétralement opposées. L'une en mettant en repos les fonctions libres, c'est-à-dire les mouvements volontaires et les sens; en éloignant les stimulus externes, principalement la lumière et le soleil; en fatiguant l'organisme par un exercice corporel; en abaissant, en un mot, l'énergie vitale de l'appareil encéphalique. C'est le sommeil naturel, le sommeil direct, le véritable repos. A ce sommeil se livrent incessamment les idiots, les enfants, les vieillards, les personnes ennuyées, parce qu'ils manquent de stimulus intellectuels. S'y livrent également les personnes qui ont essuyé de grandes pertes vitales, comme après les grandes hémorrhagies, après

les soustractions abondantes d'électricité et de calorique, ainsi que cela s'observe chez les individus frappés par le froid. C'est aussi à ce sommeil que se livrent tous les hommes bien portants après un certain exercice des fonctions volontaires. — Le sommeil naturel dépend donc d'un abaissement physiologique de l'énergie cérébro-spinale, qui se relève par le repos, et nullement de l'abaissement des lames du cerveau, de l'engorgement, de la compression de sa substance, ainsi que quelques physiologistes le prétendent. Il suffit, pour s'en convaincre, d'observer que chez l'homme qui dort le visage est pâle, le pouls se ralentit, la chaleur est moins intense que durant la veille, et que pour se réveiller il faut l'intervention de quelques excitants, soit physiques, soit moraux.— L'autre circonstance capable de provoquer le sommeil est opposée à la précédente; elle consiste dans une sur-stimulation de la faculté sensitive. En s'élevant effectivement au-dessus du rhythme normal par l'action d'un stimulus, cette faculté tombe dans une sorte de gêne ou d'oppression; de là la torpeur, le sommeil comateux. C'est ce que nous voyons arriver par l'action du vin, des liqueurs spiritueuses, de l'opium, des congestions sanguines au cerveau, dans certaines fièvres ou inflammations, etc. C'est là un sommeil forcé et morbide bien différent du premier et pour la nature, et pour les phénomènes qui l'accompagnent. Le pouls, en effet, loin de se ralentir, est fréquent, la chaleur animale augmente, le visage est animé et turgescent; les sens, au lieu de se reposer, sont agités, et l'apparence générale du repos pourrait être regardée comme une sorte de jugulation de l'activité vitale. Aussi, voyonsnous l'homme qui se réveille du premier sommeil se sentir restauré, fort, actif et prêt à agir physiquement et intellectuellement, tandis que celui qui revient du second sommeil est, au contraire, las, abattu, apathique, obtus et peu propre à agir.

On conçoit maintenant : 1º s'il est possible d'admettre dans une pharmacologie pilosophique une classe de remèdes dits somnifères, soporifiques ou narcotiques, puisque le sommeil n'est qu'un effet secondaire de causes tout à fait opposées; 2º si le praticien éclairé peut jamais prescrire en conscience l'opium dans le but de provoquer le sommeil alors que l'insomnie dépend plutôt d'une surexcitation cérébrale que de causes réellement hyposthéniques ; 3° si nous n'avons pas raison de dire que le sommeil procuré par l'opium dans le premier cas est bâtard et fort nuisible aux malades, puisqu'au lieu de les restaurer, il les accable, augmente la condition pathologique et occasionne des veilles obstinées qui obligent les médecins routiniers à en élever considérablement les doses, et il n'est pas rare de voir ainsi les malades passer du sommeil opiacé au sommeil éternel ! Je pourrais citer une foule d'exemples à l'appui de cette dernière assertion. — Les mêmes médecins qui ont pour pratique de prescrire presque indistinctement l'opium le soir pour procurer de bonnes nuits ordonnent aussi la même substance pour calmer la toux, l'agitation fébrile, la diarrhée, les convulsions, etc., sans se donner la peine de comprendre quelle est la véritable condition pathologique ou la source de ces symptômes. Ils affectent une sorte de mépris pour les travaux des modernes, travaux qu'ils déclarent absurdes ou trop simples, trop faciles ; et pourtant ils s'imaginent qu'il est plus difficile de suivre leur routine aveugle, laquelle prescrit le quina contre les fièvres, les astringents contre la diarrhée, les antispasmodiques indistinctement contre les convulsions, etc. Ne devrait-on pas appeler empoisonneuses les femmes qui, pour se donner plus d'aises, se permettent d'endormir leurs enfants à l'aide de l'opium ? Si les tendres organismes de ces victimes ne succombent pas immédiatement aux folles imprudences de leurs mères ou nourrices, qui nous assure qu'une partie de leurs malheurs futurs ne tienne à la prédisposition morbide et à l'inaptitude cérébrale qui résultent de pareilles habitudes ?

6° La réputation de remède calmant qu'on a faite à l'opium fait administrer généralement cette substance contre les douleurs. La douleur, a-t-on dit, étant un symptôme d'une foule de maladies, et l'opium l'apaisant, il s'ensuit que cette substance peut être utile dans presque toutes les maladies. Il est d'expérience, en effet, que souvent les douleurs s'apaisent momentanément sous l'influence de l'opium, quelle que fût leur nature, même lorsqu'elles sont inflammatoires, mécaniques, irritatives ou spasmodiques. Cela a lieu de la manière que j'ai expliqué ailleurs. L'opium imprime une modification, une sorte de commotion aux nerfs ganglionnaires qui se transmet jusqu'au cerveau et à la moelle ; le système cérébro-spinal tombe dans une sorte d'engourdissement, d'oppression, qui l'empêche momentanément de sentir la douleur ; mais il n'a pas pour cela changé la condition pathologique ; au contraire. Que les choses se passent réellement ainsi, il suffit de se rappeler que les personnes tombées dans un profond sommeil ou dans la stupeur ne ressentent pas la douleur des irritations mécaniques qu'on exerce sur leur corps. L'homme ivre ne s'aperçoit de ses contusions, des blessures, des luxations, des fractures qu'il a pu essuyer qu'après la cessation de l'ivresse, et pourtant on ne peut pas dire que durant l'ivresse ces causes ne produisent pas de douleur ; il y a, comme on le voit, dans ces conditions, interception de la sensation douloureuse, laquelle n'arrive point jusqu'aux centres nerveux, tant que dure cet état d'oppression de l'encéphale. Aussitôt cette oppression dissipée, la douleur se fait sentir, et si sa nature est inflammatoire l'usage de l'opium ou du vin finit par la rendre plus intense et plus permanente. L'opium, dans ces circonstances, ne fait donc que stupéfier la douleur ou plutôt l'organe central sur lequel elle réagit, et augmente en même temps la condition morbide qui la produit. — Il en est autrement des douleurs qui dépendent d'une véritable hyposthénie, comme par l'action de l'acide prussique, de l'air froid, de la glace, de la faim et de toutes les causes, en un mot, qui agissent en soustrayant les stimulus. Dans ces cas, l'opium enraye merveilleusement la douleur, et il l'enraye en élevant la vitalité vers son rhythme normal.

7° Les douleurs de nature hypersthénique, si elles sont légères, peuvent aussi quelquefois être enlevées par l'opium, soit parce que la condition pathologique se dissipe malgré son usage, soit parce que la sueur qu'il provoque produit indirectement un effet antiphlogistique. Celles cependant qui dépendent d'une cause mécanique ou d'un état inflammatoire franc ne peuvent trouver dans l'opium qu'un palliatif passager, trompeur, et quelquefois même très-perfide. Je sais bien que cette manière de voir contraste singulièrement avec les idées généralement admises ; mais pourquoi craindrais-je de déclarer absurde une pareille routine ? Est-ce parce qu'elle a pour elle de grandes autorités, telles que les Huxham (1), les Sydenham (2), les de Haen (3), les Hamilton (4), les Armstrong (5), et plusieurs autres? Mais il suffit de réfléchir sans prévention à la pratique de ces grands hommes pour comprendre de suite qu'ils se trompaient; ils joignaient l'opium à la saignée, et ils s'étonnaient de voir que plus ils administraient de la première substance, plus ils étaient obligés de tirer du sang pour apaiser les inflammations et la douleur; ils ne réfléchissaient pas que les deux effets s'anéantissaient réciproquement, et ils attribuaient à l'opium la sédation qui n'était réellement produite que par les saignées copieuses. — Les Anglais suivaient, jusqu'à ces dernières années, cette pratique, et j'ignore si on la suit encore depuis que l'une de nos célébrités, Tommasini, n'a pas craint de la critiquer ouvertement dans un mémoire qu'il lut, il y a quelques années, au sein même de l'Académie royale de Londres, pendant son passage par cette ville (6).

8° Arrivons à la vertu antispasmodique de l'opium. C'est là une propriété que peu de médecins refusent à l'opium; aussi n'y a-t-il pas de spasme, de convulsion (sans même en excepter l'épilepsie et le tétanos), dans lesquels ils ne le prescrivent à pleines mains. Ce sujet mérite un examen approfondi. — Il fut un temps où toute espèce de spasme, de convulsion ou de toute autre maladie nerveuse, était considérée comme une affection de langueur, de faiblesse, d'hyposthénie, ayant toujours la même source. Cette doctrine a été consolidée par une autre, par le prétendu antagonisme entre le système nerveux et le système sanguin, et par les avantages apparents qu'on obtient contre ces affections à l'aide des remèdes stimulants qu'on a à cet effet appelés nervins. Les recherches

modernes sur ces maladies ne nous permettent plus d'adopter une pareille manière de voir; elles nous apprennent que les spasmes, les convulsions ne sont que des effets, des symptômes de maladies, et en remontant de ces symptômes aux organes malades, on est porté à conclure que les convulsions ne sont que des mouvements désordonnés des muscles volontaires, qui par eux-mêmes ne doivent pas plus occuper le médecin que la fièvre dans les inflammations. On n'ignore point qu'un muscle ne se contracte et n'est irritable que par l'influence des nerfs ganglionnaires qui s'entrelacent avec leurs fibres et avec les nombreux vaisseaux qui les arrosent; de manière que la paralysie de ces nerfs entraîne nécessairement la perte de la contractilité musculaire (1).

Il ne faut pas confondre cependant la contractilité dépendant de l'action immédiate d'un stimulus avec celle qui s'exécute sous l'empire de la volonté. Ce second effet exige l'intervention des nerfs spinaux antérieurs et du cervelet. Le premier acte du mouvement a pour point de départ le cervelet, la moelle spinale antérieure, et les nerfs correspondants. Tant que ces instruments conservent leur intégrité, les mouvements sont libres et ordonnés; ils cessent de l'être dans le cas contraire. Toutes les fois, par conséquent, que les mouvements musculaires sont désordonnés, il faut en chercher la source dans les organes centraux que je viens d'indiquer. Si la convulsion ou le spasme est borné à un seul muscle, l'affection est limitée au rameau nerveux qui l'anime; si elle attaque plusieurs muscles à la fois, le siége est dans la moelle épinière; et si tous les muscles le sont, ce sera dans le cervelet ou dans tout le système cérébro-rachidien que la lésion existe. Aussi voyons-nous les blessures, les contusions du cervelet, de la moelle épinière, ou d'un nerf naissant de ces parties ou lié avec elles, occasionner la perte de la motilité, la paralysie, le tétanos, l'épilepsie, des convulsions ou des spasmes, selon que la lésion porte sur tel ou tel centre nerveux et avec plus ou moins de profondeur. — Fixé ainsi le siége de

---

(1) De aere et morbis epidem., 1734, p. 62.

(2) Opera med.

(3) Ratio medend., t. 1, c. II, p. 13.

(4) Richters, Chir. bibl., 9 Bd., p. 428. — Hufelands Journ., 10 Bd., 2 St., p. 77.

(5) Transact. of the associated apoth., and surgeon apoth., etc. — Sammlung anserb. Abd., etc., 33 Bd., p. 72.

(6) Tommasini, De congruentia et discrepantia inter anglicam et italicam medendi rationem. (V. Opere minori, t. V; 1826.)

---

(1) Haller a commis une grande erreur lorsqu'il a avancé que la fibre musculaire était irritable par elle-même; mais cette erreur a été l'occasion de recherches qui ont fait découvrir d'importantes vérités.

la maladie, il reste à en déterminer la nature. Cette détermination peut se déduire de la nature des causes, de la forme des symptômes, des lésions cadavériques et de l'influence des différents remèdes connus. Or, cette quadruple investigation a conduit à admettre trois sortes de spasmes sous le point de vue de leur nature : hypersthéniques, hyposthéniques et mécaniques; de ces trois sortes, la plus fréquente est l'hypersthénique ou inflammatoire. Réfléchissez, en effet, à la nature de leurs causes. — Il est de fait que l'âge le plus propre aux convulsions est celui où la vie est pour ainsi dire exubérante, l'enfance. La vieillesse, au contraire, dont la vie est languissante, nous en offre rarement des exemples, à moins toutefois que les convulsions n'aient été contractées dès l'enfance.

Le sexe qui paraît le plus prédisposé aux convulsions est celui qu'on appelle vulgairement faible, mais qui, aux yeux du physiologue, n'est point tel. Ces organismes effectivement sont très-sujets aux maladies inflammatoires, ou du moins à des congestions sanguines habituelles; et pour les prévenir, la nature est obligée de pratiquer elle-même une saignée tous les mois par la voie de la matrice; si cette saignée n'a point lieu, on voit des maladies de ce genre se déclarer. — Le genre de vie qui prédispose aux convulsions est la vie molle, sédentaire, entourée de stimulus de toute espèce. Un mot dur, une grossièreté, une injure, la crainte et une foule d'autres impressions qui n'ébranlent point l'homme de la campagne ou sans éducation, excitent au plus haut point l'individu bien né et réfléchi. Les convulsions, en conséquence, sont plus propres à cette dernière classe d'individus qu'aux autres. — Le climat et la saison propres aux convulsions sont aussi ceux dans lesquels la nature est prodigue en stimulus, c'est-à-dire ceux de la chaleur. Dans les conditions opposées, les convulsions ne s'observent qu'autant qu'on supplée à la modération de la nature par des stimulus artificiels. — Les causes déterminantes enfin des convulsions sont aussi, en général, de nature hypersthénique : telles sont les contusions, les piqûres, les plaies, les commotions, les causes morales excitantes ou même affligeantes, qu'on croit à tort débilitantes. Ces dernières, lorsqu'elles sont violentes et instantanées, arrêtent souvent les sécrétions habituel-

les et donnent lieu à des congestions actives, etc. — Si vous examinez, d'autre part, la physionomie des symptômes de la maladie, comme, par exemple, les mouvements saccadés, brusques et violents; ces agitations effrayantes sur des enfants et des femmes frêles dont la puissance est devenue si grande qu'il faut des hommes très-robustes pour les tenir, on conviendra que tout cela ne peut pas émaner d'un fond de faiblesse. Il est même étonnant que les médecins qui jugent la nature des maladies d'après l'apparence des symptômes se soient persuadé que les convulsions partaient d'un fond de faiblesse. Comment la faiblesse serait-elle masquée sous la physionomie de l'agitation la plus effrayante?

Les recherches cadavériques chez les épileptiques et autres sujets atteints de convulsions ont démontré que le cervelet, la moelle épinière, les nerfs, et le plus souvent leurs enveloppes ou les cavités qui les renferment, étaient affectés d'inflammation récente ou ancienne. Quelques personnes cependant nient l'exactitude de cette observation : ce sont précisément les médecins qui, dans leurs autopsies, ont pour habitude d'ouvrir en passant les trois grandes cavités du corps et de déclarer sains les viscères, alors qu'ils n'y trouvent ni suppuration ni gangrène. Certaines altérations importantes dans les tissus, ils les déclarent peu de chose et comme incapables de produire les symptômes de l'affection. Pour eux, un nerf n'est point enflammé s'il n'est point rouge, noir, écarlate et quadruplé de volume; et une membrane aussi mince que l'arachnoïde n'est point phlogosée, à leurs yeux, si elle ne présente les caractères du flegmon! Ils ne réfléchissent point que sur les tissus blancs et minces une très-faible coloration doit produire le même effet qu'une inondation abondante de sang sur les organes très-vascularisés. — Enfin l'influence de certains remèdes dans les convulsions nous fournit la preuve la plus manifeste de la nature ordinairement hypersthénique de la maladie. Si je ne craignais pas de sortir des limites de cette courte excursion, je pourrais reproduire un grand nombre de cas consignés dans les auteurs, depuis Hippocrate jusqu'à nous, d'épilepsie, de convulsions, de spasmes guéris radicalement à l'aide de la saignée et d'autres remèdes incontestablement hyposthénisants. L'occasion ne nous manquera pas cependant de revenir sur ce sujet. Ajoutons néanmoins qu'on m'aurait mal compris si l'on croyait, d'après ces réflexions, que les convulsions seraient toutes de nature hypersthénique. Il y en a de mécaniques et irritatives dépendant de cause matérielles non sujettes à assimilation : telles sont, par exemple, celle que produit la distension forcée d'un nerf par l'action évulsive d'une dent. On coupe la gencive et les convulsions se dissipent. Telles sont aussi celles qui dépendent de la présence de vers dans le tube digestif, et qui viennent irriter les nerfs du pharynx ou de l'anus, nerfs provenant en partie des racines antérieures de la moelle; celles qui accompagnent les calculs vésicaux qui viennent heurter contre les nerfs du col de la vessie et de l'urètre; celles qu'occasionne la présence d'exostoses du crâne, de tumeurs de vertèbres ou d'autres régions capables de comprimer ou d'irriter autrement une portion du système cérébro-spinal; celles enfin qui étaient hypersthéniques en origine, et dont le travail phlogistique a fini par s'épuiser et par dénaturer en même temps la structure des parties affectées de manière à laisser dans les tissus des produits accidentels qui agissent mécaniquement. Les convulsions mécaniques ou irritatives s'accompagnent souvent d'un travail d'hypersthénie où de phlogose. Cet élément peut être souvent détruit par les remèdes antiphlogistiques; mais si la cause matérielle est inébranlable, les convulsions n'en persistent pas moins.

Il y a enfin des convulsions hyposthéniques, et ceci est incontestable. De ce nombre sont celles qu'occasionnent plusieurs poisons, et que l'opium combat avantageusement. Nous en parlerons ailleurs. — Ai-je besoin, maintenant, après ce qui précède, de démontrer l'erreur d'une foule d'auteurs qui prescrivent l'opium contre les fièvres, les exanthèmes, le rhumatisme, les hémorrhagies, l'ictère, la goutte, les trismus, le tétanos, la folie, la syphilis, l'hydrophobie? — L'action mécanique de l'opium est légèrement astringente; aussi importe-t-il peu de s'en occuper sous le rapport pratique. Il y a des cliniciens cependant qui ont fait usage de cette action dans le but de couper certaines inflammations externes trop faibles pour se terminer d'elles-mêmes; telles sont quelques ophthalmies chroniques, par exemple. — Il y a des oculistes qui, après l'opération de la cataracte, emploient des topiques opiacés pour prévenir, disent-ils, une trop vive inflammation : cette pratique est plutôt dangereuse. On prescrit le laudanum contre les taches de la cornée; ce moyen peut être utile par son action astringente s'il n'y a pas d'inflammation trop vive. On voit, du reste, que les propriétés chimiques de l'opium sont trop légères pour mériter plus d'attention sous le point de vue thérapeutique. L'opium est introduit dans l'assimilation organique par différentes voies; par la bouche, par le rectum, par la peau dénudée de son épiderme, et même par l'injection dans les veines, ainsi que cela a été fait par Coindet (1). Son exemple, cependant, n'est point à imiter. — L'opium pur peut être employé tel qu'il est, et sans lui faire subir aucune préparation. Celui du commerce cependant mérite, en général, d'être d'abord purifié des substances hétérogènes. — Les préparations opiacées sont très-nombreuses : je n'indiquerai ici que les anciennes; je parlerai des préparations modernes à l'occasion de la morphine, de la narcotine, etc.

1° L'extrait aqueux d'opium de Baumé (*extractum opii per digestionem* Baumii) s'obtient par une très-longue digestion de l'opium dans de l'eau. Cette préparation jouissait autrefois d'une très-grande réputation, parce qu'on croyait que ce procédé enlevait à l'opium sa propriété échauffante et lui conservait sa faculté calmante. L'expérience cependant a prouvé que cette croyance était mal basée et que le degré d'activité de cette préparation était incertain; aussi ne doit-on pas la préférer à l'opium pur.

2° La teinture d'opium (*tinctura thebaïca*) résulte d'une solution d'une partie de cette substance dans dix parties d'esprit-de-vin. C'est une préparation efficace que sa forme liquide rend d'un usage très-commode; sept grains de cette teinture contiennent un grain d'opium; sa force est bien soutenue par celle de l'alcool, qui est lui-même très-actif; cette force est à celle de la teinture comme 1 : 6. Il est bon de noter, en attendant, que toutes les pharmacopées ne prescrivent pas de la même manière la teinture en question.

3° Le laudanum liquide de Sydenham résulte de deux parties d'opium, une de

____

(1) Bibliothèque univers. de Genève, t. xxiii.

safran et douze parties d'eau de cannelle et de vin d'Espagne. La proportion de l'opium dans la masse totale est à peu près comme dans la teinture précédente; mais comme le liquide est moins actif que l'alcool, et que le safran lui-même jouit de vertus différentes de celles des autres ingrédients, on peut calculer la force de la masse par rapport à celle de l'opium, comme 1 : 10.

4° La thériaque est une sorte d'électuaire inventé, à ce qu'on prétend, par Mithridate, perfectionné par Andromaque et transmis à la postérité par Galien. Les auteurs ont fait de ce composé un tableau vraiment monstrueux; il n'y a presque pas de médicament, de poison connu, qui n'entrât pour quelque chose dans sa composition, et l'on trouve à peine quelques maladies qui n'aient été anéanties comme par miracle par la thériaque. Il est facile de se convaincre cependant, par l'examen de la valeur de ses éléments, que la partie dominante du mélange est l'opium; sa force cependant, comme composition stimulante, est bien au-dessous de l'opium pur.

5° Le sirop diacode, ou de pavot blanc, se fait avec la décoction de têtes de pavots débarrassées de leurs pépins, avec addition de suc de réglisse et de sucre, le tout réduit à consistance convenable. Cette préparation jouit à un faible degré des propriétés de l'opium. On l'emploie ordinairement mêlée à d'autres substances hypersthénisantes. — La poudre dite de Dower, bien qu'elle contienne de l'opium, ne possède qu'à un très-faible degré les propriétés de cette substance par les raisons que nous exposerons ailleurs. — Les doses de l'opium et de ses préparations méritent la plus grande attention, attendu la facilité avec laquelle elles peuvent empoisonner, pour peu qu'on franchît certaines limites, et si l'on ne tient pas compte des conditions dynamiques de l'organisme; et parce que d'ailleurs il y a peu de médicaments dans lesquels l'habitude a autant d'influence que dans celui-ci. — La dose ordinaire de l'opium en substance est d'un quart de grain à deux grains, selon les besoins de la répétition. Dans certains cas, on peut la porter bien plus loin, comme quand il s'agit par exemple d'empoisonnements de nature hyposthénique. Dans la colique saturnine, Stoll en administra treize grains en une nuit avec le plus grand succès, et sept à huit grains par vingt-quatre heures les jours

suivants. Comme l'action de l'opium n'est pas fugace, il importe de n'en répéter les doses qu'à des intervalles assez longs, sans quoi on s'exposerait aux effets périlleux de l'accumulation; il est bon aussi d'en diminuer les quantités dans les doses successives. Le conseil que donnent quelques médecins de tripler la dose ordinaire, lorsqu'on administre l'opium par le rectum, est trompeur, car, par cette voie, son action est presque tout aussi énergique. Il suffit, en général, d'en augmenter la dose de moitié. La même remarque est applicable à la médication endermique.

L'extrait aqueux peut, selon les auteurs, être prescrit à dose double. — La dose de la teinture thébaïque est, ainsi que nous l'avons dit, sextuple relativement à la dose de l'opium pur; celle de laudanum est décuple. Lanzoni, dans un cas d'empoisonnement par les cantharides, fit prendre deux gros de laudanum liquide. La thériaque s'ordonne à la dose d'un à deux gros; le sirop diacode, d'une demi-once à une once par jour.

Formules modèles.

1° Poudre :

24 Opium thébaïque,   1 grain.
Poudre de cinnamome, de diacode, de chaque,   demi-scr.

M. exactement selon l'art, et divisez en quatre parties égales.

A prendre un paquet toutes les six heures.

2° Pilules :

24 Extrait d'opium préparé d'après le procédé de Baumé,   2 grains.
Extrait de taraxacum et poudre de licopode (de chaque),   *Q. s.*
Faites six pilules.

A prendre une toutes les quatre heures.

3° Potion :

24 Teinture thébaïque,   8 gouttes.
(Ou bien, laudanum de Sydenham,   20 gouttes.)
Eau de cinnamome,   6 onces.

A prendre une cuillerée à soupe toutes les deux heures.

4° Lavement :

24 Sirop diacode,   2 gros.
Emulsion arabique,   6 onces.

M. et sit pro clysmate.

MORPHINE.

§ Ier. *Caractères physiques.* — L'analyse chimique a fait trouver dans l'opium une substance alcaline particulière qui paraît partager, mais d'une manière bien plus intense, toutes les propriétés médicinales et vénéneuses de l'opium. La découverte de cette substance est due à Sertüerner. Robiquet, Pelletier, Thomson, Hottot, Caventou, etc., l'ont ensuite étudiée avec soin et ont varié les procédés à l'aide desquels on peut l'extraire; on lui donne le nom de *morphine*. A l'état de pureté, elle est cristallisée en prismes rectangulaires, tronqués, blancs, transparents, lesquels sont inodores et d'un goût amer (1).

§ II. *Notions chimiques.* — La morphine est formée de 6,2 d'hydrogène, 72,2 de carbone, 4,9 d'azote, et 16,7 d'oxygène. Elle est insoluble dans l'eau froide et difficilement soluble dans l'eau chaude; elle se dissout dans l'alcool, surtout à chaud. Elle se combine avec la plupart des acides et forme des sels cristallisables. Un des caractères propres à la morphine, c'est de prendre une belle couleur rouge-orange quand on la met en contact avec l'acide azotique. Le sesquichlorure de fer en solution, étendu et non acide, donne à la morphine une belle couleur bleue. Dans l'opium, elle s'y trouve combinée avec l'acide méconique, et quelquefois avec l'acide sulfurique.

§ III. *Effets sur les animaux* — Magendie a été le premier à expérimenter les sels de morphine sur les animaux; suivant lui, la morphine offre tous les avantages de l'opium sans en avoir les inconvénients. Robiquet attribue à l'opium deux facultés différentes, c'est-à-dire la stimulante et la sédative; il a cru que cette dernière appartenait à la morphine et l'autre à la narcotine, autre principe cristallisable de l'opium découvert par Dergné. Il assure qu'ayant administré à des animaux ces deux substances à la fois, il en a obtenu tous les effets de l'opium pur; tandis que, données séparément, il a obtenu par la narcotine des effets de surexcitation, et par la morphine des effets narcotiques ou calmants. Les effets de la morphine, de la narcotine et

(1) Annales de chimie et de physique, t. xxi.

de l'opium ne diffèrent aucunement entre eux si l'on veut les observer sans prévention; ils se réduisent aux suivants, savoir : si le médicament est donné à petite dose, inquiétude, chaleur et rougeur à la peau; s'il est donné à dose élevée, narcotisme, insensibilité, immobilité. Selon M. Magendie, l'immobilité produite par la morphine est un état de sommeil et de calme; celle au contraire que produit la narcotine serait un état de stupeur et d'engourdissement (1). Orfila prétend, d'après ses propres expériences, que c'est à elle que l'opium doit la plupart de ses propriétés thérapeutiques, car la narcotine exerce fort peu d'action sur l'économie animale (2). M. Bally appuie les déductions d'Orfila (3).

Sans reproduire ici un à un les phénomènes observés par ces praticiens, nous dirons qu'ils sont pour nous tout à fait identiques dans l'une comme dans l'autre substance, et ils ne semblent différents que parce que les mêmes substances ont été données à des doses diverses. C'est ce que nous avons déjà fait observer en parlant de l'opium. —Nous avons entrepris aussi publiquement plusieurs expériences avec l'acétate de morphine sur les lapins. Aux uns, nous donnâmes ce sel pur; aux autres, mêlé avec l'alcool; à d'autres enfin, combiné à l'eau de laurier-cerise. Les phénomènes obtenus furent les mêmes chez tous, savoir : pouls et respiration accélérés, engourdissement, et ensuite immobilité complète. Ceux auxquels j'avais administré l'acétate de morphine mêlé à l'alcool moururent plus promptement que les autres. A l'autopsie, une heure après le décès, l'irritabilité cardiaque avait entièrement cessé chez tous, moins que ceux qui avaient pris la morphine combinée à l'eau de laurier-cerise. Nous trouvâmes les vaisseaux cérébraux très-injectés, ce qui avait déjà été observé par M. Flourens (4) et par d'autres.

(1) Bullet. de la Soc. méd. d'émulat., janv. 1821. Journ. de physiol., t. i.
(2) Toxicologie générale, t. ii, p. 63.
(3) Observations sur les effets thérapeut. de la morphine. Mém. de l'acad. roy. de méd., t. i, p. 99.
(4) Recherch. expér. sur les prop. et les fonct. du système nerveux dans les animaux vertébr. Paris, 1824.

§ IV. *Effets sur l'homme en état de santé.* — Sertuerner et trois autres jeunes gens prirent, de quart d'heure en quart d'heure, un demi-grain de morphine dissoute dans l'alcool; et ils en portèrent la dose jusqu'à un grain et demi: Après la première dose, tous les quatre éprouvèrent une espèce de surexcitation générale avec rougeur à la figure. Après la seconde, ils eurent des nausées et des vertiges. Ces phénomènes augmentèrent notablement après la troisième dose; tous ressentirent une vive douleur à l'estomac et un engourdissement général. Sertuerner était tombé presque en syncope, il délira quelque peu et éprouva aux extrémités, surtout aux membres thoraciques, une sorte de palpitation. Tous les quatre ont avalé une forte dose de vinaigre et ont eu des vomissements violents; pendant quelques jours ils éprouvèrent du dégoût pour les aliments, de la constipation, céphalalgie (1). Cerioli (2) et autres ont observé une surexcitation générale à la suite de l'usage de l'acétate de morphine. M. Bally s'est assuré que la morphine ne produit ni la sécheresse de la bouche ni la saleté de la langue, mais qu'elle occasionne des nausées et le vomissement avec plus de facilité que l'opium. Il a observé en outre qu'elle donne la constipation pendant plusieurs jours, laquelle finit au bout de quelque temps par une espèce de diarrhée. Sur vingt individus que ce praticien soumit à l'usage de ce médicament, dix-neuf éprouvèrent de la difficulté d'uriner; plusieurs furent sujets à une éruption cutanée, semblable à celle que produit l'opium. A plus forte dose, la morphine donne lieu à des hémorrhagies cérébrales avec des rêves épouvantables, étincelles visuelles, aliénation mentale, coma, obscurcissement dans la vue, contraction de la pupille, stupeur profonde, impuissance (3). Les mêmes phénomènes ont été remarqués par Orfila (4), Dupuy, Deguise fils et Leuret (5) par de fortes doses de morphine.

Sans parler du fameux empoisonnement par la morphine qui fit tomber sur l'échafaud la tête du docteur Castaing, nous avons une foule d'autres faits qui démontrent la funeste activité de cette substance. M. Delens nous apprend qu'une dame douée d'une constitution très-sensible éprouva par un demi-grain d'acétate de morphine, qu'elle avait pris dans l'intention de se donner du calme, une très-vive agitation; croyant que la dose n'avait pas été assez forte, elle en prit le jour suivant trois quarts de grain en une fois: elle fut prise une demi-heure après d'étourdissement, d'un état d'ivresse avec bouffées, céphalalgie intense, pulsations dans tous les membres, chaleur et froid alternativement; malaise inexprimable, nausées, rots, altération dans tous les traits de la figure. Cet état dura toute la journée, et le malaise encore deux jours malgré les secours qu'on lui a prodigués (1). Un cas analogue a été observé par M. Gendrin après l'application d'un demi-grain d'acétate de morphine sur un cautère (2). Un jeune homme avait pris volontairement vingt-deux grains d'acétate de morphine; n'ayant eu aucun secours pendant treize heures, il fut trouvé dans un état de coma le plus profond; avec râle, trismus, pouls à cent vingt-cinq battements par minute; il était enfin prêt à rendre le dernier soupir, lorsque Orfila lui fit, à ce qu'il dit, une saignée de vingt-quatre onces, et lui administra un lavement émétisé. Vers le soir, le malade reconnut son médecin et lui parla d'une voix très-faible. On lui donna ensuite une infusion très-chargée de café et de l'eau vinaigrée; au bout de quatre jours, il fut convalescent (3). — Un autre individu, habitué aux fortes doses d'opium, ayant avalé en une seule fois cinquante grains d'acétate de morphine, se trouvait déjà dans un état de narcotisme très-profond lorsqu'il fut secouru à l'aide des saignées abondantes par le docteur J. S. Castara, et il fut sauvé (4). Il n'y a pas longtemps qu'un médecin de Mortagne a eu occasion de voir un enfant, âgé de cinq ans, atteint

---

(1) Journal de pharmacie, t. III. — Phytograph. méd., par Roques, t. II, p. 140.

(2) Omodei, Ann. univ. di méd., v. L, p. 259.

(3) Mémoire cité.

(4) Op. citat.

(5) Journal génér. de médec., t. LXXXVI, p. 113.

(1) Dictionn. des scienc. médic., t. XXXIV, p. 306.

(2) Transact. médic., t. V. p. 108.

(3) Journ. de chim. méd., 1829, p. 410. Biblioth. méd., 1829, t. III, p. 120.

(4) Journal de chimie médic., 1831, p. 135.

de fièvre intermittente, auquel on avait administré par mégarde un lavement avec dix grains de sulfate de morphine au lieu de sulfate de quinine; la mort ne se fit pas attendre longtemps, elle a été précédée de tous les symptômes terribles que produisent les remèdes hypersthénisants à haute dose (1).

§ V. *Effets dans les maladies*. — La morphine a été louée dans le traitement d'une foule de maladies de nature diverse; dans quelques-unes manifestement hyposthéniques, l'action de la morphine a été vraiment héroïque. De ce nombre sont, par exemple, l'empoisonnement par la noix vomique. Un fait de ce genre a été rapporté par le journal médical de la Gironde(?); un autre par M. Bally. On avait saupoudré avec de la noix vomique une plaie de vésicatoire, sur-le-champ une roideur tétanique effrayante est survenue, laquelle n'a cédé qu'à l'application de deux grains d'acétate de morphine sur la même plaie (3). G. Pelletan croit que la morphine est un excellent correctif de l'iode; il a vu chez une femme affectée de squirrhe à la mamelle tous les symptômes d'intoxication produits par l'iode disparaître sous l'influence d'une pommade très-chargée d'acétate de morphine (4). Le docteur Gairdner a de même guéri avec la morphine une affection d'estomac très-grave, causée par une forte dose d'iode (5). Le docteur Camazzoni nous a conservé les détails d'un grave diabète guéri avec les préparations de morphine. Ce médecin avait des idées bien arrêtées sur la nature hyposthénique du diabète et sur la vertu hypersthénisante de la morphine; il éleva graduellement la dose du remède jusqu'à dix grains par jour, et il guérit la maladie sans accidents, si l'on excepte un léger état d'ivresse vers les derniers temps et qui indiquait le plus haut degré de tolérance où il fallait s'arrêter. Cette tolérance ne doit point étonner, eu égard à la nature hyposthénique de la maladie. Plusieurs praticiens donnent la morphine dans des maladies phlogistiques, et ils

assurent obtenir des résultats heureux, notamment dans les rhumatismes aigus et chroniques (1); ils en disent autant des névralgies de différentes espèces. Nous aurions trop à faire si nous voulions recueillir les cas isolés qu'on trouve consignés dans les journaux et autres ouvrages de médecine relatifs aux prétendus bienfaits de la morphine dans des maladies de nature sthénique, notamment dans celles accompagnées d'insomnie. — Nous nous contenterons seulement de dire que dans ces cas le remède n'a agi que comme palliatif. (*V.* art. Opium.) Nous en dirons autant des douleurs d'estomac (2), de celles du squirrhe de la matrice et des seins (3), de celles de l'anévrisme de l'aorte pectorale (4), de celles qui accompagnent certaines paralysies (5), etc., et qu'on a pu réellement soulager à l'aide de la morphine.

§ VI. *Appréciation des faits précédents.* — Les mêmes divergences d'opinions que nous avons signalées à l'occasion de l'opium existent à l'égard de la valeur thérapeutique de la morphine et de ses préparations. Il est des praticiens qui accordent à l'opium la propriété d'exciter et qui la refusent pourtant à la morphine; ils regardent cette substance comme calmante. Cette opinion est presque générale dans l'état actuel des connaissances, surtout en France. C'est là une grave erreur, selon moi. La morphine et ses préparations jouissent absolument de la même propriété que l'opium : ce sont des substances hypersthénisantes, et voilà tout, mais à un degré plus élevé que l'opium et cette hypersthénisation porte principalement vers l'encéphale. Cette conclusion découle de l'examen rigoureux des phénomènes que ces substances produisent sur les animaux et l'homme en santé, et des autopsies cadavériques. Ces phénomènes, effectivement, se réduisant presque tous à l'engourdissement et à

---

(1) Journ. anàlyt. de méd., juillet 1829. Journ. hebdomadaire, t. III, p. 496.

(2) Journal médic. de la Gironde, février 1825..

(3) Lambert et Lesier, dans le Bulletin scientif. xiv de l'autologie, n. 47.

(4) Gazette de santé, 15 février 1829.

(5) Gazette de santé, 15 février 1829.

(1) Bally. m. c. Blanc, Nouv. biblioth. médic., 1829, t. III, p. 267. Gerhard, The north Americ. medic. and surgic. journ., 1830.

(2) Alloneau, ouv. cité.

(3) Magendie, Abribat. s. c. Quadri, Ann. univ. di med. di Omodei, v. 31 et 34. Ricotti. Saggio di osservaz, sull ital. di morfina. Ann. univ. juglio, 1829.

(4) Magendie, Nouv. journ. de méd., 1818.

(5) Bally, Mém. cit.

l'immobilité, la différence établie par M. Magendie à ce sujet est purement hypothétique. L'action hypersthénisante de la morphine n'est nullement douteuse chez l'homme en santé, et il suffit, pour s'en convaincre, de se rappeler que, d'une part, la morphine dissipe les symptômes d'intoxication arsenicale, dont la nature asthénique ne saurait être révoquée en doute ; de l'autre, que l'empoisonnement par la morphine n'est heureusement traité qu'à l'aide d'abondantes saignées. Ajoutons enfin que dans le traitement des maladies les effets de la morphine n'ont été réellement utiles qu'alors qu'il s'est agi d'affections hyposthéniques.

Cette opinion, je le sais bien, n'est pas celle de tout le monde. Le flambeau de l'analyse cependant et de la critique raisonnée parvient aisément à démontrer que les faits isolés qu'on voudrait nous opposer, contrairement à cette manière de voir, ne prouvent absolument rien. Tous ces faits effectivement, examinés de près, nous montrent que la morphine avait été donnée à des doses si minimes (un sixième ou un huitième de grain), que l'excitation à laquelle elle aurait pu donner lieu devait passer inaperçue. Que si on est parvenu à calmer avec cette substance les douleurs dans des cas de squirrhes, de cancers, de plaies à la matrice, cela n'a eu lieu que très-passagèrement, ni plus ni moins que le feraient l'opium ou le vin en enivrant les malades et en émoussant leur sensibilité ; ou bien il n'était question que des douleurs chroniques, lesquelles ordinairement s'arrêtent naturellement pour reparaître plus tard. Que si on est parvenu à adoucir certaines douleurs rhumatismales, il est très-probable que, par la mobilité de certaines conditions pathologiques, on serait parvenu à obtenir le même effet avec la plus légère potion sudorifique, et même par une sueur spontanée. On doit, en outre, remarquer que les partisans de la prétendue vertu calmante de la morphine prescrivent cette substance toujours par petites doses, et la combinent souvent à de fortes doses de calomel ou à d'autres remèdes antiphlogistiques, tels que la saignée, etc. Ils ne tiennent pas compte de ces derniers moyens, et en rapportent tout l'effet à la dose minime de la morphine. Je regrette qu'un des plus habiles observateurs de Paris, M. Bouillaud, ait publié des cas de cette nature où il est question, en première ligne, de la morphine administrée

Giacomini.

par la méthode endermique à la dose d'un demi-grain, et d'abondantes saignées qu'on avait pratiquées en même temps ; il s'agissait de rhumatisme, de tic douloureux, de maladies hyperémiques en un mot, et l'on attribue à la morphine des honneurs qui appartiennent entièrement à la saignée (1).

Tels sont les faits qu'on met en avant en faveur de la morphine dans les maladies sthéniques ! L'histoire rapportée par le docteur Severini n'est pas dissemblable des précédentes ; il y est question d'une névralgie plantaire traitée par l'acétate de morphine chez un jeune homme. La première fois on l'arrêta par le moyen des sangsues et de l'acétate de morphine à la dose de quatre grains dissous dans une livre d'eau, pour en faire des bains de pieds. Dans une seconde attaque, les bains de pieds n'eurent point d'effet, et même le mal empira. On pratiqua une saignée d'une livre, qu'on répéta vers le soir ; on en fit une troisième moins forte dans la nuit, par l'application de dix sangsues aux malléoles. Le lendemain on prescrivit un quart de grain d'acétate de morphine par bouche. Les douleurs s'apaisèrent petit à petit, et cessèrent les jours suivants ; on répéta le quart de grain de morphine, qui reçut les honneurs de la cure. L'auteur de cette observation se demande comment il se fait que la morphine n'ait pas eu d'effet dans le bain de pieds et qu'elle ait agi si énergiquement quand on l'a donnée par bouche (2)? Nous demanderons à ce médecin s'il ne compte pour rien les trois saignées et les sangsues? Il dira peut-être qu'elles n'ont rien fait, parce qu'on a bandé le bras et fermé les piqûres des sangsues avant que la douleur fût calmée. Enfin, pour en finir, nous laisserons aux lecteurs l'analyse des autres faits. Il ne sera pas difficile de faire comprendre qu'ils tombent tous devant l'examen rigoureux, et qu'aucun d'eux ne prouve réellement la propriété qu'on attribue à la morphine.

§ VII. *Action mécanique.* — L'action mécanico-chimique de la morphine et de ses sels les plus usités est fort légère ; faiblement astringente si on la donne en

______

(1) Journal universel et hebdomadaire de médecine, t. vi, n. 72, février 1832.
(2) Bollettino delle scienze mediche della societ. medic. chir. di Bologna, anno v, vol. viii, aprile et maggio 1833, p. 166.

solution; lorsqu'on l'applique sur le derme dénudé ou sur une partie phlogosée, elle agit comme tous les sels solubles, et peut arrêter une inflammation commençante fort légère. On pourrait expliquer par là les bons effets instantanés que quelques oculistes ont obtenus des solutions des sels de morphine dans les ophthalmies. Il n'est pourtant ni prudent ni logique de suivre une pareille pratique, car l'action mécanique locale est bientôt suivie de l'action dynamique par suite de l'absorption. Cette action est stimulante, et par conséquent diamétralement opposée aux vues du praticien.

§ VIII. *Mode d'administration.* — Parmi les sels qu'on prépare avec la morphine, trois sont le plus en usage : l'acétate, le sulfate et le chlorhydrate. On donne généralement la préférence à ces deux derniers, car l'acétate est moins soluble. La morphine pure a une action très-prononcée sur l'économie, à cause de son insolubilité dans l'eau froide, on ne l'emploie jamais seule, mais toujours à l'état de sel. L'acétate de morphine, bien préparé, cristallise en demi-sphères aiguillées; étant bien déliquescent, on doit, le conserver dans des flacons bien clos. Il est amer, soluble dans l'alcool. On dirait que l'eau le décompose, car une partie de ce sel se précipite au fond, de sorte qu'il convient d'ajouter toujours à la solution aqueuse quelques gouttes d'acide acétique. Le sulfate de morphine cristallise en aiguilles soyeuses divergentes; il est soluble dans le double de son poids d'eau. L'azotate et le chlorhydrate de morphine s'obtiennent sous forme de rayons divergents. On administre la morphine par bouche, et plus généralement par la méthode endémique. La dose de la morphine pure et de ses sels est d'un huitième à un quart de grain, rarement d'un demigrain, qu'on peut, au besoin, répéter une ou plusieurs fois dans les vingt-quatre heures. On doit agir avec la plus grande circonspection dans l'augmentation des doses, afin d'éviter les empoisonnements auxquels elle ne manquerait pas de donner lieu. MM. Magendie, Bally et autres prétendent que l'habitude a très-peu de pouvoir pour affaiblir l'action de cette substance; nous avons pourtant vu, dans l'histoire du diabète rapportée plus haut, que des doses énormes ont pu être administrées petit à petit et tolérées: cela tient, ainsi que nous venons de le dire, aux conditions particulières de l'organisme malade. M. Magendie a imaginé un sirop d'a-

cétate de morphine dont chaque quatre onces contient un grain de sel; on en prescrit une cuillerée à café toutes les trois heures. Lorsqu'il est question de mettre en pratique la méthode endermique, après avoir dénudé la peau de son épiderme au moyen d'un épispastique, on applique un sel de morphine en poudre à la dose d'un demi à trois quarts de grain, si toutefois on n'aime mieux en faire un onguent ou un cataplasme. Pour panser la plaie on doit en augmenter la dose selon les cas.

Formules-modèles.

1° *Solution* :

♃ Acétate de morphine, 1 grain.
    Eau distillée,   4 onces.
    Acide acétique,   10 goutt. Diss.

A prendre une cuillerée toutes les deux heures.

2° *Pilules* :

♃ Sulfate ou chlorhydrate
    de morphine,   1 grain.
    Eau distillée,   6 goutt. Diss.
    Ajoutez : mie de pain et sucre, q. s. f. pilules 8.

On en prendra une toutes les trois heures.

NARCOTINE.

Relativement aux autres principes constituants de l'opium, tels que la narcéine, la méconine, l'ulmine, etc., on n'a pas encore assez de données chimiques pour être autorisé à leur donner une place parmi les agents thérapeutiques.— Les faits que nous possédons sur la narcotine ne sont pas non plus en assez grand nombre pour bien établir son action sur l'économie. Nous nous bornerons donc à dire que la narcotine, appelée autrement *principe cristallisable de Devosne*, substance découverte par ce chimiste, est solide, blanche, inodore, insipide et cristallisée en prismes. L'eau froide n'agit presque pas sur elle; l'alcool bouillant et l'éther la dissolvent. Elle est très-légèrement narcotique. Orfila prétend avoir démontré que douze grains de narcotine en solution dans l'huile d'olive ou dans les acides acétique et sulfurique donnent la mort aux chiens assez promptement avec de violentes convulsions, ou à la suite d'un assoupissement complet. Les expériences de Bally tendraient au contraire à prouver que cette substance n'a aucune activité. M. Magendie ne considère point la narcotine comme un médicament.

ORDRE IVE.

HYPERSTHÉNISANTS RACHIDIENS.

Ce que nous avons dit dans les généralités des remèdes hypersthénisants céphaliques s'applique sans restriction à ceux dont nous allons nous occuper; seulement leur action paraît se prononcer plus particulièrement sur le cervelet et la moitié antérieure de la moelle épinière: aussi les avons-nous appelés hypersthénisants spinaux.

ALCOOL.

(*Spiritus vini rectificatus.*)

§ Ier. *Caractères physiques.* — L'alcool est un produit de l'art; il résulte, comme on sait, de la fermentation spiritueuse du sucre. On l'obtient ordinairement en distillant une liqueur fermentée quelconque, mais plus particulièrement du vin, du cidre et de la bière. Lorsque l'alcool concentré est mêlé à une partie égale d'eau, il prend le nom d'*eau-de-vie*. Celle qu'on retire du sucre de canne s'appelle *rhum*. Il y a des eaux-de-vie qui présentent des aromes et des saveurs dus aux substances dont on les retire, telles sont le *tafia* et le *kirschwasser*, qu'on prépare au moyen de la fermentation et de la distillation de la mélasse et de cerises pilées avec leurs noyaux. — L'alcool est un liquide transparent, incolore, d'une odeur particulière agréable, d'une saveur brûlante, très-volatil, entrant en ébullition à 78° 41, sous une pression de 76. Il s'enflamme lorsqu'on le chauffe au contact de l'air ou du gaz oxygène, et se transforme en eau et en gaz acide carbonique. Une partie de l'alcool s'évapore à l'air libre et l'autre absorbe l'eau atmosphérique 68 degrés du thermomètre centigrade ne suffisent pas pour le congeler. Hutton assure être parvenu à le solidifier par un froid de 79°.

§ II. *Analyse et notions chimiques.* — L'alcool est composé, d'après de Saussure, de 51,58 de carbone, 34,32 d'oxygène et de 13,70 d'hydrogène. D'après Julia de Fontenelle, l'alcool absolu ou anhydre est composé de deux volumes de gaz hydrogène percarboné et d'autant de vapeur d'eau. L'alcool jouit de plusieurs propriétés. Un grand nombre d'acides, placés dans des circonstances particulières, peuvent, en se combinant avec lui, donner naissance à des éthers, ainsi que nous l'avons dit. Il dissout tous les sels déliquescents, les huiles essentielles, plusieurs huiles fixes, les résines, les baumes, le camphre et plusieurs substances animales, telles que le lait, le sang, l'albumine, etc.

§ III. *Effets sur les animaux.* — Les expériences que nous avons entreprises sur des lapins auxquels nous avons fait avaler un scrupule d'esprit-de-vin rectifié nous ont montré que ces petits animaux commencent aussitôt par courir à droite et à gauche; quelques minutes après ils avaient des mouvements convulsifs incertains, ou paraissaient agités; ensuite ils se couchaient sur les jambes postérieures, la bouche béante tournée vers le ciel; ils devenaient inquiets, haletants, et au bout de quatre heures ils tombaient dans une sorte d'assoupissement précurseur de leur mort. L'autopsie de ces petits cadavres a montré les méninges injectées ainsi que la substance du cerveau et du cervelet, les poumons engorgés de sang, l'estomac et le canal intestinal phlogosés.

D'après les expériences de Brodie, les animaux qui meurent par l'effet de l'alcool offrent toujours des traces profondes d'une phlogose dans les voies gastriques. — M. Flourens a cru pouvoir établir, d'après un grand nombre d'expériences qui lui sont propres, que l'alcool agit exclusivement et d'une manière particulière sur le cervelet.

§ IV. *Effets sur l'homme en santé.* — Il n'était certainement pas nécessaire, pour avoir une connaissance exacte des effets de l'alcool sur l'homme en santé, d'avoir recours à des expériences particulières ; nous avons malheureusement tous les jours sous les yeux les effets, parfois si tristes, de cette liqueur sur des hommes adonnés à la passion de boire. Il est aisé de voir que, pris à dose modérée, l'alcool produit de la chaleur à l'estomac et à tout le corps ; il accélère la circulation du sang, colore la peau, excite tout le système nerveux, réveille une gaieté extraordinaire et donne aux individus plus d'activité pour remplir les différents exercices de la vie. Pris à forte dose il produit de la soif, une ardeur dans l'estomac, de la sueur abondante ou une sécheresse à la peau ; il rend la démarche chancelante, trouble et bouleverse toutes les idées ; il émousse la sensibilité, donne enfin le délire de l'ivresse avec toutes les formes variées que le tempérament de l'individu et ses habitudes morales et physiques lui impriment. L'alcool exalte, il est vrai, le courage, la bravoure ; mais il survient ensuite de la langueur et de la somnolence. En élevant considérablement les doses, on peut donner lieu à des désordres fort graves, tels que le vomissement intermittent, ou une petitesse extrême du pouls, un froid glacial, la pâleur cadavérique, l'insensibilité, l'assoupissement, l'immobilité, l'apoplexie, l'asphyxie et la mort. Si l'alcool pris à plus petites doses ne donne pas des résultats aussi graves ni aussi prompts, ses effets n'en sont pas moins fâcheux lorsque son usage est continué pendant assez longtemps. La digestion en souffre la première, l'appétit se perd, la soif augmente, l'haleine devient fétide, le goût

s'éteint, et on éprouve tous les jours en s'éveillant des nausées et même un vomissement de matières aqueuses. Parfois la diarrhée, la dysenterie, la lienterie succèdent aux symptômes précédents. Une légère phlogose, qui devient chronique, s'empare de tout l'appareil gastrique, qui finit par l'induration squirrheuse du foie, par des callosités et des ulcérations dans les intestins, de calculs rénaux, avec dysurie, ischurie et autres symptômes plus ou moins graves. Ces désordres ne s'arrêtent pas là. La mémoire se perd, la gaieté se change en tristesse, en taciturnité, en stupidité ; des vertiges, des tremblements dans les membres, des mouvements convulsifs, un état comateux ; en un mot, on voit survenir tous les symptômes du *delirium tremens potatorum* (1). Pour de plus amples détails sur les effets délétères de l'abus des boissons alcooliques, nous renvoyons aux ouvrages de Carminati (2), de Léveillé (3), de Rush (4) et autres, que nous passons sous silence.

§ V. *Effets dans les maladies.* — Tous les médecins conviennent de l'utilité de l'alcool dans le traitement des maladies hyposthéniques, vu sa qualité stimulante diffusible très-énergique. On le prescrit ordinairement dans les mêmes cas où sont indiqués les éthers et l'ammoniaque (*Voy.* ces articles). En thérapeutique cependant l'alcool n'est jamais employé pur, si ce n'est à l'extérieur. On l'affaiblit ordinairement avec de l'eau aromatisée ou avec un sirop quelconque. Je ferai observer néanmoins que plusieurs

---

(1) Il est pénible de voir des artisans qui contractent la malheureuse habitude de se saturer plus ou moins d'alcool chaque matin et dans le cours de la journée, à des époque où l'estomac est ordinairement vide d'aliments. Il en résulte que partout où l'usage de l'alcool est excessif, le tremblement des membres est très-commun et le délire très-fréquent (*delirium ebriositatis*). Le docteur Kriebel, de Berlin, en attribuant ce *delirium* à l'insomnie, n'a-t-il pas pris l'effet pour la cause ? V. Léveillé, *De la folie des ivrognes.* Paris, 1832, p. 257.   (*N. d. Trad.*)

(2) Hyieia, Therap. et mat. med. Milan.

(3) Histoire de la folie des ivrognes. Paris, 1832.

(4) An inquiry in to the effects of ardent spirits, etc. Philadel Rust's Repertorium, XVI, p. 117.

praticiens prescrivent les alcooliques dans certaines maladies qu'ils caractérisent hyposthéniques, sans qu'elles soient telles en réalité. — Je ne reproduirai pas ici les considérations que j'ai exposées aux articles *Ammoniaque*, *Ethers*, *Opium*, relativement aux maladies de nature phlogistique ou douteuse ; j'y renvoie le lecteur, puisque les mêmes idées trouvent ici leur application; j'ajouterai seulement que la dyspepsie, les indigestions, les faiblesses d'estomac, pour lesquelles on préconise les alcooliques, n'entrent point dans cette catégorie. Nous verrons plus loin que la dyspepsie ne constitue pas à elle seule une maladie, elle n'est que le symptôme d'une altération particulière de l'appareil gastrique. Lorsqu'un malade atteint de cette affection s'est bien trouvé de l'usage de quelque teinture alcoolique, il faut, avant d'en attribuer les effets à l'alcool, voir quels sont les éléments qui la composent : vous y trouverez ordinairement plusieurs principes de nature opposée à celle de l'alcool, et qui neutralisent plus ou moins cette dernière substance.

§ VI. *Action mécanique.* — L'alcool est un agent physique fort actif, très-usité en thérapeutique ; appliqué sur une partie quelconque, il la contracte, la crispe, la durcit à l'instar des astringents énergiques. Aussi l'alcool devient-il souvent, entre les mains d'un chirurgien habile, d'un secours précieux. Il arrête les hémorrhagies, les phlogoses dès leur début, notamment les phlogoses traumatiques, les engelures et autres lésions analogues. Les eaux vulnéraires, dites de Cologne, des Carmes, tant vantées, ne doivent leur vertu qu'à l'action astringente mécanique de l'alcool qu'elles contiennent. Nous parlerons ailleurs de la manière particulière d'agir des astringents contre certaines inflammations; nous ferons voir qu'ils ne sont pas toujours aussi utiles qu'on le pense, car ils ne les arrêtent pas dès le commencement, ils les augmentent. Il y a des cas dans lesquels l'indication thérapeutique est d'augmenter l'état de phlogose d'une partie pour en accélérer la marche et la résolution, ou pour obtenir l'adhésion des parties écartées. En pareille occurrence l'alcool devient, par son action physique, un auxiliaire excellent, d'autant plus qu'on peut à volonté le rendre moins actif en y ajoutant de l'eau pure. L'alcool est d'un puissant secours dans les hémorrhagies externes. Appliqué sur les blessures, les déchirures, ou sur les membranes muqueuses saignantes, il crispe les tissus organiques, il coagule le sang et il arrête par là les hémorrhagies. Pourtant, si l'on prescrit l'alcool dans des cas d'hémorrhagie externe, d'épistaxis ou de métrorrhagie, il faut tenir compte de la condition des organes; on pourrait causer des accidents fort graves: tel est le cas, par exemple, d'hémorrhagie utérine durant la grossesse ou après l'accouchement. Il est clair que dans cette circonstance l'écoulement tient ordinairement à un état de phlogose de la matrice, et que l'alcool ne pourrait que l'augmenter (1).

L'alcool possède encore une autre propriété mécanique, c'est de se volatiliser promptement et d'enlever par conséquent beaucoup de calorique des parties environnantes. Sous ce rapport il offre beaucoup d'analogie avec les éthers dont nous avons déjà parlé. Il est bon néanmoins de faire remarquer que comme l'alcool est moins volatil que l'éther, appliqué sur les parties enflammées il pourrait agir mécaniquement comme styptique, et être en même temps absorbé, d'où il s'ensuivrait un effet hypersthénisant très-puissant. Aussi, lorsqu'on veut le prescrire comme remède évaporant, et en prévenir l'effet dynamique, est-il important de couvrir la région où on l'applique d'une pellicule fort mince, et de ne verser l'alcool que par-dessus et petit à petit au fur et à mesure qu'il se volati-

---

(1) Nous croyons que l'auteur est dans l'erreur en disant que d'ordinaire les hémorrhagies qui accompagnent la grossesse ou qui succèdent à l'accouchement tiennent à une phlogose de la matrice. Selon nous, elles se rattachent souvent à d'autres causes, telles que l'inertie, le spasme, la faiblesse ou le relâchement du tissu de l'utérus; elles dépendent aussi parfois de la déchirure partielle de quelques ramifications vasculaires sanguines. L'état de pléthore ou de stase sanguine des vaisseaux utérins peut également donner lieu à une hémorrhagie; mais il y a loin de la simple congestion à la véritable inflammation. Les hémorrhagies qui surviennent pendant les premières vingt-quatre heures de l'accouchement coïncident souvent avec une irrégularité ou un défaut de contraction de la matrice. Il est clair qu'il y a dans plusieurs de ces cas des indications particulières à remplir, indications qui ne peuvent pas complétement ressortir de l'idée de phlogose que M. Giacomini a semblé établir d'une manière générale.

(N. des trad.)

lise. Les propriétés chimiques de l'alcool sont multiples. Celle qui le rend le plus utile en pharmacologie, c'est de dissoudre un grand nombre de substances et de les conserver; aussi s'en sert-on comme d'un véhicule précieux dans la préparation d'une foule de remèdes. Les résines se dissolvent dans l'alcool. L'alcool pourrait devenir d'un puissant secours mécanique dans les coliques dues à la présence de ces substances dans les intestins. De ce nombre sont, par exemple, la gomme-gutte, le jalap, la scammonée, etc. (1). Les douleurs de ventre, dans ce cas, dépendent de ce que les parcelles résineuses, ne se mêlant pas aisément avec les humeurs animales, et n'étant pas aisément assimilées, irritent par leur présence les plis de la muqueuse sous lesquels elles s'arrêtent. Quand l'action d'un drastique résineux est excessive, qu'elle produit des évacuations trop abondantes et accompagnées de douleurs intestinales, l'alcool peut modérer cet état, et cela de deux manières: par son action dynamique et par son action chimique. Par la première, il combat l'hyperpurgation en élevant la vitalité de l'organisme et du canal intestinal; par la seconde, il dissout la résine et apaise les coliques. Les purgatifs résineux, effectivement, qu'on administre sous forme de teinture alcoolique ou d'élixir, comme ceux de Le Roy, par exemple, ont beaucoup moins d'activité que lorsqu'on les administre en substance, et ne donnent pas de coliques, ce qui dépend de la modification que leur fait subir l'alcool. Nous reviendrons sur ce sujet (2).

---

(1) On ne saurait trop comprendre comment l'alcool pourrait calmer une colique due à des substances résineuses, purgatives, irritantes, en les dissolvant; car il ne ferait par là qu'augmenter les points de contact de la substance irritante avec la muqueuse. C'est là, du reste, une question que l'expérience seule peut confirmer ou infirmer. Selon nous, les meilleurs moyens pour calmer les coliques de cette nature sont les remèdes enveloppants, tels que les huileux et les mucilagineux.

(N. des trad.)

(2) L'auteur nous permettra de n'être pas de son avis, soit sur la propriété purgative moins active lorsqu'une résine est dissoute dans l'alcool, soit sur l'absence des douleurs intestinales lorsqu'on avale des solutions drastiques spiritueuses, telles

§ VII. *Mode d'administration.* — L'alcool pur, c'est-à-dire de 42 à 43 degrés de l'aréomètre de Baumé, ne peut servir que comme remède mécanique pour soustraire la chaleur animale en vertu de sa volatilisation. On ne l'administre ordinairement à l'intérieur que délayé dans l'eau ou en union d'un sirop quelconque, etc. La dose par bouche est de deux à quatre gros jusqu'à une once.

FORMULE-MODÈLE.

Potion excitante de Frank.

♃ Esprit-de-vin rectifié.. demi-once.
  Eau de fontaine......... six onces.
  Miel purifié............. demi-once.
M. A prendre en trois fois.

RHUM (*spiritus sacchari*).

Nous devons dire un mot sur le *rhum*, c'est-à-dire de l'alcool impur qu'on prépare au moyen de la fermentation et de la distillation du suc de canne à sucre. Il ne diffère de l'esprit-de-vin et de l'eau-de-vie ordinaire que par quelques propriétés particulières; il s'offre avec les caractères suivants : il est d'une couleur jaune-obscur, de saveur chaude et un tant soit peu âpre, amère, d'une odeur aromatique particulière et de consistance huileuse. Le rhum contient effectivement des principes mucilagineux et une huile empireumatique âcre, pénétrante. Le rhum produit sur l'économie des effets tout à fait pareils à ceux de l'eau-de-vie. Lorsqu'on en boit une petite quantité, on éprouve une sorte de liberté inusitée dans la respiration; à doses élevées et continues, il ne produit pas des effets tout à fait pareils à ceux de l'eau-de-vie ou de l'alcool. Aux Iles où on fabrique du rhum, le peuple en boit en grande quantité, et pourtant on n'observe pas de ces graves dérangements d'estomac qu'offrent tous les jours nos grands buveurs d'eau-de-vie. Les insulaires ordinaire-

---

que l'élixir de Le Roy. Nous croyons que toute résine purgative a toujours une action plus prompte et plus énergique lorsqu'elle est dissoute par l'alcool, et que les coliques qu'elle donne ordinairement tiennent plutôt à son action particulière, âcre, irritante sur l'appareil gastrique, qu'à sa présence dans les plis intestinaux comme simple corps étranger.

(N. des trad.)

ment engraissent par l'usage du rhum, tandis que nos ivrognes, au contraire, maigrissent le plus souvent. Il n'est pas rare de voir chez les premiers des vieillards. Chez nous, au contraire, on brûle pour ainsi dire l'existence à la fleur de l'âge. Qu'on ne vienne pas nous dire que même parmi nous il y a des exemples d'individus habitués dès leur première jeunesse aux boissons alcooliques, et qui parviennent à un âge décrépit. De pareils exemples sont fort rares, et on ne les rencontre que parmi quelques sujets privilégiés d'une organisation athlétique. On pourrait croire d'après cela que le rhum renferme quelque principe de vertu opposée à celle de l'alcool. Ce principe serait-il l'huile empireumatique ou le mucilage qu'on y rencontre? C'est une question à éclaircir. Je ne dois pas quitter ce sujet sans faire remarquer que le rhum a trouvé un panégyriste exagéré dans le docteur Pollon, qui l'a préconisé dans le traitement d'un grand nombre de maladies pulmonaires chroniques, telles que asthmes, catarrhes, phthisies, etc. Il assure avoir obtenu des guérisons étonnantes par la simple administration journalière d'une cuillerée de rhum dans du sirop. Si ces faits sont exacts, on pourrait expliquer l'utilité du rhum par son action sudorifique, ou bien par une sorte de déplacement qu'il opère de l'irritation chronique des voies aériennes sur le système gastrique; ou bien enfin l'asthme, et les catarrhes chroniques, dont il est question dans le livre de Pollon, n'étaient que des affections dépendantes d'une faiblesse générale.

ESPRIT DE CERISES (*(spiritus cerasarum)*).

Relativement à l'esprit de cerises, connu sous le nom allemand de *kirschwasser*, nous nous bornerons à dire qu'il n'est qu'un alcooloïde d'une composition très-variable; il contient de l'alcool, de l'eau et de l'acide hydrocyanique, dans des proportions indéterminées. On obtient cet esprit par la fermentation et la distillation des cerises pilées avec leurs noyaux. Nous reviendrons sur cette substance au sujet de l'acide hydrocyanique, dont les vertus sont opposées à celles de l'alcool.

VIN (*vinum*).

§ Ier. *Caractères physiques.* —Le vin est aussi un produit de l'art qu'on obtient, comme on sait, par la fermentation du moût ou suc de raisin (*vitis vinifera*, clas. *pentandria*, ord. *monoginia*, *L.*). Chaque contrée où l'on cultive ce précieux végétal, comme en Italie, en Grèce, en Espagne, en Hongrie, dans le midi de la France, etc., donne ses vins particuliers. Ils varient selon les espèces et le mode de culture des vignes, selon le climat, l'exposition et la nature du sol, la maturité plus ou moins avancée du raisin, etc.; ils varient également en raison des procédés qu'on emploie dans la fabrication. La qualité des vins dépend spécialement de la proportion d'alcool, de matière sucrée et d'acide carbonique qu'ils renferment, et enfin de leur bouquet particulier. On appelle généreux les vins qui sont riches en alcool. S'ils sont chargés de matière sucrée non encore fermentée, ils prennent le nom de vins-liqueurs; on les appelle enfin vins mousseux s'ils sont plus ou moins saturés de gaz acide carbonique. La couleur, la densité, le goût, l'odeur, etc., des vins, les ont fait distinguer en blancs, rouges, épais, légers, doux, amers, acides, avec ou sans bouquet, etc.

§ II. *Notions chimiques.* — Tout vin donne à l'analyse beaucoup d'eau, mêlée d'une quantité d'alcool en proportions variées, dont la moindre serait, d'après plusieurs chimistes, de sept centièmes, et la plus forte de vingt-cinq. On y trouve en outre un peu de mucilage et des principes sucrés, un élément analogue aux huiles volatiles qui en forment le bouquet, de l'extractif, de la matière colorante et du tannin; quelque sel à base de potasse, de chaux, d'alumine; quelque acide libre, tel que le tartarique, l'acétique, le malique, et le gaz acide carbonique. Toutes ces matières varient dans leurs proportions, selon la qualité du vin. Nous renvoyons, pour de plus amples détails sur ce sujet, et spécialement pour la théorie de la fermentation, aux traités de chimie.

§ III. *Effets sur les animaux.* — Les effets du vin sur les animaux sont analogues à ceux de l'alcool délayé dans beaucoup d'eau; leur différence d'intensité tient à la proportion plus ou moins grande d'alcool qu'ils renferment,

§ IV. *Effets sur l'homme en santé.* —

Tout le monde connaît l'action qu'exerce le vin sur l'homme. Bien que la nature ne nous l'ait pas fourni tout préparé, nous l'avons pourtant introduit au nombre de nos agents diététiques ordinaires; c'est peut-être pour cette raison que les effets du vin sur l'économie varient lorsqu'on en boit pour la première fois. A une dose modérée, le vin n'est qu'un simple stimulant chez les personnes habituées à son action. La même dose devient hypersthénisante chez les personnes qui en boivent pour la première fois. Il provoque même des vertiges ou un trouble des facultés intellectuelles. Le vin bu modérément fortifie, anime, égaye, éclaircit les idées, et répand une douce chaleur sur toute l'économie. Si on en prend cependant en grande quantité, et notamment pour la première fois, on éprouve d'abord une chaleur générale, la circulation et la respiration s'accélèrent; ensuite la joie devient graduellement turbulente et se transforme en déraison; la parole, qui dès le commencement avait acquis une prodigieuse volubilité, devient confuse, mal articulée, rauque et lente; des vertiges, des étourdissements, des illusions diverses se déclarent, puis des lassitudes, de la faiblesse, un tremblement dans les membres, la vacillation, et enfin la perte complète de l'équilibre. L'appétit disparaît; une soif intense qu'on dirait ne pouvoir être étanchée tourmente sans cesse; la digestion s'arrête, des nausées et des vomissements donnent quelque soulagement passager, des sueurs coulent en abondance de la surface du corps et maintiennent l'ivrogne dans une espèce de bain général; souvent même les urines s'échappent à son insu. Finalement, un long et profond sommeil met fin à cet état. Le lendemain, le tout est calme, les fonctions physiques et morales reprennent leur cours habituel. En s'éveillant, l'ivrogne ne conserve aucun souvenir de son état précédent, ou bien il n'en a que des idées très-confuses. Si l'état d'ivresse se reproduit souvent, à de courts intervalles, s'il devient habituel en d'autres termes, des accidents bien plus graves se manifestent. Une insomnie complète tourmente toujours les buveurs; ils ont souvent la fièvre, des coliques, des spasmes, la chaleur cutanée très-élevée, des sueurs fétides sur tout le corps et plusieurs symptômes qui caractérisent le *delirium tremens*. Enfin, la sensibilité s'affaiblit, survient le coma apoplectique, la paralysie, et

enfin la mort termine cet état (1). On voit, par tout ce que nous venons de dire, qu'on peut produire à l'aide du vin tous les effets de l'alcool, mais d'une manière plus lente. Les mêmes altérations organiques existent d'ailleurs sur les cadavres. Tout ce que nous avons dit, du reste, des infirmités produites par l'abus de l'alcool s'applique exactement au sujet qui nous occupe. On peut donc dire en thèse générale que les effets du vin sur l'économie dépendent uniquement de l'alcool qu'il renferme; son action, par conséquent, est *hypersthénisante-spinale*. Plus le vin est alcoolisé, plus cette action est énergique. Nous ne voulons pas dire par là que les autres principes qui constituent le vin soient inactifs; ils délayent, modifient ou même corrigent l'action de l'alcool. C'est d'après ces modifications et par la nature même de ces principes qu'on observe quelques différences dans les effets des vins. On sait, par exemple, que les vins mousseux sont diurétiques, et que celui de Bordeaux au contraire est astringent, etc. Il est d'observation, d'ailleurs, que les vins généreux forts portent plus promptement à la surexcitation cérébro-spinale et gastrique et à l'ivresse que les vins doux, liquoreux, qui sont plus nourrissants, plus toniques que les premiers, mais moins irritants, et que les vins aromatiques sont moins enivrants et plus stomachiques que les spiritueux. — Il nous resterait pour compléter ce sujet à discuter deux questions de quelque importance: l'une relative à l'action des éléments extractifs, salins et acides qu'on rencontre dans le vin; l'autre, à l'usage diététique de ce liquide. Nous en parlerons plus loin. Tout ce que nous voulons établir pour le moment, c'est que le vin, de même que l'alcool, jouit d'une action hypersthénisante cardiaque, céphalique et spinale, et que cette dernière l'emporte principalement sur toutes les autres. — Quant au degré comparatif d'énergie des différentes qualités des vins, il pourrait être mesuré d'après la quantité d'alcool qu'ils contiennent. Les vins mousseux sont à conditions égales toujours plus faibles, parce que l'acide carbonique qu'ils con-

<hr>

(1) Denique cur hominem quem vini vis penetravit
  Acris, et in venas discessit diditus ardor;
  Consequitur gravitas membrorum, præpediuntur
  Crura vacillanti, tardescit lingua, madet mens,
  Nant oculi, clamor, singultus, jurgia gliscunt?

  Lucret. De rerum natura, lib. iii

tiennent agit dans un sens contraire à l'alcool. Nous reviendrons sur ce sujet.

§ V. *Propriétés médicinales.* — Les effets du vin dans les maladies viennent à l'appui des considérations que nous venons de signaler. Ce n'est pas sans raison que depuis un temps immémorial on a appelé le vin *cardiacum cardiacorum*, et qu'on l'a prescrit généralement contre tous les empoisonnements dits *froids* par les anciens; tels sont par exemple ceux que produisent la jusquiame, l'aconit, la ciguë, les amandes amères. On peut voir à ce sujet les livres de Macrobe (1), de Dioscoridè (2), de Celse (3), d'Androcide qui, en écrivant à Alexandre, disait : *Cicuta homini venenum est, sicut vinum* (4). De nos jours on peut également avoir recours au vin dans les cas d'empoisonnement par ces substances, si on n'a pas sous la main des remèdes plus énergiques, plus excitants. Souvent un seul verre de vin généreux a été suffisant pour dissiper les premiers phénomènes d'une très-forte action de l'eau coohibée de laurier-cerise, à arrêter les vomissements, les évacuations alvines, les sueurs excessives, et dissiper les défaillances, l'abattement causés par la frayeur, le froid, la faim, à combattre les vertiges produits par la fumée du tabac et par les exhalaisons méphitiques.

L'état de langueur, d'abattement que produisent les maladies graves et les longues convalescences, est souvent heureusement combattu par le vin. Dans le traitement des maladies hyposthéniques en général, on a porté aux nues, et avec raison, les effets salutaires du vin. Il ne faut pas cependant se méprendre sur la nature de la faiblesse qu'offrent beaucoup de malades; elle n'est souvent qu'apparente, et si l'on ne tenait pas compte de sa véritable condition pathologique, on pourrait l'augmenter singulièrement par l'usage du vin. Souvent l'abattement n'est qu'une sorte d'appendice de la maladie dépendant de l'espèce d'inertie qu'éprouvent les organes à la suite de grands dérangements inflammatoires. Cet état se dissipe spontanément avec le temps, et il serait à craindre que l'usage du vin ne reproduisît la maladie. Si cependant la faiblesse paraît tenir à l'effet d'un trai-

tement antiphlogistique trop énergique, l'usage modéré du vin pourrait être utile. Il importe cependant, avant d'administrer ce moyen, que la condition pathologique soit complétement dissipée.

Je sais bien que cette pratique est blâmée par plusieurs praticiens, parce que, dit-on, elle expose à la reproduction des accidents inflammatoires; mais, je le demande, est-ce qu'un malade déjà atteint d'affection hypersthénique reste toujours sous l'influence de la même diathèse? Non assurément; et il est facile de comprendre que dans une maladie inflammatoire, par exemple, qui n'avait besoin pour se dissiper que de la soustraction de huit onces de sang, si on en tire douze, la diathèse se trouve changée, et le malade offre une faiblesse véritable due à l'excès du traitement antiphlogistique; cette faiblesse-là peut être combattue par le vin. Cette considération m'engage à répéter sans cesse à mes élèves qu'on ne doit traiter les maladies qu'avec beaucoup de prudence, sous peine d'être obligé plus tard de combattre des maladies secondaires dues à une médication excessive ou trop énergique. Pour le reste des effets thérapeutiques du vin, je renvoie le lecteur à l'article Alcool.

§ VI. *Action chimique.* — Comme agent mécanique, le vin n'agit que par l'alcool qu'il contient; il est légèrement astringent; les autres éléments y sont en quantité si minime, que nous ne saurions leur attribuer une action évidente (1). Comme moyen légèrement astringent, le vin est employé en petit bain et en fomentations contre les enflures chroniques externes et les contusions récentes. — La pratique d'injecter le vin ou de faire pénétrer ses vapeurs dans l'abdomen après la paracentèse, bien qu'elle ait réussi une fois à Warre (2) et une autre fois à Lhomme (3), ne saurait être recommandée par les médecins prudents.

---

(1) Les vins rouges renferment, indépendamment de l'alcool, un peu de tannin qui leur communique un goût âpre, de la matière colorante, de l'hydrochlorate de soude, du tartrate de chaux, du sulfate de potasse, etc., et des acides libres : tous ces principes peuvent aussi contribuer aux qualités astringentes dont ils jouissent.

(*N. des trad.*)

(2) Philos. transact., vol. XLIX, P. XII, p. 484.

(3) Arch. génér. de médec., t. XIII, février 1827.

---

(1) Saturnal., VII, cap. VI.
(2) Lib. V, cap. XI.
(3) De re medica, lib. V, cap. XXVII.
(4) Hist. Plinian. VII, cap. XCV.

Beaucoup de malades effectivement ont été victimes de cette imprudente application incendiaire.

§ VII. *Mode d'administration.* — Tout le monde connaît la manière d'administrer le vin. C'est donc plutôt dans le choix de l'espèce, dans le degré de délayement et dans la dose que le jugement du médecin est nécessaire. Ces conditions ne peuvent être déterminées que par l'examen des conditions du malade, les exigences et les habitudes de l'organisme.

(*Note d. trad.*) Nous croyons qu'il n'est pas superflu d'indiquer ici les différentes maladies où l'usage du vin a été préconisé par plusieurs écrivains. — Welse, De Haen, Brera, Strambio, trouvèrent très-efficace le vin, même à forte dose, pour calmer et guérir la colique métallique. Neumann, Tissot, Borsieri, Manni et nombre d'autres praticiens ont reconnu que dans certaines fièvres intermittentes, rebelles au quinquina et à d'autres fébrifuges, il n'y avait de meilleur remède que le bon vin à fortes doses. Huxham le vante beaucoup dans les fièvres nerveuses, lorsque le collapsus et l'épanouissement sont parvenus à un très-haut degré. Voici ses propres paroles : *In tali profuso et colliquativo sudore, sæpius vini generosi rubri parvam quantitatem maxima dedi cum utilitate*(1). De Mexa s'exprime ainsi : *Omnibus cordiacis palmam præripit vinum rhenanum ad uncias duas omni bihorio datum e cujus usu pulsum pleniorem fiet; coma imminui, optimi est augurii.* M. Petit prescrit le vin, lorsque la fièvre typhoïde s'accompagne d'un état de faiblesse très-prononcé et de coma. — Les anciens, entre autres Arétée, conseillaient, dans les péripneumonies des vieillards, le vin à petites doses répétées. Laennec et Moscati le prescrivent également dans les mêmes cas. M. Chomel dit s'être bien trouvé de l'emploi du vin dans la pneumonie des ivrognes. Dans certaines pneumonies épidémiques ou dynamiques, Stoll, Huxham, Frank, Pinel et autres assurent que les saignées sont meurtrières, tandis qu'on a presque toujours à s'applaudir du prompt usage des toniques et notamment du vin généreux.

M. Guersant vante le vin et autres toniques pour remédier à l'incontinence d'urine chez les enfants pendant le sommeil. Les lavements vineux sont recom-

mandés par Frank dans certaines diarrhées opiniâtres sans fièvre. On préfère, contre le scorbut, l'emploi du bon vin à tout autre moyen. On doit aussi, d'après plusieurs praticiens, considérer le vin comme un excellent auxiliaire de tout remède contre les scrofules. — Les vins amers à forte dose ont été vantés pour expulser le tænia. — Rush, Hosack, Schneider et autres, qui regardent le tétanos comme une maladie essentiellement hyposthénique, recommandent pour le combattre l'administration du vin et de l'alcool. On sait que Léveillé et Stokes admettent deux espèces de *delirium tremens.* 1° Ou le malade, abusant continuellement des boissons spiritueuses, est subitement mis à un régime austère et à l'eau pure; 2° ou un individu, non habitué aux alcooliques, s'y livre avec excès tout d'un coup. Dans le premier cas, le délire tremblant est dû à la privation absolue des liqueurs alcooliques, et doit être traité par les hypersthénisants, tels que le vin, l'eau-de-vie, l'opium (1). — On connaît assez l'utilité du vin injecté dans la vaginale testiculaire pour la guérison de l'hydrocèle. On vante aussi l'efficacité des injections vineuses contre certaines blennorrhagies et leucorrhées. L'application des compresses de vin sur les gerçures du mamelon est conseillée par un grand nombre de praticiens. — Greenbon recommande le vin contre les brûlures; il couvre les parties brûlées de compresses imbibées de vin, ou d'alcool mêlé d'eau, pour provoquer, dit-il, une réaction subite. — Les bains vineux, les pédiluves et les fomentations de même substance, notamment des vins médicinaux, ont été préconisés contre certains rhumatismes chroniques, contre les paralysies, la goutte, la sciatique, l'œdème des extrémités, et notamment des articulations tibio-tarsiennes. — Nous allons nous borner à présenter ici quelques formules des plus usitées de vins médicinaux. Nous devons cependant faire remarquer que plusieurs de ces vins contiennent des substances dont la vertu dynamique est opposée à celle de l'alcool.

Vin diaphorétique de Huxham.

℞ Vin de Malaga,   10 gros.
  Tartre émétique,   1 grain.
A donner 30 à 40 g. toutes les deux heures.

---

(1) Opera, tom. II, p. 88.

(1) Histoire de la folie des ivrognes par Léveillé. W. Stokes; Nib. d. Heil. der inn. Krankh. Leipz., 1835.

Vin. antiscorbuticum.

♃ Rad. recent. raphani rustic., 1 livre.
  Bardanæ, 5 onces.
  Fol. recent. cochlear., 6 onces.
  Nastur. aquat., ibid.
  Benabungæ, ibid.
  Fumariæ, ibid.
  Seminis sinapi, ibid.
  Salis ammoniaci, 3 onces.
Incisa et contusa infundantur per octo dies cum vini albi libr. 36. Expressa filtrentur.

Dosis. Datur per cyathos.

Vinum diuretico-catharticum.

♃ Rad. irid. Florent., 2 onces.
  Encilæ, demi-once.
  Scillæ, ibid.
  Sennæ, 2 onces.
  Jalap, 2 drachmes.
  Vini albi, 4 livres.
Infunde frigide.
Dosis. Onces 2 à 4 mane.

Vin. am. Ædimburgensium.

♃ Rad. gentian., demi-once.
  Cortic. peruv., 1 once.
  Aurant. recent., demi-once.
Winterani, 1 drachme.
  Infundantur calide cum vini opt. lib.
  2. Add. 4 onces.
  Alcool, 4 onces.
Post macerationem 14 dierum filtretur.
Dosis. Cochleatim.

Vinum chalybeatum.

♃ Limaturæ ferri, 4 onces.
  Cinnam., demi-once.
  Macis, ibid.
Crassiuscule contusa misceantur et infundantur cum vini Rhenani 4 liv.
Digerantur per mensem sub frequenti agitatione in vaso clauso deinde colentur.

Dosis. Cyathim.

Vinum stypticum.

♃ Foliorum rosismarini, 1 once.
  Corticis granatorum. ibid.
  Rosarum rubrarum, ibid.
  Aluminis, demi-once.
Omnia contusa infundantur in vini rubri optimi, 3 liv.
Macerentur per viginti quatuor horas; dein cola.

Dosis. 1 à 2 onces.

Vinum opj. compositum, vel *Laudanum liquidum Sydenhami.*

♃ Opj., 2 onces.
  Croci., 1 once.
  Cinnamom., 1 drachme.
  Coryophyllorum, ibid.
  Vin. Hispanici, 12 onces.
Incis. infundantur per triduum, deinde filtrentur.

Dosis. Datur 15 à 20 goutt.

ORDRE V^E.

HYPERSTHÉNISANTS GASTRO-ENTÉRIQUES.

L'estomac est le premier viscère qui est ordinairement touché par les médicaments, oar on les donne le plus souvent par bouche; les intéstins viennent après. Malgré cela, ce ne sont pas toujours les fonctions de l'appareil gastrique qui paraissent sensiblement altérées les premières par l'action du remède; c'est ce que nous avons déjà fait observer en traitant de l'ammoniaque, de l'opium et de l'alcool. S'il est vrai que l'action dynamique des médicaments commence lorsque l'action physico-mécanique est sur le point de cesser; s'il est vrai que c'est l'assimilation organique qui fait cesser cette dernière et développer l'effet constitutionnel; s'il est vrai enfin que l'assimilation même est due à une force vitale du système vasculaire, il est également vrai que l'estomac, lorsque le remède est ingéré, bien qu'il soit le premier à en éprouver l'action physico-mécanique, peut assez souvent être le dernier à ressentir l'effet dynamique ou vital. Nous avons déjà fait remarquer qu'ordinairement l'action mécanique est de peu de durée, car l'estomac a en lui-même le pouvoir et les moyens de l'anéantir. L'alcool, par exemple, qui fait rider les tissus morts, qui fait crisper, bien qu'à un moindre degré, la peau vivante, n'exerce pas une action mécanique aussi prononcée sur la muqueuse gastrique; aussitôt arrivé effectivement sur cette membrane, il est résorbé et assimilé. Les resserrements et les callosités qu'on rencontre parfois sur les cada-

vres des grands buveurs ne démentent pas ce que nous venons d'avancer, puisque dans ces cas les altérations organiques n'ont eu lieu qu'après de longs abus et à la suite de gastrites prolongées, etc. — D'ailleurs, nous ne nions pas qu'il ne puisse arriver à la longue dans l'estomac ce qui a lieu dans d'autres organes; mais nous nions que, dans un estomac sain, l'alcool puisse occasionner tout à fait les mêmes résultats mécaniques qu'il détermine sur le derme vivant et sur la peau morte.

Il y a des substances hypersthénisantes qui développent plus promptement et plus visiblement leur action dynamique sur tout le canal gastro-entérique qu'ailleurs. Il est aisé de comprendre, d'ailleurs, que les effets qui ont lieu dans l'estomac dépendent uniquement de ce que les molécules du remède se trouvent en contact avec la muqueuse, et que l'action mécanique ne peut conséquemment pas être évitée; mais cette action elle-même peut être anéantie en grande partie par l'effet dynamique. Les nerfs ganglionnaires de l'estomac, sur lesquels porte l'action dynamique, ne se trouvent pas à découvert à sa surface; ils ne peuvent donc recevoir l'impression du remède que par le passage du chyle à travers les vaisseaux lymphatiques, ou bien par l'intermédiaire du sang, ou bien enfin par le travail d'endosmose qui s'opère dans les tissus du même viscère. (*V.* Prolégomènes.)

Pour bien saisir l'action des hypersthénisants gastro-entériques, il faut se rappeler qu'il y a dans l'ensemble des actes de la digestion des fonctions actives et d'autres qui sont purement passives, et que de toutes ces fonctions la plus essentielle est la préparation et l'absorption du chyle. Ce travail a pour but de fournir au sang les nouveaux matériaux qui doivent réparer ces pertes. Les vaisseaux lymphatiques qui entrent dans cette fonction exercent, sans contredit, une action active. L'action vermiculaire de l'organe digestif est également active, et est sans doute provoquée par le stimulus des aliments, et probablement par le mucus et les autres sucs gastriques qui abreuvent continuellement la membrane muqueuse. Ce qui prouve cette dernière assertion, c'est que les intestins offrent des mouvements vermiculaires plus actifs à jeun qu'à estomac plein. Une troisième fonction active est celle de la sécrétion du mucus et des autres humeurs qui provoquent l'action vermiculaire et qui servent en même temps à changer les aliments en chyle. Cet acte sécréteur s'étend aux cryptes muqueux, à la muqueuse elle-même, aux glandes salivaires, au foie et au pancréas. Le passage cependant de ces humeurs à travers les conduits excréteurs est purement passif, il suppose effectivement un relâchement, un abandon absolu de leur part pour le passage du liquide. — Le sentiment de la faim et de la soif est également un acte passif et dépend de l'absence de stimulus des organes. Ainsi donc, nous pouvons regarder comme des fonctions actives, dans la digestion, l'absorption, le mouvement vermiculaire, la formation des humeurs digestives; comme passives, au contraire, la sécrétion ou l'effusion de ces humeurs, le sentiment de la faim et de la soif.

Cela posé, il est facile de comprendre que tous les médicaments capables d'augmenter l'énergie des fonctions actives de la digestion doivent diminuer les fonctions passives, et *vice versa*. — Nous reviendrons avec détail sur quelques-unes de ces idées, qu'on pourra peut-être croire obscures ou peu liées à mon sujet pour le moment.

HUILES ESSENTIELLES.
(*Olea essentialia*).

Toutes les plantes douées d'une odeur pénétrante donnent un principe fin, volatil, de nature huileuse, qu'on nomme essence, huile éthérée, huile volatile ou essentielle, etc. — Les huiles volatiles diffèrent des huiles fixes par des caractères qui leur sont propres. Ces dernières s'obtiennent ordinairement en exprimant les fruits ou les graines qui les contiennent; la plupart de ces huiles sont onctueuses et fades, tandis que les premières ont une odeur fort aromatique, un goût chaud, âcre, caustique, et ne sont point visqueuses. Soumises à l'action d'une température un peu élevée, elles se volatilisent sans éprouver d'altération; elles sont solubles dans l'eau et dans l'alcool. On les prépare ordinairement en distillant avec de l'eau les parties des végétaux qui les contiennent. On a généralement l'habitude de placer dans la même catégorie toutes les huiles essentielles qu'on obtient des végétaux aromatiques, tels que les crucifères et les ombellifères, qui en sont, les plus riches; elles ont cependant des caractères fort distincts sous le double rapport physique et thérapeutique. — Comme nous ne devons parler actuellement que des huiles essentielles, hypersthénisantes, nous nous bornerons à dire quelques mots des substances dont on les retire.

CANNELLE.
(*Laurus cinnamomum*).

§ Ier. *Caractères physiques.* — La cannelle est une écorce brunâtre au dehors, rougeâtre en dedans, très-aromatique, qui provient des petits rameaux d'une espèce de laurier vulgairement appelé *cannellier*. Cet arbre croît dans les Indes orientales, et surtout au Ceylan. La meilleure cannelle dans le commerce est celle qui se trouve en paquets très-longs, composés d'écorces minces roulées les unes dans les autres. Son odeur est suave, sa saveur sucrée, chaude, piquante et aromatique; elle est très-cassante. Si on en met plusieurs fragments en macération dans de l'eau pendant quelques jours, et qu'on fait distiller ensuite, on obtient une eau laiteuse, qui par le repos laisse séparer l'huile essentielle. Cette huile est d'une couleur jaunâtre, plus pesante que l'eau pure, d'une très-forte odeur de cannelle, d'une saveur extrêmement âcre et corrosive.

§ II. *Notions chimiques.* — Vauquelin

a obtenu, par l'analyse de la cannelle, une huile essentielle, du tannin combiné à de la matière végéto-animale, soluble dans l'eau, par le moyen d'un acide, du mucilage; un principe colorant de la résine blanche; il y a trouvé aussi de l'amidon. — D'après les recherches de Gœhel, l'huile essentielle est composée de carbone, d'hydrogène et d'oxygène. Elle est soluble dans l'alcool, mais peu dans l'eau; elle s'y mêle pourtant par l'agitation et par l'addition d'un peu d'alcool. On obtient par là l'eau ainsi dite de cannelle.

§ III. *Effets chez les animaux.* — Les fruits et les graines du laurier cannellier sont mangés avidement par les oiseaux, notamment par les pigeons et par les corneilles. Malgré le pouvoir des organes digestifs de ces animaux, les graines en question sont rendues inaltérées dans leurs excréments, et peuvent encore germer après, ce qui prouve qu'elles ne sont pas digérées du tout. Cela est si vrai qu'à Java, où les Hollandais faisaient jadis le monopole de la culture du cannellier, et avaient soin de faire arracher de temps en temps les cannelliers qui croissaient hors de leurs domaines, afin de s'assurer plus exclusivement la possession, n'ont pu obtenir leur but, car les excréments de ces oiseaux propagèrent partout ce précieux végétal (1).

§ IV. *Effets sur l'homme en santé.* — L'usage diététique de la cannelle est très-ancien, et très-répandu comme moyen d'assaisonnement. A la dose d'un seul grain, elle échauffe promptement l'estomac et lui donne de la vigueur; à plus haute dose, elle produit tous les phénomènes d'une excitation générale (2). Les personnes qui feraient abus d'aliments chargés de cet arome s'exposeraient à la longue à perdre l'appétit. Des rots chauds accompagnent sa digestion, laquelle devient paresseuse; et si les aliments ainsi épicés sont pris au souper, le sommeil est agité avec pulsations pénibles aux carotides, et en s'éveillant le matin on a la bouche sèche, la langue empâtée. J'ai observé ce phénomène plusieurs fois sur moi-même; d'autres ont également éprouvé le même effet.

Quelques personnes prétendent que cette drogue jouit de la propriété d'exciter les organes génitaux: aussi quelques vieux libertins en font-ils usage quand ils veulent s'exciter à l'acte vénérien. Cette propriété, cependant, n'est pas plus réelle dans la cannelle que dans d'autres excitants. Parmi les effets dus à l'usage continue de la canuelle, il faut noter l'engorgement des vaisseaux hémorrhoïdaux, la constipation habituelle, la goutte, les rougeurs à la peau, les dérangements d'estomac. A ces indispositions sont généralement sujets les amateurs d'aromates et les gourmands. Roques rapporte l'histoire d'une jeune demoiselle, d'une constitution robuste, qui mourut d'une gastro-entérite pour avoir pris de la cannelle dans le but de se faire venir les règles (1). — Les effets de l'huile essentielle de cannelle sont analogues à ceux de l'écorce, mais bien plus énergiques; on ne doit pas l'introduire dans l'estomac à l'état de concentration, car elle est âcre et corrosive. Appliquée sur la peau, elle la rougit et la cautérise. Pour prendre cette huile à l'intérieur, il faut l'adoucir par un mélange de sucre, etc.

§ V. *Effets dans les maladies.* — Les auteurs s'accordent généralement à dire que les préparations de cannelle conviennent dans les faiblesses asthéniques d'estomac. Quand il s'agit d'arrêter les vomissements hyposthéniques, la diarrhée abondante causée par l'abus des remèdes hyposthéniques, les préparations de cinnamome doivent être préférées à tout autre remède. On les ordonne avec succès pour dissiper les vents qui dépendent, comme on dit, de causes froides, et pour apaiser les nausées produites par certains remèdes dont nous parlerons plus loin. On sait qu'autrefois les préparations de cannelle jouissaient d'une grande renommée dans le traitement du typhus, des fièvres dites nerveuses, de la goutte rentrée, des hémorrhagies utérines, de la chlorose, de l'aménorrhée, et pour activer les douleurs de l'enfantement. J'ai à peine besoin de réfuter cette erreur. Le cinnamome enfin est souvent employé comme moyen correctif d'une foule de médicaments à cause de son goût agréable, etc.

§ VI. *Appréciation des faits qui précèdent.* — Que la cannelle jouisse d'une action hypersthénisante, on ne saurait le

---

(1) Folk in Murray, Apparat. medic., vol. iv, p. 187.

(2) Roques, phytograph. méd., tom. i, p. 166.

(1) Op. cit., p. 169.

révoquer en doute, d'après les effets que nous venons d'observer sur l'homme bien portant; que par cette action, le canal digestif soit excité plus que tout autre appareil, c'est là un autre fait également prouvé par les mêmes observations et par l'assentiment de la plupart des thérapeutistes. La cannelle, en activant le pouls, et en élevant la chaleur générale, confirme l'opinion que nous venons d'émettre, savoir que toute substance hypersthénisante fait sentir plus ou moins son action sur le système circulatoire.

Nous venons d'établir que les substances hypersthénisantes gastro-entériques activent certaines fonctions et en affaiblissent d'autres. Cela se vérifie très-exactement dans l'usage de la cannelle. Par l'usage de la cannelle, effectivement, l'absorption du chyle devient plus active; la mucosité, la bile et les autres humeurs gastriques augmentent; le mouvement propre des intestins est favorisé; en conséquence l'acte de la digestion est accéléré, mais la sécrétion de toutes ces humeurs va en diminuant; les évacuations excrémentitielles deviennent plus rares; la constipation se déclare, des coliques ont lieu, la perte de l'appétit, etc. Il est donc incontestable que l'usage abusif de la cannelle finit par frapper l'estomac d'impuissance, tandis qu'il en avait activé la force tout d'abord, et cela en vertu de cette loi physiologique qui veut que l'exercice normal d'une fonction ne puisse avoir lieu sans la régularité des rapports réciproques des différents éléments qui la constituent.

L'idée qui attribue les effets dynamiques de la cannelle à l'huile âcre, irritante, qu'elle contient est tout à fait erronée, car lorsqu'on l'administre à l'intérieur, elle est tellement délayée et enveloppée que son action irritante est presque nulle. En conséquence, son effet constitutionnel doit être rapporté à l'absorption, comme celui des autres remèdes en général.

La force irritante, caustique, de l'écorce de cannelle est d'ailleurs, comme on sait, bien inférieure à celle de la moutarde, et pourtant, bien que cette action soit analogue dans les deux médicaments, leur effet constitutionnel est tout à fait différent.

§ VII. *Action mécanique.* — L'action mécanique dont nous venons de parler est analogue dans presque toutes les huiles essentielles; il n'en est pas de même de leur action dynamique, qui peut être très-différente. A l'extérieur, sur la peau, on peut se servir de l'huile de cannelle comme de l'ammoniaque : elle est presque aussi caustique que cette dernière. Si l'on ne veut produire qu'un effet léger, on n'aura qu'à l'affaiblir à l'aide d'une huile fixe qui la convertit en liniment. On ne doit pas la donner pure par bouche, mais bien à la dose de deux ou trois gouttes dans quelque liqueur appropriée. Elle est employée comme odontalgique, ou comme cautérisant de la carie dentaire.

§ VIII. *Mode d'administration.* — La cannelle est d'un usage assez commun en médecine et dans l'art culinaire. On l'administre en poudre, en teinture, ou bien sous forme d'huile essentielle, ou d'eau dite de cannelle. La poudre de cannelle (*pulvis corticis cinnamomi*) s'ordonne à la dose de vingt-quatre grains à une drachme, dans les opiats, dans les bols, ou dans quelque liqueur spiritueuse.

L'huile essentielle de cannelle (*oleum volatile cinnamomi*) se prescrit à la dose de deux, trois, quatre gouttes sur un morceau de sucre, ou versée dans un véhicule approprié.

La teinture de cannelle (*tinctura cinnamomi*) résulte de six parties d'alcool à 21°, ou de vin blanc généreux, dans lequel on laisse en digestion pendant plusieurs jours une partie de cannelle concassée. On administre la teinture par gouttes, mais en bien plus grand nombre que l'huile. On en fait aussi un sirop agréable, qu'on prend délayé dans l'eau.

L'eau de cannelle (*aqua cinnamomi*) s'obtient par la macération de cette écorce dans de l'eau, et par la distillation. On l'appelle eau de cannelle *simple* ou *orgée.* Laissée en repos, le peu d'huile essentielle qu'elle tient en suspens et qui la rend d'une couleur lactescente se précipite au fond. En y ajoutant un peu d'alcool, qui empêche la séparation de l'huile essentielle, on forme l'eau de cannelle spiritueuse. Les proportions sont de : une partie de cannelle, deux d'alcool et dix d'eau. On en donne depuis une jusqu'à quatre onces.

Formules-modèles.

1° *Sucre de cannelle.*

24 Huile essent. de cinnamome, 1 goutte
Sucre blanc,   demi-scrup.
M. f. s. l'a. paquets 4.
A prendre un toutes les six heures.

2e *Alcoolat.*

24 Teinture de cinnamome,   1 once.
   Gérofle,   1 scrup.
   Anis et coriandre, de chaque 1 gros.
   Sirop d'écorce de citron, demi-once.
   Mêlez.

A prendre de 3 à 4 gros par jour, sans véhicule.

3° *Pilules de Willis.*

24 Extract. cardis bened.   1 drachm.
   Ætheræ,   2 scrupul.
   Ol. essent. cinnam.,   6 gouttes.
   M. f. s. a. pil. pond. 6 gr.
   Capiat. una omn.

GÉROFLES.

(*Caryophylli aromatici.*)

§ 1er. *Caractères physiques.* — Sous le nom de clous de *gérofle*, on rencontre dans le commerce les fleurs non encore épanouies du *Caryophyllus aromaticus*, L. — Le géroflier croît aux îles Moluques, et notamment à Mackias, sous l'équateur; il prospère aussi à la Guyane et aux Antilles, où il a été transporté.— Les fleurs cueillies avant leur complet épanouissement sont bien desséchées pour être mises dans le commerce. Leur partie supérieure, formée par les pétales, est renflée; mais souvent cette espèce de petite tête tombe pendant le transport, et il ne reste que la portion formée par le tube du calice, soudé à l'ovaire. Les Hollandais les passent à la fumée, ce qui leur donne une couleur d'un noir fauve. Les clous de gérofle ont une odeur éminemment aromatique; mâchés, ils laissent un goût âcre, brûlant. Les plus estimés sont ceux qui sont bien nourris, lourds, très odorants, et d'un brun clair; ils doivent ces qualités à une huile volatile particulière.

On tire l'huile de gérofle par la distillation des fleurs. Lorsque cette huile est très-récente, elle est fluide, d'un blanc jaunâtre, plus pesante que l'eau, d'une odeur très-suave, d'une saveur analogue à celle du gérofle, mais beaucoup plus forte. Elle est moins volatile que toute autre huile essentielle.

§ II. *Notions chimiques.* — L'analyse des clous de gérofle a donné à Tromsdorff beaucoup d'huile essentielle, de la matière extractive, astringente, de la gomme, de la résine; de la fibre végé-tale et de l'eau. Lodibert a tiré de ces clous une matière cristallisée, blanche, luisante, sans goût et sans odeur, que Bonastre regarde comme une sous-résine, qu'on pourrait appeler *Caryophylline.*

§ III. *Effets sur l'économie.* — Les clous de gérofle déterminent sur l'économie animale les mêmes effets que l'écorce de cannelle. Ils sont employés dans nos cuisines à titre d'assaisonnement, et on en obtient les mêmes résultats. On emploie ses préparations dans les mêmes maladies que la cannelle; leur effet est hypersthénisant gastro-entérique. Nous avons obtenu, par son huile essentielle, des avantages très-remarquables dans un cas de diabète hyposthénique (V. notre Clinique.) Les gérofles en substance ont plus d'action que l'écorce de cannelle, tandis que l'huile volatile de celle-ci est au contraire plus active que l'huile de gérofle. La raison en est que le gérofle est très-riche en huile volatile, au lieu que l'huile de cannelle est disséminée dans une grande quantité de substance ligneuse.

§ IV. *Action mécanique.* — L'âcreté et la causticité de l'huile essentielle de gérofle est un peu moins forte que celle de cannelle, mais assez pourtant pour ne pas devoir être administrée pure par bouche; elle est aussi un peu caustique si on l'applique sur la peau. On en humecte les parties paralysées ou affectées de douleurs rhumatismales, les tumeurs froides, pour y déterminer, par son irritation mécanique, une phlogose résolutive. Dans les odontalgies causées par la carie dentaire, on introduit avec succès de l'huile de gérofle dans le trou de la dent malade. On s'en sert également par bouche, dans une cuillerée d'eau sucrée, contre les syncopes, les défaillances, et dans certaines céphalalgies. On mâche quelquefois avec avantage les clous de gérofle pour combattre certaines odontalgies.

§ V. *Préparations.* — La fleur en substance est rarement employée en médecine; sa dose est de 40 centigrammes (8 grains) à 2 grammes (30 grains). L'huile essentielle et l'eau distillée de gérofle se préparent d'après les mêmes règles que nous avons exposées pour l'eau de cannelle. La dose de l'huile est de trois, cinq, huit gouttes. La dose de l'eau distillée est de deux, quatre, huit onces.

Formules-modèles.

1° *Potion* :

♃ Huile essentielle de gérofle , 4 gout.
　Émulsion de gomme arabique; 6 onc.
　Sucre, demi-once.
Mêlez. A prendre en trois fois.

2° *Liniment.*

♃ Huile essentielle de gérofle, 1 drach.
　Huile d'amandes douces,　1 once.
Mêlez.

NOIX MUSCADE.

(*Nucleus myristicæ officinalis.*)

§ 1er. *Caractères physiques.* — On n'a pas encore bien déterminé les caractères sexuels de l'arbre qui nous fournit la noix muscade. Il est désigné par différents botanistes sous le nom de *muscadier aromatique* , *myristica aromatica*, Lamk. , t. III, p. 832; *myristica officinalis*, Lin.; *myrist. moschata.* Il est originaire des îles Moluques, et particulièrement des îles de Banda; il a été transporté aux Iles de France et de Mascareigne. Le muscadier se plaît de préférence dans les terrains frais et à l'ombre d'autres arbres. — Son fruit est une noix charnue, pyriforme, longitudinalement sillonné, de la grosseur d'une petite pêche, pouvant se rompre en deux valves incomplètes, et renfermant une seule graine, recouverte par un arille nommé *macis*, découpé en lanières charnues, de couleur de pourpre vif, et tirant sur le carmin le plus éclatant. La peau de la graine est brune, épaisse et comme crustacée, et l'amande brunâtre, marbrée intérieurement de veines plus foncées. La noix muscade dont on se sert communément dans l'art culinaire est plutôt connue comme aromate que comme médicament; elle est douée d'une odeur et d'une saveur forte, piquante, agréable. La noix muscade contient deux sortes d'huiles : l'une grasse et fixe, l'autre essentielle; l'huile qu'on obtient par expression est un mélange de ces deux autres huiles. Cette substance nous vient des Indes, dans de petits flacons de terre; elle est très-aromatique, d'un rouge brunâtre, de l'épaisseur du beurre et de la saveur de la noix muscade. Elle est connue sous le nom de baume ou d'huile de muscade (*balsamum nucistæ*).

§ II. *Propriétés chimiques.* — D'après

Giacomini.

l'analyse qui en a été faite par Henry, le macis contient de l'huile volatile; beaucoup d'huile fixe ayant une odeur de muscade et une autre huile fixe d'une couleur rougeâtre, d'une matière gommeuse analogue à l'amidine, et d'une petite quantité de partie ligneuse. — Bonastre, qui a analysé la noix muscade, y a trouvé une matière blanche insoluble (stéarine), une matière butyreuse soluble (élosine), de l'huile volatile plus légère que l'eau et douée d'une saveur âcre, chaude; de l'acide, de la gomme et un résidu ligneux.

§ III. *Effets chez les animaux.* — Au dire des voyageurs, l'oiseau de paradis est si avide de la noix muscade, qu'il en mange au point de s'enivrer et d'en mourir (1).

§ IV. *Effets chez l'homme en santé.* — Chez l'homme sain, la noix muscade produit les mêmes effets que les autres substances aromatiques dont nous venons de parler. Une forte dose peut donner des vertiges, la suffocation, de la stupeur, l'insensibilité (2). Les Indiens font confire cette noix avec ses enveloppes, comme nous faisons confire les amandes ou les noisettes; mais elles sont dangereuses, car ceux qui en mangent en excès tombent dans le délire, dans l'assoupissement. — Bontius, Lobel, Ettmuller, Ainglie, assurent que l'abus de cette substance peut donner lieu à la congestion cérébrale et à l'apoplexie (3).

§ V. *Effets dans les maladies.* — On accorde généralement à cette drogue une action hypersthénisante gastrique analogue à celle du cinnamome, mais peut-être plus énergique, eu égard à ses effets sur l'encéphale. — Les maladies dans lesquelles elle est indiquée sont celles de nature hyposthénique, appartenant spécialement au système gastrique. — Nous ne nous arrêterons pas à en faire le dénombrement, pour ne pas nous répéter; par la même raison, nous n'insisterons pas à prouver que les éloges qu'on a faits de cette substance pour combattre

---

(1) Pala Rumph. Herb., vol. II, p. 20, Fovster, Observations during a voyage. round the World , p. 171.

(2) Rumph. o. c., p. 21. Schmid, Misc. nat. curios.. dec. II, an. II, p. 278. Cullen, Treatise of the mat. med., vol. II, p. 204.

(3) Mat. ind., t. I, p. 201. Mérat et Délens, Dict. univ. de mat. méd., t. IV, p. 536.

la goutte rentrée, le rhumatisme et quelques autres infirmités à fond phlogistique, sont mal basés. — Le macis est choisi de préférence parmi les remèdes qui corrigent l'effet des hyposthénisants. Plusieurs drogues d'action opposée, quelques végétaux, qui pris à profusion donneraient des coliques, peuvent être administrés conjointement au macis, qui empêche les douleurs et dissipe les vents. Nous dirons ailleurs comment cela a lieu.

§ VI. *Mode d'administration.* — L'action mécanique de ces substances étant très-légère, on peut les administrer en nature. La dose du macis est de huit grains à un demi-gros; celle de la noix muscade, de cinq à vingt-quatre grains.

On n'emploie l'huile fixe qu'à l'extérieur; l'huile essentielle du macis et la noix peuvent être administrées à la dose d'une, deux ou quatre gouttes dans un véhicule quelconque. En Hollande, on prescrit la poudre de muscade dans un jaune d'œuf contre certaines lienteries. Hoffmann et Cullen assurent que, vers la fin de l'accès d'une fièvre intermittente, dix à quinze muscades en infusion dans un verre de vin, avec un peu de sucre, provoquent et entretiennent une sueur abondante qui emporte la fièvre et empêche le retour de l'accès; notamment lorsque le malade est dans un état de grande faiblesse, ayant été préalablement saigné et évacué par en haut et par en bas.

DEUXIÈME CLASSE

DE REMÈDES.

REMÈDES HYPOSTHÉNISANTS OU CONTRO-STIMULANTS.

Deux conditions diamétralement opposées dominent tour à tour les maladies. Cette observation remonte aux siècles les plus reculés de la science et a été vérifiée des médecins de tous les temps; ils l'ont exprimée par les mots contraction et flaccidité, échauffement (*caliditas*) et frigidité, sthénie et asthénie; contractivité et expansivité, irritation ou phlogose et atonie. Ce dualisme pathologique nous l'admettons aussi, quoi qu'en pensent certains praticiens qui censurent cette manière de voir comme surannée: c'est, disent-ils, un vieux reste de vitalisme ou de brownianisme. Expliquons-nous. Si l'on a suivi attentivement les faits et les arguments que nous avons exposés jusqu'ici, on a dû voir que la vitalité, telle que nous l'avons comprise, n'est pas une qualité abstraite, un attribut sans matière, mais bien une force inhérente à la fibre organique représentée par le plus noble des appareils de l'économie, celui des nerfs ganglionnaires, qui, comme on sait, préside à la genèse de tous les autres. On a dû voir qu'il n'est pas logique de comparer l'excitabilité ou la vitalité à la notion abstraite *arbre* ou *animal*, attendu que cette dernière est un produit de l'esprit,

une idée qui n'existe pas en dehors de nous, puisque c'est en généralisant par notre imagination l'impression des arbres et des animaux que nous l'avons créée. Comme la parole *vivre* représente l'idée complexe de sentir, du mouvement, de la respiration, de la digestion et d'autres actes que l'organisme exécute, de même la parole *vitalité* représente la sensibilité, la motilité et toutes les autres facultés vitales admises par les physiologues. Cela n'empêche pas de dire d'autre part que la motilité et toutes les autres facultés ne soient elles-mêmes des notions abstraites et complexes, puisqu'elles représentent les divers genres de sensation que les êtres vivants sont susceptibles d'éprouver. Toutes les fois qu'un acte vital s'exécute, la vitalité a une existence particulière et distincte dans cet acte. Que si, en dehors de cet acte, l'existence de la vitalité n'est point distincte, elle ne cesse cependant pas d'être réelle; elle est la source effectivement de toutes les facultés qu'on connaît aux tissus vivants, depuis la plus simple molécule organique jusqu'aux plus compliquées qu'on connaît aux organes et aux appareils.

Nos lecteurs ont dû remarquer en outre, d'après ce qui précède, que la vitalité considérée comme force simple

de la fibre animale et premier moteur
de toute action vitale, ne peut s'altérer
que dans le degré, c'est-à-dire en s'élevant au dessus du rhythme normal; c'est
ce qui constitue l'hypersthénie, ou en
descendant au-dessous de ce point, c'est
ce qui constitue l'hyposthénie. On a
prétendu qu'il existait un troisième
mode d'altération de la force vitale,
c'est-à-dire une sorte de trouble ou de
changement morbide de sa direction.
Cette hypothèse est basée sur la présomption que l'excitabilité ou la vitalité
était synonyme de mouvement vital;
ce qui est une grave erreur, car ce serait confondre la cause avec l'effet. Le
mouvement vital ou l'excitation est un
effet de la réaction de la vitalité à l'impression des stimulus; il s'offre à nos
sens dans toutes les fonctions de l'organisme et plus ou moins modifié par
l'intervention de différentes causes qui
le produisent: il doit non seulement
participer des altérations propres de la
vitalité qui le détermine, mais encore
des modifications nombreuses que lui
impriment les stimulus divers et la structure particulière des organes. Les altérations du mouvement vital ne sont ni
deux, ni trois, mais infinies et aussi variables que la nature des influences qui
les déterminent. Tout le monde comprend que ce serait jeter une grande
obscurité dans l'intelligence des phénomènes pathologiques que de confondre
les altérations de la vitalité avec celles
du mouvement vital et des fonctions. Il
ne faut pas oublier que les altérations de
la vitalité sont simples et reconnaissables
avec une grande précision, tandis que
les autres sont fort complexes, vagues,
multiformes et fort difficiles à déterminer.—Nos principes de pathologie précédemment exposés nous conduisent à
diviser les maladies en deux grandes
classes.—L'une comprend les maladies
que nous appelons à fond mécanique ou
spécifique: leur essence consiste dans
un changement de forme ou mélange
des parties, ou bien elles dépendent de
la présence de substances hétérogènes,
ennemies de l'organisme, lesquelles
troublent les fonctions par leur simple
action mécanique ou physico-chimique.
Les changements fonctionnels dépendants de ce genre de lésions sont tout
à fait particuliers et spécifiques. La vitalité n'est altérée dans ces maladies
que secondairement; l'altération qui
s'ensuit ou elle est tellement transitoire

et superficielle qu'elle ne donne lieu à
aucun changement matériel des organes,
l'harmonie fonctionnelle se rétablissant
aisément dans ces cas par le simple
éloignement de la cause mécanique; ou
bien l'altération de la vitalité et sa réaction sont telles qu'elles donnent lieu à
un travail morbide dynamique : cette
maladie dynamique peut coexister avec
la maladie à fond mécanique qui lui a
donné naissance. Il en résulte une affection composée qui peut persister
même après que la maladie mécanique
a été tout à fait dissipée. Je n'ai parlé
ici des maladies à fond mécanique
qu'accidentellement : je dois m'en occuper longuement dans mon traité des
remèdes mécaniques qui suivra celui-ci.

L'autre classe de maladies comprend
les affections à fond dynamique. Les causes externes peuvent comme dans le cas
précédent provoquer aussi ces affections;
mais ces causes, quelles qu'elles soient,
n'ont pas une influence nécessaire dans
le développement et la marche de la maladie, car la maladie a toujours lieu
même après que la cause a été enlevée.
Tous les changements qui ont alors lieu
dans l'organisme, manifestes ou secrets,
dépendent indistinctement de la réaction
vitale que la cause nuisible a déterminée; ils se rapportent tous à l'hypersthénie ou à l'hyposthénie, et ne peuvent se
détruire autrement que par l'enlèvement
de l'hypersthénie ou de l'hyposthénie(1).
Dans l'étude de la classe précédente des
remèdes, nous avons vu quelles étaient
les substances dont l'action dynamique
était capable de produire l'hypersthénie;
voyons maintenant quelles sont celles capables de la détruire et de déterminer un état opposé, c'est-à-dire l'hyposthénie. Les travaux des Italiens ont
jeté une vive lumière dans cette branche de la science. Ces remèdes nous les
avons nommés hyposthénisants; on les
appelle communément débilitants, dé-
pressifs, antiphlogistiques, sédatifs :
Rasori, qui en a découvert le véritable

____

(1) Il y a des cas dans lesquels le travail
morbide dynamique change tellement la
forme et la structure d'un organe, que
celui-ci devient inepte à sentir les influences vitales et ne peut se remettre.
Alors l'organe vicié devient lui-même une
source mécanique de nouvelles altérations.
En ce cas, la maladie est composée : elle
est dynamique et mécanique à la fois.

mode d'action, les a appelés *contro-stimulants*. Les anciens connurent, il est vrai, l'usage de remèdes débilitants ou réfrigérants, mais les idées qu'ils nous transmirent à ce sujet étaient fort obscures et généralement mêlées d'erreurs; elles s'éteignirent pour ainsi dire à l'apparition du système de Brown, qui fut adopté avec enthousiasme. S'il est vrai, disait ce philosophe, que la vie est un état passif, dépendant de l'action des stimulus sur l'excitabilité, il devait en résulter que toute substance qui agit sur la fibre animale ou sur l'excitabilité est stimulante ou excitante. Il découlait aussi de ce principe qu'il n'existe pas en nature de substance débilitante, absolument parlant. Les seuls remèdes débilitants ne seraient, d'après Brown, que relatifs, c'est-à-dire que leur stimulation serait trop faible pour mettre en action l'excitabilité de la fibre, ou trop forte, de manière à épuiser cette dernière. L'erreur fondamentale que ces principes renferment a été d'abord mise en évidence par le célèbre Gallini, de Padoue. Cet auteur a fait voir que la vie n'est pas un effet passif de l'action des stimulus sur l'excitabilité, mais bien la création de cette dernière à l'impression des stimulus et sa tendance active à remettre l'équilibre rompu par les agents extérieurs. Rasori est allé plus loin : il a démontré expérimentalement qu'il existe, contrairement à l'assertion de Brown, des remèdes débilitants absolus, c'est-à-dire qui appliqués sur la fibre animale agissent dans un sens opposé aux stimulus et en dépriment l'énergie. A l'époque où Rasori démontra ce fait, les esprits étaient si éloignés d'y songer qu'on peut le regarder comme une véritable découverte. Rasori entoura cette idée capitale d'une infinité de faits expérimentaux, la plupart nouveaux et recueillis publiquement en présence d'un immense auditoire; elle frappa d'autant plus qu'elle paraissait impossible, et pourtant elle était à chaque pas confirmée par l'expérience.

A cette époque commença une ère nouvelle pour la médecine italienne, et les doctrines de Brown ont reçu une réforme complète. Je ne reproduirai pas les disputes ardentes auxquelles a donné lieu la découverte de Rasori, je dirai seulement que les Browniens et les Rasoriens sont tombés dans des excès, et la vérité a été souvent masquée en partie par l'exagération; de là des obstacles immenses au progrès du contro-stimulisme. Nous aurons pour principe de ne pas sortir des faits et de l'expérience la plus rigoureuse dans l'appréciation de ces remèdes. — Nous regardons comme hyposthénisantes toutes les substances qui, introduites dans l'assimilation organique, changent tellement l'organisme vivant que la force vitale reste abaissée au-dessous du rhythme normal ou du degré où elle était avant leur application. Nous préférons cette dénomination à celle de substances débilitantes; car la faiblesse, d'après le langage commun, se rapporte à l'aspect extérieur des fonctions : or nous avons, à ce que nous croyons, démontré que faiblesse fonctionnelle et hyposthénie n'est pas la même chose; la faiblesse effectivement des fonctions d'un ou de plusieurs organes se rencontre dans presque toutes les maladies, soit hypersthéniques, soit hyposthéniques. En conséquence il serait peu logique d'appeler débilitants des remèdes qui enlèvent l'hypersthénie, rendent les fonctions libres et donnent de la vigueur à l'organisme. Nous préférons également la même expression au mot antiphlogistiques, parce que d'abord ces remèdes ne combattent pas seulement la phlogose, ensuite parce que chez l'homme sain où ces substances agissent parfois le mot antiphlogistique ne peut être appliqué. Nous en disons autant du mot remèdes *sédatifs* : ce qui calme un trouble fonctionnel peut être tantôt d'une nature, tantôt d'une autre. On pourrait, en vérité, nous taxer d'ambition en nous voyant préférer notre expression à celle de remèdes contro-stimulants généralement adoptée : si l'on réfléchit cependant à l'importance très-grande de distinguer les agents communs qui se bornent à exciter simplement les fonctions, et qu'on appelle stimulus, de ceux qui indépendamment de cette action laissent des effets permanents dans l'organisme, des changements durables dans les fonctions, et que nous avons appelés hypersthénisants, on conviendra que notre dénomination a une portée scientifique réelle. La première dénomination entraîne naturellement la seconde, qui exprime un état opposé; et il importe de faire comprendre que les contro-stimulants n'agissent pas dans un sens opposé aux stimulus naturels, c'est-à-dire au sang, à l'air, à la lumière, etc. Ces raisons nous ont fait préférer le mot hypersthénisant à celui de contro-stimulant; nous nous servirons cependant de tous les deux indistinctement dans le cours de cet ouvrage.

Le véritable et constant effet des remèdes contro-stimulants chez l'homme sain est l'hyposthénie, c'est-à-dire un abaissement gradué des forces jusqu'à l'extinction de l'énergie vitale. L'hyposthénie se manifeste à nos sens par des effets secondaires représentés par des changements dans les fonctions. Nous allons indiquer les principaux changements en suivant l'ordre des trois appareils principaux de l'organisme (digestif, circulatoire, encéphalique).

Dans la digestion les hyposthénisants légers qu'on administre à dose modérée produisent généralement un besoin plus grand et plus fréquent de prendre des aliments; ce besoin se manifeste par un sentiment de faim ou de vacuité de l'estomac; il augmente si la dose est plus forte ou si son énergie est plus prononcée, et il peut aller jusqu'à l'incommodité, à l'anxiété ou à la douleur. Au premier sentiment progressif succèdent l'anxiété, les vomituritions, les vomissements; il y a sécrétion abondante de mucus, évacuations alvines fluides et répétées, avec ou sans une légère douleur, quelquefois impétueuses et jointes à des vomissements comme dans le choléra. Dans la circulation, l'influence des substances hyposthénisantes se manifeste par l'état du pouls, qui devient mou, faible, lent, intermittent, irrégulier, filiforme, imperceptible, selon l'énergie, la quantité plus ou moins progressive du médicament et la durée de son action. Surviennent des lipothymies, la syncope, l'asphyxie. La chaleur de la peau diminue; il y a pâleur générale, des taches violacées et obscures sur le derme. La température animale baisse, et l'on passe des frissons passagers au froid glacial, surtout des extrémités. — Les excrétions sont généralement augmentées, surtout la sueur, qui est générale et continue, ou froide et partielle. La respiration, sous l'influence d'une forte action hyposthénisante, est ou fréquente et suspirieuse, ou à peine sensible. Les mouvements volontaires sont difficiles, il y a prostration, impuissance, relâchement des sphincters, ou bien des contractions irrégulières des muscles, contractions légères, peu soutenues, tremblotantes surtout aux membres, ou bien sous forme de soubresauts et de convulsions légères. — Les sens externes sont ordinairement obtus; il y a surdité, éblouissement, dilatation de la pupille. Les opérations intellectuelles sont, ou naturelles ou plus lucides, accompagnées d'une sorte de clairvoyance, ou bien il y a délire, stupeur, et enfin la mort arrive paisiblement et sans agitation. — Tels sont les phénomènes les plus constants. Il y a des remèdes hyposthénisants cependant qui en offrent, en outre, de particuliers; nous les indiquerons ailleurs. Les cadavres présentent ordinairement les membres flasques et flexibles (1), et perdent de suite la chaleur animale.

Quelques personnes prétendent que la putréfaction de ces cadavres est plus prompte; cela n'est pas constant. La putréfaction se rattache, comme on sait, à deux circonstances : à la disposition des humeurs du corps et à l'état de l'air atmosphérique. — A l'autopsie, on trouve les tissus généralement décolorés et flasques, les cavités du cœur dilatées, mollasses et pleines de sang coagulé (2).

Les facultés physiques ou chimiques des médicaments modifient plus ou moins leurs effets dynamiques. Ainsi, par exemple, ils peuvent contenir ou dégager du calorique, et agir, par ce principe, comme une potion bouillante, un bain très-chaud; ils peuvent agir par leur acidité, par leur acrimonie, par leur causticité; ils peuvent également produire des effets particuliers par leur indigérabilité, comme les résines, etc. En conséquence, la chaleur, le sentiment de brûlure, le poids à l'estomac, le resserrement du gosier, les douleurs abdominales, etc., peuvent se joindre aux effets dynamiques. C'est ainsi que chez les cadavres des personnes qui ont succombé à l'action des substances contro-stimulantes âcres on trouve à l'autopsie des traces de rougeur ou même d'inflammation à l'œsophage, dans l'estomac, dans le tube intestinal, etc. Il est facile cependant de distinguer ces inflammations de celles que produisent les substances hypersthénisantes, ainsi que nous le verrons plus loin. Quant

____

(1) Ce caractère n'est pas constant, selon nous. Les sujets morts par l'action de l'arsenic offrent, au contraire, une roideur cadavérique très-remarquable.

(*N. d. trad.*)

(2) D'après nos propres recherches, le sang est, au contraire, liquide et noir chez les sujets morts par l'action de quelques substances hyposthénisantes, telles que les acides, par exemple. (*N. des trad.*)

aux autres modifications, déterminées par l'âge et le sexe des individus, on doit les rattacher à la susceptibilité naturelle à sentir l'impression des contro-stimulants. Cette susceptibilité est en général plus grande dans l'âge tendre et chez les sujets délicats. Nous avons cependant des exemples contraires à opposer en temps et lieu. Disons pour le moment que, pour apprécier convenablement ce sujet, il faut tenir compte de la différence du volume des personnes. Si un enfant, par exemple, dont le volume et la masse du corps équivalent au quart du volume et de la masse du corps d'un homme adulte, tolère une dose donnée de substance hyposthénisante, et que le second n'en tolère pas quatre fois autant, il faudra conclure que chez le premier la tolérance est proportionnellement plus grande que chez le second. Cela se conçoit si l'on veut se rappeler que dans l'âge de la croissance il y a excès de vitalité. Aussi, l'action hyposthénisante chez l'enfant est en partie épuisée dans cette exubérance de vitalité, et ne se manifeste à conditions égales, relativement à l'homme adulte, qu'après avoir combattu cet excès et arrêté le développement naturel. — Quant au sexe, outre que le volume des organes est généralement moindre chez la femme, il faut aussi tenir compte de sa motilité naturelle, de sa vivacité dans l'expression des sentiments, qui est généralement plus prononcée que chez l'homme. En conséquence, si deux individus de sexe différent toléraient au même degré une égale dose d'un remède hyposthénisant, et présentaient exactement les mêmes effets, il faudrait tenir pour certain que le degré de tolérance est plus grand proportionnellement chez la femme, sans cela elle aurait dû en éprouver des effets plus intenses.

Les tempéraments dits sanguins, irritables et énergiques résistent davantage aux remèdes contro-stimulants; le contraire a lieu pour les remèdes hypersthénisants, ainsi que nous l'avons déjà dit. — Le genre de vie, la condition, la profession, contribuent aussi à modifier les effets des contro-stimulants, ainsi que nous l'avons vu pour les hypersthénisants. Les personnes dont la condition, au lieu de favoriser la perte des forces vitales, augmente celle-ci par l'oisiveté, l'usage des stimulants, etc., ressentent moins l'action des hyposthénisants, et sont même obligées, pour se bien porter, d'y avoir souvent recours. — Le climat chaud exerce sur les effets des contro-stimulants une influence contraire à celle que nous avons remarquée pour les hypersthénisants. Nous verrons effectivement que dans les pays chauds les contro-stimulants sont moins actifs que les remèdes de vertu opposée. Le contraire a lieu dans les climats froids, où les contro-stimulants sont quelquefois formidables. L'habitude enfin n'influe pas autrement sur l'action de ces remèdes que sur celle des autres, c'est-à-dire qu'elle s'affaiblit avec le temps si l'usage en est réellement continu. Dans le cas contraire l'action est ressentie d'autant plus qu'elle est répétée par intervalles. Si j'en crois mon observation, la puissance de l'habitude sur les remèdes hyposthénisants est beaucoup moindre que dans ceux de la classe contraire, ou du moins elle se contracte beaucoup plus difficilement.

Les remèdes contro-stimulants produisent chez l'homme malade les mêmes effets que chez l'homme en santé; mais ces effets se manifestent différemment, selon la nature de la maladie; si celle-ci est de nature hyposthénique, elle sera augmentée, et cette augmentation de l'hyposthénie peut aller jusqu'à l'extinction complète de la vie. On en voit souvent des exemples dans des cas d'empoisonnements dits froids, qu'on traite par les remèdes antiphlogistiques. On voit alors l'intensité de la maladie augmenter, et la mort être accélérée d'une manière évidente. L'expérience sur les animaux confirme le même fait. — Le contraire a lieu si l'organisme se trouve dans des conditions d'hypersthénie ou d'inflammation. Le remède contro-stimulant, dans ce cas, avant de produire l'hyposthénie, détruit l'inflammation et fait passer la vitalité par le rhythme moyen, qui est le terme de la santé normale. Avant que ce terme soit dépassé il n'y a pas hyposthénie, et celle-ci ne peut avoir lieu sans que la première soit détruite. C'est en cela précisément que consistent les effets sensibles du remède, et il serait trop long de décrire ici toutes les formes des maladies phlogistiques ou hypersthéniques qui ne peuvent en être détruites. On pourrait démontrer qu'en définitive tous les remèdes contro-stimulants ne font, dans ces occurrences, que remettre à l'état normal les fonctions troublées ou supprimées par la maladie, et annuler, détruire les phénomènes nouveaux ou pathologiques que la maladie avait produits. Pour citer quelques exemples, nous dirons que, dans l'appareil digestif, le remède hyposthénisant manifeste ses effets en faisant renaître l'appétit pour les aliments, si cette fonction avait été dérangée par une affection hypersthénique; en domptant la faim morbide et la soif produite par une condition phlogistique; en apaisant les éructations, les vomissements, les évacuations intestinales déterminées par des causes hypersthéniques; en provoquant enfin des garde-robes, si elles étaient supprimées par des causes de même nature.

Si nous considérons les effets des hyposthénisants dans l'appareil circulatoire nous les verrons varier selon l'espèce d'altération que ses fonctions ont éprouvée par la maladie hypersthénique. Si l'hypersthénie est simple, telle que celle que nous avons ci-devant décrite, elle est accompagnée d'un pouls fort, vibrant, plein, fréquent; le remède hypersthénisant abat la fréquence, la plénitude, l'élévation, la force du pouls. La peau, qui était rouge et sèche, devient moins foncée, molle et humectée. Si au contraire l'hypersthénie était exquise, c'est-à-dire portée au point de gêner le libre exercice des fonctions, le pouls est contracté, petit, un peu enseveli, la peau décolorée; dans ce cas, le premier effet des contro-stimulants est de faire développer le pouls, le rendre plus vibrant, plus fort en le faisant passer par tous les degrés qu'il avait marqués sous l'influence de la cause hypersthénisante, et arriver enfin au rhythme normal pour descendre ensuite à des degrés inférieurs si les hypersthénisants sont continués d'une manière progressive. Le pouls, en d'autres termes, décrit, dans ces cas, une véritable parabole. On voit tous les jours ce phénomène dans le traitement des maladies phlogistiques graves qu'on traite par les saignées et autres contro-stimulants. Le pouls devient de plus en plus libre, se dégage des liens morbides qui le retenaient, et vibre avec plus de force sous l'influence des remèdes. Les mêmes remarques sont applicables aux fonctions cérébrales : on voit le même moyen hyposthénisant dans les diverses formes phlogistiques apaiser la douleur, dissiper la sensibilité morbide des yeux et des autres sens, rendre les nuits tranquilles, dissiper l'insomnie morbide, réveiller de la stupeur, réordonner l'esprit délirant, calmer les spasmes, faire cesser l'influence musculaire, remettre, en un mot, les fonctions désordonnées dans leur état normal. Les hy-

posthénisants déploient d'autant plus d'efficacité que le degré d'hypersthénie est moindre. Plus cette dernière est élevée, plus l'organisme offre de tolérance pour ces remèdes. Ce fait fournit à lui seul la démonstration la plus incontestable du mode d'action des contro-stimulants et de leur convenance dans les maladies inflammatoires. Les expériences cliniques de Rasori, répétées tous les jours dans les écoles d'Italie, ont tellement étonné, qu'il a fallu en voir pour se convaincre qu'il y avait dans tout cela, non un effet du hasard, mais une loi constante qui présidait à la tolérance des remèdes, et qu'on pouvait désigner d'avance presque mathématiquement. Que répondre, alors qu'on peut, par exemple, faire avaler à un homme atteint de maladie hypersthénique plusieurs gros d'eau cohobée de laurier sans en éprouver le moindre effet nuisible, tandis qu'on est certain qu'une même dose pourrait tuer deux ou trois hommes bien portants de force athlétique? d'énormes doses de tartre stibié être administrées sans produire le moindre effort vomitif, et réordonner les fonctions digestives de manière à faire renaître l'appétit? des doses surprenantes de gomme gutte dans la dyssenterie inflammatoire arrêter les déjections alvines et remettre les fonctions en équilibre normal? etc.

Cette tolérance surprenante, prouvée par des faits, enrichit la science d'une vérité sublime. Des médecins cependant, peu expérimentés, en ont abusé, ils en ont fait de fausses applications ; de là des conséquences graves qu'on a mal à propos attribuées à la nouvelle doctrine et tournées à son détriment; mais ai-je besoin de dire que ces reproches sont injustes, puisqu'ils appartiennent plutôt à l'abus d'un principe qu'au principe lui-même? On s'est malheureusement imaginé que la médecine italienne pouvait se deviner sans étude; le mot tolérance a suffi pour se passer du reste; les médicaments et les maladies ont été compris à rebours, des victimes ont été immolées à l'ignorance ou au mauvais vouloir, puis on a crié au système! Il est clair que quand la nouvelle philosophie médicale est mal comprise, quand on dépasse aveuglément le terme de la tolérance, ou qu'on caractérise avec erreur la maladie, il doit en résulter des conséquences funestes. La loi de la tolérance n'a jamais prescrit de renoncer à la loi de la prudence. De ce que les doses répétées d'un remède sont supportées à un très-haut degré chez un individu, il ne s'ensuit pas que cette même dose doive être invariable pour tous, et qu'il faille débuter par assommer la vitalité sans tâter d'abord par degrés sa susceptibilité. D'autre part, si les hautes doses sont continuées aveuglément sans tenir compte du moment où la maladie décline et que la vitalité descend vers son rhythme normal, il est clair que la diathèse doit changer et le malade être empoisonné ou jeté dans une affection de nature opposée à celle qu'on voulait combattre. Une dose de remède hyposthénisant, qui a été tolérée admirablement jusqu'au moment où la maladie a commencé à décliner, ne peut plus l'être par la suite. Remarquons en outre que l'hypersthénie circonscrite dans une région produit des changements matériels; ces changements se succèdent l'un après l'autre et dépendent l'un de l'autre : tels sont l'afflux de sang, la tuméfaction, la rougeur, l'hypertrophie, la dureté, etc. ; ils ont tous leur point de départ dans l'hypersthénie elle-même, qu'on appelle inflammation. Or, en combattant l'hypersthénie, qui est la condition essentielle de la phlogose, on croirait que les changements matériels devraient se dissiper avec elle. Il n'en est rien cependant; le principe de la maladie phlogistique peut être dissipé par l'action des remèdes hyposthénisants, la vitalité être redescendue à son type normal, mais les lésions matérielles restent, elles ne peuvent pas se dissiper instantanément comme la condition pathologique. Il faut une succession plus ou moins lente d'actes vitaux, tels que d'absorptions, de sécrétions, etc.; pour que les tissus reprennent leur état primitif. Il est donc possible que l'hypersthénie qui constitue la condition essentielle d'une phlogose soit dissipée, la partie matérielle de l'inflammation persistant plus ou moins longtemps après. En conséquence, on ne sera pas étonné qu'une phlogose locale puisse continuer alors que la vitalité générale se trouve, par des causes contro-stimulantes, placée dans des conditions d'hyposthénie; c'est une île de feu au milieu d'une mer de glace, et qui continue à brûler, en mettant le malade entre deux états diamétralement opposés et également dangereux. Faute d'avoir tenu compte de ces changements, on a parfois poussé à l'excès les saignées et les autres remèdes contro-stimulants; on a jeté les

malades dans une hyposthénie extrême, et l'on a donné lieu à des affections graves ou à la mort. On s'était imaginé que tant que les produits de l'inflammation n'étaient point dissipés, il y avait lieu à saigner; on a méconnu le moment où la vitalité était arrivée à ce point moyen qui est propre à la santé; les phénomènes de l'hyposthénie artificielle se sont tellement alors amalgamés avec ceux des produits de la phlogose locale, qu'ils en ont imposé et ont marché insidieusement en faisant passer le médecin d'erreur en erreur, ou le mettant dans une ambiguïté dangereuse.

Le critérium propre à faire connaître si le remède hyposthénisant a été employé à trop forte dose, ou pendant trop longtemps, est basé sur des données qu'il faut connaître. Ces données sont tirées de l'état des fonctions des trois appareils principaux dont nous avons ci-devant parlé, savoir : gastro-intestinal ; circulatoire et encéphalique. Le vomissement est un indice de la plus haute importance, mais pas pour tous; car il y a des remèdes hyposthénisants qui le provoquent plus facilement à petites doses et aux premières prises, ainsi que nous le dirons ailleurs. La chaleur et la douleur à l'estomac peuvent aussi être des indices d'intolérance dans quelques cas; c'est lorsque le médicament n'est point doué de qualités chimiques irritantes, ou que ces qualités ont été masquées par des mélanges convenables d'autres substances. Le sentiment de pesanteur, d'angoisse, d'anxiété à l'estomac, le hoquet (à moins qu'il ne dépende d'une trop grande quantité d'eau froide bue rapidement), sont des signes d'action hyposthénisante excessive de l'appareil digestif. Le pouls devient plus petit, plus faible qu'auparavant, intermittent et même nul sous l'influence des doses exorbitantes des remèdes hyposthénisants; la peau se refroidit et pâlit, elle se couvre de sueurs abondantes qui sont suivies d'évanouissements et d'asphyxies. Quant à l'encéphale, on peut regarder comme un signe d'action hyposthénisante immodérée une céphalalgie obtuse, une pesanteur à la tête, les vertiges, la confusion dans les idées, l'éblouissement, une sorte d'extase ou de sentiment de bien-aise, le délire, la stupeur, quelques mouvements involontaires et convulsifs. L'un ou l'autre de ces phénomènes, cependant, peut exister par l'action modérée des remèdes hyposthénisants et en deçà des limites de la tolérance; mais de cela nous parlerons ailleurs. En général, cependant, ce n'est pas sur tel ou tel de ces phénomènes pris séparément que le praticien jugera avec sûreté du degré de saturation de l'organisme; c'est plutôt en observant la discontinuation de certains symptômes essentiels de l'affection; par exemple, si l'on voit la fièvre cesser dans une inflammation d'un organe qui d'ordinaire n'existe point sans pyrexie. Le dérangement des fonctions locales, dans ce cas, peut persister, donner lieu à des symptômes sympathiques ou d'autre espèce, tandis que l'élément inflammatoire ou hypersthénique est combattu : si la persistance de l'usage des contro-stimulants développe dans d'autres organes des symptômes qui se compliquent avec ces derniers, et qui ne s'observent pas ordinairement par l'effet de l'inflammation, ces symptômes peuvent dépendre de la sursaturation : nous en parlerons ailleurs. Disons, du reste, pour le moment, que le médecin philosophe ne doit pas, en général, s'en laisser imposer par certains symptômes; les symptômes ou les altérations des fonctions ne sont pas des maladies, ni des entités distinctes, ni des éléments de l'affection; ils doivent être toujours rapportés aux organes qui les produisent, car la maladie est toujours, dans ces derniers, soit primitivement, soit secondairement, consensuellement et d'une manière permanente ou passagère. Il est facile, d'après ce mode d'analyse, de distinguer si un phénomène, dans une maladie donnée, appartient à cette dernière, ou bien s'il dépend de l'action du remède employé.

Aussitôt que le praticien aura reconnu l'excès de sa médication, il est facile d'y remédier en diminuant la dose du médicament, s'il y a encore quelque reste de maladie à combattre, ou en le suspendant tout à fait. Il est rare, à moins d'être animé d'une hardiesse folle, que le praticien se trouve dans la nécessité de réagir dans le sens opposé à celui de la cure; car, en supposant qu'il eût dépassé la limite de la tolérance, il suffit des mesures ci-dessus pour que les faibles restes de la maladie contrebalancent le trop d'énergie de la médication, et n'empêchent pas le calme normal de se rétablir. Que si cependant, par inadvertance ou par erreur, la sursaturation de la constitution par le remède était telle qu'il s'ensuivît des accidents graves, ainsi que cela pourrait arriver, par exem-

ple, si l'on se trompait sur le diagnostic de la nature de la maladie, il ne faudrait pas hésiter d'avoir recours aux moyens propres à combattre les effets des hyposthénisants, tels que l'alcool, les éthers ou d'autres hypersthénisants dont l'action a plus de prédilection pour les organes plus particulièrement affaiblis.

Quelques personnes prétendent que les effets des remèdes hyposthénisants se confondent quelquefois avec ceux des hypersthénisants. Elles poussent même cette opinion jusqu'à nier qu'on pût admettre une action double et opposée dans les substances médicinales. Les remèdes hyposthénisants, dit-on, qu'on administre à un homme sain produisent, il est vrai, un sentiment de langueur, d'anxiété, la petitesse du pouls et du froid; tandis que les hypersthénisants, au contraire, donnent lieu de suite à une sensation agréable, à de la chaleur, de la rougeur et à une augmentation dans les pulsations artérielles; mais cela n'arrive qu'autant que les doses sont modérées. Si les doses sont fortes, elles bouleversent les fonctions, et dans l'un comme dans l'autre cas le pouls devient petit, les forces s'abattent, il y a anxiété, froid, etc. D'un autre côté, les remèdes hypersthénisants, pris à forte dose, peuvent, comme les contro-stimulants, occasionner un sentiment agréable à l'estomac, de la chaleur, de la rougeur et de l'énergie dans le pouls. En supposant que les choses fussent ainsi, il y aurait toujours une action opposée lorsqu'on les donnerait à petite dose; leur action ne se confondrait que par le trouble des fonctions, alors que la dose serait excessive; mais même dans ce cas le médecin observateur sait trouver au milieu du trouble le fil conducteur, et discerner aisément ce qui est propre aux hypersthénisants et ce qui appartient aux hyposthénisants. Nous avons démontré effectivement que par l'action des hypersthénisants très-énergiques il se produit également prostration, pâleur, froid et petitesse dans le pouls; mais nous avons fait observer que cela n'a lieu que dans les moments voisins de la mort, et que cette petitesse du pouls n'existe pas sans fréquence, et ne saurait être confondue avec celle de la véritable faiblesse, vu que plus l'artère est comprimée, plus elle réagit contre les doigts de l'observateur. Il se joint d'ailleurs à ces phénomènes toujours des spasmes cloniques, ou le délire, ou la stupeur dépendant de l'oppression cérébrale. Nous avons ajouté que bien qu'un haut degré d'hypersthénie produise une oppression dans les fonctions capable de simuler la véritable hyposthénie, cela ne change rien au fond, car un excès de force peut quelquefois être tellement enchaîné, qu'il reste inaperçu. L'hyposthénie, au contraire, ne revêt jamais complétement les apparences de la force excessive; autre chose est de cacher ce qu'on a, autre chose est de montrer ce qu'on n'a pas. Il n'est pas vrai effectivement de dire, ainsi que nous le verrons, que les hyposthénisants puissent jamais produire les effets véritables des hypersthénisants, quelle que soit la dose à laquelle on les administre. Je dis les *effets véritables*, car quelques symptômes isolés ou secondaires, qui peuvent survenir pendant l'hyposthénie, doivent se rapporter à l'hypersthénie; mais ce sont là des épiphénomènes faciles à distinguer des caractères si divers de l'hyposthénie. La céphalalgie, par exemple, est un symptôme propre à quelques hyposthénisants, elle indique ordinairement une augmentation de sensibilité et d'action. Notez bien cependant que la céphalalgie produite par les hyposthénisants est un sentiment bien différent de celui qu'occasionnent les hypersthénisants. La céphalalgie par les contro-stimulants est une sorte de malaise consistant en une pesanteur, un étourdissement analogue à celui qu'occasionne l'action du froid excessif, la fumée de tabac ou l'exhalaison des plantes de laurier-cerise. De plus, cette céphalalgie n'est pas accompagnée de turgescence du visage, ni de rougeur oculaire; ou bien elle est jointe à d'autres phénomènes relatifs au pouls, qui décèlent un abattement général.

Les spasmes et les convulsions sont quelquefois occasionnés par les substances hyposthénisantes, et pourtant, en parlant de l'opium, nous avons établi que ces symptômes étaient propres à l'hypersthénie: toutefois, si l'on considère mûrement les effets des hyposthénisants, on verra que les spasmes et les convulsions qui leur sont propres diffèrent beaucoup de ceux que produisent les remèdes opposés; ils sont en effet faibles, languissants, et coexistent avec la petitesse ou la disparition du pouls. Une véritable épilepsie, avec les contorsions énergiques qu'on lui connaît, un spasme véritablement tétanique un peu durable, qui diffèrent cependant de cette rigidité des mem-

bres que présentent les animaux au moment d'expirer, ne seront jamais produits par des remèdes hyposthénisants. Arrêtons-nous un instant sur ce sujet. — Il n'est pas impossible que, même après l'usage des hyposthénisants, il se déclare quelque mouvement vigoureux ou convulsion passagère. Bien que cet état indique une augmentation de forces dans le système musculaire, ou plutôt dans le tissu cérébro-spinal qui détermine la contraction, il n'est pas difficile d'en comprendre le véritable principe. Si un contro-stimulant cardiaque de quelque efficacité est donné à forte dose, il ralentit instantanément l'action du cœur; les vaisseaux éloignés, surtout ceux de l'encéphale, ne recevant plus la même impulsion, éprouvent une sorte de stase, restent engorgés partiellement du sang qu'ils contenaient, irritent le cerveau, qui, se trouvant lui-même hypersthénisé par la congestion, donne lieu à quelques spasmes tétaniques ou convulsions plus ou moins énergiques. Ces spasmes, ces convulsions, cependant, ne peuvent être que fugaces; car l'abaissement imminent de l'énergie vitale dans tous les organes qui sont en relation avec le cœur les affaiblit de plus en plus, et ils finissent par s'éteindre très-promptement.

Les phénomènes les moins trompeurs de l'action des remèdes hyposthénisants sont ceux qui se rapportent à la circulation sanguine, et cela doit être; car s'il est vrai que tous les remèdes avant d'agir passent dans le torrent de la circulation, le cœur et les vaisseaux doivent en éprouver les premiers l'impression. En conséquence, si l'on veut tenir bien compte de ces derniers, on aura une règle infaillible, même dans les cas les plus douteux. Il est une loi constante, en effet, de l'économie chez l'homme sain, qu'aux premières et moindres doses de remède hyposthénisant succèdent la mollesse, la petitesse et la lenteur dans le pouls; cela n'a jamais lieu après l'usage des hypersthénisants, à moins que cet usage ne soit répété, et que les pulsations n'aient été d'abord au summum de leur élévation. On aura en cela des données certaines pour distinguer les deux actions opposées. Des doses considérables et répétées de remèdes hyposthénisants n'augmentent jamais l'énergie de la circulation, ne produisent jamais l'orgasme fébrile, à moins qu'ils ne soient doués de qualités mécaniques capables d'offenser, d'irriter l'estomac ou d'autres parties, et que leur administration n'ait pas été accompagnée de substances capables de prévenir cette dernière action. Les mêmes remèdes produisent chez l'homme malade les mêmes effets, ils augmentent l'hyposthénie et relèvent les forces; au contraire, s'il s'agit d'hypersthénie exquise avec oppression, ou de faiblesse apparente.

La sueur est aussi produite par les remèdes hyposthénisants et par les hypersthénisants; mais il y a une différence marquée entre l'une et l'autre espèce : dans le premier cas elle est passive, dans le second active. Chez l'homme hypersthénisé qui transpire, la sueur est exprimée, exhalée des vaisseaux par un excès d'activité de la circulation, du mouvement organique, par action morale excitante, par l'effet du calorique atmosphérique, ou par l'état fébrile; tandis que celui qui transpire après une forte hyposthénisation, comme après des pertes sanguines, l'usage abondant de boissons aqueuses, d'un bain froid, etc., n'éprouve un pareil effet que dans un calme parfait, et par effet d'un relâchement passif des pores exhalants. Le médecin éclairé n'aura pas de peine à distinguer ces deux états, alors même qu'il en ignore les causes. Il n'aura en effet qu'à se rappeler que la sueur active est ordinairement partielle, accompagnée de scabrosité et de chaleur à la peau, de fréquence et vigueur dans le pouls, rougeur cutanée, agitation générale, tandis que dans la sueur passive, au contraire, la peau est ou naturelle ou pâle, généralement molle et fraîche, le pouls lent, mou, ondoyant; le malade accuse quelques frissons, etc. Quelquefois les hyposthénisants occasionnent le météorisme abdominal, des chaleurs plus ou moins douloureuses à l'estomac et aux intestins. Ces phénomènes sembleraient en contradiction avec les principes exposés, puisqu'ils ne peuvent émaner que d'un surcroît de sensibilité; ce surcroît ne peut se rattacher qu'à des causes stimulantes. Il est cependant facile de comprendre que cette contradiction n'est qu'apparente : l'action de certains remèdes hyposthénisants suspend presque instantanément le travail de la digestion, les matières restent congestionnées dans le tube intestinal, il s'en sécrète d'autres qui, jointes aux précédentes, donnent lieu à un développement de gaz; de là le météorisme et les coliques dépendantes de l'action expansive des gaz. Les douleurs intestinales que les malades accusent dans ce cas ne sont

donc pas dynamiques, elles sont secondaires et dépendent d'une cause mécanique. Ajoutons que quelques substances hyposthénisantes sont douées de qualités mécanico-chimiques incorrigibles par la forme adoptée de la prescription, de là une source d'irritation qui peut rendre compte des phénomènes ci-dessus; de ce nombre sont les résines, par exemple. Il est bon de faire remarquer, en attendant, que l'irritation mécanique dont il s'agit est en grande partie corrigée par l'action dynamique, aussitôt que cette dernière est déclarée. — Il resterait maintenant à examiner quelques autres phénomènes produits par les remèdes hyposthénisants, et qui pourraient être confondus avec les analogues, produits par les remèdes hypersthénisants, tels sont le vomissement, les évacuations alvines abondantes, la sécrétion excessive des urines. Les faits qui prouvent la différence très-tranchée qui existe entre ces phénomènes de l'une et de l'autre classe de remèdes entraîneraient ici trop de détails, ils seront mieux placés plus loin. L'action contraire des deux classes de remèdes est donc un fait incontestable, et il est facile d'ailleurs de prouver expérimentalement que l'action réciproque de ces substances se neutralise complétement. Mettez un animal près de la mort par l'influence d'une cause hypersthénisante, vous l'en délivrerez comme par miracle à l'aide des remèdes hyposthénisants, en agissant dans un sens contraire. Nous verrons plus loin des faits de cette nature, et qui ne laissent aucun doute sur la thèse que nous soutenons. Disons en attendant qu'il serait absurde de prétendre, ainsi qu'on le fait, que pour admettre la double classe des remèdes, il faudrait que chaque remède d'une classe pût détruire les effets de tous les remèdes de l'autre classe. Il est clair que cela ne peut être, car, outre que chaque remède d'une même classe n'a pas le même degré d'énergie, ni de promptitude, ni de durée d'action que tous ceux de la classe opposée, son effet porte principalement sur tel ou tel appareil, selon sa nature particulière. Un hyposthénisant léger, par exemple, ne peut contrebalancer un hypersthénisant puissant, pas plus qu'une action diffusible ne peut combattre une action durable ou permanente, et un remède dont l'action élective porte sur l'encéphale ne peut davantage combattre l'action contraire d'un autre qui se dirige spécialement sur l'appareil digestif. S'il en était autrement, on n'aurait pas deux classes de remèdes, mais bien deux seuls remèdes, ce qui n'est venu à l'esprit de personne. On peut néanmoins dire avec raison qu'un remède hyposthénisant quelconque peut en général être utile, sinon pour combattre complétement, au moins pour mitiger les effets d'un hypersthénisant quelconque, ou toute espèce d'hypersthénie, et *vice versa;* c'est là un fait constant que l'expérience confirme tous les jours, et l'on peut voir dans nos cliniques une même maladie être souvent combattue avec succès par des remèdes divers d'une même classe. D'un autre côté, les personnes qui par des assertions vagues prétendent que les mêmes remèdes agissent tantôt d'une manière, tantôt d'une autre, selon les circonstances, devraient au moins prouver par des faits qu'une même substance hyposthénisante qui est utile dans une inflammation peut être nuisible dans une autre inflammation ou dans une autre maladie quelconque à fond hypersthénique; c'est ce qu'on n'a pas encore fait. — Une autre objection a été faite à notre manière de voir En admettant l'action opposée des remèdes et leur faculté réciproque d'élision, on ne peut, a-t-on dit, conclure que l'action soit également double sur la vitalité, car les effets que nous observons ne procèdent pas uniquement des modifications que la vitalité éprouve; ils sont composés et dépendent d'une foule d'autres conditions particulières de l'organisme; et bien que ces effets puissent se neutraliser réciproquement, cela ne prouve pas que la vitalité soit passée d'une condition à une autre opposée. Nous nous sommes cependant expliqué à ce sujet; nous avons démontré que, bien que la vitalité ne soit pas la seule cause des fonctions de nos organes, elle en est cependant le premier et indispensable moteur. Or, s'il est vrai qu'après l'administration d'un remède les fonctions se dérangent d'une manière déterminée, et que par l'usage d'un autre remède il survient un dérangement d'une nature opposée, ou qui dissipe le dérangement précédent, que conclure? Il est clair que, puisque les autres conditions des fonctions avec la vitalité sont les mêmes dans les deux cas, on est autorisé à dire que cette dernière a été mise dans deux états opposés par l'action contraire des remèdes. Nous reviendrons, du reste, sur cette importante question.

Il n'a pas manqué enfin d'hommes qui, pour l'honneur de leur routine, ont attaqué les faits du contro-stimulisme par des hypothèses singulières. On a dit qu'en assignant ainsi une faculté à chaque remède, on établissait une X inconnue tirée d'une autre X inconnue, savoir, la nature du remède d'après la nature supposée de la maladie à laquelle on l'appliquait, et *vice versa.* C'est là une assertion fausse. Nous ne jugeons la nature d'une maladie douteuse d'après l'action d'un remède que dans le seul cas où la nature de ce dernier nous est parfaitement connue, et généralement reconnue comme telle : de ce nombre sont, par exemple, l'alcool et la saignée, et nous ne présumons la nature inconnue d'un remède que dans le seul cas où il est employé un grand nombre de fois dans une affection inflammatoire franche. Que si l'on nous objectait encore que l'essence de l'inflammation n'est pas bien connue, nous répondrions que ce serait là une très-pauvre chicane.

L'action des remèdes hyposthénisants, outre qu'elle est démontrée par leur opposition avec les hypersthénisants, est mise en plein jour par la nature de leur action directe, qui est analogue à celle de la saignée. Qu'il nous suffise de citer les inflammations franches (la pneumonite par exemple), qui sont indistinctement traitées et guéries en Italie, depuis Rasori et Borda, par les seuls remèdes dits contro-stimulants, et sans tirer une goutte de sang. En France et ailleurs on a adopté, sous le nom de méthode rasorienne, cette médication, pour certaines maladies seulement, et pour s'en rendre compte, on fait jouer un grand rôle à la révulsion. Les résultats qu'on a obtenus ont été tellement surprenants, qu'on a fini par comprendre qu'on pouvait réellement guérir les inflammations sans phlébotomie. Les médecins italiens et étrangers, cependant, qui ont adopté cette méthode, se sont bien gardés de renoncer complétement aux saignées; ils ont joint à ce précieux secours les remèdes contro-stimulants, et ont évité par là l'abus de la lancette. En faisant un parallèle entre la saignée et les remèdes contro-stimulants, on sera obligé de convenir que ces agents opèrent d'une manière analogue, visent au même but et parviennent au même résultat, c'est-à-dire l'enlèvement de l'hypersthénie, l'abaissement de la vitalité, et par conséquent l'hyposthénie. Leur mode d'action cependant, ou leur mécanisme, n'est pas absolument le même. Il y a effectivement une certaine différence entre le mécanisme de l'action de la saignée et celui des autres moyens contro-stimulants ; ces derniers abaissent directement la force vitale de la fibre, diminuent son impressionnabilité ou son degré de réaction aux agents ordinaires, et cela en ajoutant plutôt qu'en ôtant de la matière, tandis que la saignée n'agit pas directement sur la vitalité, elle enlève de la matière organique et diminue par là un des principaux stimulus qui la mettent en jeu. L'excitation en conséquence, ou l'acte vital qui la constitue, est immédiatement rendue moins énergique, non parce que la vitalité a baissé, mais plutôt parce que le stimulus naturel a diminué ; de même que nous voyons l'œil enflammé et sensible percevoir les objets moins vivement si la lumière est faible, et l'estomac atteint d'hypersthénie digérer moins si l'aliment est diminué. Je ne veux pas dire cependant que consécutivement la vitalité ne soit également abaissée par suite de la saignée ; cela a toujours lieu au contraire, et avec beaucoup d'intensité, car ce sang, qui dans beaucoup de tissus met la vitalité en action comme stimulus, est le même qui dans tous les tissus ranime aussi la même vitalité, et lui fournit pour ainsi dire l'aliment le plus essentiel. Aussi la saignée est-elle généralement considérée comme un moyen contro-stimulant indirect, analogue à ceux qui enlèvent du calorique, de l'électricité et autres stimulus naturels du corps. Cette considération nous a fait placer la saignée parmi les secours mécaniques dont nous devons nous occuper dans un ouvrage qui suivra celui-ci.

On a divisé les remèdes hyposthénisants en directs et indirects. On a appelé directs ceux qui, introduits dans l'économie, abaissent la vitalité, indépendamment des sécrétions qu'ils provoquent ; indirects, ceux qui n'abaissent la vitalité que par les évacuations qu'elles occasionnent, et par la perte des stimulus naturels à laquelle ils donnent lieu. Tous les remèdes dits évacuants par les auteurs sont dans cette catégorie, tels que les émétiques, les purgatifs, les diurétiques, les sudorifiques, etc. Cette division est non-seulement fausse, mais même dangereuse, car elle favorise une manière de voir qui a été jusqu'à présent un des plus puissants obstacles aux progrès de la science. Il existe, il est vrai, des contro-stimulants indirects, mais ce ne sont pas là des remèdes ou des agents capables d'entrer dans la définition que nous avons

donnée des remèdes. La saignée, la glace, la soustraction de l'électricité, et autres moyens analogues, sont de ce genre ; ils ne sont pas effectivement dépendants de l'assimilation organique et de la réaction vitale. La vitalité reste passive sous leur influence, il ne faut qu'ôter à l'organisme une partie de ses stimulus naturels ; leur mode d'action est soumis aux lois physico-mécaniques, en conséquence on ne saurait confondre ces effets avec ceux qui se rattachent à l'assimilation organique et dépendent entièrement de la vitalité ou de sa réaction. Les évacuants, les émétiques, les purgatifs, sont de véritables remèdes, et pour qu'ils produisent les évacuations qui leur sont propres, il est indispensable qu'ils entrent dans l'assimilation, et que la vitalité même les détermine d'après les lois dynamiques que nous avons établies. Il est prouvé pour nous que les évacuations provoquées par les remèdes ci-dessous ne sont pas la cause de l'hyposthénie, mais bien l'hyposthénie la cause des évacuations. Nous serions fâché qu'on prît cette assertion pour une subtilité théorique, cela nous prouverait qu'on n'aurait pas bien saisi les principes fondamentaux que nous avons exposés. Nous aurons l'occasion de rendre cette proposition incontestable par des faits matériels ; tout ce que nous voulions faire comprendre pour le moment, c'est que les contro-stimulants, dits indirects, de quelques auteurs ne sont pas de véritables remèdes (1).

Les remèdes hyposthénisants doivent être divisés selon leur degré d'énergie. Il y en a de tellement violents qu'on pourrait les appeler foudroyants ; d'autres sont forts, d'autres enfin modérés ou légers. Il est cependant difficile de tracer la ligne de démarcation ; néanmoins nous commencerons à parler des plus forts, et nous arriverons graduellement aux plus faibles. Parmi les forts, il y en a dont l'action est prompte, diffusible ;

---

(1) On pourrait peut-être considérer comme des contro-stimulants indirects les remèdes hypersthénisants qui, administrés dans une maladie phlogistique, provoquent des sueurs abondantes et autres évacuations affaiblissantes, et guérissent ainsi la maladie. Nous en avons cité des exemples précédemment et donné l'explication du fait. Il faut réfléchir néanmoins que, tout en guérissant l'hypersthénie, ces moyens ne sont jamais capables de produire l'hyposthénie véritable.

chez d'autres elle est lente et durable. Les diffusibles ne sont pas toujours les plus énergiques. En général, on peut dire que l'action des diffusibles est plutôt passagère, l'action lente plus durable. La division la plus importante des remèdes hyposthénisants est basée sur leur action élective pour tel ou tel organe ou appareil, c'est-à-dire que, tout en hyposthénisant l'économie entière, l'effet du remède se montre d'une manière plus marquée et plus durable dans telle ou telle partie. De là résulte sept ordres de remèdes contro-stimulants, savoir : vasculo-cardiaques, lymphatico-glandulaires, gastriques, entériques, céphaliques, spinaux.

On pourrait nous demander pourquoi, dans la classe précédente, nous n'avons établi que cinq ordres, tandis qu'ici nous en avons formé sept. J'ai déjà dit que je n'attachais pas d'importance au nombre des ordres, attendu que ce nombre pouvait varier par les progrès de l'expérience ; or, l'état actuel de nos connaissances ne nous permet pas de faire autrement, le nombre des hyposthénisants étant naturellement plus considérable que celui des hypersthénisants. D'ailleurs, les remèdes contro-stimulants étant plus souvent employés, l'expérience est plus avancée à leur égard ; en conséquence, on a pu en faire un nombre plus considérable d'ordres. Il est probable du reste que les chiffres de chaque classe varieront par la suite.

Arrivons aux indications des remèdes contro-stimulants. Toutes les maladies hypersthéniques demandent l'usage des remèdes hyposthénisants. On doit avoir pour principe qu'il n'y a que les seuls remèdes hyposthénisants, convenablement employés, capables de bien conduire à guérison la plupart des maladies phlogistiques, quelles que soient d'ailleurs leurs différences d'intensité, de forme, de caractère, de siége. Il ne s'ensuit pas cependant que le médecin doive s'en tenir toujours à un même médicament dans le traitement de ces maladies, ni à tout autre de cette même classe. On sait effectivement que les maladies ne cèdent pas toujours facilement aux remèdes appropriés. Des circonstances particulières empêchent quelquefois d'en triompher en suivant les règles ordinaires. Les personnes qui ont cru très-facile l'art de guérir en s'attachant aux seuls principes de la réforme se sont singulièrement trompées. Bien que simples

et faciles à saisir, ces principes exigent un profond discernement pour être appliqués convenablement, surtout dans certains cas ; il faut souvent, dans cette application, une philosophie médicale et des connaissances pratiques beaucoup plus étendues que de suivre les médications banales de la médecine symptomatique, des dictionnaires de l'empirisme, ou des formulaires des prétendus remèdes spécifiques. Le médecin qui ne veut point faire usage d'analyse philosophique, qui veut s'en tenir aux simples faits sans les rattacher à des principes, fera bien tant qu'il n'emploiera dans sa pratique que des remèdes hyposthénisants légers, ou aucune espèce de remède ; il peut être certain qu'il verra guérir un assez grand nombre de ses malades, ainsi que cela arrive tous les jours. Mais s'il veut, à côté de ces maladies légères qui guérissent toujours, quelle que soit la médication suivie, avoir la satisfaction d'enguérir de celles dont la gravité est imposante, il faut autre chose que la routine aveugle. S'il ne distingue point les conditions de la maladie hypersthénique, ses degrés, sa marche, son siége, la nature de l'organe affecté, s'il ne calcule pas ces circonstances pour choisir tel remède hyposthénisant plutôt que tel autre, il pourra manquer son but et devenir spectateur oisif de la perte de son malade. Il est bon de rappeler en attendant que pour combattre les maladies hypersthéniques l'art possède, indépendamment des remèdes hyposthénisants directs, les secours moraux, diététiques et mécaniques. Chacun de ces derniers moyens peut être préférable dans le traitement d'une maladie hypersthénique ; quelquefois plusieurs sont nécessaires à la fois. Prenons pour exemple la saignée ; il est clair que ce secours mécanique est souvent d'une telle importance qu'il doit être préféré aux autres, même aux hyposthénisants directs, et peut suffire à lui seul pour la guérison. Dans d'autres cas, au contraire, il a besoin d'être joint à d'autres hyposthénisants, ainsi que nous le verrons ailleurs.

Des tempéraments, des constitutions, des genres de vie trop somptueux, trop versés dans l'usage des moyens stimulants ; l'influence de certains climats, de certaines saisons, professions et autres circonstances, déterminent chez beaucoup d'individus une grande prédisposition à la pléthore, excès de plénitude des vaisseaux sanguins, qui constitue ou occasionne une véritable hypersthénie. Nul doute que cette pléthore, cette hypersthénie ne puisse s'enrayer à l'aide de simples remèdes hyposthénisants, mais il faut convenir que ces remèdes n'offrent pas le moyen le plus opportun. Ils ne diminuent pas effectivement la masse du sang, qui est excessive, ou du moins ils ne produisent ce résultat qu'à la longue et en provoquant des sécrétions abondantes, en suspendant ou ralentissant le travail de la nouvelle sanguification. Ce résultat donné par les hyposthénisants n'atteint le but que très-lentement et par une voie un peu détournée, ce qui exige beaucoup de temps, tandis que la phlébotomie, au contraire, arrive directement au but, diminue la masse du sang, et détruit de fait les incommodités de la pléthore. Dans cette occurrence, la saignée doit donc être toujours préférée aux autres hyposthénisants, et elle suffit à elle seule.

L'inflammation, quels que soient son intensité, le siége qu'elle occupe, peut, il est vrai, guérir par le seul usage des remèdes hyposthénisants; les faits de Rasori et de Borda sont là pour l'attester, mais il serait peu logique de ne pas employer en même temps la saignée, qui rend la cure et plus sûre et plus prompte. Il faut convenir effectivement que dans toute inflammation il y a pléthore : d'une part, le travail actif des vaisseaux sous l'influence de la fièvre, l'exaltation des fonctions capables d'augmenter le sang, telle que l'absorption manifestée par la sécheresse de la peau et la soif, la fréquence de la respiration ; d'autre part, la diminution ou la suspension des fonctions qui enlèvent au sang une partie de ses éléments, telles que la nutrition, la sueur, les évacuations, le prouveraient suffisamment, si d'ailleurs l'inspection oculaire n'attestait pas tous les jours la présence de la pléthore générale et locale. J'ajouterai que le sang est lui-même devenu plus stimulant, plus âcre, si je puis m'exprimer de la sorte, ainsi que cela se voit par la couenne qu'il présente. Dans quelques cas, il est vrai, la pléthore générale peut ne pas être bien manifeste, mais la locale est toujours incontestable. Ici, effectivement, le sang se porte évidemment avec plus d'impétuosité, s'accumule, et sa distribution devient inégale. Il est donc très-rationnel et très-sage de combiner dans ces circonstances la saignée aux hyposthénisants, l'une diminuant directement la masse du sang,

les autres abaissant la vitalité et favorisant les excrétions. Par suite de cette combinaison, on pourra ne prescrire que des doses beaucoup plus faibles des hyposthénisants que si on ne faisait point usage de la saignée. On conçoit en outre que, si on renonçait complétement à la saignée, il faudrait, pour atteindre le but, ordonner des hyposthénisants très-énergiques et à fortes doses. Cela pourrait exposer, d'une part, à des accidents, le médecin n'étant pas toujours présent pour régler les doses selon les changements momentanés de la maladie ; de l'autre, à ne pas la combattre assez énergiquement, par la même raison, car les doses devraient être en proportion du degré d'intensité de la maladie. D'ailleurs, une action hyposthénisante très-violente, en la supposant proportionnée à l'intensité de la maladie, pourrait, en abaissant trop subitement l'énergie vitale du cœur et des vaisseaux, donner lieu à des stases passives du sang, qui, par leur action mécanique, pourraient déterminer des accidents fâcheux, comme des épanchements, etc., et cela uniquement parce que la pléthore n'aurait pas été combattue préalablement à l'aide de la saignée.

Il y a néanmoins des maladies phlogistiques ou hypersthéniques dans le traitement desquelles il est bon de s'en tenir aux seuls hyposthénisants et de négliger la saignée. De ce nombre sont les empoisonnements hypersthéniques par l'opium, par le vin, par l'alcool, etc. L'accident étant ici instantané, la constitution n'a pas eu le temps de préparer les matériaux de la pléthore. Certaines phlogoses chez des individus de tempérament sec ou lymphatique, certaines artérites, quelques hémorrhagies inflammatoires ne se laissent pas bien combattre par la saignée, elles ne cèdent même complétement qu'à l'influence des remèdes hyposthénisants. Il y a des hypersthénies hémorrhagiques tellement réfractaires à l'action des saignées qu'elles persistent même alors que le malade est devenu presque exsangue : dans ce cas les remèdes hyposthénisants agissent merveilleusement. L'expérience nous a appris, enfin, qu'en général dans les phlogoses chroniques les remèdes hyposthénisants doivent être préférés également à la saignée ; je dis *en général*, car souvent les inflammations chroniques sont de nature à pouvoir être dissipées par les évacuations sanguines, — Les maladies à fond mécanique ou spécifique réclament souvent, elles aussi, l'usage des hyposthénisants. Je n'entends pas parler de celles dont les moyens curatifs sont déterminés et d'application à peu près certaine, telles que la vermination simple qui se combat par les anthelminthiques, les pierres dans la vessie qui s'enlèvent par l'opération, etc. : je parle de celles dont les moyens curatifs sont inapplicables ou inconnus. Alors le mal ne peut être combattu dans sa source; on ne peut viser qu'à l'enlèvement des symptômes les plus incommodes, ou dangereux. Dans ce but les hyposthénisants peuvent être plus utiles que les saignées; car, bien que le mal soit mécanique au fond, les symptômes dont nous parlons dépendent d'une lésion dynamique occasionnée par la cause matérielle, et il n'y a pas ordinairement là de pléthore; d'ailleurs la saignée ne saurait être impunément répétée aussi souvent que les souffrances du malade le réclameraient. Je viens de dire que les maladies mécaniques ou spécifiques déterminaient des effets dynamiques susceptibles d'appréciation et d'être bien traités par les remèdes hyposthénisants; j'ajouterai que tous les symptômes qui les accompagnent sont dynamiques et que c'est aussi dynamiquement qu'elles produisent la mort. Citons quelques exemples sans sortir de notre sujet. Un calcul dans la vessie que fait-il? Il irrite, blesse, enflamme cet organe ; de là la phlogose se propage à d'autres organes et cause la mort par hypersthénie le plus souvent. Comment le principe syphilitique opère-t-il? Il enflamme les vaisseaux lymphatiques, les glandes, les os, les membranes et produit des dérangements dynamiques incompatibles avec la vie. Le principe varioleux ne se fixe-t-il pas également sur telle ou telle partie du système vasculaire, ne l'enflamme-t-il pas et ne jugule-t-il pas ainsi l'existence du malade?

Je pourrais multiplier ces exemples pour prouver que c'est toujours sous le rapport des lésions dynamiques que les maladies mécaniques doivent occuper et que la nature de ces lésions est presque toujours hypersthénique ou phlogistique. Les lésions organiques elles-mêmes, quel que soit leur principe formateur, les dilatations, les obstructions squirrheuses, etc., n'agissent pas autrement; leur action mécanique irrite, engorge, enflamme les tissus voisins, puis les parties éloignées, et la mort survient généralement dans des conditions d'hyper-

Giacomini.

sthénie. Je conviens cependant que dans quelques cas les maladies organiques s'accompagnent au contraire d'une condition hyposthénique ; c'est lorsqu'elles sont de nature à empêcher les fonctions destinées aux réparations de l'organisme. Dans la généralité des cas, la condition dynamique est hypersthénique, sinon dans le commencement, du moins dans le progrès de la maladie. Tant que le fond mécanique ou spécifique de l'affection n'est pas détruit, c'est donc par des remèdes hyposthénisants qu'il convient de combattre les symptômes principaux ; on ne veut pas par là guérir la maladie, mais bien la mettre dans des conditions d'être opérée chirurgicalement, ou d'empêcher les dégâts mortels qui suivraient les dérangements dynamiques. Les saignées dans ces circonstances, outre qu'elles ne sont pas toujours tolérées par les conditions générales, n'enrayent pas d'une manière aussi durable les symptômes que les remèdes hyposthénisants, et d'ailleurs si la saignée produit une trop grande faiblesse, on ne peut aisément réparer la perte du sang dans une constitution détériorée, tandis que les effets trop énergiques des hyposthénisants peuvent être de suite dissipés par des remèdes opposés. Nous avons pour principe dans ces circonstances de n'administrer les hyposthénisants qu'avec ménagement et par faibles doses, car le changement de nature de la condition dynamique arrive assez aisément, et malheureusement les phénomènes de ce changement s'opèrent souvent d'une manière sourde et insidieuse.

J'ai à peine besoin de dire maintenant que les remèdes hyposthénisants doivent être sévèrement défendus dans les affections hyposthéniques. En parlant des remèdes hypersthénisants nous avons vu que dans quelques cas ces substances pouvaient guérir ou améliorer des maladies hypersthéniques en provoquant des évacuations analogues à la saignée; cette remarque cependant n'est dans aucun cas applicable aux médicaments hyposthénisants qui ne peuvent que nuire dans toute espèce de maladie de faiblesse. Ici vous auriez beau invoquer l'intervention de la force médicatrice de la nature; elle est sourde, impuissante, car elle se trouve anéantie par le remède hyposthénisant lui-même.—Cela posé, on pourrait proposer la solution de ce problème : une maladie dynamique de nature douteuse est traitée chez deux individus par des

remèdes opposés, par les hypersthénisants chez l'un, par les hyposthénisants
chez l'autre; tous les deux guérissent.
On demande quelle était la nature du
mal, quel est le traitement qui a réellement eu une prise heureuse sur l'affection? La réponse est entièrement basée
sur les considérations précédentes. Il est
clair que puisque la nature ne pouvait
aider que les effets de la médication hypersthénique, qu'elle était tout à fait
impuissante à l'égard de la médication hyposthénique, la maladie ne pouvait être
qu'hypersthénique. Nous avons prouvé
effectivement que ce n'est que dans ces
seules conditions que la nature peut se
débarrasser spontanément et du poids de
la maladie et de la surcharge de la médication contraire. Si l'on demandait, enfin : Dans les cas douteux faut-il avoir
recours aux hypersthénisants ou aux hyposthénisants? je répondrai : Ni aux uns
ni aux autres; mais si l'on veut traiter à
titre d'exploration, pour éclairer le diagnostic, je dirai qu'il n'y a moins de
danger à essayer les remèdes hypersthénisants que ceux de nature opposée.

ORDRE PREMIER.

REMÈDES HYPOSTHÉNISANTS CARDIACO-VASCULAIRES.

Lorsqu'un stimulus excessif ou un remède hypersthénisant provoque une action trop vive dans le système circulatoire, les effets dans chaque partie de ce système se confondent tellement par le trouble fonctionnel qui les accompagne, qu'il n'est pas toujours possible de distinguer quel est l'organe ou l'appareil qui en a éprouvé l'impression la plus vive. Il en est autrement lorsqu'il s'agit de remèdes hyposthénisants. Ces derniers, en affaiblissant les fonctions, en en supprimant quelques-unes, et en en déterminant de nouvelles, produisent des effets plus appréciables; ils laissent mieux connaître si l'action a porté principalement au centre de la circulation ou à la circonférence, sur la partie droite ou gauche du cœur, sur les artères ou les veines, sur les vaisseaux sécréteurs ou absorbants. Par suite de ces remarques, nous avons établi dans cette classe, non-seulement des remèdes cardiaco-vasculaires et vasculo-cardiaques, mais encore des remèdes lymphatico-glandulaires. Ce dernier ordre se trouve dans la classe précédente compris dans la catégorie des remèdes vasculaires, la science n'étant pas encore assez avancée pour faire autrement. Ici nous aurions pu à la rigueur diviser les remèdes vasculo-sanguins en deux ordres, savoir : vasculo-artériels et vasculo-veineux; mais nous nous en sommes abstenu en attendant d'autres faits plus décisifs. Aussi, nous sommes-nous contenté de les comprendre dans la seule dénomination de vasculo-

cardiaques. — En traitant des remèdes hyposthénisants cardiaco-vasculaires, c'est-à-dire dont l'action porte principalement sur le cœur, et particulièrement sur les cavités gauches, nous ne devons pas omettre de rappeler qu'il n'y a pas de remède, quel qu'il soit, qui n'ait pas d'action plus ou moins marquée sur le cœur; et cela se conçoit quand on réfléchit que les remèdes avant d'agir doivent être assimilés par la lymphe, puis par le sang; si l'on en excepte pourtant quelques-uns dont l'efficacité se manifeste peut-être dans les vaisseaux lymphatiques mêmes et avant d'entrer dans le sang. Les hyposthénisants vasculaires ont pour effet presque constant, chez l'homme sain, de retarder, de ralentir, d'affaiblir les contractions du cœur, surtout du ventricule gauche. Cet effet se manifeste dans le pouls, qui se ralentit et devient mou, très-dépressible; plusieurs fonctions éprouvent des changements en rapport avec cet état du cœur. Nous les indiquerons en traitant de chaque remède en particulier; pour le moment, nous ne voulons appeler l'attention que sur les changements qu'éprouvent les fonctions de l'appareil urinaire; ces fonctions sont constamment exaltées, les urines étant sécrétées en très-grande abondance sous l'influence des remèdes hyposthénisants cardiaques. Par suite de cette circonstance, les auteurs les ont appelés diurétiques. Que les remèdes en question touchent singulièrement les reins, c'est un fait incontestable et facile à expliquer en se rappelant que ces organes sont éminemment vasculaires et pourvus d'un tronc artériel fort volumineux. En parlant des remèdes hypersthénisants cardiaques, nous avons fait la même remarque; nous avons fait voir qu'ils produisent des effets très-énergiques dans les organes très-vascularisés, comme les reins, l'utérus et le poumon, et cela parce que dans ces organes la force du cœur était plus grande. Mais comment, dira-t-on, appliquer le même raisonnement aux remèdes hyposthénisants, puisque ces derniers affaiblissent au contraire la force du cœur? Je m'explique :

Les hyposthénisants augmentent la sécrétion urinaire, non par accélération de la circulation artérielle, mais par relâchement des artères des reins. Ces organes ne sont pas de véritables glandes; ils résultent d'un entrelacement vasculaire et de tubes analogues à des filtres. L'urine elle-même n'est pas une véritable sécrétion; une humeur ne mérite ce nom qu'autant qu'elle est séparée par un organe qui élabore le sang et attire par son travail un liquide particulier; tels sont, par exemple, la salive, les larmes, le mucus, etc. Mais lorsque le liquide n'est séparé que par un mécanisme analogue à l'urine, il mérite plutôt le nom d'excrétion simple. L'urine effectivement n'a aucun office dans l'économie, si l'on en excepte celui de débarrasser le sang d'une partie des principes qui le composent. Je sais bien qu'il n'y a pas d'excrétion sans sécrétion préalable; mais personne ne contestera, je présume, que l'humeur salivaire, par exemple, ne subisse dans les glandes qui l'élaborent la disposition qu'elle présente, et n'acquière les qualités qui la rendent apte à remplir les offices auxquels elle est destinée. L'urine au contraire ne subit aucune élaboration particulière dans les reins, elle est expulsée du corps aussitôt séparée du sang et sans remplir aucun office particulier. L'urine n'est si variable dans sa composition chez l'homme malade et chez l'homme sain aux différentes heures de la journée, ne se charge de l'odeur particulière des différentes substances qu'on a mangées, circonstance qu'on ne rencontre point dans les autres humeurs de l'économie, ne s'imprègne enfin des autres matières introduites dans le sang, que parce que les reins n'exercent aucune action particulière pour l'élaborer, ils la séparent en quelque sorte passivement. A quoi servent-ils donc les reins? A rien autre,

à ce que je crois, qu'à permettre au sang artériel de déposer dans leurs filtres tubulaires les matériaux inassimilables qu'il contient, l'excès du liquide aqueux dont il est chargé, et les autres principes devenus superflus à l'économie, et cela alors que leurs vaisseaux se relâchent et se dilatent. D'après cette manière de voir, les reins ne seraient que des espèces de filtres passifs destinés à la dépuration du sang; le nom d'émonctoire, par conséquent, que les anciens leur avaient appliqué, me paraît bien choisi. Les reins donc ne seraient en fonction active que dans les moments seulement où leurs vaisseaux se contracteraient et empêcheraient le passage des principes urineux. Tout ce qui augmente effectivement l'action des vaisseaux artériels des reins, comme le mouvement violent, la chaleur atmosphérique, les boissons alcooliques, l'orgasme fébrile, etc., diminue la séparation de l'urine. L'inflammation même des reins occasionne ordinairement la suspension et la rétention de l'urine. Au contraire, les boissons aqueuses, le repos, l'abaissement de la température, les bains tièdes, les remèdes dits réfrigérants, les causes morales affaiblissantes, en un mot, tout ce qui abaisse la force de la circulation, fait augmenter la quantité des urines. On voit par là combien est erronée l'idée des pathologistes qui croient que la sécrétion abondante des urines indique une irritation ou une surexcitation des reins. Il est de fait, au contraire, que toutes les fois que le pouls est fréquent et fort, que le sang va aux reins avec impétuosité, la quantité des urines diminue, et qu'au contraire, quand le pouls est lent, tranquille, que le sang arrive aux reins lentement, les urines deviennent abondantes. Si cela est, pourquoi ne pourrions-nous pas dire hardiment que c'est une erreur de croire que les remèdes qui augmentent la sécrétion urinaire stimulent les reins, et que c'est à tort qu'on défend ces mêmes remèdes dans le traitement de l'inflammation des reins?

ACIDE CYANHYDRIQUE ou HYDROCYANIQUE

(acidum hydrocyanicum.)

§ Iᵉʳ. *Caractères physiques.* — Entre les mains du chimiste, toute matière azotée, comme les chairs et les humeurs animales, le sang de l'homme, et plus encore celui du bœuf, etc., peuvent fournir un agent thérapeutique très-violent: tel est l'acide hydrocyanique, connu jusqu'à ces derniers temps sous le nom d'acide prussique. On peut l'obtenir aussi du bleu de Prusse, d'où il tirait son nom. Cet acide existe tout formé dans la nature; on le trouve dans les feuilles de pêcher, de laurier-cerise, dans les amandes amères, dans le prunier mahaleb, etc. — Sa découverte est due à Scheele, en 1782, mais ce n'est qu'en 1815 que M. Gay-Lussac en détermina la véritable nature et donna le nom de cyanogène à son radical, du grec xyanos, bleu, et gennao, engendre. Cet acide, pur, est liquide, incolore, odorant, très-volatil, d'une saveur d'abord fraîche, puis brûlante; il rougit la peau par son contact, susceptible de cristalliser en produisant un grand abaissement de température; combustible, brûlant, avec une flamme jaune verdâtre.

§ II. *Notions chimiques.* — L'acide cyanhydrique est composé de 44,39 de carbone, 51,71 d'azote, et 3,90 d'hydrogène. Il est peu soluble dans l'eau, où il surnage; il se dissout cependant plus facilement dans l'alcool, et surtout dans l'éther. Abandonné à lui-même, il se décompose rapidement, quelquefois en moins d'un jour et même d'une heure, et il se transforme en une masse brunâtre qui dégage une forte odeur d'ammoniaque et de charbon azoté. La lumière et la chaleur opèrent la décomposition de cet acide très-promptement. Par suite de cela on doit avoir soin de le préserver du contact de la lumière et de l'air en le renfermant dans des vases bien clos et recouverts d'un papier noir, et le tenir dans un endroit bien frais. Malgré ces précautions, il est toujours prudent que le pharmacien en fasse de temps en temps de nouveau pour ne pas l'avoir d'une action incertaine.

§ III. *Effets sur les animaux.* — Les premiers essais avec l'acide hydrocianique sur les animaux ont été tentés par Schrader en 1803, et successivement par plusieurs autres qui ont fait un grand nombre d'expériences. On s'est assuré par ces expériences que cet acide est le poison le plus violent que l'on connaisse. Schrader a tué des oiseaux avec quelques gouttes de cet acide délayé dans l'eau (1).

Emmert observa que tout être vivant meurt sous son action, mais bien plus promptement les animaux à sang chaud (1). Magendie, avec quelques gouttes de cet acide versé sur la langue ou sur l'œil des chiens, les vit tomber par terre immédiatement comme s'ils eussent été frappés de la foudre (2). Le même fait a été constaté dans les expériences de Coullon (3), d'Ittner (4), de Wietz (5), de Robert (6), de Meyer (7), d'Heller (8), et de plusieurs autres; c'est à Mangili cependant qu'appartient l'honneur d'avoir le premier vérifié par des expériences sur les animaux l'idée de Rasori, savoir que l'action de l'acide prussique est contro-stimulante comme celle du venin de la vipère. Il était facile, en effet, de prévoir cette analogie d'action, car le plus souvent les animaux soumis à l'action de cet acide périssent sans la moindre agitation et à l'instar d'un flambeau qui s'éteint. Aussitôt appliqué sur l'économie, il fait cesser entièrement l'irritabilité musculaire; les membres restent flexibles, le cœur gauche vide, et le sang plus noir et plus dissous qu'à l'ordinaire. Que si la dose de ce poison n'est pas assez élevée pour causer la mort, elle cause des étourdissements, des vertiges, un engourdissement et une faiblesse dans les membres; les pulsations du cœur deviennent faibles et lentes, les yeux immobiles, la pupille dilatée insensible à la lumière. Wietz et quelques autres ont observé en outre parfois une roideur dans les membres et l'opisthotonos, mais cela n'affaiblit nullement la démonstration de Mangili; car cette roideur, ce tiraillement de la tête et du corps en arrière, tiennent peut-être

____

(1) N. Allgme Journal der chemie, I, p. 393.

(1) De venenatis acidi borussici in animalis effect. Tubing., 1805, p. 8.
(2) Annales de chimie et de physique, octob. 1814.
(3) Sur l'acide prussique. Paris, 1808, p. 8.
(4) Beytræge zur Geschichte der Blausæure, etc., p. 121.
(5) Hurze Darst., etc., nel medicinischen Jahrbüchern des osterr. kaiserstaats, 2 Bd., 3, p. 34.
(6) Ann. de chimie et de physique, oct. 1814.
(7) Versuch üb. d. vergiftand. Wirkung. d. Blausæure. Meckels, Deutsch. archiv. f. d. physiol., 3 Bd.
(8) Rech. sur l'emploi de l'acide prussique, etc. Revue médicale, 1823, août et septembre.

aux efforts que font les animaux pour se soustraire à l'application de l'acide sur leurs yeux. Il n'est pas surprenant d'ailleurs que, frappés immédiatement à mort par cet acide, leur corps reste dans cette attitude qui simule l'opisthotonos (1). On a trouvé quelquefois des traces de phlogose dans les cadavres des animaux tués par l'acide hydrocyanique concentré; mais ces sortes de rougeurs sont plutôt dues à son action mécanique et locale qu'à l'action dynamique. En effet, on les aperçoit également dans la trachée lorsque les vapeurs du médicament sont inspirées; ou les a rencontrées aussi, dans ces cas, dans l'œsophage et dans l'estomac, etc. — Les expériences sur les animaux faites en Italie démontrèrent que la combinaison de l'acide hydrocyanique avec l'alcool affaiblit singulièrement l'effet du premier et qu'on peut en tolérer une plus forte dose. Ce mélange en retarde considérablement la mort (2). Les chimistes cependant croient généralement que l'acide hydrocyanique délayé dans l'alcool maintient pendant longtemps ses propriétés, tandis que délayé dans l'eau il se décompose promptement et perd par là toute efficacité. Murray assure, et avec raison, que l'opium est un antidote excellent de l'acide hydrocyanique (3). L'ammoniaque est considéré cependant comme l'antidote par excellence de ce poison. Ainsi que nous l'avons dit, Murray s'en était si bien convaincu, qu'il disait qu'il s'empoisonnerait volontiers avec l'acide prussique s'il était sûr que quelqu'un lui administrât aussitôt une dose convenable d'ammoniaque. Les expériences de Fremy confirment celles de Murray, et l'on sait que M. Dupuy guérit à l'École d'Alfort, à l'aide du sous-carbonate d'ammoniaque, un cheval qui était mourant par l'action de l'acide prussique.

---

(1) Sur ce point, nous ne saurions être d'accord avec l'auteur. On sait qu'un petit lavement contenant quelques gouttes d'acide hydrocyanique produit chez les chiens des contractions spasmodiques très-violentes, suivies d'un véritable opisthotonos. Ce phénomène n'est pas en contradiction avec la faculté contro-stimulante. (*N. des trad.*)

(2) Gazan, Essai sur les effets que l'acide prussique et les substances qui le contiennent exercent sur l'économie animale. Paris, 1815.

(3) The Edimb. journal of science, avril 1825.

L'éther jouit de la même propriété par suite de sa vertu hypersthénisante diffusible; aussi le regarde-t-on comme un des meilleurs antidotes de l'acide hydrocyanique. D'après les données fournies par l'expérience, on peut établir sur ce médicament les propositions suivantes :

1° L'acide cyanhydrique est doué d'une action très-énergique et le plus souvent mortelle; 2° ses effets sont en harmonie avec ceux des remèdes hyposthénisants; 3° plusieurs substances hypersthénisantes, entre autres l'alcool, les éthers, l'opium, etc., manifestent une action diamétralement opposée à celle de l'acide hydrocyanique et peuvent servir à combattre ses effets.

§ IV. *Effets sur l'homme sain.* — L'action très-énergique de l'acide hydrocyanique a été également éprouvée chez l'homme en état de santé. Scaringer, chimiste de Vienne, s'étant versé par maladresse sur les bras une certaine quantité de cet acide, préparé d'après le procédé de Gay-Lussac, mourut en quelques heures (1). Robert parle d'une servante qui en avait pris une certaine quantité par la bouche et qui succomba en deux minutes, comme si elle eût été frappée d'apoplexie (2). Hufeland et Harless rapportent plusieurs cas d'empoisonnement mortels occasionnés par des petites doses de cette substance (3). Un voleur ayant avalé par mégarde trois grammes d'acide prussique délayé dans l'esprit de vin tomba presque aussitôt sans connaissance; le médecin, survenu cinq minutes après, le trouva sans pouls ni respiration, avec les extrémités froides, une impuissance complète des muscles, les yeux très-luisants. Il est mort très-promptement, et cet état des yeux a persisté sur le cadavre. A l'autopsie qui a été faite le lendemain, on rencontra plusieurs parties gorgées de sang noir. Le système artériel était vide, l'estomac et les intestins phlogosés, et leur muqueuse se laissait facilement détacher des autres membres. Le cadavre exhalait une odeur suave, analogue à celle des amandes amères (4). Un cas d'empoisonnement par l'a-

---

(1) Almanach für sceidekürstler von Bucholz. Jahrg., 1815.

(2) Gilbert's Annalen, 53 Bd., p. 211.

(3) Journal. d. prakt. Heilk., 57 B., 1 s., p. 114. Rhein Jahrbuch., 7 Bd., 1 s., p. 190.

(4) Horn's Archiv. fur medicin. Erfahr. Jahrgang, 1818, p. 510.

cide prussique, qui fit un très-grand bruit dans le public, est celui qui arriva à l'hôpital de Bicêtre. C'était en juin 1828, que voulant expérimenter l'action de l'acide prussique dans l'épilepsie, le médecin ordonna à chaque épileptique deux grammes (demi-gros) d'acide prussique, mêlé à quinze grains de sirop simple. Au moment même qu'on administrait cette potion au septième malade, l'infirmier s'aperçut que celui qui occupait le premier lit venait de mourir, et pendant qu'il courait chercher du secours, les autres épileptiques expiraient à leur tour, de sorte qu'en quelques minutes tous les sept étaient morts (1). La mort par l'acide prussique arrive généralement sans être précédée d'aucun phénomène particulier, et à l'autopsie on ne trouve pas la moindre trace de phlogose, excepté sur les endroits où cet acide a touché.

Il n'arrive pourtant pas toujours que l'acide hydrocyanique produit la mort chez l'homme sain. Scudamore a observé, chez un enfant qui en but dix gouttes très-délayées dans de l'eau, un simple anéantissement des forces, un froid général, la dilatation pupillaire; mais ces symptômes se sont dissipés, et l'enfant a guéri (2). Ittner, ayant respiré les vapeurs de l'acide prussique, éprouva des vertiges, un obscurcissement de la vue et des étourdissements; ces symptômes se manifestèrent également dans un cas où on en a pris cinq à six gouttes par bouche (3). Vauquelin, Robert, Magendie, Delens assurent que les personnes qui entrent dans un laboratoire où on prépare cet acide, ou qui en avalent quelque quantité extrêmement petite, éprouvent des lipothymies, l'impuissance dans les mouvements, des vomissements, de la céphalalgie, de l'oppression. Coullon en prit lui-même vingt gouttes, et il continua à en prendre, en en augmentant la dose graduellement, jusqu'à quatre-vingt-six gouttes; il n'éprouva qu'une salivation très-abondante, des nausées, de la fréquence dans le pouls, de la pesanteur à la tête, et de l'anxiété aux hypochondres (4). M. Ma-

gendie, au contraire, Ittner, Roch (1) et plusieurs autres ont observé que le pouls devient lent, et que la respiration se ralentit graduellement jusqu'à l'asphyxie. On admet généralement avec raison que l'acide hydrocyanique détruit l'irritabilité du cœur. Vogt dit que les phénomènes présentés par l'action de l'acide prussique annoncent tous une dépression, une extinction immédiate de l'innervation (2). Richter assure n'avoir jamais vu augmenter l'action nerveuse ni musculaire par l'effet de cet acide, ni avoir jamais remarqué sur les sujets morts par l'action de ce poison la moindre trace d'inflammation ni de congestion active (3). Hayward de Boston regarde cet acide comme très-propre à diminuer l'excitabilité générale (4).

Ainsi, nous venons de voir que les phénomènes déterminés par l'acide prussique sur l'homme sain décèlent son action contro-stimulante. La seule observation de Coullon où il est question de l'accélération du pouls pourrait peut-être être regardée comme une exception, et ne saurait contre-balancer les nombreux faits contraires que nous venons de citer, d'autant plus que nous ignorons si l'acide prussique dont il s'est servi était bien pur; c'est ce que nous aurions de la peine à croire, vu que les doses très-fortes qu'il a prises ne lui ont produit que des effets fort légers.

§ V. *Effets dans les maladies.* — Encore que l'acide cyanhydrique soit un des poisons les plus violents, entre les mains d'un médecin habile et prudent il peut devenir un moyen efficace de guérison, et passer ainsi de la classe des venins les plus meurtriers à celle des agents thérapeutiques les plus salutaires. Dès l'an 1804, Borda appela l'attention des médecins sur ce médicament. Dans les mêmes maladies où il avait déjà obtenu des succès par l'administration de l'huile et de l'eau cohobée de laurier-cerise, il a obtenu des succès bien plus marqués encore à l'aide de l'acide hydrocyanique. Cela ne doit point étonner, quand on se rappelle que le principe actif de cette

<hr>

(1) Journal général de médec., t. cm, p. 367.
(2) A. B. Granville, Further obs. on the hydrocyanic. acid., etc. London, 1819.
(3) Loc. cit., p. 130.
(4) Loc. cit., et Orfila, Toxicologie, t. ii.

<hr>

(1) De acidi hydrocyanici puri in morbis efficacia. Lipsiæ, 1820.
(2) Arzneimitt.
(3) Ausführ. Arzneimitt., 2 Bd., p. 481.
(4) Nouvelle bibl. médicale, 1820, vol. iii, p. 408.

huile et de cette eau dépend de l'acide hydrocyanique qu'elles contiennent. En le jugeant d'après un grand nombre d'expériences, pour un contro-stimulant des plus puissants, il l'essaya dans les maladies phlogistiques franches, telles que les fièvres inflammatoires, les pleurésies, les péripneumonies, etc. Il traita ces maladies par l'acide hydrocyanique et sans saignées, ou n'en ordonna que de très-légères et fort rarement. On ne saurait se figurer l'étonnement des médecins et des élèves qui assistèrent à la clinique de cet habile praticien à l'hôpital de Pavie, en voyant dissiper comme par enchantement ces maladies par l'administration de l'acide prussique. La fièvre cessait sur-le-champ; une douce moiteur paraissait à la peau; le pouls baissait et prenait une allure normale, ainsi que les évacuations; une expectoration salutaire avait lieu; les douleurs et la toux se dissipaient (1).

Dans la clinique médicale de Padoue, le professeur Brera obtint, lui aussi, quelques années après, des résultats analogues; il étendit l'usage du médicament à plusieurs autres maladies inflammatoires, telles que l'entérite, la métrite, le rhumatisme, etc. (2). Depuis lors, les élèves de Pavie et de Padoue répandirent cette heureuse pratique par toute l'Italie; de là elle passa en Angleterre, en France et en Allemagne, de sorte qu'on pourrait presque dire que l'usage de ce remède est devenu aujourd'hui si général qu'il y aurait presque à craindre des abus malheureux. Granville, Scudamore et Thomson en Angleterre (3), Magendie (4), Heller (5), en France, et plusieurs autres, ont fortifié les idées des Italiens, en l'employant dans les maladies inflammatoires comme sédatif, et dans le but de diminuer la force des pulsations artérielles. D'autres praticiens l'ont prescrit sous des points de vue différents, mais toujours dans des maladies hypersthéniques, et avec avantage. Pour n'indiquer ici que les faits principaux, je dirai : 1° que dans les maladies inflammatoires, non-seulement Borda, Brera, et beaucoup d'autres médecins italiens, ont prescrit avec succès l'acide prussique, mais encore Scudamore et Granville; Thomson l'administra dans la fièvre catarrhale épidémique, sans avoir presque jamais eu recours à la saignée, quoique le pouls l'eût indiquée. Magendie, Heller, Elwert (1), Ryan (2), Creutzwicz (3) et autres l'employèrent dans des cas analogues. — Les maladies inflammatoires traitées par ces praticiens sont la fièvre synoque, les bronchites, les pleurites, les péripneumonies, la cardite, les métrites, les entérites, les céphalites, les miélites. 2° Que dans les affections pulmonaires chroniques, et surtout dans la phthisie, cet acide a été loué par Granville et Magendie, qui en retirèrent beaucoup plus d'avantage que par tout autre remède; ils en ont même, dans quelques cas, obtenu des guérisons radicales. Thomson, Ittner, Cerutti (4), Behr (5), Roch, Bremer, Ryan, Weicht, Engelhart (6), et Stemmler (7), en ont obtenu les mêmes résultats. Billi assure avoir guéri, par l'acide prussique, trois phthisiques au troisième degré (8). Corrensi dit avoir obtenu le même succès dans un cas analogue (9). Plusieurs autres pourtant, parmi lesquels il faut compter Delens, Coullon, Kergaradec, Günther (10), n'ont pas eu autant à se louer de l'acide prussique dans la phthisie. Ceia est facile à concevoir, si ces médecins avaient présumé trouver dans l'acide prussique le spéci-

---

(1) Memorie intorno alla vita dis. Borda suitte dal prof. del chiappa. Pavia, 1834, p. 62 et suiv.

(2) Prospetto de' result. otten. nella clinica dell'unita di Padova delli anni 1809-15. Padova, 1816. — Manzoni, De præcipua acidi prussici. medic. facult.

(3) Loc. cit.

(4) Recherches physiologiques et cliniques sur l'emploi de l'acide prussique à Paris, 1819.

(5) Mém. cit.

---

(1) D. Blaüsœure d. wirks. Heilmitt in Lungenbeschw, etc. Hildesh., 1821.

(2) The London med. and phys. journ., vol. LI, mars 1824.

(3) Rust's Magazin, 22 B., p. 335.

(4) Granville, Ferneje beobacht. übers. vom cerutti. Leipz., 1820.

(5) Hufeland's Journal. Jul. 1820.

(6) D. Lungens. in ihren versich. Zeitræum. Aarau, 1823, p. 73.

(7) Klin. Beobacht. u. urfahr., etc. Leipz. 1825, p. 73.

(8) Repertorio medic. chir. di Torino, 1821, p. 237.

(9) Repert. med. chir. di Perugia. Giugno, 1826.

(10) Medic. chirurg. Zeitung. 1821, III, p. 104.

fique infaillible de la phthisie. Si malgré l'emploi du remède, la phthisie a continué à empirer, il faut en attribuer la faute au degré avancé du mal ou à l'application inopportune du remède. Il n'en est pas moins vrai que ce médicament est fort utile dans la première période de la phthisie.

Il nous paraît évident du reste que les succès obtenus par l'acide prussique dans la phthisie confirment sa propriété contro-stimulante, puisque le plus grand nombre des cliniciens s'accordent à regarder cette maladie comme une affection de nature hypersthénique, compliquée d'artérite chronique du poumon, d'où la fièvre consomptive avec sueurs nocturnes, etc. Nous parlerons ailleurs avec détail de cette fièvre de consomption, hectique, ou de suppuration. Disons, pour le moment, que personne ne conteste plus aujourd'hui que la phthisie, quelle qu'elle soit, n'ait un caractère hypersthénique constant, avec un fond matériel, dans l'altération organique de l'organe affecté; tout le monde sait que le médecin peut bien réprimer jusqu'à un certain point la condition hypersthénique, mais presque jamais vaincre la lésion mécanique locale. S'il y a quelque espoir de maîtriser le mal, il ne peut être fondé que dans l'administration des anti-phlogistiques. 3° Les hémorrhagies, surtout la pneumorrhagie, l'hémoptysie et la métrorrhagie, cèdent heureusement à l'acide prussique; Brera, Granville, Thomson, Heller, Heinecker (1) et autres nous ont transmis des observations de cette nature. 4° Presque tous les praticiens s'accordent à dire que les inflammations chroniques offrent des caractères un peu différents des aiguës, et qu'elles exigent une méthode curative différente, du moins sous le rapport de l'intensité et de la persévérance des remèdes. L'acide prussique a été heureusement appliqué contre ces maladies avec plus de succès que les saignées. Ittner a guéri, à l'aide de ce moyen, l'hypertrophie de la rate et du foie. D'autres ont guéri des maladies chroniques de l'abdomen, mais toujours de nature phlogistique (2). Elliotson a

heureusement combattu des cardialgies, des pyrosis par excès d'excitabilité, et des dyspepsies. On sait que Thomson, dans le traitement de ces mêmes maladies, employait l'acide prussique, et qu'il contestait la priorité à Elliotson (1). Bailey aussi eut à se louer de ce remède contre quelques affections d'estomac (2), et Bouchener contre le catarrhe pulmonaire chronique (3). Brera et Osiander (4) l'ont prescrit avec avantage contre les affections chroniques de la matrice, notamment contre le squirrhe; Bruni, contre le cancer de la matrice (5); Frych de Nyborg, contre le cancer au sein (6); Berndt, contre le squirrhe de l'estomac (7). Thomson l'a administré à l'extérieur, dans les cas d'inflammation chronique de la peau, tels que les dartres, les impetigo, etc. (8); Schneider, contre les éruptions cancéreuses et autres (9). 5° Dans la série des maladies ainsi dites nerveuses, plusieurs placent en tête le tétanos, et louent pour le combattre l'acide prussique. Les médecins italiens dont nous avons cité les noms, Ittner (10), Trezevant (11) et Begin (12), sont de ce nombre. On a aussi placé dans cette catégorie les névralgies en général; Heller, Taylor (13) et autres vantèrent l'acide prussique pour les combattre. Ils le vantent également contre l'*angina pectoris*, les palpitations de cœur, et autres affections cardiaques, contre l'asthme. Le proposèrent également comme très-utile, Heinecker, Heller (14), Macleod (15), Fischer (16),

____

(1) L. c. Mérat et Delens, Dict. méd. de mat. méd., t. II, p. 346. — Bibliothèq. médic., vol. LXXIV, p. 133.

(2) Beitræge zur Geschichte der Blausæure, p. 145.

____

(1) Cases illustratives of the effic. of the hydrocyan. acid., etc. London, 1820. The London med. Gazet., 1833.

(2) London med. repository, april 1828.

(3) Nouvelle bibliothèque médicale, août 1824.

(4) Manzoni, Diss. citata.

(5) Nouvelle biblioth. médic., 1828, v. III, p. 303.

(6) Bull. des sciences méd. de Férussac, t. I, p. 257.

(7) Rust's Magazin, 13 Bd., p. 278.

(8) Loc. cit.

(9) Rust's Magasin, 21 Bd., p. 569.

(10) Loc. cit.

(11) Med. recorder. f., 1825, oct.

(12) Thérap. VII, p. 701.

(13) Edimb. med. and surgic. journ., n. 76.

(14) Loc. cit.

(15) Bulletin des sciences médicales, 1824.

(16) Archiv. für med. Erfahr. v. Horn, Jan. und febr. 1824, p. 93.

contre la toux convulsive ou *pertussis;*
Magendie, Granville, Thomson, Coullon, Engelhart, Caspari (1), Venable (2)
également. Le docteur Fontaneilles assure en avoir obtenu des effets admira-
bles dans ces cas (3), et le docteur Atlee
a observé des faits du même genre, mais
dans ces faits l'acide n'a été administré
qu'après la saignée et quelques purgatifs (4). Un grand nombre d'auteurs portent aux nues l'efficacité de l'acide prussique contre l'épilepsie; Granville, Magendie, Ferrus, Heller (5), Gemler (6),
Anthony (7), et plusieurs autres appuient cette assertion de leur propre
expérience. Bien que ces auteurs regardent cette infirmité comme une né-
vrose, il n'est pas moins vrai que sa
condition pathologique est hypersthénique. J'en dirai autant du tétanos et des
autres névroses.

Si la nature de cet ouvrage pouvait me
permettre d'entrer en discussion à ce sujet, il me serait aisé de prouver par des
faits que dans le tétanos et autres mala-
ladies nerveuses, on doit avoir constamment recours à la saignée et autres antiphlogistiques efficaces. Nous pourrions
prouver l'utilité du même précepte relativement à la coqueluche.

§ IV. *Appréciation des faits précédents
et valeur thérapeutique du remède.* — S'il
est vrai, d'une part, que dans les maladies que nous venons de nommer, l'a-
cide hydrocyanique a été heureusement
appliqué; d'autre part, que le fond de
ces affections est hypersthénique, aucun
doute ne saurait être élevé sur la vertu
hyposthénisante de ce médicament. Les
effets, d'ailleurs, que nous avons observés chez les animaux et chez l'homme
sain, confirment pleinement cette idée.
Le degré de cette action est très-élevé,
et on peut même dire qu'il est plus que
hyposthénisant, un véritable ennemi de
la vie. Il attaque effectivement la vie
dans sa source la plus intrinsèque, et
fait plus qu'abattre l'irritabilité des

muscles, la sensibilité nerveuse, ou
l'action vasculaire, puisqu'il abat et détruit la vitalité générale, de sorte que
tous les tissus, toutes les fibres en
éprouvent promptement les effets. Il
est conséquemment un hyposthénisant
général, et cela est seulement, lorsque
son action est très-modérée, que le
cœur et les vaisseaux se montrent de
préférence les premiers affectés. L'a-
baissement du pouls a été effectivement
remarqué presque par tous les observateurs. Lees loua sa propriété diurétique (1). L'action de l'acide hydrocyanique est surtout rapide, fugace, mais
impétueuse. Les animaux et l'homme
en sont comme foudroyés, et s'ils en
échappent, ils se remettent assez promptement, et ils oublient aisément le pé-
ril. Si l'on verse une seule gouttelette
d'acide prussique sur l'œil d'un chien,
il tombe de suite par terre comme mort;
mais si on lui lave immédiatement l'œil,
l'animal se réveille à l'instant et se remet sur ses pattes comme s'il n'eût rien
éprouvé. Plusieurs auteurs déduisent
de ce fait que l'acide prussique n'a pas
besoin pour agir d'être absorbé : ils
n'ont pas réfléchi que s'il n'était point
absorbé il ne pourrait faire que cautériser les tissus qu'il aurait touchés. Et
quelle partie touche-t-il, excepté l'épiderme ou l'*épithelium,* qu'on croit généralement presque inorganique ? En
admettant même que son atmosphère
pût parvenir aux nerfs sous-épidermi-
ques, par quelle voie pourrait-il y arriver, si ce n'est par la voie des vaisseaux ? Et par quel autre véhicule, si ce
n'est par celui de la lymphe ou du
sang (2)? En outre, n'avons-nous pas
démontré par des faits que cet acide, appliqué sur les nerfs à nu, et sur le cerveau, ne donne pas lieu à l'empoisonnement, et qu'il ne le produit pas non plus
si, appliqué sur une partie, on y arrête
la circulation par la compression ou par
une ligature? On ne doit pas s'étonner
de la promptitude de ses effets, puisque son absorption l'est également. On
ne doit pas non plus s'étonner de ce qu'a-
près une simple lotion de la partie où

----

(1) Rust's Magaz., 22 Bd., p. 220.
(2) Heckers, Liter. annal., 4 Bd., p. 133.
(3) Mérat et Delens, Dict. de mat. méd.,
t. II, p. 546.
(4) The americ. journ. of med. scienc.
The London med. a. phys. journ. for march.,
1833.
(5) Auct. citat.
(6) Rust's Magazin, 14 Bd., p. 376.
(7) Revue médicale, décembre 1828,
p. 525.

----

(1) Harless, Rhein Westphæl Jahrbuch,
10 B., 1 st., p. 82.
(2) Lorsque l'auteur a publié ce volume,
les belles observations de M. Dutrochet sur
l'endosmose et l'exosmose n'étaient pas encore connues. (*N. des Trad.*)

il avait été appliqué, les symptômes d'empoisonnement cessent; car les effets de la partie absorbée ne se dissipent qu'autant que cette dernière a été fort minime. Cette même promptitude qu'offre l'acide hydrocyanique dans la cessation de son action, s'observe également bien lorsqu'il est introduit par l'estomac. Quel degré de confiance les médecins peuvent-ils accorder à cette substance? Les faits que nous venons de citer parlent assez d'eux-mêmes. La thérapeutique peut en tirer un immense parti dans une foule de maladies graves à fond hypersthénique.

On ne doit néanmoins oublier les dangers très-grands qui se rattachent à l'usage de ce remède et qu'il ne faut approcher de cet acide qu'avec la plus grande circonspection. Cette circonstance nous l'aurait fait exclure du catalogue des remèdes, si l'étude de son action ne dût apporter quelque lumière sur celle de plusieurs autres médicaments, et si réellement l'acide prussique ne pût mériter en quelque cas la préférence sur beaucoup d'autres remèdes. — Il y a, par exemple, des inflammations si véhémentes des artères, du cœur, du diaphragme, des poumons et du cerveau, que tout est perdu si le traitement n'est pas très-prompt et très-énergique. Dans ces cas, l'acide prussique pourra être administré courageusement dès le début. Le malade pourra en tolérer de fortes doses, et on aura alors à tirer moins de sang de ses veines. Je dis moins de sang, quoiqu'il y ait des faits qui démontrent que, même sans saignées, les inflammations peuvent être guéries à l'aide de cet acide; mais ici aussi on doit faire valoir les raisons que nous avons déjà émises lorsque nous avons parlé de l'indication des hyposthénisants, car ici aussi il y a pléthore, et il convient de l'enlever par un moyen mécanique, la lancette. Quelques autres affections dans lesquelles l'hypersthénie est opiniâtre, notamment celles de quelques membranes séreuses, pourront être combattues à l'aide de l'acide prussique. Certaines maladies du cœur et des poumons, rebelles à tous les moyens thérapeutiques, telles que la phthisie, pourront être attaquées par l'usage modéré du même moyen. On peut en dire autant des inflammations cancéreuses de la peau.

(*Note d. traduc.*) Aux citations de l'auteur sur les cures obtenues par l'acide cyanhydrique, nous croyons devoir ajouter une série d'autres faits recueillis dans différents ouvrages publiés en partie dans ces derniers temps. – Fremon et Cardot ont obtenu de bons effets de l'acide prussique dans un grand nombre de cas de phthisie pulmonaire; ce dernier rapporte entre autres l'observation d'un individu atteint de phthisie pulmonaire au troisième degré, guérie par l'emploi de cet acide, combiné avec la strychnine (1). Bouchenel a placé ce remède en tête des secours utiles contre les catarrhes pulmonaires les plus opiniâtres (2). Jaeger rapporte le cas d'une hémoptysie fort grave, compliquée d'empyème, guérie par l'acide hydrocyanique (3); Schvenlein s'en est servi utilement dans plusieurs cas de gastrite aiguë (4), et Hennius a eu à s'en applaudir dans un cas de dysphagie spasmodique (5). Milton Antony assure que l'acide prussique apaise instantanément la trop grande sensibilité des yeux, et qu'il a obtenu un soulagement notable dans les ophthalmies; il l'a appliqué à l'aide de compresses trempées dans une légère solution hydrocyanisée (6). Haynes, Carpani, et presque tous les médecins italiens, recommandent les injections d'acide cyanhydrique délayé dans le traitement de la période aiguë de la blennorrhagie (7). On sait que Richter a préconisé depuis longtemps ces mêmes injections dans les cas de cancer de la matrice (8). Krestchmar prétend avoir guéri l'hydrophobie par l'administration de l'acide hydrocyanique (9); Ward et Ermland, le tétanos (10). Anderson dit avoir obtenu de bons effets de ce remède dans le choléra-morbus (11). Kopp asso-

---

(1) Fey. formul., p. 478. Gazette méd., 1832, octob.

(2) Mém. sur l'emploi de l'acide hydroc. dans le traitement du cat. pulm., 1824.

(3) Græfe, ü. Walther, journ., t. XII, cah. 3.

(4) Schoer, Allg. ü. spec. pathol. u. ther., 1834, p. 360.

(5) Hufeland's journal, 1821.

(6) Chapman, The Philadel. journ., 1824.

(7) Froriep's Notizen, 1829. Annal. univ. di med. Omodei. Milan.

(8) Richter, Spec. thérap., t. X.

(9) Kretse, Grundriss. e. phys. des lebens. Leipzic, 1821.

(10) Ward, Observ. on tetanos, 1825, Med. chirurg. Zeit., 1834.

(11) Ander, On account of chol. morb. London, 1829.

cie avantageusement l'acide prussique à l'huile de ricin dans la cure des coliques opiniâtres avec constipation ; il cite plusieurs cas où il eut à se louer de l'emploi d'un tel mélange (1). Dans certains cas de névralgie faciale aiguë, dépendant de carie dentaire, le docteur Urvins a appliqué avec avantage l'acide en question porté par goutte sur la carie même ; il en a aussi fait prendre à l'intérieur, à la dose de dix centigrammes (deux grains), délayé dans l'eau sucrée, au moment du coucher (2). Les vomissements opiniâtres, avec pyrosis, ont été guéris par Schrader et autres au moyen de petites doses d'acide, données de trois en trois heures (3). M. Biett rapporte plusieurs faits sur les bons effets de l'acide prussique dans un grand nombre d'affections dartreuses, notamment de celles existantes aux parties de la génération ; il s'en est bien trouvé, surtout pour apaiser les douleurs qui accompagnent certaines excoriations de la peau et dans les ulcères syphilitiques. A cet effet, il emploie une pommade composée de six décagrammes de cérat (deux onces), et un gramme d'acide (4). M. Cazenave loue beaucoup le même acide dans le traitement du *lichen* et le prurit dermatosique des parties génitales. Schreider a obtenu également d'heureux résultats par l'application à l'extérieur de cet acide dans plusieurs cas de dartres, notamment aux organes de la génération (5). Enfin, Lhisholm recommande dans la teigne faveuse une pommade composée de proto-chlorure de mercure et d'acide hydrocyanique. Il se pourrait que dans tous ces cas de prurigo, teigne, dartres et autres maladies dermiques, que plusieurs auteurs anciens et modernes attribuent à des insectes, l'utilité de l'acide prussique dépendît plutôt de sa propriété insecticide que de sa vertu antiphlogistique ou hyposthénisante. C'est peut-être à cause de cela que si l'on suspend l'application de la pommade ou des lotions cyanhydriques aussitôt que les bons effets sur le derme commencent à se manifester, on n'obtient pas la guéri-

son complète. C'est qu'il ne suffit pas de tuer tous les sarcoptes, cause essentielle de l'affection dermoïde ; mais il faut aussi empêcher leurs œufs d'éclore, ce qu'on n'obtient qu'en continuant l'usage du remède pendant assez longtemps.

§ VII. *Action mécanique.* — L'action mécanico-chimique de l'acide hydrocyanique est fort inférieure à celle de plusieurs autres acides. Cela dépend peut-être de sa grande facilité à se décomposer. Effectivement, dans les animaux mêmes qui succombent après l'avoir avalé à l'état de pureté, la rougeur de l'estomac et des intestins est très-légère. Appliqué sur la peau, il la rougit à peine. Il est bien rare que dans l'estomac il puisse donner lieu à une cardialgie ; il détermine plutôt au gosier une sensation de cuisson, qui peut-être n'est due qu'aux vapeurs de cet acide, qui, par la chaleur de l'estomac, s'élèvent dans l'œsophage et surtout avec les rots. C'est bien son action âcre chimique qui détermine la toux et l'éternument lorsqu'on en inspire ses vapeurs. Bien que cette action chimique soit légère, il faut, quand on en administre, l'empêcher autant que possible. Parmi les propriétés mécaniques de l'acide prussique, il faut compter celle de tuer le tœnia. M. Cagnola, de Milan, et Gelnecke, de Stettin, se sont assurés qu'en touchant cet entozoaire avec une goutte d'acide il meurt sur-le-champ. Ce dernier a guéri de ce vers un enfant auquel il avait déjà administré une forte dose d'huile de ricin, qui en a déterminé la sortie partielle par le fondement ; il toucha le bout du tœnia qui sortait par l'anus à l'aide de l'acide prussique, et ce dernier fut tué sur-le-champ et expulsé (1). On a craint que cette pratique ne fût capable de nuire au malade ; cette crainte cependant n'est pas fondée, puisqu'on ne touche avec l'acide que la partie du vers déjà sortie du fondement. On peut, d'ailleurs, avant de le toucher avec le poison, le fixer en le roulant à un petit bâtonnet qu'on laisse sur place.

Nous regardons cette méthode comme mécanico-chimique. Nous connaissons deux genres de moyens pour combattre les affections vermineuses. Le premier consiste à déterminer dans le canal gastrique un mouvement accéléré et désordonné moyennant certaines substances ;

---

(1) Kopp, Denkevürd. aus. d. Aerzt. Prax. Frankf., 1831, t. ı, p. 344.

(2) Frorieps Notiz., 1822.

(3) The Lond. med. and surgic. journ., 1833, août.

(4) Dict. de méd., 2ᵉ édit., art. *cyanogène*.

(5) Huf. Journ., 1837.

---

(1) Omodei, Ann. chim. di medic., décemb. 1824, p. 474.

ces substances chassent les vers en agissant plutôt sur les intestins que sur les vers. Le second, c'est en employant des substances qui ont une action immédiate sur les vers et qui les tuent ou les engourdissent; ces substances sont connues sous le nom d'*anthelmintiques*. Les premiers sont des remèdes dynamiques puisqu'ils .entrent dans l'assimilation organique; les seconds ne peuvent être regardés que comme des agents mécaniques; ils n'entrent point en effet dans son assimilation, et il ne serait même pas utile qu'ils y entrassent, car ils ne sont des anthelmintiques qu'autant qu'ils ne sont point digérés. Dans le traitement ordonné par Gelnecke, on a mis .en usage les deux moyens, c'est-à-dire le vermifuge avec l'huile de ricin, et l'anthelmintique avec l'acide prussique.

§ VIII. *Préparation, mode d'administration, dose et formules.* — Parmi les procédés propres à obtenir l'acide prussique, on a généralement adopté celui de Scheele et celui de Gay-Lussac. On reproche pourtant au premier de fournir une substance dont l'activité est variable et incertaine; aussi, est-il moins usité que l'autre. On reproche cependant aussi au procédé de M. Gay-Lussac de donner un acide trop puissant, mais ce défaut est facile à corriger en délayant la substance dans six parties d'eau distillée: c'est précisément à ce mélange qu'on a donné le nom d'acide prussique ou hydrocyanique médicinal. — On a proposé, pour corriger sa tendance particulière à se décomposer et sa trop grande énergie, de le donner fixe et combiné à quelque autre substance. Les composés qui ont obtenu le plus de suffrages sont : 1° Le fer cyanate de potasse, autrement dit prussiate de potasse ferrugineux. C'est un sel en cristaux transparents, d'un beau jaune-citron, d'une saveur amère et désagréable, soluble en quatre parties d'eau froide. Son action, analogue à celle de l'acide prussique, bien que plus faible, a été expérimentée chez l'homme par plusieurs auteurs, et notamment par Brera, qui lui donna la préférence sur tous les autres composés hydrocyaniques (1). 2° Le cyanure de potassium; il est blanc, d'une saveur âcre et amère; il n'altère point les couleurs bleues végétales; il est très-soluble dans l'eau, qu'il décompose, et devient alors hydrocyanate de po-

tasse. Dans, ce composé, les principes constituants ont si peu d'affinité entre eux, que l'acide hydrocyanique s'en dégage facilement; chauffé au contact de l'air, il se décompose incomplétement. Robiquet et Villermé l'ont proposé pour remplacer l'acide prussique (1). Sandras a publié quelques faits sur l'utilité et les inconvénients de ce composé. Il résulte de ces faits, qu'il a été surtout très-avantageux dans les *bronchites* (2). M. Lombard, de Genève, le donne avantageusement, d'après l'exemple de Batini, d'Italie, contre les névralgies; il le donne en solution aqueuse, et s'est assuré qu'il calme la douleur en quelques minutes (3). M. Andral (4) a obtenu le même résultat dans certains cas de céphalalgie (5). Dans les névralgies intermittentes, Brutti de Crémone s'en est servi avec succès (6). Il faut pourtant ajouter que Bally, l'ayant prescrit à cinquante-deux malades atteints de différentes affections, n'obtint quelque effet que sur dix-sept, et il déduit de là la faible efficacité de ce médicament (7). Il ne faut pas ici perdre de vue que la dose de huit centigrammes (un grain et demi), que M. Bally ne dépasse point dans ses ordonnances, était peut-être trop faible. 3° Le composé de. protocyanure et de sesquicyanure de fer, vulgairement désigné sous le nom de *bleu de Prusse* ou *azur de Berlin*. Il n'existe pas dans la nature; ce dernier nom n'indique que le pays où il a été préparé pour la première fois; il a été découvert en 1710 par Diesbach, fabricant de couleurs. Ce com-

---

(1) Voy. Prospetti clinici, etc.

(1) Bull. de la société méd. d'émulation, juillet 1828, p. 411.
(2) Gazette de santé des 5 et 15 décembre 1829.
(3) Gazette médicale, 23 juillet 1832.
(4) Ibid., 21 janvier 1832.
(5) Le praticien qui a le plus préconisé l'usage externe du cyanure de potassium, spécialement contre les névralgies de la face et les céphalalgies, est M. Trousseau. Il l'emploie dissous dans l'eau distillée à la dose d'un à deux grammes par trente grammes de ce liquide. On imbibe des compresse de cette solution, et on les place sur la partie souffrante, en ayant soin de les mouiller aussitôt qu'elles sont sèches. Voyez le Traité de thérap. de Trousseau et Pidoux, t. I, p. 178.   (*N. des Trad.*)
(6) Omodei, Ann. univ. di medic., mars 1834, p. 440.
(7) Nouvelle bibliot. médic., 1828, vol. III, p. 462.

posé, lorsqu'il est bien pur, paraît être formé par l'union de trois atomes de protocyanure de fer, et de quatre atomes de sesquicyanure de fer ; dans ces proportions, son activité est constante. On l'a prescrit dans plusieurs cas pathologiques, quoiqu'il soit plus employé dans la peinture et dans les laboratoires pour les préparations des cyanures. — W. Zollickoffer accordait à ce composé une efficacité très-grande dans le traitement de la dyssenterie (1) ; Burguet, dans celui de la chorée (2). Kirckoff assure avoir guéri plusieurs épilepsies en combinant l'administration du bleu de Prusse aux évacuations sanguines lorsque les circonstances l'exigeaient (3). — La prescription de l'acide prussique exige la plus grande attention, non-seulement sous le rapport des doses, mais encore sous celui de la conservation, à cause de sa facilité extrême à se décomposer. Il faut avoir soin de le tenir à l'abri de l'air, de la lumière et du calorique, et d'en renouveler souvent la préparation, car par le temps il se transforme en une masse brunâtre qui dégage une vive odeur d'ammoniaque, et qu'on dirait formée de charbon azoté, de cyanhydrate d'ammoniaque et d'un excès de cet alcali. Si on prescrit cet acide en pilules, on doit les envelopper dans une poudre végétale, de lycopode, de réglisse, de charbon, etc., et les tenir dans une boîte bien fermée et dans un endroit frais. Si on le prescrit sous forme liquide, le flacon sera fermé à l'émeri et couvert d'un papier noir. On ne doit pas oublier que cet acide étant plus léger que l'eau, où il ne se dissout pas facilement, pourrait surnager dans la potion qui le renferme, et être tout pris par le malade dans la première cuillerée ; aussi, convient-il de le prescrire plutôt dans une émulsion ou dans un sirop. Il est important de faire remarquer qu'on peut préparer cet acide par plusieurs procédés, et qu'il n'est pas toujours par conséquent de la même force. Le praticien qui ordonne l'acide prussique à un malade pendant un certain temps, s'il augmente la dose, doit s'assurer d'a-

bord que le remède n'a pas été pris chez un autre pharmacien, ni préparé par un autre procédé ; il doit s'assurer aussi si le pharmacien n'aurait pas épuisé sa provision et expédié celui d'une nouvelle préparation, car il se pourrait que ce dernier fût plus actif que le premier, et que le patient ne pût le tolérer. Faute de cette précaution, on a vu dernièrement en Italie un malade périr victime de la maladresse du pharmacien qui, ayant renouvelé sa provision d'acide prussique, en a expédié de plus fort à un malade qui en prenait déjà avec avantage à la même dose, mais d'une qualité plus faible ; il fut empoisonné mortellement par celui que le pharmacien lui a expédié de la nouvelle provision sans en prévenir le médecin (1). — On doit aussi se rappeler que l'acide prussique a une action prompte et très-fugace. En conséquence, on doit, malgré l'avis de Schwartze et autres (2), en prescrire des doses petites, mais très-rapprochées. Il est presque impossible de bien fixer la dose de l'acide prussique ; la qualité du composé, le degré de la maladie, et les différentes circonstances de l'individu dont nous avons parlé doivent la faire varier. Dans les inflammations graves, on est arrivé à dix fortes doses. Brera l'a administré jusqu'à la dose de cent gouttes par jour dans une phthisie commençante, accompagnée d'abondante hémoptysie active. Helleren a donné jusqu'à soixante gouttes de celui préparé d'après la méthode de Gay-Lussac ; la dose ordinaire cependant de l'acide prussique médicinal est de six à vingt gouttes. Granville a observé que les enfants tolèrent, à circonstances égales, l'acide hydrocyanique mieux que les adultes. Le fer ocyanate de potasse peut être donné d'un demi-gramme à un gramme (10 à 24 grains) ; le cyanure de potassium, de trente-cinq centigrammes à un gramme (8 à 20 grains) ; l'azur de Berlin, d'un à deux grammes (15 à 30 grains), appliqué sur la peau. Thomson a ordonné l'acide cyanhydrique de huit à seize grammes (2 à 4 gros) dans trois décagrammes d'esprit de vin rectifié (1 once), et un demi-kilogramme d'eau distillée (10 onces).

---

(1) The Phyladelph. journ. August. 1828.
(2) Notice des travaux de la société royale de médecine de Bordeaux, 1827, p. 71.
(3) Journal de chimie méd., vol. III, p. 285.

(1) Giornale di fisica, 2 decad., 1er trimestre 1824.
(2) Pharmacol. tabell. Leipzig, 1833, p. 469.

Formules-modèles.

1° *Émulsion.*

24 Acide hydrocyanique médicinal, de
6 à 20 gouttes.

Eau distillée, avec émulsion de
gomme arabique, parties égales,
15 décagrammes (6 onces).

Expéd. dans un pot bien clos, cacheté et teint en noir.

A prendre une cuillerée chaque demi-heure.

2° *Sirop hydrocyanique d'après Magendie.*

24 Acide prussique médicinal, 20 gouttes.

Sirop de sucre, 12 grammes (3 gros).
Expédié *ut supra.*

A prendre une douzième partie chaque
heure dans de l'eau.

3° *Pilules.*

24 Hydrocyanate de potasse ferrugineux,
60 centigrammes (12 grains), ou
bien cyanure de potasse, 40 centigrammes (8 grains).

Extrait de sureau, quantité nécessaire
pour en faire 30 pilules, enveloppées dans de la poudre de lycopode ou de charbon.

Dans une boîte cachetée.

A en prendre une chaque demi-heure.

4° *Lavage de Thomson.*

24 Acide hydrocyanique, 8 grammes (2
gros), ou bien 16 (4 gros).

Esprit-de-vin rectifié, 3 décagrammes
(1 once).

Eau distillée, 30 décagrammes (10
onces).

Dans un pot clos et cacheté.
Pour usage extérieur.

La forme pilulaire, bien que blamée
par MM. Magendie, Mérat et Delens,
nous paraît très-propre pour l'hydrocyanate de potasse ferrugineux, car on
peut ainsi les préserver mieux des agents
qui les décomposent, et on peut aussi
le doser plus exactement. Il est bon d'y
ajouter de l'acide tartarique, car, à
l'aide de la chaleur de l'estomac, on
obtient plus aisément l'acide prussique
qui se dégage, la potasse se combinant
à l'acide tartarique.

EAUX HYDROCYANÉES

(aquæ hydrocyanates).

Beaucoup de végétaux donnent, au
moyen de la distillation, des eaux médicinales, que la chimie nous a prouvé
contenir de l'acide hydrocyanique, et
qui leur donne l'activité dont elles
jouissent; de sorte qu'on pourrait appeler ces eaux *prussiates* ou *hydrocyanates.*
Ce que nous avons dit de l'acide prussique s'applique sans restriction à ces
eaux. Les médecins ont fait usage de ces
eaux avant la connaissance de cet acide,
et ils avaient à tort attribué à ces eaux
des propriétés différentes. — Nous ne
parlerons pas ici de toutes ces eaux,
nous dirons seulement quelques mots
des plus usitées en médecine, telles que
l'eau distillée de feuilles de laurier-cerise, celle d'amandes amères, celle des
feuilles de pêcher, celle des cerises
noires. Disons en attendant que les
fruits du laurier-cerise peuvent être
mangés impunément. M. Hipp. Cloquet
assure lui être arrivé d'en manger jusqu'à douze ou quinze à la fois sans en
éprouver le moindre inconvénient (1).

EAU DE LAURIER-CERISE

(aqua lauro-cerasus).

§ Ier. *Caractères physiques.* — Le
laurier-cerise (*prunus-lauro-cerasus,*
Lin., *Icosand. monog.*), est un joli arbrisseau de la famille des rosacées, naturalisé en Europe, et qui fait l'ornement
de nos jardins à cause de ses feuilles toujours vertes. Cet arbrisseau est originaire des bords de la mer Noire, dans les
environs de Trébizonde; il a une odeur
d'amandes amères qu'il doit à l'acide
hydrocyanique qu'il contient. Ses feuilles
sont belles, oblongues, plus grandes que
celles de l'oranger; elles sont épaisses,
luisantes, et d'un beau vert. Par la distillation avec l'eau, on en obtient un liquide qui tient en dissolution de l'acide
prussique, et qu'on appelle eau distillée
de laurier-cerise. Si on la fait passer par
plusieurs distillations sur de nouvelles
feuilles, cette eau prend le titre d'eau
cohobée de laurier-cerise. L'eau distillée
est limpide, un tant soit peu amère, d'une

(1) Nouv. dict. de méd. chir., etc., 1826,
art. Laurier-cerise.

odeur d'amandes amères assez agréable. L'eau cohobée a une couleur laiteuse, d'autant plus prononcée, qu'elle est plus concentrée, propriété qu'elle doit à un peu d'huile concrète, blanche et vénéneuse, à cause de l'acide hydrocyanique qu'elle renferme. Dans les ménages on emploie les feuilles de cet arbrisseau pour.donner aux soupes, au lait et à la crème, le goût et le parfum d'amandes; mais cet aromate étant pernicieux à une certaine dose, il serait prudent de ne pas s'en servir.

§ II. *Notions chimiques.* — L'eau de laurier-cerise contient une huile essentielle de couleur jaune clair, d'une odeur assez forte d'amandes amères; son goût est âcre, cuisant; elle est plus pesante que l'eau et .contient en outre de l'acide prussique dans la proportion de plus de cinq centigrammes (un grain), pour chaque trois décagrammes d'eau (demi-once). Ces proportions cependant sont très-variables, selon le degré de concentration de l'eau. La lumière, le calorique, l'air, etc., ont sur l'eau distillée simple, et sur l'eau cohobée de laurier-cerise, la même influence que sur l'acide hydrocyanique.

§ III. *Effets sur les animaux.* — Un malheur arrivé en 1278, à Dublin, sur deux femmes qui moururent pour avoir avalé de l'eau de laurier-cerise, attira l'attention des médecins sur la propriété vénéneuse de cette substance; un grand nombre d'expériences furent faites sur les animaux. Madden (1) vit périr tous les animaux soumis à ses expériences avec cet agent. Les oiseaux, les chiens, ainsi que les chevaux et autres animaux, ne purent résister à ses effets délétères. Mortimer (2), Nicolas, Langrissel (3), Vater (4), du Hamer (5), Rottray (6), confirmèrent les expériences de Madden sur un très-grand nombre d'animaux de différentes espèces. Mais aucun n'avait autant multiplié les expériences que Fontana, et personne n'avait aussi bien compris ce sujet que Rasori. Cet habile

observateur, et plusieurs élèves de son école, ont montré jusqu'à l'évidence l'action contro-stimulante de l'eau cohobée de laurier-cerise. Les chiens auxquels on administre des doses légères de cette eau sont pris pendant quelques minutes de convulsions, puis de suffocations, perte de mouvement et paralysie dans les extrémités abdominales; ils périssent enfin en portant la tête en arrière. Administré à haute dose chez les animaux, ils meurent en deux minutes, sans la moindre agitation. Le même résultat a lieu si on injecte le médicament dans la cavité abdominale. Appliquée sur les blessures, elle ne les enflamme pas. L'empoisonnement a lieu d'une manière plus prompte lorsqu'on la fait boire que lorsqu'on l'applique sur les nerfs dénudés. On a dû en conclure naturellement qu'elle n'agit sur les nerfs que par la voie du sang. En effet, on a toujours trouvé chez les animaux soumis aux expériences le sang très-liquide. On a observé en outre que les animaux à sang froid, tels que les anguilles et autres, meurent bien plus promptement que ceux à sang chaud. On n'a trouvé sur les cadavres aucune trace d'inflammation dans le tube gastrique; leurs muscles présentaient une flaccidité remarquable, ainsi que la substance du cœur. Tels sont les faits constatés en Italie depuis Rasori. Les expériences faites consécutivement à l'étranger confirment parfaitement les observations des Italiens, savoir que l'eau de laurier-cerise abaisse et détruit l'énergie vitale. Des expériences comparées ont fait voir que l'esprit de vin en diminue l'action ou l'anéantit complétement (1), et que l'esprit de sel ammoniac est son véritable antidote (2). Le docteur Sobrero, en combattant dans sa thèse l'existence des remèdes contro-stimulants, rapporte les expériences qu'il a faites sur des animaux, et il prétend prouver que l'eau cohobée de laurier-cerise est un très-puissant stimulant, et qu'elle laisse toujours sur les cadavres des traces incontestables d'inflammation (3). Stellati, Bergonzy (4), et

---

(1) Philosoph. transactions, t. xxxvii, p. 85.

. (2) Philosoph. transactions, t. xxxvii, p. 173.

(3) Philos. experiments upon brutes, etc.

(4) Dissert. de lauro-cerato indole venenato, 1737.

(5) Traité des arbres et arbustes, t. i, p. 347.

(6) London chronicle, 1781, p. 316.

---

(1) Mortimer, l. c.

(2) Maed, Philos. experiments upon brut.; etc., m. cit.

(3) An admittenda contractionalantia ? Text. med. quod. publ. propugn. in sch. med. taur. Sobraro, 1808, august. 31.

(4) Omodei, Annali univ. di med. Luglio, 1818, p. 5.

d'autres expérimentateurs ont soutenu la même thèse et prétendu que l'eau cohobée trouve son antidote dans le tartre stibié. Plusieurs thérapeutistes enfin ont prétendu que ces dernières expériences détruisaient entièrement la doctrine rasorienne et faisaient oublier les expériences de Fontana, de Mongili, et des auteurs anglais, allemands et français que nous avons cités. Pour eux, les expériences faites à Naples par le professeur de Horatiis, expériences qui prouvent précisément le contraire des assertions de Stellati et Bergonzi, n'auraient aucune valeur. Il en est de même de celles qui ont été faites par le professeur Tommasini à Bologne, par d'Ormen à Turin, par Parzioni à Florence (1), et par Usilia dans cette dernière ville. Les vingt expériences de ce dernier avaient eu pour but de savoir si l'eau cohobée de laurier-cerise a une action analogue ou contraire à celle du tartre stibié. La Société médico-physique de Florence, qui les jugea dans sa séance du 28 février 1830, décida que cette action était analogue à celle du tartre stibié et par conséquent contre-stimulante (2). On sait, enfin, que le professeur Martini, de Turin, prouva publiquement que les animaux tués par l'eau de laurier-cerise ne présentaient à l'autopsie aucune trace d'inflammation (3).

§ IV. *Effets sur l'homme sain.* — Nous avons déjà dit que c'est à Dublin qu'on a observé le premier cas d'empoisonnement par l'eau de laurier-cerise. Une femme qui souffrait de dyspepsie avala plus d'une once d'eau de laurier-cerise que lui conseilla une amie, laquelle pour l'encourager à s'en servir en prit elle-même en sa présence deux cuillerées. Les deux femmes moururent en peu de temps: la première avec quelque souffrance à l'estomac et perte de la parole, mais sans vomissements ni spasmes; l'autre, plus tranquillement encore et sans faire aucune plainte (4). Un jeune pharmacien, qui but par mégarde, au lieu d'une tisane, une certaine quantité de cette même eau, expira en quelques mi-

nutes après avoir souffert un dérangement d'estomac assez violent (1). John Rutty rapporte qu'une jeune demoiselle de dix-huit ans, ayant pris deux cuillerées d'eau distillée de laurier-cerise, tomba subitement sans connaissance, eut des convulsions très-violentes, et mourut peu de temps après (2). Un jeune homme mourut également dans l'espace d'un quart d'heure, avec les yeux hagards, les mâchoires fermées, et au milieu d'horribles convulsions, après avoir pris des mains de lord Donellan une potion dans laquelle il avait mis de l'eau de laurier-cerise dans le but de s'emparer de son héritage (3). On lit dans le Traité de médecine légale de Fodéré (4) que deux domestiques, à Turin, ayant volé à leur maître une bouteille d'eau de laurier-cerise, la croyant pleine de liqueur alcoolique, en burent une assez forte quantité; ils moururent à l'instant au milieu de convulsions. Leurs cadavres ayant été ouverts à l'Université, on remarqua l'estomac légèrement phlogosé, et tout le reste de l'organisme dans un état tout à fait normal. Il n'y a pas longtemps, dans une commune près Padoue, un distillateur d'eau-de-vie, qui préparait aussi de l'eau de laurier-cerise pour en faire du *rossolis d'amandes amères*, donna à une jeune fille qu'il croyait atteinte d'une affection vermineuse un petit verre d'eau cohobée de laurier-cerise; elle expira peu de temps après, ne laissant sur le cadavre presque aucune trace de lésion. Le cadavre exhalait l'odeur propre de ce remède. Le distillateur était habitué lui-même à en prendre bien plus encore toutes les fois qu'il se sentait l'estomac dérangé par l'abus des liqueurs, et il en éprouvait un tel succès qu'il le tenait comme son remède habituel. Ce cas attira l'attention de l'autorité, et des lois ont été faites concernant les distillateurs de cette eau et autres analogues.

Le principe actif du laurier-cerise, mêlé à l'esprit de vin dans une infusion alcoolique faite avec ses baies, produisit des effets plus lents, mais non moins graves, chez deux individus, mari et femme, qui en buvaient journellement depuis plusieurs années un ou deux petits verres. Ils

---

(1) Sullo stato attuale della nuova patologia Italiana. Tommasini, 1826, p. 40.
(2) Omodei, Annal. univ. di medic., 1830. Maggio e Giugno, p. 40 e nota.
(3) Repertorio med. chir. di Torino, 1822, p 252.
(4) Philosoph. transact., vol. xxxvii, p. 85.

Giacomini.

---

(1) Modden, loc. cit.
(2) Transact. philos., t. li.
(3) London Chronicle, 1781, n. 3797.
(4) Traité de méd. légale, par Fodéré, t. iv.

perdirent peu à peu l'usage de la parole et moururent paralytiques. Cette observation a été recueillie par Mortimer (1). Les cas d'empoisonnement dont parle Orfila confirment ce que nous venons de dire (2). Nacquart observe la cyanose dans l'intoxication par l'eau cohobée de laurier-cerise (3). Examinons quelques faits moins graves. Tournon nous apprend qu'un individu qui avait pris de l'eau de laurier-cerise a éprouvé des tiraillements d'estomac, des vomissements, et pendant plusieurs jours une faiblesse générale dont il ne parvint à se délivrer que par le vin de Bordeaux (4). On sait que les exhalaisons de la plante donnent aux personnes qui les reçoivent, pendant quelque temps, une pesanteur à la tête, un engourdissement, des vertiges, notamment lorsqu'on dort à l'ombre d'un de ces arbrisseaux. Si l'on prend de l'eau distillée de laurier-cerise à petites doses, l'appétit augmente un peu d'abord; mais la figure pâlit, une faiblesse générale se déclare et le pouls devient lent et petit. En en continuant l'usage, la tête tourne, les idées s'embrouillent jusqu'au délire, ou bien une sorte d'assoupissement se manifeste. Si on en augmente davantage la dose, il survient des spasmes et des convulsions; le système musculaire tombe dans un état d'abandon, puis d'immobilité et de paralysie. Tous ces phénomènes ont été signalés par presque tous les observateurs avant et après Rasori. Cullen lui-même effectivement avait remarqué la vertu affaiblissante de ce médicament; il avait déclaré assez nettement que l'eau de laurier-cerise détruit l'action nerveuse ou le principe vital sans exciter d'inflammation dans la partie où elle est appliquée. Il avait ajouté que sa puissance sédative était différente de celle de l'opium, etc. (5).

Les faits que nous avons cités prouvent suffisamment que son action est contraire à celle du vin et de l'alcool; nous pourrions en ajouter d'autres qui confirment ce fait capital. Murray a observé que les grands buveurs ont recours à l'eau de laurier-cerise pour calmer leur estomac, alors qu'ils sont fatigués par l'état d'ivresse (1). La même chose s'observe assez souvent chez les jeunes gens qui, après l'abus des liqueurs alcooliques, boivent pour dissiper l'ivresse une et même plusieurs onces d'eau cohobée de laurier-cerise, et il est de fait que les excès de cette eau font tolérer singulièrement les excès des alcooliques; j'en ai vu moi-même des exemples. Mais si le combat de ces deux puissants ennemis n'a porté quelquefois aucune atteinte à l'individu chez lequel il s'est livré, il ne faudrait pas trop compter sur une pareille impunité.

§ V. *Effets dans les maladies.* — On a usé pendant longtemps, dans les maladies, des feuilles de laurier-cerise et de leur infusion, mais sans indication véritable. Il était réservé au professeur Borda de jeter une vive lumière sur ce sujet; il a fait voir les immenses avantages que le médecin éclairé pouvait retirer de ce précieux médicament. Profondément pénétré de la véracité de la doctrine de Rasori, le thérapeutiste de Pavie a prouvé par de nombreuses expériences sur les animaux et chez l'homme malade, que ce médicament devait être compté parmi les contre-stimulants les plus actifs. Un fermier présente tous les symptômes d'une pneumonie intense, Borda le traite à l'aide de l'eau cohobée de laurier-cerise et sans saignée. Les symptômes se sont dissipés; mais le médicament ayant été continué à la dose de trente gouttes, il survint le délire. Borda s'étant assuré que tous les symptômes péripneumoniques avaient cessé, et que l'hypersthénie était éteinte, pensa avec raison que ce délire était le résultat d'une trop haute dose du médicament. Il a par conséquent eu recours aux remèdes stimulants, et le délire s'est dissipé sur-le-champ; le malade est entré de suite en convalescence. Plusieurs autres cas de péripneumonie ont été guéris par Borda avec l'eau de laurier-cerise et sans avoir recours à la saignée. La dose du remède étant portée très-loin, il a observé assez souvent des symptômes de sursaturation après la cessation de l'hypersthénie. Un pneumonique, entre autres, tomba dans une sorte de léthargie, et il fallut, pour le tirer de cet état, avoir recours à l'ammoniaque liquide. Chez d'autres malades cependant, lorsqu'il survenait de légers symptômes d'une action trop prononcée, on les dissipait aisément en sus-

(1) Trans. philos., t. xxxvii.
(2) Toxicol., t. ii, p. 169.
(3) Transact. medic., juillet 1833, p. 120.
(4) Bulletin des sciences médicales, t. vi.
(5) Mater. medic., t. v, p. 73.

(1) Apparatus medic., t. iii, p. 107.

pendant l'administration du remède. Borda étendit par la suite l'usage de l'eau de laurier-cerise aux rhumatismes aigus, à l'angine et à toutes les maladies inflammatoires, et toujours avec le plus grand succès. Ce praticien et ses élèves se sont de plus en plus convaincus que cet agent, prescrit avec ménagement, abaisse l'action du cœur et de tout le système vasculaire sanguin, et dissipe les phlogoses. Pour éloigner le danger d'une trop forte action, il convient, dit-il, de faire quelque saignée; alors les doses de l'eau cohobée atteindront le but sans aucun inconvénient.

Je ne reproduirai pas la longue liste des faits que les cliniques de Borda, de Brera et de Tommasini ont fournis en faveur de la vertu contre-stimulante de l'eau de laurier-cerise, ni celle des observations publiées par leurs nombreux élèves; il n'y a plus un seul médecin parmi nous qui conteste l'utilité de ce médicament dans toute maladie inflammatoire. Les praticiens étrangers qui l'ont prescrit, soit avant les Italiens, soit après, sous des points de vue différents, nous ont fourni des faits qui ajoutent beaucoup de valeur à la doctrine des contre-stimulants. Linné nous apprend que les feuilles de laurier-cerise étaient très-usitées en Belgique pour le traitement de la phthisie (1). Elles ont été aussi vantées dans cette même maladie par Baylies, qui dit qu'elles affaiblissent le sang sans l'échauffer (2). Thomassen recommande l'eau distillée de ces feuilles pour diminuer la trop grande plasticité du sang (3). Elle a été préconisée dans toute maladie inflammatoire par Hartmann (4), Schwartze (5) et plusieurs autres. Dans les catarrhes, dans la toux, dans les pleurésies, elle a été louée par Hufeland (6). Si donc les Italiens prescrivent dans la phthisie même l'eau de laurier-cerise comme un remède palliatif ou modérateur de la marche de la phlogose, ils trouvent dans la pratique empirique même l'appui de leurs principes.— A l'exemple des médecins italiens, Pit-

schaft se sert de l'eau de laurier-cerise dans la cardite (1); Fodéré publia plusieurs observations remarquables sur l'avantage de cette eau contre les palpitations du cœur. Un hypocondriaque qui depuis plusieurs mois en était affecté, et avait expérimenté inutilement une foule de remèdes, en prit jusqu'à quarante gouttes trois fois par jour, et les palpitations se calmèrent; mais il se présenta quelque trouble dans les fonctions de la vie organique, avec vertiges et une sensation de bruit dans le thorax. Ces effets, qui avaient alarmé dans le commencement, se calmèrent petit à petit. Un ecclésiastique en a pris jusqu'à cent cinquante gouttes par jour : les palpitations cessèrent entièrement, le pouls devint lent, l'expectoration moins visqueuse; mais à chaque dose du médicament il éprouvait des vertiges, des éblouissements et des illusions optiques. Il se rétablit ensuite complétement (2).

Les uretérites aiguës ont été heureusement traitées par Heim et Schlegel (3) avec l'eau de laurier-cerise, d'après la méthode adoptée depuis longtemps par les chirurgiens italiens; les névralgies, par Roux, en France (4); en Italie par Broglia (5); les ophthalmies chroniques par Pitschaft (6), toutes maladies reconnues inflammatoires. Plusieurs médecins allemands louent cette eau dans le tétanos et dans l'hydrophobie; c'est ce qu'on avait déjà adopté en Italie depuis longtemps. Carneron a guéri des obstructions du foie,très-opiniâtres(7); Thilenius, des engorgements des viscères abdominaux (8), Spardau (9) et plusieurs autres l'ont employée contre les obstructions hépatiques, la suppression de la menstruation (10), la sensibilité anormale de l'estomac certains vomissements, la diarrhée (11).

---

(1) Hufeland, Journ., 52 Bd., 6 st., p. 18.
(2) Traité de méd. légale, t. IV.
(3) Mater, f. d. strautzarzn. u. prakt., Heilk. 1 Bd., 1 st., p. 111.
(4) Bullet. génér. de thérap., t. III, 1832.
(5) Omodei, Annal. univ. di medic. Luglio, 1833, p. 50.
(6) Loc. cit.
(7) Baglies cit.
(8) Diss. de aquæ lauro cerasi usu medico. Jenæ, 1795.
(9) De lauri cerasi virib. venen. ac medic.
(10) Samml. auserl. abh. z. febr. f. prakt. Aerzte, 1 Bd., 2 st., p. 103.
(11) Schlegel. mater f. d. staatsarzn. cit.

---

(1) Amœnitat. academic. t. IV, p. 40.
(2) Practical essays on medic. subjects, p. 37.
(3) Journal de méd. de Corvisart, etc., t. XIX, p. 78.
(4) Pharmacologia dynamica, v. II, p. 180.
(5) Pharmacolog. tabellen, p. 477.
(6) Journal, etc., 9 Bd., 3 st., p. 193.

Relativement à ces maladies, on peut redire ce que nous avons déjà dit en traitant de l'acide prussique. Le même raisonnement pourrait s'appliquer à l'épilepsie, contre laquelle l'eau de laurier-cerise a été vantée par Müller (1), et à d'autres maladies nerveuses, où Fouquier la trouva fort utile (2). Enfin, dans les affections spasmodiques des poumons, Krimer eut à se louer des vapeurs de l'eau de laurier-cerise (3), Brofforio et autres, dans la pertussis (4). Le cancer de la matrice a été traité avec ce remède par Brera et Osiander (5). Les douleurs utérines ont trouvé un soulagement dans cette eau injectée dans le vagin. Lentia et Hargens l'ont appliquée sur les yeux dans les cas d'opacité de la cornée (6), Pitschaft dans la cataracte commençante (7). Tous ces faits, recueillis par les praticiens des différentes nations, prouvent, jusqu'à l'évidence, le principe que les Italiens avaient établi d'abord par le simple raisonnement, savoir : que l'eau de laurier-cerise n'agit pas autrement que l'acide prussique.

§ VI. *Valeur thérapeutique.* — Les Italiens ont prouvé par le raisonnement et par les faits l'action contre-stimulante de l'eau de laurier-cerise bien avant qu'on sût ce que la chimie enseigna par la suite, savoir que l'acide hydrocyanique y était contenu, et qu'il devait naturellement lui communiquer son action. Soit, effectivement, que l'acide prussique lui donne l'activité dont elle jouit, soit que l'huile essentielle qu'elle contient aussi ait une action particulière, mais égale à celle de l'acide hydrocyanique, il est certain que l'eau de laurier-cerise doit être comptée parmi les hyposthénisants universels et cardiaques, et qu'elle ne diversifie de l'acide prussique même que pour être douée d'une force moins énergique. C'est pour cela qu'elle est prescrite avec plus de confiance, et

qu'elle est devenue un remède presque vulgaire. — On ne connaît jusqu'à ce jour aucun accident grave dû à l'usage médical de cet agent thérapeutique ; il exige cependant des précautions dans son administration. — Un inconvénient assez grave de ce remède, c'est l'inconstance de sa force et de son action ; car, outre qu'elle diminue par l'effet de la lumière, du calorique, de l'air et du temps, elle varie aussi beaucoup selon le procédé qu'on emploie pour l'obtenir, en la distillant une, deux, ou plusieurs fois.

§ VII. *Action mécanique.* — S'il n'est question que de l'eau simplement distillée de laurier-cerise, son action mécanique est presque nulle, car l'acide hydrocyanique et l'huile essentielle âcre s'y trouvent extrêmement délayés. Mais s'il s'agit de l'eau cohobée, elle n'est pas sans quelque âcreté. Cette âcreté est d'autant plus forte que l'eau est plus concentrée. Elle produit alors au gosier une cuisson, si on la prend pure, qui se fait même sentir dans l'estomac. Sur la peau, elle la rougit à peine. Si elle est très-concentrée, c'est-à-dire fort riche d'huile âcre essentielle et d'acide prussique, elle peut occasionner dans l'estomac quelque légère inflammation ; c'est par cette même action locale, due à l'acide et à l'huile qu'elle contient, qu'on a observé, dans quelques cas d'empoisonnement par cette eau, de semblables altérations dans l'estomac. Ceux qui s'appuient sur ces traces de phlogose pour attribuer à l'eau cohobée de laurier-cerise des qualités stimulantes, se trompent singulièrement. Il n'y a pas d'ailleurs de rapports exacts entre les lésions cadavériques, les symptômes et la mort ; car il est impossible d'admettre qu'une simple injection capillaire dans l'estomac puisse être la cause d'une mort qui a lieu en quelques minutes.

§ VIII. *Préparation et mode d'administration.* — Anciennement, on avait la coutume de prescrire les feuilles desséchées de laurier-cerise, mais on ne s'en sert plus actuellement, vu qu'elles perdent par le desséchement une partie de leur activité. Le même inconvénient a lieu si on en fait une décoction. De nos jours, on ne se sert que de l'eau distillée. Les pharmacopées ne sont pas d'accord sur les proportions et le moyen d'obtenir cette eau distillée. De là, la divergence des opinions des médecins sur son degré d'activité et sur la dose. Chez nous, on la prépare communément d'a-

(1) Hufeland's Journ. supplem. Bond. v. 1826, p. 9.

(2) Ratter, Formulaire des hôpitaux civils de Paris.

(3) Omodei, Ann. univ. di medicin, april et mag. 1821, p. 171.

(4) Repertor. med. chir. di Torino, anno 1801.

(5) Giornale di med. pratic. del c., P. 6. Brera, Fascic. 16.

(6) Hufeland's Journ., 1 Bd., p. 171. Id., 9 Bd., 2 st., p. 200.

(7) Loco citato.

près le Codex de Paris, savoir : on cueille les feuilles en août, on en met deux parties fraîches et découpées à distiller dans quatre parties d'eau pure qu'on réduit à moitié. Cette eau, obtenue ainsi, a un degré d'activité presque toujours égal ; elle est connue en pharmacie sous la dénomination d'eau distillée de laurier-cerise. Plusieurs conseillent d'y joindre un peu d'alcool sans la filtrer ; et dans ce cas, elle a plus d'activité à cause d'une plus forte dose d'huile essentielle qu'elle renferme. Lorsqu'à cette eau distillée on ajoute d'autres feuilles de la même plante et qu'on la soumet à une seconde, une troisième distillation, on obtient une eau plus concentrée, laiteuse, d'une odeur d'amandes amères très-prononcée, d'une saveur âcre, amère ; c'est l'eau cohobée de laurier-cerise. L'activité de cette eau ne peut pas être appréciée exactement : aussi, entre les mains d'un médecin peu exercé, il y aurait autant de danger que dans l'administration de l'acide prussique. L'huile essentielle de laurier-cerise a été également expérimentée par Borda, qui l'a trouvée presque aussi active que l'acide hydrocyanique, et également contre-stimulante : elle n'est pas en usage de nos jours.

Dose. Les premiers essais sur l'eau de laurier-cerise ont été entrepris avec quelques gouttes seulement répétées à de courts intervalles. On a vu ensuite qu'on pouvait en augmenter la dose sans danger jusqu'à vingt, trente, quatre-vingts gouttes, répétées deux ou trois fois par jour. Chez nous, il n'est pas rare d'ordonner, dans les maladies inflammatoires graves, de fortes doses de ce remède ; on en donne quinze, vingt et même trente grammes dans les vingt-quatre heures, sans accident. L'eau cohobée doit être admistrée avec beaucoup de prudence, et, seulement après un grand nombre d'essais qui en on fait bien connaître le degré de force. En général, la dose est bornée entre deux et quatre grammes (demi-gros à un gros) dans le courant de la journée.

Formule-modèle.

℞ Eau distillée de laurier-cerise, 8 grammes (2 gros).
Émulsion d'amandes douces, 24 décagrammes (8 onces), dans une bouteille noire.
Prendre une cuillerée d'heure en heure.

(*Note des trad.*) Nous ne devons pas omettre de dire à la suite de ce chapitre que l'eau de laurier-cerise qu'on vend dans les pharmacies de Paris est loin de ressembler, sous le rapport de l'énergie, à celle qu'on prépare en Italie. Soit que cela tienne à la qualité de la plante, soit que le mode de préparation ne soit pas le même, il est un fait constant, que l'eau en question qu'on débite à Paris est extrêmement faible, elle est à peine odorante ; l'un de nous en a donné jusqu'à une demi-once à un enfant de douze ans sans produire que très-peu d'effet. On sent bien, par conséquent, combien il importe de s'assurer d'avance chez le pharmacien de la qualité de ce remède pour proportionner convenablement la dose à l'intensité d'effet qu'on veut produire.

AMANDES AMÈRES.

(Semina amara amygdali communis.)

§ Iᵉʳ. *Caractéres physiques.* — Il y a dans la famille des amandiers communs (*amygdalus communis*) une variété qui croît dans les pays chauds et sous les zones tempérées, et qui donne des fruits d'un goût très-amer. On les connaît communément sous le nom d'amandes amères. Elles ne diffèrent des amandes douces que par la saveur et le volume qui est plus petit.

§ II. *Notions chimiques.* — Les amandes amères contiennent, indépendamment d'une huile grasse, le mucilage et quelques autres éléments qu'on rencontre aussi dans les amandes douces, une huile essentielle très-âcre et de l'acide hydrocyanique. Ces éléments, bien que répandus dans toute leur pulpe, se trouvent réunis en plus grande quantité dans la pellicule vaste qui leur sert d'enveloppe ou de chemise. L'huile fixe qu'on retire par expression et sans le secours du feu a les mêmes propriétés que les autres huiles. Quelques auteurs cependant croient qu'elle participe des deux autres principes ; cela n'est pourtant pas prouvé. L'huile essentielle est jaune, aromatique et vénéneuse par l'acide prussique qu'elle contient. Les chimistes n'ont pourtant pas encore prouvé si son énergie dépend uniquement de ce dernier. Il ne faut pas oublier l'importante observation d'Emmert à ce sujet. Si l'on enlève de l'eau d'amandes amères tout son acide hydrocyanique, elle conserve toujours ses propriétés toxiques bien qu'à un plus faible degré. Une circonstance plus importante encore, c'est qu'elle jouit en même temps de la faculté de fournir et de créer, pour ainsi dire, du nouvel acide prussique (1). Ce fait viendrait à l'appui de l'idée que nous avons émise, savoir, que l'acide prussique n'est pas une substance existante en nature toute faite, mais bien produite par des opérations chimiques particulières. Avec les amandes amères on fait des émulsions; on en fait aussi une espèce de sirop en les broyant avec du sucre candi en poudre et de l'eau. Les différentes préparations, dans lesquelles on fait entrer les amandes amères, occupent une place remarquable dans la pharmacologie.

§ III. *Effets sur les animaux.* — Les qualités dangereuses des amandes amères étaient déjà connues des anciens. Dioscoride a écrit qu'elles sont utiles pour tuer les renards (2). Matthioli, Montano, Wepfer, les signalèrent comme propres à empoisonner les animaux domestiques. Ce dernier auteur fit observer que leur vertu toxique consiste dans la diminution progressive et l'anéantissement de la force du cœur (3). Les poules auxquelles on fait manger des amandes amères éprouvent des vacillations dans la démarche, puis elles tombent par terre et restent dans une sorte d'assoupissement profond (4). — L'huile essentielle qu'on retire des amandes amères est, selon M. J. Bluff, plus active que l'acide prussique ordinaire (5). Si sur ce point les différents auteurs ne sont pas d'accord, on ne saurait pourtant pas nier sa grande action. Vogel, en ayant donné quatre gouttes à un chien, le vit tomber sur ses quatre pattes, avec une respiration difficile, vomissements, écume à la bouche. Il resta quelque temps dans l'assoupissement; puis il s'éveilla, mais ne reprit point par la suite sa gaieté ordinaire, ni son appétit, et mourut huit jours après. Quant aux oiseaux, il suffit d'une seule goutte appliquée sur la langue pour les tuer en quelques mi-

nutes. D'après les expériences de Soemmering jeune, la mort produite par cette huile a été aussi très-prompte chez les chiens (1).

§ IV. *Effets sur l'homme en santé.* — Depuis qu'on a découvert l'existence de l'acide hydrocyanique dans les amandes amères, il était naturel d'imaginer qu'elles devaient être douées d'une action analogue. Effectivement, Soemmering (2), Stange, Ittner, Pfaff (3), et plusieurs autres soutiennent cette opinion ; Joërg dit que l'action de ces amandes est égale, bien qu'un peu plus légère, à celle du laurier-cerise (4). En effet, les cas d'empoisonnement par les amandes amères ne manquent pas; les annales cliniques de Montpellier contiennent deux exemples de ce cas (5). Une femme nommée Ramsau, de Munich, ayant habituellement de fortes palpitations au cœur, prit, d'après le conseil d'une de ses amies, quelques amandes amères, en commençant par une, et en en augmentant graduellement le nombre. Elle ne tarda pas à éprouver un malaise général avec anxiété et des défaillances, de sorte qu'elle a été obligée d'en cesser l'usage après être parvenue à en prendre sept par jour.— Crescimone, médecin sicilien, tourmenté par des maux aux gencives, fit usage d'une émulsion d'amandes amères; peu de temps après il éprouva un abattement considérable avec pesanteur aux yeux et aux membres. Il essaya de descendre un escalier, et il fut pris de vertiges, d'obscurcissement de la vue, de faiblesse dans les jambes. Ces symptômes cessèrent peu à peu après le vomissement d'une matière visqueuse, amère (6). —Le docteur Pievra, d'Altenburg, rapporte que trois enfants mangèrent chacun cinq ou six amandes amères: peu de temps après ils éprouvèrent de fortes envies de vomir. L'un d'eux perdit les sens, la parole et le mouvement; l'autre eut des convulsions. Ces phénomènes cependant n'ont eu qu'une très-courte durée; mais ils restèrent pendant trois heures dans un état d'étonnement; le troi-

---

(1) Hufeland's Journ. XLV. Bd. 5, st., p. 109.

(2) Mat. medic., lib. I, cap. CLXXVI.

(3) De cicuta aquatica, p. 244.

(4) Ephemer. natur. curiosor. decit., anno 8, p. 184.

(5) Schweigger's, Journal für chimie und physik. III, 1825.

(1) Bulletin de pharm., t. IV, p. 172.

(2) Op. cit.

(3) Mat. med. V. Band, p. 155.

(4) Material zu ein künftig. arzneimik., 1 Bd., p. 53.

(5) T. I, p. 297.

(6) Roques, Phytographie médicale, t. II, p. 151.

sième, qui était un peu plus âgé, et qui n'en avait pris que quatre, éprouva moins d'effet. Un droguiste mangea douze décagrammes (quatre onces) d'amandes amères, il éprouva tous les symptômes qu'on attribue aux poisons narcotiques (1). Lowy observa, chez douze individus qui avaient pris une certaine quantité d'amandes amères, des symptômes analogues à l'ivresse. Ceux qui en avaient mangé le plus eurent des nausées et des vomissements (2). L'eau distillée d'amandes amères donne lieu, d'après Thomson, à la paralysie des extrémités, à la dilatation de la pupille, à une diminution notable dans l'excitabilité de tous les organes, et à la mort même si les individus ne sont secourus à temps à l'aide des stimulants diffusifs, tels que l'alcool, l'éther, l'ammoniaque, etc. (3). L'action contraire des stimulants était déjà connue depuis les temps les plus reculés de la science. Dioscoride effectivement prescrit les amandes amères contre l'ivresse alcoolique. Plutarque nous apprend que le médecin du fils de Néron avait pour usage de manger une certaine quantité d'amandes amères avant de se mettre à table; il se donnait de la sorte la faculté de boire impunément beaucoup plus de vin que tous les grands buveurs qui assistaient à ses repas. Que si l'on venait nous dire que les amandes amères enivrent elles-mêmes aussi, nous répondrions que cela prouve de la manière la plus évidente que leur action est parfaitement opposée à celle du vin; car comme on sait que les symptômes de l'ivresse peuvent dépendre de causes diamétralement opposées, l'opposition d'action qui existe entre les amandes amères et l'alcool est démontrée aussi par une préparation diététique connue sous le nom de *rossolis d'amandes amères*. On sait effectivement que cette liqueur excite beaucoup moins que les autres.

§ V. *Effets dans les maladies*. — L'usage thérapeutique des amandes amères est très-rare. On dit qu'Esculape s'en servit dans les mélancolies. Hippocrate en fit usage dans les douleurs utérines qui suivent l'accouchement et les pertes blanches; Thémison, dans la péripneu-

monie; Eraclite, de Tarente, les préconisa dans la pleurite; et, bien que Dioscoride, Pline, Rosen, aient parlé de leurs excellentes propriétés, les médecins postérieurs les laissèrent dans l'oubli jusqu'à Boerhaave. Ce grand praticien les remit en vogue; il les recommanda dans les maladies inflammatoires comme fondant et atténuant les humeurs. Elles ont été proposées par Bergius (1) et Murray (2) dans les fièvres intermittentes rebelles, de préférence au quina. Frank, Rosen (3), Wiebel (4), Hufeland et Mylius (5) adoptèrent cette indication. Thebasius les prescrivit contre l'hydrophobie, et rapporte douze cas de guérison de cette maladie à l'aide de ce moyen (6). Dans les éruptions cutanées chroniques avec excès de sensibilité, les amandes amères ont été reconnues utiles par P. Frank (7). Batemann en obtint de bons résultats dans d'autres affections dermiques telles que l'éphélide, par exemple; Richter, et autres, dans le prurigo des vieillards et du scrotum (8). Depuis le temps d'Hippocrate on s'en est servi comme cosmétique contre les taches de rougeur et les taches hépatiques. Mercuriale, Geoffroy, Swediaur et Hufeland les regardent comme un excellent anthelmintique; ils les prescrivent contre le ténia (9). Cet emploi des amandes amères dans les maladies dont nous venons de parler a été suggéré par l'expérience empirique. Borda cependant a établi d'une manière positive leur vraie manière d'agir, lorsqu'il a su par les travaux de Schrader, Vauquelin et Vogel que ces amandes renfermaient de l'acide prussique, et qu'elles ont de l'analogie avec l'action de l'eau de laurier-cerise. Il en a obtenu effectivement les mêmes bienfaits que par cette eau dans les maladies inflammatoires. Parmi les nombreuses guérisons que Borda a obtenues à l'aide du remède en question, on compte celle d'une diaphragmite

---

(1) Bibliothèque germanique, t. I, p. 102.
(2) Haller, Histór. helv. de venenis, p. 1081.
(3) Botan. du droguiste, p. 312.

(1) Mat. medical., p. 412.
(2) Appar. medic., vol. III, p. 128.
(3) Hufeland Journ. 24 Bd., 6 st., p. 154.
(4) Id., 4 st., p. 168.
(5) Russische Samml. f. natur. Wissensch. u. Heilkund. V. Chrictor, Rehmann, und Burdach. II. Haft., p. 1.
(6) Nova acta natur. curios., t. I, p. 181.
(7) Prax. med. univ. præcept., vol. II P. I, p. 58.
(8) Ausführ. armein., 2 Bd., p. 510.
(9) Journ., etc., Bd., 4 st, p. 179.

qui avait résisté à tous les remèdes indiqués et qui avait été caractérisée pour une véritable phthisie. Nous ne nous arrêterons pas avec détail sur les inflammations arthritiques et rhumatismales, les hémoptysies, les pleurésies, les néphrites, les ischuries, les stranguries, etc., qui ont été guéries à l'aide des amandes amères, ou tout simplement de leur eau distillée. Ajoutons seulement que Borda et plusieurs autres ont employé avec succès les amandes amères pour apaiser les douleurs qui accompagnent les calculs rénaux et vésicaux.

§ VI. *Définition raisonnée, etc.* — Les connaissances chimiques nous facilitent l'intelligence de l'action des amandes amères. Les effets qu'elles produisent chez l'homme en santé, et leur action contraire à celle des hypersthénisants, ne nous laissent pas de doute sur leur véritable valeur thérapeutique. L'étude enfin de leurs effets dans les maladies, tout nous conduit à regarder le médicament en question comme un hyposthénisant cardiaco-vasculaire. Les fièvres intermittentes, dans lesquelles elles ont été utiles, ne nous autorisent pas à changer cette manière de voir. Nous reviendrons sur ce sujet lorsque nous aurons à nous occuper du quinquina et de ses différentes préparations. — Il faut dire pourtant que l'activité thérapeutique des amandes amères est moins prononcée que dans le laurier-cerise; aussi les praticiens donnent-ils généralement la préférence à ce dernier remède.

§ VII. *Action mécanique.* — Nous n'avons rien à ajouter sur l'action mécanique des amandes amères à ce que nous avons dit déjà relativement à l'eau de laurier-cerise, si ce n'est que les amandes acquièrent en vieillissant, par l'huile fixe qu'elles renferment, un degré de rancidité qui pourrait leur ajouter un nouveau degré d'âcreté chimique. Aussi convient-il toujours de n'en prescrire que de fraîches.

§ VIII. *Préparations, et mode d'administration.* — Leur saveur légèrement amère, étant assez agréable, permet aux malades d'en manger volontiers un certain nombre; quand on les leur prescrit, ils en demandent une seconde fois. Leur digestion cependant est parfois un peu difficile, l'huile fixe et la partie mucilagineuse qu'elles contiennent pesant un peu sur l'estomac; souvent même elles excitent le vomissement si la dose est un peu forte. On tolère mieux l'émulsion d'amandes amères, surtout si elle est édulcorée, ou mêlée à une certaine quantité de suc d'amandes douces. On doit avoir la précaution en la faisant de broyer les amandes dans de l'eau sans leur ôter la pellicule, cette dernière partie contenant le principe de leur action dynamique. L'eau distillée est toujours préférable lorsqu'on désire produire une action plus énergique, pourvu toutefois que l'estomac la tolère. On la prépare avec deux parties d'amandes amères bien écrasées dans dix parties d'eau pure, en y ajoutant une petite quantité d'alcool concentré. On la conserve avec les mêmes précautions que les eaux cyanosées.

Dose. Deux, quatre ou six amandes pour les adultes n'occasionnent ordinairement aucun effet désagréable. On peut même les répéter dans la journée une ou deux fois. L'émulsion se prescrit par cuillerées répétées de trois en trois heures. La dose est de trois à neuf décagrammes par jour (une à trois onces), dans une égale quantité d'eau. — L'eau distillée est donné à la dose de douze à trente grammes (trois à huit gros) par jour. Si l'état inflammatoire est violent, on peut se permettre d'en élever la dose,

Formules-modèles.

1. Émulsion.

℞ Amandes amères entières, trois décagrammes (une once).
Amandes douces, pelées, quarante-cinq grammes (une once et demie).
Pilez dans un mortier de marbre avec de l'eau de fontaine un demi-kilogramme (une livre).
Mêlez.
Faites émulsion, S. L.

A prendre trois cuillerées toutes les heures.

2. Boisson.

℞ Eau distillée d'amandes amères douze grammes (trois gros).
Eau pure vingt-quatre décagrammes (huit onces).
Sirop d'écorce d'orange trois décagrammes (une once).
Mêlez.

A prendre deux cuillerées chaque heure.

FEUILLES ET FLEURS DE PÊCHER.
(Folia et flores amygdali persicæ.)

§ Ier. *Caractères physiques.* — Le pêcher est un arbre originaire peut-être de la Perse, naturalisé aujourd'hui en Europe (amygdalus persica, L). Le péricarpe, ou le fruit, est assez connu et porte le nom de pêche. Sa graine ressemble beaucoup à l'amande amère. Les feuilles ovales et lancéolées, finement dentées sur les bords, ont un goût amer et une odeur d'amandes amères; les fleurs participent des mêmes propriétés.

§ II. *Notions chimiques.* — La graine, les feuilles, les fleurs donnent à la distillation une eau qui contient une assez grande quantité d'acide hydrocyanique et d'huile essentielle. Cette huile est analogue par ses caractères et propriétés chimiques à celle des eaux de laurier-cerise et des amandes amères (1).

§ III. *Effets sur les animaux.* — Les pigeons et autres oiseaux, et des petits animaux, peuvent être empoisonnés avec l'eau des feuilles et des fleurs du pêcher. La graine produit les mêmes effets des amandes amères.

§ IV. *Effets sur l'homme en santé.* — Un certain Lehoux est mort, à ce qu'on dit, pour avoir mangé une salade de fleurs de pêcher. Bertrand a vu mourir un enfant de dix-huit mois, au milieu des convulsions et des vomissements, pour avoir pris une forte décoction de fleurs fraîches de pêcher, que sa mère lui avait donnée pour le guérir des vers (2). Roques a voulu essayer sur lui-même l'activité de ces fleurs; il en a pris une once : à huit heures du soir il se mit au lit; à minuit il fut éveillé par des douleurs de ventre, et par des rots et des vents continuels. Bientôt après, il fut saisi d'une forte diarrhée et d'une sueur froide générale. Quelques tasses de thé léger ne lui procurèrent qu'un soulagement passager. Cet état a persisté jusqu'à trois heures après minuit; alors il se sentait défaillir. Une potion d'éther, à laquelle on ajouta vingt-quatre gouttes de laudanum liquide, qu'il prit en deux fois, dissipa peu à peu ces accidents (3). On sait que Gallien a reconnu dans les pêches l'existence d'un suc nuisible;

que Nicandre les avait déclarées vénéneuses, et que l'école de Salerne les classa parmi les aliments mélancoliques (1). Bien que Murray ne croie pas que ce végétal soit aussi malfaisant, il ne nie pourtant pas la présence d'un principe vénéneux dans sa substance, principe dont la propriété serait d'affaiblir les premières voies (2). Les auteurs de matière médicale accordent aux feuilles et aux fruits de pêcher une vertu purgative, diurétique et anthelmintique.

§ V. *Effets dans les maladies.* — Il n'est pas surprenant que l'eau des feuilles et des fleurs de pêcher, si analogue par sa nature chimique à l'eau de laurier-cerise et à celle des amandes amères, ait des propriétés analogues à ces dernières, et qu'elle ait été d'un grand secours à Borda et à plusieurs autres médecins italiens, dans les maladies inflammatoires, telles que les péripneumonies, les pleurésies, les diaphragmites, les angines, les rhumatismes, la goutte, et surtout la néphrite. — Dans cette dernière maladie et dans plusieurs autres affections des voies urinaires, on administrait depuis longtemps l'infusion et la décoction des feuilles de pêcher (3). Au dire de Vogel, Dower regardait les feuilles de ce végétal préparées comme un spécifique contre les calculs urinaires. Ettmuller, de son côté, accorde cette précieuse vertu à l'infusion des amandes renfermées dans le noyau de la pêche (4). Les Anglais, même actuellement, ont dans cette infusion une grande confiance, et, pour suivre plus sûrement le précepte de Dower et d'Ettmuller à la fois, ils combinent ensemble l'infusion des feuilles de pêcher avec l'eau distillée d'amandes amères. Les douleurs néphrétiques et vésicales s'apaisent comme par enchantement. D'après les Anglais, ce moyen provoque abondamment et facilite la sécrétion et l'excrétion des urines; il apaise les souffrances vésicales des calculeux. Nous reviendrons sur ces faits.

Il faut noter que les feuilles de pêcher, ainsi que ses fleurs, jouissent d'une propriété laxative. Boulduc (5), Oste et

---

(1) Sangiorgio, Istoria delle piante medicale, t. II, p. 602.
(2) Manuel médico-légal des poisons.
(3) Phytographie médicale. Paris, 1821, t. II, p. 250.

(1) Cap. VII.
(2) Appar. medicam., t. III, p. 116.
(3) Annales de Montpell., 1806, p. 67.
(4) Dictionnaire raisonné, univ. de mat. médic., t. VI, p. 40.
(5) Mém. de l'Acad. des sciences de Paris, 1714, p. 37.

Willemet (1) en ont fait l'épreuve sur plusieurs individus, et ils observèrent que cette vertu purgative est plus prononcée lorsqu'elles sont cueillies dans le printemps qu'à l'automne. L'opinion générale est que les fleurs, les feuilles et les noyaux de pêches conviennent aux enfants attaqués de vers : on les donne par bouche, par lavement, et même on les applique tout simplement sur le ventre, chez les enfants très-jeunes, sous forme de cataplasme. — Je dirai enfin que les cataplasmes de fleurs et de feuilles de pêcher ont été trouvés utiles de tout temps contre les inflammations externes et certaines douleurs locales.

§ VI. *Valeur thérapeutique.* — Il est évident, d'après ce que nous venons de dire, que toutes les préparations de pêcher ont une vertu hyposthénisante cardiaco-vasculaire. L'action diurétique que les auteurs leur attribuent confirme parfaitement cette idée : nous avons démontré effectivement que tout ce qui modère ou réprime la force du cœur augmente la quantité des urines. Dans les préparations en question, l'augmentation de l'urine est plus forte parce que leur action dynamique, bien que moindre, se borne de préférence au système cardiaque, tandis que les autres médicaments de la même famille, notamment l'acide prussique, ayant une action fort puissante, portent sur tous les systèmes, et il n'est pas facile d'en distinguer les effets partiels. — Il n'est pas inutile d'examiner quelle valeur on doit accorder à l'opinion des Anglais, qui attribuent aux feuilles de pêcher et à l'eau d'amandes amères la vertu spécifique de fondre les calculs vésicaux. Au premier abord, une semblable spécificité paraît absurde, on ne saurait même pas comprendre comment elles pourraient conserver cette propriété en passant par la grande circulation avant d'arriver aux reins et à la vessie. Au lieu d'attribuer à ce remède une propriété qui répugne à la logique, il convient mieux d'expliquer le soulagement qu'il procure contre les douleurs rénales, par sa propriété hyposthénique ou contre - stimulante, laquelle diminue ou modère l'état de phlogose dont sont affectées les parties que les calculs irritent continuellement par leur contact. Je présume, du reste, que les guérisons radicales dont parlent

plusieurs auteurs anglais, doivent être moins rapportées à des calculs vésicaux ou rénaux qu'à des phlogoses sourdes et essentielles de ces organes. Les chirurgiens savent combien il est facile, lorsqu'on n'emploie pas le cahétérisme explorateur, de prendre de simples douleurs inflammatoires pour une hypertrophie de la prostate, pour des varices vésicales, pour des rétrécissements de l'urètre, et *vice versâ*. En conséquence, ces remèdes ne doivent pas être regardés comme des spécifiques pour les douleurs des calculeux, mais bien comme propres à apaiser les douleurs inflammatoires, quelle qu'en soit la cause.

Il serait important de savoir pourquoi les feuilles et les fleurs de pêcher sont constamment purgatives, de préférence aux autres remèdes hydrocyanés et même à l'eau distillée des feuilles et des fleurs de cette plante. Ne pourrait-on pas présumer l'existence de quelque principe particulier dans ces feuilles et ces fleurs? Nous reviendrons sur ce sujet à l'occasion des remèdes réputés purgatifs. Nous pouvons, en attendant, supposer que les feuilles et les fleurs du pêcher en substance conservent avec plus de ténacité leurs particules efficaces, et que pour les en extraire elles exigent une plus longue élaboration de l'appareil digestif : aussi restent-elles plus longtemps en contact avec cet appareil, et le contre-stimulent plus énergiquement que les autres organes. Nous expliquerons ailleurs comment cette modification peut donner lieu à une augmentation des selles, et parfois aussi à des douleurs intestinales. L'utilité des feuilles et des fleurs de pêcher contre les affections vermineuses est basée sur l'expérience et le raisonnement. Elles peuvent être à la fois anthelmintiques par leur action toxique sur les vers, et vermifuges par leur action purgative. Sous ce point de vue, on doit les administrer plutôt à l'intérieur qu'extérieurement.

§ VII. *Action mécanique.* — Nous ne connaissons aucune action mécanique dans ces préparations. Cette action est nulle, même dans le cas où les feuilles et les fleurs broyées sont appliquées sous forme de cataplasmes sur des lieux phlogosés, comme sur certaines dartres aiguës par exemple. Leur effet salutaire doit donc être entièrement rapporté à l'absorption de l'élément cyanhydrique qu'elles renferment.

____

(1) Essai de mat. méd. indigène, p. 31.

§ VIII. *Préparations, et mode d'administration.* — On prépare l'eau distillée de ce végétal avec les mêmes précautions et d'après les mêmes règles que nous avons exposées pour le laurier-cerise. Sa dose est de douze à trente grammes (trois à huit gros), et même davantage quelquefois. L'infusion exige vingt-quatre heures de préparation. Trois décagrammes, ou six décagrammes de feuilles broyées peuvent fournir une infusion d'un demi-kilogramme, à prendre un demi-verre à la fois. — Le sirop des fleurs de pêcher, on le donne aux enfants à la dose de quatre à quinze grammes (d'un gros à une demi-once); aux adultes, au delà de trois décagrammes (une once). C'est un excellent correctif de beaucoup de substances hyposthénisantes.

Formule-modèle.

Infusion.

℞ Feuilles de pêcher, 3 décagrammes (une once).

Eau pure, demi-kilogramme (une livre).

Faites infuser pendant vingt-quatre heures.

A prendre un demi-verre toutes les trois heures.

(*Note d. trad.*) Dans les campagnes, on met quelquefois une petite poignée de fleurs de pêcher dans du bouillon de veau qu'on fait infuser légèrement à une chaleur modérée, et qu'on passe ensuite à travers un tamis. On attribue à ce bouillon une vertu expectorante; on le donne aussi aux enfants comme vermifuge et comme purgatif. Souvent on met en infusion les feuilles et les fleurs de pêcher dans un peu de lait, qui est fort efficace pour les petits enfants. Antony a expérimenté l'action anti-phlogistique des feuilles de pêcher dans une fièvre très-grave à type rémittent, compliquée d'une irritation gastrique fort pénible, qui régnait épidémiquement en Angleterre pendant l'été de 1831. Il affirme aussi avoir retiré de très-bons résultats de l'application sur l'abdomen des feuilles qui avaient déjà servi à la même infusion. Il est même parvenu, par ce moyen, à calmer et à arrêter des vomissements violents dans deux cas de choléra (1). — Dougos s'est bien trouvé de l'emploi des feuilles de pêcher dans le traitement de la coqueluche; il faisait prendre dans le courant de la journée une carafe d'infusion aqueuse assez forte par petites doses; au bout de quatre à cinq jours, la coqueluche disparaissait ordinairement (1). — L'huile exprimée des noyaux de pêches est bonne contre les hémorrhoïdes et les douleurs d'oreilles (2).

CERISES NOIRES.

(*Cerasæ nigræ.*)

§ Ier. *Caractères physiques.* — Les cerises noires, sauvages ou cultivées, sont le fruit du *prunus cerasus*, Lin. — Elles peuvent donner une eau hydrocyanée, les premières, par leur noyau très-amer; les secondes, par celui-ci et par leur pulpe, notamment si elle est très-mûre. Cette eau a tous les caractères des précédentes, savoir, l'odeur d'amandes amères ou des feuilles du laurier-cerise, et la saveur amère. On ne doit pas la confondre avec celle qu'on obtient par la fermentation, laquelle donne une liqueur alcoolique, ou un mélange d'alcool et d'eau hydrocyanée. C'est ce que nous nommons *esprit de cerises;* nous en avons déjà parlé.

§ II. — *Notions chimiques.* — L'acide prussique est contenu aussi dans l'eau des cerises noires, mais en fort petite quantité; pourtant si on la faisait cohober, on pourrait en retirer autant que dans les eaux hydrocyanosées.

§ III. *Effets sur les animaux.* — Les Anglais, ayant fait des expériences sur les animaux avec l'eau de cerises noires, ont reconnu qu'elle était douée des mêmes propriétés, bien que moins prononcées, que l'eau de laurier-cerise; aussi l'ont-ils bannie de leurs pharmacopées (3). Cullen se plaint de cette proscription à juste titre, ainsi que nous le ferons voir tout à l'heure (4).

§ IV. *Effets sur l'homme en santé.* — Ces effets ne diffèrent que dans le degré seulement de ceux du laurier-cerise,

---

(1) Gazette médicale, 1837.

(1) Gazette médicale, 1837, p. 299.
(2) Hist. natur. des végétaux, par Lamark et Mirbel, t. XIII, p. 180.
(3) Murray, App. medic., t. III, p. 101.
(4) Cullen, Matière médicale, t. V, p. 80.

étant plus faibles. Pourtant, si l'eau des cerises noires était très-concentrée, elle pourrait devenir dangereuse. Telle devait être celle dont parle Mead, qui produisait, chez les enfants, des convulsions (1), et celle qui effraya considérablement tous les médecins de Worcester (2).

§ V. *Effets dans les maladies.* — De temps immémorial, on a prescrit l'eau de cerises noires comme remède cardiaque et anodin contre les affections spasmodiques, les douleurs, l'hystérie, les palpitations de cœur, et contre la sensibilité exaltée des tissus. C'est un remède chez nous, pour ainsi dire familier. Il n'y a pas longtemps qu'on préparait cette eau dans presque tous les ménages, notamment dans les couvents de femmes : ce qui porterait à croire qu'on en faisait très-fréquemment usage. Il est aisé de comprendre aujourd'hui pourquoi on peut en étendre l'administration dans beaucoup d'autres affections.

§ VI. *Valeur thérapeutique.* — D'après ce que nous venons de dire sur l'eau de cerises noires, il est facile de conclure qu'elle est hyposthénisante, cardiaco-vasculaire. Elle a pourtant une action bien inférieure à toutes celles dont nous venons de parler. Cette proposition n'est applicable qu'à l'eau distillée, car, quant à la liqueur qu'on obtient par la fermentation, elle a une tout autre action, puisqu'elle est alcoolisée. Néanmoins, l'action hypersthénisante de l'alcool se trouve ici corrigée en partie par la faible quantité d'acide prussique qui y est contenue (3).

§ VII. *Action mécanique.* — L'action mécanique de l'eau de cerises noires est presque nulle, ou du moins de peu d'importance pratique.

§ VIII. *Préparations, mode d'administration, etc.* — Le mode de préparation de l'eau de cerises noires est de la plus haute importance, puisqu'on peut avoir sous le même nom deux liquides d'une action diamétralement opposée. Chez plusieurs pharmaciens, cette eau offre évidemment une odeur alcoolique, ce qui tient au procédé vicieux de préparation. Il y en a même qui y ajoutent arbitrairement de l'esprit de vin, croyant la rendre par là plus active. Il m'est arrivé plusieurs fois de voir augmenter, sous l'influence de ce remède, des affections hypersthéniques : je me suis assuré que cela tenait à la mauvaise qualité du remède. — En parlant donc de l'eau distillée de cerises noires, je n'ai voulu désigner que celle préparée d'après le Codex pharmaceutique autrichien, savoir : un demi-kilogramme de noyaux brisés de cerises noires, qu'on fait macérer pendant douze heures (pas davantage) dans six kilogrammes d'eau pure, pour en tirer trois kilogrammes. — La dose de cette eau est de deux à trois décagrammes, qu'on peut répéter deux ou trois fois par jour.

CANTHARIDES.

(*Meloe vesicatorius.*)

§ Ier. *Caractères physiques.* — Dès les temps les plus reculés, on a fait tantôt des éloges fastueux, tantôt des critiques amères d'un genre d'insectes coléoptères, tétramérés, famille des trachélides, ou des épispastiques, connus sous le nom de *cantharides*, *meloe vesicatoria* de Lin., *cantharis vesicatoria* de Geoffr., *lytta vesicatoria* de Fabrice, nommée aussi *mouche d'Espagne*. Cet insecte vit spécialement sur les frênes, les lilas et les troënes, dont il dévore les feuilles; il se rencontre aussi, mais moins souvent, sur le chèvrefeuille et le sureau; quelquefois il cause des dégâts sur les blés et les prairies. Les cantharides sont très-communes en Italie, en Espagne, en Portugal et en France; elles se montrent ordinairement en grand nombre sur le sommet des grands arbres, en mai, juin et juillet. Pour leur faire la chasse, il faut prendre quelques précautions, pour ne pas s'exposer à des accidents, et pour leur conservation. A cet effet, on étend sous les arbres chargés de ces insectes plusieurs draps, sur lesquels on les fait tomber en secouant alternativement toutes les branches. On les place ensuite sur un tamis de crin qu'on expose à la vapeur du vinaigre; ou bien on les plonge de suite dans un vase rempli de ce fluide, et on les fait ensuite sécher. — Le corps de chacun de ces insectes offre une longueur de six à huit lignes, sur une largeur de deux à trois. Leur couleur est d'un beau vert doré, brillant, avec des antennes noires; ils exhalent une odeur particulière pé-

---

(1) De venen. in oper., t. II, p. 196.
(2) New Dispensatory, p. 366.
(3) Voy. § 78, Esprit de cerises.

nétrante, désagréable. Plusieurs auteurs de matière médicale assurent que la saveur des cantharides est âcre et très-caustique. Cela n'est pas exact : le docteur Nardo, qui a fait des recherches particulières sur ces insectes, s'est assuré qu'ils n'ont absolument aucun goût.

§ II. *Notions chimiques.* — D'après les analyses faites par un grand nombre de chimistes, tels que Thouvenel, Fourcroy, Beaupoil, J. Mojon, et surtout Robiquet, les cantharides contiennent : 1° une matière blanche, cristalline, lamellaire, insoluble dans l'eau, soluble dans l'éther, dans les huiles et dans l'alcool bouillant. Thomson lui a donné le nom de *cantharidine.* On prétend que cette substance, qui a été découverte par M. Robiquet, représente le principe vésicant des cantharides; 2° un principe volatil huileux qui offre l'odeur vireuse et désagréable propre aux cantharides : c'est à ce principe que plusieurs chimistes attribuent en partie l'action des cantharides sur le système nerveux, et qui est toxique sans être vésicant; 3° une huile grasse, jaune, visqueuse, soluble dans l'eau et dans l'alcool à la température ordinaire; 4° une matière noire soluble dans l'eau, insoluble dans l'alcool; 5° une huile verte, fluide, insoluble dans l'eau, soluble dans l'alcool; 6° une matière grasse, insoluble dans l'alcool; 7° des acides urique, acétique; du phosphate de chaux et de magnésie. — Ces cinq derniers éléments sont regardés comme tout à fait inertes. Les déductions que Nardo a tirées de ses propres travaux sont analogues à celles que nous venons d'énoncer, si ce n'est qu'il met en doute l'assertion de M. Orfila, savoir: que le principe toxique des cantharides soit constitué par l'huile que nous venons d'indiquer. Selon lui, cette propriété réside dans l'ensemble de l'insecte, et ne serait qu'une modification de la cantharidine elle-même. Il assure que les principes vert, jaune et noir, sont analogues à ceux qu'on rencontre dans cinq autres insectes de couleur analogue, et qui ne sont pas vésicants. Il constata aussi dans les cantharides l'existence d'un principe adipocireux, sucré; il prétend que la partie vésicante de ces insectes réside seulement dans les élytres et dans toute l'enveloppe cornée, colorée en vert, tandis que les ailes et les parties internes ne jouissent d'aucune propriété caustique. Enfin, il croit fausse l'idée qu'on a généralement, que les canthari-

des desséchées perdent avec le temps leur odeur et leurs propriétés thérapeutiques (1).

Plusieurs autres variétés de cet insecte ont présenté de la cantharidine à l'analyse chimique. Tels sont, par exemple, le *meloe majalis,* le *meloe proscaraberas,* le *lytta villata,* le *mylabris cichorei,* etc. — Avant d'entrer dans de plus amples détails sur ce sujet, je ferai observer que les cantharides d'Italie ne diversifient en rien, sous le rapport de leurs propriétés médicinales, de celles des anciens. Les anciens en connaissaient plusieurs espèces, comme nous l'apprenons par Dioscoride, qui établit que les plus efficaces sont celles dont les élytres sont marquées de bandes jaunes transversales (2); Pline affirme aussi qu'il y a plusieurs espèces de cantharides, *fecundissimæ in fraxino* (3). Il paraît évident que celles dont ils faisaient usage étaient le *meloe vesicatorius,* le *meloe majalis* et le *mylabris cichorei.* Quoi qu'il en soit, l'activité de ces cantharides n'était pas différente de celle des nôtres. On peut s'en assurer en lisant la description de leurs effets donnée par Mathioli, d'après Dioscoride. D'ailleurs, la chimie nous a déjà fait connaître que toutes ces espèces renferment plus ou moins le principe actif, la cantharidine (4).

AVERTISSEMENT.

Plus un médicament est ancien et d'un usage général, plus l'histoire de son action est vague et obscure; car, parmi les personnes qui s'en servent, il y en a toujours qui l'appliquent mal. Cela fait qu'aux bons se mêlent les mauvais. Viennent ensuite les théoriciens (eh! qui ne théorise point!) qui établissent des effets *à priori,* ou qui attribuent au remède des effets dépendants d'autres causes. D'autres en inventent même parfois avec une légèreté inconcevable. Il y a enfin les polypharmaques, faciles à tout croire, et qui oublient cette maxime, savoir, que si le pyrrhonisme est dange-

---

(1) Ce que nous avançons relativement au docteur Nardo est tiré d'un programme imprimé par le docteur Vest dans la Populære œsterreich. Gesundheits. Zeitung, 6 februar 1833, et de ma correspondance particulière avec lui.

(2) De med. mat., lib. II, c. LIV.

(3) Ibid., XXIX, c. IV:

(4) De med., etc., lib. VI, c. I, p. 903.

reux, une méfiance modérée, qui suspend notre jugement, est toujours prudente et avantageuse. Ces remarques s'appliquent parfaitement à l'histoire des cantharides, médicament souverain administré jadis à l'intérieur dans une foule de maladies, et aujourd'hui très en vogue à l'extérieur, comme dérivatif, vésicant, etc. — Les faits très-nombreux qui se rattachent à l'histoire de cet agent thérapeutique, les opinions auxquelles il a donné naissance pour l'explication de ses effets sont si contradictoires, qu'on ne peut s'empêcher de reconnaître des illusions, des exagérations et des erreurs grossières à chaque pas. Pour concilier autant que possible le plus grand nombre des faits avec les interprétations qu'on en a données, et pour fixer d'après les lois de l'organisme que nous connaissons la véritable action des cantharides, il faut poser avant tout quelques propositions que nous déduirons des expériences qui nous sont propres, et de l'analyse exacte des meilleurs travaux que nous connaissons sur cette matière.

1° Les cantharides et leurs différentes préparations exercent sur l'économie animale une action dynamique très-puissante et une action mécanico-chimique fort évidente.

2° Ces deux actions sont si distinctes entre elles, que l'une est en raison inverse de l'autre ; et si chacune d'elles avait lieu isolément, les effets de l'une seraient contraires à ceux de l'autre.

3° L'action dynamique est hyposthénisante cardiaco-vasculaire à un très-haut degré ; elle n'a lieu qu'après le travail de l'assimilation.

4° L'action mécanico-chimique est irritante, inflammatoire, caustique ; elle ne s'exerce que lorsque les cantharides sont immédiatement appliquées, ou bien dans les régions où elles peuvent être transportées sans être assimilées.

5° L'augmentation de l'urine est due à l'action hyposthénisante des cantharides ; la cuisson dans l'urètre, la douleur à la vessie et aux reins sont dues à l'action mécanico-chimique.

6° L'action mécanico-chimique peut être empêchée ou modérée. Il n'en est pas de même de l'action dynamique ; celle-ci s'exerce toujours et est constamment supérieure à l'autre.

7° Les cantharides, quelle que soit la manière dont on les applique, même sous forme d'emplâtre vésicatoire, agissent comme remède hyposthénisant. En conséquence, on ne doit les employer que dans les maladies hyposthéniques.

8° Les bons effets des vésicatoires, on les doit ordinairement au principe des cantharides qui sont absorbés, et non à la prétendue révulsion ou à l'antagonisme qu'elles exercent.

§ III. *Effets sur les animaux.* — Les expériences tentées avec les cantharides par les anciens, sur les animaux, sont fort peu concluantes, car ils se sont bornés à observer les phénomènes locaux d'irritation, ou bien à connaître l'action de ces insectes sur le sang. Hilfeld a donné quatre grammes de poudre de cantharides à un chien ; et lorsqu'il fut mort, il rencontra sa vessie contractée, ridée, avec des petites aréoles enflammées et fort peu d'urine, les intestins enflammés, le cœur plein de sang noir et coagulé (1). Forsten en a obtenu le même effet avec un gramme et demi, et il trouva le sang dissous (2). Mais déjà Baglivi avait injecté de la teinture aqueuse de cantharides par la jugulaire à deux chiens ; et il observa sur ces animaux des vomissements, de la salivation, une grande évacuation d'urine jaune ; il remarqua dans leurs cadavres un sang noir et fluide (3). Plusieurs autres expérimentateurs, entre autres Toti et J. Grell, vérifièrent les observations de Baglivi. Ce dernier auteur décrivit également les effets des cantharides qu'il observa chez un lapin ; il dit que l'animal a paru très-faible et tremblant, et qu'à l'autopsie il trouva le foie d'une couleur noirâtre ; aucune inflammation dans l'estomac ni dans les intestins grêles ; le commencement du cœcum gangréneux ; les reins d'une couleur rouge-brun ; les uretères blancs ; la vessie non enflammée ; tous les autres viscères sains. Cette circonstance des organes sains, après l'empoisonnement par les cantharides, a été constatée plusieurs fois par Grell (4). Nous mettrons de côté les expériences faites par plusieurs person-

---

(1) Diss. experim. circa venena. Gœtt.; 1760, p. 65.

(2) Diss. med. canthar. histor. natur. chim. et med. exib. Lugd. Bat., 1775, p. 50.

(3) De usu et abusu vesicantium, p. 352.

(4) Experiment. de sejunct. mater. vivæ vim cant. in ven. spec. illustr. Tubing., 1812, p. 43.

nes, et qui consistent à mettre des cantharides en poudre dans le sang tiré de la veine, pour prouver qu'elles en empêchent la coagulation. Ces expériences ne prouvent absolument rien pour nous, car nous ne nous occupons point de l'action de ces coléoptères sur les parties mortes. Il y a bien d'autres substances capables d'empêcher le sang de se cailler dans un vase, et qui n'ont aucune action sur ce fluide quand il est vivant. Passons aux observations de quelques auteurs plus modernes.

M. Orfila, après avoir décrit les effets irritatifs des cantharides chez les animaux, assure que l'infusion de leur principe volatil, huileux, injectée dans les veines à une dose peu élevée, exerce ses effets sur le système nerveux, notamment sur la moelle épinière (1). D'après les expériences de Forster, il paraîtrait que les chiens souffrent moins lorsqu'on combine le camphre aux cantharides (2). Bretonneau a essayé la cantharidine sur les animaux, et il s'est assuré que l'action aphrodisiaque de cette substance est presque nulle, mais qu'elle est toxique en ralentissant la circulation du sang, et en donnant lieu à une léthargie mortelle (3). Nous avons fait aussi publiquement, à l'école clinique de cette université, des expériences avec la cantharidine. Voici un extrait de ces expériences.

Expériences première et deuxième. Le 23 avril 1833, on expérimente la cantharidine impure sur deux lapins, à la dose de deux décigrammes (quatre grains) qu'on fait avaler à l'un en état concret, à l'autre dissoute dans douze grammes (trois gros) d'huile d'amandes douces. Le premier survécut sept heures et dix minutes dans un état d'abattement, et avec des mouvements convulsifs à la tête; le second mourut deux heures après avec des symptômes manifestes d'abattement et une immobilité presque complète. Tous les deux urinèrent beaucoup, et leur chaleur animale s'abaissa promptement. La section des cadavres fit voir quelque trace d'injection dans l'œsophage, l'estomac et les intestins, notamment chez le lapin qui avait pris

la cantharidine en état solide; on remarqua aussi quelques petites phlyctènes vers la grande courbure de l'estomac et tout près du pylore. Les reins étaient d'un rouge obscur; dans la vessie, quelques vaisseaux sanguins très-enflés parcouraient sa partie postérieure inférieure; le cœur était chez tous les deux d'une couleur obscure et rempli d'un sang noir et coagulé.

Expériences troisième et quatrième. Deux autres lapins ont été soumis le même jour à l'action des cantharides, à la dose, chez l'un, d'un gramme et un quart (trente grains) en poudre, chez l'autre, d'un gramme (vingt-quatre grains) en infusion chargée. Le premier vécut presque trois heures, le second deux heures; ce dernier demeura tout ce temps tranquille, immobile, tandis que l'autre eut des contractions spasmodiques dans les membres. Les deux petits cadavres offrirent les mêmes altérations que les précédents, savoir : des traces d'injection à peine sensibles chez celui qui avait pris les cantharides en décoction; et très-visibles, avec quelques phlyctènes sur la muqueuse gastrique chez celui qui les avait reçues en poudre. Le cerveau chez tous les quatre était à l'état naturel.

Expériences cinquième et sixième. On a répété les mêmes expériences le 10 mai de la même année, avec un extrait de cantharides qui devait renfermer de la cantharidine : à un lapin, on en administra cinq décigrammes (dix grains) en substance; à un autre on en donna dissous dans huit grammes (deux gros) d'huile quatre décigrammes (huit grains). Aucun des deux lapins n'eut d'agitation; mais le premier mourut après six heures et demie, l'autre après trente-trois heures. Cette expérience serait, dans ses résultats, opposée aux premières si l'on ne faisait pas attention à la différente dose de la substance et à la qualité de l'extrait, qui était mou, et par conséquent facile à dissoudre dans l'estomac; il devait donc agir plutôt dynamiquement que mécaniquement. Effectivement les cadavres présentèrent tous les deux les mêmes caractères, c'est-à-dire presque pas d'injection; l'estomac et les intestins étaient enflés.

Expériences septième et huitième. On empoisonna deux autres lapins avec la même substance. L'un en eut onze décigrammes (vingt-quatre grains) en poudre, qu'on parvint à lui faire avaler parfai-

---

(1) Toxic. génér., et Mérat et Delens, Dictionn univ. de mat. méd., t. IV, p. 304.
(2) Loc. cit., p. 40 et 51.
(3) Omodei, Annal. univ. di medic., febr. et mar., 1828, p. 588.

tement; l'autre eut la colature d'une décoction de la même dose de cantharides. On conçoit que chez ce dernier une
partie du principe actif a dû être enlevée par l'ébullition. Néanmoins le premier vécut encore dix heures, et le second huit heures. Il n'y eut point de
spasmes ni d'agitation. Les cadavres présentaient l'injection gastrique ordinaire,
mais bien plus prononcée chez celui qui
avait pris la poudre que chez l'autre.
Dans la vessie urinaire les vaisseaux
étaient injectés, les reins à état naturel,
le cœur chez tous les deux d'une couleur
foncée et rempli de sang noir et épais.

Expérience neuvième. Le 17 mai 1834,
on donna cinq centigrammes (un grain)
de cantharidine dissoute dans quatre
grammes d'huile (un gros) d'amandes
douces, à un gros lapin. Il tomba immédiatement dans un état d'abattement
très-prononcé; une demi-heure après sa
chaleur naturelle avait beaucoup baissé.
Il eut quatre heures après du vomissement d'une matière verdâtre; les membres postérieurs étaient paralysés. Trois
heures après il mourut, sans la moindre
convulsion. L'autopsie, faite une heure
après, montra tous les viscères dans un
état naturel, excepté le cœur qui était
flasque, et dont les oreillettes étaient
remplies d'un sang noir, coagulé; les
reins d'une couleur foncée; la vessie
vide, avec quelques vaisseaux engorgés
près de l'urètre; l'estomac enflé et un
tant soit peu injecté vers le cardia; le
tube intestinal ne présentait aucune particularité.

Expérience dixième. Un autre lapin
eut deux centigrammes et demi (demi-
grain de cantharidine dans quatre grammes (un gros) d'huile; il fit d'abord
quelques pas, mais avec difficulté; il s'arrêta ensuite, et resta toute la journée
avec les jambes étendues. Si on l'obli-
geait à marcher, il traînait les membres
postérieurs. Vers le soir il vomit, et il y
eut une selle de matières verdâtres bilieuses. Pendant la nuit on lui donna à
manger; le lendemain il marchait avec
moins de difficulté. Il n'urina point;
vers les deux heures et demie de l'après-
midi, c'est-à-dire trente heures après
avoir pris la cantharidine, il mourut au
milieu d'agitations et de convulsions
très-violentes. On ne put faire l'autopsie
cadavérique que le lendemain. Les membres étaient roides et le ventre ballonné;
le cœur distendu et d'une couleur foncée;
les oreillettes remplies d'un sang noir,

coagulé; les poumons étaient plus rouges que d'ordinaire; l'estomac très-en-
flammé par-ci par-là; les intestins aussi
injectés; les reins d'une couleur plus
chargée qu'à l'état naturel; les uretères
présentaient des traces manifestes de
phlogose. Le cerveau offrait des arborisations vasculaires, surtout à sa surface; à
l'intérieur il était d'une couleur cendrée.

Expérience onzième. Un porc-épic a
reçu par la bouche deux centigrammes
de cantharidine dissoute dans huit grammes d'huile. Il criait et faisait des efforts
pour se cacher dans son enveloppe naturelle; mais bientôt il demeura tranquille
et presque indifférent à tout ce qui l'en-
tourait. Il resta encore deux jours dans
un état d'abattement et de malaise.

Expérience douzième. On a administré
à un lapin sept centigrammes de cantharidine dissoute dans huit grammes
d'huile: aussitôt les phénomènes ordinaires d'abattement déclarés, on lui
donna un peu d'alcool; il a offert des vacillations; une demi-heure après on lui
fit prendre encore un peu d'alcool, et
ainsi de suite de demi-heure en demi-
heure, jusqu'à ce qu'il en eût pris huit
grammes. Il n'eut pas de paralysie aux
membres abdominaux, mais seulement
une espèce de tremblement; si on le
chassait, il marchait un peu. Il vécut
presque quatre heures. On ouvrit son
cadavre une heure après; la surface du
cerveau était injectée, sa substance médullaire moins blanche que d'ordinaire;
les poumons, le foie, la rate dans l'état
naturel; le cœur volumineux et rempli
de sang; la partie inférieure de l'œsophage et l'estomac vers le cardia très-injectés; les reins de couleur brunâtre; les
uretères et leurs vaisseaux engorgés; la
vessie remplie d'urine jaunâtre et trouble avec quelques arborisations vasculaires et une tache noirâtre vers son col.

Expérience treizième. Au même temps,
un autre lapin, plus gros et plus vivace
que le précédent, reçut sept centigrammes de cantharidine dissoute dans huit
grammes d'huile. Aussitôt que les symptômes d'empoisonnement se déclarèrent
par l'engourdissement et un tremblement dans les membres, on lui donna
quelques gouttes d'eau distillée de laurier-cerise. Il mourut en trois minutes,
ayant tous les muscles dans un relâchement complet. Autopsie vingt minutes
après. La chaleur animale était presque
éteinte; le cœur avait perdu toute irritabilité, il était pâle. En l'ouvrant il s'en

écoula du sang noirâtre. L'estomac contenait encore des matières avalées, la veille; il était dans l'état normal, ainsi que les intestins et tout l'appareil des voies urinaires. La substance interne du cerveau était parfaitement blanche; sa surface avait quelque apparence vasculaire comme chez les lapins qui meurent assommés par un coup.

Expérience. quatorzième. Au même porc-épic auquel on avait donné cinq centigrammes de cantharidine, et qui vivait encore quoique dans un état d'abattement, on administra une décoction saturée de cantharides, mais il n'a été possible de lui en faire avaler qu'une fort petite quantité, car il ne se prêtait pas quand on voulait lui fermer la bouche pour le faire déglutir. — Le 22 mai, on fit de nouvelles expériences comparatives.

Expérience quinzième. Quinze grammes (demi-once environ) de cantharides en décoction furent administrés à un gros lapin; on lui donna immédiatement après douze décigrammes (un scrupule) de camphre mêlé à un demi-jaune d'œuf. Il tomba comme évanoui, mais quelque temps après il remua les membres et marcha quoique avec difficulté. La chaleur animale allait peu à peu en diminuant, ainsi que la respiration. Il mourut deux heures après tranquillement, ayant auparavant émis beaucoup d'urine très-claire. L'autopsie cadavérique ne montra aucune trace de phlogose; le cœur était flasque et décoloré; les reins d'une couleur un peu terne.

Expérience seizième. Un autre lapin, également gros, reçut la même dose d'infusion de cantharides, mais sans camphre. L'abattement subséquent a été moins prononcé dès le commencement; plus tard il y eut immobilité entière, et quatre heures après il mourut. Le cadavre présenta à peu près les traces ordinaires d'une légère irritation de l'estomac, de la flaccidité au cœur et la couleur terne des reins.

Expérience dix-septième. A un lapin, un tant soit peu plus petit, on administra la même dose de décoction de cantharides et douze décigrammes de camphre. Il éprouva immédiatement un trismus qui fut suivi d'un tremblement spasmodique très-fort dans tous les membres accompagné de gémissements. Peu à peu les extrémités abdominales se paralysèrent; la température s'abaissa rapidement; l'immobilité générale survint,

et en dix minutes il mourut. Le cadavre n'offrit aucune rigidité; sectionné à l'instant, le cœur était déjà dépourvu de toute irritabilité, pâle et mou; les poumons n'avaient pas leur couleur rosée ordinaire. L'estomac était contracté, d'une couleur de chair, et enduit de mucus; les intestins, les reins, la vessie n'offraient rien d'anormal.

Expérience dix-huitième. La seule décoction de cantharides fut donnée à un lapin de la même taille que le précédent. Il présenta à peu près les mêmes phénomènes que dans l'expérience seizième. Il mourut pourtant cinq minutes plus tôt.

Expérience dix-neuvième. Il ne restait plus, enfin, que le seul porc-épic, lequel, malgré un centigramme de cantharides pris le 17, et un peu de décoction de cantharides prise le 19, et bien qu'il eût en outre avalé huit grammes de cantharides en poudre, vivait encore le lendemain, mais à la vérité dans un état de malaise, et s'était refusé à toute sorte de nourriture. On a réfléchi que, si on eût attendu sa mort, on aurait été dans le doute si elle eût été le résultat du poison ou de l'abstinence dans laquelle l'animal se trouvait; nous l'avons donc sacrifié, et sectionné tout vivant afin de surprendre l'état de l'estomac. Nous trouvâmes l'œsophage sain et blanc; l'estomac ridé, recouvert de mucosité, non injecté, renfermant encore de la poudre de cantharides; les intestins contenaient des matières fécales très-dures. Les reins étaient à l'état normal; la vessie remplie d'urine, distendue, avec quelque trace d'injection; les cornes de la matrice renfermaient cinq œufs de la grosseur d'un petit pois. Le cœur palpitait avec force, et il continua son action même après avoir été détaché du thorax.

M. Virey avait dit que le porc-épic peut avaler impunément les cantharides. Le cas que nous avons observé paraîtrait confirmer l'opinion de cet observateur. Pendant les cinq jours il résista aux différentes expériences auxquelles nous l'avons soumis; seulement son état de santé a été évidemment dérangé, ce qui ferait croire que les cantharides ont aussi quelque action sur ce rongeur. Mais puisque les viscères, que nous avons examinés presque encore vivants, ne nous ont offert aucune lésion organique, nous sommes porté à croire que ses souffrances devaient être dues à l'action dynamique hyposthénisante des cantharides. — Nous

Giacomini.

n'avons pas cru nécessaire de devoir multiplier davantage ces expériences, attendu l'évidence et la constance de leurs résultats. Nous sommes en attendant autorisé à penser, d'après ces expériences, que les cantharides et la cantharidine ont une action toxique d'autant plus prompte qu'on les donne dissoutes. Sous cette forme, effectivement, l'absorption et l'assimilation en sont plus faciles, et l'action locale moins prononcée. Lorsque l'action dynamique a lieu, l'action mécanique est faible, ou tout-à-fait nulle ; les phénomènes morbides indiquent un état d'hyposthénie, et les signes cadavériques, un relâchement, une pâleur dans les viscères, ainsi que nous l'avons dit à l'occasion des expériences nos 2, 4, 6, 8, 9, 13, 16, 18 et 19. Si le poison est concentré au contraire, l'action locale ou mécanique est prononcée, l'effet dynamique faible, et les phénomènes morbides sont dus tous à l'irritation, et ne se déclarent que lentement. Que l'action dynamique de la cantharidine soit analogue à celle de l'eau de laurier-cerise, cela nous est démontré par l'expérience treizième, où les deux substances ont été administrées à la fois. La mort est arrivée avec une telle promptitude qu'elle ne pouvait pas être attribuée à la seule cantharidine. C'est ce que nous avons observé aussi dans les expériences nos 7 et 8. Elle ne pouvait non plus avoir lieu par l'eau de laurier-cerise seulement, ainsi que nous l'avons démontré par d'autres expériences faites le 25 août 1832. Nous avons vu effectivement dans ces expériences qu'un lapin ayant pris deux grammes environ d'eau distillée de laurier-cerise, ne mourut pas ; et dix jours après il put être employé pour d'autres expériences. Que les cantharides aient une action dynamique analogue à celle du camphre, cela est prouvé par les expériences quinzième et dix-septième. Le camphre ajouté à la décoction de cantharides accéléra de beaucoup la mort, comparativement aux autres lapins qui n'avaient reçu que la seule décoction de cantharides. Que la cantharidine ait une action dynamique opposée à celle de l'alcool, cela résulte évidemment de l'expérience douzième, le lapin auquel on administra les deux substances réunies ayant vécu sans perdre tout-à-fait la mobilité pendant quatre heures environ, tandis que dans l'expérience neuvième un lapin bien plus gros, qui n'avait eu que cinq centigrammes de cantharidine, mourut en sept heures et avec des symptômes de paralysie presque complète. Chez un autre lapin, dont nous avons parlé à l'occasion des effets de l'alcool sur les animaux, et qui avait pris un gramme et demi d'eau-de-vie, il mourut engourdi et dans l'immobilité en quatre heures seulement. Si ces deux substances données séparément produisent la mort, lorsqu'elles sont unies elles la retardent. Il faut donc déduire que leur action est opposée, quoiqu'elle ne soit pas exactement au même degré ; ce qui déterminait la mort de l'animal, c'est que l'une surpassait le degré de force de l'autre. Dans le cas dont il est question ici, c'était peut-être l'alcool qui prévalait, si on doit en juger par les traces de phlogose que nous avons remarquées sur le cadavre.

§ IV. *Effets sur l'homme en santé.* L'action des cantharides chez l'homme bien portant offre la même série d'effets que nous venons d'étudier chez les animaux. Ces effets sont les uns organiques, les autres mécanico-irritatifs. Si l'on examine attentivement les faits qui nous ont été transmis par les médecins de tout temps, on verra que nos prédécesseurs ont plutôt fait attention aux effets mécaniques qu'aux effets dynamiques ; aussi ne décrivent-ils que ceux-là. Or, l'on comprend aisément que, si l'on ne cherche pas à bien approfondir l'étude des phénomènes, il est presque impossible de comprendre et de saisir l'hyposthénie. L'hyposthénie effectivement n'est constituée que par des signes négatifs, tandis que l'irritation mécanique, au contraire, frappe nos sens et occupe la première ligne. On peut l'obtenir par la simple application d'un vésicatoire. Aussi n'est-il pas surprenant qu'un grand nombre de praticiens croient fermement que les cantharides stimulent, chauffent et brûlent comme le feu. Nous distinguons cependant d'une manière positive l'action mécanique de l'action dynamique. Si ces deux actions étaient étudiées séparément dans l'usage des cantharides. on reconnaîtrait sans peine l'exactitude des propositions que nous avons émises, et l'on comprendrait aisément la véritable nature des phénomènes occasionnés par l'administration de cette substance. Personne n'ignore les effets des cantharides appliquées sur la peau sous forme d'emplâtre. Peu de temps après cette application la peau s'échauffe, rougit et devient très-sensible. Si l'on fait attention à ces premiers effets, on voit que la rougeur est bornée et qu'elle disparaît promptement, tandis que la rougeur due, par exemple, à une brûlure, laquelle dépasse les bornes de l'application, dure plus longtemps et a de la tendance à s'étendre pendant quelque temps. Ainsi, dans le premier cas, c'est une condition particulière qui circonscrit l'action phlogistique et la fait cesser bientôt : effectivement, plus l'emplâtre vésicatoire reste appliqué, plus la chaleur, la rougeur et la douleur disparaissent promptement; l'épiderme se soulève, forme une vessie remplie de sérum ; et si la douleur reparaît, ce n'est que lorsque la présence du sérum détermine des tiraillements mécaniques. Une fois l'épiderme enlevé, on y observe une rougeur qui simule l'inflammation. Elle peut devenir plus tard une véritable inflammation par le contact de l'air, ou de tout autre agent mécanique. Si l'épiderme de la cloche est enlevé brusquement avec les mains ou par le frottement, le derme sous-jacent devient rouge, douloureux et réellement phlogosé. Il paraît par conséquent que, au fur et à mesure que les parcelles de cantharides sont absorbées et agissent dynamiquement, les premiers effets mécaniques se détruisent. Ayant prescrit à un malade de notre clinique l'application sur le thorax de deux vésicatoires composés de poudre de cantharides, d'huile, de farine et de miel, et les ayant fait ôter à plusieurs reprises pour appliquer de l'alcool sur l'un, nous avons observé que de ce côté les douleurs ont été beaucoup plus vives; la rougeur plus intense s'étendant même au delà de la périphérie de l'emplâtre. La même épreuve a été faite chez une femme avec le même résultat. Ici les deux vésicatoires avaient été appliqués aux cuisses. Nous croyons que dans ce cas l'alcool n'a fait qu'aider les effets mécaniques de la cantharide et empêcher en partie les effets dynamiques. Que l'absorption des cantharides puisse avoir lieu avant que la petite ampoule soit formée, cela est prouvé par la réaction prompte qu'éprouvent certains malades dans l'appareil urinaire. Effectivement il n'est pas rare de voir augmenter la sécrétion de l'urine par l'application des vésicatoires, ou bien survenir au contraire l'ischurie accompagnée de douleur et de démangeaison à la prostate, à la vessie et aux reins, avec cuisson dans le canal de l'urètre. Ces effets s'observent également et plus sou-

vent encore alors que des cantharides sont administrées par bouche. Un grand nombre d'auteurs décrivent les effets de ces coléoptères sur l'économie animale : ils font mention de leur action délétère sur les voies urinaires, et signalent plus particulièrement l'hématurie et le priapisme. Cette remarque est très-ancienne. Du temps d'Ovide, on faisait déjà usage des cantharides comme moyen aphrodisiaque. Les descriptions pourtant qu'on possède sur les effets des cantharides sont loin d'encourager les idées de lubricité, car les érections qu'elles procurent sont extrêmement douloureuses. C'est un priapisme cuisant, douloureux, semblable à celui causé par l'urétrite, et qui serait même capable, lorsqu'il est bien violent, de produire le sphacèle du pénis.

Les autres phénomènes attribués à l'action des cantharides se rapportent au système digestif : tels sont une ardeur et un serrement au gosier, douleur excessive à l'épigastre, soif ardente, hydrophobie, salivation, inflammation aux glandes salivaires, selles avec douleur, ténesme, et souvent même selles sanguinolentes. — Si l'on en excepte l'abondance d'urine, dont la quantité est en raison inverse des douleurs, tous les autres symptômes annoncent une simple irritation mécanique, déterminée par les cantharides dans le canal digestif où elles ont agi immédiatement, et dans l'appareil urinaire, où quelques parcelles de ces insectes sont transportées par la circulation sans avoir subi aucune altération, ainsi que nous le verrons tout à l'heure. — Mais les cantharides produisent des effets d'un caractère différent et bien autrement importants, bien qu'en général négligés par les auteurs. Ces effets sont : 1° les sueurs très-abondantes, ainsi que cela avait été observé par Hippocrate et par d'autres après lui (1); 2° le ralentissement du pouls : plusieurs auteurs, entre autres Whitt (2) et F. Raymont, ont remarqué cet effet par la seule application des vésicatoires (3); 3° les nausées, les vomissements, les vertiges, les

(1) Nouv. élém. de mat. médic., par Alibert, t. I, p. 512, première édition.
(2) Cas des effets remarquables des vésicatoires, pour ralentir la vitesse du pouls, etc.
(3) Observations sur l'efficacité du vésicatoire dans les inflammations. Marseille, 1761.

10.

défaillances, le délire, sont des phénomènes propres aux cantharides, et mentionnés depuis le temps de Dioscoride (1); 4° les convulsions, le tétanos et le délire ont été aussi signalés par d'autres (2). Cette série de phénomènes, qui ordinairement arrivent plus tard et qui n'ont lieu qu'après une plus forte dose de cette substance, ne peuvent point s'expliquer par les seules altérations locales. L'action dynamique des cantharides est donc incontestable. C'est à elle que sont dus les phénomènes d'empoisonnement et la mort si rapide que les cantharides produisent. Les auteurs ne donnent aucune notion précise sur les phénomènes dynamiques; ils se bornent à indiquer les effets irritatifs. On connaît cependant des faits très-anciens d'empoisonnement par les cantharides. Cajus, au dire de Cicéron (3), est mort par les cantharides; Cosino, chevalier romain, également, d'après Pline le Jeune (4). Galien, Rhazès (5), Paré (6), Baccius (7), Vallisnieri (8), Etmuller (9), Orfila (10), etc., rapportent des exemples de morts plus ou moins promptes par l'usage de ces coléoptères. L'étude de ces faits démontre que la seule affection locale dans l'estomac et dans les organes génitaux ne pouvait certainement pas être la cause véritable de la mort. D'ailleurs, il n'est pas rare de voir des effets locaux de la cantharide très-intenses se passer presque impunément. Voici un exemple remarquable de ce cas rapporté par Roquayrol. Il s'agit d'un jeune homme qui par une forte dose de cantharides eut tout l'épithélium de l'œsophage enlevé, et malgré cela il guérit si bien en quatorze jours, qu'il put au bout de ce temps avaler sans douleur des aliments solides (11). Un cas intéressant d'empoisonnement par les cantharides a été publié par Charles Giulis, de Turin; on y voit une sorte de combat entre les effets mécaniques et les effets dinamyques. Voici le fait :

Un jeune homme prit inconsidérément quelques gouttes de teinture de cantharides : il sentit aussitôt une chaleur vive aux lèvres, à la langue et à la membrane du palais. Une tumeur se manifesta dans l'intérieur de la bouche, et il survint un ptyalisme abondant. Malgré l'emploi du lait et des boissons adoucissantes, il ressentait par intervalles des douleurs vives à l'épigastre et à l'ombilic. Trois jours après il fut saisi, durant la nuit, de convulsions horribles et délire furieux; il rejetait de la salive écumeuse mêlée de tries sanguinolentes; ses cheveux étaient hérissés, son regard fixe et farouche; il éprouvait de grandes constrictions à la gorge avec menace de suffocation, poussant des cris et des hurlements épouvantables; il entrait en fureur à l'aspect ou à l'approche des liquides. Aux convulsions générales succédaient des défaillances ou un profond assoupissement. — Le docteur Giulo en exposant avec des couleurs si vives la série de ces phénomènes fait remarquer que la chaleur animale n'était point élevée ni le pouls fébrile. Les moyens qu'il employa avec succès furent des frictions avec un liniment composé d'huile d'olive, de laudanum liquide et d'ammoniaque; il fit aussi usage de la teinture de musc et d'opium (1). L'auteur s'étonne que dans ce cas le pouls soit resté calme, et que la chaleur animale n'ait point augmenté au milieu de phénomènes si alarmants. Pourtant rien n'était plus naturel. C'est pour nous aussi naturel que de voir les accès de fureur être suivis d'évanouissement, de défaillances et d'assoupissement, ces symptômes étant les véritables effets dynamiques luttant contre les effets irritatifs : ils augmentaient d'autant plus que les autres s'affaiblissaient. C'est pour cela qu'on a dû avoir recours au laudanum liquide et à l'ammoniaque, car ils se rattachaient à une véritable hyposthénie.—Que le laudanum liquide, et tous les opiacés en général soient d'excel

(1) De med. mat., lib. vi, cap. i, p. 903.
(2) Alibert, Nouv. Elém. de thér. et de mat. médic., t. i, p. 514.
(3) Lib. ix, epist. 21, ad Pætuan.
(4) Lib. xxix, cap. iv.
(5) Lessar, Théologie des insectes, t. ii, p. 191.
(6) Lanzoni, Obs. med., t. i, p. 147.
(7) De venenis et amidotis. Romæ, 1856, p. 13.
(8) T. i, p. 357.
(9) In Schræder, class. iv.
(10) Op. cit., p. 20.
(11) Annal. de la méd. physiolog., octobre 1829, p. 406.

(1) Histoire d'un tétanos avec symptômes d'hydrophobie produits par les cantharides. Mémoires de l'Académie des sciences, lettres et beaux-arts de Turin, pour les années x et xi, p. 15.

lents antidotes contre les effets toxiques des cantharides, il nous sera facile de le démontrer par des faits. Dans un cas de Lanzoni dont nous avons parlé (1), l'empoisonnement produit par la cantharide n'a pu être dissipé qu'à l'aide de huit grammes de laudanum liquide. Forsten a guéri des convulsions occasionnées par l'empoisonnement par le laudanum liquide, moyennant la teinture de cantharides (2). Lavagne a publié le cas remarquable d'une démoiselle qui par désespoir essaya de se suicider en prenant une forte dose de cantharides. Voyant cependant qu'au milieu des angoisses elle ne pouvait atteindre son but, elle avala quatre grammes d'opium espérant hâter sa mort; mais contre son attente, elle se trouva promptement et complétement guérie (3).

A propos des antidotes des cantharides, nous ne devons pas omettre de faire remarquer que plusieurs auteurs ont recommandé des moyens qui ont précisément une action dynamique opposée à celle de l'opium et par conséquent analogue à celle de la cantharide. Il est facile de comprendre que ces moyens n'ont été administrés que dans le but de s'opposer aux effets irritatifs sur les voies urinaires et sur l'estomac, et nullement aux effets toxiques. Ce sont plutôt des correctifs à joindre aux cantharides, lorsqu'on les prescrit comme agent thérapeutique, que des moyens capables d'en combattre les effets toxiques. Le lait, par exemple, a été conseillé par Arcte, de Cappadoce : il voulait que le malade en prît pendant trois jours, avant de se soumettre à l'usage médicamenteux des cantharides. Cet auteur espérait de la sorte préserver la vessie de leur action irritante. Aétius et plusieurs autres recommandent le même moyen (4). Les substances grasses, et notamment les huiles, ont été regardées aussi comme propres à cet objet. Quelques auteurs français cependant ont fait observer judicieusement que l'huile était plutôt nuisible dans ces cas; puisqu'elle dissout la cantharidine, et par consé-

quent augmente les effets toxiques : aussi défendent-ils formellement de faire usage de l'huile dans les empoisonnements par les cantharides. Nous sommes également d'avis que l'huile ne convient pas dans cet empoisonnement, mais par une autre raison: c'est que l'huile aide l'absorption de la partie active et rend plus prompts, plus prononcés les effets dynamiques. Nous ne disons pas cependant qu'elle augmente les effets irritatifs ou locaux, les seuls auxquels les auteurs s'étaient arrêtés. Ces derniers effets peuvent être sans doute affaiblis à l'aide des mucilagineux et des huileux. Les émulsions d'amandes, le lait, les boissons mucilagineuses, doivent donc être adoptés comme des remèdes curatifs dans ces cas, pour garantir la muqueuse gastrique et celle des voies urinaires. Le camphre a été beaucoup recommandé, notamment par Groewelt (1) et par Forster (2), pour prévenir les effets des cantharides sur l'appareil urinaire et même pour les combattre. Selon nous, cependant, le camphre est loin d'être un antidote des cantharides. Comment peut-il l'être, en effet, puisque son action est hyposthénisante comme celle des cantharides? Il ne peut être donc employé tout au plus que comme simple correctif des effets mécaniques. On peut, par conséquent, dans les usages thérapeutiques, joindre avec avantage le camphre aux cantharides, mais on conçoit qu'il ne peut en être de même en toxicologie, car le camphre augmente les effets toxiques de la cantharide, ainsi que nous l'avons prouvé par nos expériences sur les lapins. Nous avons vu, effectivement, qu'en ajoutant du camphre à la décoction de cantharides nous accélérions évidemment la mort. Pour éclairer davantage ce sujet important, nous ne nous sommes pas contenté des expériences chez les animaux; nous en avons pratiqué aussi chez l'homme.

Plusieurs de nos élèves zélés pour les progrès de la science se sont soumis volontairement à des expériences. Nous acceptâmes avec empressement. Voici les détails principaux de ces expériences.

Le 19 avril 1834, neuf jeunes gens (parmi lesquels deux docteurs en méde-

---

(1) Voy. art. *Opium.*
(2) Diss. med. canth. hist. natur. chem. et med. exhibens. Lugd. Bat., 1775, p. 126.
(3) Annotazioni intiche sopra i rimedi chiamati nuov. controstimolanti, Geneva, 1809, p. 43.
(4) Tetrabibl., t. ii, cap. i.

---

(1) De tuto canth. in medicina usu interno. Land., 1698, p. 32.
(2) Dissert. cit., p. 40 et 51.

cine) d'âge différent, de taille et de constitution diverses, les uns à jeun et les autres ayant déjeuné, prirent à huit heures du matin cinq centigrammes (un grain) de poudre de cantharides mêlée à de la poudre d'amandes douces sous forme pilulaire. Ils burent par-dessus un verre d'émulsion d'amandes douces. L'état du pouls et de leurs fonctions organiques avait été exploré d'avance et noté sur un registre. Deux heures après on explore le pouls : il était évidemment ralenti, chez les uns de deux à trois pulsations, chez les autres de cinq à quatorze par minute. Cinq s'aperçurent que les urines étaient plus fréquentes ; un éprouva une légère nausée. A dix heures, ils eurent la seconde dose également de cinq centigrammes, et à midi ils se soumirent de nouveau à l'exploration. Le pouls s'abaissa encore de quelques pulsations chez les uns, chez les autres il s'éleva, mais chez le plus grand nombre il demeura stationnaire. Tous éprouvèrent de fréquentes envies d'uriner, une cuisson plus ou moins vive dans l'urètre avec un sentiment de serrement vers la prostate. Ils prirent la troisième dose de cinq centigrammes dans l'émulsion ordinaire. A six heures du soir on leur explora de nouveau le pouls : il est généralement un peu plus accéléré, ce qui pourrait être attribué au repos et à la course qu'ils firent pour se rendre à la clinique. La sécrétion de l'urine persistait en abondance, la cuisson de l'urètre avait augmenté chez ceux qui n'avaient bu que fort peu. L'un d'eux accusa une légère colique et des démangeaisons à l'anus avec ténesme. Tous se plaignirent plus ou moins d'un sentiment de faiblesse générale, et, bien que la journée ne fût point très-chaude, ils transpiraient tous abondamment. Le lendemain ils donnèrent des détails sur l'état du pouls pendant la nuit : ils déclarèrent l'avoir tous trouvé très-abaissé et accompagné d'une grande faiblesse. La cuisson dans l'urètre avait presque entièrement cessé dans le courant de la soirée. Un de ces jeunes gens en fut pourtant très-tourmenté toute la nuit, et il rendit quelques gouttes de sang par l'urètre. Un autre éprouva une prostration et un froid intense pendant la nuit, au point qu'il ne put se faire échauffer malgré les couvertures dont il se couvrit. Ils suèrent tous du reste abondamment jusqu'au lendemain où ils étaient bien portants. L'un d'eux, qui avait une légère conjonctive depuis

quelque temps, se trouva parfaitement guéri le lendemain.

Le 21 avril, nous avons répété l'expérience sur sept jeunes gens dont l'état des fonctions fut exploré d'avance et noté comme précédemment. Ils ont pris, les uns un grain et demi, les autres deux grains de poudre de cantharides en pilules, entre six et huit heures du matin. A dix heures, le pouls était ralenti de cinq à quinze pulsations par minute. Chez deux seulement, le pouls a paru accéléré de deux pulsations, mais il était évidemment beaucoup plus mou qu'avant. A cette heure, on en administra un autre grain et demi à chacun : à midi le pouls avait baissé encore, mais très-peu, et chez ceux dont le pouls s'était précédemment élevé, les battements étaient cette fois au-dessous du nombre précédent. La seconde dose abaissa donc le pouls également chez eux. On en administre une troisième dose d'un grain aux uns, d'un grain et demi aux autres. Chacun se trouvait, de la sorte, avoir pris en tout quatre grains de médicament. A trois heures après midi, le pouls est considérablement ralenti chez tous, et cet état a duré jusqu'au lendemain matin. Les expérimentateurs observèrent cette fois la prescription de prendre abondamment des boissons mucilagineuses, et ils n'éprouvèrent presque aucune incommodité du côté de l'appareil urinaire, quoiqu'ils eussent pris un grain de cantharides de plus que la première fois. Deux seulement s'en plaignirent un peu ; ils se soumettaient pour la première fois à l'expérience. Tous cependant eurent des urines copieuses et des sueurs abondantes. Vers le soir, ils accusèrent une faiblesse extrême, au point de les empêcher de sortir. Cet abattement a continué dans la nuit. L'un d'eux, qui souffrait habituellement des palpitations de cœur, s'en est trouvé complétement délivré pendant la nuit. Quelques-uns éprouvèrent une augmentation dans l'appétit, d'autres une diminution ; d'autres eurent des évacuations alvines abondantes.

Nous avons aussi fait des expériences avec la cantharidine dissoute dans de l'huile et mêlée à une substance mucilagineuse pour en faire des pilules. Chaque pilule contenait un peu moins d'un centigramme de cantharidine (un huitième de grain). Parmi les élèves qui se prêtaient volontiers à ces expériences, j'en ai choisi six seulement, qui présentaient les conditions individuelles les plus différentes. Après avoir noté l'état du pouls de chacun, le 6 mai 1834, à sept heures et demie, on leur administra deux pilules, c'est-à-dire un quart de grain de cantharidine. A neuf heures, ils prirent une troisième pilule; à onze heures, une quatrième, en tout quatre centigrammes environ (cinq huitièmes de grain). Ils burent abondamment de l'émulsion d'amandes douces. A neuf heures et quart, à onze heures du matin, à une heure et demie de l'après-midi, à huit heures du lendemain, on fit l'exploration régulière, et l'on nota sur le registre les phénomènes observés. Chez tous, le pouls s'abaissa, devint plus lent immédiatement. La différence minime entre l'exploration préparatoire et celle d'une heure et demie a été de quatre pulsations par minute, et la plus grande, de vingt-deux battements par minute. Dans la matinée du lendemain, le pouls a gardé une lenteur de trois et quatre pulsations. En même temps ils se plaignaient tous d'une grande faiblesse, d'abattement général, de vertiges et tremblements dans les membres, avec pesanteur dans les muscles des cuisses. L'envie d'uriner était fréquente dès le commencement; presque tous éprouvèrent quelque légère cuisson dans l'urètre; chez un, elle fut très-intense et fort gênante, elle lui permit pourtant de dormir pendant la nuit; tous eurent des sueurs copieuses. Le manque d'appétit a été aussi général. Quelques-uns eurent des évacuations de ventre; deux n'éprouvèrent pas de garde-robes, mais de fausses envies douloureuses avec ténesme. L'abattement a été plus ou moins sensible le jour suivant. Un de ces jeunes gens, qui était habituellement tourmenté d'oppressions dans la respiration, a déclaré respirer plus librement. A deux heures de l'après-midi, ils avaient bu, avec un soulagement très-marqué, chacun deux ou trois petits verres de vieux malaga, et le restant de la journée d'autres boissons excitantes, qu'ils ont tolérées sans le moindre signe d'ivresse, malgré leur quantité assez considérable. L'intensité des phénomènes n'a pas été égale pour tous; chez un, elle a été telle qu'elle a déterminé des symptômes d'un véritable empoisonnement. L'histoire de ce fait mérite d'être rapportée en détail. La voici.

Bartholomeo Canton, âgé de vingt-trois ans, natif de Ferrossa, province de Vérone, étudiant en chirurgie, de constitution forte et robuste, s'était soumis à deux des expériences précédentes sans éprouver d'autres effets que ceux dont nous avons parlé. Chez lui, nous n'avions remarqué rien autre de particulier qu'un ralentissement plus notable du pouls que chez ses camarades. Il avait voulu faire aussi partie des six élèves de la troisième série qui allaient essayer la cantharidine. — Il en prit de la manière indiquée : quatre centigrammes (cinq huitièmes de grain). Les battements artériels, qui avant l'expérience étaient à 63 par minute, descendirent de suite à 57. L'envie d'uriner était fréquente dès le commencement de l'expérience, mais après la seconde dose une vive douleur survenant dans le rein droit, l'urine s'arrêta, une légère cuisson se fit sentir dans l'urètre. En attendant, un malaise général se déclara; il s'aperçut que ses idées devenaient troubles, avec quelques vertiges et éprouvait des vacillations. A midi, il prit quelque peu d'aliments, mais avec répugnance. L'abattement allait en augmentant, les urines étaient tout à fait arrêtées; une douleur sourde s'était emparée de toutes les voies urinaires; de sorte qu'il pouvait, d'après ses expressions mêmes, indiquer exactement sur l'abdomen la situation des reins, des uretères et de la vessie. Une heure plus tard, la prostration était extrême. Tout le système musculaire était incapable d'aucun mouvement; sa figure était devenue d'un blanc terne, ses yeux avaient perdu leur brillant; tous les traits étaient altérés, les membres couverts d'une sueur froide; menaces d'évanouissement; vomissement des aliments qu'il venait de prendre lesquels n'offrent pas la moindre trace de digestion. Le pouls, exploré immédiatement après les efforts pour vomir, donnait à peine 45 pulsations par minute. On lui administre deux petits verres de vin de Malaga : soulagement instantané; la physionomie se remet un peu; les muscles reprennent un peu de force; mais cette amélioration n'a été que passagère. Une heure et demie après, la prostration est reparue avec plus d'intensité, ainsi que la pâleur, les sueurs froides; le pouls ne marque que 30 pulsations par minute, avec intermittence; le malade vomit le vin qu'il avait bu deux heures auparavant. On conçoit notre consternation en ce moment; nous avons eu recours au rhum, qui lui a été administré par petites doses, à peu d'intervalle, jusqu'à ce qu'il en eût consommé

un grand verre à table. Vingt-sept décagrammes (neuf onces) environ de rhum
lui ont été administrés. Chose prodigieuse! à mesure que cette liqueur pas-
sait dans l'organisme, nous avons vu la
chaleur animale renaître sous nos yeux;
la force, l'énergie musculaire, la parole
reparaître, et les sens et l'organisme
reprendre presque instantanément leur
vigueur comme par enchantement. Une
circonstance, entre autres, bien digne
d'observation, c'est qu'une si forte dose
de rhum, chez un sujet qui n'était habitué à prendre aucune espèce de liqueur
alcoolique, ne produisit aucun symptôme d'ivresse, pas même cette espèce
de gaieté qu'on éprouve ordinairement
en le flairant. Il passa la nuit dans un
sommeil très-tranquille, et le jour après
il ne se plaignait que d'un léger engourdissement dans les cuisses. Il ne
reprit pourtant son appétit ordinaire
que deux ou trois jours plus tard.

Ni le priapisme ni les autres phénomènes génitaux dont parlent les auteurs n'ont été observés chez ce sujet,
ni chez les cinq autres qui se soumirent
aux trois. expériences précitées. — Il
n'est pas à ma connaissance qu'il existe
dans les annales de la médecine des
faits plus démonstratifs et plus remarquables que ceux dont je viens de parler.
Je dois exprimer toute ma reconnaissance à cette jeunesse courageuse qui
n'a pas craint d'affronter volontairement
un poison des plus redoutables, con-
vaincue qu'elle était de la sûreté de nos
principes. Ces faits nous autorisent à
dire que quiconque voudra dorénavant
contester l'action dynamique, hyposthénisante, cardiaque, des cantharides et de
la cantharidine, il doit d'abord prouver
que les phénomènes que nous avons observés chez M. Canton et chez les autres
étaient le résultat d'énergie augmentée,
et que l'émulsion d'amandes dont ils firent usage ait pu à elle seule non-seulement combattre la prétendue action incendiaire des cantharides, mais encore
occasionner les symptômes d'abaissement vital que nous avons observés. Il
doit en outre expliquer aussi comment
le vin et le rhum, donnés à doses élevées, ont pu faire disparaître si éton-
namment les terribles symptômes dont
nous avons parlé, et comment vingt-
sept décagrammes de rhum, pris en si
peu de temps, aient pu perdre entièrement leur force ordinaire sans donner
lieu à l'ivresse ni à d'autres symptômes

d'excitation. Il doit enfin nous offrir au
moins un autre fait authentique, aussi
clair et d'une valeur égale, où un individu réduit à la même condition que
M. Canton, par la cantharidine, ait pu
être délivré aussi heureusement et
promptement moyennant les saignées
abondantes, ou de l'eau cohobée de
laurier-cerise à dose élevée.

De tout ce que nous venons d'exposer
on peut conclure : 1° que l'action dynamique des cantharides est hyposthénisante cardiaque; 2° qu'il est vrai qu'il y
a opposition parfaite et élision réciproque
entre les effets des deux classes des remèdes; 3° que la loi de la tolérance est
un fait incontestable et constant lorsque
l'organisme est placé dans certaines conditions; 4° que les effets mécanico-irritatifs des remèdes sont réellement en
raison inverse des effets dynamiques;
5° que l'augmentation de l'urine est due
à l'action dynamique de la cantharide
sur le cœur; 6° que la chaleur dans l'u-
rètre, la douleur dans la vessie et dans
les reins sont dues au contraire à l'action mécanico-irritative de la même substance. Ce qui prouve ces deux dernières
conclusions, c'est que les envies d'uriner paraissent bien avant les autres symptômes d'irritation, et que les symptômes
d'irritation sont en raison inverse de la
sécrétion urinaire. Effectivement, plus
on augmente les urines à l'aide de boissons mucilagineuses et camphrées, moins
les effets irritatifs sont prononcés; et réciproquement, en diminuant les urines,
on voit augmenter les symptômes d'irritation mécanique. Ce fait a été très-
évident chez les sujets des expériences
ci-dessus. Ceux qui étaient tourmentés
par une forte chaleur dans l'urètre et
aux reins rendaient très-peu d'urine,
bien qu'ils eussent de grandes envies
infructueuses, etc. Ceux, au contraire,
qui la première fois s'étaient trouvés
dans les mêmes conditions, n'ont pas
éprouvé le même effet dans les autres
expériences, parce que nous leur avons
fait prendre des boissons en abondance,
et malgré qu'ils eussent pris cinq centigrammes de plus de cantharides.

Cullen avait entrevu cette correspondance entre la quantité de l'urine et le
degré d'irritation des voies urinaires. Il
dit que cette dernière est presque nulle
si l'urine est évacuée en abondance (1).
Deux observations de Warloff confirment

---

(1) Mat. med., t. vi, p. 188.

les faits ci-dessus. Dans l'une, il s'agit d'un individu qui avait été mordu par un chien: il lui donna chaque jour, pendant six mois, des cantharides comme moyen préservatif de la rage ; le malade rendait des urines en abondance, avec quelque douleur, il est vrai, mais non sanguinolentes. Ce symptôme cessa complétement par la continuation du remède (1). Sans cette circonstance, le malade n'aurait pas persisté dans l'usage du remède, et l'appareil urinaire lui-même en aurait éprouvé une grave atteinte. Dans l'autre cas, il est question d'un individu qui avait une ischurie accompagnée de délire, soubresauts et fièvre; Warloff lui fit prendre cinq centigrammes à la fois (un grain) de cantharides. Après la troisième dose, l'écoulement de l'urine a reparu. Ce liquide était grumeleux et sanguinolent d'abord ; ensuite il devint muqueux et s'accompagna de dysurie. Après la neuvième dose, l'urine reprit son cours avec abondance, sans douleur, sans fièvre et sans aucun autre symptôme (2).

§ V. *Effets dans les maladies.* — Nous allons voir que, dans l'application à la pathologique, les effets des cantharides viennent confirmer les principes établis :

1° Il existe un si grand nombre d'autorités imposantes qui préconisent l'utilité des cantharides, administrées à l'intérieur contre l'hydrophobie, qu'il est vraiment étonnant que de nos jours on n'en parle presque pas, bien qu'on n'ait encore trouvé aucun autre remède capable de dissiper ou de diminuer cette terrible maladie. Avicenne considérait les cantharides comme un véritable spécifique contre l'hydrophobie, et il affirme qu'on n'était sûr de la guérir qu'autant qu'on faisait uriner du sang (3). Mathioli (4), Cardan (5) et Capodi Vacca (6), parlent du même remède dans le même sens. Il était même, dans un temps, devenu populaire, car Spielenberg assure que les Hongrois regardaient la cantharide comme le remède par excellence contre l'hydrophobie canine. Ils prenaient jusqu'à dix cantharides à la fois, pulvérisées, et buvaient copieusement par-dessus; ils déterminaient de la sorte d'abondantes transpirations et des urines en quantité, et se délivraient de la maladie (1). Dans le voisinage de Bologne était aussi autrefois en vogue un secret contre l'hydrophobie, qui produisait, à ce qu'il paraît, des effets réellement salutaires (2), et qui, au dire de Van Swiéten, devait contenir beaucoup de cantharides (3). En Sicile, le même remède est encore usité, et le peuple croit qu'il guérit de la rage en faisant rendre par l'urètre des petits chiens, à ce que dit Bononi (4), et qui ne sont en réalité que des caillots de sang. Un paysan de la Breslavie, nommé Reimann, exploitait avec succès un remède secret contre l'hydrophobie, et qui renfermait beaucoup de cantharides (5). Krahmer donne les cantharides avec le vinaigre concentré, comme un spécifique contre cette maladie, et il assure avoir vu guérir plusieurs malades chez lesquels l'hydrophobie s'était déjà déclarée (6). Werloff aussi paraît avoir confiance dans ce remède, et le prescrit dans tous les cas d'hydrophobie (7). Il a été suivi dans cette pratique par Wichman (8), Bucholz, Aepli, Vogel (9), Rush, Rust (10), Bridsley (11), Hildreth. Ce dernier prétend avoir guéri un cas d'hydrophobie déjà déclarée (12). Rust assure que pen-

---

(1) Opera omnia, Hann., 1776, p. 699.
(2) Oper. omn., Hann., p. 698, 1775.
(3) Opera, lib. iv, fen. vi, tract. iv, cap. ix, Venet., 1555.
(4) Comm. in Dioscorid. Epistola nuncupatoria.
(5) Oper., t. vii, cap. x; De venenis, p. 336.
(6) Opera omnia, lib. vii, cap. iii; De rabie canina, p. 930.

(1) Ephemer. natur. curios., dec. i, ann. i, obs. 133.
(2) Albertinus, Institut. Bononiens, t. i, p. 410.
(3) Commentar., t. iii, p. 578.
(4) Museo di fisica, osserv. 21; Henzel, Dissert. de canthar. calcul atterend. virtud., p. 18.
(5) Breslauer, Samml., 1723, januar, art. 15.
(6) Commerc. noricum, an. 1735, hebd. xi, p. 83.
(7) Opera omnia, Hann., 1775, p. 699.
(8) De insigni veneuor. quor. vit. med., etc. Gott., 1762.
(9) Kleine, Akad. Schrift., n. 5.
(10) Magaz. für die Gesammt. Heilk., i Bd. Heft, 1816, p. 144.
(11) Lond. med. and phys. journ., sept. 1807.
(12) New-York, Med. repository; Salzb., Med. chir. Zeit., 1823, n. 19, p. 311.

dant dix-huit ans il a employé avec avantage ce remède comme préservatif de cette maladie ; aucun malade ne mourut, et il dit en avoir même guéri un qui présentait déjà tous les symptômes de l'hydrophobie. Arter eut pendant trente ans, dans l'hôpital de Vienne, le service des hydrophobes, il en traita par conséquent un très-grand nombre ; il certifie que les cantharides données avec le tartre émétique ne lui ont jamais fait faute. Dans trois cas, il les ordonna à forte dose, il obtint une guérison complète, quoique le paroxysme fût déjà déclaré (1).

Si ces faits sont exacts, nous nous demandons si aucun autre remède, à l'exception de la saignée abondante, louée par plusieurs auteurs, peut compter autant de cas de guérisons d'hydrophobie, et si on a eu raison de l'oublier complétement de nos jours contre une affection si formidable. Il est remarquable que la plupart des auteurs ci-dessus ont tellement été étonnés des doses énormes de cantharides que les malades ont supportées, qu'ils se demandent si les insectes employés par eux étaient aussi actifs que la cantharide ordinaire, ou bien si les malades auxquels ils ont eu affaire n'avaient pas une constitution particulière, comme les Hongrois dont parle Spielgerg. Ces remarques hypothétiques sont portées par quelques-uns d'entre eux au point que, malgré les succès qu'ils ont obtenus, ils déconseillent les praticiens de suivre leur exemple. Il est probable que ce sont ces conseils et les doses trop faibles qu'on a employées depuis qui ont fait tomber dans le discrédit ce remède dans le traitement de l'hydrophobie. — Il est clair pour nous, d'après les faits ci-dessus, que généralement les médecins se sont laissés intimider par les faits irritatifs de la cantharide sur les reins. Ces effets sont plutôt incommodes que graves. Bien que cette irritation puisse donner lieu à la sécrétion d'une urine sanguinolente, ce symptôme n'a rien d'effrayant, et le résultat définitif contre l'hydrophobie est plutôt heureux. Il est aussi évident pour nous, d'après ces mêmes faits, que la cantharide jouit d'une vertu hyposthénisante incontestable , puis-

qu'elle guérit l'hydrophobie ; or cette maladie est évidemment de nature hypersthénique, puisqu'au dire de Boerhaave et d'autres auteurs, elle n'avait pu être guérie qu'à l'aide de saignées abondantes. Pour nous, toute maladie grave qui guérit par les saignées ne peut être certainement que de nature phlogistique. L'analyse des symptômes, d'ailleurs, et les autopsies cadavériques des hydrophobes, mettent hors de doute son caractère phlogistique, bien que le fond véritable de la maladie soit spécifique, à cause de la présence du virus rabique qui a pénétré dans le sang, et qui a donné lieu à l'artérite et à la méningite qui paraissent en constituer la condition pathologique.

2° Quelles que soient les doctrines cliniques des anciens sur la cantharide, il est certain qu'ils en obtenaient d'excellents effets contre l'hydropisie, même très-avancée. Hippocrate prescrivait trois cantharides privées de leurs têtes, pieds et ailes, en trois verres d'eau, aux malades atteints d'anasarque (1). Dioscoride (2), Rhasis (3), Capo di Vacca (4), Schmidt (5), Valeno de Tarente (6), rapportent plusieurs guérisons de cette maladie à l'aide du même moyen. Scultet (7), Férinano Epifania (8) et Geiger (9), P. Selvatico, administraient dans le même but des cantharides entières ou pulvérisées, mêlées à de la poudre de rue ou au sel d'absinthe (10) ; ils en vantaient beaucoup les effets. Un auteur qui a le plus accrédité l'usage des cantharides contre l'hydropisie est Groenewelt. Il en ordonnait un demi-gramme (neuf grains) mêlé à la mie de pain et divisé en trois pilules. Deux heures après, il faisait prendre six décagrammes (demi-scrupule) de camphre (11). Hoffmann ne prescrivait la cantharide qu'en la combinant au camphre et au ni-

---

(1) Beobacht. und Abhand. aus d. gebieth. d. ges. prakt. Heilkunt u. septer. Aerzte. 1819, 1 Bd., p. 146.

(1) De victus ratione in acutis, sect. IV, edit. Fœjii, p. 406.

(2) Cit. loc., II, c. LXV, p. 102.

(3) Division, lib. XLI.

(4) Praxeos, l. III, cap. XIX, p. 736.

(5) Spenel chirurg., l. IV, p. 829.

(6) Trinius, De venenis, p. 169.

(7) Ephem. nat. curios., an. 5 et 6, obs. 148.

(8) Hist. med., 38, p. 11.

(9) Tract. de canthar., S. N., c. III, § 1.

(10) Consil. med., cent. III, cap. XXXII, De hydrope.

(11) Lib. cit., p. 110, 112, 134.

tre pour empêcher l'inflammation (1).
Grainger imitait cet exemple toutes les
fois que les autres remèdes ne provo-
quaient point les urines (2). Alix traita
avec succès, à l'aide des cantharides, un
cas d'anasarque qui avait été rebelle à
beaucoup d'autres remèdes (3); de Fox,
un hydrothorax, en les mêlant avec
l'huile d'amandes (4); Fode (5) et Chalmers, différentes espèces d'hydropisies.
Ce dernier rapporte le cas d'un mulâtre
affecté d'anasarque très-grave, auquel
il avait prescrit six bols de trois décagrammes de cantharides (six grains) et
deux grammes de camphre (demi-gros),
à prendre un toutes les deux heures.
Après la quatrième prise, le malade
urina prodigieusement pendant la nuit,
et le lendemain il était tout à fait désen-
flé. Sa maigreur contrastait singulièrement avec le gonflement de la veille; il
guérit complétement (6). Nous pourrions
ajouter un grand nombre d'autres faits
relatifs à des hydropisies guéries à l'aide
des cantharides. On en trouve dans les
travaux de Bucholz (7), de Bisbone (8),
de Farr (9), de Sachtleber (10), de Har-
gen (11) et d'une foule d'autres.

Bien que dans la rédaction de cet ouvrage nous ayons adopté de ne citer les
faits de notre pratique particulière que
dans les seuls cas où les faits des grandes
autorités nous manquaient, nous nous
permettrons cette fois de citer brièvement l'histoire d'une femme affectée
d'une artéro-péritonite lente, et qui a
été traitée à notre clinique. A son entrée, elle offrait des symptômes graves
d'hématémèse, accompagnés de douleurs
d'entrailles, utérines et de vessie. Les
remèdes qu'on avait employés n'avaient
pu empêcher l'effusion séreuse dans le
péritoine; l'ascite était manifeste, les

douleurs abdominales et les phénomènes vasculaires très-prononcés. Nous
avons essayé la cantharidine à la dose d'un
centigramme la première fois (un huitième de grain), à prendre dans le courant de la journée, en quatre pilules.
Le lendemain, nous en avons prescrit
trois huitièmes de grain: des douleurs
à la vessie se firent sentir, et l'urine
diminua. La même dose fut répétée le
jour après: les douleurs diminuèrent et
les urines coulèrent abondamment. Le
quatrième jour, les douleurs reparurent,
mais sans diminution des urines. Nous
sommes revenu à la dose primitive, et
nous y avons ajouté un gramme et un
tiers de camphre (un scrupule). Les
douleurs ayant continué, on a suspendu
l'usage du remède. Les urines continuèrent à couler copieusement d'un
rouge sanguinolent; mais les douleurs,
bien que diminuées, durèrent encore
deux autres jours. Aujourd'hui, au
moment où j'écris cette observation
(27 mai), quatrième jour de la suspension du remède, les douleurs sont entièrement dissipées, les urines continuent à être abondantes et sédimenteuses; l'abdomen est revenu à son état
naturel. De cette épreuve imparfaite,
nous n'oserions tirer aucune conséquence; nous l'avons seulement rapportée afin que le lecteur puisse voir quelle
est l'activité de la cantharidine, et
combien de prudence il faut dans son
administration. En attendant, nous déduirons des faits déjà exposés que, dans
les hydropisies, les cantharides peuvent
être utiles lorsque les autres moyens ont
été inefficaces. Nous ne nous arrêterons
pas à examiner si cela prouve ou non
leur action hyposthénisante cardiaque,
puisque l'hydropisie en général est une
maladie hypersthénique, ainsi que le
démontra le premier en Italie Gero-
mini (1), et que les médecins anglais,
américains et français confirmèrent depuis. Nous reviendrons sur ce sujet.

3° L'aménorrhée, ou rétention des règles, était traitée par Hippocrate à l'aide
des cantharides à l'intérieur et à l'extérieur. Il en parle dans plusieurs endroits
de ses œuvres (2). Mercuriale nous apprend que Galien, pour rétablir l'écou-

---

(1) Med. syst., t. v, p. 2, cap. viii, § 6.
(2) Histor febr. anomal Batavæ, an. 1746.
Edinb., 1753, p. 130.
(3) Obs. chirurg., fasc. i, obs. 8, p. 37.
(4) Journ. de méd., par Leroux, vol. xlii,
p. 326.
(5) Medic. chirg. bibliothec, 7 Bd., p. 499.
(6) On account of the diseases of south.
Carolina, vol. ii, p. 170.
(7) Rosenstein, Kinderkrank, p. 362.
(8) Samml. auserl. abhand., etc., 1 Bd.,
2 st., p. 133.
(9) Ivi., 14 Bd., p. 664.
(10) Klinik. der Wassersucht., p. 259.
(11) Hufeland's Journ., etc., 8.Bd., 1 st.,
p. 171.

---

(1) Saggio sulla genest e cura dell' sdrope.
Cremona, 1816.
(2) De superfetatione, p. 266; De morbis mulierum, l. i, p. 620-24-25-32-84, et
lib. ii, p. 653; De natur. muliebr., p. 570.

lement menstruel, prescrivait cinq cantharides (1). Welch en fit usage contre la suppression des lochies et plusieurs autres pour hâter l'expulsion du placenta (2). Zacutus Lusitanus, cependant, n'approuve pas cette pratique (3). Enfin, d'après le témoignage de Boccone et Schroeder, les cantharides jouissent d'une fâcheuse réputation comme moyen abortif. Lorsque nous aurons à parler des préparations martiales et du seigle ergoté, nous reviendrons sur l'aménorrhée et les cas où il faut hâter l'accouchement; nous ferons voir que ces phénomènes morbides, pouvant céder à l'action des cantharides, confirment de plus en plus leur action hyposthénisante.

4° Que si les anciens ont trouvé quelque indication pour prescrire les cantharides dans des maladies inflammatoires ou irritatives des reins et de la vessie, ce n'est pas dans l'idée de s'opposer à la phlogose ou à l'irritation, mais bien pour favoriser la sécrétion des urines, ou pour exciter la vessie paralysée; il n'est pas moins vrai que le plus souvent il y avait un état de phlogose. Que la paralysie de la vessie puisse donner lieu à l'incontinence d'urine, c'est probable, mais jamais à la rétention; car le spasme sera toujours l'effet d'une force augmentée : les douleurs de ventre très-vives et la fièvre qui les accompagne en sont d'ailleurs une preuve évidente. C'est ainsi que Guldenkle parvint à guérir une ischurie opiniâtre avec trois doses de cantharides (4). Le cas de même espèce dont parle Bollonio (5), celui repporté par Ridlis, se rattachent au même principe. Ce dernier ayant donné par erreur deux grammes de cantharides (demi-gros) en une seule fois, apaisa leurs effets alarmants à l'aide de l'huile d'amandes douces, et la femme guérit (6). Le cas de Van Helmont, dans lequel il est question d'une ischurie chez un marchand, laquelle durait depuis huit jours et dont il était presque mourant, a été guéri (7). Zacutus Lusitanus (8), Guarinoni (9) et

Groenwelt en rapportent également. Le cas de ce dernier est relatif à un jeune homme chez qui l'urine était arrêtée depuis treize jours, et qui éprouvait déjà un commencement de léthargie (1). Weslhoff cite un cas d'ischurie très-grave accompagnée de fièvre, météorisme, et qui céda aux cantharides données à la dose de cinq centigrammes (un grain) toutes les quatre heures; après la troisième dose les urines commencèrent à couler; elles étaient d'abord sanguinolentes, grumeleuses et rendues avec difficulté; on persista dans l'administration du remède; à la neuvième dose, les urines coulèrent claires et abondantes; les douleurs, la fièvre et tous les autres symptômes disparurent (2). Des faits semblables sont rapportés par Glossio (3), par Young (4), par Huxham (5), par Monro (6) et par d'autres. L'hématurie même a été traitée par les anciens avec succès à l'aide des cantharides (7). Ce qui plus est, les cantharides ont été recommandées pour la cicatrisation des ulcères dans les reins et dans la vessie par Groenwelt, et il rapporte un assez grand nombre d'observations qui confirment leurs bons effets dans cette maladie (8). Contre la pierre vésicale, la cantharide eut aussi ses partisans : sans admettre que ce moyen puisse jamais guérir la pierre, nous ne pouvons nous empêcher de faire remarquer que par son action on a quelquefois provoqué l'expulsion de quelques graviers et calmé les douleurs inflammatoires provenant de l'action irritante des calculs, ainsi que cela a lieu également par l'administration des fleurs et feuilles de pêcher. Le fameux remède lithotriptique, préparé avec les cantharides par Tulpius et décrit par Homberg, dans les Mémoires de l'Académie des sciences (9), ne devait

---

(1) Triccius, De venenis, p. 167.
(2) Trans. philos., t. v, P. i, p. 405.
(3) Prax. histor., l. iii, cap. xix.
(4) Cas. med., l. iv, cap. x, obs. 15.
(5) Oper., lib. i, cont. 52.
(6) Lin. med., obs.
(7) Tract. de lithiagi, cap. v, § 17.
(8) Op. cit.
(9) Lib. citat., p. 119.

(1) Opera. medic., edit. di Wichmann, p. 698.
(2) Oper. citat.
(3) De nova variolas curandi methodo, p. 24.
(4) Transact. philosoph, n. 280.
(5) Op. physic. med., t. iii, p. 124.
(6) On account on the diseases in t. British, milit. hospital in German. London, 1764, p. 227, 233.
(7) Dictionn. raisonné universel de mat. méd., t. ii, p. 225.
(8) Lib. cit. Præfatio, p. 3.
(9) Act., 1709, p. 450.

agir que de cette manière. On peut en dire autant de l'électuaire d'André Gallo, dont la formule se trouve dans Cratone (1). Ce n'est certainement que par cette vertu antiphlogistique des cantharides que Lister parvint à guérir un malade de souffrances atroces dues à la présence de petits graviers dans l'appareil urinaire; ce malade était presque mourant (2). C'est aussi d'après cette donnée que Markane (3), Stanzel (4), Konig (5) et Harder (6) recommandent les cantharides dans les maux des reins et contre la disposition à la pierre.

Quoique ces exemples ne semblent pas suffisants à quelques praticiens pour les déterminer à prescrire les cantharides dans les maladies inflammatoires des voies urinaires, craignant justement que par son stimulus mécanique ce remède n'augmente plutôt la phlogose, on doit pourtant convenir que ce stimulus mécanique est de peu d'importance eu égard aux effets dynamiques, hyposthénisants et salutaires qui s'ensuivent.

5° Autrefois on a vendu les cantharides comme un spécifique contre la gonorrhée. Cullen en parle dans sa Matière médicale (7). Thomas Bartholin assure avoir guéri par ce moyen des gonorrhées virulentes (8). Des guérisons pareilles ont été obtenues par Lister (9), par Hermann (10), par Boccone (11), par Groenwelt (12), par Méad (13), par Werlhoff (14) et par d'autres. Plusieurs praticiens font usage de la cantharide appliquée extérieurement sous forme d'emplâtre vésicatoire, au périnée, dans le traitement de la gonorrhée; Altenhofert (15)

et Malenfant (1) sont de ce nombre. La leucorrhée a été traitée également avec succès, à l'aide des cantharides, par Roberton et par Clark (2). Nous ne ferons pour le moment aucune observation sur ces maladies; nous en parlerons lorsque nous prouverons que leur caractère phlogistique vient à l'appui de l'action hyposthénisante des cantharides.

6° Méad fit voir qu'il n'y a pas de remède plus apte à guérir la lèpre des Arabes et l'éléphantiasis des Grecs que les cantharides (3). Brybane s'est assuré aussi que, dans plusieurs maladies de la peau, de fortes doses de cantharides ont été prescrites dans ces cas avec succès (4). Dans ces mêmes maladies et dans les ulcères malins les ont employées avec avantage : Thilesius (5), Kair (6), Simons (7), Home (8) et Biett (9).

7.° Les cantharides ont été trouvées fort avantageuses dans le traitement du typhus et des fièvres dites malignes. Ettmuller (10), Reil (11), John (12), rapportent des exemples de ce cas. Ce dernier se trouva fort bien en associant la cantharide au calomel et au camphre. Nous ne dirons rien du tétanos contre lequel elles furent prescrites utilement par Mease Sheftall et S. Brown (13); ni de l'épilepsie, traitée également avec avantage à l'aide des cantharides par Zacutus Lusitanus (14), Menerial (15), Johnson (16),

---

(1) Cons. med. xviii, lib. iv, p. 133.
(2) Exercitat. medec. Amstelod., 1698, p. 137 et 143.
(3) Observ. med. chir., p. 34.
(4) Diss. de canth. in calcul. atter. virt. Viteb., 1741.
(5) Krankeit. der Nieven, p. 73.
(6) Vermischte abhand. aus. d. Geb. d. Heilk, 1830, n. 14.
(7) Lectur. on the mat. med., p. 313.
(8) Epist. medic., cent. iv. epist. 53.
(9) Exercit. med., p. 83.
(10) Cynosura, Mat. med., p. 56.
(11) Mus. di fisica, cit. oss. 23.
(12) Op. cit.
(13) Monita et præcept. medic. Lips., 1759, p. 143.
(14) Op., p. 699.
(15) Russich, Samml. f. natur. Wissensch. u. Heilk., 1 Bd., 1 Heft., 1815.

(1) Arch. génér. de méd. Juillet 1827.
(2) Beobacht. ü. d. krank. d. Weib. 2 Bd., p. 35.
(3) Opera, t. ii, p. 19; Lewis, An exper. history of the mat. med., p. 173.
(4) Select cases in the practice of medic. London, 1772, p. 14.
(5) Ueb. d. flect. Hautauschl. Leips., 1802.
(6) Voigtel's armeinn., 2 Bd., 2 abt., p. 15.
(7) Med. Comment.
(8) Klinisch. versuch., p. 471.
(9) Gazette médicale de Paris. Juillet, août 1830, n. 33.
(10) Horn's, Arch. f. med. Erfahr., 1804, 6 Bd., p. 401.
(11) Fieberlehre, 1 Bd., p. 618.
(12) Mat. med., 1 Bd., p. 500.
(13) American Repository, t. iv; Journ. général de médecine, août 1808, vol. xv.
(14) Prax admirandæ, lib. i, obs. 35.
(15) Lib. i, De morbis puerorum, c. iii.
(16) History and meth. of cure of the various species of epilepsie by T. Cooke. Lond., 1823.

Core (1) et autres. Burton dit avoir guéri la toux convulsive avec les cantharides (2). Lettsom obtint les mêmes effets contre cette maladie, même lorsqu'il y avait une fièvre intense (3). Miller, qui d'abord était contraire à l'usage des cantharides, après en avoir constaté les effets salutaires contre l'épilepsie et le tétanos, les adopta avec chaleur (4). Elles furent également adoptées contre les mêmes affections par Hillary (5), Armstrong (6), Chalmers (7), Ekel, Eckstrom (8), Hufeland (9). Nous ne nous arrêterons pas à démontrer la condition pathologique de ces affections, ayant déjà parlé de leur nature hypersthénique.

8° Pour convaincre tout à fait les personnes qui ne sauraient encore admettre l'action hyposthénisante des cantharides, nous croyons devoir rapporter de nouveaux faits dont la valeur ne sera contestée par personne. Je veux parler des inflammations les mieux caractérisées et les plus violentes, contre lesquelles, depuis longtemps en Italie, on a administré intérieurement et avec succès les cantharides. — Toti, médecin de Voltarra, a expérimenté l'efficacité des cantharides dans les engorgements des viscères abdominaux, dans l'ischurie, dans l'aménorrhée. Il les prescrivit également en pilules à la dose de cinq centigrammes (un grain) avec du *spermaceti* et la conserve de violettes à un péripneumonique auquel il avait pratiqué le jour avant une saignée, mais qui continuait à présenter tous les symptômes caractéristiques de cette maladie, avec expectoration sanguinolente. En continuant l'usage de ce remède, le quatrième jour de pouls

avait baissé, bien que le crachement fût encore sanguinolent; le cinquième jour les crachats étaient blanchâtres, et la chaleur avait diminué avec tous les autres symptômes. Au neuvième jour le malade était convalescent; sa guérison a été bientôt complète. Le même praticien obtint un semblable succès dans un autre cas de pneumonie fort grave. Il assure avoir employé avec un égal résultat la même médication chez plusieurs autres malades (1). Toti tenait beaucoup à la pathologie humorale : aussi croyait-il que les cantharides avaient la faculté de dissoudre le sang et d'empêcher la formation de la couenne inflammatoire. C'était dans ce but qu'il administra ce remède à l'intérieur. Il n'en est pas moins vrai, cependant, que ces faits parlent en faveur de l'action hyposthénisante de la cantharide. Le professeur Borda, qui était d'abord pour cette même doctrine humorale, mieux éclairé par la théorie rasorienne, ne tarda pas à se convaincre que les cantharides étaient douées d'une action contre-stimulante, et il les donna comme telles à un jeune homme atteint de peripneumonie à la dose d'un centigramme en pilules, en l'augmentant graduellement jusqu'à ce que la respiration devînt libre, le pouls lent et mou; alors le malade est entré en convalescence et sa guérison a été assurée. Depuis plusieurs années le docteur G. Larber, de Bassano, avait entrepris, conjointement avec un autre médecin son ami, des expériences sur la cantharide. Convaincus de son action contre-stimulante, ils la prescrivirent par la bouche dans presque toutes les inflammations indistinctement, y compris les affections exanthématiques, les hémorrhagies actives, etc. Les résultats ont été heureux. « Le simple résultat, » dit-il (2), est clair comme le jour, soit » d'après mes observations, soit d'après » celles de mon collègue. Les cantharides » ont une action tellement antiphlogis- » tique, contre-stimulante, qu'elles peu- » vent fort bien remplacer, dans les in- » flammations les plus graves, les saignées » locales et générales. L'abaissement su-

---

(1) Samml. auserl. Abhand., etc., 22 Bd., p. 246.

(2) Appendix to his treatise on the non naturals cir.

(3) Medicisch. nachreikt., p. 218.

(4) On the asthma and Horping cough., p. 152.

(5) Observ. on the diseases of Barbadoes. Lond., 1766, p. 45.

(6) On account on the dis. most. incident to childen, etc. London, 1776, p. 102.

(7) On account on the weather and diseases, etc. London, 1776, vol. ii, p. 162.

(8) Rust, Und casper repert., 11 Bd., p. 269.

(9) Journ., etc., 4 Bd., p. 645; 15 Bd., 3 st., p. 162.

---

(1) L'efficacia delle cantaridi, nuov. sperim. per l'uso interno saggio med. prat., etc. Pisa, 1793. Nuovo giornale della più recente letter. d'Europa, vol. iv. Milano, 1798, p. 364.

(2) Lettres particulières qui m'ont été adressées le 15 mars et le 11 avril 1831.

» bit du pouls dans sa force, sa fré-
» quence, sa dureté, en est le premier
» résultat; elles aident l'expectoration
» qui prend un caractère critique; une
» fièvre qu'on aurait prise hier pour très-
» grave, à en juger par la fréquence du
» pouls, par l'augmentation de la cha-
» leur, par la soif ardente, par la forte
» céphalalgie, ne l'est plus aujourd'hui;
» grâce aux cantharides, la fièvre est tel-
» lement abaissée qu'on dirait le malade
» apyrétique... L'action de ces insectes,
» chimique ou caustique, exige des bois-
» sons mucilagineuses pour la tempérer;
» si on néglige cette précaution, on
» éprouve des tourments assez vifs dans
» tout l'appareil urinaire, et quelquefois
» aussi dans l'appareil gastrique; il faut
» dire pourtant que cette action locale,
» que l'imprudence de quelque praticien
» pourrait déterminer, ne donne jamais
» lieu à des conséquences bien fâcheu-
» ses... »

Dernièrement nous avons traité dans notre clinique, avec les cantharides, une pleurésie. En voici les détails en quelques mots. — Franceschini, de Padoue, ouvrier, âgé de 56 ans, tempérament robuste et sanguin, était sujet à des attaques pleurétiques dont il avait été guéri à l'aide d'émissions sanguines répétées et abondantes. Le 15 mai 1834, il entra à l'hôpital atteint d'une nouvelle pleurésie très-intense. On lui tira trente-six décagrammes (douze onces) de sang, et on lui administra un purgatif. Le 17, il fut reçu à notre clinique, se plaignant d'une douleur de côté aiguë, de toux, de respiration gênée, haletante; fièvre intense. On lui prescrit deux décigrammes (quatre grains) de cantharides, en douze pilules combinées avec des amandes douces, et des boissons abondantes d'émulsion des mêmes amandes. Le soir, le pouls était moins fort et moins fréquent; il y avait déjà quelque soulagement. Le 18, sueurs douces pendant la nuit; urines rares, mais sans cuisson; pouls moins fréquent. On répète la même dose de cantharides. Le soir, diminution de la douleur; il peut se coucher sur le côté malade; toux moins gênante et beaucoup moins fréquente, pouls plus mou; urines en petite quantité, mais sans gêne; ténesme léger avec cuisson vive à l'anus. Le 19, sueurs copieuses pendant la nuit; urines rares avec douleurs aiguës à l'hypogastre et désir continuel d'uriner. Les douleurs à la poitrine sont apaisées : pouls à soixante-quatre pulsations

par minute. On prescrit le même remède. Le soir, les douleurs à l'hypogastre persistent. Celle de côté est presque complétement dissipée; toux rare; expectoration facile. Le 20, sueur comme dans la nuit précédente; pouls à soixante-deux. Le malade ne se plaint plus que de quelque gêne en urinant. On administre les cantharides à la dose de trois décigrammes (six grains). Le soir, exacerbation fébrile très-légère; urines abondantes; douleurs hypogastriques diminuées. Le 21, nuit tranquille; expectoration de bonne nature; douleur à peine sensible durant les secousses de la toux. On répète les cantharides, auxquelles on ajoute douze décigrammes de camphre (un scrupule). Le soir, urines toujours abondantes, légère cuisson dans l'urètre; pouls lent; les phénomènes pleurétiques sont entièrement dissipés : constipation; lavement émollient. Le 22, la cuisson dans l'urètre persiste; pouls lent. On n'administre que le camphre seulement. Le 23, le malade se sentant mieux demande à se lever et à manger. Le 25, il quitta la clinique en parfaite santé. Nous n'ajouterons aucune réflexion à la suite de ce fait ni des autres dont nous venons de parler. Le lecteur les appréciera de lui-même.

9° Il nous reste à dire quelque chose sur l'usage extérieur des cantharides sous forme d'emplâtre vésicant. Si nous voulions nommer ici toutes les maladies contre lesquelles les cantharides, sous forme de vésicant, ont été employées avec avantage, nous n'en finirions pas. Il convient plutôt d'examiner les principes d'après lesquels on a été conduit à prescrire ou à condamner les vésicatoires. Nous abordons ce sujet avec une certaine réserve, car ne pouvant pas être d'accord avec un grand nombre de praticiens, nous nous contenterons d'exposer notre façon de penser et de laisser à chacun la liberté de son propre jugement. — J'affirme, premièrement, que les praticiens en général ont eu tort d'attribuer à l'antagonisme nerveux, à la révulsion, à la contre-irritation, les effets avantageux qu'ils obtenaient de l'application des vésicatoires cantharidés. Ces effets sont dus, selon nous, à l'absorption de quelques parcelles de la cantharide et à la perte de la sérosité de la cloche qui la renferme. La doctrine de la révulsion qui admet le déplacement de l'inflammation d'un lieu à un autre, sent un peu trop cette pathologie qui faisait de chaque maladie une entité spéciale de la fibre et des tissus vivants. Le rappel à la peau des humeurs engorgées dans la plèvre, par exemple, ne peut se faire que par l'intermédiaire des veines et du cœur, car il n'y a pas d'autre voie de communication vasculaire directe entre la plèvre et la peau. S'il y a du feu dans le corps, en y ajoutant d'autre feu on ne fait qu'augmenter son intensité; car les tissus organiques ont un rapport réciproque d'action, l'un communique à l'autre une partie de ses propres souffrances. On pourrait nous répondre que quelquefois la nature ne se défait d'une maladie interne qu'en produisant une affection externe, et que des deux douleurs la plus forte apaise l'autre. Il me serait facile de répondre à ces objections; je me contenterai seulement de faire remarquer que les vésicatoires appliqués avec l'eau bouillante ou le marteau trempé dans ce liquide ne produisent aucunement l'effet qu'on obtient par l'emplâtre cantharidé; ce fait ne peut s'expliquer que par la résorption du médicament dans le dernier cas. Ajoutons que le vésicatoire cantharidé ne produit point une véritable inflammation, ainsi que nous l'avons démontré. La légère irritation locale que ce vésicatoire occasionne est de beaucoup surpassée par l'effet hyposthénisant que la cantharide résorbée produit. Tous les effets des vésicatoires pouvant s'expliquer aisément d'après ce principe conforme à l'observation, il est inutile d'avoir recours au mystère de la révulsion.

Les médecins ont observé que certaines douleurs de tête, des névralgies, des ophthalmies pouvaient être dissipées à l'aide de vésicatoires appliqués, selon les uns, très-près, selon les autres, loin du lieu affecté. On prétend que ce résultat tient à la dérivation ou au déplacement de la condition morbide. Mais s'il en était ainsi, pourquoi, en irritant ou stimulant l'estomac avec un verre d'alcool, par exemple, bien loin d'attirer vers lui l'enflure de la conjonctive, ou l'afflux de sang de la tête, l'ophthalmie et la douleur augmentent-elles? Ce fait est trop vulgaire chez nous pour qu'il puisse se trouver des personnes qui le mettent en doute; laissons à d'autres la croyance d'avoir guéri des phlogoses pulmonaires en établissant, par le moyen du tartre stibié, une inflammation dans l'estomac! Que si de l'estomac le feu hypersthénique s'étend à toutes les parties du corps, par quelle raison, une-fois allumé à la

peau, ne se répandrait-il pas également ailleurs? Pourquoi n'obtient-on pas le même effet en produisant une ampoule, ou une rougeur, avec d'autres moyens qui ne peuvent être absorbés, tels que le fer rouge? Pourquoi, malgré la crainte qu'on a généralement des effets des cantharides sur les voies urinaires, les autres moyens vésicants ont-ils toujours cédé la place aux cantharides? Pourquoi le demi-vésicatoire, imaginé par Carlisle, de la plaque métallique plongée dans l'eau bouillante, qui jouit de l'avantage d'exclure les cantharides et de produire à l'instant la rougeur et l'ampoule, n'est-il pas adopté par les praticiens (1)? La raison en est que l'utilité du vésicatoire résulte seulement de la portion résorbée de la cantharide, laquelle anéantit l'engorgement sanguin et la douleur occasionnée par la maladie. Cela est si vrai que, si cette action ne suffit pas, ou que l'engorgement soit déjà trop avancé pour être dissipé, si on irrite de nouveau le lieu où on avait placé le vésicatoire, l'affection augmente au lieu de diminuer; c'est ce qu'on observe tous les jours dans la pratique ophthalmologique, dans le traitement des céphalalgies, de l'ischiatique, des névralgies, et dans les douleurs nerveuses proprement dites, affections dépendantes généralement d'un engorgement vasculaire. Sous ce point de vue même, les praticiens, pour dévier la douleur, l'inflammation, ou les humeurs, appliquent les vésicatoires dans les phlogoses locales, notamment dans les phlogoses pulmonaires, mais seulement après que l'état aigu a été dissipé à l'aide des antiphlogistiques énergiques. Nous ferons observer que même dans les phlogoses les plus aiguës, et dès leur début, les vésicatoires peuvent être employés avantageusement sans crainte d'augmenter l'inflammation ou la fièvre. Cette crainte n'est basée que sur des idées préconçues : on croyait, en effet, que les cantharides stimulent, enflamment; et, parce qu'on voit effectivement que, par leur application au début d'une maladie, la fièvre augmente, ainsi qu'elle devait augmenter naturellement, on en a conclu qu'elles augmentent l'inflammation. On a de la sorte attribué à la cantharide ce qui appartenait à la marche naturellement progressive de la maladie. J'avais

---

(1) Journal des progrès, vol. VI, 1827, p. 277.

suivi moi-même les erreurs de cette doctrine avant de connaître la véritable action des cantharides. Pendant quinze années de pratique, je n'ai pas osé prescrire un seul vésicatoire dans les inflammations soit aiguës, soit chroniques, ni à la fin, ni au commencement de la maladie. Actuellement que je reconnais mon erreur, je ne crains plus, dans une violente inflammation, de prescrire les cantharides, ou les vésicatoires cantharidés, malgré que le mal marche en empirant. Il est clair que si cette condition de l'ascension de la maladie malgré les vésicatoires devait contre-indiquer l'emploi de ce médicament, on pourrait en dire autant de la saignée; car il y a bien peu d'inflammations graves qui n'augmentent point pendant les premiers jours, nonobstant les saignées répétées. Citons quelques autres faits.

Nous avons déjà dit que With (1) et Raymond (2) employaient les vésicatoires dès le commencement des inflammations et durant la période ascendante de la fièvre, et qu'ils en obtenaient le ralentissement du pouls. L'application des vésicatoires a été adoptée et recommandée dans les inflammations aiguës par Struve (3). Dans le but de bien fixer l'époque et le lieu des vésicatoires, Tralles, de Breslau, a publié trois mémoires en 1776, dans lesquels il les conseille durant le plus haut degré de l'inflammation. Ils ont été également vantés par Ponteau (4), par Double (5), par Wilhelm (6). Borsieri cite plusieurs auteurs qui louent l'application des vésicatoires dans les inflammations aiguës (7); Baglivi lui-même, qui, dans plusieurs passages de son ouvrage, se montre contraire aux vésicatoires, a été obligé de convenir, après un examen approfondi des faits qu'il

observa dans plusieurs hôpitaux, de l'utilité des vésicatoires dans les maladies aiguës de poitrine. Dans la goutte, le rhumatisme, les fièvres aiguës, si la peau est aride, les vésicatoires ont été employés avec avantage par Richter (1); dans la péritonite puerpérale par Autenrieth et par Eichelberg (2). Diemerbroeck a observé cent fois, comme il le dit, que dès la première apparition des bubons pestilentiels, les vésicatoires appliqués sur ces tumeurs les font disparaître. Withers s'est assuré que les vésicatoires sont presque toujours utiles dans l'ophthalmie, l'angine, la péripneumonie, la pleurésie, etc. (3). On sait que le docteur Cloquet a obtenu des succès par l'application des vésicatoires dans toute espèce d'hémorrhagie (4). Withers et le docteur Mertens ont arrêté l'épistaxis et l'hémoptysie avec un vésicatoire à la nuque ou au bras (5). Honig a guéri par le même moyen une hématurie (6), et Pouteau une métrorrhagie (7). Presque tous les praticiens conviennent de l'utilité des vésicatoires, non-seulement pour faire reparaître les exanthèmes rétropulsés, mais encore pour apaiser leur violence dès les premiers moments de leur apparition. Dans ces cas un large vésicatoire sur la poitrine est, d'après l'expérience d'Arthur Matthews, d'un excellent secours (8). Triberti, qui a été le premier à démontrer publiquement l'action contre-stimulante des cantharides, s'était assuré expérimentalement de l'utilité des vésicatoires dans les inflammations (9). Ottaviani les prescrivait pareillement, bien que dans un point de vue très-différent (10). Leber les faisait aussi appliquer dès le début de la maladie.

Je désirerais qu'on ne donnât pas, à

<hr>

(1) Cas d'effets des vésicatoires pour ralentir la vitesse du pouls dans les toux jointes à l'engorgement du poumon et à la fièvre, etc.

(2) Observ. sur l'efficacité des vésicatoires dans les inflammations de poitrine, etc. Marseille, 1761.

(3) Dissert. de tutio et exîmio vesicator. usu in acutis. Gott., 1768.

(4) Œuvres posthumes, t. III, p. 353.

(5) Samml. abhand. z. Geb., etc., 21 B., p. 390.

(6) De canthar. earumque præp. ad usum tum med. tum chir. Marb., 1816.

(7) Instit. med. pract., t. I; De influs. com., p. 67. Venet., 1817.

Giacomini.

(1) Specielle therapie., 6 Bd., p. 178.

(2) Horn's Archiv., 1812.

(3) Ambri, Annotaz. alla mem. di Colla, dans le Giornal medic. chir. di Parma, t. III.

(4) Ophresiologie, p. 391.

(5) Abhandl. v. d. Engbrüst. Traduction italienne, p. 207.

(6) Obs. med. de febrib. putrid., p. 89.

(7) Prakt. Abhandl. üb d. Krank der Nieven, p. 72.

(8) Samml. auserl. Abhandl., etc., 22 Bd., p. 346.

(9) Froriep. Notiz., 22 Bd., n. 4, p. 47.

(10) Memor. sull'azion. contrast. de vesic. rubaf, Gior. fis. chim. di Brugnatelli, 1810.

mes paroles un sens absolu et exclusif; car il me semble déjà entendre crier que j'ignore les faits les mieux observés par tout le monde. Vous envenimez la fièvre, dira-t-on, avec les vésicatoires. Je réponds, premièrement, que je n'ai pas entendu parler des vésicatoires en général, où il n'entre pas de cantharides, ni de ceux qu'on appelle de *pâte forte*, où la cantharide se trouve mêlée avec des substances aigres, irritantes; mon intention n'était pas non plus de parler de la manière ordinaire de les panser, en irritant les vaisseaux malpighiens, après que l'épiderme a été enlevé, et en provoquant la suppuration avec de nouvelles applications stimulantes; mais j'ai entendu parler des vésicatoires volants de cantharides ou de cantharidine pure, ainsi qu'on les fait chez nous : on ouvre l'ampoule pour donner issue au sérum, et on laisse en place l'épiderme. Les médecins ont généralement pour but de provoquer dans ces cas de l'irritation sur le derme; plus elle est vive, plus ils sont contents. Nous, au contraire, nous visons à rendre cette irritation le moins vive possible. Secondement, nous ne nions pas que chez quelques individus très-sensibles et délicats, et dans certaines maladies où la peau se phlogose aisément, l'irritation du vésicatoire, bien que fort légère, la douleur et l'impression morale ne puissent donner lieu pendant quelque temps à de la fièvre. Cela ne voudrait dire autre chose sinon que chez ces individus exceptionnels les vésicatoires sont contre-indiqués. Quel est le remède, même le plus précieux, qui n'ait ses contre-indications spéciales? On peut néanmoins être bien certain que, même dans le cas où l'action irritante est manifeste, elle est toujours trop éphémère pour s'opposer à l'action hyposthénisante consécutive. C'est ce qui résulte des faits ci-dessus et de ceux que nous allons citer. On sait que Petit, de Lyon, appliquait les vésicatoires avec succès sur l'érysipèle et sur les inflammations externes. Rodamel en confirma l'utilité (1). Pini et Triberti firent des expériences analogues (2). Or, si les cantharides eussent dû par leur action chimique augmenter la phlogose, elles l'auraient certainement fait dans les cas où la maladie préexistait; ici on ne pouvait pas se prévaloir de la révulsion. Les faits mêmes mis en avant par les antagonistes des vésicatoires pour prouver le mal qu'ils occasionnent, ne prouvent absolument rien, ou bien ils prouvent tout le contraire. Les cas de mort survenue après l'application des vésicatoires ne prouvent rien, car la mort aurait eu lieu sans cela. Mais la science possède au contraire un bien plus grand nombre de cas où la maladie n'a dû son salut qu'aux vésicatoires. Je ne puis m'empêcher maintenant de dire un mot de l'audacieuse médication d'Ambroise Paré, qu'on cite souvent comme un exemple propre à effrayer les partisans des vésicatoires. — Une dame, affectée d'une dartre qui lui déformait la figure, fut guérie par Paré à l'aide de l'application d'un emplâtre de cantharides sur tout le visage. Trois ou quatre heures après, elle commença à éprouver une grande chaleur à la vessie urinaire; la matrice s'enflamma; le vomissement survint, et bientôt après la fièvre; l'abattement et les autres symptômes d'intoxication. Paré appliqua partout où il put le lait et les émollients. Les symptômes s'apaisèrent. La figure, privée de tout son épiderme, suppura abondamment, et la malade se trouva délivrée pour toujours d'une affection opiniâtre et sordide (1). Une personne de distinction était affectée d'une sciatique qui persistait depuis deux mois, et qui était tellement douloureuse qu'elle était insupportable. On a eu recours à la méthode de Cotunnio, savoir, aux vésicatoires, et pour bien s'assurer de la cessation des douleurs et de la guérison, où les multiplia. Après quelques heures les cris, les pleurs en furent la conséquence immédiate. Survint la fièvre avec pouls dur, chaleur ardente, soif, inquiétude, céphalalgie, douleurs aux reins, ischurie. On appliqua des onguents réfrigérants, des fomentations; on administra des lavements, des boissons adoucissantes, et le malade guérit. Tadini, en décrivant les effets des cantharides sous les couleurs les plus défavorables, et se croyant assez fort d'après ces effets pour combattre victorieusement l'application des vésicatoires tant prônée dans la dissertation de Triberti, laisse pourtant échapper l'aveu suivant: « Il faut conve- » nir néanmoins que tous les tourments

____

(1) Essai pratique sur l'emploi des vésicatoires dans les inflammations.

(2) Mem. citat.

(1) Lib. xx. De venenis, p. 6.

» soufferts furent compensés par la
» prompte guérison d'une ischiade chro-
» nique qui commençait à porter déjà
» l'émaciation dans le membre affec-
» té (1). »

Les praticiens enfin ont une autre indication à remplir dans l'application des
vésicatoires: c'est de secouer, d'éveiller
par une impression forte et même pénible, soit le malade assoupi, soit une partie de son corps engourdie ou insensible.
Ainsi, dans l'apoplexie, dans le typhus
et dans toute espèce d'assoupissement,
de coma, de léthargie, d'engourdissement dans les membres, d'insensibilité,
de paralysie, on applique les vésicatoires. Une telle médication est le plus
souvent avantageuse, lorsque l'engourdissement et l'inaction sont dus à une
congestion phlogistique, à une surexcitation, à une oppression cérébrale. Dans
ces cas les vésicatoires délivrent de l'assoupissement, de l'insensibilité, de la
paralysie par l'action hyposthénisante
cardiaque que les atomes des cantharides absorbés exercent sur le dynamisme ; par ce moyen on attaque le mal
dans sa racine, tout comme on le ferait
avec les saignées et les soustractions du
calorique en appliquant de la glace sur
la tête. L'explication qu'on donne communément à cette médication et le but
qu'ont en vue les praticiens sont contraires à la saine philosophie, puisque dans
le cas où le bras est paralysé, par exemple, qu'on veut essayer, par le moyen
d'un vésicatoire, de secouer, si l'irritation
qu'on produit sur la partie est assez forte,
elle pourrait déterminer une contraction
musculaire, tout comme le ferait une piqûre; mais ce mouvement n'aurait aucun
heureux résultat et n'exciterait pas la
puissance contractile à des mouvements
volontaires. Pour cela, il est indispensable d'apporter remède au désordre qui
existe dans l'appareil cérébro - spinal.
Ainsi, si le membre insensible peut
parvenir, au moyen de l'irritation mécanique, à donner des signes de quelque degré de sensibilité, on n'aurait obtenu aucun succès; car, par ce moyen,
on n'aurait mis en action que le petit
reste de sensibilité locale, tout comme
on parvient à faire entendre à un sourd
quelques sons en lui criant fortement
près de l'oreille; mais ce n'est pas de

la sorte qu'on parviendra à lui rendre
l'ouïe. On doit en dire autant relativement à l'assoupissement et à la léthargie, qu'on prétend dissiper et vaincre
avec les irritations mécaniques; attendu
que l'assoupissement et la léthargie dépendent toujours d'une condition morbide, qui a son siége ou dans l'organe
cérébral, ou dans les autres organes qui
influent directement sur lui; souvent
cette condition consiste dans une turgescence sanguine, une compression,
une phlogose. Si le praticien voulait dans
ce cas dissiper l'assoupissement, sans
combattre d'abord la condition morbide,
il ne réussirait pas et pourrait même
augmenter la maladie.

Dans la supposition que l'action mécanique ou l'impression vive et douloureuse pût éveiller ce reste de sensibilité,
en délivrant pour un instant le malade
de sa léthargie, quel soulagement en aurait-il si la compression, l'inflammation
ou la turgescence persistaient encore ?
Serait-il peut-être moins malade à la
suite de cette espèce de secousse violente qu'on aurait imprimée à son organisme? N'y aurait-il pas à craindre,
dans ce cas, que la secousse artificielle
augmentât le mal dans l'organe déjà
affecté? Ainsi, si les vésicatoires, en
pareilles circonstances, délivrent le malade de l'état d'assoupissement où il se
trouve, sans qu'il retombe dans une léthargie plus complète, c'est que leur action dynamique hyposthénisante a une
tendance à mitiger l'état morbide, et
nullement par le moyen d'une révulsion
ou de l'antagonisme. Lorsqu'il sera question des applications mécaniques et de
l'antagonisme, nous parlerons de la nature des assoupissements qu'on peut
guérir au moyen des irritations externes.

§ VI. *Appréciation de l'action du remède.* — L'action des cantharides, nous
venons de l'indiquer, et nous sommes
persuadé que nos raisonnements peuvent soutenir la discussion la plus sévère. Les faits sur lesquels nos raisonnements s'appuient sont assez nombreux,
assez clairs et assez irrécusables, précisément parce qu'ils sont tirés de toutes les
époques de l'histoire de la science, et sou-
tenus par ceux-là mêmes qui les ont offerts
au public pour appuyer une thèse différente de la nôtre. Nous croyons avoir
démontré d'une manière assez positive la
valeur des propositions émises sous forme d'axiomes en tête de cet ouvrage. —
On a pu observer, néanmoins, d'après ce

---

(1) Analisi delle proprieta delle cantaridi
in confutazione alla memoria del dottor
Triberti, p. 37, Novara, 1810.

que nous avons dit sur les effets des cantharides, comme un phénomène presque constant, chez les animaux, l'abattement et la paralysie des membres abdominaux, et chez l'homme, la lassitude, ou du moins une grande faiblesse dans les membres inférieurs. On pourrait déduire de cela que les cantharides ont une action particulière sur le système musculaire et sur la moelle épinière. Telle a été l'opinion de plusieurs écrivains, et notamment de Larber, qui avait observé en outre que l'administration des cantharides affaiblissait aussi l'énergie sexuelle. Ces effets, pourtant, sur la moelle épinière, sont bien moins sensibles et bien moins constants que ceux sur le cœur, et n'empêcheraient point que l'action de ces insectes fût considérée comme cardiaco-vasculaire. L'action des cantharides étant ainsi établie, leur indication est assez évidente dans les maladies phlogistiques. Il convient pourtant de faire précéder leur prescription de la saignée, d'après ce que nous avons déjà dit; mais on devra être bien attentif à ne pas la répéter, à cause de sa grande puissance hyposthénisante; et cela encore plus s'il est question de la cantharidine, dont l'énergie est énorme. Nous ne voudrions pas que le désir de la nouveauté rendît l'usage de ce remède trop commun, notamment par la bouche, car il exige un œil bien exercé dans la pratique et de la docilité chez le malade, ce qu'on ne rencontre pas toujours. On doit placer les cantharides et la cantharidine parmi les remèdes réservés pour les cas les plus graves qui résistent aux médications ordinaires, tels que l'hydrophobie, les arthrites fort douloureuses, l'anasarque et les hydropisies sans complication de vice organique bien évident. Cette circonspection n'est pas nécessaire s'il s'agit de l'application externe des cantharides, et nous nous réjouissons d'être parvenu à démontrer que leur action est la même, bien que plus légère et moins dangereuse que lorsqu'on les prend à l'intérieur. Les praticiens qui seront convaincus avec nous de cette vérité, auront plus d'assurance en appliquant les cantharides, lors même qu'ils pourraient soupçonner encore une ombre d'état aigu, sans avoir à craindre leur action délétère sur l'appareil urinaire. Néanmoins, pour obtenir d'une manière plus précise les effets désirés de l'application de ces coléoptères sur la peau, il est nécessaire d'user de certaines précautions dont nous aurons occasion de parler par là suite.

§ VII. *Action mécanique.* — Nous avons déjà dit tout ce qui peut avoir rapport à l'action mécanique des cantharides. Nous savons que par elle-même, elle est capable d'irriter, d'enflammer, d'écorcher et de détruire presque les tissus sur lesquels on l'applique; à moins que l'action dynamique hyposthénisante n'y succède pour la combattre, la mitiger et l'éteindre en peu de temps. L'action mécanico-chimique ne peut donner lieu à de grands dégâts, ainsi que le démontrent les faits précités; mais elle ne laisse pourtant pas de produire des irritations incommodes qu'il serait bon d'éviter. Cela n'étant pas toujours bien facile, il y a des cas où il faut exclure entièrement l'application des cantharides : tels sont ceux des individus doués d'une exquise sensibilité. — Les douleurs des reins et de l'urètre dépendent entièrement de l'action mécanique des cantharides; mais comme nous avons appris que l'action mécanique n'a lieu que sur l'endroit même de l'application, et indépendamment de l'assimilation organique il semblerait qu'il y a ici une contradiction dans notre doctrine, car les cantharides ne peuvent parvenir aux reins que par la voie de la circulation du sang, ou par le mélange avec ce liquide, ce qui constitue l'assimilation. L'idée cependant que nous avons donnée de l'assimilation des médicaments diffère un peu de celle-ci (Prolégomènes).—Nous avons dit que l'assimilation des remèdes est constituée par plusieurs opérations successives, lesquelles commencent par l'introduction de la substance dans la lymphe ou dans le chyle, et se terminent par la conversion de la même substance en tissu organique; le remède parvenu là cesse d'agir et devient indifférent à la fibre. Mais toutes les parcelles de sa substance ne sont pas également assimilables.—Ces parcelles des cantharides se séparent du sang, et en sortent par l'émonctoire des reins. Ce que nous avons dit relativement à la fonction de ces organes l'explique d'une manière assez claire. Or, le peu de cantharides qui se soustrait à l'assimilation organique, en passant par les petits tubes du parenchyme des reins, produit un effet mécanique; et cet effet aura lieu également dans les uretères et dans la vessie, la prostate et l'urètre; il se continue jusqu'à ce que la quantité des urines éloigne en partie cette irritation mécanique, qui est précisément en raison inverse avec elles, et qui diminue à mesure qu'on augmente la dose des cantharides et qu'on persévère dans leur application. Cela étant, nous allons contre un autre écueil. Les atomes des cantharides pénétrés dans le sang n'irriteront-ils pas la membrane interne des vaisseaux avant de porter atteinte aux reins et à l'urètre? A cette question, je réponds franchement que non. Les cantharides se transforment en sang en perdant leurs propriétés physico-chimiques pendant un certain temps, pour les reprendre lorsqu'elles parviennent aux reins; la même chose a lieu à l'égard des préparations mercurielles, du sel de nitre et d'autres sels, des acides, des résines et autres substances (1). Nous expliquons par là comment Rasori, en administrant le sel de nitre à haute dose, n'en trouva aucune trace dans le sang, tandis qu'on pouvait en extraire dans les urines; de même que Wollaston et Marcet observèrent le même phénomène à l'égard de l'hydrocyanate de potasse, et Christison, ainsi que nous l'avons déjà fait observer, ne trouva point dans le sang l'acide oxalique, après l'y avoir injecté, tandis qu'il le rencontra dans l'urine. Ces faits mettent hors de doute que plusieurs substances, en entrant dans le sang, se décomposent pour se recomposer en entrant dans l'urine. Qui sait s'il n'en reste pas quelque portion dans les tissus organiques, laquelle, en bornant son action, en traversant tout le corps dans le torrent de la circulation, y détermine ses effets dynamiques particuliers? — Nous ne nous prononcerons pas d'une manière absolue sur une question aussi

---

(1) Cette manière d'expliquer l'action toute spéciale ou élective des cantharides sur l'appareil urinaire nous paraît un peu arbitraire. Ne serait-ce pas ici le cas de répéter, avec un ancien philosophe : *Melius est propriam confiteri ignorantiam quam falsas hypotheses construere?* Si nous devions absolument donner une explication de ce phénomène, nous aimerions mieux avoir recours, avec Darwin Home et autres, à la doctrine du mouvement rétrograde des vaisseaux lymphatiques, ou mieux encore à l'endosmose et à l'exosmose, que d'admettre une métamorphose des cantharides en sang dans le torrent de la circulation, et une nouvelle transformation du sang en cantharides dans les reins. (*N. des trad.*)

obscure, mais nous regarderons comme un fait réel que les cantharides absorbées et mêlées avec les fluides animaux, et notamment avec le sang, se modifient de manière à ne pouvoir plus exercer leur action mécanico-chimique, tandis qu'elles modifient pendant un certain temps le sang, de façon que le cœur et les vaisseaux restent, pour ainsi dire, énervés par leur action.

L'urine sanguinolente, qui bien souvent a lieu après l'action des cantharides, dépendrait-elle d'une corrosion ou ulcération dans les reins ou dans la vessie? Je hasarderai une conjecture qui, bien que raisonnable à mes yeux, ne manquera pas de paraître paradoxale à beaucoup de personnes. — Je crois que l'urine sanguinolente dépend de l'action hyposthénisante et non de l'irritation. J'observe, dans les descriptions que j'ai eues sous les yeux, qu'elle est ordinairement indépendante des douleurs et accompagnée au contraire de beaucoup d'urine; nous avons déjà fait remarquer que la quantité de ce fluide est en raison inverse de l'irritation. La femme que nous avons soignée à notre clinique avec la cantharidine, et qui a si bien guéri d'une artéro-péritonite intense avec ascite, nous a présenté aussi l'urine presque sanguinolente, mais seulement après qu'on avait arrêté, depuis trois jours, l'administration du remède, après que les douleurs étaient passées, et lorsque l'urine coulait très-copieusement. Chez cette femme et dans les autres cas que nous avons examinés, le phénomène de l'urine sanguinolente a cessé très-promptement, ainsi que les autres indispositions vésicales, ce qui serait tout à fait impossible, ou du moins inconcevable, s'il y avait solution de continuité dans les organes. — On sait bien d'ailleurs que cet accident serait dangereux et que l'urine ne pourrait transsuder avec toute son âcreté dans la lésion sans lui donner un caractère grave et malin, tandis que l'action des reins, telle que nous l'avons conçue, se réduit dans le plus ou moins de contraction de leurs canaux déliés, pour arrêter ou pour laisser passer les éléments urinaires. Lorsque cette action s'accompagne d'une grande faiblesse, ces mêmes canaux perdent toute résistance, et laissent passer non-seulement les principes composants de l'urine, mais encore le sang. Cette idée explique également pourquoi les anciens ne craignaient pas, et même favorisaient l'écoulement de l'urine sanguinolente. Je sais bien que les toxicologues décrivent, parmi les effets des cantharides, l'ulcère des reins et de la vessie, mais je crains qu'ils ne se soient un peu trop fiés à l'analogie d'autres phénomènes morbides, et qu'ils aient décrit ces effets sans les avoir vus, de la même manière qu'ils assurent que les cantharides ont une saveur âcre et cuisante sans les avoir jamais goûtées. — L'action mécanico-irritative des cantharides ne peut être profitable en thérapeutique. En supposant que cette action dût, sous quelque point de vue thérapeutique particulier, convenir, on pourrait la remplacer par d'autres moyens purement mécaniques, puisqu'on ne peut pas empêcher les cantharides d'exercer une action dynamique qui serait en opposition avec l'effet de l'irritation locale. Il conviendrait plutôt, dans ce cas, d'avoir recours aux ventouses, aux scarifications, au séton, au cautère actuel et autres moyens dont nous aurons occasion de nous occuper ailleurs.

§ VIII. *Préparations et mode d'administration.*—La plus connue de toutes les préparations administrées à l'intérieur, c'est la teinture de cantharides, qu'on obtient en faisant digérer pendant trois jours trois décagr. de cantharides dans dix-huit décagr. d'alcool délayé, et en filtrant le liquide. C'est une préparation, à notre avis, vicieuse, car l'alcool doit diminuer en partie l'action dynamique des cantharides, tandis qu'il accroît l'action mécanico-irritative. — Au lieu de cette teinture, on peut prescrire les cantharides sous forme pilulaire, en les broyant bien avec des amandes douces et du camphre qui est leur meilleur correctif, ou bien en décoction, qu'on peut combiner à une émulsion quelconque. La cantharidine ne peut être donnée que sous forme pilulaire, après avoir été dissoute dans un peu d'huile. — Quelle que soit la préparation des cantharides qu'on prend par la bouche, il faut toujours avoir bien soin que le malade boive, après chaque dose, de l'émulsion d'amandes douces ou une tisane d'orge, ou tout autre liquide mucilagineux. — On possède différentes préparations pour l'usage extérieur, soit sous forme d'emplâtre, de liniment, ou de liqueur vésicante. Plusieurs de ces préparations ne sont pas d'accord avec notre manière de voir, car elles ont pour but précisément ce que nous voudrions éviter, l'irritation locale; c'est

pour cela qu'on ajoute aux cantharides d'autres substances plus ou moins irritantes. Je voudrais aussi qu'on pût éviter autant que possible l'irritation des voies urinaires; il paraît que l'expérience, jusqu'à présent, n'a indiqué pour cela que la térébenthine. Lorsque nous parlerons de cette substance, nous en dirons le pourquoi. Nous n'avons qu'à nous louer des vésicatoires faits avec la poudre de cantharides, de l'huile, du miel et de la farine d'amandes. La phlyctène qui en résulte est ouverte pour donner issue au sérum qu'elle renferme, et on la panse après avec du beurre. Il n'est pas dans notre pratique de rendre vive l'irritation; nous préférons renouveler le vésicatoire lorsqu'il y a nécessité.

Lorsqu'on veut se servir de la cantharidine, il convient d'en former un liniment avec de l'huile d'amandes douces, — Dans la dose des cantharides, il faut distinguer les cas communs des cas extraordinaires. Dans les inflammations ordinaires, les cantharidés peuvent être prescrites à cinq centigrammes par jour, divisés en plusieurs parties, et l'on va jusqu'à un décigramme, à deux et même à trois, en les mêlant à dix fois autant de camphre. En décoction elles peuvent être prescrites à dose double. On donne la cantharidine depuis un centigramme jusqu'à trois, partagés dans le courant de la journée. Le degré d'action, dans les applications externes, n'est pas en raison de la quantité de la substance, ni du temps que dure l'application, mais plutôt en raison de l'étendue de la surface cutanée recouverte par l'emplâtre. Une fois la vésicule formée, la sérosité qui se trouve interposée entre les vaisseaux lymphatiques, le corion et l'épiderme, empêche l'absorption des parcelles de l'emplâtre. Les vésicatoires, ainsi dits *volants,* ou *rubéfiants,* parce qu'on ne les laisse en place que peu de temps, doivent donner lieu à une action dynamique bien plus prononcée que les vésicatoires en permanence. Dans plusieurs affections phlogistiques, où il n'est possible d'avaler aucune substance ou remède, ces espèces de vésicatoires devraient être préférés. La dose des emplâtres de cantharides doit être déterminée par le diamètre de la surface qu'ils doivent couvrir. Nous entendons par cas extraordinaires les arthrites graves, l'anasarque, l'hydrocéphale aiguë et autres maladies semblables, mais surtout l'hydrophobie. Dans cette dernière maladie, il faut avoir une autre règle, car ici le besoin d'action et la tolérance sont très-grands. Nous avons déjà dit qu'Avicenne prescrivait les cantharides à une dose assez forte pour donner lieu à l'urine sanguinolente, et que les Siciliens en administraient de même pour faire rendre par l'urètre des grumeaux de sang. Nous avons dit aussi que parmi les anciens praticiens il y en avait qui en ordonnaient de très-fortes doses dans plusieurs autres maladies aussi meurtrières que l'hydrophobie. Etmuller donnait dans le typhus jusqu'à quatre grammes de cantharides dans les vingt-quatre heures (1). Grœnvelt ordonnait assez souvent deux ou trois bols composés de six décigrammes de cantharides et sept de camphre dissous dans l'huile, qu'il faisait prendre dans l'intervalle de vingt-quatre heures. Hippocrate même a donné en une seule fois trois cantharides, sans tête, sans pieds et sans ailes. En Pologne et en Hongrie le peuple en prend de fortes doses pour se guérir de l'hydrophobie ; au dire d'Amoreux (2), les médecins de ces pays prescrivent jusqu'à dix cantharides à la fois. Rust en consomma dans un traitement prophylactique quatre décigrammes et demi en trente-six heures ; il en donna par la suite dix-neuf décigrammes en seize jours, et en dernier lieu, au même individu encore, deux grammes et demi en vingt-deux jours. A un curé mordu par un chien enragé, il administra en trois semaines cinq grammes environ de cantharides, et à un autre trois grammes en dix jours. Une demoiselle de treize ans, dans l'espace de vingt et un jours, a usé trois grammes de cantharides, et une autre de sept ans en consomma un gramme et demi en treize jours (3). Il est bien singulier, bien que facile à expliquer, d'après nos principes, que tous les auteurs ci-dessus cités assurent que ces fortes doses de cantharides n'ont nullement affecté les voies urinaires, mais ont donné lieu, comme d'ordinaire, à des sueurs très-abondantes. L'action dynamique hyposthénisante dans ces cas a été telle, que l'action mécanico-irritative a été étouffée.

---

(1) Horns Archiv. f. medic. Erfahr., 1804, 6 Bd., p. 401.

(2) Annal. cliniq. de Montpellier, t. xxu, n. 91.

(3) Magaz. f. die gesammt. Heilk., 1 Bd., 1 Heft., p. 147.

Formules-modèles.

1. Bols.

♃ Cantharides, un décigramme (deux grains).
Camphre, un gramme et demi (trente grains).
Un jaune d'œuf.
Ajoutez, gomme tragacanthe en poudre, s. q.
Mêlez, et divisez en huit bols.

A prendre un chaque quatre heures.

2. Pilules.

♃ Poudre de cantharides pure, deux centigrammes (demi-grain).
Huile d'amandes douces, six décigrammes (douze grains).
Mêlez, et avec s. q. de poudre de g. tragacanthe, faites s. a. huit pilules.

A prendre une pilule toutes les quatre heures.

3. Émulsion.

♃ Cantharides en poudre, quatre décigrammes (huit grains).
Eau pure, dix-huit décigrammes (six onces).
Mêlez, et faites bouillir jusqu'à la réduction de moitié ; passez et ajoutez :
Émulsion d'amandes douces, trente décagrammes (dix onces).

La dose est d'une cuillerée chaque heure.

4. Emplâtre.

♃ Cantharides en poudre, un décagramme et demi (demi-once).
Farine d'amandes, trois décigrammes (une once).
Huile d'olive et miel s. q. jusqu'à consistance d'emplâtre.

Autre emplâtre.

♃ Cire jaune.
Axonge.
Cantharides en poudre fine :
De chacun trois décigrammes (une once).

On fait fondre toutes ces substances à une douce chaleur ; on y tamise ensuite la poudre de cantharides ; on agite l'emplâtre jusqu'à ce qu'il soit presque froid, et on l'étend convenablement sur un morceau de peau.

On appelle *vésicatoire anglais* un taffetas gommé sur lequel on applique plusieurs couches de teinture de cantharides. Il est plus faible que le précédent. Aussi est-il préférable chez les enfants, les femmes et les personnes dont la peau est très-fine et d'une surexcitation nerveuse très-prononcée.

DIGITALE POURPRÉE.

(*Digitalis purpurea.*)

§ Ier. *Caractères physiques.* — La digitale, connue vulgairement sous le nom d'*herbe aralde*, croît en abondance au milieu des champs, dans les bois montueux et dans les terrains sablonneux de l'Europe. On la cultive aussi dans nos jardins à cause de la beauté et de l'éclat de ses fleurs couleur pourpre, très-grandes, pédonculées; toutes tournées d'un même côté, pendantes et formant un épi simple. Parmi les différentes espèces de digitale, la pourprée est préférable, pour l'usage thérapeutique, à toutes les autres. Ses feuilles jouissent d'une grande réputation comme médicament; elles sont larges, lancéolées, veloutées. Cueillies dans le moment de la florescence, on les dessèche à une douce chaleur et à l'ombre. Leur poudre n'a pas d'odeur appréciable, mais une saveur âcre, amère et désagréable, qui se fait sentir jusque dans le gosier et dans l'œsophage. Ces feuilles et leur poudre s'altèrent aisément avec le temps : aussi faut-il qu'elles soient récentes.

§ II. *Notions chimiques.* — La science ne possède pas encore une analyse exacte de la digitale. Destouches prétend que le principe actif de cette plante réside dans une matière verte qui se trouve dans les feuilles. Chevalier, Lassaigne, Bidault, de Villers, en ont obtenu par l'analyse un extrait aqueux, brun, très-amer; des sels, de l'oxyde de fer, etc. M. Leroyer, de Genève, y a découvert une substance particulière, qu'il regarde comme le principe actif de la digitale, et qu'il a nommée *digitaline.* C'est cette même substance qui présenta à Pauquy de petits cristaux blancs, d'une saveur âcre, de nature alcaline, solubles dans l'alcool et dans l'éther, insolubles dans l'eau. Dulong parle d'un autre principe qui diffère quelque peu de celui de Leroyer et de Pauquy.

§ III. *Effets sur les animaux.* — Mongiardini a trouvé que la digitale donne difficilement la mort aux oiseaux. Les pigeons qui moururent par la teinture de digitale périrent probablement par l'action de l'alcool (1). Schiemann en administra à une grosse poule pendant quarante-six jours un demi-kilogramme (une livre) sans suites mortelles. Ce volatile souffrait pourtant de la soif, refusait parfois toute espèce d'aliment ; ses excréments étaient liquides ; il était devenu tranquille, morose, et changea de plumes (2). Le même auteur expérimenta ce végétal sur d'autres animaux plus sensibles à l'action des remèdes et qui ont quelque analogie organique avec l'homme. Il choisit les chiens. Nous ne rapporterons pas ici en détail ses expériences : il nous suffira de dire que tous ces animaux, après avoir pris de la digitale, devenaient tristes, chagrins; le plus grand nombre perdait l'appétit; quelques-uns, au contraire, étaient tourmentés par une espèce de voracité. Les excréments étaient fluides et abondants. Ils recherchaient la solitude; s'ils étaient poussés à marcher, ils chancelaient; plusieurs éprouvaient quelque légère convulsion et mouraient dans le marasme plus ou moins promptement, selon la dose de la substance prise. Les sections cadavériques montrèrent les viscères sains, les poumons un peu ridés, la vessie urinaire contractée, le cœur flasque et rempli d'un sang caillé (3). Les chiens auxquels on fait boire de la décoction de digitale, d'après ce qu'observa Gmelin, s'affaiblissent, chancellent dans leur marche, sont pris de diarrhée et meurent (4). La substance que Leroyer regarde comme le principe actif de cette plante fut injectée à la dose de deux centigrammes dans les veines d'un chat et le fit mourir en un quart d'heure ; sept centigrammes ont suffi pour tuer un chien d'une taille moyenne en cinquante minutes. Chez ces animaux la circulation et la respiration se ralentirent notablement, et la mort arriva sans convulsions, sans angoisses, de la même manière, au dire de Leroyer et de Magendie, qu'on passe

---

(1) Osserv. e rifless. sul' azione e uso medico di alcun digitali, letta all' acad. di Genova, 1806.

(2) Diss. inaug. med. de digitali pur., p. 32. Gœtt., 1786.

(3) Diss. cit., p. 29 et suiv.

(4) Geschichte der Pflanzengifte, art. Fingerbut., p. 215.

de la veille au sommeil. A l'autopsie la seule altération qu'on trouva, ce fut le sang artériel peu coagulable, d'une couleur veineuse fort prononcée, et les sinus cérébraux gorgés de sang (1).

§ IV. *Effets sur l'homme en santé.* —Devant faire connaître les effets de la digitale et montrer son action hyposthénisante cardiaque, j'éprouverais une sorte d'embarras en présence du grand nombre de matériaux existant sur cette matière si je devais en faire l'inventaire général dans cet article. Ces matériaux ont déjà été mis sous les yeux du public par trois notabilités médicales d'Italie. Dès l'année 1806, Tommasini démontra l'action contre-stimulante de la digitale par des faits incontestables, et il répondit victorieusement à toutes les objections qu'on lui fit dans le temps. En 1810, Fanzago publia un mémoire à l'appui des principes émis par Tommasini; il distingua dans la digitale l'action contre-stimulante universelle de l'irritative locale (2). Enfin, Rasori, en 1811, qui depuis dix ans faisait des expériences sur la digitale, publia le résultat de ses recherches. Dans ce travail sont mis en plein jour les véritables effets de la digitale et appréciées convenablement les opinions émises sur ce remède par plusieurs médecins étrangers (3). Je n'aurais rien de mieux à faire que de rapporter en entier ce mémoire, si l'ordre que j'ai adopté dans ce traité ne me contraignait à choisir çà et là, en y ajoutant ce que d'autres ont laissé écrit, et de faire tout cela avec la plus grande concision.—La digitale, d'après Tommasini, prise à dose convenable, produit un sentiment de lassitude et d'angoisse dans l'estomac, à la peau et dans tout l'organisme. La physionomie s'altère; pâleur, diminution dans la fréquence du pouls. Aucun de ces phénomènes n'a de ressemblance avec ceux qui sont propres aux substances stimulantes. Il est vrai que les stimulants à forte dose produisent des effets qui de

prime abord pourraient être confondus avec ceux de la digitale : abaissement du pouls, augmentation des urines et d'autres sécrétions; mais le reste de ces symptômes est bien différent, ainsi que nous l'avons démontré précédemment. Un sentiment, pour ainsi dire, de vacuité à l'estomac, si la digitale est donnée à petite dose, et de nausée à plus forte dose, a été noté presque constamment par Hahnemann (1), par Baylies (2), par Baker (3), par Maclean (4). Warren (5) nomma cette nausée, *nausée des mourants.* Le vomissement suit très-souvent les nausées (6), et on l'a vu se continuer même pendant plusieurs jours (7). Quelques auteurs signalent des évacuations ventrales abondantes (8). Cela a plus facilement lieu chez les malades que chez les hommes en santé. Parfois l'urine prend une couleur obscure et trouble. Les sueurs froides nous sont indiquées comme un phénomène de la plus grande action de la digitale par les docteurs Withering, Maclean et autres. Tous ces auteurs parlent d'un froid intense dans tout le corps, ou seulement à un membre, ou à la colonne vertébrale. La pâleur est comprise parmi les effets de la digitale par presque tous les auteurs, ainsi que la lassitude, la faiblesse, l'impuissance musculaire et la paralysie (9). Withe-

---

(1) Sugli effetti della digit. purp.; Mem. letta alla soc. med. di Parm., 1806; Risposta ad alcune obbiez. del Dʳ U. Bettoli ed altri intorno alla facolta controstim. della digitale. V. Op. min., t. III, 1813.

(2) Sulle virtu della digit. med. di Fanzago. Padova, 1810.

(3) Della operazione della digitale sul corpo vivo. An. di scien. e lettere, vol. II, p. 189, juin 1811. Opuscoli di medicina clinica, vol. II. Mil., 1830.

(1) Fragmenta de viribus medic. positivis, sive in sano corpore humano observatis. Lip., 1805.

(2) Practic. essays on medic. subjects. Lond., 1793, p. 41.

(3) Arzneyk. abh. d. colleg. d. Aerzte in Lond., P. III.

(4) Phys. med. Journ. Leipz., 1802, febr.

(5) Samml. br. abh. f. prakt. Aerzte, 11 Bd., p. 1.

(6) Withering on account of the fox gloves, etc. Birm., 1785. Baylies, Maclean, l. c.

(7) Edinburg med. comment., vol. x. Beddoes med. facts and observ. Lond., 1794.

(8) Withering, Schiemann, Baylies, cit. Boerhaave. Ras. morb. hist. Jenæ, 1771, p. 308. Lentin, Beob. einig. Krankh., 1774, p. 167. Meyer in Richter, Chir. biblioth., 5 Bd., p. 542.

(9) Withering, Maclean, cit. Leltsom, Mem. of the med. soc. of Lond., vol. II, p. 172. Mossmann, Essays to elucidate the scrof. Lond., 1800. Penkivil, Phys. med. journ. 1801. August. Drake, Physik. med. journ., 1802, februar.

ring, Maclean, Drake, Lettsom (1), Quarin (2) et Remer (3) parlent de la tendance à l'assoupissement, à un sommeil agité par des rêves incohérents, aux vertiges, à l'obscurcissement de la vue, à des illusions optiques; de la coloration de tous les objets en vert et en jaune, de la dilatation de la pupille. Ce dernier phénomène n'a échappé qu'à fort peu d'observateurs. Mais ce qui n'a échappé à personne, c'est le ralentissement, la diminution, l'affaiblissement combiné à l'irrégularité du pouls. Depuis Cullen, qui a été peut-être le premier à observer ces derniers phénomènes (4), presque tous les auteurs en ont parlé. Les mêmes phénomènes, relatifs au pouls, sont ceux qui obligèrent plusieurs médecins à convenir que la digitale jouit d'une action sédative ou asthénisante qu'ils refusent à d'autres remèdes. Cullen considéra la digitale sous ce point de vue, bien qu'il n'eût aucune connaissance de la découverte de Rasori. Plusieurs autres écrivains, qui ne furent ni ses élèves, ni ses prosélytes, ont reconnu dans cette plante une faculté d'abaisser directement l'énergie du cœur et des vaisseaux artériels, bien qu'ils admettent d'un autre côté qu'elle excite l'action des vaisseaux lymphatiques. Harles toutefois ne tarda pas à reconnaître dans la digitale une action affaiblissante sur les vaisseaux sanguins (5). Schmidt et Steimmig en convinrent également de même d'après leur propre expérience (6). Furent ensuite du même avis Richter (7), Schwartze (8) et Vogel; ce dernier dit que la digitale attaque le système nerveux viscéral, sur lequel elle exerce une influence dépressive ou asthénisante (9); mais avant ces médecins les Anglais professaient la même idée. Dans un article de Ruyston il est dit que les travaux de Darwin, de Ferriar, de Fowler, etc., avaient fait connaître aux praticiens la digitale comme le remède

modérateur le plus puissant de l'action de tout le système artériel; et dans une note du docteur Curnie il est dit que l'on pourrait presque dire que ce remède calme comme par enchantement l'action désordonnée du cœur et des artères (1). Quel plus grand appui pour l'action contre-stimulante de la digitale, que l'opinion de ces praticiens dont le jugement n'était influencé par aucune prévention?

Rasori, néanmoins, n'a pas cru devoir se prévaloir de leurs suffrages, car ils ne s'accordaient pas avec lui sur tous les points. Aussi, écrivait-il qu'il résultait au contraire d'un très-grand nombre de faits, qu'il n'y avait pas de nom plus impropre pour caractériser cet agent thérapeutique, par rapport au système sanguin, que celui de modérateur, de calmant, puisque précisément sous ce rapport il mériterait d'être appelé *perturbateur*, et, à ce que nous en savons jusqu'à ce jour, *perturbateur exclusif*, puisque ce n'est pas qu'il diminue seulement la fréquence et la force des pulsations, mais il y produit encore toute sorte d'irrégularité. Souvent il rend le pouls intermittent; cette intermittence est tantôt régulière chaque deux ou trois battements, tantôt tout à fait irrégulière; parfois il donne lieu à des coups avec tremblement ou des contre-coups. L'irrégularité consiste en quatre, cinq ou six battements rapides, suivis par d'autres qui sont rares, de manière cependant qu'en une minute on trouve toujours au total une notable diminution par rapport à l'état normal de l'individu. Quelquefois, enfin, on ne saurait se rendre un compte exact des irrégularités du pouls, tellement il est déréglé par la digitale (2). Tous les effets de la digitale sont plus ou moins constants; on pourrait en ajouter d'autres assez ordinaires, tels que des mouvements dans les membres, comme dans l'ivresse, la photopsie ou des étincelles oculaires, l'affaiblissement de la mémoire, le trouble des idées, une tristesse profonde. Dans un cas particulier, Rasori observa des pulsations très-prononcées sur tout le corps, parfaitement isochrones à celles

---

(1) Aut. cit.
(2) Anim. advers. practic., p. 118.
(3) Annal d. klinich. Anstalt, 1 Bd.
(4) Mat. medic., t. vi, p. 179.
(5) Hufeland u. Harless. Journ. d. prakt. Heilk., 1 st., jul. 1816.
(6) Hohnbaum and Jahn conversat. bl. 1831, n. 25, p. 198.
(7) Ausfuhr. Arzneimit., 11 Bd., p. 685.
(8) Pharmakolog. Tabelle, p. 107.
(9) Pharmakolodinam, 2 Bd., p. 248.

---

(1) Annales de la littérature médicale étrangère à Gand, n° 51, septembre 1809.
(2) Opuscoli di medicina clinica, vol. ii, p. 11. Milano, 1830.

du cœur et des artères; dans un autre cas, une prostration extrême. Ces symptômes se sont déclarés les premiers et aussitôt après l'administration de la digitale. Il faut ordinairement vingt-quatre heures et même plus, avant que la digitale produise ses effets, notamment sur le pouls; mais, une fois prononcés, ils durent longtemps, même après qu'on en a cessé l'usage, c'est-à-dire de huit jusqu'à vingt-quatre jours. Il y a des exemples où ces effets ont été mortels. Une décoction très-forte de cette plante, donnée à titre de purgatif, a produit, au dire d'Evans, des vomissements avec douleurs de ventre violentes, des convulsions, la dilatation de la pupille, pouls irrégulier et lent, coma, mort après vingt-deux heures. La nécropsie montra les vaisseaux cérébraux injectés, et les parois de l'estomac rougeâtres par-ci par-là; tous les autres viscères étaient à l'état normal (1). Un individu prit par erreur quatre grammes (une once) au lieu de cinq centigrammes (un grain) de digitale qu'on lui avait prescrits; il eut des vomissements, des vertiges, obscurcissement de la vue pendant toute la journée, et il ne pouvait se tenir debout. Le jour suivant, il était abattu, son pouls était lent et irrégulier; on lui donna du lait coupé et une potion laudanisée : il n'eut plus le troisième jour qu'un seul vomissement. On administra de l'eau de cannelle, du bouillon et du vin; la faiblesse et la lenteur des pulsations ne cessèrent entièrement que le neuvième jour, mais la vue resta encore trouble pendant quelque temps (2). Gmelin avait déjà observé lui aussi que l'opium était très-indiqué pour calmer les effets de la digitale (3). Schiemann nous avait appris que l'esprit-de-vin et l'opium parviennent à calmer les nausées occasionnées par la digitale, ainsi que les autres perturbations qu'elle produit dans le système nerveux et vasculaire (4). Enfin, Rasori (5) et Borda parvinrent à apaiser les symptômes de l'abus de la digitale à l'aide de l'eau de can-

nelle, du vin, de l'alcool. L'action de l'opium opposée à celle de la digitale n'est plus mise en doute par personne (1).

§ V. *Effets dans les maladies.* — Le docteur Hosack, professeur dans le collége de Colombia, en Amérique, avait prévu des premiers que la digitale aurait pu devenir un remède précieux dans le plus grand nombre des maladies inflammatoires. Les Italiens, cependant, eurent la satisfaction de devancer le professeur américain dans l'application pratique de ses idées, et plusieurs années avant leur publication. Depuis le commencement de ce siècle, Rasori découvrit la vertu contre-stimulante de la digitale, et la prescrivit dans les maladies contre lesquelles il avait déjà expérimenté avec succès les évacuants de toute espèce, tels que le sel de nitre, les boissons aqueuses, la diète la plus sévère, et même la saignée. Il s'en est servi par la suite et toujours utilement dans toute maladie inflammatoire. Il multiplia ses expériences dans ses deux cliniques civile et militaire à Milan avec tant de succès et au milieu d'un nombreux auditoire, qu'il parvint à établir d'une manière incontestable que la digitale était un remède contre-stimulant héroïque capable, par conséquent, de combattre les hypersthénies, et d'épargner conséquemment dans les inflammations les plus graves un grand nombre de saignées. En même temps, Tommasini répétait à Parme les mêmes expériences avec le même bonheur; peu de temps après, Borda à Pavie en fit autant, Fonzago également à Padoue, et plusieurs autres médecins dans les différentes villes d'Italie. A la première publication de ces expériences thérapeutiques, un grand nombre d'écrivains s'élevèrent contre elles par le raisonnement, mais ils furent bientôt obligés de reconnaître la vérité des faits. Un fait remarquable, c'est que ceux-là mêmes qui sont contraires à notre doctrine, ou qui l'ignorent, n'ont pas obtenu de la digitale des effets différents de ceux qu'ont proclamés les Italiens. En effet, la digitale a donné des effets hyposthénisants aussi entre les mains de Maclean (2), de Currie (3), de Caming (4).

---

(1) Bulletin des sciences médicales, déc. 1828. Heidelb., Klin. Annal., suppl. z., 4 Bd., p. 294.

(2) Bidault de Villiers, Journal de médecine. Roques, Phytograph. medic., vol. I, p. 190.

   (3) Oper. cit.
   (4) Dissert. cit.
   (5) Oper. cit.

(1) Giornale medico-chirurg. di Parma, t. IV, p. 84.

   (2) Physic. med. journ., 1801, p. 415.
   (3) Samml. aus. abhandl. z. Gebr. f. prackt. Aerzte, 22 Bd., p. 375.
   (4) Ibidem, 25 Bd., p. 554.

Ces praticiens la prescrivaient après la saignée, et, sous d'autres points de vue, dans la péripneumonie. Les mêmes résultats ont été obtenus par Shat et par Dierbach (1), qui l'employèrent contre la péritonite puerpérale. Gasper (2) et Custanis (3) traitèrent aussi heureusement avec ce médicament le rhumatisme aigu, et Dawis a considéré la digitale comme un remède souverain contre la cardite (4), ainsi que Kreising dans les maladies du cœur (5), que Burny (6), Hodgson (7) et autres. Toutes ces maladies sont regardées le plus souvent par ces auteurs comme de nature inflammatoire, et, si elles n'étaient pas telles, la digitale ne saurait certainement les combattre. Plusieurs personnes ont blâmé l'usage de la digitale dans ces maladies parce qu'elles ont observé quelques accidents. Cela n'a dû arriver que dans les cas où quelque vice organique précordial rendait la maladie de nature mécanique ou incurable. Dans ces cas, cependant, la digitale est souvent également utile comme palliatif pour réprimer les congestions répétées que détermine la présence de la lésion organique même. Effectivement, Yeatmann dit avoir guéri par la digitale, par la compression et par la saignée, un anévrisme de la sous-clavière (8). D'Alquier dissipa des palpitations de cœur accomgnées de consomption (9), Sundelin (10), Saunders (11), Haseck (12) et Compte (13), s'en sont bien trouvés non-seulement

en plusieurs cas dans l'anévrisme, mais encore contre les phénomènes de l'angine de poitrine. Vogt accorde à la digitale la propriété d'empêcher la formation, ou du moins l'accroissement des polypes du cœur, qui arrivent après l'inflammation chronique de la membrane interne de cet organe et des artères (1). En parlant des fièvres, Reil loue beaucoup la digitale contre celles qui sont accompagnées d'une surexcitation très-prononcée du système circulatoire (2); J. Frank pareillement dans le traitement des fièvres accompagnées d'éréthisme et de chaleur brûlante (3). G. A. Haase l'a prescrite contre les fièvres angioténiques (4); Riemann contre la scarlatine compliquée de congestion encéphalique et délire, etc. (5). La nature hypersthénique de toutes ces maladies ne saurait être mise en doute par aucun praticien au courant de la science.

Puisque la digitale est un remède hyposthénisant-cardiaque, il est facile de prévoir qu'elle doit être très-utile dans les hémorrhagies actives. L'expérience répondit parfaitement à cette opinion, non-seulement en Italie, mais même ailleurs; ce remède a eu beaucoup de partisans sous ce rapport. Dans toute perte de sang, notamment dans l'hémoptysie, la digitale a été préconisée par Jones (6), par Ferriar (7), par Voigtel (8), par Richter. Thomas en a obtenu des avantages tels, qu'il croit superflu d'avoir recours, dans ces cas, à tout autre moyen (9). La digitale a été vantée dans l'hématémèse par Warburg; nous avons des raisons que nous ferons valoir ailleurs pour ne pas être de cet avis; il la loua aussi dans la métrorrhagie (10), où elle

---

(1) Schwartze pharm. Tabell., p. 409.
(2) Physic. med. journ., déc. 1802, p. 433.
(3) Physic. med. journ. 101, p. 766.
(4) Unters üb. d. Sympt. u. Behandl. d. Herzent. und., avec notes. De Kreisig, p. 101.
(5) Krank. v. Herz., 2 Bd., p. 715.
(6) V. Einig. d. Wicht. und haufig. Herzkr., p. 66 et 298.
(7) Malattie delle arterie e delle vene, p. 127.
(8) Annali di medicina straniera. Gatt., 1816, p. 380.
(9) Arch. f. medic. Erfahr. v. Horn., 1829, jan. et febr., p. 133.
(10) V. d. Heilanz, u. Wirk. d. Mosch. u. d. Digit. Horns Arch., etc., 1 Bd., p. 415.
(11) On inquiry concerning digit. or fox glove. Edinb., 1808.
(12) Hufeland's Journal, etc., 32 Bd., 3 st., p. 82.
(13) De l'hydrop. de la poitrine et des

palpitations de cœur promptement dissipées par la digitale. Paris, 1822.
(1) Pharmakodin, 1 Bd., p. 193.
(2) Fieberlehre, 2 Bd., p. 81.
(3) Prax. med. univ. precept. P. I, vol. I, p. 188.
(4) Diss. de digit. purpur. ejusq. usu in morbis potis acutis. Lips., 1812.
(5) Pharm. Bot., vol. I, p. 144.
(6) Med. comment. nel Samml. aus Abhand. z. Gebr. f. pr. Aerzte, 13 Bd., p. 33.
(7) An essay on the med. propert. of the digital. purp. Lond., 1799.
(8) Arzneimitt., 2 Bd., 2 abth., p. 316.
(9) Merat et Delens, Dictionn. de matière médic., t. II, p. 647.
(10) Diss. de hæmatemaji. Gott., 1803.

a été également recommandée par Hecker (1), par Cany (2) et par Burns (3), qui ordinairement la donne combinée au camphre, et il prétend qu'elle est un excellent remède pour empêcher l'avortement. On peut ajouter à ces autorités celle de Carson (4), d'Ourgaud (5) et de bien d'autres qui proclament la digitale comme un agent thérapeutique des plus actifs pour arrêter les hémorrhagies. — Le passage si ordinaire de l'hémoptysie à la phthisie a été parfois empêché par la digitale ; et lorsque le mal est passé à cette triste période, il a trouvé en elle un moyen efficace de soulagement. Depuis bien longtemps elle a été vantée par Ferriar, Moosmann, Maclean, Fowler, Douglas, Drake et Beddoes. Ce dernier avait conçu pour cette plante un tel enthousiasme, qu'il lui accordait contre la phthisie la même efficacité qu'au quinquina dans les fièvres intermittentes (6). Pourtant les praticiens ayant été désappointés, ainsi qu'il est aisé de le prévoir par ces promesses exagérées, l'abandonnèrent presque entièrement jusqu'à ce que les guérisons obtenues en assez grand nombre, entre autres par Kinglake (7), Storr (8), Reumann (9), Sibergondi (10), Mouton (11), Mansbrouny (12), Maugennis et autres la missent de nouveau en réputation. A en croire Maugennis et Ségand, sur soixante-douze phthisiques, dont vingt-quatre au premier degré de maladie, et les autres quarante-huit au troisième, quinze de la première catégorie guérirent complètement, et les neuf autres éprouvèrent une notable amélioration ; dans la seconde, vingt-quatre furent tout à fait guéris, quatorze s'améliorèrent, et neuf moururent (1). Nous ferons encore observer que Brosius a trouvé la digitale combinée au sulfate de quinine très-efficace dans le traitement de la phthisie (2).

Néanmoins, les auteurs voyant qu'elle ne guérissait pas toutes les phthisies, ont cherché à reconnaître dans quels cas elle pouvait convenir. Les uns trouvèrent qu'elle était indiquée dans la phthisie commençante aiguë, les autres dans la phthisie pituiteuse, d'autres dans la phthisie tuberculeuse. Sans entrer dans les détails de cette discussion, nous dirons seulement que d'après notre manière de voir la digitale pourrait peut-être par sa vertu hyposthénisante cardiaco-vasculaire, convenir dans toute espèce de phthisie, car l'organe affecté dans cette maladie non-seulement est très-vasculaire, mais encore il fait partie essentielle du système circulatoire, partie qui accomplit, comme on sait, une circulation spéciale, de sorte que les remèdes cardiaco-vasculaires sont en même temps (ainsi que nous l'avons déjà dit ailleurs) des remèdes pulmonaires. Secondairement, l'ensemble des phénomènes auxquels les nosologistes donnent le nom de *phthisie* dépend très-souvent d'une artérite primitive lente, qui par des circonstances particulières éclate vers l'organe de la respiration, et se continue d'abord sous forme aiguë, puis sous forme chronique (artéro-pneumonite ou artéro-bronchite). A cette espèce appartiennent ordinairement la phthisie aiguë, la phthisie *amatoria* ou hystérique, celle des aménorrhéiques et des chlorotiques ; la phthisie qui tire son origine d'une phlogose négligée des poumons ou des bronches, et qui se propage à la longue à tout le système artériel de la poitrine. De là, la fièvre nocturne sous le nom de *fièvre étique,* suppurative ou de consomption, laquelle en dernière analyse n'est qu'une lente artérite avec exacerbation quotidienne vers l'après-dînée (pneumo-artérite ou bronchite). Nous admettons, dans chaque espèce de phthisie, une artérite primitive ou secondaire, et conséquemment nous y voyons l'indication d'administrer tou-

(1) Kunst d. Krankh. d. Mensch. zu heilen., 2 Bd., p. 423.
(2) Gynakologie, 2 Bd., p. 288.
(3) Grands. d. Geburtst.; de l'anglais, 1820, p. 371.
(4) Phys. med. journ. 1801, p. 780.
(5) Gazette de santé, 15 août 1828.
(6) Essay, etc., p. 486.
(7) Cases and observ. on the med. effic. of the digit. purp. in phthis. London, 1801.
(8) Hufeland's journ. d. pr. Heilk., 25 Bd., 3 st., p. 46.
(9) Rheinisch Westphæl. Jahrb., 9 Bd., 1825, 3 st.
(10) Harless Neve gahrb., 10 Bd., 1 st., p. 114.
(11) Journal général de médecine, vol. XIX.
(12) Lond. med. repository, 1821, july.

(1) Annales de médecine pratique de Montpellier, vol. IV, p. 37.
(2) Bulletin des sciences médicales de Férussac, t. XVII, p. 291.

jours la digitale en sa qualité de remède hyposthénisant cardiaco-vasculaire. Il est aussi nécessaire de faire bien attention au degré et à la forme de l'affection, d'après lesquels on peut s'attendre soit à la guérison complète, soit à des effets palliatifs. Il y a des artéro-bronchites et des pneumo-artérites chroniques qui, par leurs symptômes particuliers, savoir : la fièvre du soir, la sueur nocturne et l'émaciation affectent la forme de la phthisie (phthisie pituiteuse). Leur fond est purement dynamique et inflammatoire. Dans ces cas, la digitale peut produire la guérison complète, si elle est convenablement administrée. Il y en a d'autres qui donnent lieu à quelques altérations organiques, savoir : solution de continuité, suppuration, endurcissement léger de quelques cryptes, etc. (artéro-pneumonite, ou pneumo-artérite ulcérée ou suppurée, ou avec endurcissement commençant). Dans celles-ci aussi on peut espérer quelquefois une guérison complète par l'administration de la digitale. Mais si l'altération matérielle des organes se soustrait à l'influence dynamique, elle établit un fond mécanique qui donne lieu à une maladie composée. Dans ce cas les avantages de la digitale ne pourront être que passagers ou palliatifs, puisque la partie mécanique du mal subsiste toujours. Elle combat cependant l'élément phlogistique, provoqué sans cesse par l'irritation mécanique. Enfin, lorsque la maladie est encore dans sa période d'augmentation, l'artérite fera plus de progrès vers la muqueuse gastrique, la diarrhée se déclare, les hémorrhoïdes enflent, des fistules à l'anus se forment, des irritations à l'estomac s'établissent, la dyspepsie, des rots, des vomissements paraissent, la langue est habituellement sèche, avec des aphtes, etc. Dans ce cas, la digitale, par des raisons que nous indiquerons ailleurs, n'est pas indiquée; elle serait même nuisible.

L'utilité de la digitale dans la phthisie détermina les praticiens à l'employer aussi contre la toux simple et dans la coqueluche; aussi eurent-ils à s'en louer. Friedling (1), Pierson (2), Voigtel (3), en ont obtenu d'excellents effets. Par-

kinson (1), Ferriar (2), Wolff (3), Fago, en ont obtenu de bons résultats dans le traitement de l'asthme; ils l'ont donnée à dose fort élevée (4). — Une réputation plus ancienne, plus stable et plus sûre, a été acquise à la digitale par des guérisons vraiment remarquables d'hydropisies obtenues par une foule de praticiens. Withering a été le premier à faire connaître des faits de cette espèce (5). — C'est par la propriété diurétique qu'on accorde généralement à la digitale qu'on explique les guérisons des hydropisies. La généralité des médecins ne voient dans ces cures que l'évacuation du liquide péritonéal par l'appareil urinaire; c'est pour cela même qu'ils trouvent indiqués les drastiques, et en général tous les remèdes évacuants, et qu'ils défendent les boissons aqueuses. J'ai à peine besoin de dire combien ces idées théoriques sont erronées. L'épanchement séreux n'est pas la véritable condition pathologique de la maladie; c'est là un simple effet, un symptôme de l'affection. Il suffit, pour s'en convaincre, d'observer qu'une fois évacué, à l'aide de la paracentèse, la maladie n'est pas pour cela guérie, et le liquide se reproduit le plus souvent. La médecine humorale présumait, dans ces cas, l'existence d'une diathèse aqueuse ou séreuse pour rendre compte de la reproduction du liquide. On n'avait pas réfléchi qu'une sécrétion humorale excessive dans une région, ne pouvait se faire qu'aux dépens des autres sécrétions de même nature, l'urine, la sueur, etc. De là, la sécheresse de la peau chez les hydropiques, la rareté des urines, la soif, etc. Mais dans l'hydropisie même, il y a un organe affecté primitivement ou secondairement, et cet organe, c'est l'une ou l'autre membrane séreuse, ou bien les tuniques des vaisseaux capillaires qui parcourent le tissu cellulaire sous-cutané. La nature de cette affection a été déjà démontrée par un grand nombre d'auteurs, et l'on sait que son essence est le plus souvent hypersthénique. On

---

(1) Med. and phys. journ., febr. 1801, p. 14.

(2) Med. dissertat. of the diagn. and treatment of pertussis, 1824.

(3) Arzneimitt., 2 Bd., 2 abth., p. 316.

(1) Theat. of Hants, p. 654.

(2) Op. cit.

(3) Hufeland's journ., etc., 18 Bd., 1 st., p. 51.

(4) Edinb. med. and surg. journ. Samml. abh., etc., 31 Bd., p. 214.

(5) On account of the fox glove and some of its med. use, etc. Birm., 1788.

peut dire d'une manière certaine que les hydropisies qu'on guérit à l'aide de la digitale sont de nature hypersthénique. Ce succès n'est dû qu'à la destruction de la condition pathologique. C'est alors et alors seulement, que la sécrétion morbide cesse, que le liquide sécrété est absorbé, et que les urines et les sueurs augmentent. D'après cela, on voit bien qu'on ne doit pas dire que l'hydropisie guérit parce qu'on urine copieusement, mais qu'on urine abondamment parce que la condition efficiente de l'hydropisie est enlevée. Cela est si vrai, que si l'hydropisie n'est pas hypersthénique, si son fond est mécanique, non-seulement l'épanchement ne disparaît point, mais encore il augmente malgré la digitale.

Essayons d'abord de bien comprendre la raison par laquelle l'hydropisie hypersthénique peut être guérie à l'aide des agents thérapeutiques. Puisque le principal, ou du moins le plus évident phénomène de cette maladie consiste dans la présence insolite de la sérosité dans une cavité, ou dans le tissu cellulaire, cette sérosité n'est que la vapeur ordinaire qui transsude de ces membranes ou de ces cellules, mais augmentée de beaucoup. C'est précisément dans ce cas que le phénomène d'exosmose ou d'exhalaison est bien plus actif que celui d'endosmose ou d'absorption. En réfléchissant sur ces actes fonctionnels, on est naturellement porté à penser qu'il existe dans le corps vivant en état de santé une circulation de sérosité dans les membranes; de sorte qu'aussitôt sorti des rameaux artériels, le sérum rentre dans les veines pour retourner aux poumons en passant par les cavités droites du cœur. Cela paraîtrait évident dans les glandes sécrétoires; sans cela, il n'y aurait point de sécrétion de l'humeur propre à leur office. On voit encore plus évidemment ce phénomène dans les tissus et dans le parenchyme des organes; autrement il ne pourrait s'y déposer les molécules qui doivent les nourrir.

Dans les hydropisies, la sécrétion artérielle est toujours de beaucoup supérieure à la quantité de liquide absorbée par les veines et les vaisseaux lymphatiques. Il est facile de comprendre que cela tient à l'exaltation d'action du cœur; les artères, se trouvant surchargées par cette impulsion, doivent nécessairement laisser échapper de leurs parois plus de liquide séreux qu'à l'état normal. Il est d'observation en effet que le pouls est fort et fréquent chez les hydropiques, et que des palpitations cardiaques accompagnent souvent l'anasarque. Les veines elles-mêmes et les vaisseaux lymphatiques étant compris dans le travail phlogistique, perdent une grande partie de leur force absorbante. Cela se voit dans les inflammations externes circonscrites; les vaisseaux capillaires sont congestionnés : de là la tumeur et la rougeur, faute d'absorption. Il résulte en effet des recherches très-délicates faites par M. Cruveilhier, sur les tissus enflammés, que ce sont les extrémités veineuses qui sont le plus malades (1). — Selon nous, ce sont les nerfs ganglionnaires de ces vaisseaux qui sont les premiers attaqués dans la maladie. Ces remarques s'appliquent exactement aux parois des cavités hydropiques, bien que le travail morbide y soit souvent fort latent, et qu'une hypersthénie supérieure puisse souvent en déterminer la guérison.

On conçoit maintenant comment, en réprimant l'action du cœur et des artères, la digitale guérit les hydropisies. Sous son influence, effectivement, les extrémités artérielles perdent leur érétisme et sécrètent moins de liquide; les veines elles-mêmes reprennent leur activité absorbante et font passer le sérum extravasé dans le torrent circulatoire sanguin; le sang est à son tour dépouillé de son excès de sérum par l'émonctoire rénal.

Le professeur Mongiardini, de Gênes, soutenait autrefois que la digitale ne guérissait autrement l'hydropisie qu'en irritant les bouches des vaisseaux lymphatiques et en augmentant leur action absorbante. J'ai à peine besoin de faire voir le peu de fondement de cette doctrine, puisqu'il est reconnu que dans les tissus enflammés elle est diminuée ou suspendue, et que toutes les substances irritantes ne font qu'entretenir ou exagérer cet état. Il est d'observation, au contraire, que les moyens capables de favoriser l'absorption dans une partie externe enflammée sont les saignées, l'application de la glace, celle des émollients et de l'eau. Or on ne dira certainement pas que ces moyens irritent ou stimulent les lymphatiques.

Ce que nous venons de dire, relativement à l'action de la digitale dans les hydropisies, reçoit une confirmation dans

____

(1) Nouv. Bibl. méd., oct. 1826.

la remarque qu'ont faite tous les praticiens sur les circonstances favorables
de son emploi. Tous s'accordent à dire
qu'elle n'est point utile chez les individus dont le pouls est faible, et qu'elle est
très-avantageuse au contraire dans les
hydropisies hypersthéniques, ou dans
lesquelles la saignée serait indiquée,
comme dans l'hydrothorax, dans l'hydrocéphale aiguë, etc.—Une autre maladie contre laquelle la digitale a été
utile, c'est la folie. Mason rapporte avoir
observé un maniaque qui était furieux et
dont le pouls battait quatre-vingt-dix
fois par minute. Il lui administra la digitale, et le pouls descendit à soixante-
dix. Le même phénomène se reproduisit
plusieurs fois et le malade recouvrait la
raison chaque fois. Si le pouls descendait
à cinquante, le malade devenait mélan-
colique; et si, en augmentant les doses
du remède, on réduisait les pulsations
à quarante, il devenait presque mourant.
D'après cette observation, et plusieurs
autres tirées de sa grande pratique, cet
auteur conçut une telle confiance dans
les bienfaits de la digitale, qu'il ne regardait comme incurables que les folies
qui avaient résisté à l'usage de ce médicament. Il en élevait graduellement les
doses jusqu'à en obtenir des effets sensibles (1). Willis aussi a obtenu par la
digitale de fort bons effets dans le traitement de la manie (2); Saunders (3),
Hamse (4), et plusieurs autres également.
Ces auteurs assurent que la digitale est
notamment utile lorsqu'il y a des signes
d'une action augmentée du cœur; mais
Fanzago a indiqué mieux que qui que ce
soit les cas dans lesquels on peut employer la digitale avec avantage (5). Dans
la manie hypersthénique, et notamment
dans celle qui dépend d'une lente arachnoïdite, la digitale est utile; mais elle
ne le sera pas, si la manie a un fond
mécanique, savoir : si elle dépend d'une
conformation vicieuse du crâne, de la
présence d'une exostose, etc. Dans ces
cas, elle ne peut être tout au plus qu'un

remède palliatif. On peut appliquer les
mêmes raisonnements au delirium tremens des ivrognes, dans lequel elle a
été recommandée par J. Wabster (1) et
par Pinson (2); ainsi qu'à l'épilepsie,
puisque, eu égard à sa nature dynamique
et au siége de la lésion (arachnoïdite),
cette maladie présente de l'analogie avec
la folie. La digitale effectivement a été
administrée avec avantage contre l'épilepsie par plusieurs praticiens, entre
autres par Murray, Swediaur, Parkinson (3), R. W. Scott (4), etc.

Les anciens vantaient beaucoup la digitale contre les scrofules; ils l'employaient
ordinairement à l'extérieur. Van Helmont pourtant, Burmann, Quarin (5),
Murray (6), Merz (7), Hufeland (8), l'employèrent aussi à l'intérieur. Uwins la
trouva efficace contre le tabes mésentérique (9). D'autres auteurs ont préconisé la digitale contre les affections
scrofuleuses en la combinant aux mercuriaux, à l'éponge et à d'autres remèdes
fort actifs. On en a aussi étendu l'usage
à d'autres affections du système glandulaire, comme aux endurcissements, au
squirrhe. On trouve des guérisons de
cette espèce dans les écrits de John (10),
d'Osiander (11), de Kühn et de Meyer
(12). Quel degré de confiance peut-on
accorder à ce remède dans de semblables affections? Nous l'indiquerons lorsque nous traiterons des remèdes hyposthénisants lymphatico-glandulaires.
Les dartres ont été traitées aussi avec
la digitale par Richter (13), par Hen-

---

(1) Practical observat. on insanity, etc.
London, 1804.

(2) Idea dell dott. Willis sul met. curat.
della papia. Gior. med. chir. di Parma,
vol. 1, p. 59.

(3) Annal. de gesam. Heilk., 1 Bd., 2 st.,
p. 86.

(4) Chron. Krankh., 2 Bd., p. 512.

(5) Med. cit.

(1) The new England. journ. of medic.,
vol. ix, 1830, july.

(2) Medic. chir. Zeitung. 1823, 1 Bd.,
p. 86 et 90.

(3) Theat. of Plants, p. 654.

(4) The Edinb. med. and surgic. journ.,
janvier 1827.

(5) Animadv. pract. in divers. morb.,
p. 118. Vien., 1786.

(6) M. Med., t. i, p. 490.

(7) De digital purp. ejusq. usu in scro-
phul., Jen., 1790.

(8) V. Den Scropheln., p. 249.

(9) The London med. and phys. journ.
1818.

(10) Mat. med., t. i, p. 621.

(11) Neue Denkwürdigk., 1 Bd., p.
279.

(12) Richters. Chir. Biblioth., 4 Bd.,
p. 591, et 5 Bd., p. 582.

(13) Sperielle the rap., 2 Bd., p. 615.

ning (1), par Weavre (2), par Hoffmann (3). Les ulcères cancéreux, les plaies de vieille date, plusieurs espèces de blessures, ont été soignés avantageusement avec la digitale. — Les chirurgiens ont aussi employé utilement la décoction de digitale dans des cas de leucorrhée et de blennorrhagie. — Enfin, quelques praticiens ont prescrit la digitale pour guérir les fièvres intermittentes. Davy (4), Gaffenauer (5), Guirard (6) et autres, sont de ce nombre, ainsi que moi-même. Je n'indique cela ici que comme une note historique ; j'y reviendrai ailleurs lorsqu'il sera question des préparations de quinquina. Et puisque nous nous sommes cité nous-même, il nous sera permis d'ajouter que nous avons obtenu par la digitale d'excellents résultats dans la métrite compliquée d'aménorrhée, ou de ménorrhagie ; dans l'artérite lente avec pàleur cutanée, et autres affections.—Jusqu'à présent nous n'avons pas encore de données certaines sur la digitaline, c'est-à-dire sur le principe que Leroyer a cru devoir appeler ainsi. David, en l'expérimentant, a trouvé une action plus constante, mais moins efficace que celle de la digitale pourprée. Le pouls se ralentit aussi par l'action de ce principe, mais il s'affaiblit plutôt (7). En Italie, le seul qui l'ait expérimenté, à ce que je sache, est le docteur Larber ; il me fit part de ses observations par une lettre datée du 9 juin 1834. On dirait, d'après ses observations, que le principe très-amer et cristallisable de la digitale n'occasionne pas ce malaise à l'estomac qui est propre à la digitale ; il ne produit non plus ni d'exaltation ni d'irrégularité dans le rhythme du pouls ; il provoque des sueurs en abondance, ce qui n'a pas lieu par la digitale. Il paraîtrait enfin que la digitaline est un excellent remède contre-stimulant, car les maladies contre lesquelles elle a été utile étaient toutes hypersthéniques ou inflammatoires.

§ VI. *Appréciation de l'action du remède.* — L'action hyposthénisante cardiaque de la digitale nous paraît avoir été suffisamment démontrée par les faits que nous venons d'exposer. Les objections avancées contre cette manière de voir ont déjà été en partie combattues dans les paragraphes précédents. Parmi ces objections il y en a sur lesquelles je n'ai pas cru devoir m'arrêter, attendu qu'elles ont pour sujet des guérisons de maladies obtenues à l'aide de la digitale, lesquelles étaient réputées autrefois de nature asthénique, tandis qu'elles sont reconnues aujourd'hui de nature opposée. En conséquence ces objections tombent d'elles-mêmes. Saunders a prétendu que l'action de la digitale était excitante, et qu'elle augmentait la fréquence et la force du pouls. Il ajoute qu'après l'usage longtemps continué, la digitale finit par rubéfier la peau de la figure, déterminer des céphalalgies, de la chaleur, de l'inquiétude, et tous les symptômes enfin de l'action fébrile (1). Bien que peu de praticiens soient de l'avis de Saunders, le nombre des observateurs qui ont remarqué des effets contraires à ceux-ci est si grand qu'on est autorisé à croire que ses observations ne sont pas exactes. Il est plus que probable que Saunders a pris les effets de la maladie pour ceux de la digitale. Une hypersthénie excessive est capable de porter l'oppression dans le pouls et d'occasionner la pâleur ; alors il pourrait se faire que la digitale augmentât la force et la fréquence du pouls et déterminât de la rougeur à la figure, en dissipant une partie de l'oppression cardiaque. Cela ne ferait que confirmer de plus en plus l'action hyposthénisante de la digitale. Il est possible aussi que par l'action de cette substance il survienne de la céphalalgie et de la fièvre, à moins toutefois que l'estomac du malade ne soit dans une telle condition que la digitale ne puisse être digérée ; alors elle pourrait agir comme corps étranger. Le médecin qui ne saurait distinguer ces différentes circonstances, et accorder à chacune sa propre influence, devrait s'abstenir de raisonner sur l'action des remèdes. — Quant au ralentissement du pouls produit par la digitale, Baildon observa, dans ses propres expériences, qu'il n'a

---

(1) Beitr. z. prakt. Arzneik., 1804, 2 Bd., p. 86.

(2) Authenrieth und Bohnenbergers Tübing. Blatt., 3 Bd., p. 119.

(3) Hufeland's journ. d. prakt. Heilk., 5 Bd., p. 249.

(4) Gazette de santé, 1er février 1826.

(5) Biblioth. méd., t. xxvi, p. 240.

(6) De l'emploi de la digitale pourprée dans quelques fièvres intermittentes. Montpellier, 1823.

(7) Omodei Ann. univers. di med., octobre et novembre 1833, p. 398.

Giacomini.

---

(1) On pulmonary consumt.

pas lieu lorsque l'individu se tient debout. On l'aperçoit à peine s'il reste assis, et il paraît dans toute sa plénitude lorsque l'individu est couché ; mais il cesse de nouveau lorsqu'il se remet debout (1) La singularité de ce phénomène excita quelque surprise ; mais Rasori démontra par une série d'observations que pareille chose avait aussi lieu chez les malades que l'on traitait avec d'autres remèdes, ainsi que chez les convalescents et les bien portants, bien qu'à un degré moins prononcé ; et il en présenta l'explication, en établissant qu'à circonstances égales la fréquence du pouls est en raison directe de la quantité des contractions musculaires en action dans le même moment. Elle est *minime* si le corps est commodément couché ; elle s'accroît, si pour se tenir assis on met en exercice les muscles dorsaux ; elle augmente encore plus si en restant debout on emploie un plus grand nombre de muscles, et elle est très-grande sous les contractions violentes et les grands mouvements, ce qui arrive quand on fait des efforts, ou que l'on court : de là les fièvres simulées en faisant de fortes contractions musculaires que les spectateurs n'aperçoivent point (2).

Nous croyons devoir avertir que l'administration de ce remède est accompagnée de deux inconvénients qui lui sont propres et qui obligent à y renoncer quelquefois. L'un c'est le trouble dans le rhythme du pouls. Ce trouble n'a point lieu lorsque l'hypersthénie est fort grave et que la tolérance du remède est grande ; néanmoins cette propriété, que j'appellerais *perturbatrice*, ôte au médecin une des plus précieuses données pour mesurer l'état morbide dans le caractère du pouls. Et s'il ne sait pas (et bien souvent il n'est pas possible de distinguer les anomalies du pouls causées par la digitale de celles qui dérivent de la condition morbide), on risque de se tromper en agissant sans nécessité, ou en se tenant dans l'inaction lorsqu'il est encore nécessaire d'agir. C'est d'après cette considération que Rasori lui-même, dans les cas graves, ainsi qu'il le dit, a mis de côté la digitale, pour la remplacer

par d'autres contre-stimulants. Il conviendrait en conséquence que les praticiens multipliassent les expériences de Larber sur la digitaline, pour vérifier si réellement ce principe de la digitale ne possède pas la qualité de troubler la marche du pouls, et si son action est plus constante, bien que moins efficace, que la digitale, et que le pouls ait sous son influence une tendance plus à s'affaiblir qu'à se ralentir.

§ VII. *Action mécanique.* — L'autre inconvénient de la digitale est son action mécanique un tant soit peu âcre. Lorsqu'on en use pendant longtemps ou en grande quantité, l'estomac a de la peine à la digérer, et elle y cause de la chaleur. Cela arrive surtout chez les individus délicats et chez ceux dont l'estomac est dans un état de pléthore et de sensibilité anormale. Cette chaleur dure rarement au delà du temps de la digestion, et on peut, en général, persuader les malades de ne pas la craindre. Nous ne sommes pas de l'avis de ceux qui regardent les nausées, le vomissement et les vertiges comme des effets de l'action irritante de cette substance. Les praticiens auront peut-être vérifié dans l'usage de la digitale ce que nous avons observé nous-même plusieurs fois, savoir : que les nausées et le vomissement ne vont pas ensemble avec la chaleur et la douleur d'estomac. Cela arrive lorsque la digestion est très-avancée ou achevée, et se joint toujours ordinairement avec l'abaissement du pouls. Que ces phénomènes soient l'effet de l'action hyposthénisante, nous le démontrerons clairement lorsque nous parlerons du mécanisme du vomissement, à l'occasion des antimoniaux.

§ VIII. *Préparations ; mode d'administration.* — On donne ordinairement les feuilles de la digitale sèches, en poudre, combinées avec le sucre ; c'est la meilleure préparation. Quelques-uns prescrivent l'infusion et même la décoction ; ces formules sont préférables lorsqu'on veut donner le remède par injections dans les organes génitaux ou dans le rectum.

Dose. Pour ce qui a rapport à la dose, il faut savoir que la digitale (il n'est ici question que de la digitale *pourprée*), comme plusieurs autres végétaux, varie assez dans son degré d'activité, particulièrement à cause du sol où elle est cultivée, du climat et du temps où on la cueille. C'est pour cela même que

---

(1) The Edimbourgh medic. and surg. journ. July, 1807.

(2) Opuscoli di medic. clinica, vol. II, p. 25.

nous voyons le plus grand désaccord parmi les médecins relativement à la dose; aussi, dans certains endroits, on l'administre à très-hautes doses, et dans d'autres, à de très-petites. Celle qu'on récolte dans nos montagnes en juin et juillet, on la fait sécher promptement au soleil et on en pulvérise les feuilles au fur et à mesure qu'on en a besoin. La dose est de quinze centigrammes (trois grains) à un gramme (vingt grains) par jour. On sait, au reste, que dans certains cas on peut en donner une plus haute dose. L'infusion peut se faire avec un gramme et demi (trente grains) à quatre grammes (un gros); la décoction pour prendre par la bouche, avec un gramme et demi (vingt-sept grains).

Formules modèles.

1. *Poudre.*

℞ Feuilles de digitale pourprée en poudre, quinze centigrammes (trois grains).

Sucre blanc, quatre grammes (un gros).

M., F. paquets, neuf.

A en prendre un toutes les heures.

2. *Injections.*

℞ Feuilles de digitale pourprée, quatre grammes (un gros).

Eau pure, demi-kilogramme (une livre).

Faites bouillir pendant un quart d'heure, décantez et ajoutez:

Miel clarifié, trois décagrammes (une once).

***

AUTRES ESPÈCES DE DIGITALES.

Parmi les différentes espèces de digitales, on en a expérimenté quelques autres que les praticiens ont trouvées d'une action analogue à la précédente; ce sont la *digitalis lutea*, l'ambiguë, l'épiglottique. Le nombre des faits que nous possédons sur ces digitales n'est pas assez considérable pour se prononcer sur leurs propriétés, et surtout pour dire si elles méritent la préférence sur la digitale pourprée. On a trouvé en général qu'elles ont moins d'activité, et conséquemment qu'elles sont moins dange-

reuses que la digitale pourprée. Nous tenons à cette dernière, comme la plus usitée et la mieux connue jusqu'à ce jour. Quand on aura trouvé vraiment la digitaline, c'est sur elle qu'il conviendra d'entreprendre des expériences pour bien s'assurer si on doit la préférer à la digitale.

***

SCILLE, OIGNON MARIN.

(Scilla maritima.)

§ Ier. *Caractères physiques.*—La scille croît en abondance sur les plages de la Méditerranée, dans des terrains spécialement sablonneux; aussi prend-elle le nom de *maritime*. La racine de cette plante a la forme d'un bulbe conique, à grandes écailles succulentes, rougeâtres ou blanchâtres; ce bulbe est la seule partie dont on fait usage en médecine. Les écailles, lorsqu'elles sont fraîches, bien qu'inodores, exhalent une vapeur très-âcre et irritante comme celle des oignons, et provoquent l'éternument et le larmoiement; sa saveur est très-piquante et amère. Le suc de ce bulbe, appliqué sur la peau, la rubéfie, y détermine un prurit, des phlyctènes et des pustules. On conserve aisément l'oignon de la scille dans les caves, où elle vit aux dépens de l'humidité de l'air, et y fleurit vers le printemps. Là scille desséchée, telle qu'on l'emploie en médecine, n'exhale aucune odeur; elle a perdu beaucoup de son âcreté et de sa saveur.

§ II. *Notions chimiques.* — Les analyses les plus accréditées sur la scille sont celles de Vogel et de Tilloy. Le premier y trouva un principe très-amer qu'il appela *scillitine*. Ce principe renferme peut-être là partie active de la plante. Il y trouva en outre de la gomme, du tannin, du citrate de chaux et du sucre. Le second y reconnut également la substance âcre et amère, le sucre et la gomme, et de plus une matière grasse et un principe volatil très-fugace.—La scillitine obtenue par Vogel est blanche, transparente, d'une cassure résineuse, d'une saveur amère; elle est déliquescente à l'air, se ramollit au feu. Il faut noter que plusieurs personnes ne regardent pas la scillitine comme un principe *sui generis*, mais bien comme un composé qui renferme la véritable partie médicamenteuse de la plante.

§ III. *Effets sur les animaux.*—Il y a peu d'animaux qui ne repoussent ce végétal comme aliment. Les chameaux d'Afrique, qui se nourrissent de tout, jusque du chardon épineux, laissent intactes les feuilles vertes de la scille (1). Les chats, les lapins soumis aux expériences par Hillefeld, moururent, et les chiens et autres animaux en furent trèsmalades (2). Les rats en meurent, d'après Bergius(3). Si l'on fait cuire la scille dans une galette, et qu'on la donne à manger aux cochons et aux poissons, ils meurent, au dire de Vogel (4). Gejer donne une idée des symptômes qu'elle produit chez les animaux : ce sont des balancements, de l'inquiétude, de la roideur (5). Alibert aussi entreprit des expériences sur les animaux, qui confirmèrent ce que les auteurs avaient avancé à ce sujet (6). Avec de la pommade de scille et du suc gastrique, le docteur Chiarenti fit des frictions à un chien, et il détermina des sécrétions urinaires abondantes (7). D'après quelques observations particulières, Orfila tira pour corollaire : 1° que l'action mortelle de la scille dépend spécialement de son absorption et de son action sur le système nerveux ; 2° que les poumons n'en éprouvent aucune atteinte et que l'accélération de la respiration paraît être liée avec son action sur les nerfs ; 3° que plus son action irritante locale est énergique, plus l'époque de la mort est tardive (8).

§ IV. *Effets sur l'homme en santé.* — Il n'est pas surprenant que les auteurs qui ont décrit les effets de la scille ne parlent que de cuissons, de douleurs, d'érosions, d'inflammations d'estomac et des intestins : c'est qu'on s'était imaginé que la scille était un poison irritant et capable de produire à l'intérieur ce qu'on observait à l'extérieur. Je n'ai pas besoin de dire que tout cela est hypothétique. Les faits qui précèdent le dé-

mentent positivement. Il est vrai que le suc frais de la scille irrite et enflamme la peau par son contact, et qu'il donne lieu quelquefois aussi à des chaleurs incommodes vers le gosier et l'estomac ; mais cet effet ne s'observe presque jamais par la poudre sèche, laquelle ne laisse pourtant pas de produire des phénomènes généraux, et même la mort par suite de son passage dans le sang. Ces effets fort graves sont la dilatation de la pupille, des vertiges, des démangeaisons, grande envie d'uriner, des urines en abondance, l'inappétence, de la lassitude, de l'engourdissement, de la faiblesse dans les membres (1). Quelques auteurs ont insisté principalement sur la perte de l'appétit et la lassitude générale (2) ; d'autres sur les nausées et les vomissements (3) ; d'autres sur les convulsions (4), l'anxiété (5), quelques autres sur les urines sanguinolentes (6). Hahnemann nota aussi l'écoulement de sang par les parties naturelles chez la femme (7). Home a observé un abaissement considérable dans le pouls jusqu'à ne donner que quarante pulsations par minute (8). Richter s'arrête aussi principalement sur le ralentissement du pouls et sur la faiblesse générale (9). Cela a été aussi indiqué par Voigt, qui attribue à la scille une action analogue à celle de la digitale ; il dit en outre que les sécrétions augmentent sous son influence, et que les humeurs sécrétées sont plus fluides (10). Lange rapporte le cas d'une femme atteinte de tympanite à laquelle un charlatan administra une cuillerée de poudre de scille ; elle mourut immédiatement ; son cadavre laissa voir l'estomac enflammé et en partie rongé (11). On s'est appuyé

---

(1) Ludwig. Advers. med. prakt., vol. II, p. 598.
(2) Diss. sist. experim. circa venena, p. 12.
(3) Mater med., p. 265.
(4) Hillefeld, Diss. cit.
(5) Miscell. nat. curios., dec. II, ann. VI, p. 298.
(6) Nouveaux Éléments de thérapeutique, t. I, p. 588.
(7) Op. cit., t. III, p. 184.
(8) Toxicologie, t. III, p. 853.

(1) Reine Arzneimittekehre, 3 Bd., p. 267 et suiv.
(2) Tissot, Epist. med. pract., p. 207. Bergius, Mat. med., p. 278.
(3) Tissot, cit. Muzell Wahrnehm, t. II, p. 34. Cohausen, Comm. lit. Norimb., V, XII, sect. II, cap. XXVIX.
(4) Tissot, cit.
(5) Idem. Ludwig, Adversar. med. v. II, p. 715.
(6) Tissot, cit. Gaspari, Diss. de scilla. Gott. 1785, p. 11.
(7) J. G. Wagner, Obs. clinic. Lub., 1737.
(8) Clinical experim., p. 394.
(9) Ausführ. Arzn., 2 Bd., 341.
(10) Pharmakodyn., 11 Bd., p. 414.
(11) De remed. Brunsv. domest., p. 176.

sur ce fait pour prouver l'action irritante de la scille. On n'a pas réfléchi qu'en supposant même que la scille eût été capable d'ulcérer l'estomac, la mort n'aurait dû avoir lieu qu'après quelque temps. Dans ce cas, il faut observer que la femme était déjà malade et présentait des symptômes d'une affection ancienne de l'estomac. Un fait analogue est rapporté par Quarin : la mort a été occasionnée par six décigrammes de scille avalés en une seule fois, mais il n'a pas été question d'ulcérations ni d'inflammations(1). Les femmes qui ont voulu se faire avorter par ce moyen ont mis leur propre vie en danger et celle du fœtus (2). Muzell rapporte un cas d'empoisonnement par la scille chez un individu asthmatique qui a pris par la bouche quatre grammes (un gros) de poudre de cette plante au lieu de la prendre en lavement. Les symptômes ont été alarmants : des vomissements répétés, démangeaison par tout le corps, chaleur vive à la peau, éruption cutanée, etc. Ces symptômes se sont apaisés petit à petit, et le malade finit par guérir ; mais, chose remarquable, il a été débarrassé complétement de son asthme en même temps (3). Pour adoucir les effets de la scille, les anciens prescrivaient les aromates, au dire de Murray (4). On s'est servi aussi des huiles éthérées et de l'opium (5). D'autres ont préconisé l'écorce de cannelle (6) ; on a eu en vue par ces moyens d'empêcher la nausée, les vomissements et la faiblesse d'estomac qu'on a vus survenir souvent par l'usage de la scille. On a par là une preuve que l'action de la scille, étant opposée à celle de ces substances, doit être envisagée comme hyposthénisante. On a encore une seconde preuve dans la remarque que la teinture alcoolique de scille est, parmi ces différentes préparations, la moins efficace à cause de l'esprit-de-vin qu'elle contient. On a aussi conseillé d'ajouter à la scille le sel de nitre, le calomel et le camphre, dans le but d'empêcher la chaleur

locale, les douleurs à l'estomac, et d'aider aussi la sécrétion des urines. Ces moyens, loin d'être des antidotes de la scille, augmentent son effet dynamique.

§ V. *Effets dans les maladies*.—Dans aucune maladie la scille n'a été autant prônée que dans l'hydropisie. Je ne répéterai pas ce que j'ai déjà dit sur les hydropisies à l'occasion de la digitale, je me contenterai seulement de faire remarquer que l'effet de ces deux substances est parfaitement analogue. En conséquence, ce que nous avons déjà établi à l'égard de la digitale s'applique sans restriction à la scille. Dans la phthisie, les anciens ont aussi beaucoup préconisé la scille. Dioscoride, cependant, conseille de ne pas la prescrire lorsqu'il y a ulcération à l'intérieur, dans la crainte de l'agrandir. Fothergill (1) et Murray (2) s'opposèrent aussi à l'emploi de la scille dans la phthisie tuberculeuse ; mais ils en approuvaient l'usage dans la phthisie pituitaire (bronchite chronique). Dans cette dernière, Roques (3) en obtint beaucoup d'avantages. Les contradictions de ces auteurs dépendent évidemment de l'idée préconçue d'une action échauffante de la scille plutôt que d'observations directes.—En effet, Murray, après avoir dit que la scille est douée d'une action presque spécifique sur l'appareil de la respiration, et qu'elle convient dans la toux et dans l'asthme, d'accord avec F. Hoffmann (4), Schrœter (5), Wagner (6), Millar (7) et Weikard (8), ajoute, contradictoirement avec lui-même, et en confirmation de notre thèse, que dans l'inflammation du poumon, à quelque période que ce soit, la scille est indiquée et peut être regardée comme un précieux remède ; il ajoute qu'on ne doit point craindre les nausées ni les vomissements, pourvu qu'on boive par-dessus copieusement de la tisane (9). Ce conseil prend

<hr>

(1) Animadv. pract., p. 166.
(2) Murray, Apparat. medic., vol. v, p. 49.
(3) Med. chir. Wahrnehm. 2 Samml., p. 84.
(4) Loc. cit., p. 48.
(5) V. Richter, Ausf. Arzn., 2 Bd., p. 416.
(6) Regnaudot, dans Samml. aus. abh. z. Gebr., etc., 9 Bd., p. 594.

(1) Med. observ. and inquir., vol. v, p. 375.
(2) Appar. med., vol. v, p. 50.
(3) Phytographie médicale, t. i, p. 102.
(4) Med. syst., P. iv, p. 343 et 354.
(5) Diss. de ægroto asthen. usu rad. scill. sublev. Haller, Coll. dissert., t. ii, p. 141.
(6) Idem, p. 179.
(7) Obs. on the asthma and on the hooping cough, p. 103.
(8) Vorm. medic. Schrift, P. i, p. 35.
(9) Op. cit., p. 55.

de la valeur par la pratique de Dehaën, qui donna dans les inflammations pulmonaires de neuf à dix-huit décagrammes (trois à six onces) d'oxymel scillitique par jour (1); par celle de Springle (2), par celle de Sarcone (3) et de plusieurs autres qui recommandèrent également la scille, mais dans la dernière période du catarrhe aigu (4). Ces auteurs attendaient de la scille un effet dissolvant, atténuant la mucosité *visqueuse des voies aériennes*, et capables d'aider l'expectoration; mais on conçoit que ces effets d'atténuation et de crachement ne peuvent avoir lieu qu'autant qu'on triomphe de l'élément inflammatoire. En conséquence, si la scille jouit d'une pareille prérogative, il faut conclure que son action est hyposthénisante-pulmonaire et en même temps cardiaque. Sous ce point de vue, nous avons prescrit plusieurs fois, et avec un résultat très-salutaire, la scille, tantôt seule dès le commencement ou à la fin de la maladie, tantôt après une ou deux saignées, selon la gravité du mal, dans la péricardite et dans l'artérite lente.

Murray décrit les effets heureux que la scille produit dans les douleurs des reins, dans la néphrite, et même dans les cas de graviers, d'après l'autorité de Wagner (5). Il ajoute pourtant qu'on doit prendre garde de la prescrire dans la néphrite aiguë; mais ici aussi c'est plutôt l'opinion propre préconçue de l'auteur que l'expérience clinique que Murray fait valoir. Nous sommes au contraire d'avis que la scille, par cela même qu'elle est hyposthénisante cardiaco-vasculaire, doit être avantageuse dans l'état hypersthénique des reins. — Déjà Heurnio et Drawir avaient reconnu dans la scille une grande vertu antiscorbutique (6); Lind (7) et Werlof (8) appuyèrent cette opinion de leur propre autorité. Nous aurons l'occasion de revenir sur ce sujet. — On préconisa la scille en lavement

dans quelques maladies de la tête, telles que la commotion cérébrale, l'épanchement de sérosité dans les méninges, les blessures graves, mais toujours après la saignée et les applications froides (1). Elle a été également administrée en lavement aussi et par la bouche dans les cas d'helminthiase, en particulier contre le ténia. De nos jours, cependant, on ne compte pas beaucoup sur cette dernière propriété de la scille (2). Disons enfin que Lambert a employé la poudre de scille d'après la méthode endermique à la dose d'un à deux décigrammes; il prétend, par son usage, avoir calmé la toux, favorisé l'expectoration, la sueur et l'urine (3). Bally (4) et Hosse (5) l'ont également prescrite à l'extérieur. Ce dernier ayant porté la dose à deux grammes, occasionna une forte irritation sur la partie privée d'épiderme.

§ VI. *Appréciation de l'action, etc.* — Il est aisé de voir, d'après ce que nous venons d'exposer, que la scille est douée d'une vertu hyposthénisante cardiaco-vasculaire, et que les vertus diverses que les auteurs lui attribuent, savoir, la diurétique, l'expectorante, l'émétique, etc., ne sont que des effets secondaires et subordonnés à son action primitive. D'ailleurs, il est aisé de voir que les auteurs de matière médicale trouvent bien des contradictions dans la scille en s'appuyant sur la fausse idée que, une fois pénétrée dans l'assimilation organique, elle conserve toujours la même âcreté qu'elle a lorsqu'on l'applique sur la peau.

§ VII. *Action mécanique.* — On ne peut nier une action mécanico-chimique irritante à la scille fraîche; cette action est analogue à celle des oignons ordinaires de nos cuisines. Si cependant par l'âcreté de son suc elle est capable, comme ces derniers, de rougir la peau et d'enflammer les parties privées d'épiderme, il n'est pas moins vrai que ni nos oignons ordinaires ni la scille ne parviennent à occasionner de semblables effets dans l'estomac, qui les digère, car ce

---

(1) Rat. med., P. i, p. 23.
(2) Obs. on the disease of the army, 7e éd., p. 143.
(3) Storia dell' epidemia di Napoli, vol. i, p. 173.
(4) Roques, op. cit.
(5) Haller, Collect. dissert., t. ii, p. 192, 195, 196.
(6) Murray, cit., p. 56.
(7) Treatise on the Scurry, p. 222.
(8) Lett. in Engel. spec. med., p. 164.

(1) Schmucker, Chir. Warnehm, vol. i, p. 144.
(2) Weikard, Verm. med. schrift., P. i, p. 72. Storck, Ann. med., p. 103, 164.
(3) Essai sur la méthode endermique, 1828.
(4) Revue médicale, 1827.
(5) Rust's Magaz., 32 Bd., p. 444.

viscère leur ôte tout pouvoir irritant. Nous voyons effectivement que le peuple fait impunément usage en grande quantité d'oignons crus; on en donne également aux enfants sujets aux vers, sans occasionner chez eux la moindre gastrite, ni même augmenter l'irritation préexistante déterminée par la présence des vers. La même chose a lieu relativement à la scille lorsqu'elle est desséchée, telle qu'on l'emploie en médecine; elle a perdu cette action mécanique, mais on dirait qu'elle est devenue plus difficile à digérer : c'est pour cela qu'elle provoque de la chaleur à l'estomac et quelque légère gastralgie. Ces effets ne méritent pas une grande attention dans plusieurs cas, mais on doit toujours les éviter autant que possible en choisissant les formes les plus convenables. La nausée, les vomissements et les évacuations alvines dépendent de l'action dynamique du médicament; c'est-ce que nous éclaircirons en parlant du tartre stibié.

§ VIII. *Préparations, doses, etc.* — On obtient la poudre de scille en triturant les différentes couches du bulbe, préalablement desséchées au four et ensuite à l'ombre, en les tenant écartées les unes des autres. Ordinairement, on mêle la poudre avec du sucre, ou bien on en fait des pilules avec quelque correctif, par exemple le camphre. La dose est de deux à cinq centigrammes, deux ou trois fois par jour; on la prescrit aussi à la dose d'un à deux décigrammes. Home en a élevé la dose jusqu'à quatre décigrammes par jour sans obtenir aucun effet apparent; nous aussi nous avons porté la dose de la scille jusqu'à trois décigrammes par jour sans accidents; nous obtînmes un abaissement dans le pouls et une diminution dans les phénomènes inflammatoires. Dans un cas, le pouls ne donnait plus que quarante-cinq pulsations. — Le vinaigre scillitique s'obtient en faisant macérer pendant trois jours neuf décagrammes de bulbes de la scille coupés dans un demi-kilogramme de bon vinaigre; on filtre le liquide après une légère expression. Généralement, on s'en sert pour l'usage externe. Par la bouche, il est peu usité, bien que son activité soit très-prononcée; la dose est de vingt à soixante gouttes. — L'oxymel scillitique est une préparation fort commode qui se fait avec un demi-kilogramme de vinaigre scillitique et un kil. de miel, le tout cuit dans un pot de porcelaine; on le dépure jusqu'à consistance sirupeuse. On y combine comme correctif la terre foliée de tartre et le nitre, et on le prescrit à la dose de huit grammes jusqu'à trois décagrammes. — L'extrait de scille n'est point usité; j'en dirai autant du vin scillitique et de la teinture, car dans ces préparations le constituant est en opposition avec l'action du remède.

Formules modèles.

1. *Pilules.*

♃ Scille en poudre, douze décigrammes (un scrupule).

Camphre, six décigrammes (douze grains).

Gomme arabique et sirop simple, s. q. m.

Faites trente-six pilules.

La dose est d'une le matin et de deux le soir, à varier selon les circonstances.

♃ Savon officinal, seize grammes (demi-once.)

Gomme ammoniaque, deux grammes (demi-gros).

Scille pulvérisée et nitrate de potasse, de chaque douze décigrammes (un scrupule).

Le tout joint à s. q. de miel pour en faire des pilules d'un ou deux décigrammes (deux à quatre grains).

2. *Poudre.*

♃ Poudre de racine de scille, huit décigrammes (seize grains).

Sucre en poudre, quatre grammes (un gros).

Mêlez et partagez en vingt-quatre prises.

La dose est de deux à six prises, selon les cas.

3. *Potion.*

♃ Ozymel scillitique, trois décagrammes (une once).

Nitrate de potasse et sucre blanc, de chaque quatre grammes (un gros).

Mêlez le tout dans un mortier en y ajoutant petit à petit 13 décagrammes (six onces) d'eau commune.

On prend cette potion par cuillerées, de temps en temps.

————

COLCHIQUE D'AUTOMNE.

(*Colchicum autumnale.*)

§ Ier. *Caractères physiques.* — Le colchique se trouve dans presque toutes les parties méridionales de l'Italie, de l'Espagne et de la France, dans les prairies, les bois humides, etc. Il fleurit en automne; le fruit mûrit en été. C'est une plante qui a un bulbe charnu, solide, qui se renouvelle tous les ans. Ce bulbe est couvert d'une enveloppe brune, au-dessous de laquelle sont placées les radicelles. Il contient un suc laiteux, âcre, caustique, dont l'odeur pénétrante irrite le nez et la gorge; desséché au soleil ou au four, il devient farineux, inodore, mais il conserve une saveur âcre, un peu amère.

§ II. *Notions chimiques.* — On retire du bulbe de cette plante bouilli une fécule nutritive, qui diffère fort peu de celle du froment. Molandri et Moretti ont été les premiers à y découvrir un principe extractif particulier, que Pelletier et Caventou ont reconnu être analogue à celui qu'on obtient du *veratrum* et de la sabadille, et qu'ils ont nommé *vératrine.* Ces deux derniers chimistes y ont reconnu par l'analyse : 1° une matière grasse, composée d'élaïne, de stéarine et d'un acide particulier; 2° un alcaloïde (*vératrine*) végétal combiné avec l'acide gallique : à cet acide sont dues les propriétés thérapeutiques du colchique.

§ III. *Effets sur les animaux.* — Le colchique d'automne a été reconnu de tout temps comme incommode aux animaux et même mortel pour quelques-uns. Les troupeaux le laissent intact dans les prairies. S'ils en mangent dans les étables, lorsqu'il est mêlé à d'autres herbes, ils en éprouvent un flux de ventre sanguin qui leur est fatal. Si l'on doit admettre ce qu'on trouve enregistré dans les Mémoires de Breslaw (1), les intestins grêles des animaux morts pour avoir mangé du colchique sont enflammés et gangrenés. Un veau qui avait mangé des fleurs de colchique mourut en deux jours, ayant l'estomac enflé et phlogosé (2). Storck fit des expériences sur des chiens avec le colchique. Il donna à un chien affamé huit grammes de racine de colchique, coupée et mêlée avec de la viande. L'animal la vomit peu après, mais malgré cela il fut saisi d'un tremblement dans les membres, de spasmes dans l'abdomen avec rétraction du creux de l'estomac; il eut de nouveaux vomissements, des évacuations alvines, et rendit les urines avec une abondance extraordinaire. Dans l'espace de treize heures, il avait vomi cinquante fois et avait eu quarante évacuations alvines. Les matières des dernières évacuations étaient comme de la lavure de chair, avec quelques fragments de membrane et de la mucosité épaisse. Il conserva jusqu'au dernier moment ses facultés intellectuelles. De temps en temps il s'endormait : l'abattement allait en augmentant, et il finit par mourir. Les intestins étaient tellement contractés qu'on ne pouvait y introduire qu'avec peine un stylet; tout le système gastrique était enflammé et gangrené (1). Les mêmes phénomènes ont été remarqués par Kratochwill chez un autre chien empoisonné avec le colchique (2). Chez un gros chien, Roques a produit, avec douze grammes de colchique, de l'agitation dans les flancs, des vacillations dans les membres ; et, après quelques efforts, l'animal rejeta par des vomissements la plus grande partie de la matière mêlée à de la bile, avec quelque soulagement; mais une heure après il eut de fortes coliques, des évacuations de ventre copieuses. On lui administra de la thériaque pendant deux jours, et il se rétablit. Il fit prendre ensuite une semblable dose de colchique à un jeune chien qui n'avait point mangé depuis vingt-quatre heures. Pendant quarante minutes, il ne donna aucun signe de souffrance; mais après il se montra abattu, avec quelque tremblement dans tout le corps. Il marchait avec peine, la tête baissée et chancelant comme s'il fût ivre. Il se coucha dans un coin en faisant entendre de temps en temps des gémissements. Sa respiration devint asthmatique; il éprouvait des efforts continuels de vomir, des spasmes, avait des selles fétides, et, ainsi que le dit l'auteur, une asthénie générale. Il vécut quelques heures dans un état de complète insensibilité. A l'autopsie, l'estomac et les intestins grêles étaient parsemés de taches rougeâtres; le rectum et la

---

(1) Bresl. Samml., 172, p. 668.
(2) Scopoli Flora carn., p. 229.

(1) Libellus de radice colchici autumn., exp. XVII, p. 17.
(2) Idem, exp. IV, p. 46.

vessie urinaire offraient aussi quelques indices de phlogose (1). Le vin de colchique a été donné aussi à la dose de cent soixante gouttes, par E. Home, à un chien qui mourut en cinq heures (2). Ces expériences prouvent que le chien ressent d'une manière assez vive l'action du colchique et que ce n'est pas sans raison qu'on a nommé vulgairement cette plante *égorge-chien*. On voit pourtant qu'entre les expériences de Roques et celles de Storck il y a quelque différence dans les résultats; car dans ces dernières les effets sur l'estomac ont été bien plus remarquables. Que si l'on voulait s'en tenir à celles-ci, on serait obligé de reconnaître dans le colchique une action extrêmement incendiaire. C'est ce qu'ont fait précisément les praticiens qui n'ont pas réfléchi que les inflammations locales ne font point mourir ni en peu d'heures, ni en quelques minutes, mais bien dans le courant d'une maladie plus ou moins longue. Au surplus, tous les autres phénomènes, tels que l'abattement, les tremblements, les évacuations alvines et les vomissements, indiquent un état hyposthénique. En effet, Roques parvint à dissiper cet empoisonnement, à l'aide d'une préparation opiacée. On ne saurait refuser au colchique une action irritante, et il n'est pas surprenant que les chiens morts dans des symptômes d'hyposthénie présentaient l'estomac enflammé dans quelques points, c'est que l'action locale du poison avait été peut-être plus durable. On n'a pas cependant observé si l'état des autres tissus répondait à celui de l'estomac, ou bien, au contraire, étaient décolorés, flasques, notamment le cœur, un des principaux centres de vitalité, qui, dans le cas de mort occasionnée par ces sortes de poisons, est ordinairement terne et rempli de sang grumeleux. Au reste, peu importe si les expériences sur les animaux, faites avec le colchique, ne décèlent pas clairement ce que dévoileront d'une manière évidente d'autres observations, spécialement celles relatives au traitement de certaines maladies.

§ IV. *Effets chez l'homme en santé.* —Les anciens connaissaient l'action dangereuse du colchique. Ils regardaient ce végétal plutôt comme un poison que comme un médicament. Ceux qui douteraient de la similitude de notre colchique avec celui des Grecs n'auraient pour se convaincre de leur erreur qu'à comparer les effets observés chez l'homme. Ces effets sont absolument pareils. Agricola et Ammonius rapportent que deux enfants sont morts pour avoir mangé du colchique (1). Une demoiselle succomba également, avec des coliques très-aiguës et autres symptômes qui durèrent pendant trois jours, pour avoir mangé trois ou quatre fleurs de colchique dans l'espoir de se débarrasser d'une fièvre intermittente (2). Un individu ayant mangé une soupe dans laquelle on avait fait cuire des bulbes de colchique, éprouva comme un feu violent dans les entrailles, il ne put plus se tenir debout; il eut une soif ardente, des vomissements de matières liquides, jaunâtres, et il expira trois jours après au milieu de douleurs et d'angoisses terribles. Le cadavre offrit le ventre tympanisé, la figure livide, l'estomac enflammé. Chevallier, qui rapporte ce cas, ne parle point de l'état du pouls (3). Vogt vit périr un enfant auquel on avait administré, dans l'intention de le purger, des fleurs de colchique cuites dans du lait (4). J'ignore quels moyens on employa pour sauver ces malheureux; mais il est probable que, d'après les préceptes des toxicologues, on a employé des saignées et autres moyens antiphlogistiques. Ces prétendus secours auront inévitablement rendu plus sûr et plus prompt l'effet mortel du colchique

Si vous examinez les effets du colchique donné à petite dose, vous aurez les résultats suivants. Storck l'essaya sur lui-même, et il remarqua que la langue perd toute sensibilité devient lourde et roide; il éprouva de l'ardeur à l'estomac, de la démangeaison, un serrement à la gorge, une cuisson dans l'urètre, de la strangurie, des désordres nerveux avec faiblesse musculaire qui dura pendant plusieurs jours (5). Haden et autres médecins anglais ont observé que sous l'administration du colchique, les mouvements du

---

(1) Phytographie médicale, t. i, p. 88.
(2) Mérat et Delens, Dictionn. de mat. méd., t. ii, p. 358.

(1) Medic. herboriæ, lib. i, p. 90.
(2) Garidel, Plantes d'Aix, p. 123.
(3) Journal de chimie médicale, juin 1832.
(4) Pharmakodyn., 2 Bd., p. 278.
(5) Libellus de radice colchici autumn. trad. 1763, exp. iv, p. 11.

pouls diminuent, tandis que les évacuations urinaires et celles du ventre
augmentent (1). Brandes, Willis et Carminati, après avoir indiqué l'action irritante, locale, disent qu'une fois absorbé
il exerce une action affaiblissante sur le
pouvoir nerveux, et consécutivement il
affaiblit aussi les mouvements du cœur
et des artères (2). Locher-Bulber (3),
Richter (4), Schwartze (5) notent, indépendamment des symptômes indiqués,
la salivation, la faiblesse dans les digestions, une sorte de choléra, des
sueurs froides aux extrémités, l'évanouissement. — La vératrine a produit,
dans les expériences de Bardley, des
effets analogues à ceux du colchique,
savoir : faiblesse dans le pouls, diarrhée
et vomissements. Administrée à dose
plus élevée, des effets dangereux se manifestent. De là on a tiré la conséquence
que la vératrine renferme la partie véritablement active du colchique (6). —
D'après l'énumération de ces phénomènes, on voit deux séries distinctes d'effets : les uns mécanico-irritatifs, les
autres dynamiques. Ces derniers sont
manifestement de nature hyposthénique.
Le plus culminant de ces effets est la
faiblesse et le ralentissement du pouls :
ils sont en opposition avec les effets irritatifs, et même en raison inverse avec eux.
Jusqu'à présent, la plupart des praticiens
n'avaient porté leur attention qu'aux
seuls effets irritatifs, qui sont par eux-
mêmes de fort peu d'importance et passagers; ils ne peuvent conduire à aucune
conséquence dans le traitement des maladies. Les effets dynamiques sont très-
importants et les seuls à étudier sous le
rapport clinique. Pour apaiser les effets
irritatifs, c'est-à-dire les cuissons et les
douleurs, les praticiens conseillent les
mucilagineux, les sels neutres, le nitre
et autres moyens semblables. Ces remèdes ne font qu'augmenter les effets
dynamiques. Plusieurs praticiens, entre
autres Haden, Hasting et Abercrombie,

trouvent que la teinture de colchique
est d'une action très-faible et incertaine (1). Lignum donna à une dame, pendant deux jours, huit grammes de teinture de colchique, sans aucun autre effet qu'une garde-robe (2). Ewerard Home
affirme qu'on peut donner le vin de colchique à haute dose, en l'augmentant par
degrés et en commençant par soixante à
soixante-dix gouttes, sans craindre aucun dérangement (3). Cela s'explique,
selon nous, par l'action de l'alcool.
L'alcool, en effet, et le vin, étant doués
de propriétés hypersthénisantes, par
conséquent opposées à celles du colchique, neutralisent en grande partie
l'activité de ce dernier.

§ V. *Effets dans les maladies.* — C'est
Storck qui accorda une place au colchique dans la matière médicale. Après
l'avoir expérimenté sur les animaux et
sur lui-même, il l'employa dans le traitement des hydropisies. Cette pratique
fut bientôt suivie par plusieurs autres,
et presque toujours avec plus ou moins
de succès. On peut lire dans Murray et
Roques (4) plusieurs histoires surprenantes de guérison. Murray cependant
n'a pas omis d'indiquer les détracteurs
de ce médicament et quelques faits de
son inefficacité. Le docteur Kratochwill (5) considère le colchique comme
une substance sans aucune action; il ne
dit pas cependant de quel colchique il
entendait parler. Quelle foi peut-on accorder à ses assertions, alors qu'une foule
de faits prouvent le contraire? Plusieurs
praticiens ont prescrit le colchique comme diurétique. Cullen prescrivait depuis
longtemps le colchique contre les hydropisies inflammatoires. Cet auteur pensait
que la fièvre n'était pas un obstacle pour
l'administration de ce remède (6); Carminati aussi ordonnait ce remède contre
les hydropisies phlogistiques (7). Cullen
ajoute à ce sujet qu'il n'est point nécessaire que le colchique produise des évacuations pour guérir l'hydropisie; il produit cet effet, selon lui, par une vertu

(1) Practical observ. on the colchic. autumn. London, 1820.
(2) Osservazioni sui nuovi usi del colch.
aut. Memor. dell' s. r. instit., etc. Milano,
t. i, 1819.
(3) Revue méd., juillet 1825.
(4) Ausfuhrl. Arzn., 2 Bd., p. 425.
(5) Pharmak. Tab , p. 420.
(6) Hospital facts and observations illustrative of the new remedies, etc. London, 1830.

(1) Edimburg journ. of medic. scienc.,
1826.
(2) Biblioth. medic., t. li, p. 260.
(3) Mérat et Delens, Dictionn., vol. ii,
p. 359.
(4) Op. cit.
(5) De colchico, p. 35.
(6) Observat. circa morb. acutos et chron.
P. ii, cap. i, p. 129.
(7) Mém. cit.

particulière. Cette manière de voir est parfaitement conforme à la nôtre. Nous avons déjà dit que l'hydropisie ne guérit point en conséquence de l'abondance de l'urine, mais qu'au contraire l'urine était la conséquence de la guérison de l'hydropisie. — Une maladie dont l'incurabilité est devenue proverbiable, la goutte, a trouvé un remède presque spécifique dans le colchique. Dès l'année 1814 Ewerard Home (1) et John Wart (2) firent des expériences, le premier sur lui-même, et ils obtinrent des résultats fort heureux. D'autres praticiens expérimentèrent le colchique dans la même maladie. Campagnano à Naples (3), Mojon à Gênes (4), Locher-Balber en Suisse (5), en Allemagne Consbruch (6) et Chélicy, Lobstein (7), Creütz (8), Bart (9), Bang (10), Deetz (11) et autres en différentes contrées, obtinrent les mêmes succès. Nous tenons de Montaigne que le colchique était employé en France, depuis fort longtemps, comme remède secret contre la goutte dans l'*eau médicinale d'Husson*, qui n'est, au dire de cet auteur, qu'une teinture très-chargée de racine fraîche de colchique (12). Mais bien que cette plante soit un remède très-utile contre la goutte, nous sommes loin de la regarder comme un spécifique. Pour nous, la goutte n'est qu'une arthrite partielle, c'est-à-dire une phlogose de la membrane séreuse qui se trouve dans les articulations. Par suite du caractère du tissu de cette membrane, l'inflammation, lorsqu'elle s'y est enracinée, se résout difficilement à cause du genre de vie ordinaire aux goutteux. Une fois même dissipée, elle

(1) The Lond. med. repository by G. M. Burrows and A. T. Thompson, 1817.
(2) The med. and phys. journ. conduct. by S. Fothergill and J. Want., 1815, vol. XXXIII et XXXIV.
(3) Bruschi, Instit. di mater. med., t. II, p. 341.
(4) Voyage médical en Italie, par Valentin. Paris, 1826, p. 366.
(5) Lib. cit.
(6) Taschenbuch d. Arzneim. Leip., 1819, p. 206.
(7) Kuhn, Dissert. sur le colchique, p. 25.
(8) Diss. de colch. aut. Berl. 1826.
(9) On strict. on the urethra, vol. III, cap. XVIII.
(10) Bulletin des sciences médicales, 1824, vol. I, p. 209.
(11) Rust's Magazin, 22 Bd., p. 345.
(12) Gazette de santé. Paris, 1826.

reparaît aisément. Un travail lent, mais aussi phlogistique, peut s'établir dans le tissu même d'une manière, pour ainsi dire, cachée et sans autre indice de son existence qu'un sentiment de poids, d'engourdissement et de sensibilité morbide dans l'articulation affectée. L'individu peut se dire alors goutteux et, à la moindre occasion, le feu caché dans la capsule synoviale s'allume avec violence, et le paroxysme goutteux se déclare avec les phénomènes qui lui sont propres. Cet accès se dissipe plus ou moins promptement; l'individu se croit guéri, mais en réalité le mal ne fait que revenir à ce travail phlogistique primitif lent et caché. Que si, instruit alors par l'expérience, le malade adopte un régime et une conduite réguliers; si sa constitution est bonne, il peut, sinon guérir radicalement, rendre son mal extrêmement faible et vivre jusqu'à un âge fort avancé, en payant, de temps en temps, le tribut d'un retour inflammatoire de peu de durée. Je dirai même que ces accès, qui se succèdent à l'instar des hémorrhoïdes, des furoncles, etc., le préservent des attaques analogues dans les viscères; et cela à cause de cette loi pathologique qui veut qu'un organe, une partie mal disposée, s'approprie toujours les effets morbides des puissances nuisibles. Ces dernières se déchargent sur eux, quoiqu'elles fussent dirigées sur d'autres organes plus importants. Néanmoins la persévérance de ces attaques et leur fréquente répétition font que la membrane malade s'épaissit, se durcit; il s'y établit une augmentation d'exhalaison synoviale, le tissu cellulaire environnant s'en imbibe; de là des hydarthroses. L'articulation enfle plus ou moins, ou bien les lymphatiques absorbent peu à peu la partie la plus fluide, tandis que l'autre y séjourne plus longtemps et donne lieu à des concrétions, à des lithiases, à des tophus, lesquels ne sont formés qu'avec les principes qui se trouvent naturellement dans la synovie et dans le sérum sécrété abondamment sous l'influence du travail inflammatoire. Alors les articulations deviennent immobiles et leur forme s'altère. Mais cet effet peut aussi avoir lieu par l'extension de la phlogose de la membrane synoviale aux tissus environnants, à la capsule fibreuse, aux cartilages articulaires et à l'os même. Par toutes ces causes, le membre devient alors difforme et perclus. Telle est la marche du travail local de la goutte chez les individus doués d'un tissu organique ferme et résistant. Mais, si son système vasculaire est facile à émouvoir, à s'agiter; si l'individu suit de mauvais traitements, un mauvais régime, le mal peut affecter d'autres formes encore. La goutte peut prendre directement le caractère d'arthrite universelle et fixe, ou de goutte vague erratique. La phlogose se propage petit à petit à toutes les membranes synoviales, puis aux autres membranes séreuses; le péritoine lui-même en est quelquefois envahi d'une manière sourde. De là des épanchements hydropiques, des dérangements dans l'appareil urinaire, la gravelle, des affections gastro-entériques, des vomissements, etc. Dans d'autres circonstances, la phlogose envahit la plèvre ou le péricarde: de là des symptômes d'asthme, d'*angina pectoris,* etc. Quelquefois c'est l'arachnoïde, qui devient le siége d'un travail aigu ou chronique de phlogose : alors ce sont des symptômes cérébraux et nerveux qui se manifestent (goutte portée au cerveau). Si le praticien n'attaque pas ces phlogoses diverses avec énergie et persévérance, s'il croit avoir assez fait en appliquant quelques irritants à la peau, la goutte poursuit sa marche désastreuse d'une manière patente ou cachée, et se termine, tôt ou tard, par la mort.

Il suit de ces remarques que si le colchique est utile aux goutteux, ce n'est pas en vertu d'une qualité spécifique, mais bien de sa simple action hyposthénisante ou antiphlogistique. A ce titre, il peut être administré à toutes les périodes de la maladie, avec ou sans la saignée, selon les circonstances; mais c'est surtout dans la goutte chronique que le colchique administré d'une manière persévérante produit des effets salutaires vraiment remarquables.

Nous avons dit que la goutte n'est qu'une forme partielle d'arthrite; en conséquence, les personnes qui pensent comme nous ne seront pas étonnées que dans le rhumatisme même général et aigu on ait employé le colchique. Krichon(1), Locher-Balber(2), Gumpert(3), Battley (4), Bang (5), sont de ce nombre, et ils ont eu à se féliciter d'une pareille médication. La plupart des médecins modernes s'accordent à reconnaître dans le rhumatisme aigu un caractère inflammatoire analogue à celui de la goutte. Ces faits paraissent plus que suffisants pour établir l'action hyposthénisante du colchique; ils ne sont cependant pas les seuls. Haden père et fils ont prescrit le colchique dans les inflammations les plus intenses avec le même succès que dans le traitement des mêmes maladies par la saignée; ils ont, de même que Williams, proclamé le colchique comme le meilleur remplaçant de la saignée (1). L'administrèrent également : Wallis dans les affections manifestement inflammatoires (2), Hasring (3), Abercrombie, Armstrong (4), Bardsley. Ce dernier pourtant, est, comme nous, d'avis que dans le plus grand nombre des cas il est utile de lui permettre la saignée (5). Locher-Balber dit avoir guéri deux ophthalmies par le colchique (6); Battley l'ordonna dans les douleurs et les phlogoses de la matrice(7), et Elliotson assure avoir guéri le *prurigo* sénile au moyen du vin de colchique (8). — La vératrine a été employée par Bardsley dans les mêmes cas et avec le même succès que le colchique (9). A. F. Turnbull a traité avec succès, à l'aide de la vératrine appliquée à l'extérieur, des névralgies, des hydropisies, le rhumatisme, et il la vante aussi à haute dose dans plusieurs affections du cœur et du système vasculaire sanguin (10).

(Note d. trad). Depuis la publication de l'ouvrage de M. Giacomini (1834), on

---

(1) Rust's Magazin, 9 Bd., p. 293.
(2) Revue médicale, juillet 1825, p. 131.
(3) Hufeland's journ., octobre 1826.
(4) Lond. med. repos., vol. xiv, p. 79.
(5) Giorn. cit.

(1) Practical Observat. on the colchicom autumn. Lond., 1820.
(2) Annali universali di med. Gen. e febb., 1825, p. 292.
(3) On the inflamm. of the moucous membr. of the lungs. London, 1821.
(4) Pathology of consumpt. disease. London, 1822.
(5) The London med. and physic. journ., new series, vol. vii, p. 61.
(6) Giorn. cit.
(7) London med. repository, vol. xiv, n. 79.
(8) The med. chir. review., octobre 1827, et Archives générales de médecine, t. xvi, p. 290.
(9) Hospital facts and observ. illustrative of the new remedies, etc. London, 1830.
(10) The Lancet, décembre 1833.

a beaucoup vanté et étendu l'usage du colchique d'automne dans un grand nombre d'affections. Bullock a trouvé ce médicament très-utile dans l'érysipèle; il rapporte cinq cas de cette affection guéris avec la poudre du bulbe de colchique (1). Guilbert a eu à s'en louer dans le traitement de l'anasarque; il a employé le colchique sous forme de liniment, en frictions matin et soir (2).

♃ Teinture de colchique.
Teinture de scille.
Teinture de digitale, de chaque trois décagrammes (une once).
Huile de camphre, cinq décagrammes (une once et demie).

M. F. liniment.

Clark préconise beaucoup le colchique en infusion contre l'hydropisie (3). Ritton en a obtenu de bons effets dans le traitement de la leucorrhée; il l'a employé sous forme pilulaire.

♃ Poudre de colchique, quinze centigrammes (trois grains).
Savon médicinal, q. s.
F. S. A. une pilule.

Il conseille de prendre trois de ces pilules par jour (4).

Dans la *Gazette médicale* de janvier 1833 sont enregistrées trois observations de névralgie qui avaient résisté à plusieurs remèdes et qui ont été guéries par le docteur Gay à l'aide du colchique. Chisholen a prescrit avec succès le vin de colchique comme moyen expulsif du ténia (5). — La poudre de colchique a été employée avec grand avantage par Pons, Lalaurie et plusieurs autres contre l'hydropisie, l'anasarque et l'hydrocéphale; mais pour que ce remède possède les bonnes qualités qu'on lui a reconnues, il faut que le bulbe soit recueilli à l'époque du commencement de la floraison. On le coupe par tranches, on le sèche à l'étuve avec soin, et on le pulvérise à mesure qu'on en a besoin (6). Smith préconise le col-

chique dans le traitement du tétanos (1). Nous pourrions citer encore un plus grand nombre d'auteurs qui ont vanté le colchique dans une foule d'autres maladies hypersthéniques, soit aiguës, soit chroniques.

§ VI. *Appréciation de l'action du remède.* — Les faits allégués en faveur de l'action hyposthénisante cardiaco-vasculaire du colchique ont été presque tous tirés de la pratique de médecins anglais. Les Italiens n'y ont d'autre part que d'avoir démontré depuis longues années l'existence des substances directement débilitantes. Ainsi, soit que Haden et ses collègues soient arrivés à ce résultat d'après la simple observation; soit, ce qui paraît plus probable, qu'ils eussent quelque connaissance des découvertes italiennes, leurs observations seront toujours pour nous d'une grande valeur, car elles n'ont pas été recueillies dans un esprit systématique, et se trouvent parfaitement d'accord avec notre manière de voir.

§ VII. *Action mécanique.* — On ne peut refuser au colchique une action mécanique irritante d'après les faits nécropsiques dont nous avons parlé. Les auteurs se sont beaucoup appesantis sur elle, vu qu'ils la regardaient comme la cause unique de la mort. Une légère réflexion, cependant, fera de suite comprendre que cette action irritante locale n'est rien en comparaison de l'action dynamique et qui est en opposition avec elle, et que la mort est due exclusivement à cette dernière. Malgré qu'à l'endroit de l'application du colchique on trouve de la rougeur ou même un commencement d'inflammation, la mort n'est pas moins le résultat de l'hyposthénie déterminée par l'effet dynamique du colchique, et il n'est personne maintenant qui, en cas d'empoisonnement par cette substance, ne sentirait la nécessité de prescrire des moyens stimulants pour en combattre les effets. S'il en est ainsi, que devons-nous penser des préceptes des toxicologues concernant les contre-poisons du colchique qu'ils recommandent, savoir : les mucilagineux, les huileux, les acides, les antiphlogistiques, et en particulier la saignée? Je voudrais que ma voix pût se faire entendre au loin pour faire sa-

---

(1) Journal des connaissances médicales, janvier 1835.
(2) Revue médicale, t. III.
(3) The americ. recorder. Philadelph., 1818.
(4) Gazet. eclettica di Verona, aprile 1835.
(5) The London medic. repertor., 1824.
(6) Journal de médecine et de chirurgie pratique, juin 1837.

(1) The americ. journ. of the medic. sc., 1826 nov.

voir que les plus célèbres toxicologues sont dans l'erreur et qu'ils trahissent la science et l'humanité en proposant, pour sauver les empoisonnés, des substances aigres ou narcotico-âcres. Il suffit de jeter un coup d'œil sur les détails d'une foule de cas malheureux d'empoisonnement pour se convaincre de cette triste vérité. On voit à chaque pas des toxicologues imbus de faux principes agir dans de louables intentions, et pourtant précipiter les malades au tombeau. Si ma voix pouvait arriver jusqu'à eux, ils sauraient que toutes les substances thérapeutiques qu'on introduit dans l'estomac exercent indistinctement une action plus ou moins irritante, mais que cette action purement mécanique, à laquelle l'estomac est habitué d'ailleurs par la présence des aliments, ne constitue pas une stimulation dynamique, c'est-à-dire une réaction vitale dans les centres mêmes de la vie, avec élévation du rhythme normal des fonctions.

Revenant à l'action mécanico-irritative du colchique, nous devons ajouter qu'elle n'est pas d'une grande valeur, puisque nous voyons que les Anglais prescrivent cette substance à haute dose, sans inconvénient; aussi est-elle regardée par plusieurs observateurs comme inférieure à celle de la scille marine. Il est néanmoins prudent de s'en abstenir lorsque l'estomac présente quelque prédisposition irritative. Le meilleur correctif de l'action irritante du colchique, c'est le vinaigre fort. Il est d'observation que les préparations qu'on fait avec cet acide ont une action dynamique plus prononcée. Il paraîtrait que le vinaigre rend plus assimilables les atomes actifs de ce végétal.

§ VIII. *Préparations, doses.* — On ne doit pas négliger, par rapport au colchique, ni la manière, ni le temps de le cueillir et de le préparer. Outre que son énergie varie selon les différents terrains où il croît, il est constant qu'il perd toute sa vertu médicinale dans la saison d'automne. Telle est probablement la cause pour laquelle le colchique n'a produit aucun effet entre les mains de Kratochwill et d'autres. On s'est assuré que le temps le plus propre à sa récolte est vers la fin de juillet, lorsque les vieilles feuilles tombent et que les nouveaux bourgeons commencent. Le bulbe doit être coupé par tranches, desséchées à l'air ou au soleil, et conservées dans des vases bien clos et d'une capacité moyenne. William accorde à la graine de colchique une action plus sûre, mais moins forte. La graine aussi doit être cueillie en juillet ou en août, lorsqu'elle commence à noircir. On la conserve entière et à sec. Dans les pharmacies, on conserve aussi le vinaigre de colchique, préparé avec six décagrammes de bulbes en petits fragments, macérés pendant trois jours dans un demi-kilogramme de vinaigre, qu'on filtre ensuite, après une légère expression. Avec ce vinaigre, on prépare l'oxymel de colchique, qui est de toutes les préparations la plus agréable et la plus commode. On le fait avec un demi-kilogramme de vinaigre de colchique, et un kilogramme de miel, qu'on réduit à la consistance de sirop. On ne devrait adopter ni le vin, ni la teinture de colchique.

Dose. — La poudre du bulbe peut se donner à la dose de cinq à quinze centigrammes, plusieurs fois dans la journée. On est parvenu, dans quelques cas d'inflammation, à en consommer deux grammes par jour. On prescrit le vinaigre de vingt à trente gouttes, qu'on répète; l'oxymel, de quatre grammes à trois décagrammes. Carminati est arrivé à la dose de neuf décagrammes par jour. Bardsley a donné la vératrine à un centigramme à la fois, qu'il augmenta graduellement de deux jusqu'à cinq, deux ou trois fois dans les vingt quatre heures. La pommade de Turnbull est composée de deux décigrammes de vératrine dans trois décagrammes de graisse de cochon; mais dans les cas de maladies du cœur et des artères, il mêle dans trois décagrammes de graisse trois ou quatre décigrammes de vératrine.

Formules modèles.

1. Poudre.

℞ Poudre de racine de colchique d'automne, deux décigrammes (quatre grains).

Sucre blanc en poudre, quatre grammes (un gros).

Mêlez et divisez en huit paquets.

Pour en prendre un toutes les deux heures.

2. Boisson.

℞ Décoction de chiendent, un demi-kilogr. (une livre).

Oxymel de colchique, quatre grammes (un gros).

A boire en quatre reprises.

3. Onguent.

2] Vératrine, deux décigrammes (quatre grains).

Graisse de cochon, trois décagr. (une once).

Mêlez exactement.

Pour en faire des frictions.

4. Pilules.

2] Poudre de colchique, dix décigrammes (cinq grains).

Gomme ammoniacale, deux grammes (demi-gros).

M. S. A, Faites vingt pilules.

A prendre une toutes les deux heures.

VÉRATRUM BLANC

(*Veratrum album*)

ET SABADILLE (*Veratrum sabadilla*).

S'il est vrai, ainsi que cela résulte de travaux récents, que la vératrine a une action égale à celle du colchique, et que c'est à elle que sont dues les propriétés thérapeutiques de cette dernière plante, l'ellébore ou le vératre, et le vératre sabadille, dont on tire aussi la vératrine, doivent avoir une action hyposthénisante, cardiaco-vasculaire pareille à celle du colchique. C'est là du reste une conjecture basée sur le raisonnement. L'expérience n'a pas encore prononcé sur l'action des substances en question, qui d'ailleurs sont rarement employées de nos jours en médecine. L'usage de l'ellébore et de la sabadille est borné ordinairement à l'extérieur, dans les ulcères sordides, dans les taches dermiques, dans certaines éruptions chroniques. On les emploie soit en poudre, soit sous forme d'emplâtre ou d'onguent; on s'en sert aussi pour tuer les poux et les morpions.

CAMPHRE.

(*Camphora.*)

§ 1er. *Caractères physiques.* — Soit par son ancienneté, soit par les nombreuses vertus qu'on lui attribue, soit enfin par les disputes interminables auxquelles il a donné lieu, le camphre est regardé comme un remède classique. C'est une substance résinoïde toute particulière,

qu'on retire de plusieurs végétaux, particulièrement du *laurus camphora*, L. Cet arbre est originaire de la Chine et du Japon. Plusieurs de nos plantes labiées, le romarin, la sauge, la lavande, etc., en fournissent, mais en fort petite quantité. On retire le camphre ordinairement des îles de Bornéo et de Java. Les habitants de ces pays réduisent en petites esquilles les différentes parties de l'arbre, et par un procédé grossier, qui leur est propre, ils recueillent le camphre impur, qu'on introduit ainsi dans le commerce dans des tonneaux. Pour l'usage thérapeutique, le camphre du commerce a besoin d'être purifié. Anciennement les Vénitiens seuls exerçaient cette industrie de la dépuration du camphre; par la suite il est passé entre les mains des Hollandais. — Le camphre purifié est blanc, cristallin, demi-transparent, d'une odeur forte, pénétrante, peu pesant, fragile, onctueux, compressible, d'une saveur de fraîcheur légèrement âcre; il ne se dissout que lentement dans la salive; il nage sur l'eau en tournoyant d'abord d'une manière remarquable : on dirait que c'est là un mouvement spontané; il dure jusqu'à ce que la substance soit imbibée d'eau, alors elle s'y plonge un peu plus. Il est très-volatil, de sorte que dans un récipient mal fermé il s'évapore promptement. Il brûle avec une flamme blanche et une fumée épaisse sans laisser de résidu.

§ II. *Notions chimiques.* — Le camphre n'est soluble dans l'eau froide que dans la proportion d'un demi-grain par once, et d'un grain par once dans l'eau bouillante. On peut pourtant le diviser facilement et le mêler avec l'eau, moyennant une substance gommeuse ou un jaune d'œuf. Il est très-soluble dans l'alcool, dans l'acide acétique et dans les huiles. Thompson dit que le camphre est composé de beaucoup de carbone, d'une certaine quantité d'hydrogène et d'oxygène.

REMARQUES PRÉLIMINAIRES.

Aucun remède n'offre autant de difficultés que le camphre pour la détermination de l'action primitive; car, bien que nous possédions une richesse immense de faits qui lui sont relatifs, tous ces faits sont si contradictoires entre eux, qu'il n'est pas étonnant qu'on se soit formé des opinions si diverses sur ses vertus thérapeutiques, et que chacun trouve de grandes autorités à l'appui de sa thèse et même des faits. Ayant mûrement examiné cette matière, nous croyons être parvenu à débrouiller ce chaos effrayant de faits, et à rendre raison de toutes les contradictions et même de certains faits singuliers de l'antiquité que quelques fausses théories du jour avaient taxés de fabuleux. Nous devons dire que, dans le travail auquel nous allons nous livrer, nous mettrons le plus grand soin dans l'examen des effets du camphre sur les maladies et que nous négligerons une infinité d'expériences qu'on a faites chez les animaux : car ce sujet est si étendu que nous n'en finirions pas si nous voulions parler de tous les faits physiologiques et de toutes les opinions bizarres qu'on a émises sur les propriétés de ce médicament. Nous établissons un principe que nous allons démontrer, savoir : que le camphre est un remède hyposthénisant, cardiaco-vasculaire et spinal. On sera surpris de cette proposition et on aura de la peine à y croire ; moi aussi, je l'avoue, j'ai été longtemps indécis sur le parti à prendre. Dans l'idée, que je partageais avec les autres réformateurs italiens, que le camphre était un remède stimulant ou hypersthénisant, je n'ai douté de la vérité de cette manière de voir qu'en m'occupant de l'étude des faits dans le but de démontrer que le camphre était réellement stimulant ; j'ai vu que la thèse était insoutenable et j'ai attendu de nouvelles lumières. Je ne dirai pas ici les efforts que j'ai dû faire pour abandonner cette idée ; je dirai seulement que les nouvelles études et les expériences que j'ai faites ont jeté un tel jour sur cette question, que tous les doutes se sont dissipés de mon esprit. J'ai demandé l'appui de Rasori, et sa réponse claire et lumineuse m'encouragea à entreprendre de nouvelles expériences.

§ III. *Effets sur les animaux.* — Menghini a placé un fragment de camphre près d'un trou par où passaient un grand nombre de fourmis. Elles éprouvèrent à l'instant un trouble remarquable et s'éloignèrent immédiatement de l'odeur de cette substance qui paraissait les incommoder. A plusieurs autres insectes de différents genres, l'émanation du camphre a été plus ou moins nuisible et même mortelle (1). Le camphre mis

dans la bouche des grenouilles, et même appliqué sur le corps, détermine, au dire de Monro fils, l'engourdissement, des syncopes et une lenteur remarquable dans l'action du cœur (1). Menghini fit des expériences sur plusieurs animaux, et en les variant de différentes manières, il observa tantôt un léger assoupissement ou un sommeil profond, tantôt une espèce d'ivresse ou de fureur ; dans quelques cas, le vomissement ou la diarrhée, dans d'autres une sécrétion abondante d'urine ; parfois le hoquet, de l'anxiété, des convulsions, et souvent la mort (2). Orfila dit avoir donné six grammes de camphre à un chien, qui éprouva pendant quatre minutes des convulsions, ayant la tête renversée en arrière, les yeux hagards, l'écume à la bouche, la langue et les gencives livides, la respiration accélérée ; il eut ensuite des vomissements et se releva parfaitement guéri. Un autre chien prit neuf grammes de camphre dissous dans l'huile d'olive ; il mourut en moins d'une heure dans les convulsions. A l'autopsie cadavérique, on trouva la muqueuse gastrique phlogosée avec des taches circulaires d'un rouge noirâtre. (Il faut noter qu'Orfila avait lié l'œsophage pour empêcher le vomissement.) Le cerveau ne présenta aucune trace notable d'altération. En injectant le camphre dans les veines, les effets ci-dessus indiqués et la mort arrivent plus promptement (3). Cullen fait remarquer ce que d'autres avaient aussi observé avant lui, que le camphre agit énergiquement par la moindre quantité de ses effluves, puisque chez les animaux qui en sont morts on ne trouva aucune diminution sensible ni dans le poids ni dans le volume de la portion de camphre qui était restée dans l'estomac (4). On ne doit pas déduire de là que le camphre agit seulement par le contact sur les nerfs de l'estomac sans entrer dans l'assimilation. Un fait trivial qui combat cette opinion, c'est que l'urine prend l'odeur du camphre et que les effets de cette substance se révèlent bien plus sur les parties éloignées de l'estomac que dans l'estomac lui-même. On en conclura plutôt que le camphre est très-difficile à digérer.

---

(1) Comment. Bonon, t. iii, p. 199.

(1) Essays and observ. phys. and litterar., v. iii, p. 351.
(2) Op. cit., t. iv, p. 199.
(3) Toxicologie génér., t. ii, p. 15.
(4) Tratt. di mater med., t. v, p. 85.

Sous ce rapport, il ressemble à toutes les autres résines connues. Les exhalaisons du camphre cependant pénètrent assez promptement dans le sang, mais leur action se dissipe aussi assez promptement. Que si, par une forte dose de camphre introduite et conservée dans l'estomac, les effets en sont durables, c'est que les exhalaisons absorbées sont incessantes. Les expériences d'Orfila font voir que, en dissolvant le camphre dans un liquide convenable, l'assimilation est accélérée et la force d'action se multiplie. Cela est si vrai, que des deux chiens dont l'un avait reçu le camphre en substance, l'autre dissout dans de l'huile, le premier guérit, le second mourut promptement. La différence des effets tient ici à la différence d'absorption. — La ligature de l'œsophage, pratiquée par Orfila, rend ses expériences de peu de valeur. Nous ferons cependant observer que, n'ayant pas trouvé la moindre trace de phlogose dans le cerveau, cela prouve que la prétendue inflammation ne peut être la cause de la mort, quoique dans quelques autres expériences on en ait trouvé quelques vestiges. Les expériences sur les animaux exigent beaucoup de soins et de lumières pour qu'elles aient quelque portée dans les questions dont il s'agit. — Nous ne pouvons passer sous silence les belles expériences de Scuderi sur le camphre. Elles démontrent jusqu'à l'évidence l'action contro-stimulante de cette substance, et pourtant, chose singulière, l'auteur a tiré des conséquences opposées à celles qui découlent naturellement de ses propres faits.

Scuderi a observé que par l'action du camphre la respiration s'accélérait; que la chaleur animale augmentait, spécialement aux oreilles; que les forces s'abaissaient tellement, que le plus grand nombre des lapins s'étendaient par terre, et que d'autres couraient confusément sans direction, ou bien ils étaient saisis de convulsions, de roideur, de demi-paralysie ou de paralysie aux extrémités postérieures; qu'ils avaient les yeux fixes, très-ouverts, la pupille dilatée, le trismus, le grincement des dents, du délire, de la strangurie, et que souvent ils rendaient les urines involontairement. Ces phénomènes offraient quelques intermittences, puis la mort arrivait au bout de trois heures si la dose du camphre était de deux à trois grammes (deux scrupules environ). Les autopsies ont montré à Scuderi quelques traces d'injection, de

Giacomini.

l'enflure, de l'inflammation, des taches noires dans différents centres; mais ces lésions n'ont pas été constantes (1).

Tous ces phénomènes parurent à Scuderi de surexcitation; à nous, ils nous paraissent au contraire d'hyposthénie. En effet, non-seulement l'abattement et la paralysie ont été les phénomènes dominants, mais encore les premiers à se manifester après l'administration du remède. C'est aussi ce que j'ai observé moi-même dans les expériences que j'ai faites avec le camphre chez les lapins. Les spasmes et les convulsions ne prouvent point que l'action du camphre était stimulante, ainsi que nous le ferons voir lorsqu'il sera question des remèdes hyposthénisants spinaux. L'accélération de la respiration est le résultat de l'anxiété hyposthénique. L'augmentation de la chaleur s'accorde parfaitement avec l'accélération momentanée de la respiration; cela, du reste, n'est pas constant, car dans nos expériences nous avons vu au contraire la chaleur diminuer. Les lésions cadavériques, par cela même qu'elles sont inconstantes, ne prouvent point que l'action du camphre soit inflammatoire, encore moins que cette action ait été la cause de la mort. On ne peut attribuer les rougeurs rencontrées qu'aux efforts et aux troubles de la circulation qui ont lieu dans l'agonie; c'est ce qui n'a point échappé à la sagacité de l'expérimentateur Scuderi.

Les idées que nous venons d'émettre se trouvent confirmées par d'autres expériences dans lesquelles le camphre a été combiné à des substances excitantes. Dans la première expérience de Scuderi, un lapin toléra pendant onze jours l'usage du camphre uni à l'opium à dose progressive. Les phénomènes ont été beaucoup moins prononcés que ceux qu'on obtient par les mêmes doses de camphre et d'opium données séparément. Pour produire la mort, il fallut ajouter deux décigrammes et demi d'opium, et cinq décigrammes de camphre. L'animal ne mourut effectivement qu'après onze jours d'expérience presque continuelle, et il mourut évidemment par les effets de l'opium qui n'ont pu être balancés par la petite dose du camphre. Dans la seconde expérience,

(1) Ricerche intorno agli effetti prodotti dalla confora sull' economia animale, lett. I. Opuscoli della societ. med. chir. di Bologna, vol. II, fasc. 4, p. 106.

on obtint le même résultat; seulement le combat dura un jour de moins, parce que cette fois on ajouta aux cinq décigrammes de camphre deux décigrammes d'opium. Que si Scuderi prétend que cette dose d'opium n'est pas énorme parce qu'un lapin a pu la supporter une seule fois sans succomber, cela n'arriverait pas en répétant l'épreuve pendant plusieurs jours, et cela n'est pas non plus arrivé aux autres expérimentateurs qui essayèrent l'opium sur les animaux et sur les lapins mêmes, quoiqu'ils tolèrent très-peu cette substance. Une démonstration plus claire encore de l'action hyposthénisante du camphre est celle qui résulte des expériences du même auteur par l'administration de l'ammoniaque liquide et du camphre à la fois. En administrant à doses progressives tant l'une que l'autre substance, Scuderi parvint au quatorzième jour, dans lequel la dose du camphre était de sept décigrammes, et celle de l'ammoniaque de dix, et il n'était arrivé aucun phénomène; seulement alors le lapin commençait à devenir inquiet et à éprouver quelque gêne dans la respiration. Mais par la suite, quoiqu'on eût continué à augmenter les doses jusqu'à huit décigrammes et demi de camphre et treize d'ammoniaque, le dix-neuvième jour on n'observa d'autre symptôme que la même agitation et une sorte de gêne dans la respiration. Scuderi dit que ces résultats lui ont paru étranges; pour nous, au contraire, ils sont très-clairs: nous trouvons là effectivement une parfaite neutralisation de deux actions opposées, celle de l'ammoniaque étant stimulante. Ce qui confirme cette manière de voir, c'est qu'ayant chez le même lapin remplacé l'ammoniaque liquide par quatre décigrammes de sous-carbonate d'ammoniaque, l'animal mourut promptement par l'action du camphre que le carbonate d'ammoniaque n'a pu contre-balancer. Notez bien que Scuderi lui-même avait administré à des lapins le sous-carbonate d'ammoniaque seul, à la dose de huit à douze grains, sans obtenir aucun effet sensible, et pourtant cet auteur prétend, contrairement à ses propres expériences, que l'ammoniaque liquide ne produit qu'une action incertaine, fugace, et que huit grains de sous-carbonate d'ammoniaque avaient produit plus d'effet que vingt six grains d'ammoniaque pure.

Les expériences avec le camphre et l'alcool ont donné des résultats analogues aux précédents. Les lapins ont toléré de très-hautes doses de camphre et d'alcool mélangés au delà de quinze jours. Dans ces expériences le camphre n'a point occasionné les convulsions qu'on avait observées lorsqu'on l'avait administré seul. Ayant fait prendre à un lapin neuf décigrammes de camphre (dix-huit grains) et huit grammes d'alcool (deux gros), l'animal mourut ivre par l'alcool. Chez un autre lapin, on donna une dose pareille à la précédente de camphre et une quantité moins forte d'alcool; l'animal n'est pas mort. On lui a ensuite administré de l'eau cohobée de laurier-cerise, et il a succombé. — Il nous reste à parler des effets du camphre combiné à des remèdes contro-stimulants. On s'est assuré d'abord que les lapins ne mouraient point avec un gros d'eau cohobée de laurier-cerise, mais qu'ils succombaient lorsqu'on leur en donnait quatre scrupules. M. Scuderi a administré à plusieurs lapins des doses minimes de camphre et d'eau de laurier-cerise. Les symptômes dominants ont été: l'abattement, la lassitude, des vomissements. Ces derniers disparaissaient lorsqu'on administrait de l'eau de laurier-cerise, mais l'animal restait dans l'immobilité absolue. On a, par conséquent, cru à tort que l'eau cohobée pouvait détruire les effets du camphre; bien au contraire elle les augmente en y ajoutant les siens propres; car, bien certainement, l'immobilité, l'extase, la paralysie, les tremblements énervés, excluent les convulsions, les mouvements violents; ils indiquent le plus haut degré d'hyposthénie. Effectivement ces animaux sont morts peu de temps après. Chez l'un de ces lapins, trois grammes (deux scrupules) d'eau cohobée suffirent pour lui donner la mort: c'est que les jours précédents il avait déjà pris dix décigrammes et demi de camphre (onze grains) conjointement à de l'eau de laurier-cerise. Chez un autre, la mort a eu lieu à la suite de neuf décigrammes et demi de camphre: c'est qu'il avait été affaibli précédemment par de l'eau cohobée de laurier-cerise. Les mêmes effets ont été observés chez d'autres lapins avec dix-neuf grains de camphre précédés par de l'eau de laurier et avec seize grains précédés par l'administration de quelques doses modérées de nitre. Or, si une dose bien moindre de camphre et d'eau cohobée que celle qui est généralement nécessaire a été suffisante pour produire la mort, et si cela est arrivé lorsque les deux substances étaient données, soit conjointement, soit alternativement, il faut conclure que ces deux substances s'aident réciproquement et que leur action est analogue. Puisque d'ailleurs l'opium uni au camphre et le camphre uni à l'alcool n'ont pas produit la mort, quoique leur usage ait été continué pendant plusieurs jours, et que ces animaux n'ont succombé que lorsque l'opium et l'alcool ont été administrés à dose très-élevée; puisque, comme l'auteur en convient lui-même, il a fallu plus de temps pour produire la mort lorsqu'au camphre étaient combinées des substances stimulantes; puisque, enfin, l'ammoniaque liquide neutralise entièrement les effets du camphre, on sera forcé de conclure que l'action du camphre est opposée à celle des substances stimulantes, et, par conséquent, qu'elle est hyposthénisante.

Nous sommes arrivé à cette conclusion en analysant seulement la valeur des expériences du docteur Scuderi que l'auteur avait faites pour soutenir une opinion diamétralement opposée. Elles ont toute l'apparence de la simplicité véridique, et si elles pèchent en quelque chose, c'est dans l'interprétation erronée que l'auteur en a faite en faveur de l'action hypersthénisante du camphre. En conséquence, si, pour prouver notre thèse, nous y sommes parvenu en nous servant d'expériences faites dans un but pareil, cela nous dispense de la nécessité de faire valoir des expériences dirigées dans un but opposé. Je dirai seulement que les personnes qui voudront les répéter doivent se rappeler en premier lieu que le camphre ne se digère que très-lentement, et que ses exhalaisons ne pénètrent dans l'assimilation que petit à petit. Lorsque l'estomac est encombré par d'autres substances, l'absorption du camphre est moindre, et conséquemment son action plus faible. On comprend par là pourquoi, dans d'autres expériences de Scuderi, la jusquiame et la ciguë, dont les lapins tolèrent de fortes doses, ne parurent pas augmenter les effets du camphre et qu'ils les ont au contraire diminués. Il ne faut pas oublier en second lieu que l'eau et tous les liquides qui ne dissolvent pas les résines empêchent l'absorption du camphre dans l'estomac, et par cela même en diminuent les effets. Cela arrive aussi en partie avec l'eau de laurier-cerise, notamment

si elle est délayée. Cet effet purement mécanico - chimique, indépendant de l'action vraiment dynamique, doit être considéré dans les expériences. Troisièmement, les liquides, au contraire, dans lesquels les résines peuvent être dissoutes, tels que les huiles et l'alcool, aident l'absorption, doivent par là en rendre l'action plus prompte et plus énergique; bien que l'alcool puisse par la suite en diminuer un peu l'effet sous le rapport dynamique. Toutes ces circonstances extrinsèques à la véritable action des substances employées, mais inévitables d'après les enseignements de la chimie, étaient également dans les expériences de Scuderi à notre préjudice, mais nous n'avons pas eu besoin de les faire valoir, puisque les effets, même sans elles, étaient très-évidents.

§ IV. *Effets chez l'homme en santé.* — Les premiers effets du camphre donné à dose modérée sont éprouvés dans la bouche et dans le gosier par une légère sensation de fraîcheur. A cette sensation succède une chaleur également légère et de courte durée qui se fait sentir dans l'estomac. Si l'on répète les doses de camphre pendant quelque temps, on éprouve comme des bouffées de chaleur vers la tête et aux oreilles, puis une légère céphalalgie. Si dès le commencement l'appétit augmente un peu, par la suite, en élevant et en continuant la dose, la faim cesse, et l'on éprouve des rots sentant fortement le camphre, pesanteur à l'estomac, soif, anxiété, nausées, vomissements. Si l'on en excepte ces deux derniers symptômes, tous les autres pourraient bien être pris pour des signes de surexcitation, tandis qu'ils ne sont en réalité que des phénomènes dépendant d'un trouble mécanique, à cause de la résistance que présente le camphre à l'action digestive. Ils ne sont effectivement que des phénomènes d'embarras ou de plénitude d'estomac que tout le monde comprend aisément. En même temps cependant le pouls s'abaisse, devient mou, lent, et cela dès le commencement, d'autant plus que la dose est assez forte; l'abattement va parfois jusqu'à l'évanouissement et à l'asphyxie. Le froid aux extrémités et à tout le corps, avec tremblement et pâleur générale, suit tous ces symptômes. En attendant, les sueurs qui s'étaient déclarées dès le commencement deviennent froides et copieuses; l'urine enfin, qui est très-abondante, finit par couler involontairement. Chez

13.

quelques individus, le pouls, au lieu de se ralentir, devient excessivement faible et en même temps irrégulier et fréquent. Ces phénomènes sont toujours accompagnés d'un sentiment de lassitude et d'abattement; la vue, qui, au commencement, était claire, s'obscurcit : l'œil se ternit, et l'imagination se trouble; on tombe dans l'assoupissement et dans le délire, ou bien il se manifeste des spasmes avec craquement et grincement, des convulsions avec écume à la bouche et de la fureur. Si l'action du camphre est progressive, on passe de ces symptômes à la paralysie et à la mort.

Plusieurs auteurs parlent d'un autre effet du camphre : c'est l'impuissance au coït. On prétend que ceux qui entreprennent de longs voyages par mer, et les peintres qui font poser des femmes nues, s'appliquent du camphre sur le scrotum dans le but de prévenir les désirs vénériens. On raconte même que chez quelques personnes ces simples applications locales du camphre ayant été continuées longtemps ont fini par produire l'impuissance. Pour s'assurer de l'action du camphre, Alexander l'essaya sur lui-même et il mit ses jours en danger. Il a pris trois grammes environ de camphre (deux scrupules) dans un sirop; dix minutes après, le thermomètre, appliqué sur la région de l'estomac, s'abaissa d'un degré, et le pouls, qui donnait auparavant soixante-dix-sept battements par minute, n'en donnait plus que soixante-quinze; après quinze autres minutes, la chaleur et le pouls étaient revenus à leur état primitif. Il éprouva, dès le commencement, une lassitude générale, un abattement moral, des bâillements, des tiraillements dans les membres, qui augmentèrent par la suite. Au bout de trois quarts d'heure, le pouls donnait dix battements de moins par minute. Il fut pris ensuite de vertiges avec oppression; ses idées se brouillèrent, il ne pouvait plus se tenir debout. Il prit un peu de bouillon, et ayant essayé de lire, les lettres lui paraissaient tout en désordre et placées les unes sur les autres; il lui survint un bourdonnement d'oreilles très-fort, puis il tomba en syncope. Dans ce moment il arriva chez lui un de ses élèves qui le vit couché sur le dos, mais tranquille; un instant après, il se releva brusquement, se plaça sur son séant, et fit des efforts inutiles pour vomir; puis il se recoucha en jetant des hurlements effrayants. Un instant après, il éprouva

des convulsions avec écume à la bouche, roulement des yeux, et il tomba en défaillance; sa figure se maintint pourtant toujours colorée. Bientôt après arriva Cullen, qui le trouva un peu éveillé : il éprouvait une grande chaleur, se jeta sur le plancher, demanda de l'eau froide pour y plonger les mains et se laver la figure; mais quoiqu'il pût connaître ses assistants, il ne savait rendre aucun compte de son état. Monro arriva ensuite : il comprit de suite de quoi il s'agissait en jetant les yeux par hasard sur les notes qu'Alexander avait écrites tant qu'il avait pu; on lui fit boire de l'eau tiède à force, qui provoqua des vomissements, et lui fit rendre une grande quantité de camphre. Le pouls était à cent. On lui administra du suc de citron et d'orange à deux reprises, mais sans le moindre avantage; il commença à revenir à la connaissance et à se rappeler le passé. Tous les objets qu'il voyait lui paraissaient nouveaux, même les objets et les instruments de son cabinet; il n'en connaissait plus l'usage. Il éprouva pendant quelque temps de la céphalalgie, des étourdissements, de l'agitation, mais la nuit se passa assez calme. Le lendemain il eut une garde-robe très-difficile; dans la journée il était bien, mais éprouva une sorte de roideur dans tout le corps comme s'il eût été exposé au froid ou qu'il eût essuyé une fatigue extraordinaire (1). J'ai cru devoir m'arrêter sur ce fait d'Alexander, parce que les effets du camphre furent bien caractérisés; qu'étant rédigé par un médecin qui lui attribuait des facultés excitantes, il était à présumer qu'il n'avait omis de mentionner aucun des phénomènes qui pouvaient se rapporter à cette idée. Nous croyons néanmoins que dans ce tableau tous les caractères expriment de la manière la plus évidente l'action hyposthénisante. L'abaissement du pouls effectivement et de la chaleur animale, les vertiges, la prostration, les défaillances, etc., n'indiquent pas autre chose. On ne dira pas que ces phénomènes pourraient être aussi le résultat d'un excès de stimulation, d'une sorte d'oppression des forces, comme dans le plus haut degré de l'ivresse, puisqu'ils se sont manifestés dès le début de l'administration du camphre. Ce sont donc là de véritables effets primitifs. Lorsque le pouls devint fréquent, et que

---

(1) Experim. essay, etc., p. 227.

la chaleur animale augmenta, le trouble de l'action constitutionnelle du camphre avait déjà été produit, et l'estomac s'était alors ressenti de l'action indigeste du médicament. Les remèdes qu'on administra après l'émétique furent les acides, et ils eurent évidemment un résultat plutôt nuisible, puisque, quoique le camphre eût été presque tout rejeté par le vomissement, Alexander n'en resta pas moins pendant plusieurs jours malade. Cela n'arrive pas ordinairement à ces doses lorsqu'on administre d'autres remèdes. Nous pourrions citer une infinité d'autres faits, tant récents qu'anciens, pour prouver la même thèse. Sans parler des Arabes, qui regardaient le camphre comme un remède froid (1), comme un antidote des poisons chauds (2), nous savons que Frédéric Hoffmann, qui était d'abord incertain sur la véritable action du camphre (3), s'est ensuite assuré par expérience que cette action était rafraîchissante. Premièrement chez un malade qui, ayant avalé par erreur un liniment camphré dont il devait se frictionner, éprouva bientôt des vertiges; ses extrémités devinrent froides, pâleur effrayante, pouls petit, faible, sueur glaciale à la tête, délire. Ces phénomènes lui annoncèrent un véritable empoisonnement hyposthénique (4). Secondement, il s'en est convaincu par des expériences qu'il fit sur des hommes bien portants et par l'usage qu'il en fit consécutivement chez des malades. Hoffmann ne vit jamais de symptômes d'excitation sous l'influence du camphre, ni d'élévation dans le pouls; il observa, au contraire, des effets de réfrigération, surtout vers les hypocondres (5). Lod. Tralles, en s'appuyant sur les faits d'Hoffmann, sur ceux d'autres auteurs, et sur les siens propres, conclut avec raison que l'action du camphre est incontestablement réfrigérante (6). Pouteau a également démontré le même fait. Il rapporte le cas d'une femme qui,

ayant pris soixante grains de camphre dans l'espace d'une demi-heure, éprouva un froid général, une pâleur mortelle et autres symptômes alarmants. On l'a réchauffée à l'aide de moyens mécaniques, et les symptômes se sont petit à petit dissipés sans sueur ni autre évacuation (1). Griffen prouva de même l'action affaiblissante du camphre. Un individu auquel il avait fait prendre deux scrupules de cette substance a offert un abaissement considérable du pouls, de la confusion dans les idées, de l'assoupissement, pâleur, froid général. Chez un autre, auquel il en donna deux grammes (demi-gros), le pouls ne changea pas; mais deux heures après, il eut des nausées, des vertiges, brouillement de la vue, confusion dans les idées; puis, une fois que le vomissement eut lieu avec force, le pouls devint fréquent, petit et faible, et il éprouva pendant quelque temps une grande faiblesse, notamment aux membres inférieurs (2). On a remarqué dans ce cas que le pouls devient plus fréquent après le vomissement. C'est là un effet passager qui tient au trouble mécanique déterminé par le vomissement et par l'irritation que le camphre produit dans l'estomac par suite de son peu de digérabilité. Pour ne pas prolonger ultérieurement cette discussion, nous passerons sous silence les faits analogues de Werlhoff (3), de Berger, de Lassonne, de Home, de Collin. Ce dernier, bien qu'il ne soit pas partisan de l'action réfrigérante du camphre, dit pourtant qu'à la dose de douze grammes par jour, cette substance n'a pas produit dans le pouls la moindre accélération (4). La même remarque est faite par Lœseke à la dose de huit grammes (5); à une dose moindre, Hufeland vit le pouls s'abaisser de dix pulsations par minute (6), ainsi que Hahnemann, lequel nota le froid universel, la pâleur, les yeux épouvantés et fixes, la

---

(1) Avicenna, p. 334.

(2) Jones, Dict. univ. de med., p. 1385.

(3) De camphor. usu intern. secur. et præstant. Halæ, 1731.

(4) Consult. et resp. med. sect., cas xix, p. 43.

(5) Observ. phys. chæmic., lib. I, obs. 12, p. 54.

(6) De camphoræ virtute refrigerante exercit. phys. med. Uratislav., 1754.

(1) Mélanges de chirurgie, p. 184.

(2) De viribus camphoræ diss. Edimb., 1765, p. 7.

(3) Except. e commerc. novic. oper. med., p. 722.

(4) Camphoræ vires, sive obs. circ. morb. oc. et chron. fact. P. III. Vienne, 1773.

(5) Mater. med. Berol., 1790.

(6) Journal der prat. Arzneyk., 1 Bd. p. 428.

perte des sens et de l'entendement, la dyspnée et l'orthopnée, un tremblement dans les pieds, sueurs froides, pouls petit et très-lent (1). Avant ces auteurs, Cullen, se basant sur ses propres observations et sur celles de plusieurs auteurs, avait déjà combattu efficacement la prétendue vertu échauffante du camphre, et mis hors de doute son action réfrigérante (2). Parmi les modernes, le docteur G. Coruzzi s'est occupé de la vérification de l'opinion des anciens concernant l'action réfrigérante ou contro-stimulante du camphre; il expérimenta cette substance sur lui-même à des doses variables. Il n'éprouva jamais le moindre effet d'excitation; loin de là, il fut constamment pris de frissons, de faiblesses, d'abaissement dans le pouls, d'obscurcissement de la vue, etc. Il n'a pas omis de faire des expériences comparatives, et il observa qu'avec l'alcool, dont la force hypersthénisante n'est, je crois, contestée par personne, tous les phénomènes du camphre disparaissaient, et que par des doses proportionnées de ce dernier, disparaissaient également les effets de l'alcool (3). L'opposition qui existe entre l'action des hypersthénisants et le camphre était déjà connue des auteurs ci-devant cités. Hallé nous apprend que le camphre est l'antidote de l'opium (4), tout comme l'opium est l'antidote du camphre, au dire de Consbruche (5). On s'attendra peut-être que nous donnions ici raison des expériences faites chez l'homme par le docteur G. Bergonzi (6) et par Scuderi (7), expériences par lesquelles ces auteurs soutiennent que l'action du camphre est stimulante. Il nous serait facile de prouver que dans ces expériences les symptômes d'abattement, de faiblesse, de diminution de l'irritabilité, prévalaient; ces symptômes n'augmentaient par l'addition des hypersthénisants qu'alors seulement que la proportion du camphre était excessive. Constamment,

en effet, la combinaison des hypersthénisants avec le camphre, même à dose modérée, augmentait de beaucoup la prostration et l'abaissement du pouls. Les pollutions involontaires que les sujets éprouvèrent pendant la nuit indiquent un état de langueur dans l'organisme, et nullement une augmentation d'énergie vitale. Les phénomènes de la perte d'appétit, de chaleur augmentée, de rougeur à la figure, avaient pour cause le dérangement de l'estomac; la fréquence du pouls n'a été observée que dans quelques circonstances exceptionnelles, et dépendait de circonstances individuelles. Tant l'un que l'autre expérimentateurs, en effet, avouent que leur pouls a été irrégulier; chez Scuderi il était même intermittent. En conséquence, on aurait tort de se régler sur les modifications du pouls pour établir l'action excitante; cela est si vrai, que chez les autres individus de l'expérience, le pouls ne s'accéléra point, il se ralentit au contraire.

§ V. *Effets dans les maladies.* — Indépendamment de la vertu rafraîchissante qu'un grand nombre d'écrivains reconnaissaient au camphre, ou échauffante selon d'autres, plusieurs auteurs attribuent à ce médicament d'autres propriétés, en particulier celles d'être antiseptique, antispasmodique, diaphorétique et anthelmintique. Expliquons-nous brièvement sur ces articles. — On appelle antiseptiques les moyens capables de s'opposer à la putréfaction des parties animales; et si l'on parle de remèdes, on doit entendre des substances qui empêchent la putréfaction des parties vivantes. Dans un temps où l'on supposait que les infirmités humaines étaient produites par des principes malfaisants auxquels on attribuait une existence particulière, les médications n'avaient d'autre but que de détruire ces prétendus principes; de là l'origine de la thérapeutique antiputride. Toutes les fois que les évacuations étaient arrêtées, ou que les matières rendues offraient certains caractères, ou bien qu'une mortification ou gangrène se déclarait quelque part, le principe septique paraissait en scène. Il y a aussi aujourd'hui des médecins qui parlent de fièvres putrides et de principes morbides dépendant de dégénérescences animales. Ces vieilles hypothèses méritent à peine d'être réfutées aujourd'hui. Il est pourtant étonnant de voir, même en France, des hommes éclairés reproduire sous différentes formes les idées de la médecine

---

(1) Fragm. de virib. medic., p. 47.
(2) Tract. de mat. medic. Padova, trad. ital., t. v, p. 84.
(3) Giornal della soc. med. chir. di Parma, fasc. 51, p. 208.
(4) Mémoir. de la soc. roy. de méd., 1783, p. 66.
(5) Taschenb. der Arm., 1819, p. 173.
(6) Gior. della soc. med. chir. de Bologna, 1827, Gen., p. 3.
(7) Opuscoli della soc. med. chir. di Bologna, 1827, Gen., p. 85.

humorale, je veux parler de la prétendue altération primitive du sang. Nous avons déjà parlé de cette chimère dans les prolégomènes; nous y reviendrons ailleurs avec plus de détails. Qu'il nous suffise pour le moment de rappeler que la putréfaction est un effet des affinités physico-chimiques, et qu'elle ne peut avoir lieu que lorsque l'empire de la vie a complétement cessé. Tant que la vie existe, la putréfaction est impossible, cette dernière étant synonyme de mort. Or, prétendre empêcher la putréfaction des parties vivantes, c'est prétendre l'absurde; car ce serait empêcher leur mort, et, pour empêcher leur mort, ce ne serait pas avec les antiseptiques qu'on pourrait y parvenir, mais bien en parvenant à dissiper le travail morbide qui marche vers l'extinction de la vie. S'agit-il d'un étranglement, d'une compression qui intercepte les opérations organiques dans une partie et la menace de mortification? Le véritable antiseptique est le moyen mécanique qui enlève l'étranglement, la compression. S'agit-il d'une inflammation qui menace de paralyser la vie dans une région? Les véritables antiseptiques sont les antiphlogistiques. S'agit-il au contraire d'une hyposthénie? Les antiseptiques sont les excitants convenablement employés. En un mot, il n'y a pas de véritables antiseptiques dans le sens généralement admis en thérapeutique, à moins qu'on ne désigne par là les moyens capables de combattre la condition morbide qui est la cause de la destruction de la vie, car je le répète il n'y a pas de putréfaction là où la vie existe encore. Or, le devoir du médecin est de conserver les parties vivantes, non les parties mortes, et sa puissance ne va pas malheureusement jusqu'à rendre vivantes celles qui sont déjà mortes. Celles-ci, abandonnées par la vie, rentrent de suite dans le domaine des forces générales de la nature inorganique.

Je sais bien que la chimie possède plusieurs moyens capables d'empêcher ou de retarder la putréfaction des parties animales mortes, et je sais aussi qu'à cet effet elle vise à éloigner une ou plusieurs des conditions nécessaires à ce changement chimique, savoir : le calorique, l'électricité, l'humidité, l'air atmosphérique, etc.; le froid, la dessiccation rapide, la fumigation, l'endurcissement au soleil, l'enduit avec des matières qui préservent de l'humidité et de l'électri-

cité, tels que le charbon, les résines, les baumes, le camphre, répondent à ce but. On conserve ainsi des substances animales non corrompues pendant des années et même des siècles. Le camphre et plusieurs des autres substances que je viens de nommer ont peut-être aussi le pouvoir d'empêcher le développement de ces petits nouveaux êtres qui doivent leur vie à la putréfaction des matières animales. Dans ce cas, ces substances seraient précisément antiseptiques, parce qu'elles sont ennemies de la vie. Quoi qu'il en soit, je le demanderai, qu'ont à faire ces moyens mécanico-chimiques avec les remèdes, et qu'ont-ils à faire avec la vie? Quel parti pourrait en tirer le médecin dans le traitement des maladies, du moins sous ce point de vue, puisqu'ils ne sont utiles que pour les substances mortes? Et, s'il considère comme telles les parties sur lesquelles il les emploie, comme sur les tissus gangrenés, par exemple, quel but salutaire se proposerait-il? Est-ce pour conserver la partie gangrenée, en l'embaumant? Mais il devrait plutôt chercher les moyens de l'enlever le plus tôt possible, et empêcher par là que les tissus voisins n'en ressentent une fâcheuse influence. Voudrait-il par hasard embaumer dans l'estomac les matières saburrales plutôt que de les évacuer? L'essentiel est, comme on le conçoit, de corriger l'état morbide de l'organe afin d'empêcher qu'il ne s'en sécrète de nouvelles. Ces remarques critiques concernant les prétendus remèdes antiseptiques ne nous empêchent pas de reconnaître dans le camphre, comme dans d'autres substances, la propriété d'empêcher chimiquement la putréfaction de certains corps morts. Qu'on appelle cette propriété *antiseptique*, si l'on veut, mais il y a loin de là à un remède de ce nom. Dans aucun cas, cette propriété chimique ne peut être profitable aux malades comme remède dynamique. Nous ne conclurons pas de ce qui précède que l'usage du camphre, tant loué par les anciens dans le traitement de la gangrène tant humide que sèche, soit contre-indiqué; les faits rapportés par Collin, par Pouteau (1), par Renard (2), par Vogel (3), par Himly (4), par

---

(1) Livres cités.
(2) Hufeland's Journ., 22 Bd., 2 st., p. 24.
(3) Loders, Journ. f. d. chir., 2 Bd., p. 256.
(4) Abh. üb. d. Brand, p. 44.

Kausch (1), par Hoffmann (2) et par plusieurs autres ne restent pas moins dans la science comme un témoignage irrécusable de l'utilité du camphre contre cette maladie. En refusant effectivement au camphre sa vertu antiseptique, nous sommes loin de contester sa véritable action dynamique; à ce titre, il constitue un des meilleurs antiphlogistiques dans le traitement de la gangrène. L'expérience et le raisonnement s'accordent parfaitement à ce sujet. La gangrène est le résultat d'un travail morbide particulier qui s'établit dans les tissus, travail bien différent par ses caractères de la mort et de la putréfaction, mais ayant avec ces dernières quelque ressemblance en ce qui tend à détruire irrévocablement les parties. Il faut distinguer la gangrène de la mortification : la première est une cause de mort, celle-ci en est l'effet; la gangrène s'effectue sous la puissance des lois dynamiques; la mortification, au contraire, sous celle des lois mécanico-chimiques. Les pathologistes modernes enseignent que la gangrène spontanée est généralement le résultat de l'inflammation. Quoi qu'il en soit de cette opinion, contentons-nous de ne tenir ici compte que des gangrènes dépendant de phlogoses. On sait que chez quelques individus, et dans quelques tissus, l'inflammation passe aisément à la gangrène; mais on sait aussi que chez tout individu, et dans tous les tissus, la gangrène peut avoir lieu lorsque l'inflammation est très-vive. Les autres terminaisons de la phlogose dépendent aussi de certaines conditions particulières, soit des tissus, soit de l'individu, mais le degré de l'inflammation y a la part principale. Or, pour ne parler ici que des inflammations externes et des trois terminaisons les plus simples et les plus ordinaires, savoir : la résolution, la suppuration et la gangrène, supposons que pour la terminaison la plus fâcheuse, c'est-à-dire la gangrène, il faille le plus haut degré d'inflammation, et que ce degré soit, par exemple, dix; que pour la suppuration il en faille sept, et que cinq suffisent pour la résolution, il est clair que dans l'inflammation du plus haut degré le médecin pourra être assez heureux pour faire descendre le mal au-dessous des cinq degrés, et se terminer

par la résolution; si ses moyens ne le font descendre que jusqu'à sept, on aura la suppuration; et enfin, s'il ne peut en éteindre aucun degré, ou du moins si sa médication ne fait qu'enlever le surplus des dix degrés, il aura inévitablement la gangrène. L'étude et les soins du praticien doivent donc tendre à modérer la violence de l'inflammation à l'aide de tous les moyens à sa disposition ; c'est ainsi qu'il peut empêcher la gangrène. Parmi ces moyens, outre les antiphlogistiques généraux, la thérapeutique emploie avec avantage le camphre à l'extérieur et à l'intérieur, car il est un hyposthénisant puissant.

Non-seulement ces moyens conviennent pour prévenir la gangrène, si elle est imminente, mais encore si elle est déjà déclarée et en marche progressive. Dans ce cas, le chirurgien vise à la borner, et pour cela il emploie utilement le camphre comme moyen antiphlogistique sur les parties saines. Il l'emploie aussi sur les parties enflammées, spécialement sur les points où la phlogose est le plus prononcée et menace de mortification. On sait que l'inflammation locale grave a toujours un point où le plus haut degré de l'hypersthénie fait centre; de ce point elle décroît graduellement jusqu'aux tissus non enflammés. Entre ce point central et la dernière limite de l'inflammation, on peut imaginer plusieurs cercles concentriques, à différents degrés d'hypersthénie, les uns prédisposés à la gangrène, les autres à la suppuration, et les plus excentriques à la résolution. Si l'inflammation a une tendance vers une heureuse terminaison, l'hypersthénie disparaît dans le cercle le plus éloigné, et dans les suivants, elle diminue en se resserrant vers le centre, jusqu'à cesser entièrement, ou à y laisser la suppuration. Si, au contraire, il y a tendance à l'accroissement, le dixième degré, ou le degré supérieur au dix que nous avons supposé déterminer la gangrène, s'empare des cercles successifs. De nouveaux cercles plus grands s'ajoutent à ces derniers; l'inflammation s'étend et la gangrène se propage. Le but par conséquent que le chirurgien doit se proposer dans le traitement de la gangrène, c'est de faire que la suppuration se fixe dans un des cercles les plus proches du centre, et que de là la partie mortifiée se sépare. Il ne pourra obtenir autrement ce but qu'en réduisant l'hypersthénie au septième degré, à l'aide des antiphlogistiques les plus énergi-

____

(1) Hufeland's journ., 23 Bd., 3 st., p. 82.
(2) Der Milzbrand, etc., 1827, p. 295.

ques, et le camphre ne fait autrement obtenir ce résultat que par sa seule vertu hyposthénisante. Que les praticiens et les pharmacologues viennent maintenant nous dire encore, ainsi qu'ils l'ont fait jusqu'à ce jour, que la gangrène doit être traitée par les toniques et les stimulants, afin de donner de la force aux parties qui en sont menacées. Chacun voit combien ce précepte est absurde et ridicule, si l'on réfléchit qu'avec les stimulants, dans les inflammations, on ne donne pas de force aux parties, mais bien à l'inflammation elle-même. Que si, par toniques et stimulants, on entend indiquer le camphre et autres remèdes analogues, dont nous parlerons plus tard, nous serons d'accord avec eux pour ce qui est du fait pratique.

Nous n'entendons faire ici allusion, bien entendu, qu'à la gangrène dépendant d'inflammation, ainsi que nous l'avons déjà dit; mais s'il s'agissait de la gangrène hyposthénique, par exemple, ou de la mortification qui succède à l'interception de la circulation ou à l'action du froid, dans ces cas, l'usage du camphre serait hautement contre-indiqué. Passons à autre chose.

Dans les fièvres qu'on a appelées putrides, si le camphre ne convient nullement comme antiseptique, il peut remplir parfois quelques indications salutaires. Il en est de même dans les fièvres malignes dites nerveuses et dans le typhus. Nous voici sur un terrain difficile. Pour être bien compris par tous nos lecteurs, il faudrait empiéter un peu trop dans le domaine de la pathologie, et sortir par conséquent des limites que nous nous sommes prescrites. Ce que nous allons dire, nous l'adressons aux médecins familiarisés avec les données de la nouvelle pathologie italienne : nous écrivons pour ceux qui ne sont pas rebutés du mot phlogose, quoiqu'il leur revienne trop souvent à l'oreille, et qu'ils aiment à étudier ou du moins à admettre cet élément si commun des maladies jusqu'à ce qu'ils parviennent à reconnaître son existence, et la lumière très-vive que cette connaissance répand sur toute la pratique de notre art. Je suppose en conséquence qu'ils aient lu et médité au moins ce qu'ont écrit sur la malignité des fièvres deux grands praticiens, Baglivi et Sydenham, ce qu'a écrit sur le typhus et sur les fièvres nerveuses Tommasini, et enfin ce qu'en ont dit après lui plusieurs autres médecins italiens et

étrangers, principalement Broussais et ses élèves. Cela admis, on comprendra aisément comment le mot fièvre putride, maligne et nerveuse ne peut donner qu'une idée abstraite de la maladie ; il n'exprime en effet qu'une qualité intrinsèque et imaginaire ; on comprendra comment ces fièvres doivent avoir un siége dans un organe ou dans un système d'organes; comment plusieurs de ces fièvres ne sont que des gastro-entérites, des gastro-hépatites, mais d'une forme différente de celles qui, sous une pareille dénomination, étaient décrites jadis par les auteurs classiques, c'est-à-dire sans douleur, et sans les autres symptômes propres du flegmon (à cause peut-être de leur nature érysipélateuse ou de leur siége très-étendu); comment, par suite de cela, elles s'offrent avec l'apparence d'adynamie et trompent les hommes irréfléchis qui prennent cet état pour une véritable hyposthénie; pourquoi les embarras gastriques dont sont accompagnées quelques-unes de ces fièvres, et qui les ont fait nommer gastriques, bilieuses et putrides, ne constituent point le caractère pathologique, mais simplement une partie du mal, et bien plutôt un effet, un produit, que la véritable cause ; pourquoi, à cause de sa nature érysipélateuse et facile à se répandre, la phlogose se propage aux membranes cérébro-spinales, et alors s'y associent des phénomènes nerveux; savoir : des lésions dans les sensations, dans les mouvements et dans les facultés intellectuelles qui font changer le nom de la maladie en celui de fièvre nerveuse ou de typhus, mais qui ne la font point changer de nature, si ce n'est qu'elle s'aggrave beaucoup en devenant gastro-méningite. Ces simples notions seront facilement comprises par les praticiens dont les travaux ont pour but la recherche de la vérité, et non des chicanes propres à combattre les innovations ; elles seront comprises par tous ceux qui ont des idées complètes sur toutes les variétés de la phlogose, et qui sont au courant des progrès de l'anatomie pathologique. Il ne s'agit pas ici de changer le nom de la maladie, mais bien la méthode curative. Si les praticiens voulaient consulter les relevés des cliniques ou leur propre expérience, ils verraient que la généralité des cas de fièvres dites putrides, malignes et nerveuses, traitées par les remèdes véritablement hypersthénisants, tels que les éthers, l'ammoniaque, les opiacés, la potion excitante de Frank, se sont presque tous terminés par la mort, et que la plupart de ceux qui ont été traités par les antiphlogistiques sont guéris.

Ce fait fondamental, nous l'avons démontré dans un relevé de quatre années de notre clinique. Nous avons démontré en même temps qu'en traitant dès le début les fièvres dites gastriques ou dépendant de gastro-entérites, et les fièvres dites rhumatismales ou dépendant d'artérites, surtout lorsque la céphalalgie est opiniâtre; en les traitant, dis-je, par les antiphlogistiques, l'appareil des symptômes nerveux ne se développe point, et s'il se développe, cela tient à la pusillanimité du praticien, qui croit avoir assez fait lorsqu'il a purgé et fait suer le malade. Les soustractions de sang à l'aide de la lancette et des sangsues, celles du calorique par l'application de la glace à l'extérieur et à l'intérieur, surtout par des lavements très-froids, et l'administration des hyposthénisants gastriques, gastro-entériques, cardiaques et cérébro-spinaux, produisent des résultats heureux, ainsi que l'expérience nous l'a prouvé. Parmi les hyposthénisants, nous devons nommer en particulier le camphre, dont l'action est des plus salutaires dans les fièvres rhumatiques, lesquelles ne sont, selon nous, que des artérites avec tendance de propagation au cerveau. Le camphre, dans ces cas, remplit la double indication de combattre l'irritation du cœur et du cerveau, par suite de sa vertu hyposthénisante cardiaco-vasculaire. S'il s'agit au contraire de gastro-méningite, le camphre cède sa place à la glace et aux hyposthénisants gastriques et entériques; mais il peut aussi être utile après que les phénomènes abdominaux primitifs auront été apaisés, et que les symptômes cérébro-spinaux, bien que secondaires, persistent encore. Ces remarques expliquent, à ce que nous croyons, pourquoi les anciens, qui saignaient leurs malades, ainsi que nous le verrons ailleurs, avaient une si grande confiance dans le camphre.

Il y a néanmoins des auteurs qui blâment l'usage du camphre dans ces maladies, et ce sont ceux qui, ayant reconnu la véritable nature de la maladie, méconnaissent encore la véritable action du camphre. Ils disent avoir vu mourir des malades atteints de ces fièvres, qu'on avait traités à l'aide du camphre. C'est ce que j'ai vu moi-même.

Cela tient à ce que le camphre a été administré à petites doses et conjointement à des remèdes stimulants.

Nous ne nous arrêterons pas longtemps sur la vertu antispasmodique que plusieurs auteurs attribuent au camphre. Nous nous sommes déjà expliqué à ce sujet dans les Prolégomènes et dans l'article *Opium*. Nous avons fait voir que généralement les convulsions se rattachent à un état hypersthénique de l'appareil cérébro-spinal, et en particulier à une arachnite aiguë ou chronique. Or, qui ne voit que dans ces cas le camphre peut être fort salutaire, non comme antispasmodique, car il ne jouit point de cette faculté, mais bien comme antiphlogistique ou hyposthénisant spinal? Plusieurs auteurs, en effet, rapportent des guérisons remarquables, obtenues à l'aide du camphre, de plusieurs espèces de spasmes. Home en a obtenu d'excellents effets dans le hoquet spasmodique (1); Millar, dans l'asthme convulsif (2); Locher (3), Collin (4), Schmaz (5), Gruelmann (6), Fleich (7), Pitt (8), Wilson (9), Lobenstein-Lobes (10), Berends (11), et une foule d'autres, dans la chorée, et dans plusieurs autres affections spasmodiques. Le delirium tremens des buveurs présente beaucoup d'analogie avec ces affections; le camphre a aussi donné des résultats heureux contre lui, d'après l'expérience de Goden (12). La folie et la mélancolie ont été aussi traitées avec avantage à l'aide du camphre par un grand nombre de praticiens, entre autres par Paracelse (13), Etmuller

---

(1) Clinic. experiments, p. 193.

(2) On asthma and hooping cough, p. 104.

(3) Observ. pract., p. 42.

(4) Lib. cit.

(5) Med. and chir. Vorfalle, p. 138.

(6) Diss. de usu cicutæ, camph., etc., p. 12.

(7) Handbuch üb. d. Krank. der Kind., 4 Bd., 2 abth., p. 463.

(8) Samml. auserl. Abh. z Gebr., etc., 5 Bd., p. 218.

(9) Edimb. med. comment., vol. II, p. 22.

(10) Wezen. und Heil. d epileps., p. 285.

(11) Sundelin, Arzn., 1 Bd., p. 387.

(12) V. d. delir. tremens, cap. VI.

(13) Büch. und scrift. d. morb. ament., t I, p. 501.

(1), Kinneir (2), Werlhoff (3), Joerdens (4), Trewald (5), Boenneken (6), Herz (7), Paulisky (8), Whytt (9), Simmons (10), Borsieri (11), Cullcr (12), Dobson (13), Ruer (14), Reil (15); c'étaient, bien entendu, des folies et des mélancolies dépendant d'un état phlogistique ou hypersthénique de l'organe cérébral, et sans complication de lésion organique inamovible. Dans ce dernier cas même, le camphre peut être utile comme moyen palliatif; il combat l'élément inflammatoire. Parmi les aliénations mentales, on a placé avec raison la nymphomanie et le satyriasis. Le camphre est un des plus puissants moyens pour apaiser ces déplorables affections. Joerdens (16), Richter (17), Müller (18), Alibert (19), Hecker (20), prescrivirent le camphre comme moyen préventif de la masturbation dans les colléges et autres lieux d'éducation. Le camphre, effectivement, apaise les stimulus sexuels, et devient aphrodisiaque en ôtant, par son action hyposthénisante spinale, la sensibilité aux nerfs sacrés et lombaires qui vont aux parties de la génération. L'usage de cette substance chez les jeunes gens ne doit point être continué pendant très-longtemps,

car il pourrait éteindre tout à fait la faculté procréatrice.

La paralysie a également son siége dans l'appareil cérébro-spinal ou dans ses dépendances, et, bien qu'elle puisse reconnaître une origine variable, souvent elle tient à une inflammation de la pulpe nerveuse. Nous reviendrons sur ce sujet; disons en attendant que dans la paralysie par inflammation des nerfs, ou par congestion active, comme on dit, le camphre est un excellent remède. Dans l'ambliopie amaurotique, le camphre a été employé avec succès par Arnemann (1), par Seling (2), par Flemming. Ce dernier l'a prescrit aussi avec succès dans l'amaurose parfaite, à la dose de huit scrupules par jour (3). D'autres l'ont employé également avec avantage dans l'apoplexie. Il est bien vrai qu'on a l'habitude de combiner le camphre à d'autres remèdes, mais généralement ceux-ci ne sont pas de nature à s'opposer à son action, soit parce que leur dose est très-petite, soit parce que leur action est analogue à celle du camphre, ainsi que nous le verrons plus loin.

On espère tirer beaucoup d'avantages du camphre contre plusieurs maladies, à cause de sa vertu sudorifique tant vantée. Indépendamment du typhus, dont nous avons déjà parlé, de la fièvre nosocomiale, de celle des prisons, etc., les affections exanthématiques se présentent en première ligne, sous le rapport du camphre, surtout si elles offrent des caractères de malignité, ou bien que l'éruption présente de la difficulté à paraitre, ou bien enfin qu'elle soit rétropulsée et qu'on désire la faire reparaître. On prescrit les sudorifiques dans ce but, et en particulier le camphre.

Dans un travail fort étendu sur ce sujet que je publierai sous peu, je démontrerai que les exanthèmes ne sont pas des maladies isolées du derme, car la lésion de cet organe est trop peu de chose pour rendre raison des phénomènes morbides. L'éruption effectivement ne se déclare qu'après plusieurs jours de l'existence de la maladie, et elle disparaît parfois tout à fait, sans que la maladie cesse d'exister; celle-ci se continue au contraire, et s'aggrave même. Les exanthèmes sont

---

(1) Op. omn., t. i, p 578.

(2) Philosoph. trans., vol. xxxv, p. 347.

(3) Comm. novic., 1733, p. 221.

(4) Ibidem, 1736, p. 5.

(5) Vetensk. academ. Handl., 1744, p. 53.

(6) Frank, Samml., 5 Bd., p. 294.

(7) Selle, Beytrag. z. nat. v. Arzn., P. ii, p. 113.

(8) Med. pract. Beobacht, P. ii, p. 113.

(9) Works, p. 646.

(10) Richter, Chir. bibl., t. vii, p. 771.

(11) Instit. med. pract., vol. iii, p. 189.

(12) Lib. citat.

(13) Samml. auserl. Abh. z. Gebr. f. Aerzt., 13 Bd., p. 647.

(14) Hufeland's journ., 35 Bd., 1 st., p. 83.

(15) Fieberlebre, 4 Bd., p. 511.

(16) Hufeland's journ., 4 Bd., p. 214.

(17) Spec. therap., 7 Bd., p. 501.

(18) Hufeland's journ., 14 Bd., 3 st., p. 99.

(19) Nouv. éléments de thérapeutique, vol. ii, p. 103.

(20) Kunst uns Kinder. zu ges. Staatsbürg zu erzichen, p. 89.

(1) Magazin, 1 Bd., 1 st., p. 98.

(2) Hufeland's journ., 41 Bd., 2 st., p. 130.

(3) Ibidem, 32 Bd., 1 st., p. 107.

des maladies à fond spécifique, déterminées par un principe contagieux ou des miasmes (1).

Entré dans les extrémités veineuses, cet élément étranger se fixe dans quelques-uns de ces vaisseaux, et il ne tarde point à déterminer un trouble dynamique qui est de nature hypersthénique. Si l'affection est simple et légère, elle se dissipe d'elle-même après avoir parcouru ses périodes et le principe spécifique est assimilé et détruit; si au contraire l'affection est grave, la condition morbide s'étend à tout le système circulatoire, la fièvre est violente, et soit que l'éruption disparaisse, soit qu'elle s'affaiblisse ou qu'elle se montre très-confluente, les centres organiques sont attaqués, la muqueuse abdominale ou thoracique ou l'encéphale devient le siége d'une véritable inflammation locale. Si le mal se termine par la mort, cela tient uniquement à la violence de ces phlogoses locales ou à l'inflammation du cœur et des artères. Tous les soins des praticiens doivent être dirigés contre ces affections, c'est-à-dire contre l'état dynamique morbifique, le seul qui met en danger l'existence du malade et que l'art peut sûrement combattre par des moyens éprouvés.

Dans ces circonstances, le camphre est utile comme remède hyposthénisant cardiaco-vasculaire, capable par conséquent d'abattre l'hypersthénie déterminée par l'élément spécifique de l'exanthème et empêcher l'extension de ce dernier dans tout le système circulatoire, et par conséquent aussi dans les viscères; en un mot, à rendre le mal simple et bénin. Le camphre produit cet effet comme la saignée pourrait le faire. Le médecin, par conséquent, qui croit que les exanthèmes tardent à paraître ou disparaissent par faiblesse de la constitution ou sous l'influence des remèdes hyposthénisants, commet une erreur grave que le raisonnement et l'expérience condamnent également. Qu'il nous suffise de citer l'autorité de Borsieri à ce sujet. Cet

auteur affirme que le meilleur moyen pour faire développer l'éruption cutanée ou pour la faire reparaître si elle avait disparu, c'est la saignée.

D'après cette manière de voir, le camphre pourra être employé seul, dans les fièvres légères, conjointement à la saignée, dans les fièvres graves, à toutes les époques de la maladie, mais surtout au début. On pourra par conséquent regarder comme mal fondées les craintes d'exaspérer la fièvre et la phlogose par l'administration du camphre dans les maladies exanthématiques. Ces remarques trouvent surtout leur application dans le traitement de la variole. Haller, en effet, dans une épidémie grave de cette espèce, ne trouva de meilleur remède pour la dompter que le camphre, donné à la dose de dix à vingt grains par jour dans du suc de citron (1). Woodville dit qu'à Londres, dans l'hôpital des varioleux, on emploie généralement le camphre à la dose d'un scrupule par jour, avec un avantage remarquable, surtout lorsque les malades offrent de la céphalalgie avec insomnie. Le mal de tête disparaît sur-le-champ par l'action du camphre (2). De semblables observations ont été faites par plusieurs autres auteurs (3).

Je dois ajouter à ces remarques que plusieurs praticiens ont regardé le camphre comme un remède spécifique contre la variole. Ils prétendent que le camphre neutralise ou détruit le virus variolique. Jesenius fit des expériences en conservant pendant quelque temps du virus vaccin à côté d'une certaine quantité de camphre : il trouva que le virus perdait la faculté de reproduire la maladie, l'inoculation ayant été sans effet (4). Déjà Hoffmann (5), Borsieri (6) et Bayler (7) avaient observé qu'en enduisant la figure avec du camphre dissous dans du jaune d'œuf, on empêchait le développement des pustules. Il est enfin connu, depuis l'antiquité, que le camphre peut sauver des maladies contagieuses,

---

(1) Nous distinguons la contagion du miasme, en ce que la première est un produit animal capable de donner naissance à une maladie semblable à celle qui l'a produite, tandis que le miasme n'est pas le produit d'une maladie; il dépend d'autres circonstances, et n'est pas transmissible d'individu à individu.

(1) Opuscol. patholoc.
(2) Medical botany, p. 688.
(3) Hufeland's journ., 22 Bd., 3 st., p. 109 et 148; 19 Bd., 1 st., p. 31; 22 Bd., 2 st., p. 136. Voigtel, Arzneimitt., 2 Bd., 2 Abth., p. 597.
(4) Heilmittellhre, p. 520.
(5) Diss. cit.
(6) Instit. med. prakt., vol. iii, p. 261.
(7) Hufeland's journ., 1 Bd., p. 436.

et l'on n'ignore point qu'avant que le chlore eût acquis tant de célébrité, on ne connaissait de meilleur désinfectant, en cas de peste ou d'épidémie, que les vapeurs du camphre; et il est très-vraisemblable que, même de nos jours, les praticiens n'omettraient pas de tenir dans leur bouche et dans les mains un morceau de camphre, en visitant leurs malades, si le chlore n'était pas dans toutes les allées de leur passage. Je suis loin de refuser au camphre la faculté anticontagieuse et antimiasmatique que les anciens lui ont attribuée. Il ne répugne pas à la raison que sous l'influence des vapeurs du camphre la matière contagieuse soit physiquement ou chimiquement décomposée et rendue inerte. Si l'hypothèse des animalcules, qu'on regarde comme cause des maladies contagieuses, venait à être appuyée sur des faits incontestables, il serait aisé de comprendre la propriété désinfectante du camphre par la destruction des êtres en question. Nous avons vu en effet que le camphre était un ennemi de la vie. On comprend que, dans ce cas, le camphre n'agit sur le malade que comme un moyen mécanique. Quelle que soit la confiance que puisse mériter le camphre comme anticontagieux, nous avons cru devoir en parler pour qu'il soit expérimenté dans les maladies contagieuses; s'il n'est pas utile comme désinfectant, il le sera toujours par sa propriété hyposthénisante. Nous disons de l'essayer non-seulement dans la petite-vérole, mais aussi dans d'autres maladies contagieuses : effectivement, le camphre a été loué par plusieurs médecins contre la gale, la gonorrhée, la syphilis commençante (1). Plusieurs chirurgiens le mêlent avec l'onguent mercuriel, soit dans l'intention d'empêcher la salivation, soit de hâter la guérison (2). Dans l'hydrophobie même, la plus terrible des maladies contagieuses, le camphre est proposé comme prophylactique par Schmucker (3), par Alix (4), par Krugelstein. Ce dernier prétend avoir guéri à l'aide du camphre une hy-

drophobie déclarée (1). En le combinant avec les cantharides, comme nous l'avons déjà dit, il servira dans l'hydrophobie, non-seulement comme correctif, mais encore comme un remède auxiliaire de ces dernières.

D'après la même indication de favoriser la sueur, les praticiens prescrivent le camphre contre les maladies qui résultent d'une transpiration cutanée arrêtée ou troublée. Telles sont les douleurs rhumatismales, le lumbago, la sciatique, et plusieurs autres névralgies analogues. Susemilh guérit, à l'aide de fortes doses de camphre, une névralgie faciale très-opiniâtre (2). Nous ne nous arrêterons pas à démontrer que, ces affections nerveuses étant de nature phlogistique, il est. tout naturel qu'elles aient trouvé du soulagement dans l'administration du camphre, qui est un hyposthénisant. Pour prouver que la propriété sudorifique du camphre n'est que secondaire et tout à fait subordonnée à son action hyposthénisante, on n'aura qu'à réfléchir sur ce fait important, savoir : que les sueurs abondantes qui accompagnent la fièvre dite *elodes* et la fièvre *sudatoria anglicana* s'arrêtent comme par enchantement sous l'*influence* du camphre.

Dans la dysenterie et dans d'autres flux muqueux (3), dans le catarrhe de la vessie (4), dans la phthisie pituiteuse (5), dans la goutte (6), dans l'hydropisie (7), notamment dans celle qui survient après la scarlatine (8), l'usage du camphre a produit d'excellents effets, ce qui n'est pas surprenant d'après ce que nous avons dit. Ajoutons que le camphre a été aussi administré avantageusement dans les fièvres intermittentes (9). Nous nous expliquerons ailleurs sur ce dernier sujet.

---

(1) Hoffmann, Diss. cit., § 15.

(2) Raulin, Observ. de méd. Paris, 1754; Missa an lui venereæ lydrargyr. camphor. 2, 1756. Diss. Journ. de med., mars et avril, 1756.

(3) Schneiders Wahrnehm. auz. d. Wund., 2 Bd., p. 114.

(4) Observat. chirurg., fasc. 3, p. 177.

(1) D. Geschicht. d. Hundweith, p. 555.

(2) Heckers. Litter. annal., 6 Bd , p. 295.

(3) Roques, Phytograph. med , v. I, p. 295.

(4) Michaelis, Hufeland's journ., 34 Bd., 2 st., p. 29.

(5) Kortum, ibid., 31 Bd., 1 st., p. 52.

(6) Roques, op. cit.

(7) Remer, Hufeland's journ., 34 Bd., 4 st., p. 41.

(8) Bracht, ibid., 58 Bd., 6 st., p. 33.

(9) Auduart, Nouvelle thérapeutique des fièvres intermittentes, 1812.

Les médecins pourront peut-être élever des doutes sur la nature hypersthénique des maladies dont nous venons de parler; je sais en effet que des autorités respectables ont soutenu une opinion différente de la nôtre. Aucun doute cependant ne saurait être élevé sur la nature de celles dont nous allons nous occuper. En première ligne se présentent la pleurésie et la péripneumonie. De tout temps, le camphre a été employé avec succès contre ces maladies. Plusieurs praticiens emploient le camphre dans les pneumonites et dans les bronchites franches, mais seulement quand le mal a déjà fait quelques progrès, et lorsqu'on croit que l'intensité de l'inflammation est tombée, ou lorsqu'on présume qu'il est nécessaire d'aider les forces pour faciliter l'expectoration; on prescrit alors le camphre comme un remède excitant, et ce remède réussit admirablement, soit seul, soit combiné au kermès minéral ou au sel de nitre, car il jouit d'une action hyposthénisante comme le sel de nitre et le kermès minéral. Comment pourrait-on concevoir qu'une affection domptée jusqu'à ce point par la saignée ou autres remèdes analogues, mais qui ne l'est pas entièrement, eût besoin pour s'éteindre complétement des moyens opposés à ceux qu'on avait employés jusqu'alors avec avantage? Pourquoi donc ne prescrit-on pas, dans ces circonstances, les éthers et l'alcool, qui sont des hypersthénisants par excellence? Mais on n'ignore point les heureux résultats de la pratique de ceux qui, dans la pneumonie, n'emploient pas d'autres moyens à la fin qu'au commencement de la maladie; seulement ils ont la précaution d'en diminuer les doses vers la fin. On ne peut pas non plus ignorer d'autre part que le camphre, administré à haute dose dès le début des pneumonies, a produit les plus heureux résultats, et remplacé la saignée. Cela étant, je ne sais ce que pourront dire les partisans de l'existence des phlogoses asthéniques ou passives; leur plus fort argument est basé sur la guérison d'inflammations à l'aide du camphre, qu'ils croient excitant. Ils présument avoir changé la méthode de traitement, quand ils ont remplacé les saignées par le camphre, le kermès et le nitre! Notre démonstration sera complétée, je présume, par l'indication d'un grand nombre de cas de phlogoses franches et aiguës, guéries à l'aide du camphre, par Hoffmann,

par Tralles, par Collin, par Abrecht, par Pouteau, par Joerdens (1), par Rogenstein (2), par Waldschmidt (3), par Baglivi (4), par Mead (5), par Werlhoff (6), par Huxam (7), par Pringle (8), par de Mertens (9), par Vogel (10), par Horn (11), par Bayler (12), par Kortner (13), par Wolff (14), par Osthoff (15). Ces phlogoses sont les angines, le croup, le rhumatisme aigu, l'artrite, la pleurite, la péripneumonie, la colique inflammatoire, la métrite, la péritonite puerpérale, etc. L'urétrite ou blennorrhagie très-aiguë a été également traitée par Ben-Bell, à l'aide du camphre par la bouche et en frictions au périnée (16).

Parmi les phlogoses, on doit aussi compter les fièvres aiguës, ardentes et inflammatoires, contre lesquelles F. Heister employa le camphre avec un grand avantage; mais, regardant cette substance comme excitante, cet auteur fut obligé de soutenir la thèse que le feu peut s'éteindre avec le feu (17). Le camphre a été particulièrement recommandé dans ces fièvres par Hoffmann (18), par Werlhoff, qui sut encourager les autres médecins à s'en servir (19); par Berger, qui est surpris qu'il y ait des opposants à son usage (20); par Wolff (21), par Joerdens (22), par Junke (23), et par bien d'autres qu'il serait trop long de citer. Stahl

---

(1) Ouv. cit.
(2) Observ. med., t. II, p. 221.
(3) Oper. med. prat., cas 48, p. 213.
(4) Op. omn., p. 18.
(5) Mor. med., p. 21.
(6) Op. cit.
(7) De febrib., cap. VIII.
(8) T. III, c. VII, sect. V.
(9) Obs. med., t. II, p. 27.
(10) Loders Journ. f. d. chir., II Bd., p. 253.
(11) Ueb. die pneum., cap. VII, p. 8.
(12) Hufeland's journ., 1 Bd., p. 434.
(13) Ibid., 31 Bd., 1 st., p. 48.
(14) Ibid., 30 Bd., 1 st., p. 110.
(15) Siebolds chiron., 1 Bd., 3 st. p. 255.
(16) Edinb. journ. of medic. scienc., april 1820.
(17) De igne per ignem extiguendo diss., Wittemb., 1712.
(18) Observat. phys. medic., l. I, obs. 12, p. 54.
(19) Op. med., p. 722.
(20) L. c.; et Cullen, l. c.
(21) Comm. Noric., 1740, p. 313.
(22) Loc. cit.
(23) Conspect. therap. general., p. 131.

a proclamé ce remède comme le dominateur de la phlogose(1). Tel nous a paru aussi le camphre dans plusieurs maladies que nous avons traitées avec succès à notre clinique. Voici, en peu de mots, quelques-uns de ces cas. Antoine Borfio, venu à la Clinique avec une bronchite, le 8 janvier 1834, est sorti guéri, sept jours après, par le moyen du camphre à la dose de deux grammes par jour, après une saignée, le pouls s'étant abaissé jusqu'à cinquante-cinq battements par minutes. Nicolas Nani, atteint de pleuropneumonie, a été reçu le vingt-sept décembre 1833; l'usage du camphre l'a complétement guéri en douze jours. Ce médicament a été donné à la dose de douze décigrammes jusqu'à trois grammes par jour; le pouls a été réduit à quarante-huit pulsations. Dans ce cas, le camphre a été employé sans saignée; seulement, nous y avions joint quatre décigrammes de sulfate de magnésie. Louis Zaramelli, de Padoue, a été reçu le 14 février 1834 avec les symptômes manifestes d'une cardite aiguë. On lui pratiqua d'abord trois saignées, mais le mal n'a cédé complétement qu'à l'usage de trois grammes de camphre, répétés plusieurs fois. Le sixième jour, il était convalescent.— Une métro-artérite chez Magdeleine Bellini, de Trévise, une métrite avec artritis chez Elisabeth Gussela, aussi de Trévise, et une métrorrhagie chez Clare Zampieri; furent également dissipées avec une promptitude étonnante à l'aide du camphre, à la dose de cinq à quinze et vingt décigrammes par jour. Il nous est arrivé, dans quelques cas, d'observer que les malades se plaignaient, après quelques jours de l'administration du camphre, d'une assez forte chaleur à la tête, et notamment aux oreilles, accompagnée de douleur, et d'une sensation de froid: Ces phénomènes disparaissaient moyennant un lavement purgatif ou un laxatif, et souvent ils se dissipaient d'eux-mêmes, en continuant l'usage du camphre et en augmentant la dose.

J'aurais beaucoup d'autres faits cliniques à rapporter qui me sont propres, et un grand nombre d'autres qui m'ont été communiqués par mes confrères et élèves concernant les effets salutaires du camphre dans les maladies hypersthéniques,

mais je crois en avoir déjà assez dit. Je ne pourrai cependant pas omettre de faire connaître quelques faits fort concluants qui m'ont été adressés par MM. Gargnani et Navarini, médecins distingués, l'un à Andria, l'autre à Bassano. Dans l'un de ces cas, il s'agit d'une pneumonie qui avait été traitée jusqu'au quatrième jour à l'aide de saignées, et elle s'offrait encore avec des caractères fort graves et dans une marche ascendante; M. Gargnani eut recours au camphre, qu'il administra à la dose de quatre scrupules par jour. Le mal a décliné à vue d'œil, et le sixième jour le malade était guéri. Dans un second cas, il s'agit d'une artérite lente, qui n'avait pas cédé aux évacuations sanguines répétées; le même praticien parvint à la guérir à l'aide du camphre, qu'il administra à la dose de trente décigrammes par jour (70 grains). Dans un troisième cas, il est question de trois individus atteints de gastrite; la guérison a été obtenue à l'aide du camphre, à la dose de deux à quatre scrupules par jour, et de quelques petites doses de sulfate de magnésie. Les faits de M. Navarini sont relatifs à une angéoïte lente et deux artérites aiguës. La première fut guérie en dix-huit jours au moyen d'une saignée et du camphre à la dose de deux à quatre grammes par jour. Les deux autres malades, à cause de l'intensité du mal, furent traités dès le commencement avec deux saignées, et par la suite avec le camphre porté jusqu'à quatre et six grammes par jour. La guérison a été très-prompte, le pouls descendit parfois à quarante-six pulsations par minute. Il y a enfin des maladies externes dans lesquelles, d'après plusieurs auteurs, l'application du camphre est très-utile: ce sont les engorgements lymphatiques, les tumeurs, ainsi dites froides, et surtout les œdèmes; les contusions (1), les engelures, les brûlures (2), les otalgies (3), les ophthalmies opiniâtres (4), purulentes des enfants (5), les douleurs viscérales, arthritiques (6), les douleurs au

<hr>

(1) Gmelin, Schwæb. beob. a. d. Arzn., 5 B., p. 71.

(2) Flajani, Nuovo metodo di medic. alcun. malat., p. 117. Roques, Phyt., l. c.

(3) Rosenstein, Apoteque, p. 48.

(4) Trew. n. acta nat. curios., vol. I, p. 198. Murray, App. med., t. IV, p. 221.

(5) Meza, Samml auserl. abb., etc., 14 Bd., p. 522.

(6) Roques, cit.

<hr>

(1) James, Dictionn. univ., etc., p. 1831.

mamelon après le sevrage (1), les érysipèles (2), reçoivent du soulagement par
l'application locale du camphre. On
l'emploie dans des sachets, ou bien dissous dans du jaune d'œuf ou dans un
mucilage. On a employé aussi le camphre
extérieurement pour quelques maladies
internes, telles que le rhumatisme et l'arthrite, mais sous forme de vapeur.
Cheze employa la vapeur du camphre
avec succès dès l'année 1808, dans les
rhumatismes; il a été suivi dans cette
pratique par Duparquier, Delormel et
Gargasson (3). En Italie, le camphre a
été expérimenté avec avantage dans ces
maladies par Palmieri (4) et par nous-
même. Nous avons traité à notre clinique une arthrite opiniâtre chez un
homme nommé Louis Barioni, de Padoue;
nous nous sommes servi d'une machine
fumigatoire qu'on emploie ordinairement
pour le soufre. La machine était échauffée, et bien que la chaleur de l'atmosphère fût forte (21 juin), et que le malade fût couvert de sueur, son pouls n'a
pas offert la moindre accélération; au
contraire, il s'est abaissé un peu et est
devenu très-mou. On employa chaque
fois deux à trois décagrammes de camphre; six fumigations suffirent pour amener une guérison complète.

§ VI. *Appréciation de l'action du remède.* — D'après ce que nous venons de
dire, j'aime à croire que les praticiens
n'auront aucune difficulté à reconnaître
dans le camphre une action hyposthénisante cardiaco-vasculaire et spinale; je
crois qu'ils seront même surpris d'avoir
pu regarder jusqu'à ce jour le camphre
comme un remède excitant, et d'avoir
professé à son égard des idées si contraires à la vérité! Les réformateurs italiens
étaient tombés eux-mêmes dans cette
fausse idée. Borda l'emporta avec lui
dans la tombe, et Rasori lui-même l'avait
adoptée. « Moi aussi (m'écrivait-il en
août 1833) depuis longtemps, sur la foi
des médecins qui l'employaient, j'étais
porté à croire qu'on pouvait placer le
camphre parmi les stimulants. Un petit
opuscule cependant d'un des Hoffmann

me dessilla les yeux; je fis des expériences avec le camphre, j'ai examiné
avec soin ses effets, et je ne doute plus
de sa puissante action contro-stimulante. » Aux yeux du médecin philosophe
la démonstration de la véritable action
du camphre doit être de la plus haute
importance. La médecine, en effet, a acquis par là un remède hyposthénisant
très-énergique. Nous devons actuellement être un peu plus justes envers les
anciens qui nous transmirent naïvement
les observations que nous avons rapportées, et que les modernes avaient jugées
fabuleuses, par l'unique raison qu'elles
étaient en opposition avec leurs idées.
Plusieurs phénomènes qu'on regardait
autrefois comme inexplicables trouvent
désormais leur explication satisfaisante.
Un grand nombre de contradictions, qui
paraissaient exister dans les faits, n'a-
vaient réellement leur source que dans
les doctrines; tout cela disparaîtra tout
à fait aujourd'hui. Nous possédons donc
dans le camphre un excellent hyposthénisant capable de vaincre à lui seul les
phlogoses vasculaires et cérébro-spinales, sans l'emploi des évacuations sanguines, ou en l'associant avec un bien
plus petit nombre de saignées que de coutume. La pléthore doit être enlevée avant
l'administration du camphre, et si l'on
doit traiter avec ce remède, dès le commencement, une inflammation intense,
par exemple une pneumonite de deux
ou trois jours de date, on ne doit pas
exiger que le pouls s'abaisse immédiatement et que l'affection disparaisse sur-
le-champ; on verra même, pendant un
ou deux jours encore, la fièvre augmenter
quelquefois, mais cette augmentation ne
doit point être attribuée au camphre,
elle tient à la marche naturelle de l'inflammation, ce qui arriverait également
malgré l'emploi de tout autre traitement.

§ VII. *Action mécanique.* — Les propriétés mécanico-chimiques du camphre
ne sont nullement irritantes. On peut
appliquer ce médicament sur les parties
les plus délicates, même sur les tissus
enflammés, sans le moindre danger;
son contact n'est pas pour les parties
malades plus irritant que celui de l'air
atmosphérique. Dans l'estomac pourtant, si on en prescrit pendant longtemps, le camphre occasionne quelques
troubles qui dépendent des difficultés que
ce viscère éprouve à le digérer. Cette
circonstance paralyse en quelque sorte

---

(1) Siebold, Chim., 2 Bd., 2 st., p. 342.
(2) Gansthore, Samml. aus. abh., 16 Bd.,
p. 329. Renard, Hufeland's journ., 22 Bd.,
2 st., p. 24. Vogel, Loders, Journ. f. d.
chir., 2 Bd., p. 256.
(3) Revue médicale, mai 1826.
(4) Esculapio de Tenere. Maggio, 1831.

la fonction propre de l'estomac, et on éprouve les mêmes phénomènes que dans les cas de réplétion gastrique par suite d'excès de table. On peut empêcher cet effet en combinant au camphre le sel de nitre; dans ce cas, on augmente son effet dynamique. On peut l'empêcher aussi en le liquéfiant dans l'alcool, mais alors on diminue l'action constitutionnelle.— Parmi les vertus mécaniques du camphre, on doit compter celle d'empêcher la putréfaction des substances animales. Le chirurgien peut tirer le plus grand avantage de cette propriété dans les ulcères fongueux, baveux, cancéreux, dans les fistules qui rendent de la matière sanieuse facile à dégénérer au contact de l'air. On sait que dans les plaies qu'on appelle de mauvaise nature, il y a un suintement d'un liquide âcre qui rougit et excorie des parties saines; ce liquide, plus il reste au contact de l'air, plus il dégénère, et réagit sur les surfaces qu'il touche. Le chirurgien ne peut pas toujours empêcher ce contact irritant du liquide. Dans certains cas, il est urgent de prévenir cet effet, surtout lorsque le pus séjourne dans une cavité. On atteindra ce but à l'aide du camphre appliqué sur les parties malades. On comprend que dans ce cas l'action du camphre est purement mécanique; mais en même temps il pourra aussi être utile comme hyposthénisant, car il est en partie résorbé. Cette pratique est adoptée par plusieurs chirurgiens, parmi lesquels je me bornerai à citer Saviard(1), Conradi(2), Flajani(3), Ficker(4).—On accorde enfin au camphre une qualité anthelmintique, avec raison, car son odeur tue indistinctement les entozoaires. C'est là, comme on le voit, une action mécanique qu'on peut souvent mettre en usage. Il n'est pas nécessaire pour cela que le camphre soit digéré et assimilé; il suffit que les vers intestinaux soient enveloppés dans son atmosphère. Dans les dissertations de Wedel, de Juck, de Gronovio et de Raspail, cette vertu du camphre est démontrée d'une manière incon-

testable. Pronge(1), Rosenstein(2), Baldinger(3), Fowler(4), Roques(5), rapportent un grand nombre de cas en faveur de ce mode d'application du camphre.

§ VIII. *Préparation.* — Le camphre a été falsifié en le combinant avec la cire; outre qu'il est alors moins odorant, moins transparent, moins fragile, il ne se dissout pas complétement dans l'alcool, et ce qui reste c'est de la cire, et à l'action d'une chaleur modérée, il ne se volatilise qu'en partie. — La raclure de camphre peut se donner en pilules avec quelque extrait; on peut aussi le dissoudre dans un jaune d'œuf et en faire des pilules à l'aide d'une poudre quelconque. Les personnes auxquelles l'odeur du camphre ne répugne point peuvent le prendre en émulsion avec de la gomme arabique et quelque sirop.

Dose. On n'est pas encore entièrement d'accord relativement à la dose. Les uns s'en tiennent aux petites doses, d'autres en sont plus généreux. On ne voit pas que les effets augmentent en raison de la dose, car souvent, dit-on, ces effets sont les mêmes, quelle que soit la quantité de camphre qu'on ait fait prendre. La raison en est dans la lenteur de la digestion. Cependant, il est incontestable que les effets des hautes doses du camphre sont beaucoup plus durables. D'un autre côté, lorsque le camphre est dissous dans un véhicule approprié, les effets répondent mieux aux doses ordinaires depuis 50 centigrammes (10 grains) jusqu'à 4 grammes (1 gros), telles sont les doses les plus ordinaires. Si on le combine avec du sel de nitre et avec le kermès minéral, la dose doit être moins forte. A l'extérieur, on peut l'appliquer raclé et sous forme de sachet pour que la chaleur animale en attire les émanations. On peut aussi l'appliquer en poudre par le moyen de quelques gouttes d'alcool, ou bien dissous dans du jaune d'œuf ou dans un mucilage, ou enfin dans de l'esprit-de-vin (*eau-de-vie camphrée*). Cette dernière préparation est très-usitée contre les œdèmes; et, bien qu'elle résulte de la combinaison de

---

(1) Recueil d'observations chirurgicales, 1784.

(2) Loders, Journal f. d. Chir., 2 Bd., 1 st., p. 224.

(3) Osservaz. pratic., etc., p. 193.

(4) Aufs. und Beobacht., 1 Bd., p. 166.

Giacomini.

(1) Diss. de camphoræ virtut. anthelm., § 9, 10.

(2) Apoteque, cit.

(3) V. d. Krantk. d. Armee, p. 411.

(4) Med. commen., vol. viii, p. 344.

(5) Phytogr. med., vol. i, p. 158.

14

deux substances douées d'une action opposée, celle de l'alcool est surpassée par celle du camphre, car l'alcool dont on se sert pour cela est très-faible. D'ailleurs une partie de ce liquide s'évapore. L'huile camphrée est encore une assez bonne préparation ; on la fait avec une partie de camphre sur quatre parties d'huile. Le liniment d'*opodeldoc* n'est autre chose que du camphre combiné avec du savon, de l'huile de thym, de romarin, dont l'action est analogue à celle du camphre ; il y a aussi de l'ammoniaque dans ce composé.

Formules modèles.

1. *Pilules.*

℞ Camphre, 12 décigrammes (1 scrupule).
Poudre de réglisse et jaune d'œuf, S. Q.
M.F. pilules, 10, argentées.
On en prendra une toutes les deux heures.

2. *Emulsion.*

℞ Camphre, 2 grammes (demi-gros).
Emulsion de gomme arabique, 300 gr. (10 onces).
Sirop de fleurs d'oranger, 30 grammes (1 once).
M. et F. émulsion.

A prendre une cuillerée chaque heure.

Cette formule peut servir aussi pour un lavement dans les cas d'helminthiase, mais la dose du camphre doit être doublée.

3. *Eau camphrée.*

℞ Camphre précipité par l'eau, 120 grammes (4 onces). Eau distillée, demi-kilogramme (1 livre).
Agitez ensemble dans une bouteille et passez.

4. *Lavement.*

℞ Camphre, 6 grammes (1 1/2 gros).
Jaune d'œuf, n° 1.
Broyez ensemble et délayez dans une décoction émolliente 1 kilogramme (2 livres).

(*Note du trad.*) L'usage du camphre dans les maladies n'a jamais été aussi étendu que de nos jours. L'observation microscopique, l'analogie des faits et l'induction ayant fait adopter l'opinion qui fait dépendre un grand nombre des maladies de la présence des sarcoptes ou d'entozoaires dans nos tissus, les médecins ont cru pouvoir mettre à profit l'aversion que l'odeur du camphre cause

aux divers insectes pour les éloigner avec son secours du corps de l'homme. Les naturalistes s'en servent également pour éloigner les insectes des collections zoologiques. Sans rapporter ici tout ce qui a été dit dans ces dernières années sur cette substance, dont un grand nombre de maladies réclament aujourd'hui l'administration, nous croyons utile de joindre au savant chapitre de Giacomini une intéressante lettre de M. Raspail sur le camphre. Cette lettre indique les manières les plus rationnelles de se servir du camphre et les principales maladies où il est indiqué :

« Je prends la liberté d'adresser aux principaux recueils de médecine la communication suivante, sur l'utilité de laquelle mes expériences et mes observations ne me laissent plus la moindre incertitude. Je la soumets à la pratique éclairée de MM. les médecins, avec la conviction qu'après avoir expérimenté eux-mêmes sans aucune prévention favorable ou défavorable, ils jugeront que je n'ai pas trop présumé de l'efficacité de cette médication.

» La substance qui en forme la base n'est certainement rien moins qu'une nouveauté en thérapeutique ; il n'y a en tout ceci de nouveau que les appareils et le procédé lui-même. MM. les médecins, je le répète, tiendront compte de la concision qu'on est forcé de s'imposer dans une note adressée aux journaux de divers formats.

» 1° Soit une tabatière à double fond, dont un compartiment renferme du camphre réduit en poudre impalpable, et dont l'autre soit destiné à contenir de petites cigarettes de camphre, dont je vais donner la construction, on aura là une petite pharmacie portative pour une foule de cas qui ne sortent pas du cadre de l'hygiène ordinaire, et dont je vais spécifier quelques-uns ci-après. Les cigarettes dont je parle sont de petits tuyaux de paille ou des plumes à écrire du plus petit calibre, dans lesquels on a introduit de petits grumeaux de camphre, que l'on y contient au moyen de deux tampons de papier joseph. On fume ces cigarettes comme un cigare ordinaire, mais on les fume à froid, c'est-à-dire qu'on se contente de faire passer par leur capacité l'air qu'on aspire ; en même temps, on a soin d'avaler la salive que la présence de la cigarette provoque. Quant au camphre en poudre, on le prise comme du tabac à priser, dont il offre tous les avantages hygiéniques, sans posséder aucun de ses inconvénients, car cette poudre n'est presque pas sternutatoire, et ne produit aucun écoulement coloré ou incolore, en sorte qu'on peut en prescrire l'usage aux dames, aux enfants, etc., dans tous les cas où le tabac serait indiqué comme hygiénique ou moyen de distraction.

» 2° Le second appareil consiste dans une compresse en linge imbibée d'alcool, saturée de camphre, et dans un surtout, soit en caoutchouc, soit en parchemin, soit en vessie de cochon, soit en linge fortement empesé à la gomme ou à l'amidon, et dont les dimensions soient telles, que l'on puisse envelopper toute la surface que doit recouvrir la compresse. Ce surtout est destiné à s'opposer à l'évaporation de l'alcool et du camphre, en sorte qu'on puisse être assuré que la surface souffrante se trouve constamment enveloppée d'une atmosphère de camphre. Si le mal avait envahi toute la surface du corps, ce surtout pourrait être remplacé par un sac soit en peau, soit en toile fortement empesée.

» On sera peut-être étonné au premier abord de m'entendre dire qu'au moyen de ces deux catégories d'appareils on parviendra à soulager instantanément et quelquefois à dissiper comme par enchantement une foule de maux lents à guérir, et même rebelles à tout autre traitement. Je prie MM. les médecins de croire que je ne me suis pas dissimulé l'effet de cette première impression; mais je les prie de passer outre comme moi et d'expérimenter. Je fais un appel, non à leur souvenir, mais à leur conscience, et la conscience du physiologiste est tout entière dans l'expérimentation.

» 3° Dans toutes les affections de poitrine, qui peuvent être rangées dans les catégories désignées par les expressions suivantes : *toux, rhumes, catarrhes, grippe, étouffements, pituite, coqueluche, croup,* que le malade tienne constamment à la bouche une cigarette de camphre, qu'il n'aspire l'air presque que par ce petit tuyau, que de temps à autre il prise de la poudre de camphre, ce dont au reste il peut se dispenser comme d'un accessoire d'une simple utilité, les accès diminueront d'intensité et se succéderont avec moins de fréquence, alors qu'ils ne cesseront pas tout d'un coup. Le malade ne tardera pas à éprouver un sentiment de bien-être qui est presque subit, lorsque les poumons sont simplement engorgés.

» 4° L'analogie me porte à croire que l'usage constant et non interrompu des cigarettes de camphre est capable de dissiper tous les symptômes de la phthisie pulmonaire, au moins à la première période, et dès lors la prudence ferait un devoir de l'indiquer même dans les cas désespérés de cette maladie.

» Il est un fait sur lequel je n'élève pas le moindre doute, c'est que les douleurs provenant d'une adhérence pulmonaire, celles que les malades désignent sous le nom de *points de côté,* se dissipent presque sur-le-champ par l'emploi de la compresse imbibée d'eau camphrée, jointe à l'usage des cigarettes. Je n'oserai pas avancer qu'il en soit de même des affections du cœur, autres que l'anévrisme. Cependant, j'ai par devers moi de fortes raisons pour pencher vers l'affirmative; au reste, le remède est si inoffensif, qu'on ne s'expose à rien par un essai inutile.

» 5° Dans les affections de l'estomac rebelles aux médicaments antiphlogistiques, on sent le mal disparaître par l'usage seul des cigarettes, et je conseillerai même volontiers à MM. les pharmaciens de faire entrer un centigramme de camphre par litre dans la composition de leurs sirops de gomme (on sait que le sucre a la propriété de dissoudre cette substance); on ne saurait croire d'avance tout l'effet de cette simple addition presque insignifiante. Les personnes qui souffrent à jeun de l'estomac se soulagent instantanément en aspirant une cigarette; et rien n'est plus hygiénique que de faire un usage habituel de ce moyen. Depuis plus de trois mois j'en ai constamment une à la bouche, et il me manque quelque chose toutes les fois que je suis forcé de m'en départir.

» 6° Dans les maladies qui affectent les viscères que renferme la capacité abdominale, *entérites, fièvres intermittentes et typhoïdes, choléra, fièvre jaune,* etc., *affections du foie, de la rate, des reins, de l'utérus,* etc., que l'on recouvre toute la surface abdominale de la compresse camphrée sus-citée, arrosée fréquemment et emprisonnée dans son surtout, et qu'on oblige le malade à n'aspirer l'air que par le tuyau d'une cigarette ou par celui de tout autre analogue que commandera la position spéciale du malade, et qu'on n'interrompe en aucun cas ce traitement jusqu'à la terminaison de la maladie, l'effet sera quelquefois du genre de ceux qui ont fait donner à certains médicaments la désignation d'héroïques. (J'ai vu des fièvres intermittentes être coupées par la seule application d'un morceau de camphre sur le creux de l'estomac.)

» 7° Il en sera de même dans les maladies de la peau ; mais en règle générale, en ce cas plus que dans tous les autres, on ne doit jamais avoir recours à l'emploi des compresses sans faire usage abondamment des cigarettes et du sirop camphré ; en d'autres termes, on ne doit jamais envelopper la surface épidermique du corps d'une atmosphère camphrée sans revêtir les surfaces muqueuses de vapeurs de camphre ou d'un liquide légèrement camphré ; c'est le moyen de s'opposer aux répercussions dans les cas où elles sont à craindre.

» 8° Quiconque soigne une maladie contagieuse de l'homme ou des animaux doit priser et fumer le camphre, si toutefois il n'a pas déjà l'habitude du tabac ; mais, dans l'un et l'autre cas, il ne doit interrompre en aucun instant cette médication, et ses vêtements doivent être fortement imprégnés de l'odeur de l'une ou de l'autre substance. Je le répète, toute la puissance du préservatif est dans la constance de son emploi.

» 9° Dans les maladies de la boîte crânienne, on enveloppera constamment la tête de la compresse, en y joignant les cigarettes et la poudre à priser. Le tournis se dissipera peut-être en peu de temps, mais le malade en sera bientôt soulagé...

»...Les maux d'oreilles et d'yeux, en général, guérissent en versant de la poudre de camphre dans le tuyau auditif et l'y maintenant avec du coton, en saupoudrant la conjonctive d'un peu de poudre de camphre. La petite douleur que la conjonctive éprouve du premier contact de cette poudre est de très-courte durée. Qu'on introduise un grumeau de camphre dans le creux d'une dent cariée, et qu'on l'y maintienne avec du plomb en feuille ou du papier mâché, la douleur si aiguë qu'elle soit se dissipera en quelques instants, et quelquefois le progrès de la carie sera arrêté ; on recommencera si la douleur se renouvelle et si la carie continue ses progrès. Il ne faut pas attacher une grande importance à la répugnance que certaines personnes éprouvent pour l'odeur du camphre : cette répugnance est quelquefois imaginaire et de convention ; mais, en tous cas, elle s'efface au bout de quelques minutes si le malade peut s'astreindre à ne pas sentir

d'autre odeur. Les impressions de nos sens s'émoussent par la constance et l'uniformité. »

M. Planche a fait dernièrement quelques expériences extrêmement curieuses avec le camphre. On sait que l'union du camphre avec les gommes résineuses et autres substances donne un composé mou ; on sait aussi que parmi les propriétés diverses que possèdent les gommes-résines on remarque celle de masquer, d'atténuer, ou d'exalter l'odeur du camphre. Il résulte de ces observations qu'on pourrait, d'après M. Planche, classer ces corps en deux catégories, les considérer : premièrement, sous le rapport de la consistance que leurs mélanges prennent avec le camphre ; secondement, sous celui de l'influence qu'ils exercent sur leur odeur.

Première catégorie.

Substances qui prennent avec le camphre la consistance pilulaire et la conservent indéfiniment ; *sang-dragon, résine, de gaïac, assa-fœtida, galbanum.*—Substances qui, prenant d'abord la consistance pilulaire, se ramollissent ensuite à l'air : *benjoin, baume de Tolu, gomme ammoniaque, mastic.* — Substances qui prennent avec le camphre une consistance demi-liquide constante : *sagapenum, résine animée.*—Substances qui forment des mélanges pulvérulents un peu granulés : *oliban, opopanax, gomme-gutte, rhubarbe, bdellium, myrrhe, succin.* — Substances qui conservent indéfiniment l'état pulvérulent : *tacamahaca, résine de jalap, sandaraque, matière résinoïde du quinquina.*

Deuxième catégorie.

Substances formant des mélanges dans lesquels l'odeur du camphre est absorbée, le corps ajouté conservant celle qui lui est propre : *assa-fœtida, galbanum, sagapenum, résine animée, baume de Tolu.* — Substances conservant faiblement l'odeur du camphre : *sang-dragon, oliban, mastic, benjoin, opopanax, résine de gaïac, gomme ammoniaque.* — Substances formant des mélanges qui exaltent l'odeur du camphre ou qui la retiennent fortement : *gomme-gutte, euphorbe, succin, myrrhe, résine de jalap, scammonée, sandaraque, matière résinoïde du quinquina,* etc.

Ces remarques sont de la plus haute importance pour l'art de formuler.

MENTHE POIVRÉE.

(*Mentha piperitis.*)

§ Ier. *Caractères physiques.*—Plusieurs plantes se rapprochent du camphre par leurs propriétés physiques et par leurs facultés médicinales. De ce nombre est la menthe, plante du genre des labiées, qui embrasse plusieurs espèces, parmi lesquelles nous étudierons en particulier la menthe poivrée comme la plus usitée en thérapeutique. On emploie de cette plante les feuilles, l'eau distillée et l'huile essentielle. Cette plante est originaire de l'Angleterre, mais elle croît aujourd'hui en plusieurs endroits du continent, et se trouve généralement cultivée dans nos jardins, où elle perd cependant un peu de son énergie première. Elle a une odeur balsamique, expansive, analogue à celle du camphre, mais bien plus suave; sa saveur est piquante, poivrée, laissant sur la langue et au gosier une cuisson qui est bientôt suivie d'une fraîcheur remarquable.

§ II. *Notions chimiques.* — On tire de cette plante une huile essentielle, volatile, d'une odeur très-pénétrante, âcre et piquante au goût, d'une couleur jaunâtre. Laissée pendant quelque temps en repos, elle laisse déposer au fond du vase une résine blanche semblable à du camphre. En distillant cette huile avec du carbonate de potasse, M. Philippe a obtenu une substance cristallisable camphorique.

§ III. *Effets sur les animaux.*—L'usage de la menthe poivrée chez les vaches nourrices et les brebis diminue la sécrétion du lait(1). Linné assure que la menthe fait disparaître le lait totalement(2). Plusieurs animaux la refusent comme nuisible; elle n'est cependant pas d'une énergie assez grande pour produire des effets très-évidents.

§ IV. *Effets chez l'homme en santé.* —Dans les usages domestiques la menthe est employée sous forme de dragées ou de rossolis. Indépendamment de la sensation qu'elle produit dans la bouche, de chaleur suivie d'une fraîcheur agréable, elle fait éprouver dans l'estomac un besoin plus fréquent d'alimentation; c'est une sensation de vide et de faim. Elle occasionne en même temps des rots qui sentent la menthe. C'est pour cela que Martial l'a qualifiée de plante éruptive(1). Il est facile de se convaincre de la réalité de cette action de la menthe sur l'estomac par l'usage si commun des dragées appelées *diavolonis,* qui augmentent l'appétit sans donner aucune chaleur à l'estomac. Ces dragées contiennent beaucoup d'huile essentielle de menthe, tandis que les dragées à la cannelle et au gérofle, pour peu qu'on en abuse, troublent les fonctions de l'estomac et déterminent des chaleurs à la tête et des phlogoses gastro-entériques. — La même remarque a été faite à l'égard des rossolis : ceux de menthe enivrent beaucoup moins que les autres. C'est que la menthe corrige l'action de l'alcool comme l'amande amère. — Une opinion assez répandue depuis longtemps, c'est que l'usage de la menthe chez les femmes nourrices fait disparaître le lait; aussi, s'en sert-on à l'époque du sevrage (2).— Du temps d'Hippocrate(3) et d'Aristote on regardait la menthe comme capable d'affaiblir la force prolifique du sperme et d'éteindre la puissance virile. Le hasard a fait connaître les effets mortifères de l'huile essentielle de cette plante. Un enfant auquel on avait administré une petite cuillerée d'huile essentielle de lavande, avec un peu d'eau de mélisse, comme vermifuge, mourut promptement avec des convulsions, comme s'il eût pris de l'eau de laurier-cerise(4). Cette huile jouit tout à fait des mêmes propriétés que celle de menthe. Les antidotes que les toxicologues conseillent dans ce cas sont le lait, les boissons chargées de gomme ou de quelque mucilage doux(5). Mais si nous voyons juste dans l'action de ces substances, ces moyens sont précisément propres à laisser mourir les empoisonnés, et peut-être aussi à hâter leur mort.

§ V. *Effets dans les maladies.* — Prévenus de l'idée que la menthe était un excitant énergique et diffusible, les médecins n'en usèrent que dans les mala-

---

(1) Mérat et Delens, Dictionn., etc., t. iv, p. 327.
(2) Amœnitat. acad., n. 140.

(1) Epigram., lib. x, 48.
(2) Linné, Dissert. de menthæ usu, p. 8.
(3) De victus ration., etc. Ed. Foes, p. 359.
(4) Darluc, Hist. nat. de la Provence.
(5) Roques, Phyt. méd., t. i, p. 186.

dies qu'ils croyaient de langueur. Nous pourrions cependant prouver qu'elles n'étaient pas telles, mais bien au contraire de nature opposée. Effectivement, les auteurs de matière médicale vantent généralement la menthe dans l'anorexie, dans la dyspepsie, dans les indigestions, dans les vomissements opiniâtres; l'abattement dans ces maladies et l'indication de corroborer l'estomac sont d'après eux très-évidents. Bien que cette croyance soit générale, nous ne devons pas craindre de nous en éloigner si nous sommes convaincus qu'elle est fausse. Il suffit, pour le prouver, de faire réfléchir aux circonstances qui ordinairement donnent lieu aux faiblesses d'estomac. Cette prétendue faiblesse ne se rencontre pas chez ceux qui vivent sobrement, qui se nourrissent d'aliments simples, qui boivent abondamment de l'eau pure, et qui n'usent que fort peu ou point des liqueurs fermentées : ceux-là ne se plaignent point d'indigestion, ni de dyspepsie, ni de faiblesse d'estomac; mais bien, au contraire, chez les personnes efféminées, opulentes, gourmandes, qui pour satisfaire leurs appétits artificiels cherchent des mets excitants, préparés par des cuisiniers savants comme des alchimistes et inventeurs de morceaux exotiques, exquis, rares et préparés de longue main ; ce sont enfin ceux qui, pour éteindre la chaleur excitée dans leurs entrailles par des aliments incendiaires, font usage de boissons fermentées et très-alcoolisées. Ainsi donc, des stimulants continuels sont les seules causes de tous ces maux; l'action augmentée, l'hypersthénie de l'organe en est l'effet. Les phénomènes qui caractérisent ce résultat sont de la même nature; les chaleurs à l'estomac, en effet, les douleurs vagues, les rots, annoncent un excès de sensibilité; mais ce qui est plus encore, c'est la couleur d'un rouge foncé de la langue, sa sécheresse habituelle, ou sa blancheur sale, la teinte vineuse des lèvres, qui décèle un engorgement de sang dans la muqueuse gastrique; de manière que, par la seule inspection de la langue et des lèvres, on peut juger si une personne digère bien ou mal. Ces caractères indiquent un état d'hypersthénie. Les moyens curatifs sont : l'abstinence, les boissons aqueuses, les rafraîchissants, les évacuants, les purgatifs, et autres remèdes qu'on décore du nom de stomachiques, et qui au fond ne sont que des hyposthénisants. Nous déduirons de tout cela que l'anorexie, la dyspepsie, la digestion difficile, dépendent le plus souvent d'une hypersthénie, d'un engorgement sanguin dans l'estomac, et que les véritables remèdes stomachiques sont ceux qui aident la digestion, en ôtant la condition morbide, c'est-à-dire les hyposthénisants. De ce nombre est la menthe. Je sais bien que parmi les teintures stomachiques employées il y en a qui sont hypersthénisantes, mais je sais aussi que ces dernières, telles que le vin et les liqueurs, ne remplissent nullement l'indication, et l'estomac de celui qui en fait usage, loin de se fortifier, s'affaiblit au contraire. Conséquemment, si la menthe fait du bien dans les liqueurs stomachiques, c'est uniquement par sa vertu hyposthénisante. A ce titre, elle est aussi utile dans les cardialgies, ainsi que l'a expérimenté Brande (1), dans les coliques et dans les dysenteries, ainsi que l'a observé Rosenstein (2), et dans les diarrhées, d'après l'expérience de Roques (3). Le docteur Th. Knigge vante beaucoup la menthe pour faciliter l'écoulement menstruel. Dans les cas de guérison que cet auteur rapporte on en trouve de relatifs à de véritables métrites (4). D'autres praticiens louent la menthe dans l'aménorrhée et dans les coliques utérines. Roques (5) et Richter (6) citent des exemples de cette nature. Parmi les maladies guéries par Knigge à l'aide de la menthe, on trouve un exemple de cardite et un autre d'artérite lente; l'auteur, cependant, a considéré ces faits comme des exemples d'angine de poitrine et de phthisie. — Dans le catarrhe ayant l'apparence de phthisie, Lhamberet trouva la menthe très-utile comme remède expectorant (7). Dans les sub-bronchites (rhumes de poitrine), la toux, les fluxions, la menthe a été employée assez utilement, soit par nous-même, soit par d'autres, en infusion, le soir à l'heure du coucher. Que la menthe soit utile contre le typhus et dans les fièvres dites nerveuses, dans les spasmes et dans les convulsions, une foule d'auteurs graves l'attestent; la chose est d'ail-

---

(1) Handb. der Mat. med., cit., p. 429.
(2) Murray, Appar. med. cit.
(3) Phyt. med., t. I, p. 183.
(4) De mentha piperita comment. litter. med. Erlang., 1780.
(5) Lib. cit.
(6) Ausführ. Arzn., 3 Bd., p. 58.
(7) Flore médicale, vol. VI.

leurs incontestable. Les éloges que la menthe a obtenus par Desbois de Rochefort contre l'hydropisie(1), par Mérat et Delens (2) comme diurétique, confirment pleinement les idées que nous avons émises sur sa vertu hyposthénisante cardiaque, analogue à celle du camphre. (Voy. l'art. *Camphre.*)

Dans les affections comateuses (Roques et Richter (3), dans les symptômes précurseurs de l'apoplexie et dans l'apoplexie même, on a trouvé d'un grand secours l'usage de la menthe. Assurément, personne ne dira que ces maladies ne sont point hypersthéniques. Les ophthalmies chroniques ont été aussi traitées heureusement par Himles à l'aide de la menthe (4); les inflammations érysipélateuses, les contusions, les mastidites survenues à la suite de la suspension de l'allaitement, ont été également guéries par l'usage intérieur et extérieur de la menthe (5). Nous avons employé à notre clinique la tisane de menthe dans le traitement des maladies inflammatoires, et ses effets rafraîchissants ont été évidents et utiles. Enfin, la menthe a été aussi mise en usage avec avantage en lotions contre la gale (6).

§ VI. *Appréciation de l'action, etc.* — L'analogie qu'offre l'action de la menthe avec celle du camphre dans le traitement des maladies nous conduit à conclure qu'elle est hyposthénisante, cardiaco-vasculaire. Je pense en conséquence qu'on pourrait la prescrire plus souvent qu'on ne le fait contre toutes les maladies dans lesquelles le camphre serait indiqué. Rasori, dans la lettre qu'il m'écrivit relativement au camphre (7), m'ajoutait:...«J'en ai fait autant avec » l'eau distillée de menthe poivrée, que » les médecins regardent comme un » équivalent de l'eau de cannelle; celle-» ci est réellement stimulante, l'autre » au contraire contro-stimulante. »

§ VII. *Action mécanique.* — La menthe jouit d'une action locale irritante in-

contestable. Cette action est surtout très-prononcée dans son huile essentielle; elle l'est moins dans les feuilles et presque nulle dans son eau distillée. Je ne sais quel avantage on pourrait retirer de cette action, si ce n'est dans quelques cas de cârie dentaire ou d'odontalgie dans lesquels elle agirait comme stupéfiant. On s'en sert effectivement dans ce but à l'aide d'une boulette de coton qu'on trempe dans l'huile et qu'on introduit dans le foyer de la carie. On fait aussi avec l'huile de menthe des liniments irritants. Si toutefois on voulait la prescrire par bouche comme remède dynamique, il faudrait prévenir son action irritante par des moyens enveloppants.

§ VIII. *Préparations, mode d'administration, etc.* — Ordinairement on combine l'huile essentielle avec du sucre et du mucilage, et l'on en fait des pastilles et des dragées. Les feuilles sèches de menthe sont ordonnées en poudre ou en infusion théiforme. L'eau distillée s'obtient avec une partie de feuilles dans douze parties d'eau. La dose de l'huile essentielle est de deux à six gouttes; celle des feuilles en poudre, de deux à quatre grammes (demi à 1 gros), en infusion chaude de quatre à douze grammes (1 à 3 gros); de l'eau distillée, 30 à 120 grammes (1 à 3 onces). Cette dernière peut servir de véhicule à d'autres remèdes hyposthénisants et comme correctif de leur odeur désagréable.

Formules modèles.

1. *Eleosaccharum.*

♃ Huile essentielle de menthe poivrée, 4 gouttes.
Versez-les sur un petit morceau de sucre, qu'on partagera en quatre parties égales.

A en prendre une toutes les cinq ou six heures.

2. *Infusion.*

♃ Menthe poivrée fraîche, 8 grammes (2 gros).
Eau de fontaine, demi-kilogramme (1 livre).

Faites infuser à chaud pendant quatre heures.
Passez et ajoutez 30 grammes (1 once) de sucre blanc.

A prendre tiède avant de se mettre au lit.

---

(1) Mat. médicale, vol. ii, p. 221.
(2) Loc. cit.
(3) Loc cit.
(4) Ophtalmi biblioth., 1 Bd., 2 st., p. 199.
(5) Linné, Diss. cit. Murray, Roques, Richter, etc.
(6) Bull. de pharm., t. vi, 350.
(7) Lettre datée de Milan du 9 août 1833.

SAUGE OFFICINALE.

(Salvia officinalis.)

§ Ier. *Caractères physiques.* — Dans la même famille des labiées, se trouve aussi la sauge officinale; elle se rapproche sous plusieurs rapports de la menthe et du camphre. C'est une herbe, ou plutôt un arbuste, qui croît dans nos jardins potagers; ses feuilles sont employées en médecine. Leur couleur est d'un vert grisâtre, leur odeur très-camphrée, leur saveur chaude, un peu amère et astringente.

§ II. *Notions chimiques.* — La sauge contient une huile essentielle verte qui jaunit avec le temps. On y a trouvé aussi de l'acide malique ou gallique, une substance résineuse et une matière extractive. L'huile essentielle laisse précipiter avec le temps une certaine quantité de camphre.

§ III. *Effets sur les animaux.* — Les animaux refusent la sauge, mais si elle est mêlée avec d'autres herbes, ils la mangent; les effets en sont peu appréciables.

§ IV. *Effets chez l'homme bien portant.* — Chez nous on emploie la sauge comme assaisonnement, surtout des mets réputés échauffants, tels que les oiseaux rôtis. On dit que les Chinois sont aussi gourmands de notre sauge que les Anglais de leur thé. Cela ne nous laisse pas cependant connaître avec précision la véritable action dynamique de la sauge; nous la chercherons en conséquence dans son application au traitement des malades.

§ V. *Effets dans les maladies.* — Les anciens faisaient beaucoup de cas de la sauge; ils l'appelèrent *salvia,* parce qu'ils présumaient que son usage avait sauvé beaucoup de malades; aussi la prescrivaient-ils fort souvent. L'école de Salerne y attachait une telle importance qu'elle alla jusqu'à dire allégoriquement qu'on ne devrait pas mourir tant que la sauge n'était pas éteinte. *Cur moriatur homo cui salvia crescit in horto?* Ce remède, réputé d'une utilité si générale, paraîtrait avoir été principalement expérimenté contre les maladies les plus dominantes, c'est-à-dire dont la nature est hypersthénique; d'où il résulterait *à priori* que l'action de cette plante doit être hyposthénisante. Sa ressemblance d'ailleurs avec la menthe et le camphre

conduirait naturellement à cette conséquence. Cette analogie cependant est insuffisante pour établir l'action d'un remède; il faut des faits. Or, les faits cliniques que nous possédons en faveur de la sauge rentrent tous dans la famille des maladies inflammatoires ou hypersthéniques. Ces faits sont le rachitisme dans lequel la sauge a été employée avec avantage par Stenzel [1], le scorbut traité avec cette plante par Murray [2] et Alibert [3]; l'induration du tissu cellulaire des nouveau-nés, attaquée avec succès à l'aide de la sauge par Audry [4]; le tremblement des membres et la paralysie, d'après Murray et autres; le catarrhe de la vessie, ou cystite chronique, et la leucorrhée, contre laquelle Lentilius ne trouva pas de meilleur remède que la sauge [5]; l'aménorrhée a été guérie par un grand nombre de médecins avec ce végétal. L'hydropisie et les obstructions des viscères du bas-ventre ont été aussi heureusement traitées à l'aide de la sauge par Alibert [6]; des affections soporeuses et l'apoplexie même l'ont été également par plusieurs médecins [7]; la cardialgie par Decker [8]; le pyrosis, les coliques, et notamment les douleurs utérines par d'autres [9]; la migraine par Barbeyrac [10]; les sueurs abondantes et colliquatives chez les phthisiques, certaines fièvres aiguës et même des affections pestilentielles, ont été soulagées à l'aide de la sauge [11]. Enfin, les engorgements chroniques du sein [12], le rhumatisme aigu et l'arthrite [13], l'hémop-

---

(1) Diss. de salvia, etc. Wittemb., 1723.
(2) App. medic., vol. II, p. 58.
(3) Nouv. élém. de thérap.
(4) Samml. æuserl. Abhand. z. Gebr. f. Aerzt., 15 Bd., p. 712.
(5) Jatrom, Dict. univ. de mat. méd., t. VII, p. 80.
(6) L. c.
(7) Dict. rais. univ. de mat. méd., t. VII, p. 81.
(8) Prax. med.
(9) Dict. déjà cité.
(10) Ibid.
(11) Quarin. math. med. febr., p. 37. Swieten, Comment., vol. II, p. 370. Piderit, Dispens. elect. Hasse, p. 92. Schneider, Bemerk, u. Beob. aus u. üb. versch. Geg. d. Med. Harless's, Rhein, Westph. Jahrb., 11 Bd., 1 st., 1826. Chenot, de Pasta, p. 136.
(12) Swient., cit., vol. IV, p. 645.
(13) Hunauld, Paullia sacra herba siv.

tysie (1), la bronchite, les différentes angines ont trouvé dans la sauge un excellent remède. J'ai été moi-même plusieurs fois témoin de l'heureuse efficacité de ce remède chez des sujets qui avaient pris de la sauge sans ordonnance de médecin. Les inflammations externes aussi, les aphthes chez les enfants (2), les contusions, les blessures, les ulcères, guérissent d'une manière remarquable sous l'influence des lotions du jus ou de l'infusion de sauge. Une eau tant vantée, qu'on trouve dans les pharmacies sous le nom d'eau traumatique, eau d'*arquebusade*, n'est autre qu'une préparation de sauge.

§ VI. *Appréciation de l'action, etc.* — L'analogie qu'offre la menthe avec le camphre, et la nature des maladies dans lesquelles la sauge a été administrée, nous conduisent à la juger un remède hyposthénisant cardiaco-vasculaire de force moyenne. On peut la prescrire dans toutes les maladies à fond hypersthénique, et il est à regretter qu'elle ne le soit pas aussi souvent qu'elle pourrait l'être. C'est surtout dans le traitement des fièvres rhumatiques, des affections éruptives aiguës, des bronchites aiguës et chroniques, que la sauge me paraît promettre des avantages réels si on l'administre à haute dose.

§ VII. *Action mécanique.* — L'action locale de la sauge n'offre rien de remarquable, aucune irritation ne résultant de son usage. Effectivement, ses feuilles sont appliquées sous forme de cataplasme sur des parties enflammées sans aucun inconvénient. Son action astringente est fort légère. La sauge est estimée comme un excellent dentifrice, moyen détersif des dents, et n'offre aucun des inconvénients qu'on connaît aux poudres des charlatans, lesquelles attaquent l'émail le plus souvent.

§ VIII. *Préparations.* — L'infusion à l'eau bouillante est la meilleure préparation de la sauge pour usage interne. L'eau distillée de sauge n'est presque plus en usage. Le suc frais de la plante est actif, et pourrait être administré en bols en le combinant avec quelque poudre. Pour l'usage extérieur, on en fait des cataplasmes ou des fomentations avec l'infusion chaude.

La dose du suc, par expression, est de quatre grammes (un gros) jusqu'à seize par jour; en infusion, on peut en prescrire trente grammes (une once) et même davantage.

Formule modèle.

Infusion.

℞ Feuilles de sauge offic., 40 grammes (1 once et 1 tiers).

Eau bouillante, 1 demi-kilogramme (1 livre).

F. infuser pendant deux heures, et passez.

Ajoutez : miel purifié, 30 grammes (1 once).

A prendre chaude, en trois fois.

CAMOMILLE.

(*Matricaria camomilla.*)

§ Ier. *Caractères physiques.* — Camomille, genre de la famille des corymbifères et de la syngénésie polygamie superflue de L. Sa fleur occupe une place distinguée parmi les remèdes les plus anciens; elle est douée d'une odeur forte, aromatique, agréable, analogue à celle du camphre; sa saveur est amère et un peu balsamique. Cette plante croît dans toutes les parties de l'Europe dans les champs cultivés, et de préférence sur les bords des fossés et des allées.

§ II. *Notions chimiques.* — L'analyse déjà un peu ancienne de la camomille a montré qu'elle contient de la résine, un mucilage amer, et une huile volatile noirâtre qu'on peut obtenir par la distillation.

§ III. *Effets sur les animaux.* — Les insectes et autres animaux fuient les endroits où croît la camomille. On prétend qu'on peut aller impunément au milieu des guêpes, sans crainte d'être piqué, à l'aide d'une certaine quantité de fleurs de camomille dans la main. Nous ne connaissons pas d'autres faits sur l'action de la camomille chez les animaux.

§ IV. *Effets sur l'homme à l'état normal.* — Prise par bouche, la camomille augmente souvent l'appétit; quelquefois elle le diminue et occasionne un état de malaise avec anorexie. Ces effets opposés dépendent des conditions particulières

---

nob. Salvia Vind. 1688. Wedel, Diss. de Salvia. Jan. 1715.

(1) Tetrab. 1, serm. 1.

(2) Wedel, loc. cit. Rosenstein, Om. Bskd., p. 42.

où se trouve l'estomac, qui paraissent varier même chez l'homme bien portant. Cependant, le véritable effet de la camomille, lorsqu'elle est prise à dose modérée, est d'éveiller la sensation de la faim. A dose élevée, comme elle n'est pas facile à digérer, elle occasionne de la pesanteur et de l'embarras à l'estomac, elle détermine en outre des vertiges, de la confusion dans les idées, de la céphalalgie, la dilatation de la pupille, obscurcissement de la vue, somnolence, ralentissement du pouls, augmentation des urines, de la chaleur en urinant, des nausées, des vomissements (Lind, Monro, Pringle, Rosenstein); puis après, de la diarrhée (Cullen), des sueurs générales, de la roideur dans les membres, lassitude, engourdissements, abattement, froid aux extrémités et dans tout le corps, des défaillances, etc., tels sont les principaux phénomènes qu'on a observés par l'usage de la camomille. Hahnemann les a observés également et décrits minutieusement (1).

§ V. *Effets dans les maladies.* — A en croire les auteurs, la camomille serait un remède diurétique, résolutif, antispasmodique, antiseptique. Cependant, si nous examinons les maladies dans lesquelles elle a été administrée avec avantage, nous verrons qu'elle est tout simplement un remède hyposthénisant cardiaco-vasculaire, ainsi que le démontrent d'ailleurs ses effets sur l'homme bien portant. Nous ne nous arrêterons pas pour le moment à son emploi dans les fièvres intermittentes, attendu que nous nous sommes promis d'en parler à l'occasion du quinquina et de ses préparations; contentons-nous seulement de faire remarquer ici que du temps de Galien et même de Prosper Alpin (2), la camomille était le remède par excellence contre ces maladies, et que postérieurement elle a été également employée et avec un égal succès par Pitcairn, par Hoffmann (3), par Linné, par Morton (4), par Pringle, par Cullen (5), et même par des auteurs plus modernes, tels que San Giorgio (6), John (7), Voigtel (8) et

autres, malgré la connaissance de l'efficacité du quinquina. Il est d'expérience que, dans les fièvres intermittentes simples, dans celles plus graves qui s'offrent avec le caractère du typhus, dans celles enfin dans lesquelles la peau est constamment sèche, la camomille est employée avec succès (1). On la prescrit également avec avantage dans la petite vérole grave (2) comme un moyen diaphorétique. On conçoit cependant que, puisque le fond de ces maladies est phlogistique, les seuls remèdes capables de provoquer une sueur salutaire sont les hyposthénisants. Gilibert a appelé la camomille la consolation des hypochondriaques et des hystériques (3); cela veut dire, je crois, qu'elle est utile dans ces affections. On ne peut cependant rien déduire de ces résultats relativement à la véritable action de la camomille, si on ne s'explique pas d'abord sur la nature de ces maladies. Qu'est-ce que l'hypochondriase, l'hystérie? En d'autres termes, quelle est leur nature? quel est l'organe affecté? J'ai vu pour mon compte et je vois souvent des sujets hypochondriaques et hystériques, jugés aussi comme tels par d'autres médecins; j'ai pu, par l'analyse rigoureuse, rapporter leurs symptômes, bien que vagues et contradictoires, en apparence, à des organes, et je suis constamment remonté à leur siége ou plutôt au point de départ des phénomènes morbides. Ce siége, je l'ai trouvé tantôt dans l'utérus ou les ovaires, tantôt dans la moelle épinière ou dans ses membranes, tantôt dans le système gastrique, tantôt enfin (et cela le plus souvent) dans les vaisseaux sanguins. Il m'est souvent arrivé d'obtenir des guérisons de ces maladies en dirigeant la médication d'après ce diagnostic, guérisons que d'autres avaient essayé inutilement d'obtenir. J'ai pu, d'après ces vues, prévenir les altérations organiques, et j'ai eu en même temps l'occasion de voir ces altérations survenir aux hypochondres, à la matrice, à l'estomac, etc., chez d'autres, que l'on traitait d'après les idées banales reçues sur l'hystérie et l'hypochondriase; et ce qui est plus fâcheux encore, c'est que, malgré ces issues malheureuses, ces praticiens, recomman-

---

(1) Reine, Armeimittall., 3 th., p. 70.
(2) Med. ægypt., l. 4, c. xv, p. 317.
(3) Med. system., vol. iv, P. ii, p. 236.
(4) Exercit. 1. De febrib. int., c. vi.
(5) Tratt. di mat. med., t. iv, p. 89.
(6) Istoria delle piante medicate, tom. iii, p. 961.
(7) Mat. med., t. i, p. 531.
(8) Arzneimitt., 2 Bd., 2 abth, p. 442.

(1) Richter, Aus. Arzn., 3 Bd., p. 82.
(2) Percival, Samml. auserl. Abhandl., etc., 3 Bd., p. 710.
(3) Mérat et Delens, Dictionn., etc., vol. i, p. 316.

dables d'ailleurs, soutiennent encore que l'hypochondriase et l'hystérie ne sont que de simples affections nerveuses fonctionnelles, comme si les nerfs pouvaient être séparés des autres tissus et que les affections du système nerveux ne dussent point être traitées ! Je dois dire enfin que les hystéries et les hypochondriases que j'ai observées n'étaient pas encore parvenues au degré d'incurabilité, puisqu'elles n'étaient pas encore accompagnées de lésion organique ; elles présentaient un caractère d'hypersthénie manifeste et obéissaient à merveille à l'action des remèdes hyposthénisants. Cela me fait penser que la camomille n'a pu être autrement utile contre ces maladies que par sa vertu hyposthénisante cardiaco-vasculaire. Elle apaise effectivement la surexcitation du système vasculaire de l'utérus ou des autres organes.

L'histoire rapportée par Portal d'un vomissement noir guéri par la camomille ne nous apprend rien sur l'action de ce végétal (1), car nous n'en connaissons pas le caractère, et si nous le présumions de nature hypersthénique, on crierait au système ! Quant au vomissement en général, les faits existant dans la science prouvent que dans les uns la camomille l'a arrêté, dans d'autres elle l'a provoqué au contraire (2). Cela prouve que la faculté d'exciter ou de calmer le vomissement ne réside point dans l'action primitive de la camomille : l'asthme et la coqueluche ont été traitées avantageusement avec la camomille par Loberstein-Lohel (3) ; les cardialgies par Kreysig (4) ; les obstructions des viscères abdominaux, le scorbut (5), l'hydropisie (6), le rhumatisme, la goutte (7) par d'autres. Il suit de là que l'action de la camomille est hyposthénisante, car personne ne conteste plus aujourd'hui la nature hy-

persthénique de ces affections. J'en dirai autant des affections comateuses, des commotions cérébrales et des blessures céphaliques traitées heureusement par Horn à l'aide de la camomille (1).

Passons à présent aux maladies du tube digestif dans lesquelles ce médicament a été aussi heureusement employé. Ces maladies sont du nombre de celles dont la nature est hypersthénique ou inflammatoire. La cardialgie violente suppose, sinon une inflammation, au moins une congestion sanguine : cette affection a été traitée avec avantage à l'aide de la camomille par Hoffmann (2), par Borsieri (3) et par Budig (4). Ce dernier a guéri une cardialgie intermittente grave existant depuis trois ans, à l'aide de l'huile essentielle de camomille. Pour la guérison des coliques, la camomille a été vantée comme un véritable antidote par Baglivi (5), par Rivière (6), par Wixtringham (7), et par plusieurs autres. Cette connaissance est devenue d'ailleurs populaire, puisque tout le monde en prend, soit en potion, soit en lavement pour les douleurs d'entrailles, et sans ordonnance de médecin. Très-souvent il arrive que ce moyen fait avorter une entérite imminente. Ce fait si vulgaire n'est-il pas suffisant pour prouver l'action hyposthénisante de la camomille ? Qu'on ne vienne pas nous dire que ces sortes de coliques sont de nature spasmodique ou nerveuse, car Baglivi lui-même s'est assuré par expérience que, quelle que fût leur nature, la camomille les apaise ; aussi la regarde-t-il comme le véritable antidote, et cela est du reste confirmé par la pratique journalière. D'ailleurs, qu'est-ce que le spasme ? Un phénomène de maladie, lequel suppose un excès d'action dans l'organe qui l'éprouve : le spasme n'est donc pas un élément de l'affection. Quant aux douleurs, elles sont toujours nerveuses, quelle que soit la nature de l'affection, même dans les phlogoses franches. La camomille pourrait, sans nul doute, être ordonnée avec avantage dans

___

(1) Samml. auserl. Abhandl., etc., 19 Bd., p. 366.
(2) Pringle, Obs. on diss. on the army, p. 262. Munro's Account of the dis. in Mil. hospit., p. 175. Lind., Diss. in hot. climat., p. 250.
(3) Erkenntn. und Heil. der haut. Braune, etc., p. 121.
(4) Malattie del cuore, t. II, P. I, trad. ital.
(5) Dictionn. rais. univ. de mat. méd., t. II, p. 203.
(6) Id. Richter, Ausf. arzn., 3 Bd., p. 82.
(7) Chomel, Usuelles, tom. I, p. 213. Richter, l. c.

(1) Archiv. fur. mediz. Erfahr., 1804, 5 Bd., p. 108.
(2) Med. syst., t. IV, P. II.
(3) Instit. med. pract., t. VIII, p. 71.
(4) Hufeland's Journ., nov. 1826.
(5) Oper., p. 100.
(6) Op., lib. IX, cap. X.
(7) Samml. auserl. Abh., etc., 16 Bd., p. 38.

les entérites les mieux caractérisées, si les praticiens ne jugeaient plus convenable d'avoir recours à des remèdes beaucoup plus énergiques, bien qu'analogues au fond. Effectivement, dans la dysenterie, maladie que tout le monde considère comme de nature inflammatoire, la camomille a été préconisée par Pringle (1); dans les douleurs qui accompagnent les hernies étranglées, la camomille est indiquée par plusieurs auteurs (2), et l'on sait que ces douleurs se terminent par l'entérite. Il est une sorte de colique, connue sous le nom de colique néphrétique, c'est-à-dire ayant son siége dans les reins, et qui dépend le plus souvent d'un engorgement ou d'un état phlogistique de ces glandes, ou bien enfin de la présence de calculs ou graviers qui y déterminent une phlogose. Dans ces coliques, la camomille est préconisée par Simon Pauli (3), par Fernel (4), et par tous ceux qui la regardent comme un remède diurétique. On croit même que son usage peut faire expulser les calculs et le gravier. Sur ce dernier point, nous pouvons appliquer les mêmes considérations que nous avons émises en parlant des feuilles de pêcher (5). La camomille est aussi préconisée dans la véritable néphrite par plusieurs cliniciens (6). D'autres la recommandent contre la dysurie et la strangurie (7), maladies qui ne sont assez souvent que des symptômes d'une néphrite.

L'ancienne dénomination de *matricaire*, qu'avait reçue cette plante, se rattache à son affection bienfaisante dans plusieurs affections de la matrice. Les praticiens la conseillent en effet non-seulement contre l'aménorrhée, mais encore et principalement contre la suppression des lochies et pour faciliter l'accouchement. Nous nous expliquerons à ce sujet, en traitant du seigle ergoté et des médicaments martiaux. Les médecins qui ne s'arrêtent qu'aux symptômes, et qui cherchent partout des spécifiques, trouveront peut-être singulier, bizarre même, que la camomille ait pu

être recommandée par les uns pour provoquer l'écoulement menstruel, par les autres pour arrêter l'hémorrhagie utérine, ou pour modérer les règles trop abondantes. Pour nous, cependant, la chose est simple et facile à concevoir, puisque nous savons que l'hypersthénie ou la turgescence sanguine de l'utérus donne lieu à des hémorrhagies, lorsqu'elle est portée à un certain degré, et que la même turgescence, à un autre degré, détermine la suppression de l'écoulement naturel des règles. En conséquence, la camomille, comme remède hyposthénisant cardiaco-vasculaire, apaise la surexcitation de l'utérus, et rétablit les fonctions de cet organe. On conçoit maintenant pourquoi les anciens la regardaient comme un médicament utérin, astringent dans le premier cas, apéritif dans le second, ce qui se traduit au fond par une véritable hyposthénie. C'est là effectivement l'action primitive, l'action véritablement dynamique, les deux autres effets n'étant qu'une conséquence de cette action, et par conséquent secondaires. Richter, qui se loue beaucoup de la camomille dans les métrorrhagies, dit, il est vrai, que celles qu'il a guéries par cette plante étaient de nature spasmodique; mais c'est là une opinion que rien ne prouve, et qui est même démentie par le détail des faits de l'auteur (1). La maladie de la matrice qui réclame le plus l'administration de la camomille, et qui révèle en même temps d'une manière évidente la vertu hyposthénisante de cette plante, c'est celle qu'on observe après l'accouchement, et qu'on désigne du nom de tranchées utérines. Forestus (2) et plusieurs autres, même les sages-femmes, ont eu recours dans ces cas à la camomille avec un avantage très-marqué. Il est vrai de dire cependant que souvent les tranchées ont continué malgré l'usage de la camomille, mais cela a eu lieu seulement dans les cas où l'hypersthénie utérine (métrite) était fort intense et au-dessus de l'action du remède. Nous savons en effet que souvent des saignées abondantes sont à peines suffisantes pour arrêter la maladie. Je viens de dire que les douleurs en question se rattachaient à un état d'hypersthénie de l'utérus : cette assertion sera admise sans peine, si l'on veut bien

<hr>

(1) Op. cit., p. 272.
(2) Richter, op. cit.
(3) Quadripart., p. 282.
(4) Meth. med., l. v, c. xxv, p. 137.
(5) Voy. article *Pêcher*. Définition raisonnée.
(6) Dictionn. rés. univ. de mat. méd., t. ii, p. 203.
(7) Schwartze, Pharm. tab., p. 215.

<hr>

(1) L. c., p. 83.
(2) Oper., lib. xxviii, obs. 81, p. 75.

se, rappeler que les affections qui succèdent à l'accouchement sont plus ou moins inflammatoires, et qu'elles se rattachent à de simples congestions utérines ou à de véritables métrites ou métro-péritonites. Si, dans ces cas, la camomille est insuffisante, cela ne prouve pas qu'elle n'est pas utile. Parmi les cas de ma pratique, je me contenterai de n'en citer qu'un seul de cette dernière espèce. Une jeune personne, Louise Sandran, de Padoue, est entrée à la Clinique le 9 juillet 1834, avec tous les signes d'une métro-artérite lente. Nous l'avons mise à l'usage de la poudre de fleurs de camomille qu'elle a prise jusqu'à la dose de 54 grammes (treize gros) par jour. Sous l'influence de ce médicament, le pouls a diminué considérablement de fréquence et de dureté, il est descendu à 58, de 80 pulsations qu'il marquait auparavant; les symptômes se sont dissipés, et la femme guérit promptement.

La camomille est aussi très-utile pour des applications externes, dans les cas de fluxions, d'érysipèle, de rhumatisme, d'ophthalmie, d'otite, etc. Cette pratique étant généralement connue, je ne m'arrêterai pas à en démontrer les avantages, je dirai seulement que les personnes qui s'imaginent que ces sortes de phlogoses ne sont pas de nature hypersthénique sont dans l'erreur.

Pringle attribue à la camomille une vertu antiseptique, et la préconise beaucoup contre la gangrène (1). Cette prescription est également recommandée par d'autres. Collenbusch (2), Conradi (3) et Radmann (4) la préconisent contre les ulcères et dans toutes les affections externes de mauvais caractère; Hulmann (5), Tode (6) et Hufeland (7) la recommandent contre les ulcères scrofuleux. Je ne m'arrêterai pas à discuter la prétendue vertu antiseptique de la camo-

mille, m'étant expliqué ailleurs sur ce sujet. (*Voyez* art. *Camphre.*)

§ VI. *Appréciation de l'action du remède.* — Si l'on voulait tenir compte de la vertu antispasmodique que les auteurs attribuent à la camomille, on serait porté à penser qu'indépendamment de l'action hyposthénisante cardiaco-vasculaire, elle exerce un certain effet, mais de même nature, sur l'appareil cérébro-spinal. Sous ce rapport, par conséquent, la camomille paraît offrir de la ressemblance avec le camphre. Nous devons dire cependant que ses effets sur l'appareil cérébro-spinal sont peu prononcés, et que les spasmes que la camomille combat tiennent à un état congestif des centres nerveux. Du reste, l'action hyposthénisante elle-même de la camomille est légère, aussi est-elle insuffisante dans le traitement des maladies inflammatoires intenses.

§ VII. *Action mécanique.* — La camomille ne possède aucune action irritante mécanique. Elle est même fort minime dans son huile essentielle. Les exhalaisons de la fleur et de l'huile, étant nuisibles à beaucoup d'insectes, pourraient convenir comme anthelmintiques. Il paraît en effet qu'elles ont joui autrefois de cette renommée. Rasi (1) et Lange (2) s'en sont servis avec avantage contre le tænia. Nous pensons cependant qu'on doit en général donner la préférence à d'autres anthelminthiques; mais, dans le cas qu'on voulût se servir des fleurs ou de l'huile essentielle de camomille contre les affections vermineuses, on ne doit les prescrire qu'en lavements.

§ VIII. *Préparations, etc.* — Les anciens prescrivaient les fleurs de camomille en poudre. L'huile essentielle est la préparation la plus active. L'extrait perd beaucoup de son efficacité, si on ne le prépare pas à froid ou dans le vide. Aussi cette préparation est-elle presque abandonnée. Il y a aussi l'eau distillée, mais la meilleure préparation, c'est l'infusion chaude faite avec les fleurs. Pour son usage extérieur, on applique les fleurs entières enveloppées dans un sachet; on en fait des cataplasmes. On se sert aussi de l'infusion en fomentations.

Dose. La poudre de fleurs de camomille se prescrit à la dose de quatre grammes à la fois (un gros). On peut élever

---

(1) Philos. transact., n. 495.
(2) Hufeland's Journal, etc., 3 Bd., p. 81.
(3) Loders, Journal f. d. Chir., 2 Bd., p. 219.
(4) A. pratt. explorat of cancre in the famale Greast 1815.
(5) Siebold, Samml. chir. Beobacht., 2 Bd., p. 176.
(6) N. act. soc. roy. med Haafn., t. IV, p. 182.
(7) Journ. d. prakt. Heilk., 3 Bd., p. 114.

---

(1) Hist. plant., t. I, p. 357.
(2) Brunsv. Dom., p. 72.

cette dose jusqu'à 30 grammes (1 once). La même dose, et même un peu plus forte, peut être prescrite en infusion. L'huile essentielle s'administre à la dose de quatre, six ou dix gouttes, et l'on ne va jamais au delà de vingt gouttes. On s'est assuré cependant dernièrement que la dose pouvait être élevée bien au delà. L'eau distillée peut se boire, dans le courant de la journée, à la dose de 100 à 200 grammes et même au delà (4 à 8 onces). On s'en sert aussi comme véhicule pour d'autres remèdes.

Formule modéle.

Infusion.

♃ Fleurs de camomille, 30 grammes (une once).

Eau pure, un demi-kilog. (une livre).

Faites infuser devant le feu, et passez.

Ajoutez sirop d'écorce d'orange, 30 grammes (une once).

A prendre un petit verre à la fois.

MATRICAIRE COMMUNE.

(*Matricaria parthenium.*)

CAMOMILLE ROMAINE (*Anthemis nobilis*).

Les considérations que nous venons d'émettre sur la camomille officinale s'appliquent parfaitement à la matricaire commune et à la camomille romaine; en conséquence nous n'ajouterons rien à leur égard.

(*N. d. trad.*) La matricaire est une plante qui croît dans toute l'Europe, dans les terrains incultés, le long des murs, près des décombres. Dans plusieurs jardins elle est cultivée, soit comme plante médicinale, soit pour agrément. On peut en tirer une huile essentielle bleuâtre. Elle est d'une saveur amère, d'une odeur forte, aromatique, particulière. On s'en sert beaucoup en Allemagne contre toute espèce de colique, et notamment contre les vers intestinaux. Dans plusieurs villes de la Suisse et de la Prusse, on fait un sirop et de la conserve de matricaire, qu'on administre pour provoquer les urines, et plus particulièrement pour calmer les tranchées utérines. Cette plante fait partie du sirop d'armoise de Rhazès, des onguents contre les vers, et de l'emplâtre de Vigo.

TÉRÉBENTHINE DE VENISE.

(*Terebenthina Veneta.*)

§ Ier. *Caractères physiques.* — On désigne du nom de térébenthine un suc résineux, volatil, de consistance mielleuse, qui découle naturellement de plusieurs arbres de la famille des térébenthacées et des conifères, ou dont on le fait sortir à l'aide de quelques incisions. La térébenthine dite de Venise se retire de l'*abies* ou *pinus larix*. Elle est la plus usitée en médecine. Elle est transparente, de couleur blanc-jaunâtre, luisante, visqueuse, d'une saveur chaude, piquante et amère, d'une odeur désagréable.

§ II. *Notions chimiques.* — La térébenthine est composée de résine et d'une huile volatile. M. Lecanu y a découvert la présence de l'acide succinique. Par la distillation, on lui enlève l'huile essentielle, et ce qui reste dans la cornue prend le nom de colophane. Brugnatelli observa que l'huile essentielle de térébenthine dépose avec le temps une substance cristalline, transparente, inodore, insipide, insoluble dans l'alcool, et qui brûle avec une flamme blanche. Cette substance pourrait bien être celle que M. A. Caillot a prétendu avoir découverte le premier, et qu'il a nommée *abiétine*.

La térébenthine est soluble dans l'alcool, mais pas dans l'eau. La magnésie peut la solidifier sans se combiner chimiquement avec elle. Elle se solidifie également en la mêlant avec un tiers de son poids de soude caustique.

§ III. *Effets chez les animaux.* — On ne peut rien conclure sur l'action dynamique de la térébenthine, d'après les quelques expériences faites jusqu'à ce jour sur les animaux. Nous ne nous arrêterons par conséquent pas sur ce genre de preuve.

§ IV. *Effets sur l'homme bien portant.* — Si on applique de la térébenthine sur la peau, elle s'y attache solidement, et détermine de la rougeur, de la douleur, de la chaleur, un état enfin d'irritation. Son huile essentielle a moins d'action irritante locale.

Si l'on manie pendant quelque temps de la térébenthine ou son huile volatile, et même si on s'arrête longtemps au milieu de ses exhalaisons, on éprouve en partie les mêmes effets que si on la prenait par bouche, c'est-à-dire que la sécrétion de l'urine augmente et acquiert une forte odeur de violette. Prise par la bouche, elle produit en outre une douce chaleur dans la région de l'estomac, mais qui est pourtant passagère, et qui n'augmente point par l'élévation de la dose. Ces effets de la térébenthine, observés depuis longtemps par Cartheuser et par Boerhaave (1), ont été mieux étudiés et décrits dans ces dernières années, notamment ceux qui sont produits par son huile éthérée. On éprouve aussi par l'usage de la térébenthine un malaise général, de l'assoupissement; le pouls se ralentit généralement, devient faible. Copland cependant a observé sur lui-même que le pouls, en s'abaissant, devenait plus fréquent, et que ces deux conditions augmentaient avec l'élévation de la dose. Souvent la térébenthine détermine la diarrhée et le vomissement. L'abus de cette huile occasionne quelquefois des symptômes de diabète, au dire de Stedman (2). On doit donc reconnaître, dans l'usage de la térébenthine, deux sortes d'effets, les uns locaux et mécaniques, les autres généraux et dynamiques. Les premiers sont irritants, les seconds hyposthénisants. L'intensité de ces derniers est en raison inverse des précédents. L'action locale de la résine est plus prononcée que celle de l'huile volatile, qui porte plus particulièrement sur le dynamisme. Cette dernière n'irrite nullement l'estomac, quelle que soit sa dose. L'action dynamique de la térébenthine est donc hyposthénisante, ainsi que cela résulte des phénomènes qu'elle produit. La chaleur qu'elle occasionne à l'estomac, n'étant qu'un phénomène purement mécanique, ne saurait contredire cette manière de voir, qui est d'ailleurs conforme à l'observation clinique. Un individu avait avalé du laudanum liquide à la dose de 60 à 90 grammes (2 à 3 onces) : l'empoisonnement ne tarda pas à se déclarer : Jenkins donna immédiatement des lavements contenant chacun 30 grammes d'huile volatile de térébenthine (1 once); il administra en même temps par la bouche, en plusieurs fois, 60 grammes de la même huile (2 onces), et 30 grammes d'huile de ricin (1 once). Les symptômes se sont dissipés et le malade guérit promptement(3). Comment nier ici l'action contraire de la térébenthine à celle du laudanum, que nous savons être hypersthénisante? Les deux substances ont été administrées à haute dose, chacune prise séparément aurait sans nul doute déterminé des effets funestes; pourtant, prises ensemble ou successivement, leurs actions se sont réciproquement neutralisées.

§ V. *Effets dans les maladies.* — Nous possédons des faits sans nombre sur l'action hyposthénisante de la térébenthine. On pourrait même dire que ces faits sont aussi nombreux que les cas pratiques dans lesquels on l'a employée. Nous trouvons effectivement que la térébenthine et son huile essentielle ont été utiles dans presque toutes les maladies de nature hypersthénique, ou dans lesquelles les antiphlogistiques sont généralement indiqués, telles par exemple que l'anasarque, les hydropisies de toute espèce(4), notamment dans celles qui succèdent à la scarlatine (5), aux fièvres intermittentes. L'huile essentielle a été employée en frictions, dans ce dernier cas, avant l'accès (6), ou administrée durant l'apyrexie(7), jusqu'à la dose de 60 grammes (2 onces) (8). La goutte (9), le rhumatisme aigu et chronique (10), ont été également traités avec avantage à l'aide de ce remède. La célèbre liqueur arthritique de Pott n'est autre chose qu'un mélange d'huile de térébenthine et d'acide sulfurique, mélange qu'on avait oublié et qu'a fait revivre dernièrement le docteur Phaff(11). La phthisie, le catarrhe, la toux et le croup (12), l'é-

---

(1) Chimie, t. II.
(2) Med. essay and observat. of Ed., vol. II, p. 48.

(3) The New-York med. and phys. journ., n. 3. Froriep, Notiz., 12 Bd., n. 6, p. 95.
(4) Werlhoff.
(5) Popp. Roschlaux, Magaz., 1 Bd., 3 st., p. 417.
(6) Cullen, Mat. med., t. II, p. 94.
(7) Peters, Allg. med. annal. 1814, p. 410.
(8) Moran, Edinburg Monthly examiner, octob. 1829.
(9) Id. Claudin, cons. XIX, p. 49.
(10) Cullen, cit.
(11) Mat. med.. vol. VI, p. 450, trad. ital.
(12) S. Osborne, The New-York med. repos., vol. VI, fasc. 3. Morand, cit.

pilepsie et les paralysies (13), l'aménorrhée, la leucorrhée(14), l'ont été également avec avantage. Dans toutes ces maladies, la térébenthine n'agit que comme
remède hyposthénisant, ainsi que nous
l'avons démontré précédemment en parlant des autres remèdes hyposthénisants.
Dans d'autres maladies, la térébenthine
a également obtenu des éloges. Elle a été
prescrite avec avantage contre les hémorrhagies par le docteur Copland (15),
par Elliotson(16), contre les métrorrhagies chez les femmes grosses, par Johnson, contre le *purpura hemorrhagica,*
par Richo (17), contre le *melena,* par
Brooke et par Adair(18). Il est vrai que
ces auteurs regardaient comme passives
ces sortes d'hémorrhagies, mais personne
n'ignore aujourd'hui que cette manière
de voir est erronée, puisque ces maladies ne sont généralement traitées que
par des moyens antiphlogistiques. En
conséquence, l'action de la térébenthine
n'est pas dans ces cas de nature différente que dans les précédents.

Holst préconisa l'huile essentielle de
térébenthine contre le typhus(19); New-
son, Chapman, Douglas (20), Mood
(21), Rav (22), Schneider (23), Baum-
gartner(24) et plusieurs autres l'ont aussi
employée avec avantage dans ces cas.
Ces auteurs ont été, il est vrai, guidés
par d'autres théories dans cette administration, mais cela n'ôte pas à la maladie
son caractère inflammatoire. Il est prouvé
en effet aujourd'hui que le typhus n'est
qu'une affection phlogistique, ayant son
siége dans les membranes cérébrales, le
système vasculaire et l'appareil gastrique. L'espèce de typhus que Mood a victorieusement combattu à l'aide de l'huile
essentielle de térébenthine n'était au fond
qu'une entéro-méningite. Il dit en effet
qu'au délire et à la fièvre était associé le
météorisme, et chez ceux qui en mouraient on ne rencontrait que les intestins
en suppuration. Au dire de Baumgartner,
il y avait dans ces typhus, avec le météorisme et la diarrhée, un état paralytique du système ganglionnaire, hypothèse
sans fondement, et dont le but était de
prouver que la térébenthine était hypersthénisante. Dans la fièvre jaune, Chapman, à Philadelphie, eut recours avec
avantage à l'huile de térébenthine (25),
et Holst recommande beaucoup le même
moyen(26); Brooke Faulkner s'est assuré que chez les pestiférés auxquels on
couvrait les charbons de cette huile, et
auxquels ou en administrait par bouche, elle produisait des effets très-salutaires (27). Quelques praticiens, sans
nier que la condition pathologique du typhus consiste dans une phlogose encéphalique, regardent ce travail comme de
nature asthénique, et continuent à considérer la térébenthine comme une substance hypersthénique. Nous devons cependant faire observer que Copland a
guéri l'encéphalite franche, l'érysipèle,
accompagné d'insensibilité et d'assoupissement, et les congestions cérébrales, à
l'aide de la térébenthine (28).

Dans cette même catégorie, on doit
classer les névralgies. Elles dépendent
effectivement d'une subinflammation de
l'arachnoïde qui enveloppe le nerf (sub-
névrilémite ou névrilémite chronique).
Le nerf, dans ces cas, n'est malade que
lorsque l'affection a existé pendant longtemps, et que des spasmes, un amaigrissement considérable, de l'insensibilité
et de la paralysie se sont joints à la névralgie. Peu de remèdes ont joui d'une
réputation aussi bien méritée que l'huile
essentielle de térébenthine contre les névralgies. Les journaux anglais et français

---

(13) Athan, Edward, Percival, Lithgon,
Plenderleath, Philipps, Medic.-chirur. transact., vol. vi, p. 65. Morand, cit. Rec. med.
chir. Torin, 1825, p. 89.

(14) Guibert, Rev. méd., juillet 1827.

(15) The London, Med. and phys. journ.,
n. 46.

(16) The Lancet, april 1830, p. 8.

(17) The Philad. journ. of med. and
physic. scienc., febr. 1824. The Edinburg
med. and surg. journ., n. 73, octobre
1822.

(18) Samml. auserl. Abhandl., etc.,
16 Bd., p. 133.

(19) Hufeland's Journ., 20 Bd., 2 st.,
p. 146.

(20) Dublin, Hospit. res., vol. iii.

(21) North Amer. med. and surg. journ.
April 1826.

(22) Ueb. d. Erkannt. u. heil. d. Ner-
venkr., p. 157.

(23) Ueb. d. sporadisch. Typhus, page
216.

(24) Fieberlehre, 1 Bd., p. 221.

(25) Bulletin des sciences médicales de
Férussac, t. i, p. 355.

(26) Journ. cit., p. 144.

(27) Revue médicale, t. i, p. 274.

(28) London medic. repos., avril 1825.

regorgent d'histoires de névralgies de toutes espèces guéries à l'aide de hautes doses de cette huile. Les citer ici serait trop long, mais je rappellerai le cas d'une névrilemmite ischiatique chronique dont était affligé depuis six mois Urbas Antoine, de Mandria, fermier, âgé de soixante ans, guéri dans notre clinique, dans l'espace d'une semaine, par une saignée et de fortes doses d'huile éthérée de térébenthine. Je citerai encore un cas d'arachnoïdite spinale, chez un nommé Paroletti, de Padoue, âgé de quarante-quatre ans, reçu à la clinique le 22 juillet 1833, qui a été également guéri par le même moyen. Nous avons prescrit à cet individu, quoiqu'il eût l'appareil gastrique en mauvais état, l'huile de térébenthine à la dose de trois grammes à la fois; il n'a éprouvé aucun dérangement d'estomac; sa langue s'est détergée et il a recouvré promptement l'appétit; son pouls baissait de plus en plus chaque jour; le remède a été porté jusqu'à la dose de six grammes (un gros et demi) par jour avec un avantage non équivoque : sa cure a été terminée par l'électricité voltaïque. Cette affection s'approchait beaucoup, par ses symptômes, du tétanos, elle avait débuté par une simple ischiatique. On n'ignore pas, du reste, que le remède en question avait déjà été employé contre le tétanos avec succès par W. Toms, qui en administrait quinze grammes (demi-once) chaque trois heures. Hugh Carmichaël, de Dublin, a obtenu d'excellents effets de l'huile essentielle de térébenthine dans les inflammations profondes du globe oculaire (29). Guthrie a recueilli également grand nombre d'observations qui prouvent d'une manière incontestable l'utilité de ce remède, tant dans les ophthalmies internes que dans les kératites dites rhumatismales et dans l'iritis (30).

Quant à ce qui a rapport aux maladies des reins et de la vessie, la térébenthine a eu pareillement de nombreux partisans. On lui attribuait une prétendue action diurétique; mais si c'est par cette action qu'elle opère, c'est-à-dire par une stimulation sur les reins, comment expliquerait-on qu'elle ait été utile contre la néphrite, dans la pratique d'Amatus Lusitanus(31), et qu'elle ait fait beaucoup de bien dans l'ischurie(32), dans la dysurie et dans la strangurie dépendant de la présence d'une pierre ; dans le catarrhe vésical(33), dans la blennhorrhagie aiguë(34)? Comment expliquerait-on que la cystite véritable, aiguë, pût être améliorée ou guérie à l'aide de la térébenthine, puisqu'on présume que cette substance est stimulante ? Voici un cas de ce genre, très-grave, que nous avons traité à notre clinique le 20 février 1834, avec un succès remarquable :

Marie Giacomelli, de Padoue, âgée de vingt-neuf ans, après une grossesse pénible et un accouchement de deux jumeaux, ayant commis quelque imprudence, fut prise d'une fièvre ardente, avec sécheresse à la peau, douleurs aiguës à l'hypogastre, urines très-rares et accompagnées d'une vive cuisson en traversant l'urètre, de ténesme et de douleurs intenses à la vessie. Les urines étaient rouges, sédimenteuses, avec quelques flocons de mucus vers le fond; garde-robes fréquentes, liquides, muqueuses, rougeâtres, comme dans la dyssenterie; langue rouge et sèche; physionomie accablée; le moral dans un état d'apathie. Nous avons diagnostiqué une cystite grave avec entérite. Nous avons prescrit un hyposthénisant entérique, savoir : quarante grammes (dix gros) de sulfate de magnésie, en quatre paquets; de l'eau acidulée pour boisson. Le 21 février on a répété la même purgation. La fièvre ayant suivi une marche ascendante, nous pratiquâmes une saignée d'un demi-kilogramme (une livre) vers le soir.

Le 22, la fièvre avait un peu diminué; les évacuations alvines également, mais les phénomènes morbides des voies urinaires ont continué au même degré. Nous avons prescrit des fomentations de fleurs de sureau aux parties génitales. — Le 23, les évacuations ventrales ont reparu; les autres symptômes sont restés comme le jour précédent. On a continué

---

(29) Journal des sciences médicales, vol. xxxi, p. 116.

(30) Roy. Westminster Hospit. repart. The Lond. med. and phys. journ., n. 5, vol. vii, p. 320.

Giacomini.

(31) Curat. med., cent. i, cur. 63, p. 309.

(32) Lentin, Beytr. zur prakt. Arzn., 1 Bd., p. 159. Kieser, Hufeland's Journ., 30 Bd., 3 st., p. 92.

(33) Martinet, Thèse, 1810. Husson, Académie de médecine, 14 octobre 1823.

(34) Murray, Ap. med. G. A., Pitschaf, Hufeland's Journ., may 1833.

15

les fomentations, et nous avons ordonné un gramme environ (un scrupule) d'huile volatile de térébenthine dans une émulsion de gomme arabique. Cette potion a été continuée les jours suivants; la dose de la térébenthine a été élevée graduellement jusqu'à deux grammes et demi par jour. Les selles sont devenues normales; peu de jours après, la langue avait repris sa couleur et sa souplesse naturelles; l'appétit était revenu à l'état normal, les urines avaient perdu le caractère floconneux et la teinte rouge; elles coulaient avec facilité et sans douleur; la fièvre avait disparu. Le moral de la malade reprit sa gaieté habituelle, et la figure ses traits ordinaires; en quinze jours enfin la guérison était complète.

Dans ce cas, on a pu voir clairement les bienfaits de l'influence de l'huile essentielle de térébenthine, non-seulement contre la cystite, mais encore contre l'inflammation intestinale. Plusieurs auteurs l'avaient déjà préconisée dans les diarrhées chroniques des enfants (35), dans la dysenterie (36), et même dans le dévoiement colliquatif des phthisiques (37), dans la colique (38), dans l'entérite (39), dans la hernie étranglée (Hamilton (40) et Sewall (41). Ce dernier avait, dans un cas fort grave, tenté infructueusement la saignée et le taxis, il se décida à administrer soixante grammes (deux onces) d'huile de térébenthine à la fois et d'en répéter la dose à chaque heure. La première dose détermina une sueur abondante qui fut suivie d'un sommeil paisible; à la troisième prise, la hernie était rentrée. Williams employa ce remède contre l'intussusception, en lavement, dans l'intention d'empêcher l'inflammation (42). Enfin Moran en fit usage dans le choléra-morbus (43).

Il y a plus de vingt ans que Brénan avait expérimenté l'huile de térébenthine contre la métro-péritonite ou fièvre puerpérale, et qu'il en avait constaté les bons effets; les douleurs se calment, et la tension abdominale disparaît (44). Les médecins anglais et américains s'empressèrent de l'imiter. Atkinson (45) et Peyne publièrent bientôt des observations confirmatives (46); Lucas a considéré cette huile comme un remède spécifique analogue au quinquina dans les fièvres intermittentes (47); Duglas a confirmé expérimentalement cette manière de voir, assurant avoir guéri tous les malades qu'il avait traités (48). Johnson (49), Kinneir (50), J. Macabe (51), Th. Pridgin Teale (52), Warder (53), Farre (54), Fernandès (55), répétèrent les mêmes expériences avec le même succès. L'huile de térébenthine a été donnée dans ces cas à la dose de huit grammes (deux gros) à répéter deux ou trois fois par jour. Les Anglais cependant n'omettent pas en même temps de saigner leurs malades : ils assurent par là davantage le succès de leur traitement contre une maladie qui revêt aisément le caractère épidémique et parfois pernicieux. Si quelqu'un pouvait encore conserver quelque doute sur la nature inflammatoire de la fièvre puerpé-

(35) Copland. The Lond. med. and phys. journ., n. 46. Rust. u. Caspar krit. repert., 18 Bd., p. 364.

(36) Munro, Trans. med., t. III, p. 65.

(37) Van Swieten, Comm., t. IV, p. 112.

(38) Hamilton, Prax. reg., p. 46.

(39) Brenon, Transact. médic., janvier 1831. Th. Pridgin Teale, the Edinb. journ. of medic. scien., april 1827.

(40) Americ. Journ. of med. scienc. The Lond. med. a. phys. journ., n. 5, vol. VII, p. 401.

(41) On the intern. use of the spirit. of Turpent, in cure hernia by Th. Sewal. The Lond. med. phys. journ., n. 5, vol. VII. p. 217.

(42) Med. repos. Hufeland's Journ., 54 Bd., 6 st., p. 128.

(43) Edinburg Monthly examiner. Octob. 1829.

(44) Thoughts on puerper. fever and ills cere by spirit of terpenth., etc. London, 1814.

(45) The Edinb. med. and surg. journ. Oct. 1822.

(46) Med. and phys. journ. Juny 1815.

(47) Americ. med. record. Oct. 1823.

(48) Dublin hospit. report, 1824.

(49) The Philadelph. journ. of med. and phys. scienc. Febr. 1824.

(50) The Lond. and phys. journ, vol. LIV. July, 1826.

(51) The Lond. med. repos., vol. VI, p. 468.

(52) The Edinburg journ. of medic. scien. April 1827.

(53) The London med. and surgic. journ., t. III, p. 51.

(54) Trans. méd. Janv. 1831.

(55) De l'emploi de la térébenthine dans le traitement de la fièvre puerpérale. Paris, 1830.

rale, il n'aurait qu'à lire la description de l'épidémie de cette maladie qui régna à Vienne en 1823, durant mon séjour dans cette ville ; le prompt développement des phénomènes cérébraux en a imposé singulièrement aux médecins de ce pays; ils ne l'ont pas crue de nature inflammatoire, ils l'ont appelée *septique*. On l'a traitée d'après cette idée, mais aussi la mortalité a été effrayante ; des centaines de jeunes femmes ont succombé d'une manière effrayante. Et si l'on en fait une comparaison avec d'autres épidémies analogues qui régnèrent en Angleterre et en Amérique vers cette même époque, et qui ont été traitées à l'aide des saignées abondantes, de l'huile essentielle de térébenthine à haute dose et du calomel, l'on trouvera une différence énorme dans les résultats, cette dernière méthode en ayant sauvé un très-grand nombre. Ce simple parallèle suffira, je présume, pour la démonstration de la nature inflammatoire de la fièvre puerpérale.

La térébenthine peut être aussi d'un grand secours extérieurement. On sait que Baglivi prescrivait les vapeurs de cette substance par le rectum contre le ténesme qui accompagne la dyssenterie(56). Ambroise Paré l'appliqua, dans une piqûre au pli du bras, pour remédier aux mauvais effets de la saignée chez Charles IX. Plus tard on fit entrer la térébenthine dans les onguents ainsi dits digestifs, que les chirurgiens employaient souvent autrefois dans le pansement des solutions de continuité. De nos jours cependant on en est sobre ; car l'action irritante de la térébenthine, bien que peu durable, n'est pas moins réelle, et il convient toujours d'éviter ce dernier effet.

Cette huile a obtenu de grands éloges dans le traitement des brûlures, par Kentish (57), par Coxe (58), par Horlacher (59), par Goodall (60). On assure que, quel que soit le degré de la brûlure, la douleur se calme presque immédiatement, et la phlogose s'éteint pour ainsi dire sur-le-champ.

Dans la gangrène même (61), Langenbeck et Richter (62) ont beaucoup vanté la térébenthine.

On a eu aussi recours à la térébenthine dans le traitement de la gale : Porter s'en loue beaucoup (63), Heberden et Niemann (64) également dans le phthiriasis des vieillards ; d'autres la préconisent contre la teigne (65).

§ VI. *Appréciation de l'action du remède.* — Malgré tout ce que nous venons d'exposer, comme la térébenthine s'attache à la peau, l'irrite, la rougit ; comme son huile essentielle a une odeur pénétrante et éthérée, quelques médecins persistent à la croire hypersthénisante. Ils s'efforcent par conséquent de prouver que les maladies dans lesquelles elle a réussi sont de nature asthénique, maligne, nerveuse, septique, paralytique. Cette manière de voir est en contradiction flagrante avec les faits les plus multipliés et les plus décisifs. Il est cependant étrange qu'elle ait été adoptée par les médecins anglais et américains dont la pratique avait été heureuse dans l'emploi de ce médicament. Il était donc réservé aux pharmacologues italiens de jeter une vive lumière sur un pareil sujet, en rangeant la térébenthine et ses préparations parmi les remèdes hyposthénisants cardiaco-vasculaires, et nous mettre dans la voie d'expliquer clairement toutes ses propriétés, quelque variables qu'elles puissent être en apparence.

§ VII. *Action mécanique.* — La légère propriété irritante ou mécanique que la térébenthine peut exercer sur le derme ne se rencontre point dans son huile essentielle, bien que cette dernière soit beaucoup plus active sous le point de vue dynamique. Lorsqu'on applique la térébenthine sur une plaie, on ressent aussitôt son effet irritant, mais cet effet cesse promptement, car l'action hyposthénisante commence à se déclarer à mesure qu'elle est absorbée. Nous regardons comme tout à fait erronée l'idée des chirurgiens qui croient que, par le moyen de l'onguent digestif, on peut seconder, hâter la suppuration, en stimu-

---

(56) Opera, p. 108.
(57) Samml. aus Abh., etc., 23 Bd., p. 655.
(58) Americ, Dispens., p. 428.
(59) Horns, Arch. fur med. Erf., 1805.
(60) Samml. aus Abh., etc., 24 Bd., p. 84.

(61) Rosol. n. Therapeut. der chir. Krankh., 2 Bd., p. 801.
(62) Chirurg. bibl., 5 Bd., p. 189.
(63) Gerson n. Julius, Magaz., 3 Bd., p. 458.
(64) Far. bot., t. I, p. 297.
(65) Bibl. méd., t. IX, p. 128.

lant l'inflammation qu'ils supposent engourdie ou à l'état passif. Les choses se passent bien autrement. S'ils en veulent une preuve matérielle, ils n'auront qu'à appliquer sur une plaie des substances véritablement hypersthénisantes, telles que la poudre de cannelle ou un cataplasme de girofle, par exemple; ils verront les tissus phlogosés se dessécher et menacer gangrène.

Les exhalaisons éthérées de la térébenthine sont contraires aux vers et au tænia même. C'est sur cela qu'est fondée la réputation de l'huile volatile de térébenthine comme remède anthelmintique. Nous venons de voir d'ailleurs que cette substance produit des évacuations alvines lorsqu'elle est prise à doses élevées. Cette propriété la rend aussi vermifuge; mais ces évacuations sont assez inconstantes. Quoi qu'il en soit, l'usage de l'huile de térébenthine dans les cas d'helminthiase n'est pas nouveau. Clossius (66). Rosenstein (67), Malden (68), Kennads (69), Pommer (70), L. Frank (71), Baumbach (72), Exmisch (73), Fenwik (74). Castagneto (75) et plusieurs autres l'avaient préconisé. Il serait à propos de rappeler ici de nouveau les avantages de l'administration de la térébenthine combinée à l'éther sulfurique, proposée par Duranda, contre les calculs biliaires. La térébenthine, spécialement son huile, a été préconisée aussi par Boerhaave, par Willis et par Kinglake (76), contre les mêmes calculs, comme capable selon eux de les dissoudre. Si cet effet était réel, il ne pourrait arriver que par simple action chimique, mais la térébenthine peut, dans les cas de calculs hépatiques, devenir aussi utile dynamiquement, en dimi-

nuant l'engorgement, la tension, l'hypersthénie enfin, que la présence des calculs détermine dans la vésicule biliaire, et dans les conduits cystique et cholédoque.

§ VIII. *Préparations, doses, etc.* — On pourrait prescrire la térébenthine de Venise sous forme d'électuaire, mêlée au miel, en y ajoutant quelque poudre innocente, ou bien en émulsion avec des amandes douces, le sucre ou quelque mucilage, ou enfin sous forme de pilules; dans ce cas, le meilleur moyen, c'est de l'unir à une certaine quantité de magnésie ou de soude pour la consolider. L'huile essentielle de térébenthine doit être donnée de préférence en émulsion.

Pour l'usage externe, indépendamment de l'huile, qui peut être appliquée telle qu'elle est, nous avons encore l'onguent digestif, qui est un composé de douze parties de térébenthine, quatre de miel rosat, trois d'huile, et une de poudre d'aloès.

Dose. Il y a une grande différence entre les doses que prescrivaient les anciens, qui étaient très-minimes, et celles des modernes, notamment des Anglais, qui sont arrivés à des quantités considérables, tant pour la térébenthine que pour son huile essentielle. A quoi tient cette différence? Money et Gibney disent avoir observé que ce remède, à petites doses, occasionne des maux qu'on n'éprouve pas par les grandes doses; c'est pour cela qu'ils ont adopté les prescriptions des Anglais et des Américains.

Il y aurait deux manières d'expliquer pourquoi un remède à haute dose produit moins d'effet qu'à petite dose. L'une, c'est que dans les hyposthénisants, lorsqu'on ne s'arrête qu'aux effets mécanico-irritatifs, tels que ceux de la térébenthine, ils sont plus manifestes lorsque la dose est petite, parce que l'action dynamique est fort légère, tandis qu'ils restent faibles ou imperceptibles si l'action dynamique est très-prononcée, ainsi que cela a lieu si la dose est élevée. Dans ce cas, ce n'est pas, comme on le croit généralement, que l'action diminue; bien au contraire, elle augmente en raison de la dose, mais elle prend une autre forme, et donne lieu à une sorte de lassitude, de calme, d'immobilité, d'impuissance, d'insensibilité.

L'autre raison pour laquelle quelques remèdes à petite quantité produisent des effets plus évidents, nous l'expliquerons plus loin.

(66) Baldinger, N. magaz., 13 Bd., 2 st., p. 148.

(67) Malattie de famirelli, p. 598.

(68) Mem. of the med. soc. of Lond. 1795, vol. xiv.

(69) Bulletin des sciences médicales de Férussac, t. ii, p. 159.

(70) Hufeland's biblioth., 1825, july, p. 61.

(71) Journ. complem. des dict., etc.

(72) Rust's Magaz., 21 Bd., p. 269.

(73) Hufeland's journ. suppl. Band. f. 1825, p. 140.

(74) Ann. stran. di med. milit., april 1815, p. 14.

(75) Omodei, Ann. univ., agosto 1818, p. 204.

(76) Med. and phys. journ. 1821.

Nous croyons, en attendant, avec les Anglais et les Américains, que la térébenthine et son huile doivent être administrées à doses élevées, si l'on veut combattre victorieusement certaines maladies inflammatoires.

La dose de la térébenthine de Venise est d'un demi-gramme à quatre grammes (quinze grains à un gros), qu'on peut répéter plusieurs fois jusqu'à trente grammes (une once et même davantage par jour. On est arrivé souvent à des doses élevées dans le traitement de la gonorrhée; mais il faut prendre garde de fatiguer certains estomacs. On pourrait dans ce cas la donner en lavements.

L'huile essentielle est administrée également par scrupules et par gros, selon les circonstances. Chez les enfants de trois ans, on peut, d'après l'expérience de Gibney, l'administrer à la dose de trois à six grammes (un à deux gros), par intervalles dans la journée. Le traitement contre le tænia en exige de fortes doses, tant par la bouche qu'en lavements.

Ceux qui n'aiment pas la simplicité dans la prescription des remèdes, et ne savent apprécier que ce qui se combine avec leurs idées, seront effrayés de voir ordonner à des doses fort élevées un remède très-actif; ceux qui croient hypersthénisantes toutes les huiles essentielles, et conséquemment aussi celle de térébenthine, doivent frémir de la voir administrer dans les inflammations, et rester tout à fait déconcertés par les heureux résultats qu'elle procure. Ceux enfin qui aiment la vérité, qui savent l'apprécier sans prévention, en profitent à l'avantage de leurs malades.

Formules modèles.

1º *Bols.*

♃ Térébenthine de Venise, douze grammes (trois gros).
Magnésie, quatre grammes (un gros).
Mêlez, et après douze heures, faites-en douze bols enveloppés dans de la poudre de réglisse.
A prendre dans le courant de la journée.

2º *Emulsion.*

♃ Huile essentielle de térébenthine, deux grammes (trente-six grains).
Emulsion de gomme arabique, trois cents grammes (dix onces). Mêlez.
A prendre par deux cuillerées à la fois.

Jadis on faisait entrer la térébenthine dans une multitude de liniments, de baumes, d'emplâtres, etc., monuments informes d'une polypharmacie surannée.

BAUME DE COPAHU.

(*Balsamum copaibæ.*)

§ Iᵉʳ. *Caractères physiques.* — Ce n'est point un baume, c'est une résine qui coule abondamment des incisions qu'on pratique à un arbre nommé *copaifera officinalis*, Lin., indigène du Brésil, de Cayenne, etc. Cette substance offre l'épaisseur de l'huile de ricin. En vieillissant elle devient plus épaisse; sa couleur est légèrement ambrée, transparente; son odeur pénétrante, désagréable; sa saveur âcre, insupportable.

§ II. *Notions chimiques.* — Il résulte des différentes analyses qu'on a faites du baume de copahu, qu'il est formé d'huile essentielle en grande partie et d'une résine qui paraît capable de se cristalliser avec le temps. Ce baume se dissout presque entièrement dans l'alcool. Par l'action du feu, il se dessèche et devient friable. C'est un des moyens dont on se sert pour en connaître la pureté. En en laissant tomber une goutte dans un verre d'eau, elle doit, si la substance est pure, couler au fond, ou osciller en conservant sa forme globulaire ; si elle surnage tout à fait, ou si elle s'y dissout, c'est une preuve qu'il est falsifié.— En le distillant, on retire un tiers de son poids d'huile volatile; cette huile est très-odorante, mais d'une impression agréable; elle est blanchâtre, mais jaunit avec le temps.

§ III. *Effets chez les animaux.* — Nous fîmes avaler à un porc-épic quatre grammes d'huile essentielle de baume de copahu (un gros), et de suite après trois onces d'alcool, tandis qu'à un autre porc-épic nous fîmes de même avaler une dose égale de cette huile, et de plus trois onces d'eau distillée de lauriercerise. Ce dernier s'agita sur-le-champ, devint chancelant; peu à peu ses jambes ne purent le soutenir, la paralysie s'en empara, et il expira douze minutes après. L'autre, au contraire, ne présenta aucun autre phénomène qu'un léger étonnement et de l'engourdissement. Le jour suivant il était bien por-

tant et il mangea comme à son ordinaire.
Le surlendemain on lui fit prendre de
nouveau l'huile de copahu; mais, au lieu
d'alcool, on y joignit de l'eau de laurier-
cerise. Il offrit les mêmes phénomènes
que le précédent, et il ne survécut que
dix minutes. Les deux cadavres n'ont
présenté aucune trace de phlogose. Chez
le premier pourtant, qu'on avait tardé
plus longtemps à disséquer, l'estomac
était presque déliquescent et facile à
déchirer. Cette double expérience ne
pouvait être plus démonstrative pour
prouver que l'huile essentielle de copahu jouit d'une action analogue à celle
de l'eau de laurier-cerise, et opposée
à celle de l'alcool. Ce n'est pas ici le
cas de mettre en avant les différences
individuelles de tolérance, lesquelles,
même chez les animaux, peuvent avoir
lieu, car celui qui avait si bien supporté
l'alcool et l'huile essentielle combinés,
mourut lorsqu'on joignit à cette dernière l'eau de laurier-cerise.

§ IV. *Effets chez l'homme bien portant.* — Le baume de copahu et son huile
essentielle produisent chez l'homme
bien portant des effets analogues à ceux
de la térébenthine. L'urine est sécrétée
abondamment, mais sans offrir l'odeur
des violettes. On doit pourtant convenir
qu'elle conserve un tant soit peu de l'a-
rome balsamique; sa couleur est aussi
un peu plus foncée que d'ordinaire, sa
saveur est amère, au dire des personnes
qui l'ont goûtée. Dans l'estomac, ce
baume produit plus de trouble que la
térébenthine; il occasionne aisément
des nausées, des vomissements et des
évacuations alvines. Le pouls se ralentit
et devient plus faible. Les auteurs de
matière médicale disent généralement
que le pouls s'accélère au contraire, et
qu'il acquiert plus de force sous l'action
du baume de copahu; mais ceci n'est
pas exact, cette assertion n'étant basée
que sur la présomption que l'action du
copahu est excitante. L'usage longtemps
continué du baume produit sur la peau
des taches rougeâtres, sans fièvre, ni
autre phénomène morbide. Ces taches
disparaissent d'elles-mêmes à l'instar
des sudamina (77). La fièvre, la diarrhée
sanguinolente, que les auteurs attri-

buent à l'action du copahu, n'ont jamais été observées réellement, selon
moi. — M. Réveillé-Parise, en parlant
de l'administration du baume de copahu, conjointement avec le laudanum
liquide, dans le traitement de l'urétrite,
dit avoir observé que ce dernier nuit à
l'action du baume (78), ce qui revient à
ceci, je crois, que ces deux actions sont
opposées l'une à l'autre.

§ V. *Effets dans les maladies.* —
Les propriétés thérapeutiques du baume
de copahu sont analogues à celles de
la térébenthine. Les maladies dans lesquelles il a été administré avec avantage sont l'hydropisie (79), le catarrhe
de la vessie (80), la dysurie, la néphrite
(81), l'affection calculeuse des reins et
de la vessie (82), les hémorrhoïdes (83),
l'aménorrhée (84), les fièvres intermittentes (85), l'arthrite aiguë (86), l'ophthalmie, quelle que soit son espèce (87),
la goutte (88), la diarrhée (89), les
viscéralgies (90), les lésions traumatiques. On peut voir au sujet de ces maladies ce que nous avons dit à l'article
térébenthine: — Le baume de copahu
a obtenu des éloges, surtout dans deux
maladies particulières, savoir : dans
les affections pulmonaires et dans celles
de l'urètre. Dans les premières, le copahu avait été administré d'après la
présomption que comme baume il devait
cicatriser les brèches du poumon des

(77) Kopp, Beitrage zur prakt. Med. Hufeland's Journ. 1827, 4 st., april, p. 82.
Desruelles, Hewson, Buchners, Repert.
32 Bd., 1 st., p. 132.

(78) Acad. de med. de Paris, séance du
15 mars 1827. Rev. med., avril 1827.

(79) Mutis, Nouvelles de la république
des lettres, etc., 1786, n. 33, p. 374.

(80) Stroem, Rapport sur les travaux de
la société médicale de Suède. Delpech,
Anal. univ. di med. di Omodei, 1823,
may, p. 290.

(81) Hoppe, Dict. de balsm. copaib. Valentini, Histor. simpl., p. 622.

(82) Comment. Noric., 1754, p. 159.
Brande, Handb. d. mat. med., 1826, p.
100.

(83) Bell, Chirurg, t. II, p. 274.

(84) Comm. Noric., 1734, p. 159.

(85) Labbat, Voyage, 2, p. 321.

(86) Laennec, Revue médicale, août
1816.

(87) Ribes, Omodei, Ann. univ. di med.
Maggio 1823, p. 295.

(88) Hoffmann, Obs. dict. rais. univ. de
mat. med., t. II, p. 53.

(89) Lemberton, Journ. d. prakt. Heilk.
von Hufeland und Harless, 1 Bd., p. 31.

(90) Hoppe, citat.

phthisiques. Hoffmann (*), Fuller (91), Vulcarenghi (92), Lentin (93), Monro (94), Cesmer (95), Simmons (96), et plusieurs autres l'ont préconisé dans ce but, et ils ont obtenu soit des guérisons, soit de simples améliorations plus ou moins durables. Plusieurs médecins cependant s'élèvent contre l'usage du copahu dans la phthisie, ce qui a donné lieu à de vives contestations. Quant à nous, nous appliquerons au copahu les mêmes considérations que nous avons exposées à l'occasion de la digitale dans le traitement de la phthisie. On conçoit par là quelles sont les espèces de phthisies dans lesquelles le copahu peut être administré avec avantage. Que ce baume puisse convenir dans les affections pulmonaires par son action hyposthénisante cardiaco-vasculaire, nous en avons la preuve dans les faits publiés par Hallé, de catarrhes pulmonaires chroniques guéris à l'aide de ce médicament (97); dans ceux de Labbat, de guérisons d'hémoptysie (98); dans ceux de Roche, d'Armstrong et d'autres, de guérisons de croup, de trachéite, de bronchite (99). — Relativement aux maladies de l'urètre, nous savons que dans la gonorrhée syphilitique le baume de copahu est donné comme une sorte de spécifique; il y a même des praticiens qui ne le croient indiqué pour aucune autre affection que pour celle-ci. Cette vérité étant connue, je n'ai pas besoin de citer des autorités à son appui. Nous devons pourtant faire remarquer qu'il n'y a dans ce remède aucune spécificité, et que cette idée n'est venue précisément que par suite de la présomption que le baume était hyposthénisant; ne pouvant nier le carac-tère phlogistique de la blennorrhagie, on s'est imaginé que le médicament jouissait d'une faculté mystérieuse ou spécifique. Craignant pourtant encore l'action échauffante du copahu, les praticiens ont pris garde de le prescrire dans la période aiguë de la blennorrhagie; ils prédisaient de graves accidents à qui en ferait usage. Mais, depuis l'an 1804, une méprise commise par un malade prouva à M. Ribes que le baume de copahu peut être administré avec succès dans la période la plus aiguë de l'urétrite, et à doses bien plus élevées qu'on ne le prescrit d'ordinaire. Vers la même époque, Anxians l'employait à forte dose contre tous les accidents primitifs et consécutifs de la blennorrhée (100). Delpech aussi l'a prescrit à plus de quatre cents soldats atteints de blennorrhée, et à un grand nombre d'autres malades de sa pratique privée. Il le donna indistinctement à tous les individus, à toutes les époques de la maladie, et même lorsqu'il y avait une forte inflammation et l'érection cordée. Dans ces cas seulement, pour donner plus d'action au traitement, il y ajoutait la saignée ou les sangsues; et, dans tous les cas, il a obtenu les plus heureux résultats (1). Roques (2), Cullerier, Rossignol (3), et presque tous les chirurgiens français et italiens, adoptèrent cette pratique; et loin de voir l'inflammation augmenter, l'écoulement disparaître métastatiquement pour se porter dans les bourses, ils ont observé la maladie guérir heureusement sous l'influence du copahu à haute dose. Thorn assure qu'avec le copahu on guérit plus aisément la blennorrhagie aiguë que la chronique, et J. H. Koppe le conseille pour prévenir le développement du mal, lorsque après le coït suspect on commence à éprouver une cuisson insolite ou douloureuse dans l'urètre (4). De même que la gonorrhée cède au baume de copahu, de même aussi la leucorrhée s'arrête par ce moyen, d'après l'expérience de Dejaer, de Castel et de Lacombe (5). Il y a des

---

(*) Observ. phys. chim., p. 24.

(91) Pharmac. extempor., p. 275.

(92) Spec. tract. de pract. febrib., p. 173.

(93) Beobacht. üb einig. Krankh, 1774, p. 58.

(94) Diss. in the british. mil. Hospit., p. 129.

(95) Samml. v. d. Beobacht. a. d. Arzneiz, 1 Bd., p. 46.

(96) On the treat. of consumtions, p. 36.

(97) Œuvres de Tissot, t. I, p. 462. Note.

(98) Voyag. cit. Mérat et Delens, Diction., t. II, p. 416.

(99) Prakt. illustrat. of the scarlet. fever, etc. London, 1816. The North American med. and surg. journ., april 1827.

(100) Omodei, Ann. univ. di medicina. Maggio 1813, p. 295.

(1) Journ. cit.

(2) Phytogr. méd., t. II, p. 263.

(3) Repert. med. chir. de Turin, 1821, p. 11.

(4) Beitr. zur prakt. Med. Hufeland's Journ., avril 1827, p. 82.

(5) Bibliothèque médicale, t. XXXV. p. 202.

praticiens qui prétendent que le baume de copahu est aussi un remède contre les pollutions nocturnes (6). L'efficacité réelle du baume de copahu contre l'urétrite étant constatée, n'est-il pas surprenant qu'il y ait encore des chirurgiens qui se refusent à le prescrire dans le commencement du mal, et qui ne l'ordonnent qu'à des doses fort petites? Les médecins français ont mieux compris ce point de pratique; ils le prescrivent à haute dose, et ils en retirent de grands avantages. Lorsque l'inflammation est violente, on présume que le baume l'aggrave, tandis qu'en réalité cela tient à la marche progressive de la maladie ou à l'inefficacité des petites doses du médicament. Les médecins se plaignent que l'estomac des malades ne se prête pas toujours aux doses nécessaires du remède, et qu'il y produit des dérangements incommodes. Cet inconvénient dépend de sa qualité résineuse; aussi croyons-nous très-heureuse l'idée de Dublanc, pharmacien à Paris qui, plaçant l'activité de cette substance dans l'huile qu'elle renferme, proposait l'usage de cette dernière dégagée de la résine. Cullerier et Bord ont fait des expériences dans l'hôpital des Vénériens avec l'huile de copahu obtenue par la distillation. Chez les trente-trois individus qui l'ont prise, l'écoulement urétral cessa promptement sans que leur estomac éprouvât le moindre dérangement (7). N'ayant pas eu occasion de traiter de semblables affections avec l'huile de copahu, j'ai proposé à plusieurs de mes élèves d'en faire l'essai, et j'ai été assuré que cette huile essentielle produisait les mêmes effets que le baume, sans déranger l'estomac, mais qu'il était nécessaire de dépasser de beaucoup les deux, trois et cinq grains par jour proposés par les Français pour obtenir un effet salutaire. Nous traitâmes à notre clinique avec l'huile éthérée de baume de copahu la femme Tramorina, de Padoue, âgée de dix-neuf ans, atteinte d'arthrite aiguë. On commença le traitement par une saignée et l'huile de térébenthine: la fièvre était encore violente, et les douleurs étaient intenses dans toutes les articulations, surtout au pied droit, lequel était très-

gonflé. L'huile de copahu fut administrée à la dose de trois grammes (un gros), et en l'augmentant graduellement on arriva à huit grammes par jour. Quoique l'affection montrât beaucoup d'opiniâtreté, et que la fièvre persistât, nous pûmes nous assurer que sa force allait en diminuant, et que l'estomac n'éprouvait aucun effet désagréable. La fièvre enfin cessa, les douleurs disparurent dans toutes les articulations, excepté dans celle du pied qui resta encore gonflée, et qu'on traita par la suite localement avec des sangsues et des bains camphrés.

§ VI. *Appréciation de l'action, etc.* — La vertu antiblennorrhoïque du baume de copahu est-elle spécifique? Nous ne le pensons pas, puisque la même vertu se rencontre également dans plusieurs autres remèdes. Les heureux résultats de ce remède dépendent, selon moi, de sa puissance hyposthénisante cardiaco-vasculaire, laquelle se fait sentir de préférence dans les organes très-vascularisés, tels que les poumons, la rate, les reins, et les parties génitales des deux sexes. Que l'action soit indubitablement hyposthénisante, on peut s'en convaincre en faisant attention aux maladies qu'on guérit avec le copahu, et aux deux expériences que nous avons faites sur les animaux.

§ VII. *Action mécanique.* — Le baume de copahu n'irrite pas les parties qu'il touche; cela est si vrai, que ses bons effets furent d'abord observés dans des applications sur des blessures et sur des ulcères. On peut en dire autant de son huile essentielle; néanmoins, il faut convenir que sur les parties dépouillées de l'épiderme, cette huile détermine une sensation de chaleur et de cuisson. Sur l'estomac cependant, le baume produit de la pesanteur et de l'embarras assez désagréable. Si la dose est un peu forte, et l'administration continuée pendant quelques jours, des rots pénibles, des nausées, une sorte d'inquiétude, des vomissements, et de l'aversion pour toute espèce de remède, en sont souvent la conséquence. Cela dépend en grande partie de la difficulté que présentent en général toutes les résines à être digérées. L'huile essentielle n'offre presque aucun de ces inconvénients.

§ VIII. *Préparation, mode d'administration, etc.* — La question difficile à résoudre, c'est de savoir comment on pourrait rendre ce remède supportable à l'estomac à doses assez élevées. Souvent

---

(6) Monro, Abh. üb d. Wassers, p. 78. Gazette de santé, 1822, n° 49.

(7) Journal général de médecine, avril 1828, p. 89.

il est utile de faire précéder son administration par un purgatif, et même d'entretenir le ventre libre pendant qu'on en fait usage. Délayé dans une émulsion, il pèse moins sur l'estomac. Il y a des individus qui le tolèrent mieux en pilules, mêlé à une quantité suffisante de savon blanc ou de magnésie, ou bien de poudre d'iris. Les correctifs les plus vantés jusqu'à présent sont l'acide sulfurique et la magnésie. Velpeau préfère le donner en lavements pour prévenir les dérangements d'estomac ; il assure que l'effet salutaire est le même que s'il était pris par la bouche. L'huile essentielle de copahu enfin paraît être la préparation à laquelle on devrait donner la préférence.

Dose. — Pour obtenir du baume de copahu tout l'avantage possible, il faut laisser de côté les anciennes doses, et s'en tenir à celles des Français. Delpech, Ribes et Anxians furent les premiers à le donner courageusement à la dose de deux grammes (demi-gros) matin et soir, et même à la dose de quatre, six, huit grammes (un à deux gros) plusieurs fois par jour. On est venu jusqu'à en donner de trente à soixante grammes (une à deux onces par jour. La dose de l'huile essentielle de copahu, établie par Cullerier et Bord, est de vingt-cinq à cinquante centigrammes (cinq à dix grains). Nous l'avons élevée pourtant jusqu'à huit grammes (deux gros) par jour sans le moindre inconvénient, et nous croyons même que, si on veut en obtenir des effets immédiats, il faut s'en tenir à peu près à cette dose.

Formules modèles.

1. *Mixture.*

♃ Bals. copahu, 15 grammes (demi-once),

Esprit de vitriol dulcifié, 4 grammes, (1 gros).

Sucre blanc pulv., 2 grammes (demi-gros). Mêlez.

A prendre en quatre fois dans quatre tasses d'infusion de guimauve.

2. *Pilules.*

♃ Baume de copahu, 15 grammes (demi-once).

Magnésie, 8 grammes (2 gros).

M. F. S. A. pil., 72, enveloppées dans la poudre d'iris.

3. *Émulsion.*

♃ Huile essentielle de baume de copahu, 4 grammes (1 gros).

Émuls. de gomme arab., 300 grammes (10 onces),

A en prendre deux cuillerées à la fois.

BAIES DE GENÉVRIER.

(*Baccæ juniperi communis.*)

§ Ier. *Caractères physiques.* — Ces baies sont le fruit du genévrier de la famille des conifères (*diœcia monadel.* Lin.). Le genévrier est un arbrisseau très-commun en Europe, et surtout dans le Nord ; il croît de préférence dans les endroits montueux, stériles ; il exhale une odeur aromatique, surtout lorsqu'on le brûle. Le fruit offre le volume d'un petit pois, est ombiliqué et renferme trois osselets très-durs. Il lui faut deux années pour parvenir à sa maturité. Lorsqu'il est bien mûr, sa couleur est d'un brun noirâtre ; il contient une pulpe sucrée, gluante, d'une saveur un peu amère et aromatique. La baie est la partie dont on se sert en médecine.

§ II. *Notions chimiques.* — D'après Fommsdorf, l'analyse chimique a démontré dans ce fruit de l'huile éthérée, un principe extractif, une résine verdâtre, cassante, inodore et sans goût, du sucre mêlé avec de l'acétate de chaux, du mucilage et quelques atomes de sels végétaux. On a observé qu'on peut tirer une plus grande quantité d'huile volatile de la baie verte que de la baie mûre ; celle-ci fournit plus de résine. Dans le Nord, et notamment en Hollande, ces baies sont employées dans la fabrication d'une liqueur spiritueuse connue sous le nom de genévrette ou eau-de-vie de genièvre.

§ III. *Effets chez l'homme bien portant.* — L'appétit augmente sous l'influence des baies de genévrier. A dose élevée, elles provoquent la sueur, mais bien plus souvent l'urine, laquelle sent la violette, comme lorsqu'on fait usage de la térébenthine. Pison prétend qu'en abusant de ces baies on peut se donner le diabète (*). En Laponie on se sert communément des infusions chaudes du

---

(*) Act. nat. curios., vol. x, obs. 52.

genièvre, comme chez nous de celle du café (8).

§ IV. *Effets dans les maladies.* — Les effets du genièvre dans les maladies sont analogues à ceux de la térébenthine et des autres remèdes dont nous venons de parler. Dans la toux opiniâtre, dans les catarrhes chroniques (9), dans la phthisie (10), dans la goutte (11), dans les fièvres intermittentes (12), dans les inflammations lentes des viscères abdominaux, autrement dites obstructions (13), dans le rhumatisme, dans la goutte, (14), on a conseillé le genièvre sous différentes formes. Bien que d'une activité moins forte que celle des remèdes précédents, le genièvre n'a pas moins été prescrit dans l'hydropisie par Van Swieten (15) par Hoffmann (16), par Rosenstein (17), par Duverney (18), par Hegewick (*) et par d'autres. On l'a aussi administré contre le catarrhe de la vessie, ou cystite chronique, contre les douleurs néphrétiques et contre les calculs rénaux pour aider leur sortie. On peut lire à ce sujet Hoffmann (19), Pisone (20), Frankerfeld (21), Spiess (22), Meckel (23), Lange et Demangeon (24); on y trouvera des faits remarquables. — Le genévrier a été aussi préconisé dans la gonorrhée par Bruch (25), par Hecker

(26), par Lange (27) et par Schmidt (28). Ces auteurs n'hésitèrent point à l'employer aussi contre l'orchite blennorrhagique chronique; plusieurs praticiens traitèrent aussi la leucorrhée et l'aménorrhée avec ce même remède (29). D'après les avantages qu'on avait obtenus dans la blennorrhée syphilitique, on a cru pouvoir déduire que le genévrier était doué d'une vertu antisyphilitique. Bien que Brossavola (30), Etmüller (31), et quelques autres le croient efficace dans la syphilis commençante, pourtant on préfère de nos jours d'autres moyens contre cette maladie. Contre la gale (32) et la teigne (33) ce végétal jouit encore de quelque renommée. On trouve dans les anciennes pharmacopées un emplâtre contre la teigne dans lequel entrent les baies de genévrier. — Les pharmaciens des villages conservent différentes préparations de genévrier qu'on emploie contre les faiblesses d'estomac, les dyspepsies, et surtout les flatuosités (34). — A l'hôpital Saint-Louis, on donnait très-fréquemment, du temps du docteur Alibert, aux malades atteints d'affections scrofuleuses, des pilules composées avec de l'extrait de genièvre, de gentiane et de centaurée. Nous devons dire aussi que dans le scorbut on a également employé le genièvre (35). Les Suédois préparent avec ces baies une espèce de bière qu'ils louent comme antiscorbutique (36).

§ V. *Appréciation de l'action.* — L'action du genévrier ne diffère de celle des remèdes précédents que par le degré d'intensité qui est beaucoup moins prononcé; mais on ne peut douter qu'elle ne soit hyposthénisante cardiaco-vasculaire.

---

(8) Schaffer, Flora huppland. Mund. dioct. p. m., p. 354.

(9) Diction. rais. univ. de mat. méd., t. IV, p. 32.

(10) Deckberg, Murray, Appar. med., t. I, p. 19.

(11) Pisone, cit. Richter, Ausf. arz., 2 Bd., p. 104.

(12) Mérat et Delens, Dict., t. III, p. 694.

(13) Vogel, Dict. rais. univ. de mat. méd. citat.

(14) Bruch, Obs. pract. de rad. froct. junip. p. de corto diss.

(15) Comm. in Boerh, t. IV, p. 258.

(16) Obs. phys. chemic. A. N. C.

(17) Maladies des enfants.

(18) Mémoire de l'Acad. des sciences, 1705, p. 172.

(*) Horn's Arch. f. Med. und Klinik 1807, 3 Bd., p. 207.

(19) Lieux cités.

(20) Lithol. medica, p. 19.

(21) Diss. de antinephrit. A. N. C., dec. II, a. 10, obs. 142.

(22) Cohen, Dissert. de calculo, p. 25.

(23) Misc. verit. M., p. 21.

(24) Journal général de médecine, 1806, t. XXXVI, p. 878.

(25) Loc. cit.

(26) Deutl. Anweis. d. vener Krankh. zu Erken u. zu Heil., p. 446.

(27) Med. dom., Brunsvic., p. 130.

(28) Hufeland's Journ., etc., 13 Bd., 3 st.. p. 192.

(29) Dict. rais. univ. de mat. méd., t. IV, p. 32.

(30) Respons. ad quæst. Fontanæ, etc, p. 181.

(31) Scopoli, Flora carn., p. 405.

(32) Rosenstein citat.

(33) Mérat et Delens, Dict. cit.

(34) Murray, Oper. cit. Diction., cit. Scopoli, cit.

(35) Pisone, Mérat et Delens, cit.

(36) Murray, cit.

§ VI. *Action mécanique.* — Comme remède mécanique, les baies de genévrier pourraient être employées contre les vers, au dire de quelques auteurs. On ne peut pas nier que par sa qualité résineuse il ne puisse agir comme anthelmintique, mais d'une manière bien légère. Le cas cité par Pentzin mérite peut-être d'être connu. Un prisonnier, tourmenté par des ulcères phagédéniques aux jambes, avait été traité inutilement par différents remèdes ; le docteur Pentzin soupçonna que ces ulcères pouvaient cacher des vers, tels que le *gordium medinensis* ou la *filaria ulceraria.* Il dirigea contre les ulcères de la fumée de baies de genévrier, et il vit, dit-il, sortir des vers, après quoi les ulcères guérirent promptement (37). — La fumée, qu'on obtient par la combustion des branches et des feuilles du genévrier, et qui est très-agréable, est employée pour masquer les mauvaises odeurs de l'atmosphère, notamment dans les chambres habitées par les malades. On pratiquait jadis ces fumigations en cas de contagion et d'épidémie dans plusieurs villes dans l'intention de purifier l'air des principes délétères et miasmatiques qu'elles pouvaient renfermer. Monro prétend en avoir observé de bons résultats en Ecosse (38).

§ VII. *Préparations, etc.* — On ne se sert presque pas des baies de genévrier en substance ; pourtant quelques personnes en prennent sous forme de pilules, d'autres en font une infusion à l'eau bouillante. On les applique à l'extérieur écrasées sous forme de cataplasme. L'huile essentielle de ce fruit n'est pas employée en médecine ; la préparation la plus en vogue est le rob. Dans le midi de la France on en prépare de très-grandes quantités sous le nom d'extrait de baies de genièvre, qu'on débite dans tous les villages et toutes les maisons de campagne pour les bestiaux ; il se vend aussi chez les pharmaciens. Pour confectionner le rob en question, on fait cuire les baies de genévrier dans l'eau ; la décoction est réduite à la consistance de miel par l'addition d'une certaine quantité de sucre. On peut aussi en obtenir de l'eau distillée par la méthode ordinaire.

Dose. — Les baies peuvent être prises au nombre de huit, douze ou vingt ; on pourrait administrer l'huile essentielle de deux à quatre grammes (un scrupule à un gros) ; la dose du rob est de trente à quatre-vingt-dix grammes (d'une à trois onces). L'eau de genévrier se prescrit à la dose de cent quatre-vingts à trois cent soixante grammes (six à douze onces) ; ordinairement on s'en sert comme véhicule pour d'autres remèdes, ou comme boisson ordinaire.

Formule modèle.

1. *Infusion.*

℞ Baies de genévrier écrasées, 30 grammes (1 once).

Eau pure bouillante, 1 kilogramme (2 livres).

Faites infuser pendant une heure, et passez.

A en prendre un demi-verre à la fois.

La poix noire, la poix liquide, l'eau et les exhalaisons du goudron, sont vantées contre plusieurs des maladies dont nous venons de parler, et notamment contre la phthisie, les fièvres étiques et les artérites lentes. Nous ne nous arrêterons pas à démontrer que ces substances étant analogues dans leur nature aux résines déjà mentionnées, et spécialement à la térébenthine, leur effet est aussi analogue ou même identique ; en conséquence leur action thérapeutique n'offre rien qui ne soit compris dans celle de la térébenthine. Ces substances peuvent être en effet regardées comme autant de préparation de térébenthine.

GAZ ACIDE CARBONIQUE.

(Gaz acidum carbonicum; aer fixus.)

§ Ier. *Caractères physiques.* — La combinaison chimique du carbone avec l'oxygène a reçu les noms d'air fixe, air méphitique, gaz acide carbonique. Ce gaz est plus pesant que l'air atmosphérique ; incolore, d'une saveur aigrelette et piquante, contraire à la respiration et à

---

(37) Hufeland's Journal, etc., 67 Bd., 5 st., p. 131.

(38) Account of the inoculation of small pox in Schotland, p. 9.

la combustion. On le trouve très-abondamment répandu dans la nature, car il se produit facilement dans plusieurs circonstances. L'atmosphère en contient toujours; plusieurs substances en fermentation, la combustion et la respiration en développent, ainsi que les terres volcaniques. Étant plus pesant que l'air, il séjourne dans les régions voisines du sol. On en rencontre dans les puits, dans les caves, dans les grottes, et dans certaines cavernes devenues célèbres, comme la *Grotte du Chien*, à Naples. Combiné à d'autres principes, il se trouve dans plusieurs eaux minérales froides, comme celles de Vichy, de Seltz, de Spa, etc. L'étude de ce gaz est très-importante. par le rôle qu'il joue dans plusieurs phénomènes de la nature, et par les usages nombreux auxquels on l'emploie.

§ II. *Notions chimiques.* — Ce gaz a toutes les propriétés des acides; l'eau en est avide, et elle s'en sature d'autant plus que la température en est basse et la pression atmosphérique considérable; elle peut en dissoudre cinq ou six volumes égaux au sien. Dans le vide, quelle qu'en soit la température, et à une température de cent degrés, sous une pression moyenne, l'eau ne peut plus dissoudre le gaz acide carbonique, et si elle en contient, elle l'abandonne et le laisse dégager. C'est ce qu'on observe dans certaines eaux minérales lorsqu'elles sont au contact de l'air atmosphérique et à une température un peu élevée.

§ III. *Effets sur les animaux.* — Les voyageurs qui se rendent dans les environs de Naples ne manquent pas d'aller voir ce phénomène, devenu si trivial, d'un chien, ou de tout autre petit animal, qu'on fait pénétrer dans la *Grotte du Chien*, où il tombe et meurt si l'on ne vient à son secours pour le remettre à l'air libre; on le plonge ensuite dans le lac d'Agnano, qui se trouve tout près, et il revient bien portant. Nysten avait déduit de ces expériences que l'asphyxie par le gaz acide carbonique dépend uniquement de l'arrêt de la respiration faute d'oxygène, et que cet acide n'a qu'une action négative. Mais les observations récentes de Collard (de Martigny) et de Davy ont démontré le contraire; elles ont confirmé les conclusions d'Attumonelli, qui le premier fit des expériences sur le gaz de la Grotte du Chien, et fut porté à établir que le gaz acide carbonique exerce une action vénéneuse positive. — Pour nous assurer si cette action

délétère était hypersthénisante ou hyposthénisante, nous avons fait nous-même plusieurs expériences. Nous avons mis plusieurs animaux dans un état d'hypersthénie à l'aide de l'alcool, d'autres dans un état opposé ou d'hyposthénie à l'aide de l'eau de laurier-cerise, et nous avons ensuite soumis les uns et les autres à l'action du gaz acide carbonique. La première expérience fut faite sur deux pigeons, l'un alcoolisé, l'autre hydrocyanisé; on les plaça tous deux au même instant dans un gazomètre, dans lequel on faisait parvenir peu à peu un courant de gaz acide carbonique. Vingt-quatre minutes après, celui qui avait pris l'eau de laurier-cerise tomba asphyxié, l'autre n'était que simplement oppressé dans la respiration. On les a laissés encore seize minutes, en augmentant toujours le courant de gaz acide carbonique. Les ayant ôtés tous les deux de l'appareil, l'un était mort sans ressource (celui qui avait pris l'eau de laurier-cerise), l'autre revint promptement. — Quatre autres pigeons ont été soumis à la même épreuve. On les laissa dans le gazomètre jusqu'à leur mort. On observa que ceux qui avaient pris l'esprit-de-vin restèrent plus longtemps en vie (a). — On répéta la même expérience sur deux lapins; ils sont restés dans l'appareil trois quarts d'heure sans tomber asphyxiés, de sorte qu'on ne saurait décider au juste lequel des deux avait le plus souffert. Ces expériences, bien que fort incomplètes, rapprochées de plusieurs autres analogues, autorisent à conclure que l'alcool a aidé les pigeons à résister à l'action du gaz délétère, et qu'en conséquence l'action de ce gaz est de nature opposée à celle de l'alcool.

§ IV. *Effets chez l'homme bien portant.* — Pour bien étudier les effets du gaz acide carbonique, il faut distinguer ceux qui se rapportent aux poumons ou à la respiration de ceux qui se rapportent à l'ensemble de l'organisme, par l'introduction de ce gaz par une autre voie que celle du poumon. L'air atmosphérique chargé d'une certaine quantité de gaz acide carbonique, qu'on respire, produit

---

(a) Il est à regretter que l'auteur n'ait pas introduit, dans chaque expérience, des animaux de même espèce non préparés par aucun médicament, pour servir de parallèle avec les autres : l'expérience aurait été plus concluante.   (*Note d. trad.*)

une sensation désagréable dans le nez et un resserrement très-incommode à la poitrine, des picotements passagers dans les poumons; ensuite, difficulté extrême de respircr, anxiété, des vertiges, mal de tête, obscurcissement de la vue, étourdissement, rougeur violacée et tuméfaction à la figure; les veines sont enflées, tintement et bourdonnement dans les oreilles, résolution de tout le système musculaire volontaire, propension au sommeil : tels sont les premiers symptômes auxquels donne lieu l'inspiration d'un air chargé de gaz acide carbonique. — Si l'on vient au secours de l'individu qui se trouve dans cet état, en l'exposant à l'air libre, il reprend bientôt ses forces : toutes les indispositions cessent bientôt, mais ordinairement il lui reste pendant quelque temps une lourdeur à la tête et la voix enrouée. Samuel Wittet a voulu expérimenter sur lui-même le gaz acide carbonique; deux ou trois inspirations de ce gaz lui donnèrent un tremblement convulsif général, et des vertiges avec abolition presque complète de la sensibilité. Ces phénomènes dissipés, il lui resta encore pendant plusieurs heures de la céphalalgie et de la lassitude. Il fit de nouveau trois ou quatre pleines inspirations de ce gaz, et il tomba par terre, sans mouvement, sans pouls et sans connaissance. Revenu à lui, il se plaignait d'une forte douleur à la tête et d'un tremblement convulsif; son pouls était fréquent et irrégulier; il avait alternativement froid et chaud, des vertiges, grande envie de dormir, sommeil très-agité et interrompu. Tous ces phénomènes cessèrent le jour suivant, après avoir pris un émétique (39). Si l'action du gaz est continuée pendant quelque temps, ou que l'air qu'on inspire soit presque tout délétère, la respiration s'arrête immédiatement, ainsi que la circulation du sang. L'individu tombe asphyxié et meurt si l'on ne vient pas promptement à son secours. Le cadavre conserve longtemps sa chaleur naturelle et de la flexibilité dans les membres; il présente en outre une couleur violacée, rouge bleuâtre et est gonflé; les yeux saillants comme chez les apoplectiques et les pendus. Le cœur est flasque, et chez les animaux, où il est permis de l'explorer immédiatement après la mort, il ne conserve plus la

moindre irritabilité. Les cavités droites se trouvent remplies de sang coagulé, le système veineux est aussi enflé et rempli du même liquide. Les cavités gauches, au contraire, et les artères sont entièrement vides, les poumons engorgés et noirs; la surface du cerveau paraît injectée, ainsi que celle de la moelle épinière, comme chez les apoplectiques, avec cette différence pourtant que l'injection a lieu de préférence dans les sinus de la dure-mère.

Le traitement de cette espèce d'asphyxie consiste à transporter premièrement le malade à l'air libre, à le frictionner, à lui faire des aspersions d'eau froide, à lui présenter sous le nez de l'ammoniaque, des éthers, et à lui en administrer par la bouche. On doit continuer ces moyens avec persévérance, quoique pendant quelque temps ils paraissent infructueux. On sait qu'en persistant dans ces secours on est parvenu à rappeler à la vie des individus asphyxiés depuis plusieurs heures. Bourgeois nous assure être parvenu à sauver des individus qu'on avait cru sans ressource (40). Il est vraiment étonnant de voir la promptitude avec laquelle les asphyxiés par le gaz acide carbonique reprennent leur santé primitive lorsqu'ils ont été secourus de bonne heure; mais malheureusement un très-grand nombre d'individus succombent tous les ans faute d'un prompt secours. Le plus grand danger est dans la propension au sommeil et dans l'impuissance au mouvement que le gaz produit, ce qui empêche l'individu de pressentir le danger qui le menace et de s'aider par la fuite.

Arrêtons-nous un instant sur les effets du gaz acide carbonique et sur la question de savoir s'ils dépendent uniquement de l'irrespirabilité du gaz, et conséquemment de son action mécanique sur les poumons, action qui arrêterait la respiration par la diminution ou l'absence de l'oxygène, ce qui constituerait un simple effet négatif, ainsi que le prétendait Nysten : ou bien, s'ils dépendent d'une action positive, c'est-à-dire d'un véritable empoisonnement. Ne voulant pas nous engager ici dans une discussion qui serait trop longue, nous nous contenterons de déclarer que la seconde opinion nous paraît seule admissible dans

---

(39) Bibliot. britanniq. scienc. et arts, t. LVI, p. 183.

(40) Journal général de médecine, t. XCVIII, p. 244.

l'état actuel de la science. Les autres gaz, irrespirables en effet, et l'absence même complète de l'oxygène, ne produisent pas la mort avec les mêmes phénomènes et la même promptitude que le gaz acide carbonique; ils ne produisent pas, en effet, cette stupeur, cette céphalalgie violente, cet assoupissement, et surtout ce tremblement et cette faiblesse dans les membres, qui caractérisent constamment l'asphyxie par le gaz acide carbonique. L'asphyxie, en effet, par le simple manque d'oxygène, est accompagnée d'inquiétude générale, d'efforts violents, et d'une sorte de combat effrayant à voir: le diaphragme s'aplatit, s'abaisse convulsivement par les efforts violents qu'on fait pour respirer. Ainsi donc, les symptômes caractéristiques de l'asphyxie par le gaz acide carbonique supposent une action positive particulière et indépendante de son irrespirabilité. — Cette action positive est double, savoir: mécanique et dynamique. La première est irritante, ainsi que le sont plus ou moins toutes les vapeurs acides; elle est sensible seulement lorsque la quantité du gaz n'est pas suffisante pour produire l'asphyxie et que l'action dynamique a cessé. Alors une toux légère, un enrouement, l'angine même, se déclarent quelquefois. L'autre action est hyposthénisante cardiaque au point d'éteindre entièrement le pouvoir contractile du cœur ou de l'affaiblir beaucoup. Celle-ci se manifeste lorsque le gaz vient en contact des vésicules pulmonaires, est absorbé, mêlé au sang, et porté au cœur, qui est frappé de paralysie; de sorte que si l'on faisait une respiration artificielle en introduisant, au moyen d'un soufflet du gaz acide carbonique dans les poumons, la circulation s'arrêterait, et la mort s'ensuivrait immédiatement. Que l'action dynamique soit hyposthénisante, les phénomènes de langueur, d'insensibilité, de paralysie, qui se présentent les premiers, nous le prouvent; nous le prouve aussi la promptitude avec laquelle ils cessent sans laisser la moindre trace de leur apparition, ce qui n'est pas le propre de l'hypersthénie qui donne lieu à des résultats qui exigent un long traitement pour disparaître; le prouvent également les moyens qui ont été trouvés efficaces dans ces cas, tels que l'ammoniaque et les éthers; le prouvent enfin les autopsies cadavériques, qui ont démontré que la contractilité du cœur est promptement et entièrement éteinte, que le côté gauche ou artériel de cet organe

est vide et flasque, le sang coagulé dans les veines et dans le cœur droit, que la couleur de la peau est bleuâtre, que les poumons et le cerveau sont engoués de sang veineux, que le système musculaire est relâché, que les membres sont pendant longtemps flexibles, etc.

Ces faits ne sont pas les seuls qui prouvent l'action hyposthénisante du gaz acide carbonique. Introduit dans l'estomac, ou bien développé dans ce viscère, le gaz acide carbonique reproduit une sensation de poids et de distension. Bientôt après, on éprouve des rots et des flatuosités. La circulation s'abaisse de suite et se ralentit; on éprouve comme un commencement d'ivresse, une confusion dans les idées, des vertiges, et de la pesanteur à la tête. On éprouve en outre une grande envie d'uriner; on urine effectivement souvent et en abondance. Si l'estomac est vide, on éprouve un sentiment de défaillance, un engourdissement, une pesanteur dans les membres, au point de ne pouvoir marcher ni agir qu'avec beaucoup de fatigue. Si l'on prend quelques aliments, ces phénomènes disparaissent aussitôt, et cela d'autant plus promptement et plus complétement que l'on boit quelque peu de vin ou de l'alcool. Je n'ai puisé la description de ces phénomènes que sur moi-même, puisque, depuis deux ans, j'ai expérimenté journellement et de différentes manières l'influence du gaz acide carbonique des eaux de Recoaro. Je sais bien qu'on me dira que ces eaux contiennent plusieurs autres principes, indépendamment du gaz acide carbonique; mais il est certain que les premiers effets qu'on éprouve après en avoir bu sont ceux du gaz acide carbonique. D'ailleurs les autres principes qu'elles renferment ont une action analogue à la sienne. Ayant varié de mille manières mes expériences, soit par rapport à la quantité de gaz, soit par rapport aux époques de son emploi, soit enfin par rapport à l'état de l'atmosphère, je n'ai jamais pu douter un seul instant que le gaz acide carbonique ne soit un hyposthénisant cardiaco-vasculaire. J'inviterai les personnes qui auraient une conviction différente à ce sujet, à prendre les eaux méphitiques ou celles de Recoaro à leurs repas; elles verront si, quelques instants après, elles éprouvent les mêmes effets que quand on prend des substances excitantes, telles que le vin ou le chocolat, ou bien plutôt de la faiblesse et une lassitude extrême. Je puis assurer qu'en buvant, une demi-heure avant le dîner, un demi-kilogramme de ces eaux, mon pouls s'abaissait et se ralentissait de six à huit battements, et je ressentais une telle faiblesse dans les membres, que je pouvais à peine me traîner de mon cabinet dans ma salle à manger; et pourtant, tant par mon âge que par ma constitution, je suis habituellement assez vigoureux.

Je dois conséquemment être bien surpris de voir que les médecins regardent les eaux de Recoaro comme hypersthénisantes, ou, ainsi qu'on se plaît à le dire, toniques et corroborantes. Si cela était, je leur demanderais pourquoi ils les ordonnent aux malades, qui ne peuvent les tolérer, parce que, disent-ils, elles sont trop fortes; et pour les faire tolérer, ils les font prendre avec du vin! Ainsi donc le vin, d'après la pratique ordinaire, corrige, modère leur action excessive! Quant à la force et à la vertu de ces eaux, considérées comme remède composé, nous en parlerons ailleurs. — L'opinion généralement adoptée que la bière rafraîchit nous confirme dans l'idée de l'action hyposthénisante du gaz acide carbonique qui se dégage en abondance de cette boisson. Le rafraîchissement produit par la bière n'est pourtant pas d'une longue durée, car l'alcool qu'elle renferme produit à son tour un effet plus durable et qui détruit le premier. — Un autre fait qui confirme aussi notre opinion est fourni par les vins mousseux, tels que ceux d'Apt, de Champagne et autres; ces vins renferment plus ou moins d'alcool et beaucoup de gaz acide carbonique. Or chacune de ces deux substances, donnée séparément, trouble les facultés intellectuelles; mais données ensemble, comme dans le vin de Champagne, cet effet est bien moins prononcé. C'est sur cela que sont basés tous les honneurs qu'on fait à ce vin. Si l'on réfléchit que l'alcool et le gaz acide carbonique jouissent d'une action opposée, c'est-à-dire que l'un détruit les effets de l'autre jusqu'à un certain point, qu'à quantités égales l'énergie et la durée de l'action de l'alcool sont au-dessus de celle de l'acide carbonique, on comprend qu'ainsi compensés, les effets céphaliques, détruits en partie, restent les effets spinaux qui sont propres à l'alcool; de sorte que l'individu enivré par un vin mousseux (si toutefois il ne dépasse pas certaines limites) peut parler et raisonner sensément; mais il marche comme un fou.

§ V. *Effets dans les maladies.* — On ne croirait pas que le gaz acide carbonique, ennemi comme il l'est de la respiration, ait pu être employé précisément dans les maladies pulmonaires. Pourtant, dans la phthisie, le gaz acide carbonique, inspiré avec l'air atmosphérique, a produit d'excellents effets, du moins si l'on en croit des observateurs dignes de foi, tels que Beddoès (39), Girtanner, Michry (40), Percival (41), Hufeland (42), et plusieurs autres. Percival l'a aussi loué dans l'angine maligne, et Sundelin dans l'asthme sec (43), Les succès durables ou passagers obtenus par le gaz acide carbonique dans ces maladies ne peuvent s'expliquer autrement que par l'action hyposthénisante qui affaiblit la marche de la phlogose existant dans les poumons et dans les vaisseaux sanguins. — Quelques maladies du tube digestif sont traitées avec succès par le gaz acide carbonique, notamment celles qui sont le résultat des excès de table, d'une alimentation trop succulente ou irritante, et qui consistent dans une sorte d'engorgement, de pléthore, d'hypersthénie ou de phlogose de l'estomac, même dans les cas où ces conditions morbides se déclarent sous la forme de dyspepsie, de faiblesse d'estomac, d'intolérance pour toutes sortes d'aliments, de sensibilité augmentée, et de vomissements. Dans ce dernier, surtout, l'énergie du gaz acide carbonique est telle que Rivière s'est rendu célèbre par une potion qui porte son nom, et dont la vertu réside uniquement dans le gaz acide carbonique qu'elle dégage. Cette action n'est pas toujours antiémétique, ainsi qu'on le croit communément, mais bien dans le seul cas où le vomissement dépend d'un excès de sensibilité ou d'hypersthénie de l'organe. Si l'on administre, en effet, cette potion, après avoir pris, par exemple, du tartre émétique, on ne fait qu'augmenter et prolonger les vomissements. Quelques praticiens ont prescrit aussi avec

(39) Betracht. ub d. med. Gebr. d. Kunst. Duftar. üb. V. Zolli Koffer. Halle, 1796.
(40) Dissert. de aer. fixi insp. usu in pht. pulm. Gott., 1796.
(41) Samml. aus. Abh., etc., 2 Bd., p. 152; 5 Bd., p. 396; 10 Bd., p. 205.
(42) Journal, etc., 1 Bd., p. 199; 3 Bd., p. 375.
(43) Spec. Heilm., 1 Bd., p. 349.

avantage le gaz acide carbonique dans les cardialgies, contre les hémorrhoïdes, contre les coliques et autres affections dont le caractère inflammatoire ou hypersthénique n'est point douteux (44). La propriété hyposthénisante du gaz acide carbonique se montre surtout d'une manière évidente dans les maladies des reins et de la vessie, dont la nature est inflammatoire, comme dans la néphrite, dans la cystite, dans l'ischurie et dans la strangurie (45), dans les douleurs occasionnées par la présence des calculs ou de la gravelle (46). On parle aussi de l'administration du gaz acide carbonique pour faciliter la menstruation (47).

(*N. d. trad.*) L'un de nous (M. Mojon) a été le premier à employer et à recommander le gaz acide carbonique pour combattre l'aménorrhée et les douleurs utérines qui précèdent et accompagnent l'évacuation menstruelle (Bulletin génér. de thérapeut., décembre 1834. — Journ. des sciences phys. et chim., IIIe année, p. 35). On trouve ce qui suit dans la *Revue médicale* (1835) sur ce point de pratique : « M. Mojon considère le gaz acide carbonique comme capable de jeter l'organisme dans un état de prostration et de torpeur, de relàcher les tissus phlogosés, enfin de tempérer pour ainsi dire la force de réaction que l'état inflammatoire donne à ces mêmes tissus. Il considère en outre le gaz acide carbonique comme propre à diminuer dans le sang cette tendance plastique ou coagulable qu'il offre toujours dans une partie quelconque atteinte de phlogose. Cette idée a produit dans son application d'heureux résultats. » « Je pourrais, dit M. Mojon, citer ici nombre de cas dans lesquels j'ai eu à me louer des fumigations de ce gaz, dans la matrice, soit pour calmer les douleurs utérines, soit pour obtenir un flux menstruel normal, notamment dans les cas d'une menstruation difficile, douloureuse, ou d'une phlegmasie chronique de l'utérus. » Aussi invite-t-il les praticiens à l'expérimenter en toute confiance, non-

seulement dans les coliques menstruelles périodiques, mais aussi dans plusieurs phlegmasies, telles que la cystite, les ophthalmies, la métrite et autres inflammations locales. M. Mojon considère le gaz acide carbonique comme un puissant remède contro-stimulant, ou, si l'on aime mieux, un excellent antiphlogistique. On n'ignore pas que depuis nombre d'années les médecins anglais font usage du gaz acide carbonique dans le traitement de plusieurs maladies, mais sous un autre point de vue.

On donne ces fumigations, dans les cas de douleurs utérines, en introduisant dans le vagin l'extrémité libre d'une canule de gomme élastique, par laquelle passe le gaz acide carbonique, que l'on dégage dans une fiole à l'aide d'un mélange de carbonate de chaux et d'acide sulfurique ou hydrochlorique affaibli. — On peut aussi, si l'on veut, s'abstenir de préparer le gaz acide carbonique au moyen des appareils ordinaires, en ayant recours à des vessies à robinet, pleines de ce gaz, auxquelles on adapte la canule, précitée. L'on n'a besoin alors que d'ouvrir le robinet et d'exercer une légère pression sur la vessie pour donner issue au gaz, qui est ainsi porté dans le vagin par le tube de gomme élastique. L'observation du professeur Mojon nous paraît très-digne d'occuper les praticiens. Nous savons qu'Ingenouz, s'étant fait une plaie au doigt, éprouvait une vive douleur lorsqu'il l'exposait au contact de l'air ou de l'oxygène; mais il reconnut qu'en le plongeant dans le gaz acide carbonique, elle cessait bientôt après : ce qui lui fit proposer ce gaz pour le traitement des plaies. — Bergmann avait aussi annoncé que les effets délétères dépendaient de ce qu'il détruisait toute irritabilité; enfin Chaptal a constaté que les membres qu'on tient plongés pendant quelque temps dans ce gaz s'engourdissent (48).

Dans les fièvres putrides, Bécu a obtenu quelques bons résultats de l'acide carbonique (49). Fouveray a loué l'eau surchargée de ce gaz acide, connue sous le nom de limonade gazeuze, comme un excellent réfrigérant dans

---

(44) Richter, Ausfuhr. arm., 4 Bd., p. 153.

(45) Wurzer, Obertaufer, Museum der Heilk., 1 Bd., p. 124, 130.

(46) Hulme, Essai remedy proposed for the reliefs of the stone and gravel, etc. London, 1778.

(47) Richter, l. c., et Bulletin général de thérapeutique, décembre 1834.

(48) Journal des sciences physiques et chimiques, etc., rédigé par M. Julia de Fontenelle, année 1835.

(49) Anc. journ. de méd., vol. LXIII; p. 492.

toutes les maladies inflammatoires (50).
— Nous ne nous arrêterons pas sur les
merveilleux effets du gaz acide carbonique dans une longue série de maladies
chroniques, parce qu'elles sont obscures
et difficiles à bien caractériser, et que le
remède n'a point été prescrit tout seul,
mais bien combiné à d'autres substances
qui se trouvent dans les eaux minérales
acidulées et gazeuzes que nous fournit
la nature ou l'art. — Disons maintenant
quelques mots de l'application extérieure
du gaz acide carbonique. Dans quelques affections locales rhumatismales ou
goutteuses, dans les dermatoses chroniques, Gelhaus a trouvé fort utile l'emploi de ce remède (51). Dans les ophthalmies scorbutiques, on a dirigé sur
l'œil·un courant de gaz acide carbonique avec avantage (52). On est parvenu,,
au moyen de ce gaz, à corriger la mauvaise odeur des ulcères cancéreux, à améliorer leur suppuration, à calmer leurs
douleurs (53). Dans le cancer utérin,
Rozier trouva utile d'injecter fréquemment de l'air fixe dans ce viscère (54).

§ VI. *Appréciation de l'action, etc.* —
A l'époque où je commençais la publication de cet ouvrage, je croyais, comme
tout le monde, que le gaz acide carbonique était excitant ou tonique. Je m'a-
perçois aujourd'hui de mon erreur,
l'expérience m'ayant appris qu'il est hyposthénisant cardiaco-vasculaire, et je
ne crains pas d'en faire l'aveu. J'étais
tellement imbu de la croyance commune,
qu'il m'a fallu beaucoup de temps, d'expériences, de méditation et d'étude pour
me détromper. En parlant de l'ammoniaque, et en rendant compte de son
utilité dans les asphyxies et dans les
flatuosités produites par le gaz acide
carbonique (55), j'avais été obligé, pour
ne pas nier les faits, d'attribuer à la
force chimique de l'ammoniaque ce qui
dépend en réalité de l'action hyposthé-

nisante du gaz acide carbonique. Qu'on
ne vienne pas ici me taxer de contradiction dans mes principes; il n'y a ici
que l'effet du progrès naturel dans les
connaissances, et la découverte d'une ·
nouvelle vérité. — Le gaz acide carbonique porte son action non-seulement
sur le cœur et les vaisseaux sanguins,
mais aussi sur l'appareil cérébro-spinal.
De là. l'épanouissement, l'engourdissement et l'insensibilité qu'il occasionne.
Il faut pourtant, pour que ces phénomènes aient lieu, qu'il ait été pris à
une certaine dose. Le ralentissement du
pouls, cependant, et l'augmentation des
urines manquent rarement, même lorsque le remède a été donné à fort petites
doses. — Les stases sanguines qu'on
rencontre dans les cadavres des individus morts par l'action de ce gaz, notamment dans le cerveau, dépendent,
ainsi que nous l'avons déjà dit, de l'arrêt
de la circulation, arrêt qui commence
dans les cavités droites du cœur. C'est
une véritable stase passive que les anatomistes savent fort bien distinguer de la
congestion active et de l'injection artérielle. Il serait possible que cet engouement sanguin persistât même après que
l'action du gaz acide carbonique est
épuisée et que la température vitale est
remise en équilibre. Il serait aussi possible qu'une fois l'équilibre vital établi,
le sang congestionné passivement devienne une cause de stimulation excessive dans les tissus, et provoque par là
une véritable inflammation. En conséquence, une fois qu'on a combattu une
asphyxie produite par le gaz acide car-·
bonique, moyennant les éthers ou l'ammoniaque, il ne serait pas surprenant
qu'on vît paraître une céphalalgie ou tout
autre phénomène morbide qui exige
pour disparaître entièrement l'usage de
moyens antiphlogistiques. — Une chose
importante à remarquer ici, c'est que
l'action de ce gaz chez les individus
pléthoriques pourrait indirectement devenir nuisible. Chez eux, en effet, les
congestions sanguines sont inévitables
après l'action très-fugace du gaz. En
conséquence, chez ces sortes de sujets,
on doit avoir pour règle de n'administrer le gaz acide carbonique qu'après
avoir diminué l'état pléthorique. ·

§ VII. *Mode d'administration.* — Sous
forme de gaz, on peut l'inspirer, ainsi
que nous l'avons dit, dans quelques maladies des poumons. A cet effet, on le
mêle avec plus ou moins d'air atmosphé-

---

(50) Mérat et Delens, Dictionn., t. II,
p. 99.

(51) Bemerk. ü, d. Mineralg. zu Hofgei-
senar, 1820.

(52) Graefe, Repert. augenærtzl, Heilf.,
p. 212.

(53) Ingenhous, Miscellanea phys. med.,
1795, p. 155, 162.

(54) Sammlung auserl. Abhand., etc.,
t. III, p. 726.

(55) V. p. 52 de ce traité.

Giacomini.

16

rique. Girtanner a imaginé un appareil propre à cet effet. Il faut pourtant avouer que les médecins ont fort peu de confiance dans ce moyen. — Pour l'injecter dans la matrice, ou pour le diriger sur les parties malades, une fois qu'il est dégagé par les méthodes connues, on le recueille dans des flacons ou des vessies qu'on adapte et applique selon les circonstances. — On pourrait aussi, par ce moyen, l'introduire dans l'estomac; mais mieux vaut le faire dégager dans l'estomac même. C'est ce qu'on obtient par la potion de Rivière; savoir, en combinant le sel d'absinthe, ou bicarbonate de potasse ou de soude, avec l'acide nitrique, qu'on prend au moment où commence l'effervescence, ou bien avec la poudre *aéréophore* de Vogler, laquelle résulte de huit grammes (deux gros) de carbonate de soude sec et pulvérisé, avec 24 grammes (six gros) de crème de tartre pure, et 15 grammes (demi-once), de sucre, à prendre par cuillerées dans de l'eau, qu'on boit aussitôt dissout (a). — On l'administre plus fréquemment sous forme liquide, c'est-à-dire dans de l'eau saturée. Elle en renferme d'autant plus que le degré de pression atmosphérique est plus fort et la température plus basse. Telles sont les eaux minérales gazeuzes et acidulées. Ces eaux contiennent pourtant d'autres principes. Les eaux acidulées artificielles peuvent être plus ou moins chargées de ce gaz selon le besoin. La dose de ces eaux est d'un demi-kilogramme jusqu'à quatre kilogrammes (une à huit livres).

Formule modèle.

Potion de Rivière.

24 Bicarbonate de potasse, trois grammes (deux scrupules).
Sucre blanc, huit grammes (deux gros).
Eau pure, trois cents grammes (dix onces).
Dissolvez.
24 Suc de citron, trente grammes (une once).

(a) M. Darcet a imaginé des pastilles de bicarbonate de potasse, gomme arabique et sucre, qui portent son nom, et qui, introduites dans l'estomac, y produisent un dégagement d'acide carbonique. Elles peuvent ainsi, jusqu'à un certain point, remplacer les eaux gazeuses.
(*N. d. trad.*)

On prend chaque demi-heure trois cuillerées de la solution, sur laquelle on versera une cuillerée de suc de citron, et on boira le tout au moment de l'effervescence.

(*N. d. trad.*) Pour être plus sûr que l'effervescence aura lieu dans l'estomac, il est préférable de préparer cette potion de la manière suivante :
24 Eau commune, soixante grammes (deux onces).
Eau de menthe poivrée, trente grammes (une once).
Sirop d'écorce d'orange, trente grammes (une once).
Mêlez.

On prend cette potion en deux doses. Après chacune d'elles, on avale une cuillerée de suc de citron : le dégagement du gaz acide carbonique a lieu dans l'estomac. — Bucholz recommande, contre le vomissement des femmes enceintes, la composition suivante :
24 Carbonate de magnésie, huit grammes (deux gros).
Acide tartrique, quinze grammes (demi-once).
Oléo-saccharum de citron, quatre grammes (un gros).
Mêlez et réduisez en poudre.

A prendre une cuillerée à café dans une demi-tasse d'eau toutes les demi-heures.

AZOTATE DE POTASSE

OU NITRATE DE POTASSE (*Nitras potassœ*).

§ Ier. *Caractères physiques.* — L'azotate de potasse, nitre, salpètre, plus communément connu sous le nom de nitrate de potasse, existe dans la nature rarement seul, souvent mêlé à l'azotate de chaux et de magnésie; il se rencontre dans quelques eaux minérales, près des vieilles habitations, des murs humides, des caves, des écuries, etc. Les salpêtriers en retirent beaucoup des vieux plâtras provenant des maisons démolies. On le fait aussi artificiellement par la décomposition des substances organiques et inorganiques. — Ce sel est blanc, d'une saveur fraîche, piquante, un peu amère, inodore. Il cristallise en longs prismes à six pans, terminés par des pyramides

hexaèdres; ces cristaux sont demi-transparents et anhydres.

§ II. *Notions chimiques.* — Le nitre
est composé d'acide azotique et d'oxyde
de potassium, à saturation parfaite. —
L'air ne lui fait éprouver aucune altération, à moins qu'il ne soit très-humide;
alors ce sel en attire l'humidité et tombe
en déliquescence. Au-dessous de la chaleur rouge il éprouve la fusion ignée.
L'eau froide en dissout une sixième partie de son poids; l'eau bouillante en dissout le double, mais, par le refroidissement, elle en laisse précipiter la moitié.

§ III.- *Effets sur les animaux.* —
Alexander (56), Grogner (57), Smith (58),
Orfila (59), et plusieurs autres, ont fait
des expériences avec le sel de nitre sur
les animaux. Ils se sont convaincus que
ce sel abaisse les forces vitales du cœur
et des artères, qu'il produit des tremblements, des frissons, de l'angoisse,
l'immobilité, la paralysie et des lipothymies; quelquefois une surabondance d'u-
rine, ou bien des purgations et des vomissements. A la dose de huit ou douze
grammes (deux à trois gros), les chiens en
meurent. Le cheval, d'après Huzard (60),
n'a éprouvé aucune évacuation ventrale
par un demi-kilogramme (une livre) de ce
sel; mais il est mort lorsqu'on lui en a administré un kilogramme et demi (trois livres). Quinze grammes (demi-once) de ce
sel, appliqué par Smith à la cuisse d'un
chien, lui donnèrent la mort en trente-six
heures. Une solution de soixante grammes (deux onces), qui contenait une septième partie d'azotate de potasse, injectée
dans les veines d'un chien par Fr. Petit,
occasionna des convulsions et la mort.
Huit grammes (deux gros) de cette même
solution, chez un autre chien, causa la
mort sans convulsions (61). Smith pourtant observa que trente centigrammes
introduits dans les veines suffisent pour
donner la mort. Quant aux lésions cadavériques, les anatomistes ne sont pas
d'accord; les uns assurent n'en avoir pas

observé la moindre trace, les autres disent avoir remarqué des phlogoses et
plusieurs altérations plus graves à l'estomac. Fodéré et Orfila placent le nitre,
ainsi qu'on devait s'y attendre, parmi les
poisons âcres ou corrosifs qui agissent
d'abord sur la membrane muqueuse gastro-intestinale en l'enflammant, en la
corrodant, en la perçant, et ensuite sur
les nerfs en les stupéfiant. Nous verrons par la suite quelle valeur on peut
accorder à leurs enseignements, et surtout quelle confiance on peut avoir
dans les contre-poisons qu'ils proposent.

§ IV. *Effets chez l'homme bien portant.*
— Il est aisé de se convaincre que les
doses modérées de sel de nitre prises à
jeun font naître un besoin vif de prendre des aliments, et par les doses un peu
élevées, le pouls s'abaisse et se ralentit,
on éprouve des frissons généraux; la figure devient pâle et abattue, elle se couvre de sueur; l'urine devient abondante.
A des doses plus élevées on observe des
frissons répétés, des vomissements et
des symptômes cholériques. A ces simptômes s'associent souvent des douleurs
ventrales, des spasmes, des convulsions,
un obscurcissement dans la vue, des défaillances, le pouls devient intermittent
petit et lent. Par l'usage de ce sel Geise-
ler dit avoir observé une sorte de cécité
de courte durée, la perte de la parole, et
la paralysie de la colonne vertébrale (62).
Olston a vu l'usage longtemps continué
du nitre produire la paralysie d'un bras
(63). Il existe, d'ailleurs, un nombre infini d'exemples de morts occasionnées par
les doses élevées de cette substance. Comparetti rapporte un cas de mort arrivé
dans notre hôpital de Padoue, par suite
de l'administration de trente grammes
(une once) de nitre, dans l'espace de dix
heures. La même dose a aussi produit la
mort d'un autre individu dont parle Son-
ville (64). L'individu dont parle Laffize
mourut en trois heures, pour en avoir
pris soixante grammes (deux onces), dans
soixante grammes (deux onces) de sirop
de pomme. Un enfant, dont parle Gmelin, a succombé à l'action de vingt-quatre grammes (six gros) de nitre mêlés à

---

(56) Med. Erfahr. u. vers. 1773, p. 70.
(57) Journal de médecine de Leroux,
t. XIX, p. 154.
(58) Diss. sur l'usage et l'abus des caustiques. Paris, 1815.
(59) Toxicologie, t. I, p. 192.
(60) Ancien Journal de médecine, t. LXXIV,
p. 248.
(61) Lettres d'un médecin des hôpitaux
du roi, 1710, p. 22.

(62) Hufeland's Journal, 57 Bd., 1 st.,
p. 124.
(63) J. F. Gmelin, App. med., tom. I,
p. 68.
(64) Ancien Journal de médecine, 1787,
t. LXXIII, p. 19.

huit grammes de crème de tartre : la mort a été prompte (65). Falconer cependant rapporte l'histoire d'un individu qui s'est rétabli après avoir pris deux onces de nitre, mais après avoir couru les plus graves dangers (66). La même dose n'a point produit la mort chez un autre dont parle Butler (67); Matthy a connu une personne qui avalait souvent, d'un seul trait, une très-haute dose de sel de nitre dissous, sans en éprouver d'autre effet qu'une très-abondante sueur (68). Il n'est pas étonnant que des doses si fortes de nitre puissent être tolérées par quelqu'un sans danger. Nous verrons, en parlant des maladies, que l'état hypersthénique rend nuls en apparence les effets du sel de nitre; il faut présumer que chez les individus ci-dessus l'hypersthénie était habituelle.

Pour secourir les empoisonnés par le nitre, nous ne suivrons pas les préceptes des toxicologistes français, car ces préceptes n'apprennent que la manière de donner la dernière impulsion à l'action léthale de ce sel. Nous nous en tiendrons, au contraire, à ce que l'expérience la plus commune, la mieux connue, nous a appris. Or cette expérience nous a appris que les effets toxiques du nitre peuvent être admirablement dissipés par les éthers, l'alcool, le vin. Un empoisonnement accidentel est arrivé dernièrement dans notre hôpital : on avait administré de l'azotate de potasse au lieu de sulfate de magnésie, la dose avait été de quarante-cinq grammes (une once et demie); j'ai vu le malade, et plusieurs le virent avec moi, en peu d'heures il a été comme par enchantement sauvé à l'aide de remèdes excitants.

§ V. *Effets dans les maladies.* — Depuis qu'*Angelo Sala* et la chancelier Bacon mirent en vogue le nitre comme remède antiphlogistique capable de préserver des inflammations, tout le monde adopta cette manière de voir. En conséquence je n'aurai que peu à faire pour confirmer cette importante vérité. D'ailleurs, nous avons démontré l'action hyposthénisante du nitre par ses effets sur les animaux et sur l'homme bien portant.

Parmi les médecins il y en a pourtant qui accordent au nitre une action irritante; d'autres le considèrent comme diurétique ou stimulant des reins. — Je crois inutile d'indiquer ici tous les noms de ceux qui attribuent un pouvoir réfrigérant au nitre administré à petite dose, et qui le prescrivent comme moyen auxiliaire de la saignée contre les fièvres, dans la péripneumonie, dans l'hépatite, et dans toutes les inflammations. Je dois faire remarquer qu'en Italie, ce remède a été donné à haute dose par Rasori, par Tommasini, par Olivari, par Borda, et par beaucoup d'autres, non comme auxiliaire, mais bien souvent comme moyen essentiel du traitement, et sans lui associer la saignée ni d'autre moyen, ou du moins ne saignant qu'une fois dans des cas où il aurait fallu ouvrir quatre ou cinq fois la veine pour obtenir les mêmes résultats. On s'est assuré, et nous en parlerons aussi d'après notre propre expérience, qu'à fortes doses le nitre dissipe promptement les phlogoses, et qu'il est d'autant mieux toléré que l'hypersthénie est intense. De sorte que les mêmes doses de nitre qui avaient chez l'homme sain occasionné des symptômes graves ou mortels (une once), n'ont produit rien de pareil chez les sujets atteints d'inflammation intense, cette tolérance cependant ne dure que jusqu'à l'époque où la phlogose persiste : dès ce moment les mêmes doses, ou même des doses moindres déterminent des accidents de la nature de ceux dont nous venons de parler. Les hautes doses de nitre administrées durant les inflammations occasionnent quelquefois une sorte de trouble à l'estomac : c'est là un effet de l'action locale du remède. Bien que l'action réfrigérante du nitre ne fût pas inconnue aux anciens, le mérite de son application avec des données précises et heureuses appartient aux Italiens. Marcus en prescrivait de hautes doses dans le croup (69), Brocklesby dans l'angine catarrhale et tonsillaire (70), Rush dans la phthisie et dans les fièvres étiques (71), Astbury dans l'aphonie (72), Mag-

---

(65) Cit.

(66) Mem. of the med. at London, t. III, 1792, n. 9.

(67) Nouveau Journal de médecine, t. I, févr. 1818, p 120.

(68) Rust's Magazin., 15 Bd., p. 153.

(69) Entu ein. spec. thérap., 2 Bd., p. 183.

(70) Med. u. secon. Beob., p. 78.

(71) Samml. auserl. abd., 17 Bd., p. 360.

(72) Edinb. med. and surg. Journ. April 1823, p. 322.

bride (73) et le même Brocklesby dans le rhume aigu et dans les fièvres inflammatoires (74), Lobenstein-Lobel dans les névralgies (75), Devilliers dans le fleg-mon (76), Nasse dans les exanthèmes aigus (77), Ross dans la fièvre épidémique de 1820 (78). Tous ces auteurs n'ont été qu'imitateurs de la pratique des Italiens, quoiqu'ils ne parvinssent pas à en bien comprendre la doctrine.

Il y a peu de remèdes d'un usage aussi répandu que le nitre; mais pour dire quelque chose de ses indications spéciales, nous pouvons nous arrêter sur les hémorrhagies contre lesquelles on l'a trouvé très-utile à cause de son action calmante sur le système circulatoire. Ce seul fait suffirait pour établir sa propriété hyposthénisante cardiaco - vasculaire. Stohl (79), Dickson (80), Gibons (81), l'ont trouvé avantageux dans toute es·pèce d'hémorrhagie; Devillers, Laënnec et Carrère (82), dans l'hémoptysie; Récamier, Martinet (83), Goupil (84) ont confirmé expérimentalement les mêmes faits; mais le praticien qui a le mieux expérimenté le nitre contre les hémorrhagies, c'est Zuccari qui en a donné jusqu'à 30 grammes (1 once) par jour avec le plus grand avantage (85). Mercogliano et Tambone adoptèrent cette pratique et ils eurent à s'en louer (86). L'administration du sel de nitre contre l'hydropisie présente quelques remarques importantes. Il y a peu de praticiens qui ne prescrivent ce remède contre cette maladie. Ceux qui regardent le nitre comme réfrigérant disent qu'ils ne l'ont jamais prescrit avec avantage que dans l'hydropisie hypersthénique et pléthorique; ils le considèrent comme contre-indiqué dans les hydropisies asthéniques ou par faiblesse (87). D'autres, au contraire, qui le regardent comme irritant, assurent qu'il n'est utile que dans l'hydropisie non dépendant de phlogose, et ils le considèrent comme très-nuisible dans les hydropisies phlogistiques (88). Au milieu d'une contradiction si frappante, quelle est l'opinion exacte et vraie? Evidemment les uns ou les autres se trompent dans le diagnostic des maladies qu'ils ont traitées. Puisque nous voyons l'hydropisie guérir avec la digitale, la scille et la saignée, et presque jamais avec les véritables remèdes hypersthénisants, nous devons déduire que les hydropisies qui ont été guéries par le nitre étaient toutes de nature hypersthénique, et que ceux qui les caractérisaient pour asthéniques étaient dans l'erreur. On pourrait ajouter à ces remarques les considérations que nous avons exposées précédemment sur les hydropisies en général. Plusieurs auteurs ont cependant tiré des conséquences différentes des faits en question; ils établissent en principe qu'on doit négliger dans les remèdes l'action dynamique en général, pour ne s'occuper que de l'action qu'ils appellent particulière ou spécifique. Ils ne voient dans les cas en question que la faculté diurétique du remède, la seule qu'ils regardent comme un fait simple, sûr et dépouillé de tout esprit de système. Pour eux, je vois bien que j'aurai perdu mon temps, lorsque j'ai parlé de l'action primitive et de l'action secondaire des médicaments, de la fonction des reins, et de l'effet diurétique de certaines substances, de la nature de l'hydropisie et du mécanisme d'après lequel l'épanche-

---

(73) Omodei, Ann. univ. febbr., e marz 1824.

(74) Mérat et Delens, Dictionn., t. v, p. 480.

(75) Hufeland's Journ., 54 Bd., 1 st, p. 54.

(76) Dictionn. des sciences médicales, t. XXXVI, p. 138.

(77) Hufeland's Journ., etc., 33 Bd., 4 st., p. 41.

(78) The Edinburg med. and surg. Journ., t. XVI, p. 311.

(79) Opusc. chimic. med., p. 571.

(80) Mém. des hôp. du Midi, etc., t. I, p. 55.

(81) Med. cases and remarks. London, 1800.

(82) Journ. compl. du diction., 1826, p. 40.

(83) Nouvelle Bibliothèque médicale, t. VII, p. 66.

(84) Gazette de santé, 1825, n. 7.

(85) Omodei, Ann. univ. di med., febb. et marz 1824, p. 170.

(86) Oper. medic. di Napoli, t. IV, p. 83, et t. V, p. 41.

---

(87) Stall, Rat. med., t. III, p. 300. Grapengiesser, Diss. de hydrope pleth. Gott., 1795. Richter, Anaf. arzn., 4 Bd., p. 232.

(88) Richard, Ancien Journal de médecine, 1768, p. 29. Lalanne, Annal. de méd. physiol., t. V, p. 409. Lannes, Journal de la soc. de méd. de Toulouse, déc. 1826.

ment séreux se forme et se dissipe. Je crois que je perdrais aussi mon temps à démontrer à ces médecins la raison pour laquelle le nitre ne détermine pas toujours une augmentation dans la sécrétion urinaire, et comment dans tous les cas il détermine un abaissement dans le rhythme de l'énergie vitale, et comment, enfin, ce médicament est si loin de posséder la faculté spécifique dont on le décore, de n'augmenter les urines que lorsque cette sécrétion étant en excès par l'action d'une cause hypersthénique, le nitre la réduit à la quantité normale. Cette importante vérité a été mise en évidence d'abord par l'histoire d'un fait remarquable de diabète guéri par Rasori à l'aide du sel de nitre (89). Les pharmacologues cependant continuent à vanter l'action diurétique du nitre et à le prescrire d'après cette idée. Ils n'ont pas fait attention néanmoins que cet effet diurétique s'obtient plus souvent chez les personnes bien portantes que chez les malades. C'est que les urines augmentent seulement, lorsqu'un certain degré d'hyposthénie a lieu dans l'appareil circulatoire sanguin, ce qui est facile à déterminer chez les individus bien portants; mais chez les malades atteints d'affection hypersthénique le médicament doit d'abord combattre la condition morbide, avant de déterminer l'effet en question. Il est d'expérience en effet que les phlogoses qui affectent le cœur, les vaisseaux, les poumons, la rate, les reins et les organes génitaux, sont celles qui résistent le plus aux hautes doses de nitre. Que cela soit vrai, nous l'avons vu en partie, dans les cas d'hémorrhagie, notamment de la matrice. Dans ces cas, la quantité de nitre employée avec succès était vraiment extraordinaire. Dans les inflammations lentes de la rate, dans lesquelles les cliniciens font beaucoup de cas du nitre comme fondant, dans les blennorrhagies récentes, on prescrit communément des doses modérées de nitre avec avantage; Brocklesby cependant en a prescrit dans les mêmes cas trente grammes par jour (une once) avec un succès remarquable. Enfin, dans les inflammations du testicule et dans celle des reins, le nitre donné à haute dose a produit des effets très-heureux. Ces faits parlent assez d'eux-mêmes sans l'intervention d'au-

cun principe théorique, et nous pourrions en citer un assez grand nombre de notre clinique, où le nitre, à la dose de quinze grammes par jour (demi-once), a produit les effets les plus salutaires contre ces maladies. Parmi les cas qui nous sont propres, nous nous contenterous d'en rapporter un seul (90).

Une femme nommée Elisabeth Miozzo, de Padoue, âgée de 67 ans, tempérament sanguin, ayant presque toujours joui d'une assez bonne santé, avait été traitée il y a quatre ans avec des saignées abondantes, pour une maladie analogue à celle pour laquelle elle est actuellement à notre clinique. A son entrée, le 12 décembre 1833, elle offrait les symptômes suivants : douleur très-aiguë à l'hypocondre gauche, s'étendant jusqu'aux vertèbres lombaires; suppression complète des urines depuis 24 heures; anxiété extrême; peau chaude et aride; pouls fébrile et intermittent; douleur à la tête et aux yeux; toux légère ; langue couverte d'un enduit blanc. On nous a rapporté que, dans la nuit dernière, elle avait eu du délire avec assoupissement. On caractérisa la maladie pour une néphrite, et on prescrivit une saignée d'un demi-kilogramme (une livre), et huile de ricin 45 grammes (une once et demie). Le lendemain, la fièvre persiste; peau toujours sèche, ainsi que la langue; douleur excessive aux reins; point d'urines; quatre selles; le ventre est un peu météorisé et sensible; 8 grammes (2 gros) d'azotate de potasse dissous dans de l'eau avec 30 grammes (1 once) d'oxymel simple. Le troisième jour, le pouls est moins irrégulier; les urines commencent à couler, mais en fort petite quantité : elles sont sanguinolentes, produisent de la cuisson et ne sont rendues qu'avec effort. Les autres symptômes sont dans le même état que la veille. (Azotate de potasse, 12 grammes (3 gros). Le soir, un lavement purgatif. Le quatrième, la quantité de l'urine est plus abondante, moins rouge et moins sédimenteuse; la douleur aux reins persiste au même degré; les autres symptômes sont *ut supra*. On augmenta la dose du nitre de 2 grammes (demi-gros). Le cinquième, l'urine est plus claire et plus abondante; moins de cuisson. Mais la douleur de côté persiste toujours: les autres symptômes généraux ont diminué. Même prescription que la

---

(89) Opuscoli di medicina clinica, vol. II, p. 105.

(90) Med. u. secon. Beob.

veille. — Le sixième, la douleur est moindre; l'urine comme hier; constipation depuis trois jours. Huile de ricin, nitre, mêmes doses.— Le septième, nuit tranquille. La douleur rénale est entièrement dissipée. Ventre moins tendu; langue bonne; urine naturelle. Aucun remède.— Le huitième, le tout marche assez bien. Urine trouble et sédimenteuse. On administre de nouveau 12 gr. de nitre (3 gros). Le neuvième, après quelques jours de convalescence, elle quitta la clinique entièrement rétablie.

La pratique des médecins italiens qui suivent la nouvelle doctrine pourrait présenter une foule de ces analogies. Si l'on voulait, d'une part, se donner la peine de bien réfléchir sur ces faits; de l'autre, méditer ce que les auteurs de matière médicale et de clinique enseignent avec tant d'assurance, à savoir: que le nitre est fort nuisible dans le traitement de la néphrite, on verrait que ce dernier enseignement est faux, et que l'épithète de systématique est plutôt applicable à cette routine démentie par l'expérience qu'à notre manière de voir, qui est basée sur des faits incontestables.

Nous dirons enfin que l'azotate de potasse a aussi la propriété d'affaiblir la virilité, ce qui a été noté par Hummel (91). Sous ce rapport, il offre quelque analogie avec le camphre. J'ajouterai que Tourtual a trouvé qu'il augmente l'action du quina dans le traitement des fièvres intermittentes qui n'avaient point cédé à ce puissant antipériodique (92). Je dirai encore que Philipp a retiré d'excellents effets du nitre dans les indigestions (93); Hoffmann (94), Patterson (95), Cameron (96) et autres, contre le scorbut. Nous ferons voir ailleurs comment ce remède peut convenir dans cette affection, puisque Richter a dit que le nitre étant un dissolvant, il serait capable de produire cette dernière maladie, et conséquemment qu'on ne doit jamais imiter les praticiens qui le prescri-.

vent (97). — Enfin, on ne doit pas oublier que la solution de nitre a été prescrite avec avantage aussi pour usage extérieur, par les chirurgiens dans les inflammations, et contre les douleurs de la goutte par Alexander (98), contre le cancer et les ulcères des pieds par Rowler et Schneider (99), et dans plusieurs autres maladies externes. On l'a aussi administré dans les bains et les pédiluves contre l'hépatite.

§ VI. *Appréciation de l'action du remède.* — Nous n'avons rien à ajouter pour définir l'action du nitre comme remède hyposthénisant cardiaco-vasculaire. On dirait que le canal intestinal en ressent, lui aussi, quelque effet. Cela tient probablement à l'action dynamique. Effectivement, chez l'homme bien portant une dose modérée de nitre produit quelques selles, une forte dose occasionne des vomissements; nous donnerons la raison de cette particularité lorsque nous traiterons du tartre stibié.

§ VII. *Action mécanique.* — Le nitre est doué de plusieurs actions mécaniques. Les chairs mortes traitées avec ce sel sont préservées de la putréfaction ; aussi les chirurgiens s'en servent-ils pour déterger les plaies baveuses, de mauvaise apparence, et pour empêcher l'ultérieure dégénérescence du pus. Le nitre, en se fondant dans l'eau, aborde le calorique environnant, et produit conséquemment une sorte de réfrigération. Il devient ainsi un excellent moyen mécanique pour soustraire le calorique des parties enflammées. Aussi applique-t-on les solutions nitrées, au moment de leur formation, à la tête, contre la céphalalgie hypersthénique, et sur les régions contuses, sur les phlegmasies externes, sur les engelures, sur les brûlures, etc. Dans ces cas, après avoir absorbé le calorique, une portion du nitre est résorbée à son tour, et exerce sur l'économie une action dynamique hypersthénisante. Le nitre est l'ingrédient principal du bain dit de Schmucker.— On voit bien, d'après ce que nous venons de dire, que le nitre ne possède aucune propriété mécanique irritante, du moins lorsqu'on le prescrit dissous dans l'eau.

§ VIII. *Préparations, etc.* — Le nitre

---

(91) Anecdotes de méd., t. ii, p. 29.
(92) Hufeland's Journ., 41 Bd., 6 st., p. 120.
(93) On the treatment of the more protract. cas. of indigest. London, 1827, p. 57.
(94) Med. rat. syst., t. iv, P. ii, p. 11.
(95) A treatise on the Scurvy, 1795.
(96) Omodei, Ann. univ. di med. Suglio, 1830, p. 310.
(97) Ausf. Arz., 4 Bd., p. 284.
(98) Med. Erfahr. u. vers. 1778, cit.
(99) Gmelin, Apparat. medic., t. i, p. 69.

du commerce (salpêtre) est purifié par les pharmaciens, qui le dépouillent des différentes substances qu'il contient. Pour l'usage, soit extérieur, soit intérieur, il doit toujours être dissous dans l'eau. Hartmann (100) est le seul qui ait imaginé de le dissoudre dans l'esprit de froment, quoique cette solution soit presque impossible.— La dose par la bouche est de 4 grammes (un gros). On peut en donner, dans certains cas, jusqu'à huit et douze grammes (trois gros), et on peut même arriver jusqu'à trente grammes (une once) dans certains cas.

Formules modèles.

1° *Solution.*

♃ Nitrate de potasse, quatre grammes (un gros).

Décoction de chiendent, un demi-kilog. (une livre).

Miel d'Espagne, trente grammes (une once). Mêlez.

A prendre en quatre fois.

2° *Bain de Schmucker.*

♃ Azotate de potasse, trente grammes (une once).

Vinaigre de vin, cent vingt grammes (quatre onces).

Eau commune, un kilogramme (deux (livres). ·

On fait la solution au moment d'appliquer, en imbibant une éponge, ou des draps, ou des vessies.

On a omis dans cette prescription le sel ammoniac, d'après l'ordonnance de Schmucker, et on a diminué aussi la quantité de l'eau.

ACÉTATE DE POTASSE

OU TERRE FOLIÉE DE TARTRE.

(*Acetas potassæ.*)

§ Ier. *Caractères physiques.* — Anciennement on avait donné à ce sel de potasse différentes dénominations : terre foliée végétale, arcane de tartre, tartre régénéré, sel diurétique, etc. Actuellement on l'appelle protoacétate de potassium. Ce sel est cristallisé en petite quantité dans la séve de presque tous les arbres. On ne peut l'obtenir cristallisé qu'en paillettes brillantes et incolores. Il a une saveur chaude, piquante, désagréable. ·

§ II. *Notions chimiques.* — Le potassium oxidé et l'acide acétique composent ce sel. Il se dissout facilement dans l'alcool et dans l'eau; il est excessivement déliquescent; c'est pour cela qu'il faut le conserver dans des pots bien clos.

§ III. *Effets dans les maladies, et appréciation de l'action du remède.* — Le sel de nitre nous a ouvert la voie pour connaître l'action de ce remède, puisqu'on l'a employé dans les mêmes maladies, et l'action en est la même, mais à un degré inférieur.

On s'accorde généralement sur les bienfaits de l'acétate de potasse dans le traitement des phlogoses lentes des viscères abdominaux, de la jaunisse dépendant d'inflammation du foie, des hydropisies, de la goutte, des indigestions par excès de sensibilité de l'estomac. Neuhold avait déjà dit depuis longtemps que ce sel modère l'exaltation d'action des organes (1).

§ IV. *Action mécanique.* — La terre foliée de tartre a une action mécanique un peu plus prononcée que le sel de nitre. Elle est même un peu irritante, à cause de l'acide acétique qu'elle contient. C'est pour cela qu'elle a une saveur piquante, et qu'administrée à haute dose elle produit de l'irritation d'estomac.

§ V. *Préparations, doses, etc.* — On ordonne l'acétate de potasse, soit à l'état solide, soit en solution. Dans le premier cas, cependant, il faut toujours que le malade le fasse d'abord dissoudre dans du petit-lait, dans du suc d'herbes, dans de l'eau sucrée, etc.

Doses. — Généralement on prescrit ce sel à petites doses, mais aussi on n'en obtient que des effets passagers. On en administre 4 ou 8 grammes (1 à 2 gros) dans le courant de la journée. On s'est assuré cependant qu'on peut en élever la dose jusqu'à 30 grammes (une once) par vingt-quatre heures.

---

(100) Samml. Auserl. abh. z. Gebr., etc., 2 Bd., p. 54.

(1) Act. Acad. natur. curios., t. III, Append., p. 163.

Formules modèles.

24 Acétate de potasse, huit grammes (deux gros).

Sucre blanc bien sec, trente grammes (une once).

Mêlez et divisez en six parties égales.

A en prendre une toutes les trois heures.

24 Acétate de potasse, un gramme (un scrupule).

Mêlez à vingt centigrammes (quatre grains) de poudre de ciguë.

A prendre trois fois par jour dans un petit verre d'eau sucrée.

Solution.

24 Acétate de potasse, quatre grammes (un gros).

Eau distillée, cent vingt grammes (quatre onces).

Sirop de cachou, huit grammes (deux gros).

Eau de menthe, idem. Mêlez.

ASPERGE.

(*Asparagus officinalis.*)

§ Ier. *Caractères physiques.* — Cette plante, de la famille des asparaginées (hexandr. monog. Linn.), est une légumineuse dont la racine est vivace ; elle croît naturellement dans les endroits sablonneux, et est cultivée dans tous les jardins potagers comme un mets assez estimé. On ne se sert que des jeunes pousses. Les asperges cuites dans de l'eau ont un goût assez agréable, mucilagineux. Il n'y a pas longtemps que ce végétal est employé en médecine.

§ II. *Notions chimiques.* — Vauquelin et Robiquet ont trouvé que dans les turions de l'asperge existe une substance particulière que les chimistes ont nommée *asparagine* ou *asparamide ;* ils y trouvèrent encore de l'albumine, de la mannite, de l'acide malique, des sels, etc. Dulong n'a pu obtenir de la racine de ce végétal ni mannite ni asparagine. Wittitoch ne considère pas cette substance azotée comme un principe immédiat, mais bien comme un *aspartate d'ammoniaque ;* Régimbeau pense qu'elle est le résultat de la décomposi-

tion des matières azotées qui entrent dans la composition des asperges.

L'asparagine cristallise en prismes rhomboïdaux. Elle est soluble dans l'eau froide, mais plus encore dans l'eau chaude ; insoluble dans l'alcool.

§ III. *Effets sur l'homme bien portant.* — Tout le monde peut se rendre compte des effets des jeunes pousses des asperges, bien cuites et assaisonnées. Elles ont un goût très-agréable et sont faciles à digérer ; elles augmentent la sécrétion de l'urine, qui acquiert une odeur particulière. Cette odeur simule celle de la violette la plus suave, si on y mêle quelques gouttes de térébenthine. Ce végétal est généralement classé au nombre des remèdes rafraîchissants et apéritifs. Pourtant Quarin prétend que les asperges ont pu produire chez quelques individus l'hémoptysie (2), et Boerhaave, qu'elles sont capables de provoquer les accès de la goutte (3). Ces craintes sont tout à fait chimériques.

§ IV. *Effets dans les maladies.* — Les anciens ne faisaient d'autre usage thérapeutique des asperges que dans la gravelle et les calculs urinaires. Parmi les modernes, c'est à Broussais que l'on doit d'avoir attiré l'attention sur l'activité médicale de ce végétal. Il rapporte qu'une personne de haut rang, affectée d'hypertrophie et de surexcitation du cœur, faisant un usage abondant d'asperges, s'est aperçue que les palpitations s'apaisaient ; et s'étant fait préparer du sirop avec les turions de l'asperge, elle parvint à arrêter les accès habituels du mal. Broussais et un autre médecin, auxquels on fit part de cette observation, ne manquèrent pas de faire des expériences avec ce sirop, et ils se sont convaincus que cette substance jouissait de la propriété de ralentir le pouls, sans occasionner la moindre irritation à l'estomac, et d'augmenter en même temps la sécrétion de l'urine. Aussi Broussais présumait-il que ce sirop possédait des propriétés analogues à celles de la digitale et du nitre (4). Barthélemy et Eusèbe de Salle confirmèrent par l'expérience que le sirop et l'extrait d'asperges étaient doués d'une vertu sédative (5). Gendrin en

---

(2) Animadvers. pract., p. 66.

(3) Aphor., § 1258. Van Swieten, Comm., vol. IV, p. 306.

(4) Annal. de méd. physiol., juillet 1829.

(5) Gazette médicale, n. 22, 1831.

convient, lui aussi, quant à la propriété diurétique, mais il n'admet pas dans l'asperge une action sédative sur le cœur ; il avoue pourtant que chez les individus affectés de maladie du cœur, la respiration et la circulation s'exécutent mieux sous l'influence de ce moyen ; il attribue cet effet à l'action diurétique qui, selon lui, diminue la sérosité épanchée dans le thorax (6).

§ V. *Appréciation de l'action.* — D'après ce que nous lisons dans les ouvrages publiés en France sur ce sujet, on peut établir que le sirop d'asperges et leur extrait sont doués d'une propriété hyposthénisante cardiaco-vasculaire. Nous croyons cependant que cette action est très-légère, et qu'on ne doit pas avoir trop de confiance aux miracles proclamés par les journaux. Il est néanmoins utile de savoir que dans les maladies dont les remèdes de cette série sont indiqués, les asperges peuvent être administrées avec avantage, d'autant plus que comme secours diététique elles sont prises volontiers.

§ VI. *Préparations*, etc. — Il n'est pas à ma connaissance que l'asparagine ait été encore expérimentée. Au lieu de cette nouvelle substance, on a prescrit le sirop d'asperges préparé d'après la méthode ordinaire, et l'extrait. Gendrin observa que 48 grains d'extrait répondent, pour la quantité des parties actives, à 30 grammes (une once) de sirop, mais que ses effets thérapeutiques sont plus prononcés. Telle est sa dose ordinaire, mais on peut sans crainte la doubler, la tripler même.

Le sirop de pointes d'asperges peut se faire de la manière suivante :

♃ Suc dépuré et filtré de pointes d'asperges, un demi-kilog. (une livre).

Sucre blanc, un kilog. (deux livres).

Faites dissoudre au bain-marie et passez à la chausse.

---

(6) Gaz. méd., n. 30, 1833.

ORDRE IIE.

HYPOSTHÉNISANTS VASCULAIRES ET CARDIAQUES
(VASCULO-CARDIAQUES).

Au milieu des progrès de l'anatomie et de la physiologie, l'appareil vasculaire reste dans son ancienne obscurité; on dirait même qu'un voile plus dense encore l'enveloppe depuis que des problèmes nouveaux ont été ajoutés aux anciens et sont comme ces derniers restés irrésolus. On met effectivement en question aujourd'hui le mouvement propre des artères, et l'on demande d'autre part si elles exécutent des mouvements divers, si elles communiquent avec d'autres vaisseaux, si leurs extrémités se terminent de telle ou telle manière, si l'on doit ou non admettre un système de vaisseaux capillaires dont l'action serait indépendante de celle des gros vaisseaux. On se demande, en outre, si les veines absorbent, si les lymphatiques absorbent, si ceux-ci communiquent directement avec celles-là, etc., etc. Des opinions diverses sont soutenues sur chacune de ces questions, et chacun se base sur des observations anatomiques et chimiques, et sur des expériences physiologiques particulières, pour soutenir sa manière de voir. Cet état de choses, cette espèce d'incertitude sur ces différentes questions jette l'obscurité sur d'autres questions importantes, dont celle de l'action des médicaments sur le système vasculaire n'est certainement pas la moins importante. Nous sommes, par conséquent, obligé de laisser de côté tous ces sujets, et de nous en tenir seulement aux faits matériels les mieux connus pour apprécier l'action des remèdes hyposthénisants, qui paraît porter de préférence sur le système en question.

Des différentes parties qui constituent le système vasculaire, la principale, la plus influente, est sans contredit le cœur. Ses ventricules sont doués d'une très-grande force, vu l'ensemble des fibres robustes qui les forment. La force si connue des muscles élévateurs de la mâchoire inférieure est fort au-dessous. Elle produit ce mouvement qu'on appelle systole : le sang qui entre dans le ventricule stimule celui-ci, provoque son action et chasse le fluide avec une très-grande énergie dans le système aortique. La diastole qui lui succède est un autre mouvement que le ventricule exécute naturellement par la cessation du mouvement précédent ou par le relâchement qui succède à la contraction. Bien que passif, ce mouvement donne naissance à une dilatation plus ou moins grande du ventricule, selon l'énergie de la contraction elle-même. De là résulte un vide très-propre à rappeler dans l'oreillette une nouvelle quantité de sang qui donne lieu à une nouvelle contraction, et ainsi de suite. Cette dilatation ou diastole auriculaire pourrait être aussi regardée comme active, si l'on voulait considérer la tunique moyenne des sinus (oreillettes) comme formée d'un réseau de vaisseaux flasques et flexueux. Ces vaisseaux s'allongent, se distendent, se redressent au moment de l'entrée impétueuse du sang; de là une augmentation de la capacité des sinus. On comprend par là comment la diastole des sinus s'alterne avec celle des ventricules et est contemporaine avec la systole de ces derniers, et comment aussi la dilatation active des sinus et le vide qui en résulte est la cause principale du mouvement du sang des veines vers le cœur. Nous pouvons donc reconnaître dans l'appareil vasculaire de l'homme adulte un mécanisme analogue à celui de deux pompes aspirantes et foulantes : l'une, destinée au sang veineux, est constituée de toutes les veines qui aboutissent dans les veines caves, de l'oreillette et du ventricule droit du cœur et de l'artère pulmonaire : par elle, le sang des veines caves est aspiré vers le sinus et le ventricule, et de ce dernier chassé dans les poumons; l'autre, destinée au sang artériel, résulte des veines pulmonaires, de l'oreillette et du ventricule gauche du cœur et de l'aorte avec toutes ses diramations; elle aspire le sang des poumons par la dilatation de l'oreillette, et le pousse du ventricule à toutes les parties du corps.

Les veines ont une structure analogue à celle des sinus (oreillettes) dont elles font partie et continuation : elles jouissent aussi dans leurs extrémités de force érective et de dilatations isochrones avec celles de l'oreillette, ce qui contribue à favoriser le cours du sang vers le cœur. Je viens de dire que les dernières extrémités des veines se contractent, tandis que leurs troncs se dilatent : j'ajouterai, ce qui paraîtra bien étrange, que cette contraction des extrémités est produite par la même force qui dilate les troncs, c'est-à-dire par le gonflement des petits vaisseaux qui sillonnent les parois des veines. Il est évident, en effet, que là où le volume des extrémités veineuses est devenu tellement petit, que son diamètre est égal ou inférieur à celui des petits vaisseaux qui les environnent, lorsque ceux-ci se gonflent, les extrémités veineuses doivent se rétrécir ou même s'oblitérer (1).

Quant aux artères, elles ne se dilatent que par l'impulsion du sang poussé dans leur intérieur par la systole du ventricule et par la cessation de la contraction de leur tunique moyenne. La diastole des artères est donc toute passive. S'il en était autrement, loin d'aider le mouvement du sang vers les rameaux, cette dilatation s'opposerait à la marche du fluide et attirerait ce dernier vers les troncs où le vide serait plus grand. On peut cependant regarder comme active au contraire la contraction ou la systole des artères provoquée par le stimulus et par l'impulsion du sang contre leurs parois : aussi est-elle alternative avec la systole du ventricule et contemporaine avec sa diastole. Cette systole artérielle influe puissamment à soutenir, à augmenter l'impulsion que le sang avait déjà reçue de la part du cœur, laquelle surmonte tant de résistance et se communique jusqu'aux derniers globules sanguins et aux diramations les plus lointaines du système artériel. Nous avons employé à dessein le mot impulsion (*urto*) de préférence à onde sanguine, dont on se sert communément, pour désigner le passage rapide du sang du cœur aux dernières diramations artérielles. Nous ne pouvons, en vérité, assimiler le cours du sang dans les artères à l'eau d'un fleuve ou qui traverse des canaux, et nous ne saurions non plus admettre dans le cours du sang en circulation cette rapidité qu'on enseigne dans les écoles. Nous adoptons à ce sujet l'idée qu'on attribue à Richerand et à Bichat, mais qui appartient plutôt à Giacomo Rezia, professeur à Pavie (*De ratione sanguinis motus per arterias,* Ticini, 1790), savoir : que la colonne sanguine remplit exactement et continuellement les artères, et que l'action du

par un effet secondaire de l'afflux des humeurs dans les canaux, cellules et cavités, comme dans les organes génitaux, dans l'agrandissement de la cavité de l'utérus, dans la distension de l'iris sous l'influence de certains stimulus. Telle est aussi, à mon avis, le mécanisme de l'action vitale des troncs veineux et des oreillettes du cœur. Ce qui le prouve, c'est la quantité énorme des petits vaisseaux dont les parois des veines sont pourvues (*vasa vasorum*), la cause et la condition des varices, et la facilité avec laquelle les veines se dilatent considérablement lorsqu'on applique une ligature sur un membre et qu'on le frictionne pour pratiquer la phlébotomie.

---

(1) La physiologie n'offre aucun tissu qu'on puisse dire primitivement doué de la faculté de s'ériger et de s'épanouir. D'ailleurs cette faculté n'est point nécessaire, l'expansion et l'érection pouvant s'obtenir

ventricule en poussant l'onde nouvelle est ressentie au loin comme si elle avait lieu sur un corps solide, de sorte que la même onde sanguine doit encore recevoir d'autres impulsions et chasser peu à peu toute la colonne qui la précède avant d'arriver aux dernières diramations. De la sorte, le même sang séjourne dans l'artère bien plus longtemps qu'on ne le croit; il s'élabore, s'entremêle, et a le temps d'accomplir ses importantes fonctions et de subir les transformations qui lui sont propres.

Quelque délicates et fines que soient les préparations des anatomistes, elles ne nous montrent que fort imparfaitement les dernières ramifications artérielles dont le nombre, la finesse, les divisions et les subdivisions sont presque infinis, ainsi que nous l'enseigne l'induction physiologique. La même induction nous apprend qu'elles n'ont pas la même terminaison. Pour nous en former une juste idée, il faut distinguer le système aortique de l'artère pulmonaire, dont les offices et les conditions sont très-différents. Une quantité innombrable des extrémités du système aortique se terminent avec des bouches libres et béantes dans les interstices de la substance de tous les tissus et de tous les viscères, où elles déposent les matériaux réparateurs et accomplissent la fonction de la nutrition organique. D'autres aboutissent de la même manière à la surface du derme, des cavités internes et des membranes, et exercent la fonction d'exhaler des substances sous forme liquide ou gazeuse. D'autres se terminent dans les organes sécréteurs proprement dits où elles apportent les matières pour la composition des humeurs particulières et communiquent directement ou indirectement avec les conduits excréteurs des mêmes organes. D'autres enfin s'anastomosent et communiquent directement avec les veines, ainsi que le démontrent les injections anatomiques; elles continuent ainsi la circulation du sang avec le cœur.

L'artère pulmonaire n'a qu'un mode de terminaison avec ses ramuscules: c'est l'anastomose de ces derniers avec les veines pulmonaires; de sorte que tout le sang qu'elle transporte passe dans les veines, et aucune parcelle de ce fluide ne reste dans les poumons; il retourne au cœur avec l'addition de ce qu'il a reçu par la respiration.

Tant dans les troncs que dans les rameaux, les veines surpassent les artères pour plus du double en nombre et en capacité. Leur origine n'est pas la même dans leurs racines. Encore ici il faut distinguer les veines pulmonaires des veines caves : les unes, parmi ces dernières, sont continues avec des rameaux artériels, ainsi que nous venons de le dire; leur nombre est infiniment moindre que les autres; les autres ont toutes un commencement libre, ou bien sont en communication avec les vaisseaux lymphatiques. En effet, ce sont les extrémités veineuses ou les vaisseaux lymphatiques, communiquant avec ces dernières, qui prennent des interstices et du parenchyme des organes les matériaux désassimilés ou les molécules qui doivent faire place aux nouvelles particules de la nutrition pour les transporter de nouveau dans la circulation. Ces lymphatiques ou veines ont certainement leurs bouches vides et béantes, et ne doivent point avoir de communication avec les artères, autrement la nutrition organique ne pourrait se faire. Sont également libres les extrémités veineuses ou des lymphatiques communiquant avec ces dernières qui, à la surface des membranes, des cavités ou du derme, reçoivent les substances appliquées ou déposées par les artères, sans être éliminées par excrétion. Sont enfin libres les vaisseaux lymphatiques ou les veines qui reçoivent des organes sécréteurs tous les éléments de sang qui ne sont pas nécessaires à la sécrétion, et aussi l'humeur sécrétée alors qu'elle n'est pas employée à ses offices particuliers. En conséquence, le nombre des bouches ouvertes des vaisseaux lymphatiques et des veines non communiquantes avec les artères et qui se terminent dans les veines caves, paraît infini.

Quant aux veines pulmonaires, il y a pour chaque extrémité artérielle une extrémité veineuse correspondante qui s'abouche et communique avec elle, de manière à former un seul canal continu, ainsi que nous l'avons déjà dit. Mais il existe dans les cellules du poumon d'autres extrémités veineuses à bouche isolée et libre, lesquelles ne sont pas accompagnées d'artères. En conséquence, si d'une part, l'artère pulmonaire ne peut rien laisser dans les poumons; de l'autre, les veines pulmonaires peuvent au contraire recueillir beaucoup de matière nouvelle. A chaque artère, en effet, nous voyons répondre quatre à six veines, et le sang même changer d'apparence dans ces dernières par les nouveaux principes qu'il s'approprie en devenant artériel. En conséquence, les physiologistes donnent une fausse idée de la respiration lorsqu'ils enseignent que le sang de l'artère pulmonaire acquiert l'oxygène dans les poumons et dépose en même temps l'humidité ou l'hydrogène et le gaz acide carbonique. Cette doctrine est fondée sur la qualité de l'air atmosphérique expiré qui présente peu d'oxygène et un excès de gaz acide carbonique et d'hydrogène. Si je ne me trompe, les physiologistes confondent ici deux fonctions bien distinctes, car ce changement de principes n'a point lieu dans le même sang ni dans les mêmes vaisseaux. Le sang des veines pulmonaires reçoit l'oxygène de l'air atmosphérique; mais ni ce sang ni celui du même nom ne donne à l'air atmosphérique ni ne peut donner aucun principe. La surface des cellules pulmonaires exhale, elle aussi, du mucus et de la vapeur séreuse et hydrogénée, et du gaz acide carbonique, ainsi que le font aussi les autres membranes muqueuses et le derme : ces matériaux peuvent se mêler et se mêlent en effet avec l'air qu'on expire; mais ils proviennent sans aucun doute du sang artériel que les artères bronchiques apportent aux poumons. En conséquence, les changements de l'air expiré ont lieu dans les poumons par deux fonctions distinctes et par deux ordres de vaisseaux, savoir : par l'absorption de l'oxygène opérée par les radicules des veines pulmonaires, et par l'exhalation et les excrétions d'autres principes exécutées par les extrémités des artères bronchiales (1).

------

(1) Les personnes qui n'admettraient pas que la vapeur séreuse hydrogénée et le gaz acide carbonique qui s'exhalent de la surface pulmonaire se dégagent également de la surface externe du derme, et qu'en conséquence le même procédé, la même source doivent les fournir dans les deux cas, c'est-à-dire le sang artériel des diramations de l'aorte, auront de la peine à admettre notre nouvelle doctrine sur la respiration, et n'en verront certainement pas l'importance. Si l'on ne réfléchit point que l'artère pulmonaire n'est point une artère véritable, mais bien un simple canal de communication et de transport entre le ventricule droit et l'oreillette gauche du cœur, on ne concevra pas que cette artère ait un mode unique de terminaison, tandis que les autres en ont plusieurs. Nous ne faisons qu'effleurer ces questions, leur développement complet étant ici déplacé.

Par la même raison, il est faux de dire avec la généralité des physiologistes que, chez le fœtus, la petite quantité de sang qui parcourt l'artère pulmonaire pour la maintenir ouverte sert à la nutrition des poumons. Ce viscère a, comme les autres, ses artères nourricières particulières : ce sont les artères bronchiques; les vaisseaux qui portent le nom du même organe ne servent point particulièrement au poumon, mais bien à l'organisme entier.

Nous parlions tout à l'heure indistinctement des extrémités veineuses et des vaisseaux lymphatiques; il n'est pas sans importance cependant, avant d'aller plus loin, de chercher quelles relations ont entre elles ces deux familles de vaisseaux. On admettait déjà que les lymphatiques, dont le nombre est incalculable dans tout le corps, font centre dans le grand canal appelé thoracique, lequel, communiquant lui-même avec la veine sous-clavière gauche, verserait dans le torrent veineux tous les matériaux recueillis par le système en question. On découvrit plus tard que la sous-clavière droite offrait aussi assez souvent une communication avec le système lymphatique. D'autres observèrent d'autres communications entre les lymphatiques et les veines. Ces communications cependant avaient été regardées comme accidentelles, jusqu'à ce que M. Regalo Lippi non-seulement en découvrît de nouvelles, dont il fit voir la constance, mais encore parvînt à fonder une nouvelle doctrine de l'absorption, doctrine qui éclaircit beaucoup de questions et dissipa beaucoup d'erreurs régnant dans les écoles. La doctrine de M. Lippi a été attaquée; mais ses adversaires, en voulant détruire les faits de cet anatomiste par de nouveaux faits, n'ont fait que les confirmer, car ils ont démontré que d'ordinaire les lymphatiques, avant de se rendre dans les veines, s'agglomèrent et forment les glandes conglobées (1).

------

(1) Pour prouver la communication directe des lymphatiques avec les veines, les auteurs n'ont pas tiré tout le parti qu'ils auraient pu de l'anatomie pathologique; l'inflammation, en effet, par le privilége qu'elle a d'agrandir et de développer les tissus qu'elle attaque, peut rendre visibles certaines parties qui ne l'étaient point à l'état normal. Un fait qui s'est présenté à notre clinique nous a montré, sans aucune injection artificielle, la communication en

On peut déduire de là que les veines communiquent avec les lymphatiques dans toutes les régions, dans tous les coins du corps, car elles rencontrent partout des lymphatiques ou des glandes conglobées, avec lesquelles elles se joignent et reçoivent immédiatement, pour les verser dans le sang, les matériaux absorbés. Le conduit thoracique, qu'on regardait comme l'unique point de passage, ne serait en conséquence qu'un des innombrables points de communication, bien qu'à la vérité plus vaste et destiné, à ce qu'il paraît, à servir de réservoir à une grande partie de la substance absorbée des intestins après la digestion, et à en retarder le mouvement, afin qu'elle n'arrivât pas tout d'un coup dans la masse sanguine. Une autre déduction qu'on pourrait tirer des faits ci-dessus, c'est que les vaisseaux lymphatiques et les veines ne forment qu'un seul système. Leur structure et leur office paraissent d'ailleurs les mêmes ; ils reçoivent les principes nouveaux, les élaborent, les assimilent et les dirigent vers le cœur. Il y a toutefois une certaine différence entre ces deux ordres de vaisseaux ; les lymphatiques étant çà et là interrompus par les pelotons glanduleux, d'où il résulte que le mouvement du fluide qui les parcourt est beaucoup plus lent. On voit enfin le but que la nature s'est proposé dans cette différence de disposition et de vélocité dans le cours des humeurs : plus les substances sont éloignées de l'assimilation organique, plus elles ont besoin d'être retenues et élaborées dans les ganglions : plus elles sont voisines de la parfaite assimilation, plus promptement

---

question. Il s'agit d'une femme reçue, le 23 décembre 1833, pour être traitée d'une aortite ; elle succomba huit jours après. Une saignée qui avait é' ' pratiquée au bras avait donné lieu à une ı lébite partielle de la céphalique, laquel 't affecté la forme d'un flegmon. A l'au ..., nous avons disséqué attentivement le membre malade, nous avons trouvé la veine céphalique gonflée et épaissie dans une grande étendue ; sa cavité contenait, au lieu de sang, une substance presque lardacée qui l'oblitérait presque ; à ses côtés, on voyait comme des espèces de petites racines pendantes, beaucoup de vaisseaux lymphatiques également boursouflés qui offraient d'espace en espace des nœuds ou ganglions endurcis, et communiquant manifestement avec la veine.

elles sont transportées dans le torrent sanguin.

Tels sont les principes et les faits que nous devions rappeler à propos des médicaments dont l'action se déclare principalement dans le système vasculaire. Abordons maintenant l'étude de ces mêmes remèdes que nous avons appelés *vasculo-cardiaques*. Sous ce titre nous comprendrons toutes les substances qui, en entrant dans l'assimilation organique, exercent une action plus marquée ou plus prompte sur les extrémités des vaisseaux sanguins, et abaissent le rhythme de leur énergie vitale ; d'où il résulte des effets sensibles, des modifications dans les fonctions connues de ces vaisseaux. Disons quelques mots sur ces modifications.

Des fonctions importantes sont confiées à l'appareil vasculaire. On sait, en effet, que les troncs artériels sont destinés à élaborer, eux les premiers, la masse sanguine et à lui imprimer ce degré de perfection nécessaire pour arriver à sa crase parfaite. Cette fonction, cachée comme elle est sous le secret de l'intime mixtion organique des parties constituantes de ce liquide, ne se manifeste pas à nos yeux par des changements susceptibles d'être calculés. Les troncs artériels sont en outre destinés à transmettre le sang aux bronches sous l'impulsion du cœur. Cette fonction, qui peut être connue et mesurée principalement par l'état du pouls, s'affaiblit et s'affaisse sous l'influence des remèdes hyposthénisants vasculaires. Le propre de ces remèdes n'est pas de la ralentir, à moins que leur influence ne s'étende sur le cœur ; car le rhythme du pouls, le temps et le nombre de ses pulsations dépendent entièrement du cœur. Sous l'influence des remèdes en question, le pouls devient donc, en général, plus faible, plus flexible, plus mou, ou, pour mieux dire, sa systole devient moins énergique, car c'est elle qui représente le mouvement actif. Cela n'empêche pas que, dans certaines circonstances, la diastole ne devienne aussi plus libre, plus franche, ainsi que nous le verrons.

Quant aux extrémités artérielles, elles exercent des fonctions plus déterminées et plus claires, car elles sont chargées principalement de la nutrition des organes. Il est indubitable que les substances hyposthénisantes vasculaires influent sur cette fonction ; mais les modifications qu'elle en éprouve sont trop peu sensibles et d'une marche trop lente pour fournir les éléments du criterium sur l'action des remèdes. Les extrémités vasculaires cependant sont chargées en outre de la sécrétion glandulaire, de l'exhalation des surfaces, de la coloration et de la calorification des parties : celles-ci rougissent et s'échauffent, ou bien pâlissent, grelottent ou se refroidissent, selon que le sang est plus ou moins abondant dans les extrémités artérielles. On verra donc, parmi les phénomènes produits par les médicaments vasculo-cardiaques, des changements dans les exhalations, dans les sécrétions, dans la couleur et dans la température externe du corps. Ces phénomènes se rattachent, surtout au premier abord, aux membranes muqueuses et au derme externe. Si l'on s'en tenait à ces simples apparences, on regarderait sans aucun doute ces remèdes plutôt comme cutanés que comme vasculaires, leurs effets les plus visibles effectivement appartenant au derme externe ou à ses prolongements muqueux. On verra cependant, dans l'étude approfondie de chacune de ces substances, que leur action remonte précisément au principe que nous venons d'énoncer. Disons seulement pour le moment que le derme est un organe complexe composé d'autant d'organes divers qu'il exécute de fonctions.

Nous distinguons, pour des motifs importants, les exhalations des sécrétions proprement dites. Non-seulement le mécanisme de chacune de ces fonctions est différent, mais les offices que chacune des humeurs remplit sont divers. Les sécrétions, en effet, supposent un viscère ou un organe spécial, soit une glande, soit un crypte, un follicule, un grain, et qui est chargé d'élaborer la matière d'une manière particulière. Les exhalations, au contraire, ont lieu par les extrémités des vaisseaux : ces dernières n'ont, pour les fournir, qu'à ouvrir plus ou moins leurs bouches, l'impulsion du sang suffisant pour les faire sortir presque passivement. En outre, l'humeur de la sécrétion est destinée à des usages particuliers, à des fonctions spéciales dans l'économie ; tandis que la matière des exhalations n'est ordinairement qu'une simple excrétion. Le derme externe fournit des exemples de l'un et l'autre produit ; la matière qu'il fournit sous forme de transpiration ou de sueur résulte du mélange de deux humeurs différentes, et de deux différentes fonctions : l'une est une sécrétion semblable à celle

que fournissent les glandes, elle provient des follicules sébacés épars sur toute la surface du derme, et plus abondante surtout vers les régions garnies de poils ou de cheveux. Ces follicules donnent une humeur élaborée, onctueuse, odorante, qui se condense à l'air, se consolide sous la forme de vernis corné, et constitue l'épiderme, le *furfura* de la tête, etc. ; c'est cette humeur qui, à l'état morbide, donne naissance aux écailles, aux squammes, aux croûtes, et à d'autres variétés d'affections connues sous le nom d'impétigo, lesquelles ne sont au fond que le produit d'une altération de sécrétion des follicules sébacés ou des glandes cutanées dans lesquelles la maladie a fixé son siége. L'autre est une exhalation simple, ou le résultat d'un simple passage à travers les extrémités artérielles qui s'ouvrent pour donner passage à quelques principes séreux du sang sous forme gazeuse, vaporeuse ou liquide, et constitue la transpiration insensible ou la sueur à laquelle pourtant se mêle souvent l'humeur sébacée, et lui donne de l'onctuosité, de la viscosité et de l'odeur. Les impétigos ont leur siége dans les glandes ou follicules cutanés, tandis que les exanthèmes ont le leur dans les extrémités vasculaires, et sont par cela même accompagnées d'altérations particulières dans les exhalations et dans la coloration du derme. D'autres détails préliminaires sur ce sujet seraient superflus. Qu'il nous suffise de faire remarquer pour le moment que les changements déterminés par les remèdes hyposthénisants vasculaires sont relatifs surtout à l'exhalation ; nous verrons sous peu comment cela a lieu ; nous verrons aussi quels changements éprouvent la sécrétion sébacée ou cuticulaire, la température et la coloration extérieure sous l'influence des mêmes agents. Les membranes muqueuses elles-mêmes, qui sont continues avec le derme, et qui doublent les différentes cavités viscérales, communiquant avec l'extérieur, exercent dans leurs sécrétions la double fonction que nous venons d'indiquer pour le derme, savoir : une véritable sécrétion par le ministère des cryptes, des lacunes ou glandes muqueuses, et une exhalation simple par les petits vaisseaux ouverts à leur surface. Nous aurons encore là des phénomènes dépendant de l'action des remèdes hyposthénisants vasculaires, et que nous devons apprécier en temps et lieu.

Disons enfin un mot des vaisseaux lymphatiques. A cet ordre de vaisseaux nous consacrerons une section à part; nous discuterons alors la valeur des phénomènes que certains remèdes y produisent. Disons pour le moment qu'entre les lymphatiques et les artères est un autre ordre de vaisseaux, les extrémités veineuses, et les veines, lesquels ont une action vitale différente de celle des artères, et exercent des fonctions différentes, ainsi que nous venons de le voir. Nous ne doutons nullement que certains remèdes exercent une action hyposthénisante particulière sur cette vaste portion de l'appareil vasculaire. Nous essayerons de le démontrer; mais les fonctions des veines ne sont pas perceptibles à nos sens par des phénomènes particuliers pour être appréciés. L'induction seule et les effets négatifs ou complexes pourront nous éclairer à ce sujet, ainsi que nous le verrons plus loin. Abordons donc l'étude des remèdes hyposthénisants vasculaires en les divisant en deux catégories, les uns artériels, les autres veineux. Nous commencerons par les plus énergiques.

SECTION PREMIÈRE.

HYPOSTHÉNISANTS VASCULAIRES ARTÉRIELS.

ANTIMONIAUX.

(*Antimonialia.*)

L'antimoine est un métal brillant, solide, très-cassant, d'un blanc bleuâtre, de texture lamellaire, et qui se cristallise en rayons étoilés; d'un goût légèrement métallique; frotté entre les doigts, il leur communique une odeur également métallique. L'antimoine se trouve dans les mines à l'état métallique ou d'oxyde, mêlé à un peu de silice et d'oxyde de fer, ou bien à l'état de sulfure ou de chlorure d'antimoine. L'air et l'oxygène ont peu d'action sur ce métal, mais à la longue il se ternit à leur contact.—Les anciens en faisaient des récipients en le combinant avec l'étain; ils y versaient du vin qui, en y demeurant quelque temps, prenait des qualités purgatives ou émétiques. Ils en formaient aussi des boulettes, qu'on avalait quand on voulait se purger; et, comme on les rendait par l'anus presque intactes, elles pouvaient servir plusieurs fois. On les appelait *pilules perpétuelles*. Cette pratique

a été de nos jours entièrement abandonnée; ce métal cependant forme encore aujourd'hui la base d'une foule de préparations pharmaceutiques très-importantes.

TARTRE STIBIÉ.

(*Tartarus emeticus.*)

TARTRATE DE POTASSE ET DE PROTOXYDE D'ANTIMOINE.

§ Ier. *Caractères physiques.* — Le tartre stibié a été découvert, à ce qu'on prétend, par Adrien Mynsicht en 1631; il l'a appelé tartre émétique (a). D'autres

---

(a) Puisque l'auteur indique l'origine du nom *tartre émétique*, nous croyons devoir rappeler ici cette anecdote curieuse sur l'origine de l'antimoine, et qui se trouve consignée dans plusieurs livres. On prétend que Valentin Basile, chimiste et moine bé-

Giacomini.

l'ont nommé tartre stibié, antimoine tartarisé, tartrite antimonié de potasse, enfin prototartrate d'antimoine et de potassium. C'est un sel très-dur, en petits cristaux octaèdres ou tétraèdres allongés, transparents, d'un beau blanc, inodore et d'une saveur âpre, métallique, nauséabonde. Exposé à l'air, il s'effleurit un peu et se réduit facilement en poudre. De plus amples détails sur les caractères physiques de ce sel d'antimoine seraient ici déplacés.

. *§ II. Notions chimiques.* — Le tartre stibié est composé d'acide tartarique, de protoxyde d'antimoine et de deutoxyde de potassium, le tout lié avec de l'eau de cristallisation, ce qui en forme un sel triple. Cent parties d'eau bouillante en dissolvent cinquante-trois parties, tandis que la même quantité d'eau froide n'en dissout que sept parties.—Le tartre stibié est souvent falsifié avec du sulfate de potasse, ce qu'on peut reconnaître aisément par les hydrosulfates solubles et autres sels qui, en le décomposant, ne donnent pas tout le précipité qu'on doit en attendre comme quand il est pur. Plusieurs autres substances décomposent la solution de tartre émétique, le souscarbonate de soude, les décoctions des écorces végétales, des racines amères et astringentes, lesquelles produisent un précipité jaune-rougeâtre. L'infusion de noix de galle y fait naître un abondant précipité cailleboté, blanc-grisâtre, qui contient de l'oxyde d'antimoine. Quoique Laennec, Rayer et autres soient d'opinion que le tartre stibié décomposé par ces solutions ne perde pas de son activité thérapeutique, il ne convient

---

nédictin du quinzième siècle dans le couvent d'Erfurt, ayant jeté dans la cour de son laboratoire le *caput mortuum* d'une préparation contenant une petite quantité d'antimoine, observa que des cochons qui l'avaient avalé ne tardèrent pas à ressentir l'effet émético-purgatif de ce mélange. Ils maigrirent pendant quelques jours; mais, par la suite, ils engraissèrent considérablement. On prétend que ce moine chimiste voulut utiliser son observation en essayant la même préparation sur plusieurs moines que le jeûne et les mortifications avaient considérablement amaigris. Il leur administra dans leurs mets un peu du nouveau remède; mais ils s'en trouvèrent fort mal, et plusieurs en moururent. De là le nom d'*antimoine*.

(*N. d. trad.*)

pourtant pas de l'associer avec elles dans les usages de la médecine.

§ III. *Effets sur les animaux.* — Les personnes qui ont expérimenté le tartre stibié sur les animaux ont borné leur observation à son effet émétique; souvent cependant cette action a manqué complétement. Leurs expériences néanmoins ne sont pas sans importance pour la science, il s'agit seulement de le bien comprendre. — Daubenton, Gilbert et Huzard n'ont jamais pu obtenir le vomissement chez les ruminants avec le tartre stibié. On pourrait à la rigueur attribuer cette circonstance à la disposition particulière de l'appareil gastrique de ces animaux; néanmoins, il ne faut pas croire que le tartre stibié n'ait sur les ruminants aucun effet constitutionnel. Daubenton observa des symptômes fort graves chez des moutons auxquels il avait administré l'émétique à haute dose. M. Flourens n'a pu non plus produire de vomissement, quoiqu'il l'eût injecté dans la veine jugulaire; il crut seulement avoir observé que les animaux offraient, avec des phénomènes d'empoisonnement, quelques efforts pour vomir. Schéel, de Copenhague, injecta dans la veine jugulaire d'un cheval soixante centigrammes (douze grains) de tartre stibié dissous dans quatre-vingt-dix grammes (trois onces) d'eau; l'animal a offert de l'agitation, de l'élévation dans le pouls, des tremblements et des spasmes dans les muscles abdominaux, mais point de vomissement (1). On pourrait aussi faire valoir dans ce cas la grande difficulté qu'éprouve le cheval pour vomir; mais on ne peut en dire autant des chiens, chez lesquels, comme on le sait, le vomissement est très-facile. Avec de petites doses on obtient ordinairement chez eux ce symptôme, mais presque jamais avec des fortes doses. Si les doses sont fortes, on produit des phénomènes graves d'un autre génre. J'ai eu occasion de m'en assurer sur de jeunes chiens que j'avais soumis à des expériences pendant l'année 1825. On obtient des vomissements chez les chiens avec cinq, dix, quinze centigrammes (un à trois grains), mais pas au delà. En élevant la dose graduellement jusqu'à soixante centigrammes à la fois (12 grains), je n'ai obtenu que rarement le vomissement; lorsque j'en ai donné

---

(1) Annal. univ. di medic. di Omodei, 1833, p. 537.

un gramme environ (vingt grains), le chien fut sur le point de crever, mais il n'avait ni des vomissements, ni même des nausées. — Quelles que soient les conséquences qu'on ait voulu tirer de ces expériences, il est important de noter que d'autres expérimentateurs ont toujours obtenu les mêmes effets. Krimer a introduit vingt centigrammes (quatre grains) de tartre stibié en poudre dans une blessure cutanée chez plusieurs chiens. Le vomissement qu'il en attendait n'eut pas lieu ; une grosse pustule se manifesta seulement sur la blessure, qui suppura bientôt après, et rendit malades ces animaux pendant quinze jours. Il pratiqua sur d'autres chiens une blessure plus profonde dans l'intention d'arriver au contact (ainsi qu'il dit) des vaisseaux sanguins. Il n'a pas obtenu de pustules, mais les animaux éprouvèrent, les uns quelques dispositions au vomissement, les autres pas, mais tous moururent. De ces expériences, Krimer déduit que ce sel d'antimoine exerce chez les chiens une action moins forte lorsqu'il fait vomir ; mais si le vomissement n'a pas lieu, il tue à l'instar des poisons. Il prétend en outre que la mort arrive par suffocation. Nous reviendrons sur ce sujet (2).

D'après M. Magendie on peut administrer le tartre stibié aux chiens adultes jusqu'à la dose d'un gros (quatre grammes) sans occasionner d'effets graves. Probablement ce professeur a voulu dire sans vomissements, abstraction faite de l'abattement excessif, des tremblements dans tout le système musculaire, de la lenteur dans le pouls et des autres phénomènes hyposthénisants. Effectivement M. Magendie convient lui-même qu'en augmentant la dose, il en résulte des symptômes fort graves, et même la mort. Cet auteur s'est assuré expérimentalement que le tartre stibié injecté dans les veines, ou mis en contact d'une surface absorbante, donne lieu à des vomissements et à des évacuations ventrales, comme s'il eût été donné par la bouche. Il ajoute que lorsque cette substance est administrée à dose mortelle, les cadavres offrent quelque trace de phlogose sur la muqueuse gastrique et dans le parenchyme des poumons. En cela, les observations de M. Magendie ne s'ac-

cordent guère avec celles d'autres expérimentateurs. Nous démontrerons bientôt qu'il s'est probablement trompé dans l'appréciation des faits. Effectivement, M. Magendie avait fait lier l'œsophage à ses chiens dans le but de prévenir l'expulsion de l'émétique. Or qui nous assure que l'inflammation de l'estomac et des poumons ne fut plutôt le résultat de cette opération que de l'action du tartre stibié? D'ailleurs, il convient lui-même que l'action délétère de ce sel est d'autant plus légère, que les vomissements sont plus fréquents et plus répétés, et que la mort n'était due qu'à l'absorption du médicament et à son mélange avec le sang (3).

M. Rayer, qui a répété les expériences de M. Magendie, n'a pourtant pas observé sur les lapins l'inflammation de l'estomac ni des intestins, ni la moindre trace d'inflammation dans les poumons; d'où M. Rayer a conclu que cette substance ôte la vie sans laisser de trace visible de son action. Il a pu lui aussi vérifier notre observation, savoir : que le tartre stibié occasionne d'autant moins le vomissement que la dose est plus forte (4). Brodie a étudié lui aussi les effets du tartre émétique, et il les a décrits mieux que personne. En l'appliquant sur une plaie, il a obtenu quelquefois le vomissement, mais pas toujours. Il observa en outre qu'il peut causer la paralysie, la somnolence, l'insensibilité absolue; que le pouls s'affaiblit. Il a noté en outre un phénomène fort important, savoir : que le cœur continue à battre, même après la cessation du pouls, et que l'animal semblait mort en apparence. L'animal soumis à ces expériences éprouve des angoisses, pendant un temps plus ou moins long, avant de mourir. Les autopsies lui ont montré presque constamment l'estomac sain ; s'il se trouva quelquefois phlogosé, cette altération n'avait jamais gagné les intestins. De tout cela, Brodie déduit que le tartre stibié agit par son absorption et exerce une action sédative sur le cœur et sur le cerveau (5). Nous

---

(2) Horns, Archiv. für medic. Erfah., 3 Heft.

(3) De l'influence de l'émétique sur l'homme et les animaux, 1815.

(4) Omodei, Annal. univ. di med., febbrajo 1834, p. 342.

(5) Further, Experiments and observat. on the action of poison on the animal system. Phil. transact., for. 1812, v. cii, p. 205.

mentionnerons en dernier lieu une autre expérience de Krimer, qui, ayant réduit plusieurs chiens au plus haut degré d'abattement nerveux par le moyen de l'acide hydrocyanique, introduisit dans leur estomac quinze centigrammes de tartre émétique (trois grains); il n'en obtint point de vomissement (6). — Des effets analogues ont été observés dans des expériences comparatives faites avec le tartre stibié et l'eau cohobée de laurier-cerise. Voyant que cette eau arrêtait le vomissement du tartre émétique, on en avait conclu mal à propos qu'elle avait une action opposée à celle de ce dernier, sans réfléchir que la cessation du vomissement donnait lieu à des phénomènes bien plus graves et hâtait le moment de la mort.

De tous ces faits, nous sommes autorisés à conclure :

1° Que le tartre stibié ne produit pas toujours le vomissement chez les animaux ;

2° Que le vomissement n'a lieu que lorsqu'on l'administre à petites doses; encore cet effet peut-il manquer si l'animal se trouve dans un état très-prononcé d'hyposthénie;

3° Que les fortes doses de tartre stibié donnent lieu à des effets bien autrement graves que le vomissement; elles causent la mort à l'instar des poisons émétiques ;

4° Que ces effets sont analogues à ceux des remèdes hyposthénisants les mieux connus;

5° Que le plus souvent, le tartre stibié ne laisse aucune trace de son action sur le cadavre, et que les rougeurs, les phlogoses qu'on a parfois observées étaient trop légères pour expliquer la mort rapide de l'animal.

§ IV. *Effets chez l'homme bien portant.* — Les effets du tartre stibié chez l'homme en santé sont variables selon la dose. Un centigramme (un cinquième de grain) donne lieu ordinairement à des sueurs légères générales; à la dose de deux et même de trois centigrammes (un tiers de grain, un demi-grain), il fait suer copieusement, où bien il produit des évacuations alvines. De cinq à quinze centigrammes (d'un à trois grains.), il cause des nausées, des frissons, de la pâleur, des vertiges, la salivation; des vomissements répétés, violents, avec sueur au front, obscurcissement de la vue, tremblements involontaires dans la mâchoire inférieure. C'est ce qui a lieu dans le plus grand nombre des cas; cependant l'action du tartre stibié peut varier singulièrement en intensité selon les individus. Il est prouvé, d'ailleurs, par l'observation journalière, que le tartre stibié, à la dose de plus de quinze centigrammes à la fois (trois grains), ne produit presque jamais le vomissement. J'ai eu occasion de me convaincre de ce fait, il y a deux ans, lorsqu'un de mes amis, qui était menacé d'une urétrite, eut recours à un pharmacien pour avoir un gramme (un scrupule) de nitre qu'il prit dans un liquide. Par malheur, au lieu de nitre, on lui avait donné par mégarde du tartre stibié. La méprise a été vérifiée par l'aveu même du pharmacien. Dix minutes après, il commença à éprouver un tremblement dans les jambes, des vertiges et des frissons par tout le corps. Ne pouvant plus se tenir debout et sentant sa vue s'obscurcir, il se mit au lit et perdit aussitôt connaissance. Il n'y avait pas une demi-heure qu'il était dans cet état lorsque je fus appelé. Une sueur froide coulait de son front; les mains aussi étaient humides de sueur et froides ; la figure pâle, abattue; le nez effilé et les lèvres livides ; le pouls à peine perceptible, tantôt lent, tantôt fréquent. Pendant qu'on était allé chercher du laudanum liquide que j'avais prescrit, qu'on prépara des draps chauds pour le frictionner, et qu'on le déshabillait, il reprit connaissance. Une demi-heure après, moyennant les secours susindiqués , il ne se plaignait plus que d'un sentiment de lassitude et de froid. Il cracha quelque peu de salive et il urina abondamment ; mais il n'eut ni vomissement, ni aucune évacuation ventrale de toute la journée. Le soir, étant au lit, il soupa avec appétit. Une circonstance digne de remarque, c'est que l'urétrite commençante dont il se plaignait avorta complétement. Ce seul fait ne m'autoriserait pas à conclure que les hautes doses de tartre émétique ne produisent pas le vomissement, si une foule d'expériences sur les animaux ne m'eussent confirmé dans cette vérité, et si des faits analogues n'avaient pas été observés par d'autres praticiens; si Peschier, Laennec, Trousseau, Teallier, et d'autres médecins français dont nous parlerons bientôt, n'eussent observé le même phénomène chez des con-

---

(6) Horns, Archiv. für medic. Erfahr., 3 Heft.

valescents auxquels ils avaient admi-nistré du tartre stibié à haute dose, et si Morgagni lui-même ne se fût assuré du même fait (7), et si enfin les empoisonnements véritables suivis de mort n'eusse été produits par le tartre stibié, sans le moindre vomissement, comme dans le cas dont parle Bertrand dans son *Manuel médico-légal*, et dans celui qu'a publié Desgranges (8). Il est pourtant vrai de dire que même les fortes doses de ce remède ont quelquefois été suivies de vomissements ; Lebreton père observa une personne qui avait pris en une seule fois 24 grammes (6 gros) de tartre émétique, et qui, les ayant vomis presque immédiatement, n'en ressentit aucun mauvais effet (9). On observe aussi le vomissement par l'ingestion de 15 à 20 centigrammes (3 à 4 grains) donnés en une fois, pourvu qu'ils soient dissous dans beaucoup de véhicule. Le vomissement a lieu presque toujours une ou deux fois dans le principe, lorsqu'on l'administre, même à forte dose, mais par cuillerées plus ou moins éloignées. Ces faits, loin de combattre notre principe, le fortifient, puisqu'on sait déjà qu'à petite dose, et conséquemment à une action médiocre, le tartre émétique produit le vomissement, tandis qu'à haute dose ce résultat n'arrive pas ; nous avons déjà dit pourquoi. Or, qui ignore que le premier effet, l'effet instantané de ce remède, même à forte dose, doit être peu sensible, modéré, propre enfin à produire les conditions du vomissement ? Voilà pourquoi les 24 grammes de ce remède, dont nous avons parlé, purent être vomis immédiatement, c'est-à-dire aussitôt que l'action commençait à se faire sentir dans l'économie. Il est pourtant très-rare que l'action successive et plus prononcée excite le vomissement ; elle donne généralement lieu aux effets que nous avons indiqués. Par la même raison, le vomissement peut se déclarer si le remède est dissous dans une grande quantité de liquide, car alors l'action se manifeste dès le commencement d'une manière plus faible. Par la même raison enfin, les doses répétées, encore bien qu'elles soient très-fortes au total, provoquent

le vomissement dans le principe, c'est-à-dire tant que l'action générale est encore légère. Pour arrêter ce vomissement, il n'y a rien de mieux que de continuer et de hâter l'administration du tartre stibié ; on augmente ainsi son action générale. Il n'est donc pas exact de dire, ainsi qu'on l'a avancé, que la tolérance n'était pas encore établie lorsqu'on administrait les premières doses, que le remède était souvent vomi ; mais bien parce que l'action ne peut se prononcer dans l'instant même de l'administration, et les premières portions que l'on introduit dans l'estomac sont précisément dans la proportion nécessaire pour déterminer le vomissement. Ces phénomènes seront mieux compris lorsque nous parlerons du *diathésisme rasorien*.

Quelle que soit la voie par laquelle le tartre stibié entre dans l'assimilation, il donne toujours lieu aux mêmes résultats, c'est-à-dire à des sueurs, si son action est légère, à des évacuations ventrales, et à des vomissements, si elle est un peu plus forte ; à une hyposthénie générale enfin, si cette action est encore plus élevée. On obtient ces résultats, soit en l'injectant dans les veines, soit en l'introduisant par absorption endermique, soit enfin par les voies gastriques.

Fontana, Lieberkühn, Loëske, Kohler (10), Knops (11), Magendie et Dupuy (12), et autres, ayant injecté le tartre émétique dans les veines, à petites doses, ont obtenu le vomissement, et ils ont noté qu'il agit par cette voie bien plus promptement que par la bouche.

Appliqué sur la peau en solution aqueuse, il occasionne assez souvent des nausées et mêmes des vomissements. Plusieurs personnes ont observé ce fait, entre autres Gendrin (13). Hutchinson et Lettsom, ayant plongé plusieurs fois les mains dans une solution de tartre stibié, éprouvèrent un sommeil profond, comme s'ils eussent pris ce qu'ils appellent un narcotique (14). La pommade stibiée, si

---

(7) De sedibus et caus. morb., epist. LIX.
(8) Annal. cliniq. de Montpellier, t. XLIV, p. 379.
(9) Orfila, Toxicol., t. I, p. 472.

(10) Schmucker, Vermischt. Schrift., t. I, p. 335. Delect. opusc. Frank, v. VIII.
(11) Giorn. della soc. med. chir. di Parma, vol. II, n. 4. Quart journ. of forcing. med., januar 1820.
(12) Journal gén. de médec., t. LXXX, p. 174.
(13) Journal général de médec., avril 1827, p. 16, note.
(14) Memoirs of the med. soc., vol. V.

elle est préparée de manière à ce que le médicament puisse être absorbé, peut produire des vomissements, ainsi que Gendrin s'en est assuré (15). Le docteur Strambio a observé aussi, chez un malade atteint de chorée, dont il avait fait enduire tout le corps avec cette pommade, le ralentissement du pouls, de la pâleur au visage, une sensation de froid général, des vertiges, de la défaillance, de la faiblesse enfin dans tout le système musculaire (16). Que si le tartre stibié n'était pas absorbé, ce qui arrive quand la pommade n'a pas été préparée avec la solution aqueuse du remède, on n'a alors que des effets locaux, savoir: de la rougeur et une éruption varioliforme ou pustuleuse.

Les phénomènes que nous venons de noter ont lieu d'une manière plus ou moins prononcée lorsque l'action du tartre émétique est très-forte; et ils s'accompagnent alors de symptômes assez patents d'hyposthénie générale. Je les ai observés moi-même, surtout chez trois malades qui ont été traités à ma clinique et chez lesquels la dose du remède avait été portée au delà des exigences de la maladie; des effets toxiques se sont déclarés, mais sans aucun vomissement, et pas même de nausées. Bien que ces exemples pathologiques semblent ici un peu déplacés, cependant ils ne concourent pas moins à prouver que le vomissement n'est pas un phénomène de l'excessive action du tartre stibié; mais bien le froid général, la pâleur, l'immobilité, l'engourdissement, la petitesse et la faiblesse dans le pouls, la forme dite hippocratique de la face, et les défaillances.

Les médecins italiens, qui prescrivent fréquemment, d'après les travaux de Rasori, de Borda, de Tommasini et autres, les sels antimoniaux dans toute maladie à fond hypersthénique, sont fort familiarisés dans l'observation de ces phénomènes. Cette pratique, qu'on peut appeler tout italienne, a été dans ces dernières années imitée dans quelques pays étrangers, et les mêmes faits ont été observés. Que le tartre émétique ralentit réellement le pouls, et peut dans certains cas remplacer la saignée, personne n'en doute plus aujourd'hui, chez nous; la

même opinion a été soutenue en France par Peschier (17), par Laënnec (18), par Trousseau (19), par Teallier (20), par Bricheteau (21), par Puntory (22) et par d'autres, dont plusieurs voudraient, même dans les maladies inflammatoires des poumons, exclure les saignées. Spence remarqua que le tartre stibié à haute dose produit une extrême faiblesse dans tout le système musculaire et dans les nerfs (23). Trousseau a vu, par la suite, que l'administration du tartre émétique augmentait d'abord un peu la force de la circulation du sang, et qu'elle déterminait des vertiges, ce qui aurait pu dépendre des efforts que les malades avaient faits pour vomir sans résultat; mais bientôt après le nombre et la force des pulsations artérielles diminuaient et descendaient au-dessous de leur rhythme normal, jusqu'à 38 par minute; cet abaissement dura pendant quelque temps: après la cessation de l'administration du remède, il vit aussi la respiration se ralentir, de sorte que les inspirations descendirent de vingt-quatre à six par minute (24). Il remarqua en outre que la respiration peut rester fréquente lors même que le pouls s'est ralenti jusqu'à 56 battements par l'effet du tartre stibié (25). Le ralentissement du pouls a été aussi noté par Teallier (26). Indépendamment de ce phénomène, J. Frank observa, à la clinique de Delpech et de Lallemand, que dans les affections traumatiques, le tartre stibié diminuait la chaleur animale, modérait l'hématose, et par conséquent il déprimait toutes les fonctions de vie organique; de là l'abattement et l'engourdis-

---

(15) Journ. génér. de méd., décembre 1829, p. 388.

(16) Giornale analatico di medicina. Milano, 1825.

(17) Biblioth. univers. de Genève, t. xx, p. 142.

(18) Traité de l'auscultation médicale, t. II, Paris, 1826, p. 492.

(19) Essai thérapeut. sur l'antimoine. Journ. hebdom., n° 132, p. 5.

(20) Omodei, Annal. univ. di medic., 1634, febbr., april. e maggio.

(21) Archiv. génér. de médec., oct. et nov. 1832.

(22) Revue médic., 1834, juillet, p. 38, et août, p. 221.

(23) The London med. and surg. journ., sept. 1831, p. 250.

(24) Omodei, Annal. univ. di med., ottobr. et novemb. 1833, p. 285.

(25) Transact. medic., juin 1833.

(26) Annal. univ. di medic. di Omodei, 1834, febbr., april. e maggio.

sement général (27). Ed. Duncan s'é-
tant assuré que le tartre stibié est doué
de la propriété de diminuer la force et
la contractilité musculaire, a conseillé
ce médicament pour faciliter la réduction des luxations (28). Weinhold soutient que ce sel diminue la sensibilité
et détruit l'irritabilité du cœur et des
artères (29). Lades, guidé par sa propre
expérience, est arrivé à la même conclusion que l'école italienne, relativement à l'action de ce médicament; il lui
reconnaît une vertu sédative, indépendamment de sa propriété évacuante (30).
Enfin, pour ne taire aucun des effets
qu'on obtient par le tartre stibié à haute
dose, je dois mentionner le ptyalisme,
qui a été observé par James (31), et son
action particulière sur les nerfs de la
huitième paire, d'après l'observation
d'Haighton et de Magendie (32).

Avec le vin, l'alcool, les éthérés, les
opiacés, on diminue ou on dissipe les
effets toxiques du tartre stibié. Witting
nous apprend, d'après sa propre expérience, que le laudanum liquide de Sydenham, et en général tous les opiacés
arrêtent d'une manière remarquable les
vomissements produits par le tartre stibié (33). Baldinger rapporte le cas d'un
individu qui, ayant pris par mégarde, en
une fois, 40 centigrammes (8 grains) de
tartre stibié, avec 30 centigrammes (6
grains) d'opium dissous dans 180 grammes (6 onces) d'esprit-de-vin, n'éprouva
aucune évacuation ni par haut ni par
bas, ni ivresse, ni mal de tête, ni sommeil, ni la moindre chaleur à l'intérieur ou à la peau (34). Aucun fait ne
révèle mieux que celui-ci l'action opposée du tartre émétique avec l'alcool
et l'opium : une si forte dose de chacune
de ces substances n'a produit aucun

effet! Cela ne saurait être expliqué, ni
par l'intervention d'un tempérament
particulier, ni par l'idiosyncrasie, ni
par la force d'habitude. C'est un de ces
faits probants qui en vaut mille autres,
d'autant plus que l'époque à laquelle il
a été observé, et l'autorité des hommes
consciencieux qui l'ont constaté le placent en dehors de tout esprit de prévention. Il nous reste à examiner les altérations organiques que l'on rencontre
dans les cadavres des sujets empoisonnés
par le tartre émétique. MM. Récamier
et J. Cloquet ont trouvé la membrane
interne de l'estomac recouverte d'une
mucosité épaisse (35). Quatorze observations d'individus traités par le tartre
stibié à haute dose ont été rapportées
par Vyau de Lagarde : dans onze de ces
cas, les symptômes de phlogose intestinale disparurent sous l'action du remède,
et chez trois individus qui en moururent, la muqueuse de l'estomac fut trouvée dans son état normal, et même un
tant soit peu pâle; dans un cas seulement elle était rougeâtre (36). Mériadec-
Laennec a observé la muqueuse gastrique décolorée, pâle ou fort peu injectée,
comme dans presque tous les cadavres,
chez ceux qui avaient péri d'affection
pulmonaire, soit simple, soit compliquée
de gastrite et qui avaient été traités par
le tartre stibié à haute dose (37).

Quant à ceux de mes lecteurs qui ne
seraient pas trop disposés à admettre ces
faits, j'espère qu'ils ne déclineront pas
l'autorité du docteur Strambio de Milan,
qui avait été lui-même un adversaire
très-décidé des doctrines de Rasori, et
qui s'était engagé par cette raison même
à contredire l'action hyposthénisante du
tartre stibié; mais, en honnête homme,
il ne voulut pas le faire aux dépens de
la vérité: aussi publia-t-il consciencieusement, dans son Journal de médecine,
vingt-quatre observations de péripneumonies traitées par le tartre émétique,
recueillies à la clinique même de Rasori
par le docteur Prato. Il est démontré par
ces observations, d'une manière incontestable, que l'appareil gastrique chez
ceux qui ont succombé ne présentait pas
la moindre altération organique. Quant

---

(27) Revue médic., mai 1834, p. 345.
(28) The London med. and surg. journ.,
june 1833, p. 568.
(29) Ansicht. des Leb. und sein. Grundkr.
auf Versuch gegr.
(30) The Lond. med. and surg. journ.,
june 1831, p. 507.
(31) Voyez le mémoire de Teallier.
(32) Omodei, Annal. univ. di medic.,
maggio 1818, p. 263.
(33) De tart. emat. præpar. et viribus
medic. Gotting., 1788, p. 54.
(34) Magaz. v. Aerzte II. Bd., p. 1079.
A. J. Stifft's Prakt. Heilmitall. Wienn.,
1791, p. 307.

(35) Mutel Dei veleni, P. I, p. 60.
(36) Archiv. génér. de médec., t. IV,
p. 481.
(37) Bayle, Biblioth. de thérap., t. I,
p. 288.

à ceux qui craignent l'inflammation ou la paralysie de l'estomac par l'abus du tartre émétique, et qui expliquent par là le défaut du vomissement, ils pourront voir dans ces observations mêmes qu'un individu en prenait jusqu'à quatre grammes (un gros) par jour, lorsqu'il commença à gagner un peu d'appétit (38). Ce que nous venons d'exposer devrait suffire, ce nous semble, pour admettre l'action hyposthénisante du tartre stibié, sans que nous nous donnions la peine de produire un plus grand nombre de faits à l'appui de cette opinion. Examinons maintenant les objections qu'on pourrait nous faire relativement aux symptômes d'empoisonnement par les préparations d'antimoine, à son traitement et aux résultats cadavériques.

D'après M. Orfila, Fodéré et autres toxicologistes français, on pourait objecter à la qualité sédative ou contro-stimulante des antimoniaux, que, parmi les symptômes d'empoisonnement par l'émétique et autres préparations stibiées, on doit compter les douleurs d'estomac très-aiguës, le choléra, l'éruption pustuleuse dans la bouche et dans l'œsophage, la fièvre, etc., phénomènes qui tous dénotent une action irritante, aigre, inflammatoire.

Quant aux douleurs aiguës, à la fièvre et au choléra dont parlent ces auteurs, nous pouvons bien dire, avec assurance, qu'ils ont rêvé; car on peut bien, par des petites doses d'émétique, exciter le vomissement, quelque trouble dans la circulation du sang, dans les sensations, et même quelque légère douleur, mais jamais de la fièvre ni de douleurs aiguës fixes, puisque, même sous les plus violents efforts du vomissement le pouls s'abaisse, la figure pâlit et les forces musculaires diminuent. Pour ce qui est des pustules dans la bouche et dans l'œsophage, nous en parlerons lorsqu'il sera question de l'effet local ou physico-chimique de cette substance. On pourrait encore nous objecter que le traitement conseillé par tous les praticiens dans les cas d'empoisonnement par l'émétique est en général antiphlogistique, combiné aux astringents, tels que le tannin ou l'acide sulfurique, soit pour arrêter la phlogose, soit pour décomposer chimiquement le tartre stibié. Mais quelle

phlogose veut-on combattre? C'est une phlogose qui n'existe pas. Et à quoi bon avoir recours à la chimie pour décomposer le prototartrate de potassium et d'antimoine, puisqu'il est démontré qu'une foule de substances peuvent le décomposer, mais que, malgré cette décomposition, il ne perd presque aucune de ses qualités thérapeutiques ou vénéneuses? D'ailleurs il est absurde de prétendre décomposer le tartre stibié dans l'estomac, lorsqu'il a déjà produit l'empoisonnement, c'est-à-dire quand il est déjà passé dans le torrent de la circulation, et qu'il ne se trouve plus dans les voies gastriques.

On a beau nous vanter nombre d'histoires où l'empoisonnement par le tartre émétique aurait été dissipé par des décoctions astringentes, des potions lactées et oléagineuses, des remèdes antiphlogistiques (39); toutes ces histoires ne prouvent que ce que nous savions déjà depuis longtemps, c'est-à-dire que le tartre émétique n'est pas un poison très-violent, et que son effet n'est pas d'une longue durée. Il n'est pas étonnant que très-peu d'individus meurent par cette espèce d'empoisonnement, même parmi ceux qui sont traités de l'empoisonnement en contre-sens ou par des moyens impropres. Sur les effets produits par 1, 2, 4 grammes (15, 30, 60 grains) de tartre stibié, quelle action pourrait avoir une décoction de quinquina, une émulsion mucilagineuse, ou toute autre substance analogue? Puisque ces effets, par leur nature, disparaissent d'eux-mêmes assez promptement, il n'est pas étonnant que les antiphlogistiques puissent parvenir à calmer et à arrêter les vomissements occasionnés par le tartre stibié; nous avons dit pourquoi : nous avons vu en effet que, par l'acide prussique, Krimer a ôté au tartre stibié sa vertu émétique : il serait antilogique de conclure que les antiphlogistiques guérissent les symptômes toxiques du tartre stibié, parce qu'ils dissipent les vomissements. On n'a pas réfléchi que l'effet général persiste et est même augmenté par les antiphlogistiques. Nous savons désormais que, lorsque le vomissement manque ou s'arrête,

____

(38) Intorno il modo d'agire del tart. stib. Milano, 1826.

(39) Berthollet, Gendrin, Sauveton, Journal génér. de médec., t. 91, p. 145. Serres (Orfila, Toxicolog.), Renauldin, Journal univ. des sciences méd., n° 49, p. 118.

il existe d'autres effets, bien plus puissants encore, dont il faut tenir compte.

Les résultats des nécroscopies pourraient aussi donner lieu à quelques objections contre notre manière de voir, concernant l'action dynamique du tartre stibié. Plusieurs auteurs assurent avoir observé, sur les cadavres de sujets empoisonnés par les antimoniaux des traces d'inflammation, des ulcérations, des perforations et autres lésions profondes dans le canal gastrique. Orfila et Magendie ont cru pouvoir démontrer clairement toutes ces altérations organiques par leurs expériences sur les chiens. Nous admettrons aussi l'existence de ces ravages pathologiques dans quelques cas, mais jamais comme résultat de l'émétique; car est-il raisonnable d'attribuer l'inflammation de l'estomac et des poumons au tartre émétique, tandis qu'on en trouve la cause presque certaine dans la ligature artificielle de l'œsophage, que ces expérimentateurs ont pratiquée sur leurs chiens? Est-il juste et logique d'accuser l'émétique des altérations qu'on trouve sur le cadavre de ceux qui meurent, non certainement par l'administration de ce remède, mais par des maladies graves et incurables dont ils étaient atteints avant même de prendre l'émétique? Je ne m'arrêterai pas, pour le moment, à l'énumération et à l'analyse de tous ces faits; je craindrais d'être trop prolixe. Il me serait facile de prouver que des doses plus ou moins fortes de tartre stibié avaient été données dans des affections dites embarras gastriques, fièvres nerveuses, putrides, gastriques. Ces affections n'étaient en réalité que de véritables gastrites, des entérites, ou gastro-méningites, lesquelles, s'étant terminées par la mort, ont laissé voir à l'ouverture des cadavres, dans le plus grand nombre des cas, des injections inflammatoires, la gangrène, des excoriations, des pustules, des perforations et autres altérations qui ne doivent être attribuées qu'à l'intensité de la maladie, cause unique de la mort.

Concluons de tout cela que plusieurs toxicologistes, même les plus haut placés, jugent parfois faussement et en aveugles l'action d'un grand nombre de substances et notamment du tartre émétique. Au lieu de bien observer les effets de cette substance, ils imaginèrent des extravagances d'après leurs idées préconçues; ils se sont imaginé que le tartre stibié devait être stimulant, irritant,

corrosif, comme plusieurs autres poisons, et qu'il exigeait par conséquent les mêmes secours thérapeutiques.

Le praticien qui aurait confiance dans les paroles de ces toxicologues nuirait sans s'en douter à ceux qu'il voudrait secourir, et entraînerait aussi dans l'erreur les tribunaux qui auraient à se prononcer dans des cas d'empoisonnement. Si je me prononce si ouvertement sur cette matière, c'est que j'en ai acquis la conviction par un grand nombre d'expériences, de faits, de méditations. Le silence sur ce point me rendrait blâmable, inhumain.

§ V. *Effets sur les maladies.* — L'usage thérapeutique de l'antimoine a subi de singulières vicissitudes. L'antiquité la plus reculée en a admis l'usage (40): une faculté de médecine le condamne (41); un parlement de Paris le frappe sévèrement de proscription (42); un char symbolique le met de nouveau en triomphe (43); plus de cent médecins en proclament et démontrent l'utilité dans toutes les maladies; un grand nombre d'autres déclarent que son usage est des plus dangereux : tel est en peu de mots l'historique ancien des vicissitudes thérapeutiques des différentes préparations de l'antimoine, et notamment du tartre stibié, auquel on pourrait, à la vérité, les rapporter toutes. Quiconque a fait usage, en médecine, du tartre émétique, a dû se convaincre que c'est un des médicaments les plus énergiques dans une foule d'affections, quelle que soit d'ailleurs la manière d'en envisager l'action. En discutant les propriétés de ce remède, nous l'envisagerons sous trois points de vue différents, c'est-à-dire : comme émétique, comme stimulant, et comme contre-stimulant. L'action du tartre émétique, qui a plus particulièrement attiré l'attention des praticiens, est sans doute celle du vomissement, dont il a tiré son nom. Les uns regardent cette action comme primitive et *sui generis;* les autres, sans se donner la peine de l'expliquer, s'en tiennent à l'effet et en profitent dans les différents cas morbides. — Ainsi, l'indication première et plus directe, lorsqu'on peut débarrasser

---

(40) Hippocrate, Galien, Plinius, Dioscoride, etc.
(41) Celle de Paris.
(42) Par arrêt et jugement de 1566.
(43) Currus triumphalis antimonii. Basil. Valentini, 1604.

entièrement l'estomac des substances qu'il pourrait contenir, est d'avoir recours à ce sel d'antimoine. Que ces substances soient en trop grande quantité, quoique non malfaisantes par leur qualité, ce qui a lieu dans le cas de simple réplétion ; ou qu'elles soient vénéneuses ; ou enfin qu'elles soient engendrées dans l'estomac même, comme il arrive dans les affections connues sous le nom de gastriques bilieuses ou putrides, l'indication est toujours, d'après la pluralité des médecins, de produire le vomissement par le tartre stibié, de préférence, comme étant la substance qui jouit de cette propriété d'une manière plus sûre et plus prompte que toute autre. Cette pratique est basée cependant sur une idée théorique, savoir que dans toutes ces affections la cause efficiente existe dans le canal digestif, et qu'il est nécessaire de l'enlever le plus promptement possible et par la voie la plus courte. On n'aurait en conséquence pour but que de produire un effet mécanique, d'exciter dans le tube gastrique un mouvement inverse tumultueux, apte à déterminer le vomissement ; ce qu'on pourrait obtenir de même par plusieurs autres moyens, tels que la pompe gastrique (stomaco-pompe). Cela a précisément lieu dans tous les cas de réplétion simple de l'estomac, ou lorsqu'une substance délétère aurait été avalée depuis peu, et avant qu'elle eût pu donner lieu à aucun effet dynamique. Jusque-là le désordre est purement mécanique, et l'on parvient aussi, par des moyens également mécaniques, à l'arrêter et à l'éloigner. Le même résultat peut être obtenu en chatouillant le gosier avec la barbe d'une plume, en buvant de l'eau tiède en abondance, par le mouvement rotatoire et ondulatoire, et par d'autres moyens encore, lesquels seraient souvent préférables au tartre émétique. Mais il y a d'autres indications que celles-là à remplir dans les maladies dites gastriques, fièvres bilieuses, putrides ou nerveuses. On reconnaît facilement dans ces affections un caractère morbide général. L'accumulation dans l'estomac des matières qui dérangent les fonctions de ce viscère ne constitue point le vrai caractère de la maladie ; c'est là un simple phénomène, un simple effet de l'affection.

Ordinairement, la première déclaration de la maladie n'est pas due aux aliments, puisqu'elle a fréquemment lieu chez les individus qui ne sont point écartés de la sobriété ordinaire. En supposant d'ailleurs que les aliments et les boissons en fussent la cause déterminante, ces substances ne demeurent pas toujours dans les voies gastriques comme un levain permanent de la maladie ; ils y laissent seulement l'impression qu'ils ont produite et cette impression devient la source véritable du mal. Cela est si vrai, que le vomissement répété une, deux ou trois fois, ne coupe, n'arrête point l'état morbide, celui-ci continuant à parcourir ses périodes avec plus ou moins d'intensité. Cependant, l'émétique enlève à l'estomac les substances qu'il renferme, ainsi qu'une partie des matières qu'il a sécrétées. De nouvelles humeurs y affluent sans cesse et en abondance ; mais ces humeurs sont l'effet et non la cause de la maladie. Vous aurez beau évacuer ces humeurs, vous n'obtiendrez pas la guérison tant que l'organe où siége le mal n'est pas revenu à son état normal, de sorte que le vomissement dans ces maladies, envisagé comme remède évacuant des substances ramassées dans l'estomac, n'est pas un moyen suffisant ni sûr de guérison. Le praticien qui, dans ces maladies, déterminerait le vomissement par des moyens purement mécaniques, verrait aisément combien la seule évacuation des matières est insuffisante, et combien il est dangereux de trop violenter l'appareil gastrique, si mal disposé et presque toujours dans un état de phlogose. Si donc le tartre stibié est, en pareil cas, d'un puissant secours lorsqu'il est administré dès le début, et même à différentes reprises (d'après l'avis de plusieurs praticiens), pendant tout le cours de la maladie, c'est qu'indépendamment de sa qualité émétique, il possède encore quelque autre vertu particulière qui agit sur tout l'organisme. Les recherches des médecins observateurs doivent viser à découvrir cette vertu particulière, à moins qu'on ne veuille se servir de cet agent thérapeutique empiriquement ou en aveugle. C'est ce que nous tâcherons de faire dans le courant de cet article.

Dans l'idée fixe que le prototartrate d'antimoine et de potassium n'était qu'uniquement émétique, c'est-à-dire capable seulement de provoquer la secousse mécanique du vomissement, les médecins l'ont vanté dans tous les cas où ils imaginèrent qu'un ébranlement général capable de dégourdir tout le corps et de donner plus d'activité à la circulation pourrait être salutaire. Aussi le prescrivirent-ils contre l'apoplexie, contre la paralysie, contre la léthargie, dans les maladies nerveuses, dans l'hypocondrie, dans les engorgements glandulaires, etc. Qu'une forte secousse puisse, dans quelqu'une de ces affections, produire parfois un effet salutaire, je ne le nie point; mais je pense aussi que souvent cette secousse pourrait être fort préjudiciable. Heureusement que la thérapeutique de nos jours n'est plus forcée d'avoir recours à des moyens violents pour obtenir des effets salutaires. Les praticiens qui ne voient dans l'action du tartre émétique qu'un stimulant énergique attribuent à cette action unique tous les succès thérapeutiques. Le vomissement et ses conséquences ne seraient, d'après eux, qu'une simple irritation portée sur l'estomac; la sueur serait le résultat de la stimulation réactionnelle sur la peau, ou bien dans le système vasculaire sanguin. C'est par le *stimulus* aussi, disent-ils, que les sécrétions augmentent, ainsi que tous les phénomènes d'exosmose, etc. Rassurés par cette explication, ils administrent le tartre stibié dans les mêmes cas absolument que ceux qui le prescrivent comme simple remède évacuant. Considérée sous le point de vue des résultats, cette doctrine pourrait être tolérée; car, au total, qu'importe qu'elle soit fausse, pourvu qu'on s'accorde sur les applications pratiques. On pourrait dire effectivement à la rigueur que le tartre stibié a été l'excitateur, le *stimulus* des effets salutaires qu'on a obtenus; mais, en ce sens, on pourrait aussi appeler stimulant ou excitant, la saignée, puisqu'elle excite la pâleur, la faiblesse, la défaillance. Si l'on veut appliquer le mot *stimulus* dans le sens de Brown ou de ses successeurs, qui entendaient par stimulation : mettre positivement en action les organes; ou en augmenter la force, on serait dans l'erreur d'appeler stimulant le tartre émétique, car on rencontrerait à chaque pas des faits en opposition avec cette idée. Je me contenterai de citer le seul vomissement lui-même, que les véritables stimulants ne produisent point. Et si l'on disait que le vin donné en abondance l'excite quelquefois, je répondrais que cet effet n'est pas dû à l'action stimulante, mais bien à la masse du liquide qui est en excès dans l'estomac, et qui est expulsé par regorgement. Quant à la sueur, qu'on attribue à l'excitation cutanée ou de la circulation, je ferai observer que c'est là une grave erreur : cette sueur est constamment associée à la pâleur générale et à la faiblesse du pouls, ainsi que nous le démontrerons plus loin.

Nos adversaires pourraient ici nous répondre : A quoi bon ces subtilités ingénieuses contre le fait le plus palpable, savoir : les éruptions et les pustules qu'on voit paraître continuellement sur la peau et ailleurs par l'application du tartre stibié ? Ne sont-elles pas un caractère certain de stimulation et d'action augmentée? Nous nous expliquerons tout à l'heure sur ces phénomènes. Une manière plus rationnelle d'envisager l'action du tartre émétique pénétré dans le torrent de la circulation, est celle qui l'envisage comme *contro-stimulante* ou *hyposthénisante*.

Ce n'est pas le hasard ni le désir de la nouveauté qui détermina Rasori le premier à envisager cet agent thérapeutique comme contre-stimulant; cet habile observateur y fut conduit directement par les faits et le raisonnement. Considérant d'une part les applications de la grande loi qu'il venait de découvrir sur la tolérance ou la capacité morbide de l'organisme pour les remèdes; de l'autre, la nature manifestement affaiblissante des effets du tartre stibié, Rasori a été conduit à employer cette substance avec une grande hardiesse contre les maladies inflammatoires les mieux connues, telles que la péripneumonie; il en obtint les plus heureux résultats. Dans son premier mémoire, Rasori débute par ces mots : « L'usage du tartre stibié n'est » pas chose nouvelle dans le traitement » des péripneumonies franches, et no- » tamment, dans celles où le praticien » croit voir une complication gastrique, » saburrale, bilieuse, et dans lesquelles » se présente l'indication particulière en » faveur de l'émétique. Mais ce qui me » paraît nouveau et tout à fait en oppo- » sition avec les opinions généralement » reçues, c'est de traiter les péripneumo- » nies inflammatoires avec le tartre sti- » bié depuis leur commencement jusqu'à » leur terminaison; d'en faire le remède » cardinal, et le plus souvent le seul » moyen de traitement; d'épargner par » là un grand nombre de saignées; et » bien souvent de n'en faire aucune, » d'en porter les doses quotidiennes au » delà de ce qu'on n'avait jamais osé » faire, savoir : jusqu'à un scrupule, à un » gros, et même davantage, dans les

» vingt-quatre heures; d'être parvenu
» jusqu'à l'administration de plusieurs
» onces dans le courant d'une maladie,
» et de pouvoir dire enfin avec assu-
» rance n'avoir provoqué le vomisse-
» ment que rarement, ni augmenté les
» évacuations ventrales, ni même la
» sueur, au delà de ce qui était le ré-
» sultat du caractère et de l'époque de
» la maladie (44). »

Le travail de Rasori a provoqué un orage de réclamations, car il renversait les idées généralement admises. On a commencé par dire que cette méthode de traiter les péripneumonies était cause d'une grande mortalité; cependant, nous possédons contre une pareille assertion des documents authentiques tirés des registres de la clinique de Rasori, déposés près l'administration de l'hôpital de Milan et près le ministère de l'intérieur de l'époque. Ces documents comprennent la statistique des deux cliniques que Rasori faisait, l'une à l'hôpital civil, l'autre à l'hôpital militaire, depuis le mois de décembre 1807 jusqu'à novembre 1814. Il résulte du premier rapport, qui comprend les malades d'une année, que la mortalité a été de dix pour cent; les péripneumoniques étaient plus du tiers de la totalité des malades (45). Le second rapport ne comprend que les péripneumonies seulement traitées pendant trois années, 1809, 1810 et 1811, au nombre de six cent quarante-huit dans la clinique civile et de cent quatre-vingts dans la clinique militaire. Il résulte de ce travail que dans la première clinique la mortalité a été de vingt-deux pour cent, et dans la seconde de quatorze et demi (46). Le troisième rapport enfin rend compte de la mortalité relative aux deux cliniques et de celle des autres services dans les mêmes hôpitaux pendant les années 1812, 1813, 1814; la moyenne de la mortalité dans les salles médicales

où l'on pratiquait la méthode ordinaire de traitement a été de seize, tandis que celle de la clinique de Rasori a été de onze pour cent, en mettant même de côté bien des désavantages à charge de cette clinique, lesquels auraient valu la peine d'être évalués (47).

On avait aussi dit dans le temps que la nouveauté et la hardiesse de cette médication venaient de ce que le tartre stibié de l'hôpital de Rasori était peut-être mal préparé, et conséquemment sans action, ou bien de ce que les malades ne le prenaient réellement pas d'après la prescription. Mais beaucoup d'étrangers à la clinique et d'incrédules ont fait toute espèce de vérification et se sont assurés que les choses étaient telles que Rasori les présentait; quelques personnes ont même expérimenté sur elles-mêmes le tartre stibié de la clinique de Rasori, à petite dose, et les effets n'ont pas été différents de ceux du tartre stibié préparé ailleurs. — Il ne restait donc plus qu'à mettre en avant la loi de l'habitude pour expliquer les étonnants résultats obtenus par Rasori; on l'a invoquée effectivement cette loi, et on en a fait une objection contre sa manière de voir. On a prétendu que les malades traités de la sorte pouvaient s'accoutumer à l'émétique comme les Asiatiques le sont à l'usage de l'opium. Mais il est à peine besoin de relever l'absurde d'une pareille objection; car, pour établir l'habitude en question, il faut débuter par des doses petites, tandis que dans la pratique rasorienne on commence par soixante centigrammes (douze grains), et même plus, de tartre émétique à la fois. Une pareille dose étant dès l'abord tolérée, l'habitude aurait donc dû préexister au traitement. Comment expliquer par cette loi qu'après un long traitement et la cessation de la maladie, cesse également chez l'individu la tolérance pour le remède, de sorte que le phénomène manquerait précisément alors qu'il devrait commencer par le pouvoir de l'habitude? Comment se fait-il enfin qu'il n'y ait pas d'homme en santé qui puisse s'habituer, nous ne dirons pas à deux ou à quatre grammes (demi-gros à un gros), mais pas même aux petites doses de tartre émétique, puisqu'elles excitent le vomissement

---

(44) Delle peripneumonie infiammatorie, e del curarle principalmente col tartaro stibiato. Annal. di scienz. et lettere, vol. VII, p. 72.

(45) Voy. Prospetto dei risultamanti della clinica medica dell' ospedal milit. di San-Ambrosio in Milano, nel semestre di decembre 1807, sino al maggio 1808. Stamp. Cairo et comp.

(46) Quadro delle peripneumonie, dans les Annali di scienze et lettere, vol. VII.

(47) Il conciliatore, foglio scientifico-letterario. Milano, 18 marso 1819, n° 57.

dans les cas ordinaires?— D'autres ont imaginé qué le tartre stibié à haute dose paralysait l'estomac et empêchait ainsi le vomissement. Mais a-t-on réfléchi à la gravité d'une paralysie de l'estomac? Si l'estomac devenait paralysé, comment se fait-il que sous l'action de quatre grammes (un gros) de tartre émétique, le malade ait des selles régulières, et ce qui est plus encore, bon appétit et bonne digestion?

Toutes ces objections et plusieurs autres sont actuellement tombées en présence de l'observation rigoureuse et impartiale des faits; mais elles en ont imposé à l'époque de la naissance de la méthode de Rasori, qui remonte à l'année 1799. Des praticiens d'un grand mérite, cependant, ont soumis les faits énoncés par Rasori à l'épreuve expérimentale, et ils les trouvèrent de la plus grande exactitude. Tommassini (48) et Ambri (49), à Parme, confirmèrent publiquement la bonté de la méthode rasorienne. D'autres médecins italiens en firent autant; les succès sont bientôt devenus presque populaires, et bientôt d'autres expériences, non moins concluantes, ont été faites en France, en Angleterre et en Allemagne. — Pendant quelque temps cependant les étrangers se moquèrent de la découverte italienne en nous accusant d'avoir renoncé à l'ancienne sagesse de l'art pour nous livrer à des rêves, à des théories bizarres et absurdes. Les journaux d'Allemagne et de France, ainsi que quelques-uns d'Italie, des académies et quelques écoles médicales d'Europe prirent part dans le principe à la discussion, et au lieu de consulter l'expérience, ils prirent sur eux la responsabilité de la réprobation *a priori*. Plusieurs d'entre eux cependant ont été bientôt obligés de faire publiquement amende honorable. Effectivement, quelques années après, C. Peschier, de Genève, publia plusieurs faits relatifs à des inflammations de poitrine (pleurésies, pneumonies, bronchites, etc.) guéries à l'aide du tartre stibié à haute dose et sans saignée,

et, chose remarquable, ces guérisons ont eu lieu toutes en très-peu de temps et sans récidive, tandis que ses confrères, qui avaient suivi les méthodes ordinaires, perdirent un grand nombre de leurs malades. Dans l'écrit de ce médecin il n'est nullement question de la source de cette méthode, qui était déjà en vigueur depuis plusieurs années en Italie, et on dirait même que l'auteur essaye de faire croire que c'est d'après ses propres idées qu'il avait été conduit à ce mode de traitement, si différent de celui de ses collègues. Il avoue pourtant avoir lu dans les Annales cliniques de Montpellier (50), quelque temps après son premier essai, que cette méthode de traitement avait déjà été employée avec un succès semblable au sien. Pour connaître, soit la bonne foi, soit la logique de Peschier, nous rapporterons la série des raisonnements qu'il dit lui avoir ouvert le chemin de sa prétendue découverte. Il m'a paru, dit-il, que le tartre émétique agissait comme évacuant, et qu'il devait en conséquence débarrasser les premières voies, faciliter la circulation dans les vaisseaux abdominaux (51), diminuer proportionnellement la pléthore relative à la poitrine, et conséquemment les accidents pathologiques qui arrivent dans l'appareil respiratoire (52). Il m'a paru, continue-t-il, que cette substance, en arrêtant tout à coup l'action digestive, devait mettre un obstacle à la chylification et à l'hématose (53), et plus encore, j'ai présumé que le trouble qui a lieu dans l'économie animale, qu'il en arrive ou non le vomissement, devrait détourner le mouvement fluxionnaire (54) de la poitrine, cause efficiente du mal.

Peschier n'a pas manqué de faire remarquer que sa méthode diffère de celle des autres en ce que ceux-ci donnent le tartre émétique dissous dans l'eau, tandis que lui il le combine à d'autres remèdes indiqués d'après l'état du malade. S'il y a, par exemple, tendance à la trans-

---

(48) Sull' azione deprimente e contro-stimolente di alcuni rimadi. Mem. II, litta il maggio 1809. V. Giorn. della società M. C. di Parma, vol. VII, p. 24 e p. 200.

(49) Opera. med. prat. et anat. patol. fatte nello spedale civile di Parma, lette in novembre 1809. V. Giorn., id., p. 3 et suivantes.

(50) Tom. 42, p. 171.
(51) N'est-ce pas là la théorie pathologique de Leroy?
(52) D'après cela, on voit que les auteurs ont tort de craindre que, chez les personnes prédisposées à l'hémoptysie et à d'autres maux de poitrine, l'émétique soit contraire.
(53) Cela s'appelle déraciner le mal.
(54) Autre théorie pathologique que je ne saurais à qui attribuer.

piration, il y ajoute huit ou douze grammes (deux à trois gros) d'éther azoteux, ou chlorhydrique, ou acétique ; s'il y a dysurie et chaleur à la peau, il le combine avec le sel de nitre ; s'il y a insomnie et inquiétude, il y ajoute la teinture d'opium. Il annonce tout cela pour prouver qu'il ne prescrit pas le tartre stibié d'une façon tout à fait empirique (55). Dans un autre écrit, il confirme les succès de la méthode, et il prévient les médecins qui voudraient l'imiter, de ne pas saigner dans les pneumonies, car les saignées, d'après lui, prolongent singulièrement la maladie, et rendent les convalescences interminables (56)!!! — Nous n'avons pas besoin de nous arrêter à réfuter les préceptes et la philosophie de M. Peschier ; si nous en avons dit quelque chose, c'est pour faire voir que cet auteur, avec ses raisonnements et sa manière d'agir, est parvenu à faire goûter en France la méthode que Rasori, Tommassini et Borda avaient, avec une bien meilleure logique et un autre ordre de faits, déjà établie en Italie. Peschier a trouvé des imitateurs en France et en Allemagne, et, chose singulière, on parla aussitôt de la nouvelle méthode de traiter les pneumonies d'après Peschier.

Indépendamment pourtant de ses théories, le tartre stibié à haute dose a été employé par Kapeler et par Laennec. Ce dernier surtout en fit l'objet d'un grand nombre d'expériences particulières. Il avoue que la première idée de cette médication lui était venue d'Italie. Laennec fut si satisfait des résultats de cette méthode qu'il ne l'abandonna plus. Nonseulement il l'employa dans les pneumonies, mais encore dans le rhumatisme, dans l'hydrocéphale aiguë, dans l'arachnoïte (57), dans l'apoplexie, dans l'arthrite, dans la phlébite aiguë (58), dans l'ophthalmie, dans l'angine, et même dans les affections gastriques, avec douleur de ventre, langue rouge, diarrhée, ténesme, et que tout le monde aurait caractérisées pour inflammatoires. Dans toutes ces maladies, il a observé que le médicament agissait plus promptement

et plus heureusement lorsqu'il ne provoquait pas de nausées ni de vomissements. Il dit aussi avoir observé que, chez des convalescents, ce sel d'antimoine était toléré, sans produire de vomissements, jusqu'à la dose de 90 centigrammes (18 grains) (59).

Il n'en fallut pas davantage pour faire adopter l'administration du tartre émétique à haute dose. Cette méthode est connue en France sous le nom de *méthode rasorienne ;* elle est devenue presque universelle, surtout contre les pneumonites. L'ont adoptée contre ces maladies, Morelot et Parent (60), Vaidy (61), Guersant (62), Vacquié (63), Palais (64), Benaben (65), Vyau de Lagarde (66), Bricheteau (67), et plusieurs autres, y compris Puntous, qui a fait un examen comparatif des différents traitements des péripneumonies. Cet auteur démontra d'une manière péremptoire que l'émétique à haute dose a toujours donné d'heureux résultats (68), ce qui avait déjà été relevé par d'autres, et notamment par Trousseau, qui, sur 58 pneumonites aiguës, n'a eu que 2 morts ; il vérifia, lui aussi, que ce remède agissait mieux lorsqu'il ne provoquait aucune évacuation (69).

Dans le rhumatisme articulaire aigu, on a obtenu en France d'excellents effets des fortes doses de tartre stibié, ainsi que cela avait été déjà constaté longtemps auparavant en Italie, et aussi contre la goutte. Je pourrais citer à ce sujet plusieurs auteurs, entre autres Delourmel de la Picardière (70), Trousseau et

---

(55) Traitem. des flux. de poitr. par l'émétiq. à haute dose. Biblioth. univ. de Genève, scienc. et arts, t. xx, p. 140.

(56) Gazette de santé, 5 et 15 septembre 1825.

(57) Revue médicale, juin 1825, p. 344.

(58) Revue médicale, octobre 1825.

(59) Traité de l'auscultation médiate. Paris, 1826, t. i, p. 492.

(60) Bullet. de la société médic. d'émulat., 1825.

(61) Journ. complém., t. xv, p. 203.

(62) Archiv. de méd., t. xv, p. 5.

(63) Omodei, Annal. univ. di med., apr. 1828, p. 105.

(64) Gazette de santé, 1826, p. 189.

(65) Revue médicale, octobre et novembre 1829.

(66) Archiv. de médec., t. iv, p. 481.

(67) Archiv. génér. de médec., oct. et nov. 1832.

(68) Revue médicale, juillet 1834, p. 38, et août, p. 221.

(69) Transact. med., juin 1833.

(70) Thèse. Paris, 1837.

Bonnet (71), Patin (72), Teallier (73), qui ont écrit des mémoires sur ce sujet. On a traité avec le tartre émétique, et sans saignée, le croup épidémique, ainsi que nous l'apprennent Menon, Teallier (74) et autres. L'angine tonsillaire, l'urétrite, la dysurie, le tétanos, la chorée, ont été aussi guéries au moyen du tartre stibié (75).

Tous ces faits, qui tombaient continuellement sous les yeux des partisans de la doctrine dite physiologique, auraient dû leur faire apercevoir l'erreur où ils étaient de croire que tous les remèdes étaient stimulants, irritants, et que tel ne pouvait être en conséquence le tartre émétique. Attribuer ces guérisons au hasard, dire qu'elles n'étaient que des illusions, et que les malades périssaient par d'autres accidents plus formidables que le mal, c'était combattre par des raisons arbitraires que les faits démentaient; car les effets en question étaient trop évidents, trop clairs, trop nombreux et trop constants pour ne pas les apprécier comme ils le méritaient. On ne manque pas pourtant de mettre en avant l'hypothèse très-commode de la révulsion et de la sympathie. Le tartre émétique, éminemment stimulant et phlogosant, en produisant, d'après eux, une gastrite, guérissait la péripneumonie par le moyen de la révulsion. On aurait de la peine à croire de pareils raisonnements s'ils ne se trouvaient pas imprimés dans une foule d'écrits, recommandables d'ailleurs, des médecins physiologistes et de M. Broussais lui-même. Ce n'est pas assez pour eux de méconnaître ce que nous avons précédemment prouvé par rapport aux traces que présente l'estomac après les doses exorbitantes d'émétique, ce n'est pas assez de la sympathie entre la muqueuse gastrique et pulmonaire, il leur faut encore d'autres hypothèses, puisqu'ils admettent que la sympathie du poumon pour l'estomac se convertit en antipathie, car les individus délivrés d'une péripneumonie moyennant l'émétique, devraient de toute nécessité avoir en échange une gastrite; cette gastrite, qu'ils craignent tant, qu'ils jugent avec raison si dangereuse et si difficile à guérir! Et pourtant, chose étonnante, ces malades ont une convalescence très-courte et bon appétit, ainsi qu'on peut le voir dans le détail des faits publiés par Rasori, par Laennec, par Royer (76), et par tous ceux qui ont fait usage de ce remède! Mais ce n'est pas tout.

Sans parler de la pratique des Italiens, qui traitent certaines gastrites franches avec le tartre émétique à haute dose (étant contre-indiqué dans quelques-unes, ainsi que nous le verrons ailleurs), sans nous arrêter à la pratique des anciens, qui le prescrivaient continuellement dans les maladies désignées sous le nom de gastricisme, fièvre gastrique, et que les broussaisiens regardent comme des gastrites, nous nous permettrons de demander comment il se fait que, dans certaines pneumonites qui, en France même, se présentent associées avec la gastrite, le tartre émétique ait été prescrit par Laennec, par Delourmel, par Guérsant, par Vyau de Lagarde, par Mériadec-Laennec (77) et par d'autres? Ces pneumonites pourtant guérirent, et les symptômes d'irritation gastrique se dissipèrent en même temps. Comment pourraient-ils rendre raison, par exemple, du cas rapporté par Fontaneilles, d'une jaunisse accompagnée de douleurs très-aiguës à l'épigastre et à l'hypocondre droit, de fièvre et de tous les symptômes d'une gastro-hépatite, guérie avec un gramme vingt centigrammes (vingt-quatre grains) de tartre stibié, le vomissement n'ayant eu lieu qu'au commencement (78)?

M. Broussais a été en Italie pendant que Rasori et Tommasini avaient fondé la véritable philosophie pathologique et thérapeutique. Bien au fait de la première, mais tout à fait à jeun de la seconde, il la transporta en France quelques années après. Avec elle, et un mérite personnel transcendant, il éleva justement son nom, ébranla les esprits, et convertit à sa manière de voir une grande partie de ses compatriotes et même de ses adversaires, qui ne voulaient pas être

<hr>

(71) Essai thérapeut. sur l'antimoine. Journal hebdom., t. xi, n° 132, p. 5, et n° 138, p. 222.
(72) Omodei, Annal. univ. di med., oct. et nov. 1833, p. 285.
(73) Id. déjà cité.
(74) Transact. medic., janv. 1833, p. 126.
(75) Bayle, Biblioth. de thérap., t. i, p. 288.

(76) Voy. Mém. de Teallier.
(77) Lieux et ouvrages cités.
(78) Revue médicale, t. i, p. 200.

redevables à l'Italie. Mais le colosse ne pouvait se soutenir longtemps, car bien qu'il posât d'un pied sur un sol stable et sûr, de l'autre il se trouvait sur un terrain vide et trompeur. Aussi, bientôt après, les faits contredisant les préceptes, il y eut des adeptes défectionnaires, qui ont blâmé indistinctement le bon et le mauvais de la médecine physiologique.

Les médecins anglais ne mirent aucun obstacle à adopter l'usage du tartre émétique à haute dose, mais ils n'ont admis aucune doctrine. Balfour l'employa dans les fièvres, dans les pneumonites, dans l'hémoptysie, dans l'apoplexie et d'autres maladies inflammatoires (79). Jeffreys, dans l'esquinancie parotidienne (80), Potter et Graves à l'hôpital de Dublin, l'ont expérimenté dans les inflammations de poitrine et dans le croup; Graves l'employa aussi plus tard avec succès dans le *delirium tremens* des ivrognes (81). Pour guérir cette maladie, aussi bien que la manie, Spence s'en était déjà servi : il en donna jusqu'à deux grammes (demi-gros) en une seule fois, sous forme solide, pour ne pas exciter le vomissement (82). John C. W. Dyer (*) imita la pratique de Graves avec tout autant de succès.

Dernièrement aussi Rowe et Langford eurent à se louer du tartre stibié à haute dose dans le traitement du choléra (83). Ed. Duncan ayant constaté que les fortes doses de cette substance diminuent la force et la contractilité de la fibre musculaire, et l'ayant vu réussir admirablement pour réduire les luxations, l'employa courageusement et avec profit dans les spasmes des muscles cervicaux et dorsaux (84). — Si nous retournons maintenant nos regards sur les résultats obtenus par les médecins de l'Allemagne et des autres pays septentrionaux, nous trouvons que Hufeland a adopté la pratique de Peschier (85). Plus tard,

cependant, ayant appris que cette méthode appartenait à Rasori, il a déclaré que cela n'offrait rien de neuf, car longtemps auparavant, dit-il, Brendel et Schroder, d'Allemagne, prescrivaient l'émétique contre les inflammations, et Richter, depuis quarante ans, l'administrait contre la pleurésie, à la dose de quinze centigrammes (trois grains) par jour, combiné avec le nitre et autres substances, pour être pris peu à peu (86). Hufeland, cependant, paraissait ignorer que non-seulement Schroder et Brendel, mais beaucoup d'autres, et longtemps avant eux, avaient prescrit le tartre émétique dans les pleurésies dites bilieuses, ou compliquées de gastricisme, ce qui avait été indiqué aussi par Rasori dans son premier mémoire. Stoll, par exemple, traita en 1776, par le vomissement, une épidémie de péripneumonie dite bilieuse. Mais quel rapport y a-t-il entre cette pratique et celle de Rasori? Richter même le donnait à dose vomitive et comme évacuant, ainsi que d'autres praticiens auraient prescrit dans le même but les huileux et les purgatifs. Les anciennes pharmacopées rapportent la formule du bol contre la fièvre quarte, dans lequel il entre le tartre émétique. On sait aussi que Marryat de Bristol conseillait en 1790 le tartre-stibié contre les fièvres inflammatoires, en assurant que ce médicament ne provoquait pas le vomissement. On pourrait encore, au besoin, citer quelques autres indications analogues, et même quelques cas de pneumonies, dans lesquels on avait, soit par erreur, soit par ignorance, soit par caprice, administré le tartre émétique à haute dose, ainsi que dans d'autres maladies inflammatoires; mais il y a fort loin de là à l'établissement d'une loi thérapeutique comme celle de Rasori. Revenons à l'analyse des faits. Bang traita par cette méthode, à l'hôpital de Copenhague, quarante-cinq affections inflammatoires de poitrine, et il ne perdit que deux malades seulement. L'au-

---

(79) Illustrations of the porver of tart. emetic. in the cure, etc. London, 1818.

(80) Case in surgery. London, 1820.

(81) The Edinb. med. and. surgic. Journ. — Clinical lectures the London med. and. surgic. Journ. Februar. 1833, p. 102.

(82) The London med., etc. Septemb. 1831, p. 250.

(*) Ibid., septembre 1833, p. 186.

(83) The London med., etc., August. 1834, p. 87.

(84) Ibid. Juny 1833, p. 568.

(85) Journal der Prakt. Heilk., 55 Bd., 4 st., p. 45. Il faut faire attention que, huit ans avant que Peschier eût publié son court écrit, le mémoire de Rasori parcourait déjà l'Allemagne, réimprimé dans le Mediz. chirurg. Zeitung. 1814. 1 Bd., p. 393.

(86) Journal, etc., 56 Bd., 3 st., p. 51.

teur regarde cette pratique comme la plus sûre et la plus énergique (87). Wolff et plusieurs autres, à Varsovie, expérimentèrent avec tout autant d'avantage l'action de ce remède dans des maladies analogues (88). Albers, Wormes et Tourtual vérifièrent aussi le même fait dans l'Institut polyclinique de Berlin (89). Wesner (90), Suffert (91), Maiziger, Ziegler et Wiedemann (92), Fritze, Reide (93), Lucas (94), Brosins (95), Mehlhausen (96), en d'autres villes, obtinrent les mêmes résultats.

Ayant encore d'autres questions importantes à discuter dans cet article, je renonce au désir que j'aurais de démontrer le tort qu'ont eu la plupart de ces auteurs de combiner aux fortes doses de tartre émétique des substances d'action opposée, tandis qu'administré seul il aurait donné des preuves plus éclatantes de son utilité dans toutes les phlogoses. Il est donc prouvé par un très-grand nombre de faits incontestables que, dans tous les pays où on l'a expérimenté, le tartre stibié à haute dose a été très-efficace pour combattre les maladies inflammatoires, savoir : les péripneumonies, les pleurésies, les bronchites, la phthisie, la goutte, le rhumatisme, la folie, le délire des ivrognes, les spasmes toniques, l'apoplexie, l'angine, les gastrites, les entérites, les hépatites, les péritonites, les ophthalmies, les érysipèles, les artérites, la phlébite, etc.; et que partout on s'est convaincu que ce médicament peut remplacer la saignée de manière à la rendre moins nécessaire, moins fréquente, et même à l'épargner quelquefois tout à fait. On s'est convaincu que les bons effets de ce remède à haute dose n'ont lieu ordinairement que lorsqu'il ne produit aucune évacuation. C'est là aussi ce qu'on a observé en Ita-

lie depuis le commencement de ce siècle, et ce que Rasori a enseigné au lit du malade, ainsi que ses successeurs.

§ VI. *Appréciation de l'action du remède, etc.* — S'il est facile de reconnaître dans tous les faits l'action hyposthénisante du tartre stibié, il n'en est pas de même relativement à l'organe ou l'appareil sur lequel ce sel déploie de préférence son action. Les phénomènes qui se présentent le plus souvent après son administration, savoir : la pâleur, le froid, la sueur et l'abondance des sécrétions séreuses et muqueuses, porteraient à faire croire que les extrémités capillaires artérielles sont les parties qui en ressentent de préférence l'action, et qu'ainsi on devrait à bon droit le placer parmi les hyposthénisants vasculo-artériels. Il devient cependant par la suite hyposthénisant général lorsque la dose en est très-élevée. Telle est l'action primitive et intrinsèque du tartre stibié. Tous ses effets se rattachent à ce principe, et, quoiqu'ils paraissent diversifier dans l'économie animale, on peut très-bien les expliquer par cette manière de voir. C'est ce que nous allons démontrer brièvement. Le froid, la pâleur dépendent évidemment de la lenteur de la circulation du sang à la périphérie du corps. On sait, en effet, que c'est le sang, poussé par le cœur, qui colore les joues et répand la chaleur animale à toutes les parties. La substance hyposthénisante, réprimant l'action de la circulation, doit donc faire diminuer en même temps la chaleur des extrémités et la rougeur du derme.

La sueur est aussi un des effets les plus fréquents du tartre émétique lorsqu'il est pris à petites doses. On pourrait objecter que la transpiration n'est qu'un simple phénomène accidentel de la surface de la peau. Nous avons démontré cependant que le derme est un organe complexe, ou plutôt le résultat de l'agglomération de plusieurs organes dont chacun exerçait des fonctions diverses, et que la sécrétion de la sueur paraissait confiée aux extrémités des vaisseaux sanguins (a). De là résulte que cette

<hr>

(87) Bibliothek for Lager. 1826, 2 H., p. 113.
(88) Nouvelle biblioth. médic., t. VI, p. 227.
(89) Hufeland's Journ., 57 Bd., 6 st., p. 66.
(90) Ibid., 58 Bd., 5 st., p. 71.
(91) Ibid., 59 Bd., 5 st., p. 120.
(92) Rust's Magazin., 15 Bd., p. 329.
(93) Ibid., 16, p. 18.
(94) Ibid., p. 117.
(95) Hufeland's Journ., 65 Bd., 1 st., p. 70.
(96) Ibid., 4 st., 150.

Giacomini.

<hr>

(a) Les follicules sébacés ne sécrètent qu'une humeur onctueuse qui n'a aucune ressemblance avec le liquide aqueux et salin qui constitue la sueur proprement dite. Quant aux prétendues glandes sudorifiques et à leurs canaux excréteurs en forme de fonction est aussi sous la dépendance du cœur et des artères. — L'action d'exosmose, due aux capillaires sanguins, peut être augmentée par deux voies opposées. Premièrement, lorsque la force du cœur et des gros vaisseaux est augmentée, celle des capillaires continuant dans son état normal. C'est ce qui a lieu après l'usage des hypersthénisants, des mouvements corporels, de l'action du calorique et de l'électricité. Secondement, lorsque l'énergie des extrémités vasculaires est au-dessous de son état normal, celle du cœur demeurant normale. Dans ce cas, les pores des tuniques vasculaires sont plus ouverts, plus perméables; la partie la plus ténue du sang passe librement au dehors sous forme de vapeur ou de sueur. Ce dernier mécanisme est de nature opposée au précédent, et est aussi produit par des moyens d'action diamétralement opposée. Le produit de l'un et de l'autre de ces mécanismes se manifeste avec des caractères propres et reconnaissables. Cela posé, qui ne voit que la sueur déterminée par le tartre émétique, laquelle est ordinairement générale, douce, sans chaleur, ni rougeur, ni rigidité à la peau, accompagnée de pâleur générale, d'un pouls calme, souple ou lent, ne peut être de la première espèce, mais bien certainement de la seconde? J'en appelle aux cliniciens observateurs. On ne confondra certainement pas la sueur produite par le tartre émétique avec celle qui s'observe dans certaines fièvres et qui peut aussi avoir lieu pendant l'usage du tartre émétique, au commencement ou vers la fin de certaines maladies. On ne confondra pas non plus la sueur produite par le tartre stibié seul, avec celle que produit le même sel lorsqu'il est donné conjointement avec quatre ou huit grammes (un à deux gros) d'éther ou de teinture d'opium, ainsi que le pratiquent quelques médecins allemands à l'imitation de Peschier. Dans ce cas la sueur n'appartient pas ordinairement au tartre stibié. Si donc la sueur que produit le tartre émétique offre un caractère manifeste d'hyposthénie analogue à celui qu'occasionnent les saignées, le jeûne, ou qui succède à l'usage des boissons aqueu-

ses abondantes, des bains froids, etc., il est évident que le tartre stibié peut être regardé, sous le point de vue de cette action secondaire, comme un excellent sudorifique, et cela à cause de son action hyposthénisante sur les capillaires sanguins. C'est ce qui arrive précisément lorsqu'on l'administre à doses petites et répétées, de manière que son action soit en même temps générale, modérée et continue. Le tartre stibié ne paraît pas augmenter également la sécrétion de l'humeur sébacée. Celle-ci exige, en effet, une action plus élevée pour se manifester. La sueur provoquée de la sorte est plus liquide, plus claire, moins onctueuse et moins odorante que celle qu'on observe chez les fébricitants; chez ces derniers, en effet, l'humeur sébacée est sécrétée en abondance et mêlée à la transpiration séreuse.

Pendant que l'exhalaison cutanée augmente par l'action du tartre émétique, toutes les autres surfaces qui ont des communications avec l'air extérieur éprouvent le même phénomène, et cela par la même raison. Les tuniques des extrémités vasculaires des poumons se relâchent, leurs porosités s'ouvrent sur la surface interne des cellules bronchiques et laissent échapper en grande abondance de la vapeur qui constitue la transpiration pulmonaire; les orifices des glandes muqueuses de l'appareil respiratoire s'ouvrent également et laissent plus libre la sortie de l'humeur qu'elles sécrètent. Cette humeur, se mêlant à la vapeur pulmonaire, constitue le matériel de l'expectoration. Voilà donc comment le tartre stibié devient par cette action secondaire un excellent expectorant. On aurait tort de croire qu'il irrite, excite d'une manière quelconque les voies aériennes, car on sait que les véritables stimulants arrêtent au contraire ordinairement l'expectoration, au lieu de l'augmenter. C'est ce que nous voyons arriver, par exemple, dans la toux sèche qui accompagne les phlogoses des bronches, dans le stade que les anciens appelaient de crudité; c'est ce que nous voyons aussi arriver lorsque, l'expectoration étant déjà déclarée, on vient à stimuler les organes malades, à augmenter la phlogose et la fièvre; elle s'arrête ou diminue. Et ce n'est alors que par la saignée, ainsi que le conseille Borsieri, ou par quelque autre moyen antiphlogistique, qu'on parvient à la rétablir ou à la faciliter. Le tartre stibié, ainsi que d'autres pré-

---

tire-bouchon qu'on prétend avoir trouvés dans le tissu de la peau, nous les regardons comme purement hypothétiques.

(N. d. Trad.)

parations antimoniales, réussit admirablement en pareil cas, et cela par son action hyposthénisante, par la vertu qu'il a d'abattre l'éréthisme, la contraction morbide des tissus excréteurs des surfaces bronchiques. On objecte cependant à cette manière de voir que l'inflammation aussi augmente parfois la mucosité et l'expectoration, puisqu'elle produit même des écoulements morbides des surfaces muqueuses ; ainsi qu'on l'observe dans la blennorrhagie et dans les affections catarrhales en général. On comprend sans peine ce phénomène, si l'on veut bien se rappeler qu'il y a dans l'action sécrétoire deux parties ou deux moments distincts, l'un pour l'élaboration de l'humeur à sécréter, celui-ci est actif et ne peut augmenter sans un surcroît d'activité de l'organe; l'autre pour son évacuation, celui-ci est passif. Cette évacuation sera d'autant plus abondante qu'il y aura moins d'action ou d'éréthisme dans les conduits ou dans les ouvertures excréteurs; de sorte que l'expectoration peut, à l'instar de la sueur, augmenter par deux causes opposées : par le relâchement des tissus excréteurs et par là surexcitation des tissus sécréteurs. La matière qu'on en obtient dans les deux cas offre aussi des caractères différents: celle de l'expectoration par action hyposthénisante est une mucosité simple, facile à se détacher, et, comme on disait jadis, avec tous les caractères de la coction; celle de l'expectoration hypersthénique ou inflammatoire au contraire est une mucosité plus élaborée, plus aigre, plus visqueuse, plus difficile à être crachée, excitant une toux fort incommode. Il est tellement vrai que dans les deux cas la marche de l'expectoration est différente; que le tartre stibié et les autres antimoniaux, qui provoquent l'expectoration dans le premier cas, tendent à l'arrêter, et l'arrêtent même en effet dans le second jusqu'à ce que par leur persévérance ils la reproduisent, mais tout à fait changée dans sa nature. Cette vérité est de la plus haute importance, et pourtant elle échappe complétement aux médecins, qui attribuent aux antimoniaux une vertu expectorante sans tenir aucun compte de l'action primitive du médicament. Ils sont obligés, dans les cas de catarrhe pulmonaire, de défendre l'usage des antimoniaux, ainsi que d'autres prétendus remèdes expectorants; alors précisément qu'ils seraient parfaitement indiqués comme hyposthénisants. Dans

notre pratique nous prescrivons fréquemment les antimoniaux, et avec le plus grand avantage, précisément dans les cas d'excessive sécrétion muqueuse, ce qui change promptement la nature de cette sécrétion et la ramène aux conditions normales. Cette remarque nous dévoile une autre erreur non moins accréditée par la routine, savoir : de distinguer dans les inflammations des membranes muqueuses une période blennorrhoïque, passive, atonique, distincte de la période inflammatoire et d'un caractère différent.

Ce que nous venons de dire relativement à la muqueuse pulmonaire s'applique également à toutes les membranes muqueuses indistinctement. Arrêtons-nous un instant cependant sur la muqueuse gastro-intestinale. — Nous avons déjà vu que le tartre stibié donné à petites doses excite souvent des évacuations ventrales. Aussi, pourrait-on lui attribuer une faculté purgative? Soit, si l'on veut; à condition cependant qu'on regarde cette action comme secondaire, c'est-à-dire indépendante d'une irritation, d'une stimulation immédiate du tube intestinal. Ce phénomène dépend, en effet, de l'atonie dans laquelle tombent les vaisseaux exhalants et les ouvertures des glandes muqueuses des intestins, ce qui suffit pour faire augmenter la quantité des fluides intestinaux et provoquer des évacuations alvines. Faisons en attendant remarquer que le flux ventral peut lui aussi avoir lieu par deux causes contraires, comme l'expectoration et le catarrhe pulmonaire. Qu'il me suffise d'établir pour le moment que les évacuations alvines provoquées par le tartre stibié sont le résultat d'une hyposthénie, d'un relâchement analogue à la sueur et à l'expectoration dont nous venons de parler.

Quant au vomissement, c'est là un phénomène sur lequel les idées les plus absurdes ont été accréditées, et pourtant son explication est toute simple, puisqu'elle se rattache à la même action hyposthénisante dont nous venons de parler. Le préjugé, néanmoins, a tellement enraciné l'erreur, que la lumière de la vérité éblouit les esprits. Il suffit d'avoir vomi soi-même, ou vu vomir pour se convaincre que bien peu de phénomènes pathologiques peuvent lui être comparés sous le rapport du bouleversement, de l'anxiété qu'en éprouve tout l'organisme. Un effet si violent pourrait faire croire qu'il ne peut être produit que par une cause fort puissante. C'est précisément là l'erreur. Le vomissement, en effet, est un de ces phénomènes très-apparents et qui peuvent être déterminés par des causes très-légères. On aurait tort, en conséquence, de présumer que son énergie est en raison de la puissance de la cause. Quoi de plus doux, en effet, que l'eau tiède, que le chatouillement au gosier avec la barbe d'une plume, que le mouvement rotatoire, de bascule, une saveur désagréable, la simple vue d'un objet dégoûtant pour le provoquer? Il faut donc considérer le vomissement comme un phénomène complexe et dont la cause occasionnelle peut être très-légère, mais dont le premier effet devient cause des nouveaux efforts qui s'enchaînent pour ainsi dire aux précédents, et qui en définitive peuvent avoir des résultats importants. Si l'on analyse cependant le phénomène, l'on trouve que l'acte essentiel qui le constitue est l'inversion du mouvement vermiculaire de l'estomac et de l'œsophage, aidé de la contraction presque spasmodique des muscles abdominaux et du diaphragme. Il faut donc chercher quel est le nouvel agent qui met les fibres musculaires de l'estomac et des autres parties dans un tel trouble, dans un tel mouvement désordonné. Serait-ce le contact immédiat du tartre stibié, ou des autres moyens émétiques, sur les parois de l'estomac? Non certes, puisque nous avons vu que le tartre émétique excite le vomissement, également lorsqu'il est appliqué sur la peau convenablement ou injecté dans les veines. D'ailleurs, le chatouillement du gosier, le voyage par mer, une saveur, une odeur désagréable, la vue d'une substance dégoûtante, etc., ne peuvent agir directement sur les membranes de l'estomac. Si l'on ne veut pas admettre que le contact immédiat de l'émétique sur l'estomac est toujours insuffisant pour produire le vomissement, on est cependant obligé de convenir que dans un assez grand nombre de cas le vomissement peut avoir lieu sans ce contact. Il faut conséquemment supposer une autre cause, que je crois avoir trouvée. L'estomac n'entre pas dans ce mouvement d'inversion qui constitue le vomissement par l'action directe des moyens ci-devant indiqués, mais bien par celle de ses stimulants naturels, lesquels se multiplient et éprouvent des modifications sous l'influence des causes en ques-

tion. Je m'explique. Le mouvement vermiculaire de l'estomac et des intestins est excité naturellement par les sucs gastro-intestinaux, par la bile, par le liquide pancréatique, etc. Peut-être aussi ce mouvement est-il aidé par les aliments et les boissons, mais il est certain que ce mouvement existe même lorsque l'estomac et les intestins sont vides; on dirait même qu'il est alors plus intense, à en juger par les bruits que les intestins produisent. Cela ne peut avoir lieu que par l'action des humeurs qui pendant le jeûne sont sécrétées en plus grande abondance. Or, en l'augmentant outre mesure et presque subitement par une cause quelconque, ces matières sécrétées sont capables de provoquer énergiquement les contractions de l'estomac. Ces contractions deviennent fréquentes et comme précipitées ou convulsives, et si le canal intestinal ne participe pas à cette émotion, s'il conserve encore son action normale, il doit en arriver un mouvement antipéristaltique : de là le vomissement. C'est pour cela, je crois, que la faim prolongée, l'abstinence de toute nourriture, sont accompagnées de nausées et même de vomissements. Le vomissement dans ce cas est, selon moi, déterminé par l'augmentation des sucs gastriques; aussi ne vomit-on dans ces circonstances que des liquides de cette nature. Par la même raison, les substances émétiques ne manquent pas de provoquer le vomissement par cela même qu'elles déterminent une sécrétion plus ou moins abondante de sucs gastriques, même lorsqu'on les administre à un estomac vide ou que l'individu vient déjà de vomir plus ou moins abondamment. On voit par là que le vomissement est un effet secondaire de l'action de la cause vomitive, celle-ci se bornant à déterminer la sécrétion séro-muqueuse. Voulez-vous une preuve de cette assertion? vous n'avez qu'à observer ce qui se passe ordinairement avant l'acte du vomissement : il y a afflux abondant et incessant de salive et d'autres humeurs dans la bouche, remontant par l'œsophage. Ce n'est pas seulement cet excès de sécrétion qui produit le vomissement; quelquefois il peut aussi dépendre d'une altération particulière dans la qualité des sucs en question. Mais de cette espèce de vomissement nous en parlerons ailleurs. Ainsi donc, tous les moyens qui relâchent ou affaiblissent à l'improviste les pores excréteurs de la surface interne de l'estomac, surtout si ceux des intestins ne se relâchent pas en même temps, sont propres à produire le vomissement. L'eau tiède bue en abondance ne paraît pas agir autrement. L'ondulation dans une barque, le mouvement de rotation, le chatouillement du gosier, certaines odeurs, certaines saveurs, le souvenir de certains objets mettent le corps dans une sorte d'abattement, de frisson, de nausées, de pâleur, de vertiges, phénomènes caractéristiques d'une hyposthénie passagère, suffisante cependant pour produire une sorte de sueur froide, un afflux abondant de salive dans la bouche et des mucosités dans l'estomac, cause immédiate du vomissement.

Cela posé, il est aisé de comprendre le phénomène du vomissement sous l'influence de l'action du tartre émétique, puisque cette action relâche les pores des vaisseaux capillaires, augmente les exhalaisons, spécialement de l'estomac, si on l'administre à dose convenable, soit par la bouche, soit par toute autre voie d'absorption. — Effectivement, le froid, la pâleur, les vertiges, les frissons, les nausées, la salivation apparaissent avant le vomissement. Il serait, en conséquence, absurde de les faire provenir du contact immédiat, tous ces phénomènes se rattachant à une même source, l'hyposthénie consécutive à l'absorption. L'hyposthénie en question paraît se déclarer plus promptement dans l'estomac qu'ailleurs. La dose pour exciter le vomissement ne doit pas être excessivement petite, car les effets en seraient trop légers; ils se borneraient à produire tout au plus de la sueur. A dose un peu plus forte, on n'aurait pas non plus le vomissement, mais bien l'expectoration et le flux de ventre. Il faut, en un mot, que la dose soit telle, qu'elle produise une action prompte, et que l'estomac puisse en être impressionné le premier et plus fortement que les autres viscères. Sous ce rapport, la forme de la prescription est aussi pour beaucoup, le médicament ne devant pas être donné trop concentré, car alors son action serait trop graduée et non subite, et le vomissement n'aurait pas lieu. C'est ce que nous eûmes occasion de voir plusieurs fois, et que Spence, Royer et plusieurs autres observèrent de même en donnant le tartre émétique sous forme pilulaire ou dans fort peu de liquide. Le vomissement enfin n'a lieu non plus si l'on dépasse la dose que nous avons indiquée et si l'administration du remède était continuée. La raison en est très-simple. L'action du tartre stibié ne se borne pas alors aux capillaires sanguins et aux conduits excréteurs; elle se fait sentir aussi sur le cœur et sur tous les autres centres de vitalité au même instant, et détermine une hyposthénie universelle. Pendant cette hyposthénie, aucune évacuation ne se manifeste, malgré le relâchement excessif des vaisseaux capillaires. C'est que l'action du cœur devient alors très-légère, et il ne peut par conséquent y avoir une abondante évacuation de sueur; bien que les conduits excréteurs soient relâchés et béants, les glandes n'élaborent point, vu l'état d'hyposthénie où elles se trouvent. En conséquence, les évacuations sont nulles; mais à mesure que l'hyposthénie diminue, les évacuations reparaissent. De là résulte que l'hypersthénie ou l'inflammation est combattue par le tartre stibié, indépendamment de toute évacuation ou de perte visible de substance animale. Aussi arrive-t-il, ainsi qu'on l'a déjà remarqué, que les inflammations cèdent d'autant mieux, que le remède ne produit aucune évacuation. C'est là une preuve certaine de l'hyposthénie positive et qui confirme l'axiome que nous avons posé ailleurs, savoir : que, par rapport à cette classe de remèdes, les évacuations et les pertes de matière animale ne sont jamais la cause, mais bien l'effet de l'hyposthénie déjà produite.— Ces faits, que nous avons recueillis dans tous les amphithéâtres, à toutes les cliniques, dans tous les livres des observateurs véridiques de tous les pays indistinctement, pourraient peut-être sembler en opposition avec la belle loi de la tolérance ou de la capacité morbide, découverte par l'illustre Rasori et développée expérimentalement par Tommasini: c'est-à-dire qu'on peut trouver dans la quantité du tartre émétique tolérée par les malades une mesure exacte du degré actuel du mal, ou de la diathèse, ainsi qu'ils l'appellent; de sorte que le vomissement, lorsqu'il se déclare, indique que la quantité du remède surpasse la capacité actuelle de l'affection, et que, s'il n'a pas lieu, c'est une preuve que la diathèse persiste et qu'il faut persévérer dans l'usage du médicament pour la combattre. C'est pour cela qu'on a placé en première ligne le vomissement parmi les signes qui indiquent le point de saturation ou d'excès, et le tartre stibié comme le diathésimètre le plus certain. Ce sujet ayant donné lieu à une foule de contestations, je me permettrai de l'examiner à mon tour et d'exposer avec franchise ma manière de voir, bien qu'elle soit sur quelques points en opposition avec celles de Rasori et de Tommasini.

Je dirai d'abord que ce n'est pas le vomissement qui, parmi les effets du tartre émétique, lorsqu'il vient à manquer, peut donner un indice de la capacité morbide proportionnelle de l'individu, et qui, lorsqu'il existe, peut annoncer l'intolérance ou l'excès d'action du remède, puisque même chez l'homme bien portant, où il n'y a aucune apparence d'hypersthénie ou de diathèse, de *stimulus*, le tartre stibié à forte dose n'excite point le vomissement, ni chez les convalescents, ni chez ceux qui viennent de guérir, ainsi qu'on l'a souvent observé lorsque par inadvertance ou par curiosité du médecin on a continué à l'administrer à haute dose. De sorte que celui qui attendrait le vomissement pour diminuer ou suspendre les doses du remède, sans faire attention à aucun autre phénomène, risquerait de faire périr le malade d'hyposthénie. Je dirai ensuite qu'il n'est pas vrai que l'état hyposthénique ou la diathèse du contre-stimulus aide l'action émétique du tartre stibié, puisque les animaux placés dans des conditions d'hyposthénie au moyen de l'acide prussique ou de l'eau de laurier-cerise n'ont pas vomi dans les expériences, lorsqu'on leur a administré des doses ordinaires de tartre stibié, et puisque d'ailleurs, dans les véritables empoisonnements par le tartre stibié, d'ordinaire il n'y a pas de vomissement. A l'appui de cette manière de voir, je puis invoquer, indépendamment des faits précédemment cités, trois observations qui se sont présentées à notre clinique, relatives à des sujets traités à l'aide du tartre stibié associé à la saignée, ainsi que nous avons l'habitude de le faire. Nous eûmes le malheur d'outrepasser tout à coup par l'action thérapeutique le degré de l'hypersthénie. Il s'agissait dans l'un de ces cas d'une pneumonite, dans le second d'une arthrite grave, dans le troisième d'une gastro-méningite. Il n'y eut chez aucun d'eux le moindre vomissement, ni d'autre évacuation ; mais, au lieu de cela, une décomposition des traits du visage, des frissons généraux, l'immobilité avec insensibilité presque complète, pouls excessive-

ment petit, presque imperceptible. Chez le premier, il fallut avoir recours aux moyens hypersthénisants. En peu d'heures tous les phénomènes disparurent tellement, qu'on a dû reprendre bientôt le traitement antiphlogistique ; chez les deux autres il a suffi de suspendre le remède, et la guérison a eu lieu. Je dirai en troisième lieu que les plus petites quantités produisent le vomissement dans les cas aussi d'une excessive hypersthénie ou diathèse de stimulus. Cela s'observe presque toujours aux premières doses du remède. Que si l'on disait que l'inflammation n'a pas dans le commencement toute l'intensité qu'elle prend par la suite, et qu'ainsi la tolérance proportionnée au degré de la maladie doit conséquemment être d'abord légère, mais que par la suite elle augmente, je répondrai que cela est inapplicable aux cas dans lesquels le traitement par le tartre stibié est déjà commencé ; qu'à une période avancée, lorsque la phlogose se trouve déjà dans son summum d'intensité, il est d'observation que dans ces circonstances aussi quelques vomissements se déclarent, aux premières prises assez souvent. Les raisons ci-dessus seraient encore moins applicables aux cas où le tartre stibié provoque quelques vomissements dans le courant du traitement, ou lorsque ayant été suspendu par une raison quelconque, il est repris. Tout cela est facile à vérifier ; il suffit, pour faire reparaître le vomissement dans le plus fort de l'inflammation, de diminuer la dose du remède, de le suspendre, puis de le reprendre par petites doses ; on le verra disparaître à mesure qu'on élève les doses et qu'on parvient à produire l'hyposthénie générale. On peut en dire autant des évacuations alvines et de la sueur, bien que ces effets soient moins faciles à obtenir. Bref, on verra toujours vérifier le principe déjà établi que la sueur, le vomissement et les évacuations alvines dépendent de la dose minime du médicament, qui borne ses effets soit à l'estomac, soit aux intestins, soit aux vaisseaux exhalants.

Il ne suit pas cependant de tout cela que la loi de la capacité morbide soit en aucune manière infirmée ; les faits que je viens de citer la confirment au contraire. L'erreur que nous avons voulu combattre est relative au vomissement qu'on avait pris comme un effet primitif et ordinaire du tartre stibié, et comme un signe de l'excès d'action du remède, cet excès d'action étant au contraire tout entier dans l'hyposthénie qui se déclare dans le système vasculaire sanguin ; et ses phénomènes propres étant la pâleur, la faiblesse générale, l'abaissement du pouls, c'est sur eux qu'il faut principalement veiller pour reconnaître si le remède est ou non toléré. Effectivement, ni un gros ni les plus fortes doses de tartre émétique ne les produisent tant que l'hypersthénie subsiste ; les petites doses les produisent également quand l'hypersthénie est éteinte. Ainsi le tartre stibié sera un véritable *diathésimètre*, ou un moyen de mesurer l'état morbide et le degré d'hypersthénie, pourvu qu'on ne tienne pas compte du vomissement ni de la diarrhée, et qu'on s'en tienne aux effets plus constants qui se manifestent dans le système circulatoire. Quelques exceptions rares qu'on pourrait indiquer ne sauraient détruire les faits généraux et constants que nous venons d'établir.

Le praticien trouvera dans ces principes un guide certain dans l'emploi du tartre stibié. S'il ne veut obtenir que des sueurs, il aura recours aux très-petites doses, pourvu que l'hypersthénie ne soit pas intense, et il aura par là aussi l'expectoration. S'il veut le vomissement, il l'obtiendra de la première impression d'une dose moyenne ; mais il ne doit pas oublier que ce vomissement est la conséquence d'une hyposthénie momentanée ou bornée à l'estomac, et qu'il ne peut l'obtenir sans elle. Aussi prescrira-t-il avec avantage le tartre stibié dans le gastricisme, dans les fièvres gastriques et bilieuses ; car, s'il est au courant de la science, il ne peut ignorer que ces affections sont associées toujours à un état phlogistique du tube intestinal, et il aura en vue de satisfaire avec le tartre émétique à deux indications : l'une, mécanique, qui purgera des matériaux, cause ou effet de la gastrite ; l'autre, dynamique, qui consiste à arrêter directement la phlogose et l'hypersthénie. Dans les inflammations de la tête et du thorax, le praticien ne craindra plus désormais la secousse du vomissement, puisqu'il sait que cette secousse, si elle a lieu, n'est rien en comparaison des bienfaits de l'hyposthénie générale qui en résulte, et par les mêmes raisons il se gardera bien de provoquer le vomissement dans les maladies hyposthéniques, et chez les sujets empoisonnés par des substances hyposthénisantes, soit parce qu'il pourrait ne pas l'obtenir, soit parce qu'en l'obte-

nant il augmenterait l'hyposthénie. Enfin, si, dans une inflammation quelconque dans laquelle la pléthore n'est pas évidente, il voulait s'abstenir de saigner, il pourra remplacer la saignée par le tartre stibié à une dose non moindre de six, huit grains, en ayant soin que les premières prises soient plutôt généreuses, pour qu'elles ne provoquent pas le vomissement. Il pourra, dans les cas graves d'hypersthénie, en augmenter de beaucoup la dose, jusqu'à arriver à des quantités considérables ; mais dans ces cas il faut que le praticien soit très-attentif à épier la tolérance du malade, laquelle fléchit quelquefois en un instant, lorsqu'on y pense le moins, et peut donner lieu à une hyposthénie artificielle et générale durant le cours même de l'inflammation locale. Cette tolérance devra surtout être surveillée dans les phénomènes vasculaires propres au tartre stibié, et non dans les phénomènes que nous nommerons *périphériques*, tels que les évacuations alvines, la sueur ou le vomissement ; ceux-ci n'indiquant point un excès d'action. Les premiers sont, ainsi que nous l'avons dit, le froid, l'affaissement ou le collapsus général, l'insensibilité, l'immobilité, la petitesse et la lenteur du pouls, l'évanouissement : ce sont là les phénomènes que nous avons nommés *centraux*, et qui annoncent une véritable hyposthénie. En conséquence, loin d'attribuer au tartre stibié un pouvoir absolu, sudorifique, expectorant, purgatif ou émétique qu'il n'a pas, le clinicien pourra le prescrire raisonnablement et avec un avantage réel contre la fièvre dite *sudatoria*, dans la certitude qu'il arrêtera les sueurs ; il pourra le prescrire dans les catarrhes humides, non pour aider l'expectoration, mais pour l'arrêter ; il pourra enfin l'administrer comme antiémétique dans le vomissement produit par une cause phlogistique, et dans le choléra de la même nature, sans tomber dans l'absurde contradiction de ceux qui, après l'avoir proclamé comme émétique, le conseillent aussi dans le vomissement morbide et dans le choléra.

§ VII. *Action mécanique.* — Nous voici arrivé au point où il faut répondre à l'objection qui est regardée assez généralement comme la plus puissante contre notre doctrine ; nous voulons parler de l'irritation locale et des boutons que produit le tartre stibié qu'on applique sur la peau. Ces pustules ont un aspect particulier analogue à celui des boutons de la petite vérole, ou bien ils simulent une éruption miliaire, ou un érythème chaud. Ces phénomènes ayant toutes les apparences d'une irritation phlogistique, il était tout naturel de doter, ainsi qu'on l'a fait, le tartre stibié d'une action irritante, stimulante, et de penser qu'il exerçait la même action dans toute l'économie. On n'avait pas réfléchi que tout remède considéré comme corps étranger à l'économie jouissait de deux qualités distinctes, l'une dynamique ou vitale, l'autre mécanique ou physicochimique, laquelle se manifeste d'une manière plus ou moins marquée sur le lieu même où il est appliqué avant d'être absorbé et assimilé. L'importance de cette distinction, nous l'avons longuement développée dans les prolégomènes de cet ouvrage. Le tartre stibié étant un sel formé de cristaux très-durs, on a beau les broyer et les pulvériser, ils conservent toujours leurs angles et leurs pointes, de sorte que, si quelques-unes de ses molécules pénètrent dans l'épiderme, et si elles ne sont pas absorbées par les vaisseaux lymphatiques, elles opèrent comme corps étrangers, et les tissus qu'elles irritent s'enflamment. Pour que cela n'arrive point, il suffit de lui ôter la forme saline, en le dissolvant dans un liquide, ou bien d'appliquer le sel sur des surfaces humides, où les humeurs animales puissent le dissoudre, comme dans l'estomac. Les expériences que j'ai faites viennent à l'appui de cette doctrine. En appliquant sur la peau le tartre stibié parfaitement dissous dans l'eau, ainsi que nous l'avons fait plusieurs fois, même en aidant l'effet par la friction, on ne voit jamais paraître ni pustules ni aucun autre signe d'irritation. Indépendamment des cas cités par Gendrin, Hutchinson et Lettson (97), qui le démontrent, il existe aussi des expériences faites par Krimer, qui les confirment. Cet auteur, ayant frotté plusieurs fois avec une solution stibiée la paume de la main d'individus d'âge, de sexe et de tempérament différents, n'a pu produire ni chaleur, ni rougeur, ni aucun autre effet sensible (98). J'ai fait plus encore. Ayant appliqué cette solution sur un phlegmon, et sur des engelures très-enflammées, j'ai observé

une diminution notable dans le gonflement, la rougeur et la douleur, sans aucun symptôme d'irritation ni de pustules. Ma conviction est arrivée au point que je ne ferais aucune difficulté d'appliquer la même solution sur mes yeux comme collyre, si j'étais atteint d'ophthalmie (a). Notez bien cependant que par solution parfaite j'entends celle qu'on fait avec seize parties d'eau et au delà pour une partie d'émétique, telle étant la proportion de la solubilité de ce sel établie par les chimistes. En deçà de cette proportion, les pustules sont inévitables ; je les ai vues même se former lorsque l'eau en était simplement sursaturée. Il ne convient pas non plus de faire la solution à chaud, car cela permet d'employer moins d'eau, et si on l'applique de suite étant chaude, elle laissera déposer des parcelles salines en se refroidissant.

Il importe aussi de rappeler qu'une solution saturée peut devenir très-chargée une fois appliquée sur la peau, parce que l'eau est absorbée la première ou s'évapore, et le sel pourrait alors reprendre sa forme cristalline, notamment si on fait cette application sur des parties à peau fine, comme le scrotum, par exemple.

On a des pustules presque toujours, lorsque le tartre émétique est appliqué mêlé avec la graisse, comme il se trouve dans la pommade d'Autenrieth. La graisse ne dissout pas le sel, je dirai même qu'elle sert plutôt à en isoler les parcelles et à en empêcher l'absorption, ne pouvant pas être attaquée par les humeurs animales. La graisse cependant est elle-même résorbée à la longue, et les molécules salines, demeurant sur place, fomentent l'irritation mécanique. Ce qui

---

(a) *N. de M. Mojon.* Dans l'intérêt de la science et de la vérité, nous devons déclarer qu'ayant nous-même appliqué un grand nombre de fois, et pendant plusieurs jours consécutifs, des compresses imbibées d'une solution saturée de tartre stibié sur différentes parties du corps, notamment sur celles atteintes de rougeur érysipélateuse, nous avons presque toujours observé des pustules nombreuses se manifester ; et pourtant aucun frottement n'avait été exercé : seulement la fomentation était renouvelée deux à trois fois par jour en versant une nouvelle dose de la solution sur la compresse qui restait en permanence sur les parties malades.

---

(97) Voyez plus haut, art. IV. Effets sur l'homme en santé.

(98) Horn's Arch. f. b. med. Erfahr., 3 Heft., 1818.

prouve cette manière de voir, c'est l'usage que nous faisons depuis plusieurs années d'une pommade dont le tartre stibié est préalablement dissous.dans l'eau, puis incorporé à la graisse. Cette pommade ne produit jamais de pustules, et elle est facilement résorbée; il faut, bien entendu, que la solution du sel soit parfaite, ainsi que nous venons de le dire. Si l'on dépasse le degré indiqué de la saturation, la pommade détermine des pustules, mais petites et quelquefois miliaires, au lieu d'être varioliformes. La pommade stibiée *non pustuleuse* nous procure, par la résorption, l'avantage de produire des effets dynamiques généraux, ce qui est d'un grand avantage dans une foule de cas. Nous rappellerons à ce sujet les heureux effets obtenus par Strambio dans le traitement de l'épilepsie, à l'aide de cette méthode.

Du reste, les pustules ne sont pas propres ni caractéristiques du tartre stibié seulement, ainsi qu'on le croit. Tous les sels à peu près en produisent, pourvu qu'ils soient un peu difficiles à être dissous. Nous avons vu des pustules semblables ou plus petites être produites par la pommade d'hydriodate de potasse, et de protochlorure de mercure; nous en avons aussi obtenu avec du sulfate de potasse broyé avec de la graisse, et même avec une pommade de verre pilé et porphyrisé. Nous portons encore des traces de cette dernière pommade sur l'avant-bras, où nous avons produit des pustules il y a près de dix ans : elles sont semblables à des brûlures. Si tout cela ne suffit pas pour prouver sans réplique que les pustules et les autres marques d'irritation dues au tartre stibié dépendent uniquement de son action mécanique et locale, et qu'elles manquent entièrement lorsque la substance est dissoute, je ne saurais en vérité quelles espèces de preuves on voudrait pour s'en convaincre. En conséquence, je dois déclarer que c'est une crainte puérile et vaine que de croire que les pustules produites par le tartre stibié puissent naître dans l'estomac et dans les intestins, chose que les humeurs animales et la faculté digestive de ces organes rendent tout à fait impossible. Les faits contraires qu'on allègue ne sont pas concluants à mes yeux. Si toutefois l'on appréhendait réellement un pareil effet dans quelques cas de gastrite intense accompagnée de sécheresse de la langue et du gosier, il serait facile de le prévenir en s'abstenant de donner le tartre stibié à l'état solide ou en solution concentrée, ou même en s'en abstenant tout à fait; c'est là, il est vrai, un excès de précaution, car nous avons traité et guéri avec une promptitude remarquable et sans le moindre accident des gastrites véritables, aiguës, graves, au moyen de solutions de tartre stibié.

On trouve quelques faits qui semblent déposer contre le principe que nous venons d'établir, savoir : que l'éruption n'est que l'effet de l'action locale et purement mécanique. Ces faits sont relatifs à des applications de la pommade ou de la solution stibiée sur le thorax, et qui firent paraître des pustules ailleurs, comme au scrotum, ou à l'anus, ou en d'autres endroits éloignés du lieu de l'application. Pour que des faits semblables pussent avoir quelque valeur, il faudrait d'abord prouver qu'aucune portion de la substance appliquée n'a été portée dans ces lieux éloignés, soit par la main du malade, soit par le papier, soit par le linge; car il n'y a rien de plus facile et de plus fréquent que ces déplacements du médicament pendant le sommeil ou dans l'agitation fébrile, par la main du malade, etc. On conçoit que sur une peau fine comme celle du scrotum, il suffit d'un léger attouchement pour y faire naître des pustules. Combien de fois ne voyons-nous pas un vésicatoire déplacé à l'insu du malade, etc. N'en est-il pas de même des bandages? Si l'on nous demandait maintenant quel avantage on peut retirer de l'action mécanique du tartre stibié, nous répondrions qu'il est un excellent dérivatif, un irritant, et que plusieurs médecins en font un très-grand usage. Nous expliquerons ailleurs la théorie de cette action. Je dirai seulement ici que la pommade stibiée n'est pas seulement épispastique, irritante.

(*Note de M. Mojon.*) Nous ne pouvons adopter complétement la doctrine de notre savant ami Giacomini concernant la véritable cause des pustules que produisent les applications locales de tartre stibié. Il est de fait que ces pustules sont analogues à celles de la petite vérole, et n'ont rien de semblable aux égratignures que produirait le verre pilé et réduit en pommade qu'on frotterait sur la peau, ni à celle des autres sels, quelque durs et pointus qu'on veuille les supposer. Il est constant que ces pustules, que nous appellerions volontiers *stibiées*, se montrent avec des caractères propres, non-seulement sur les parties qui ont été frictionnées avec la pommade d'Autenrieth, mais aussi sur les parties voisines qui n'avaient point été frottées, ni même touchées par la pommade. Il est incontestable enfin, et nous avons eu dernièrement encore l'occasion de nous en convaincre, que des individus auxquels on avait administré des solutions aqueuses de tartre stibié à haute dose pendant quelque temps ont présenté, sur la muqueuse buccale et pharyngienne, une éruption stibiée très-prononcée. Il est certain enfin qu'un cataplasme, ou un emplâtre saupoudré de tartre stibié porphyrisé (conséquemment sans pointes ni angles), appliqué sur la peau, détermine des pustules. S'il est arrivé parfois que la pommade stibiée n'ait pas produit les pustules qu'on en attendait, c'est que la peau sur laquelle on l'a appliquée était calleuse ou malpropre, de sorte que le médicament n'a pu exercer son action; aussi est-il toujours recommandé par les praticiens de laver préalablement la peau si l'on veut obtenir l'éruption. Je crois avoir observé du reste que toujours une petite portion du tartre stibié est absorbée à la longue, au fur et à mesure que les pustules disparaissent, et qu'ainsi on peut en obtenir encore par cette voie une action hyposthénisante générale.

§ VIII. *Mode d'administration, etc.* — On peut se servir du tartre émétique, soit en solution, soit en pilules, soit sous forme de pommade. Pour la solution, les auteurs recommandent l'eau distillée, et ils conseillent de ne pas se servir de substances acides, alcalines, astringentes, etc., pour ne pas décomposer le sel. Nous avons cependant fait observer que la décomposition chimique du prototartrate d'antimoine et de potassium ne lui ôte ni ne diminue ses facultés médicinales. Aussi nous ne défendons pas à nos malades soumis à l'action du tartre stibié de boire en même temps de la limonade, s'ils en désirent. La forme pilulaire est plus appropriée quand on veut produire une hyposthénisation énergique et éviter le vomissement. Si l'on veut obtenir par la pommade des effets dynamiques sans effets mécaniques, il faut faire parfaitement dissoudre le sel avant de l'incorporer avec la graisse. Pour obtenir une éruption pustuleuse, il faut le combiner pour le moins dans la proportion indiquée par Autenrieth.

Dose. — Dans une condition d'hypersthénie légère, comme dans les fièvres dites rhumatiques (sub-artérites aiguës), dans les exanthèmes, on en donne de 5 à 10 centigrammes (1 à 2 grains) par jour dissous dans une grande quantité de tisane, à prendre peu à peu. Ordinairement on préfère l'infusion des fleurs de sureau, ou la tisane de chiendent. Pour cela, lorsqu'on veut produire le vomissement, la dose est de 15 à 25 centigrammes (3 à 4 grains) dissous dans 90 à 120 grammes (3 à 4 onces) d'eau, à prendre en quatre fois, à un quart d'heure de distance chacune : on s'arrête aussitôt que le vomissement se déclare. La dose, pour produire des effets énergiques, est de 30 à 90 centigrammes (6 à 20 grains) par jour, et dans certains cas spéciaux on pourra la porter jusqu'à 2, 3 et 4 grammes (demi-gros à 1 gros). La pommade composée avec la solution peut être employée à la dose de 4, 8, et même 16 grammes à la fois (1 à 4 gros); l'autre, de 4 à 8 grammes (1 à 2 gros).

Formules modèles.

1. *Solution.*

♃ Infusion de fleurs de sureau, un kil. (deux livres).
Tartre stibié, sept centigram. (un grain et demi). Diss.
A prendre un demi-verre chaque heure.

2. *Potion émétique.*

♃ Tartre émétique, vingt centigrammes (quatre grains).
Eau distillée, cent quatre-vingts grammes (six onces). Diss.
A en prendre un quart toutes les demi-heures, jusqu'à effet émétique.

3. *Pilules héroïques.*

♃ Tartre émétique porphyrisé, quarante centigrammes (huit grains).
Extrait de taraxac. et réglisse en poudre, s. q. pour en faire huit pilules.
Des quatre premières une chaque heure, et les quatre autres une chaque trois heures.

4. *Pommade stibiée non pustuleuse.*

♃ Tartre stibié, quatre grammes (un gros).
Diss. dans soixante grammes (deux onces) d'eau distillée.

Ajoutez graisse, soixante grammes (deux onces).

Incorporez exactement s. l'a. et f. pommade.

5. *Pommade d'Autenrieth.*

♃ Tartre émétique, dix grammes (deux gros et demi).

Graisse récente, trente grammes (une once).

Mêlez exactement dans un mortier de verre, et f. pommade s. a.

· KERMÈS MINÉRAL.

(*Kermes minerale.*)

§ Ier. *Caractères physiques.* — On doit à Glauber une préparation anti-moniale connue sous le nom de *kermès minéral*, ou *poudre des chartreux*. Les modernes la nomment oxyde d'antimoine hydrosulfuré brun, sulfure d'antimoine hydraté, sous-protosulfure d'antimoine hydraté, hydrosulfate d'antimoine. Toutes ces dénominations diverses se rattachent au désaccord qui existe entre les chimistes sur la nature du kermès. Berzélius ne le regarde que comme un protosulfure hydraté; d'autres, tels que Gay-Lussac, Henry, Liébig, comme un oxysulfure d'antimoine hydraté; ce qui porterait à croire que cette préparation antimoniale n'est pas toujours identique, et que, suivant le mode de combinaison de ses éléments, elle varie dans sa composition. Le kermès minéral est solide, d'un rouge brun, léger et velouté, sans goût et sans odeur.

§ II. *Notions chimiques.* — Le kermès chauffé dans un vase fermé se décompose en eau, en acide sulfureux gazeux et en oxyde d'antimoine sulfuré. Les proportions de ces principes varient suivant la manière dont il est préparé. L'air et la lumière le décolorent et le transforment en sous-hydrosulfate sulfuré. Il est insoluble dans l'eau et dans l'alcool; les hydrosulfates de potasse et de soude le dissolvent fort bien à chaud, mais très-peu à froid.

§ III. *Effets chez l'homme bien portant.* — Nous ne trouvons d'autre différence entre les effets du kermès minéral et ceux du tartre stibié, sur l'homme en santé, que dans son degré d'action. Les petites doses produisent une augmentation dans les exhalaisons cutanées. Une dose un peu plus forte détermine des garde-robes ou le vomissement. Si la dose est très-élevée, on aura une hyposthénie générale. Les médecins italiens, partisans de la réforme, sont tous d'accord sur ces faits. Quant aux autres effets, ils sont attestés par les praticiens de tous les temps, et ils s'accordent parfaitement avec ceux que nous venons de reconnaître au tartre stibié.

§ IV. *Effets dans les maladies.* — On classait jadis le kermès parmi les remèdes stimulants les plus actifs : aussi n'osait-on le prescrire qu'à des doses minimes. On s'accordait cependant à le regarder comme utile dans les cas de transpiration arrêtée, de rhumatisme; dans les fièvres dites rhumatismales et catarrhales (99), dans l'arthritis (100), dans la goutte (1), dans les exanthèmes, tels que la rougeole (2), la petite vérole et les pétéchies (3); dans les diverses espèces d'angine et même dans le croup (4), dans la coqueluche (5), dans l'asthme humide, dans la bronchite, dans le catarrhe pulmonaire et dans la péripneumonie (6). Il est bon de faire remarquer cependant qu'en l'employant contre ces affections inflammatoires, les médecins le prescrivaient plus particulièrement dans les cas qu'ils appelaient phlogoses

---

(99) Lemery, Traité de l'antim. Paris, 1682. — Hoffmann, De mirab. sulph. aur. antim. effic., p. 486. — Burserius, Instit. méd., pract. viii, § 361.

(100) Carteuser, Pharmac., p. 50. — Nicolai, De virt. sulph. aur. ant. Janæ 1763, p. 111.

(1) Della-Decima, trad. ital. de Cullen, Mat. médic., v. vi, p. 289.

(2) Hoffmann, Med. rat. system., t. iv, p. 191. — Burserius, Instit., vol. iii, § 149.

(3) Hoffm., Burser., op. cit. — Frank, Epitome liii.

(4) Burserius, op. cit.; vol. vi, § 436. — Sachse, Encyklop. Werterb. d. Med. Wissanch., 2 Bd., p. 526.

(5) Lieutaud, Syn. un prax. med., 1765, p. 494. — Habla de Tussi, Convuls. infant. Vien., 1772, p. 47. — Quarin, Animad. pract., 1786, p. 36. — Hœsler, Abhand. üb. d. Kanchh, 1789.

(6) Lemery, op. cit., p. 420. — Van-Swieten, Comm. in Boerh., t. i, p. 95. — — Van-den-Bosch, Hist. const. epid., 1769, p. 231. — Montroc, Journ. de méd., 1791, t. xxxv, p. 503.

bâtardes. Dans les phlogoses franches ils ne le prescrivaient qu'après les saignées, et lorsque la maladie était arrivée vers son déclin. Mais aujourd'hui quel est le praticien qui admettrait les pneumonies bâtardes ou autre inflammation de même nature, c'est-à-dire qui réclamerait des remèdes excitants pour guérir? Tout le monde s'accorde aujourd'hui sur la nature et le caractère toujours identiques de l'inflammation. Chez nous l'usage de prescrire le kermès minéral dès le début de la maladie, en même temps que la saignée, est généralement adopté, non comme jadis à un ou deux centigrammes par jour (un quart de grain à un demi-grain), mais bien à vingt, cinquante, quatze-vingt-dix centigrammes (quatre, dix, vingt grains), et toujours avec des résultats avantageux. Dans les inflammations des organes thoraciques on les préfère généralement au tartre stibié : il est même des praticiens qui commencent et achèvent le traitement avec lui seul.

§ V. *Appréciation de l'action, etc.* — Nous nous sommes assez longuement expliqué sur le tartre émétique pour ne pas être obligé de revenir sur le mode d'action du kermès. Nous avons fait remarquer effectivement que la seule différence était dans le degré de cette action. Que si le kermès ne produit pas aussi promptement et à la même dose que le tartre émétique le vomissement, cela paraît tenir à son insolubilité dans les humeurs animales. Il est pourtant des individus chez lesquels cet effet a lieu à une dose de kermès fort petite. Ce sont là des exceptions dépendant de l'idiosyncrasie particulière du malade, de l'état de son estomac au moment de l'administration du remède, ou de la manière dont le remède aura été préparé. Je l'ai donné, pour mon compte, à la dose de deux et même de trois grammes (demi-gros à deux scrupules), sans produire le vomissement.

§ VI. *Action mécanique.* — Le kermès n'a pas d'action mécanique spéciale. On peut le donner ou l'appliquer sous toutes les formes et dans toutes les régions sans occasionner plus d'irritation que par toute autre poudre innocente.

§ VII. *Mode d'administration; etc.* — Bien que les diverses manières de préparer le kermès minéral donnent des composés différents chimiquement parlant, et que les mêmes préparations subissent des changements par l'action de la lumière et de l'air, l'expérience a prouvé que ces changements n'altèrent pas d'une manière notable ses propriétés thérapeutiques. — On le prescrit en poudre, combinée au sucre, ou en pilules. Dans ce cas on l'associe chez nous avec l'extrait d'aconit ou de jusquiame. On ne l'administre pas en boisson à cause de son insolubilité. Pourtant les praticiens ordonnent souvent le kermès suspendu dans une potion gommée ; dans ce cas on doit prévenir le malade de bien agiter la fiole chaque fois avant de s'en servir.

Dose. — Dans les cas ordinaires elle est de trente, cinquante, soixante centigrammes par jour. On dépasse de beaucoup ces doses au besoin.

Formules modèles.

1. *Pilules.*

2+ Kermès minéral, 40 centigrammes (8 grains),
Rob de sureau, q. s. m. f. pilules douze.
On peut en prendre une toutes les deux heures.

2. *Émulsion.*

2+ Kermès minéral, 20 centigrammes (4 grains).
Huile d'amandes douces, 60 grammes (2 onces).
Sirop de guimauve, 90 grammes (3 onces).
Mêlez exactement, et ajoutez 90 grammes (3 onces) d'eau pure.
A prendre par cuillerées de temps en temps.

HYDROSULFATE SULFURÉ D'ANTIMOINE (*Sulphur auratum antimonii*).

Le soufre doré d'antimoine est analogue au kermès, excepté qu'il contient un peu plus de soufre. On le connaît sous les noms d'oxyde d'antimoine hydrosulfuré, ou de protohydrosulfate sulfuré d'antimoine. Sa couleur est orangée, il n'a ni odeur, ni saveur, il est insoluble dans l'eau. — Sur l'économie animale il produit les mêmes effets que le kermès, et on l'administre dans les mêmes maladies, notamment dans les phlogoses bronchiques et pulmonaires, dans le rhumatisme, dans la goutte, ainsi que dans les dartres. — L'action dynamique est aussi la même que celle du kermès. Desbois de Rochefort prétend qu'il produit plus facilement le vomissement. En Hollande et en Angleterre, on le prescrit de préférence au kermès. —La dose et la manière de l'administrer ne diffèrent pas de celles du kermès.

ANTIMOINE DIAPHORÉTIQUE.

(Antimonium diaphoreticum.)

Lorsque l'antimoine diaphorétique est pur, il est formé d'oxyde blanc, ou deutoxyde d'antimoine par précipitation. Il est blanc, perlé, inodore, sans saveur, insoluble dans l'eau et dans le vinaigre. — On a employé anciennement cet oxyde dans les mêmes cas que les autres antimoniaux; mais, vu la légèreté de son action, on ne s'en sert presque plus aujourd'hui. Depuis cependant que la méthode rasorienne de traiter les pneumonies a été adoptée en France, M. Récamier a voulu substituer au tartre émétique l'oxyde blanc d'antimoine. Il l'a donné à haute dose et il le trouva aussi efficace que le tartre stibié, à ce qu'il dit, moins les inconvénients qu'on reconnaît à ce dernier. Finaz, Michel (7), Trousseau, Bonnet (8) et Guittard (9) suivirent son exemple, et ils guérirent plusieurs cas d'inflammation pulmonaire à l'aide de cet oxyde. M. Bouillaud cependant prétend l'avoir trouvé presque sans action, et il croit que les guérisons qu'on avait obtenues n'étaient que le résultat d'un effet négatif. Mais cela ne saurait pas être admis, car on sait que les péripneumonies ne cèdent point à une simple médication négative, c'est-à-dire nulle. M. Bouillaud n'a pas remarqué des effets notables de l'oxyde blanc d'antimoine qu'il a introduit dans les intestins d'un homme bien portant; nous le croyons bien, s'il attendait le vomissement ou d'autres effets de son idée fixe sur la prétendue action irritative. En en élevant la dose à deux, trois, et même six et huit grammes (demi-gros à deux gros), par jour, ainsi qu'on le fait en France,

nous sommes persuadé qu'on obtiendra des effets hyposthénisants primitifs, et conséquemment la sueur, l'expectoration, des garde-robes, le vomissement, comme par toute autre préparation antimoniale. — On connaît d'autres préparations stibiées, telles que le foie d'antimoine (oxy-sulfure d'antimoine); les poudres de James, composées de parties égales de sulfure d'antimoine et de cendres d'os calcinés (phosphate calcaire antimonié); l'antimoine cru (sulfure natif ou artificiel d'antimoine), etc. Ces préparations étant presque abandonnées de nos jours, nous ne croyons pas devoir nous en occuper ici.

ACONIT NAPEL. *(Aconitum napellus.)*

§ Ier. L'aconit est une plante de la famille des renonculacées, polyandrie triginie, Lin. Ce genre offre plusieurs espèces, toutes plus ou moins vénéneuses; celle nommée *napel*, à cause de la forme de sa racine, est la plus usitée en médecine. L'aconit napel croît naturellement dans les montagnes en Europe; il fleurit en mai et juin. Les différentes parties de cette plante, mâchées, produisent à la bouche une chaleur brûlante, une espèce d'engourdissement à la langue, aux lèvres, aux joues. Cet effet n'est pas aussi prompt ni aussi prononcé si la plante est sèche. Toutes les parties de cette plante sont vénéneuses, mais l'intensité de son action varie selon le lieu où elle croît, l'époque de sa floraison, son ancienneté et son mode de conservation. Tous les aconits sont très-âcres et amers; ils enflamment la peau lorsqu'on les y applique.

§ II. *Notions chimiques.* — Plusieurs chimistes se sont occupés de l'analyse de l'aconit; mais la science n'en possède pas encore d'assez complète. On y a trouvé une fécule verte, une substance odorante, gazeuse, de l'hydrochlorate d'ammoniaque, du phosphate calcaire, du carbonate de chaux et de la potasse. Pallas y a trouvé une matière huileuse, noire, et une substance alcaloïde que Brande et Hesse ont nommée *aconitine*. Pelletier et Caventou ont vérifié la présence de cet alcaloïde. L'aconitine pure est blanche, grenue, d'une saveur amère et âcre, qui laisse dans la bouche une sorte d'engourdissement; elle est inodore, inaltérable à l'air, peu soluble dans l'eau, très-soluble dans l'alcool et dans

---

(7) Gazette médicale, novembre 1833.

(8) Revue médicale, mai 1834, p. 209-222.

(9) Journal hebdomad., 1834, n° 13, p. 443.

l'éther; elle peut s'unir aux acides et former des sels neutres.

§ III. *Effets sur les animaux.* — Les animaux respectent l'aconit lorsqu'il s'en trouve dans les pâturages. Il agit comme un poison très-violent sur toute espèce d'animal. On prétend pourtant que les chevaux, les chèvres et les moutons le mangent impunément. La décoction de cette plante fait périr les punaises, les mouches, les cousins et les rats (10). Soixante-dix grammes de racine d'aconit en poudre, donnés par Wilcourt en à un chien, ont produit des symptômes d'étranglement, la diarrhée, le vomissement, le hoquet, des convulsions, et une grande faiblesse générale (11). Avec deux grammes (demi-gros) d'extrait d'aconit, M. Larrey a produit l'assoupissement en quelques instants sur un gros chien, qui par la suite jeta les hauts cris, eut des convulsions, et retomba dans un assoupissement léthargique avec soubresauts. Il mourut le lendemain. On trouva à l'autopsie les vaisseaux encéphaliques engorgés, le cœur gauche rempli de sang noir, le droit presque vide; les intestins colorés en rouge et verdâtres au dehors; l'estomac contracté, d'une couleur obscure (12). Les expériences de Wepfer (13), de Cousten (14), de Sprœger (15), d'Hirfeld (16), d'Ebrbart (17), ont prouvé que cette plante donnée aux chiens, aux rats et aux chats produit des vomissements, des hoquets, des soupirs, la dysphagie, l'anxiété, des convulsions, le gonflement du ventre, et la mort. Les autopsies n'ont offert aucune lésion locale, aucune inflammation; et bien que Wepfer dise avoir trouvé dans un loup l'estomac enflammé (18), cette particularité n'a pas été confirmée chez d'autres animaux; Wepfer lui-même n'a pas rencontré phlogosé l'estomac chez les chiens (19), ni Sprœgel chez les chats :

chez ces animaux, la surface interne du canal gastrique était blanche et saine (20). Ces deux auteurs ont cru avoir remarqué que le sang des animaux ainsi empoisonnés était plus fluide qu'à l'état normal. Les expériences de M. Brodie, avec le suc d'aconit frais, sur des chats et des lapins, donnèrent les mêmes résultats. Leurs cadavres présentèrent les poumons épais, obscurs, et engorgés de sang. L'estomac et les intestins n'étaient point enflammés (21). G. Péreira fit des expériences assez intéressantes avec la racine de l'aconit tue-loup (*aconitum licoctonum*), conservée depuis dix ans. Il s'est convaincu que ce poison était trop actif, qu'il occasionnait de là difficulté dans la respiration, des convulsions, la paralysie aux extrémités, qu'il diminuait l'irritabilité du cœur, et qu'il tuait par asphyxie comme les poisons froids (22). Toutes les autres espèces du genre aconit produisent des effets analogues, mais moins énergiques.

§ IV. *Effets chez l'homme bien portant.* — Nous laisserons de côté, comme trop exagérés, les effets qu'on attribue aux simples exhalaisons des fleurs d'aconit. On rapporte, en effet, que des jeunes personnes ornant leur sein de ces fleurs devenaient pâles, et qu'il en est même qui en moururent subitement. Nous possédons pourtant des observations nombreuses qui prouvent l'efficacité très-grande de l'aconit sur l'homme en santé. Indépendamment des cas d'empoisonnement accidentel ou criminel, observés assez souvent sur des personnes de conditions diverses, nous possédons aussi des exemples de criminels confiés par des pontifes et des empereurs à des médecins pour en faire des expériences dans l'intérêt de la science en les empoisonnant avec l'aconit. Les phénomènes qu'on a observés sont assez divers, mais néanmoins assez uniformes quant au fond. Voici quels sont les phénomènes qu'on a observés à des doses diverses. Frotté sur la peau, le suc frais l'échauffe et la rougit. Introduit entre les paupières, il détermine le larmoiement, mais sans rougeur, ni cuisson (23). Dans la bouche, il

(10) Scopoli, Flora carn., p. 550.

(11) Phil. transact., vol. xxvii, p. 490.

(12) Mémoir. de chirurg milit., t. iii, p. 216.

(13) Hist. de cicuta, cap. ii, p. 176.

(14) Phil. transact., vol. xxvii, p. 488.

(15) Exper. circ. ven. Dissert., p. 6.

(16) Exp. circ. ven., p. 23.

(17) Reinhold, Diss.

(18) Hist. cit., p. 180.

(19) Hist. cit., p. 177.

(20) Exper. cit., p. 9.

(21) Orfila, Méd. légale, t. ii, p. 54.

(22) Archiv. générales de méd., juin 1832.

(23) Stoerck, Libell. de Stram. Lyon. acon., t. iii.

cause de la sécheresse, engourdissement à la langue, constriction de l'œsophage (24), sueurs générales (25), pâleur (26), dilatation de la pupille (27), pesanteur à la tête, vertiges (28), perte de la mémoire, salivation (29), froid le long de l'épine du dos, comme une vapeur légère qui s'élève des reins vers la tête (30), obscurcissement dans la vue (31), urine copieuse (32), nausées, vomissement de matières bilieuses, évacuations alvines liquides et involontaires (33), taches rouges sur tout le corps (34); fatigue, oppression, défaillance (35), faiblesse très-prononcée, tremblements dans les jambes, convulsions, paralysie des bras, somnolence, sueurs froides au front, pouls imperceptible; les yeux restent pourtant vifs, l'intelligence nette et la parole libre (36). Parfois, délire, pâleur violente à la figure, lèvres livides, asphyxie, et, enfin, la mort. Tous ces phénomènes ont été notés par Matthioli chez les quatre larrons qu'il avait soumis, à Rome et à Prague, à l'action de huit grammes environ (deux gros) d'aconit napel, qui fut suivie de mort trois heures après; tandis que la moitié de cette dose seulement n'avait déterminé que des symptômes graves, il est vrai, mais qui s'étaient pourtant dissipés au bout de sept heures. Un imprudent chirurgien, pour prouver à un de ses malades que l'aconit n'est pas un poison, en prit une bonne dose et en mourut en peu de temps, après un profond assoupissement; son cadavre ne présenta que des taches livides autour du cou, au dos, et sur quelques autres parties du corps (37).

Le véritable antidote de l'aconit a été indiqué par Lémery. Il avait déjà re-

connu que ce végétal tue à l'instar du poison de la vipère, et il préconisa conséquemment l'usage des opiacés, de la thériaque, de l'ammoniaque, du sel volatil, de corne de cerf (38). Les anciens se servaient du vin pur pour corriger les effets de l'aconit, ainsi que nous pouvons nous en convaincre en parcourant les ouvrages de Macrobe (39), de Pline (40) et de Celse. Les Italiens qui suivent la réforme conseillent, eux aussi, les éthers, l'alcool et l'opium, après s'être assurés que ce végétal était doué d'une action hyposthénisante. Mais combien d'auteurs n'y a-t-il pas qui, s'éloignant de l'opinion des anciens et de la nôtre, s'appuyant sur les préceptes des toxicologistes modernes, traitent les empoisonnés par l'aconit avec le tartre émétique, les remèdes dits adoucissants et les antiphlogistiques! N'est-il pas déplorable de voir les ministres de la nature se laisser envelopper dans les préceptes absurdes et désastreux de quelques chimistes toxicologues qui, ignorant les lois de l'organisme, se livrent à des prescriptions imaginaires qui hâtent l'action même du poison, ou bien restent sans aucun effet? J'aime à croire, cependant, que la voix de la raison et de l'expérience se fera enfin entendre, et que l'action hyposthénisante de l'aconit étant connue de tout le monde, on ne sera plus embarrassé sur les véritables antidotes de cette plante, savoir, les hypersthénisants. Ainsi, tant que nos adversaires n'apporteront pas des faits bien constatés d'empoisonnement par l'aconit traités avec succès à l'aide de la méthode antiphlogistique, nous persisterons à regarder leur pratique comme funeste. Il va sans dire que ces faits doivent être positifs et concluants, savoir : se rapporter à une intoxication mortelle par elle-même, et le traitement antiphlogistique employé franc et décisif. Car on n'ignore point que l'aconit n'est pas toujours mortel ; et que, si la dose n'est pas forte, ses effets peuvent fort bien disparaître spontanément et malgré le traitement antiphlogistique. Les cas d'empoisonnement par l'aconit traités dans ces derniers temps avec les antiphlogistiques prouvent qu'un poison léger, tel que l'aconit, compte de nos jours plus de victimes par l'effet du traitement que tout autre poison bien plus redoutable.

(24) Stoerck, cit. Hahnemann, Reine, Arjn. 1 Th.; p. 448.

(25) Hahnemann, Stoerck, Bacon, Phil. transact., t. xxxvii, p. 287.

(26) Aut. cit. Matthioli in Diascor., p. 768.

(27) Hahnemann, cit.

(28) Tous les auteurs cités.

(29) Stoerck.

(30) Matthioli.

(31) Bacon, cit.

(32) Stoerck.

(33) Tous les auteurs cités.

(34) Stoerck.

(35) Auct. cit., plus Pierre d'Abano, De venen., c. iii.

(36) Matthioli.

(37) Moræus, in K. vet. ac., an. 1739, p. 14.

(38) Dict. univ. des drog., p. 519.

(39) Cap. vi, lib. vii, De saturnat.

(40) Cap. xxiii, lib. 25.

Effectivement, de quatre individus empoisonnés avec une liqueur dans laquelle on avait fait macérer de la racine d'aconit (à Halluin, près Lille), traités avec l'émétique, les adoucissants et les antiphlogistiques, trois moururent en moins de trois heures; un seul fut sauvé, qui, par bonheur, avait avalé beaucoup moins de la dite liqueur (41). Une dame anglaise mangea de la racine d'aconit au lieu de raifort : elle éprouva bientôt après une faiblesse dans les jambes, suivie d'anxiété et de vomissements répétés. Lorsque le médecin arriva, la malade était agitée, mouillée d'une sueur froide; son cœur et son pouls semblaient avoir cessé de battre. Elle eut ensuite des convulsions, qui cessèrent quelque temps après; et un état de calme paraissait avoir lieu lorsqu'on lui administra le tartre émétique. Trois heures après elle avait cessé de vivre (42). Nous ne devons pas omettre de faire observer ici que, d'après nos principes ou ceux des anciens, cette dame ne serait probablement pas morte, si le tartre émétique, qui troubla le calme spontané, n'eût pas été administré; car il ajouta sans nul doute son action hyposthénisante à l'effet analogue du même remède et rendit le poison mortel alors qu'il ne l'était peut-être pas.

§ V. *Effets dans les maladies.* — Toutes les maladies dans lesquelles on vanta de tout temps l'aconit étaient de nature hypersthénique ou phlogistique. De ce nombre était, par exemple, l'asthme, qu'on a guéri avec l'aconit. Greding s'en est servi aussi contre le squirrhe avec bien plus d'avantage encore que de la ciguë, tant préconisée par Stoerck (43). D'autres l'appliquèrent heureusement contre les humeurs écrouelleuses (44), contre les fièvres intermittentes, et notamment contre les fièvres quartes obstinées, ainsi que nous l'apprennent Schenckbecher (45) et Collin (46); contre la paralysie par Collin (47) et par

Greding (48), et contre certaines conséquences de la vérole, telles que douleurs articulaires, exostoses, etc. ; d'autres ont eu à se louer des effets de ce végétal en le combinant aux mercuriaux ; c'est ce que nous lisons dans les écrits de Stoerck, de Collin (49), de Kaempf (50), de Thilenius (51), de Swediaur (52), de Fritze (53) et de plusieurs autres. Nous aurons plus tard l'occasion de nous occuper de la nature des maladies que nous venons d'indiquer, et nous ferons voir que ces faits sont parfaitement confirmatifs de notre doctrine. — On a beaucoup vanté l'aconit, spécialement d'après les observations de Stoerck, contre le rhumatisme et la goutte, soit aiguë, soit chronique et réfractaire à d'autres remèdes : dans ces cas, l'aconit a été administré à haute dose avec le plus grand avantage : on a vu sous son influence disparaître les tumeurs articulaires, la roideur des articulations, et quelquefois aussi le *morbus coxarius.* On peut s'assurer de ces faits en lisant les écrits de Stoerck (54), ceux de Collin (55), de Rosenstein (56), de Blom (57), de Ribes et de Reinhold (58), d'Andrée (59), de Gesner (60), de Tode (61), de Fritze (62), de Stoker (63), de Razoux (64), de Lombar (65), et ceux enfin de la plupart des praticiens italiens.

Stoerck a donné l'aconit dans la période aiguë de la goutte et accompagnée

---

(41) Journal général de méd., t. xcviii, p. 363. — Pallas, Thèse à la Faculté de Paris, 1822, n. 15.
(42) The engl. courier, 10 Januar 1822.
(43) Verm. med. und chir. Schrift., cas. 7, p. 101.
(44) Bulletin des sciences médicales, t. iv, p. 393.
(45) V. de Kinkina, p. 159.
(46) Observ., P. ii, p. 147.
(47) Ibid., p. 136 et 143.

(48) Loc. cit., p. 95 et 98.
(49) Auteurs déjà cités.
(50) Act. philos. Soc. Hass., Gies., 1772.
(51) Beobacht., 1 Bd., p. 176.
(52) Maladies syphil., t. ii, p. 200.
(53) Mediz. Annal., 1 Bd., p. 327.
(54) Dissert. cit.
(55) Observ., P. ii, cas. 2, 3, 5, 7.
(56) Litt. in Hall., Epistol. vol. v, p. 174.
(57) Vet. ac. Handl., 1773, p. 258.
(58) Dissert., p. 37.
(59) Diss. de usu salutari extra aconit. Haller, p. 10.
(60) Beobacht.. an d'Arser, 1 Bd., p. 196.
(61) Med. chir. Bibl., 2 Bd., 1 th., p. 120.
(62) Mediz ann., 1 Bd., i, p. 327.
(63) Beob. u. Erfarh., p. 146.
(64) Diss. epist. de cicuta, stram., hyosc. et aconit., 1781, p. 314.
(65) Gazette médicale de Paris, août 1834.

de fortes fièvres. Guérin et Erhrhart le prescrivirent pour arrêter l'irritation de la fièvre (66). Ce qui doit étonner, c'est que Stoerck, Van Swiéten et Barthez (67) s'assurèrent que l'aconit dissipait la goutte sans produire de sueurs ni aucune autre évacuation. Au moyen de l'aconit, Vogel parvint à calmer une migraine obstinée qui durait depuis onze ans (68). La sciatique, maladie si opiniâtre, a été aussi, au dire de Murray (69), combattue avec succès, et plusieurs fois, par Bergius (70) et par d'autres, à l'aide de l'aconit. Mais ce n'est pas tout : dans les différentes espèces de névralgies, et notamment dans les névralgies faciales, ce végétal a été prescrit avec succès par Wildberg (71), par Hufeland (72), par Prus et Roche (73), et par une foule d'autres. — L'hydropisie hypersthénique, dont nous avons déjà parlé, a été traitée heureusement à l'aide de l'aconit par Fouquier (74). Un cas assez curieux de cette espèce se trouve consigné dans la Biographie de Marcus Crassus par Plutarque. On y lit ce qui suit : « Jrode » étant tombé malade d'hydropisie, » Fraate, son fils, qui voulait se dé- » faire de son père, lui donna de l'aco- » nit; mais le mal s'étant emparé du » poison, l'un détruisit l'autre et le ma- » lade éprouva du soulagement. Fraate » prit alors un moyen plus expéditif, » il l'étrangla (75). » — Busch (76) et Baumes (77) administrèrent l'aconit contre la phthisie et avec un avantage réel; Bérends contre les hémorrhagies spontanées (78); Loffler contre les ophthalmies (79); Quadri contre les pleuré-

sies (80); Borda contre les pneumonies et les autres maladies phlogistiques, ainsi que Tommasini et plusieurs de ses élèves (81). D'autres, enfin, en ont obtenu d'excellents effets dans le traitement de l'*impetigo* et autres maladies de la peau.

§ VI. *Appréciation de l'action.* — Les anciens, s'en tenant à l'observation pure et simple, placèrent l'aconit au nombre des poisons froids, et en cela ils virent mieux que leurs successeurs, qui se laissèrent guider par des théories. Voilà précisément où conduisent les théories et les systèmes qui n'ont pas pour base l'observation rigoureuse des faits et la logique la plus sévère. Or, c'est précisément cette observation continuée depuis plusieurs siècles et dans des pays différents qui nous autorise aujourd'hui à regarder l'aconit comme un puissant remède hyposthénisant vasculaire. Les effets sur les animaux et sur l'homme bien portant, l'efficacité des moyens hyposthénisants et cardiaques à les détruire, les tristes résultats donnés dans ces cas par les remèdes antiphlogistiques, la nature hypersthénique enfin des maladies guéries ou soulagées par l'aconit sans donner lieu à aucune espèce d'évacuation, tout cela constitue à nos yeux une preuve péremptoire à laquelle souscriront, nous n'en doutons pas, les esprits droits et éclairés, ainsi que l'avaient déjà fait des hommes transcendants (82). Les plaintes de Gmelin contre la faiblesse extrême dans laquelle tombaient les malades qui étaient soumis pendant longtemps à l'usage de l'aconit ne confirment-elles pas le même fait (83)?

§ VII. *Action mécanique.* — Le suc de l'aconit est très-âcre. Si on l'applique sur la peau, il la rougit; il l'enflamme si elle est mince. A haute dose, ou à dose toxique, il produit quelquefois une injection dans les vaisseaux capillaires des intestins. Je dis *quelquefois*, car souvent chez les animaux empoisonnés par cette plante, cette injection n'a point été observée. L'âcreté mécanico-chimique

---

(66) Reinhold, Diss., § 2.
(67) Traité sur la goutte, t. I, p. 116.
(68) Chirurg. Warnem., 1 Samml., p. 78.
(69) Appar. medic., t. III, p. 11.
(70) Mat. med., vol. II, p. 509.
(71) Masius, Beitr. z. ein. Künft, Monograf. üb. d. Gesicht. — Heckers, Litt. Annal., 1826, nov., p. 290.
(72) Journ., 9 Bd., 3 St., p. 94.
(73) Transact. medic., juillet 1833, p. 118.
(74) Encyclop. d. Med. Wissensch., 1 Bd., p. 95.
(75) Giornale della nuo. dott. med. ital., vol. II, fasc. 4, p. 50.
(76) Rech. sur l'anat. et le trait. de la phthisie pulmon. Strasb., an IX.
(77) De la phthisie, 1809, t. II, p. 115.
(78) Gandelin, Spec. Heilmitt., 2 Bd., p. 161.

(79) Prakt. Warhn. u. Erfahr., 1 Bd., p. 363.
(80) Omodei, Ann. di med., novemb. e decemb. 1829, p. 558.
(81) Giornale della societa med. chir. di Parma, vol. VII, p. 200.
(82) Stoerck, Van Swieten et Barthez.
(83) N. act. N. C., t. VI, p. 394.

Giacomini.

de l'aconit disparaît avec le temps ; cela a lieu dans presque tous les extraits végétaux, soit par l'effet de l'évaporation, soit par une lente décomposition chimique ; ce qui prouve indubitablement que l'action mécanique est différente de l'action dynamique, celle-ci pouvant s'exercer sans l'autre. Selon nous, on ne doit pas tenir grand compte de l'action mécanique, surtout en cas d'empoisonnement, quand même le malade accuserait de la chaleur et de la douleur à l'estomac ; car il est certain qu'une fois l'hyposthénie apaisée et le poison évacué, l'altération locale disparaît d'elle-même.

§ VIII. *Préparations, doses, etc.* — Parmi les préparations de l'aconit on accorde généralement la préférence à l'extrait. Il ne faut pas cependant oublier son degré très-variable d'action. Quelquefois, quelques centigrammes ou fractions de grain donnèrent des résultats très-violents, tandis que dans d'autres occasions plusieurs grammes (ou scrupules) par jour n'occasionnèrent pas le moindre effet. Nous en avons donné jusqu'à deux grammes et demi (cinquante grains) par jour, dans un cas de vertébrite syphilitique qui durait depuis huit ans, et nous n'avons observé qu'un léger ralentissement dans le pouls. Leroy d'Etiolles dit que Fouquier n'observa aucun changement par l'usage de cinq grammes et demi (cent dix grains) d'extrait d'aconit par jour. Stoerck dépassa aussi plusieurs fois la dose de quatre grammes (un gros), et il parvint même à en donner neuf grammes (deux gros et demi) par jour. Borda en porta la dose sans aucun accident à trente grammes (deux onces) par vingt-quatre heures. Ces différences considérables ne dépendent pas toujours de la capacité morbide des individus ; elles se rattachent souvent à la qualité de l'extrait. Aussi est-il toujours prudent de ne pas trop s'en tenir à la pratique d'autrui. Plusieurs causes peuvent faire varier l'énergie de l'extrait. Souvent les herboristes confondent le napel avec d'autres aconits moins actifs, ou avec d'autres plantes semblables, telles que la renoncule aconitiforme. L'aconit qui a végété dans un lieu froid, dans la plaine, ou qui a été cultivé dans des jardins, possède moins d'activité que celui qui croît dans les pays chauds et montagneux. La meilleure époque pour le récolter est le mois de mai ou juin : avant ou après cette époque il est moins bon. La manière de préparer l'extrait entre

encore pour beaucoup : l'action du feu lui fait rendre une partie variable de son élément actif. La manière de le conserver influe également sur son action. On croit qu'après une année l'extrait perd toute vertu médicinale. Ces considérations ont déterminé M. Soubeiran à proscrire complétement l'usage de l'extrait et à lui substituer la teinture, laquelle dissout mieux et conserve la partie active. A cet effet on prend d'aconit frais, bien contus, dix parties, et huit partie d'alcool à 36°. On laisse macérer pendant huit à dix jours, et on filtre (84). — Sur l'aconitine nous n'avons pas encore de données assez positives. Nous savons seulement qu'un moineau a été tué par ce moyen avec un milligramme dissous dans l'alcool ; et que, appliquée sur l'œil, elle dilate légèrement la pupille (85). Il serait en vérité désirable d'entreprendre des expériences avec cette substance qui paraît douée d'une grande action, et de voir si elle est exempte des variations propres aux autres préparations de cette plante.

(*Not. d. trad.*) Après la publication de l'ouvrage de l'auteur, plusieurs praticiens, convaincus des inconvénients que présentaient les différentes préparations d'aconit, ont entrepris des expériences avec l'aconitine, principe bien plus pur, ayant les mêmes propriétés, à un degré plus marqué, et n'étant pas sujette aux mêmes variations. Voici quels résultats on a obtenus. — Une parcelle d'aconitine placée sur la langue ou frottée sur la peau produit de la chaleur, une sorte de frémissement et un engourdissement qui persiste pendant plusieurs heures. Si l'on met sur l'œil un mélange d'aconitine et de graisse dans la proportion d'un vingtième, il y produit une forte chaleur, des frémissements ; la pupille se contracte d'abord, mais une fois la sensation pénible dissipée, elle se dilate notablement et demeure dans cet état pendant plusieurs heures. D'après le docteur Turbull (86), l'aconitine a été employée avec succès à l'intérieur et à l'extérieur,

---

(84) Bulletin thérap., juillet 1833.
(85) Geiger et Hesse, Ann. de pharm., 1833, vol. vii, cah. 3, p. 275.
(86) Voyez Journal de la Société des sciences phys.-chim. de France, tom. v, 1837, p. 180. — Bulletin général de thérapeutique.

L'action locale ou mécanique étant presque nulle, l'emploi externe de ce remède peut être répété aussi souvent et pendant aussi longtemps qu'on le désire, sans inconvénient. A l'intérieur on ne doit pas dépasser la dose de deux à trois centigrammes (un quart de grain à un demi-grain), répétés toutes les trois ou quatre heures. On en a obtenu des effets diurétiques très-prononcés. On a aussi employé l'aconitine contre l'iritis et contre les ophthalmies internes et l'amaurose. On prétend aussi qu'elle a également réussi contre les opacités de la cornée, de la hyaloïde et la cataracte capsulaire. Le traitement de ces maladies doit être tout local par frictions sur le front et sur les paupières, si on se sert d'une pommade. Si on emploie la teinture, on aura recours à une petite éponge, ou mieux encore à des compresses mouillées qu'on laissera à demeure sur le front pendant une demi-heure, matin et soir. Dans certains cas de surdité et d'otalgie on en a retiré quelques avantages. Dernièrement aussi elle a été préconisée en frictions le long de l'épine du dos, dans un cas de paralysie des membres abdominaux, avec un grand succès.

Dose. — Dans les cas ordinaires on donne l'extrait d'aconit à la dose de dix, vingt, quarante, soixante centigrammes (deux, quatre, huit, douze grains) par jour. Toutefois, s'il est vrai que l'alcool s'empare de toute la partie active de cette plante, il faudrait ne prescrire la teinture qu'avec beaucoup de prudence. Mais, en tout cas, pour tirer de l'aconit tout le parti possible, il est utile d'en augmenter graduellement les doses, après avoir exploré, bien entendu, la tolérance de l'individu.

Formules modèles.

1. *Pilules.*

℞ Extrait d'aconit préparé récemment, cinq centigrammes (un grain).
Poudre de réglise, s. q. Faites selon l'art une pilule.
Vous en ferez six égales, et en donnerez une toutes les quatre heures.

2. *Autres pilules.*

℞ Aconitine, dix centigrammes (deux grains).
Extrait de gentiane, q. s. Faites s. a. trois pilules.
A prendre une chaque trois heures.

3. *Teinture.*

℞ Teinture d'aconit préparée d'après la formule de M. Soubeïran, quatre gouttes.
Emulsion de gomme arab., deux cent quarante grammes (huit onces).
A prendre par cuillerée chaque deux heures.

4. *Liniment.*

℞ Aconitine, un gramme (vingt grains).
Axonge de porc, soixante gram. (deux onces).
Huile d'olive, deux gram. (demi-gros).
Mêlez.

———

IPÉCACUANHA.

(*Radix ipecacuanha.*)

§ 1ᵉʳ. *Caractères physiques.* — On a longtemps ignoré le nom véritable de la plante dont la racine était apportée du Brésil sous le nom d'ipécacuanha. Les voyageurs indiquaient les uns une plante, les autres une autre. On soupçonna en conséquence que cette même racine était tirée de plantes diverses, telles que la *cephalis emetica*, ou *callicocca ipecacuanha*, la *psychotria emetica*, et la *viola ipecacuanha*, ou *richardia brasiliensis*. Gomès et Brotero assurent cependant que la véritable plante appartient à la *callicocca ipecacuanha*, tandis que Mutis, Linné et Humboldt prétendent qu'elle répond à la *psychotria emetica.*

Il est de fait, au reste, que la racine ipécacuanha du commerce présente plusieurs variétés, et que les pharmaciens en reconnaissent trois très-distinctes, savoir : l'ipécacuanha gris, l'ipécacuanha brun et l'ipécacuanha blanc. Le gris nous vient du Pérou, le brun du Brésil. Ces deux variétés sont regardées comme les véritables. L'ipécacuanha blanc paraît appartenir à la *richardia brasiliensis*. L'âge cependant de la même racine pourrait, à la rigueur, produire ces différences dans la couleur. — La bonne racine d'ipécacuanha est longue de plusieurs pouces, de la grosseur d'une petite plume à écrire, tortueuse ou diversement courbée, hérissée de petits anneaux plus ou moins éloignés et proéminents. Elle renferme une moelle ligneuse d'une couleur blanc-jaunâtre. Elle a une saveur âcre, amère, une odeur nauséeuse, herbacée. Réduite en poudre, elle excite l'éternument.

§ II. — *Notions chimiques.* — On a fait plusieurs fois l'analyse de l'ipécacuanha; mais ce n'est que depuis que Pelletier s'en est occupé qu'on y a découvert une substance particulière, simple, dans laquelle réside la propriété émétique, et à laquelle il a donné le nom d'*émétine*. On y a trouvé en outre une matière grasse, huileuse, très-odorante, de la cire végétale, de la gomme en grande quantité, de l'amidon, du ligneux, quelques traces enfin d'acide gallique. La chimie a fait voir, contre l'opinion qu'on avait adoptée, que la partie active ne réside point exclusivement dans l'écorce, mais aussi dans la partie ligneuse. C'est ce qui avait déjà été démontré par Sangiorgio, chimiste de Milan. Il constata en outre que l'ipécacuanha gris est, de toutes les variétés d'ipécacuanha, celui qui contient le plus d'émétine. L'émétine est une poudre blanche, ou jaunâtre, inodore, amère, très-peu soluble dans l'eau froide, très-soluble dans l'alcool et l'éther, inaltérable à l'air (bien qu'elle paraisse s'y colorer). Avec les acides minéraux et avec l'acide acétique, elle forme des sels cristallisables. Il est très-difficile de l'obtenir bien pure sans y employer une grande dose d'éther ou d'alcool; aussi ne la trouve-t-on ordinairement dans les pharmacies qu'à l'état impur, en écailles transparentes, d'une couleur obscure, rougeâtre et déliquescente.

§ III. *Effets chez les animaux.* — Avec une petite dose de racine d'ipécacuanha pulvérisée, on ne produit chez les chiens aucun effet sensible; mais avec une forte dose, son action émétique se déclare promptement; souvent le vomissement fait rejeter aussi l'ipécacuanha qui le produit; aussi les effets de cette substance ne sont pas aussi redoutables que ceux du tartre stibié. Les chiens sont pourtant abattus après le vomissement; ils restent couchés pendant quelque temps, mais ils cherchent bientôt à manger. — L'émétine impure, donnée aux chiens et aux chats à la dose de deux jusqu'à quinze centigrammes (demi-grain jusqu'à trois grains), produit le vomissement, qui est souvent suivi d'un sommeil assez prolongé. A la dose de cinquante centigrammes (dix grains), le chien, après avoir vomi, s'assoupit, et dans l'espace de vingt-quatre heures il meurt. Dix centigram-

mes (deux grains) d'émétine pure suffisent pour tuer un gros chien. Magendie et Pelletier, qui firent cette expérience, assurent qu'à l'ouverture du cadavre on rencontre une phlogose très-intense dans les poumons et dans la muqueuse gastroentérique. Si on voulait s'arrêter à cela, on en conclurait bien sûrement, avec ces expérimentateurs, que la mort n'était due qu'à l'action très-stimulante et irritante de l'émétine. Mais sachant combien ces messieurs sont prompts et disposés à voir des phlogoses intestinales dans les empoisonnements, alors même qu'il n'y en a pas la moindre trace, nous sommes autorisé à révoquer en doute l'exactitude de leur observation, et à ne pas adopter leur présomption, savoir: que l'action de cette substance soit stimulante. Nous doutons d'autant plus de l'exactitude de ce jugement, que ces auteurs nous assurent eux-mêmes que les résultats chez les chiens sont les mêmes, soit que l'émétine ait été injectée dans la jugulaire, soit qu'elle ait été simplement absorbée dans un point quelconque du corps (87). Si l'émétine a des propriétés très-irritantes, elle pourrait bien, selon nous, donner de la rougeur et injecter la localité où on l'applique, mais si elle tue lorsqu'elle est introduite immédiatement dans le système vasculaire, nous ne comprenons pas comment l'effet de l'irritation doit se trouver précisément dans l'estomac et dans les intestins, et pas ailleurs. Passons à d'autres faits plus décisifs.

§ IV. *Effets chez l'homme bien portant.* — En aspirant par le nez l'ipécacuanha réduit en poudre très-fine, on éprouve bientôt une difficulté dans la respiration, des éternuments; les narines rendent beaucoup de mucosité. Si l'on mâche la racine sèche, ainsi que nous l'avons fait, on n'éprouve qu'un goût d'âcreté très-léger, et un afflux abondant de salive dans la bouche. Avalée à une dose au-dessous de quinze centigrammes, elle produit facilement de la sueur; c'est ce qui a été vérifié par Fothergill (88), par Aeghorn (89) et par d'autres. Un ptyalisme abondant a été remarqué par Pye (90). Hahnemann a remarqué que, donné par petites doses,

---

(87) Formulaire de Magendie, p. 34.
(88) Med. observ. inquir., t. vi.
(89) Diseases of Minorca, p. 230.
(90) De viribus medic., p. 126.

l'ipécacuanha produit une singulière prédisposition à ressentir les effets des moindres changements atmosphériques, une sensation de froid dans tout le corps, de vacuité et de faiblesse à l'estomac, cessation de la soif et quelques vertiges (91). A dose plus élevée, elle produit des nausées, des frissons, de la pâleur et des vomissements. Les vomissements sont tantôt répétés et faciles, tantôt pénibles et accompagnés de tranchées. Ces effets sont assez connus. La violence du vomissement et sa durée ne sont pas au reste en proportion de la dose, car une jeune femme qui en avait pris jusqu'à quinze grammes (demi-once) n'éprouva qu'un seul vomissement (92). Les auteurs expliquent ce fait en disant que le vomissement expulse la substance médicinale, mais cela ne suffit par pour expliquer pourquoi le vomissement est répété plusieurs fois, après le premier effort, lorsque la dose d'ipécacuanha est modérée, car dans ce cas elle est également expulsée. Les expériences faites en Italie par Borda et par d'autres ont prouvé qu'on pouvait prévenir ou arrêter le vomissement en haussant graduellement la dose du médicament; elles ont prouvé en un mot que l'ipécacuanha se conduit exactement comme le tartre stibié. Son usage produit souvent aussi des évacuations alvines, lesquelles sont ordinairement d'une couleur jaune-verdâtre. A haute dose, il provoque la somnolence, de la lenteur dans les idées, engourdissement dans les membres abdominaux; le pouls devient faible et lent, au point quelquefois qu'il s'ensuit des défaillances. Cet état de faiblesse cependant ne paraît pas aller jusqu'à produire la mort. Pye dit néanmoins avoir observé des effets très-prononcés de doses fort petites; en cela il n'est pas d'accord avec les observations des autres auteurs qui ne craignent pas de la prescrire à haute dose. Il y a tout lieu de présumer que la racine émétique employée par Pye appartenait à quelque autre plante plus active. Néanmoins nous possédons un fait qui démontre qu'il y a des individus capables de ressentir avec force l'action de l'ipécacuanha ; tel est, par exemple, le cas de la femme de ce pharmacien, laquelle éprouvait un serrement grave de poitrine toutes les fois qu'on pulvérisait dans le laboratoire la racine d'ipécacuanha, de sorte que, lorsqu'on en eut reconnu la cause, il a suffi de l'éloiger pour faire cesser complétement les symptômes. Une fois on transvasait en présence de cette dame de l'ipécacuanha en poudre ; elle en éprouva des spasmes tels pendant huit jours, qu'on dut avoir recours à l'opium pour les faire cesser (94).

L'opium est l'antidote de l'ipécacuanha, ainsi que celui-ci l'est de l'opium. On en a une preuve dans la poudre de Dower, qui, comme on sait, contient de ces deux substances, dont l'action se trouve parfaitement neutralisée. Cela est confirmé aussi par les observations de Fothergill (95), de Schlegel (96), et de plusieurs autres. Nous en avons en outre une preuve très-évidente dans la tentative de suicide que fit une demoiselle en prenant en une seule fois 30 grammes (une once) de teinture d'opium : cette substance la jeta dans un état d'assoupissement très-profond, entrecoupé de temps à autre par des spasmes horribles ; l'administration répétée de l'ipécacuanha parvint à la rétablir assez promptement, et cela, non par le vomissement, qui n'eut pas lieu, mais bien par une action dynamique. D'ailleurs, comme l'opium était déjà absorbé, le vomissement, s'il fût survenu, n'aurait pu avoir aucune influence sur la marche de l'empoisonnement (97). —D'après les observations de M. Magendie, l'émétine prise à jeun, en état de santé, à la dose de 10 centigrammes (2 grains), excite un vomissement prolongé, suivi d'une propension au sommeil : à la dose de deux centigrammes, elle produit des nausées et des vomissements (98). Cela s'applique principalement à l'émétine impure et colorée; l'émétine pure a une action bien autrement énergique. Chez un homme âgé de quatre-vingt-cinq ans, un milligramme de cette substance (un seizième de grain) a suffi pour provoquer des vomissements (99). — Ces faits sont déjà

(91) Biblioth. medic., t. xxx, p. 379.
(92) Medic. Bemerk. u. Untersuch., 1 Bd., p. 274.

(94) Comment. Lipsien. De reb. in scient. nat. et medic. gest., vol. xxiii, P. iii, p. 464.
(95) Med. observ. and inquir., t. vi.
(96) Mater. fr. Steatsorn., 2 Samml., p. 143.
(97) Smith, in Mary, Diss. de spasmis, p. 39.
(98) Formulaire.
(99) Ibid.

suffisants pour prouver que l'action de l'ipécacuanha est analogue à celle du tartre stibié, savoir hyposthénisante vasculaire. La seule différence paraît consister dans le degré d'énergie, qui est moindre dans l'ipécacuanha, et qui paraît dépendre de son moindre degré de solubilité. Les effets de l'émétine se rapprochent davantage de ceux du tartre stibié.

§ V. *Effets dans les maladies.* — Les effets dans les maladies, observés en tout temps, nous confirment parfaitement dans les idées que nous venons d'émettre, et il est même facile de s'en rendre compte. — Les premiers honneurs qu'obtint cette racine ont été fournis par son emploi contre la dysenterie. Ce fut Guillaume Pison qui, en 1649, le premier fit connaître cette propriété de l'ipécacuanha en Europe. Il la tenait des indigènes du Brésil. Plusieurs années cependant se sont écoulées avant que cette connaissance fût généralement répandue; il a fallu d'abord la faire connaître sous forme de remède secret, et celui-ci acquit bientôt le titre de racine antidysentérique. Nous ne nous arrêterons pas à citer ici les auteurs qui en vantent les effets dans la dysenterie, ni à discuter les différentes hypothèses qu'on a imaginées pour expliquer ses effets. J'appellerai seulement l'attention sur les deux suivantes, qui paraissent généralement adoptées. L'une consiste à admettre dans l'ipécacuanha une action astringente, laquelle arrêterait les garde-robes. Mais outre que la chimie n'y a pas trouvé ce principe styptique, il est prouvé que les astringents ne conviennent pas dans cette maladie. Qui oserait effectivement prétendre pouvoir faire cesser la fréquence des évacuations sans amender d'abord la condition des organes dont elle dépend? Qui oserait soutenir de nos jours que la maladie réside dans les matières, qui constituent un des phénomènes de l'affection, et non dans l'organe même d'où ces matières émanent? L'autre hypothèse est basée sur la propriété émétique de cette racine, et suppose que le mouvement antipéristaltique arrêterait les garde-robes excessives. Mais les autres émétiques ne guérissent point cette affection, tandis que l'ipécacuanha est efficace, même lorsqu'elle n'excite point le vomissement. Ajoutons que cette faculté émétique est secondaire et dépend d'une autre propriété. Enfin la dysenterie n'est qu'un symptôme; le flux ventral n'est qu'un produit dont les conditions physiques font aisément comprendre que les organes qui le préparent sont malades ou présentent un excès d'action; de là les douleurs abdominales, le ténesme et la fièvre. La diarrhée peut, il est vrai, dépendre de conditions diverses de l'intestin, mais la dysenterie ne reconnaît qu'une seule manière d'être des organes, dont la nature est phlogistique : elle dépend, comme on sait, d'une inflammation de la membrane muqueuse du côlon. C'est là un fait généralement reconnu aujourd'hui. Cela explique pourquoi l'ipécacuanha, dont l'action est hyposthénisante-vasculaire, peut enlever l'enflure phlogistique des intestins, et vaincre la dysenterie, en combattant la cause. Dans les cas même où la phlogose existe à un très-haut degré, ce remède doit être regardé comme utile en ce que son action aide l'effet de la saignée. Il n'est pas à craindre qu'il puisse ajouter une surexcitation aux intestins phlogosés, car Pison même (100) et Zimmermann avaient déjà remarqué qu'il apaise les tranchées et les douleurs de ventre; Murray assure qu'il agit sans échauffer, et qu'on peut l'administrer contre les fièvres les plus intenses (1); Hillary a vu le délire, les tremblements et autres symptômes graves s'apaiser sous l'influence de l'ipécacuanha (2).

(*Note d. trad.*) — Il n'est peut-être pas exact de regarder la dysenterie comme le résultat constant d'une simple phlogose de la muqueuse des gros intestins. Si l'on compare les diverses épidémies de dysenterie entre elles, et dont parlent les auteurs, on observe de si grandes différences qu'on pourrait dire qu'elles constituent presque des affections particulières qu'il faut traiter par des moyens divers (3). On explique par là les succès obtenus avec le laudanum par Sydenham, et les insuccès de l'émétique par d'autres : les bons résultats dus à la méthode évacuante vantée par les uns, et les cures, bien que fort rares, obtenues à l'aide des astringents par d'autres. Les altérations anatomiques ne sont pas toujours les mêmes; tantôt il y a épaississement

---

(100) Hist. nat. Brasil., 1648, p. 65.
(1) Apparat. medic., t. I, p. 283.
(2) Air and diseases of Barbados, p. 214.
(3) Voy. Stoll, Medic. prat. De natur. dysent., etc.

des tuniques du gros intestin, tantôt amincissement et ramollissement. L'engorgement des cryptes ou leur dessèchement, avec ou sans altération, s'offrent aussi très-souvent à l'autopsie des sujets morts de dysenterie.

Linné et d'autres ont supposé que la dysenterie contagieuse n'était due qu'à des animalcules particuliers nichés dans les gros intestins, et que leur présence présumée pouvait expliquer la transmission du mal, ainsi qu'on en a des exemples dans la dysenterie des armées, si bien décrite par Pringle. En effet, cette dysenterie cède bien mieux à l'administration du calomel qu'à celle de l'ipécacuanha ; c'est que cette préparation mercurielle n'est pas seulement hyposthénisante, elle est aussi insecticide.

Quoique les auteurs préconisent l'ipécacuanha dans toute espèce de flux intestinal, il n'est pas difficile de comprendre que leur précepte n'est pas toujours bien fondé, vu qu'il est trop général. Ce sont les flux intestinaux, d'un caractère analogue à la dysenterie, qui réclament l'usage de l'ipécacuanha, tandis qu'il sera contre-indiqué dans ceux qui offrent un caractère opposé, c'est-à-dire qui sont déterminés par l'action de substances dites drastiques ou purgatives. — Une autre preuve que l'ipécacuanha calme au lieu d'irriter la phlogose, nous l'avons dans les succès qu'il procure contre les douleurs abdominales dues à d'autres causes, mais pourtant toutes hypersthéniques ou phlogistiques. Tels sont, par exemple, les cas de coliques duodénales guéries au moyen de l'ipécacuanha par James (4), d'ischurie traitée avec succès par Henning (5) et par Richter (6), de péritonite puerpérale, par Doulcet (7). Si une affection aussi grave a cédé à l'administration de ce remède, il faut convenir que sa vertu hyposthénisante est très-énergique, puisque la nature phlogistique et grave de la dernière affection n'est contestée par personne. — Que si on voulait expliquer les bons effets de l'ipécacuanha dans les maladies inflammatoires par sa vertu évacuante ou émétique, on ne

saurait plus quelle explication donner aux vomissements dus à une phlogose de l'estomac, et arrêtés par l'ipécacuanha. Tels sont les cas d'iléus rapportés par de Schonheyder (8), de hernie étranglée, par Richter (9). Dans le traitement du choléra même, dont la nature phlogistique ne saurait être révoquée en doute, l'ipécacuanha a été un des remèdes les plus efficaces. Où est-elle, dans ce cas, la propriété émétique ou évacuante ? Que si l'ipécacuanha n'avait primitivement que cette action, qui aurait osé le prescrire dans le choléra ?

Les maladies dont nous venons de parler sont hypersthéniques, et elles appartiennent presque toutes au tube gastrique. Mais l'ipécacuanha ne borne pas son action à cet appareil ; les autres membranes muqueuses, douées d'un grand nombre de vaisseaux sanguins, éprouvent aussi les effets de son action : la muqueuse pulmonaire surtout, lorsqu'elle est phlogosée, trouve dans l'ipécacuanha un puissant auxiliaire ; c'est pour cela que dans la toux, dans le rhume de poitrine, dans le catarrhe chronique, les médecins prescrivent généralement avec avantage l'ipécacuanha à petites doses. Comment l'ipécacuanha peut-il devenir expectorant dans la toux sèche phlogistique, et en même temps mitiger l'expectoration augmentée dépendant d'un état phlogistique ? La chose est facile à comprendre par son action hyposthénisante vasculaire, laquelle dissipe la phlogose, et remet les vaisseaux exhalants de la muqueuse thoracique dans leur état d'équilibre normal. Une fois ces vérités établies, on ne peut s'empêcher de reconnaître l'erreur de ceux qui veulent expliquer l'utilité de l'ipécacuanha par le prétendu antagonisme entre l'estomac et les poumons. — On a vanté aussi l'ipécacuanha contre le croup. Ramsey (10), Field (11), et une foule d'autres, s'en sont beaucoup loués. Il est aussi préconisé dans la coqueluche par presque tous les médecins. Ce n'est pourtant pas à cause d'une propriété antispasmodique, car personne n'ignore aujourd'hui que la toux convul-

(4) Frorieps, Notiz., 11 Bd., n. 15, p. 24.
(5) Beobacht. üb ein. Arm., p. 73.
(6) Therapie, 4. Bd., p. 391.
(7) Anc. Journ. de méd., vol. LVIII, p. 448, 502.

(8) Act. reg. soc. Hafn., t. II, p. 139.
(9) Med. chir. Bemerk., 2 Bd., p. 110.
(10) Neues Journ. d. Ausl. Liter., 1 Bd., p. 167.
(11) Samml. aus. Abhand., etc., 14 Bd., p. 552.

sive n'est qu'un symptôme d'une maladie inflammatoire, et précisément d'une inflammation lente des cryptes bronchiques (adéno-bronchite). Aussi pensons-nous que dans cette maladie l'ipécacuanha doit céder sa place aux hyposthénisants lymphatico-glandulaires. La phthisie est souvent aussi traitée à l'aide de l'ipécacuanha. Plusieurs cas de ce genre que nous regardons comme des artéro-bronchites chroniques (voyez ce que nous avons dit à l'article digitale), ont été guéris par l'usage de l'ipécacuanha, d'après le témoignage de Reid (12), de Richter (13) et de Weber (14). L'hémoptysie pourrait être classée, elle aussi, dans la même catégorie d'affections : aussi plusieurs praticiens prescrivent-ils dans cette maladie l'ipécacuanha sans craindre son action émétique : Barbeirac (15), Giarella (16), Richter (17), De Meza (18), Dahlberg (19), et plusieurs autres sont de ce nombre. Ils le prescrivent aussi dans d'autres hémorrhagies, telles que la métrorrhagie, l'épistaxis, l'hématurie, etc. Aux auteurs cités, nous pouvons ajouter Plenck (20), Loffler (21) et Guldbrand (22). Condie ne craint même pas de le proposer aussi contre l'hématémasie (23). L'application clinique de ce remède contre ces affections démontre d'une manière incontestable que l'ipécacuanha est doué d'une vertu hyposthénisante, et que son action ne se borne pas à l'estomac, mais qu'elle s'étend à toutes les autres membranes muqueuses, c'est-à-dire qu'elle affecte de préférence un tissu particulier qui est celui des artères. Comme la condition morbide des hémorrhagies existe précisément dans les extrémités des ca-

pillaires, on comprend pourquoi l'ipécacuanha agit contre elles avantageusement, et pourquoi Baglivi a tant prôné ce médicament comme remède antihémorrhagique (24).

Il est aisé de comprendre la raison pour laquelle l'ipécacuanha est utile dans les exanthèmes, d'après ce que nous avons déjà dit sur le siége de ces affections. Leur siége effectivement est dans les vaisseaux du derme, dans le plus grand nombre de cas, ainsi que nous croyons l'avoir démontré. Leur nature phlogistique est d'ailleurs généralement reconnue aujourd'hui. Après les exanthèmes se présente le typhus qui a été heureusement aussi attaqué à l'aide de l'ipécacuanha, par Hufeland (25), par Cramer (26) et plusieurs autres. — L'hydropisie a été également traitée par quelques praticiens avec l'ipécacuanha, et notamment celle qui succède à la scarlatine, d'après ce que nous lisons dans Lentin et dans Richter (27). Nous nous sommes déjà expliqué, dans un des chapitres précédents, sur le sujet de l'hydropisie. L'ipécacuanha, auquel on n'accorde aucune vertu diurétique, fournira une nouvelle preuve en faveur de l'action que nous avons attribuée à la digitale, à la scille, etc., et confirme surtout cette importante remarque, que la sécrétion abondante des urines chez les hydropiques qui sont en voie de guérison dépend de l'action cardiaque ou vasculaire des remèdes qu'on emploie. — Un médecin de Padoue fit, en 1754, l'éloge de la racine d'ipécacuanha dans le traitement des fièvres intermittentes. D'après lui, ces fièvres, bien qu'opiniâtres et de vieille date, cèdent à l'action de ce remède, lors même qu'elles se trouvent associées à l'hématémèse (28). Plusieurs praticiens, entre autres Comparetti, suivirent cette pratique avec succès. — Enfin on a vanté l'ipécacuanha dans l'aménorrhée, et dans certaines maladies auxquelles sont sujettes les femmes à l'époque de la puberté, et lorsque leurs règles sont supprimées, telles que la catalepsie, les convulsions,

---

(12) Anc. Journ. de méd., t. LIX, p. 555.
(13) Med. chir. Bemerk., 2 Bd., p. 17.
(14) Consumption Krankh., p. 97.
(15) Médicament. constit., p. 95.
(16) De admir. virtut. ipecac. in curand febr. Patavii, 1754.
(17) Beobacht. cit., p. 106.
(18) Samml. auserl. Abh., etc., 15 Bd., p. 259.
(19) Vetensk. Acad. Hand. Stock. 177.
(20) Samml. cit., 12 B., p. 253.
(21) Starks, Archiv. f. d. Geburtsh., 6 Bd., p. 4.
(22) De sanguin. fluxu uterino. Haafn., 1774.
(23) North. amer. med. and surg. journ. the Lond. med. and phys. journ., vol. VII, n. 5, p. 272.

(24) Opera, p. 61.
(25) Journal d. prak. Heilk., 43 Bd., 3 st., p. 73.
(26) Harles, Neue Jahrbuch, 10 Bd., 11 st., p. 21.
(27) Bemerk. cit., 1 Bd., p. 268.
(28) Gianella, De admirab. virt., etc., p. 96.

l'hystérie, etc. En traitant du fer et de ses préparations nous nous expliquerons sur ce sujet important. Nous avons laissé pour le dernier l'examen de l'usage de l'ipécacuanha comme remède propre à provoquer le vomissement et à débarrasser l'estomac de matières irritantes ou vénéneuses. Les praticiens préfèrent pour cet effet l'ipécacuanha au tartre stibié et aux autres vomitifs à cause de son action plus douce. Il provoque en effet un vomissement moins continu, moins long, moins fatigant. Aussi se permet-on de l'administrer même aux enfants et aux femmes grosses, lorsque le vomissement est indiqué. Mais il importe de distinguer si le vomissement est indiqué conjointement à l'action hyposthénisante dont il dépend ; dans ce cas l'ipécacuanha peut être prescrit avec avantage, ainsi que le tartre stibié. Tel est, par exemple, le cas d'un empoisonnement par l'opium, d'une ivresse alcoolique complète, ou d'une plénitude d'estomac. Si au contraire le vomissement seul est indiqué, comme dans le cas d'empoisonnement par une substance hyposthénisante, l'ipécacuanha pourrait être nuisible, car sa portion absorbée agirait dans le sens du poison. Mieux vaut dans ce cas avoir recours aux moyens mécaniques pour vider l'estomac. Neanmoins si on n'avait pas sous la main ces derniers, ou que leur action ne fût pas assez énergique, et que l'indication de faire vomir fût pressante, on pourrait avoir recours à l'ipécacuanha de préférence au tartre émétique; car l'hyposthénie à laquelle il donne lieu est beaucoup plus légère. Quant à l'émétine, nous n'avons pas encore assez de données pour nous prononcer sur son action et sur son application clinique. Magendie et Andral (29) ont trouvé qu'elle avait des propriétés analogues à celles de l'ipécacuanha, mais à un degré plus élevé. M. Magendie dit l'avoir employée avec avantage dans les catarrhes chroniques, dans la coquelucbe et dans la diarrhée. A cet effet il propose quelques formules à substituer aux formules anciennes. Dans le catarrhe pulmonaire, dans la dysenterie et dans la diarrhée chronique, l'émétine provoque la sueur au dire de Bardsley (30). En général on

ne doit pas trop compter sur l'émétine, car, si elle est impure, son degré d'activité est alors trop douteux ; et, si elle est pure, elle est d'un prix trop élevé. D'ailleurs, la racine d'ipécacuanha est une substance qui ne perd pas beaucoup de son énergie, et elle est d'un usage très-commode.

§ VI. *Appréciation de l'action.* — Pouvoir expliquer d'une manière satisfaisante tous les effets variés de l'ipécacuanha, à l'aide d'un seul principe extrêmement simple, basé sur l'observation rigoureuse des faits, c'est là une preuve, à ce que nous croyons, favorable à notre manière de voir. L'action que nous avons accordée à cette substance, par cela même qu'elle s'accorde avec les faits, peut servir de guide fidèle dans le traitement des maladies qui en réclament l'usage. Il nous serait aisé maintenant de démontrer que ce que les auteurs de pharmacologie ont enseigné jusqu'à ce jour sur l'ipécacuanha n'est que contradiction et chaos. — L'ipécacuanha comparé avec le tartre émétique se trouve dans les mêmes prescriptions que celui-ci, si ce n'est que son action, étant moins forte, donne lieu ordinairement à des effets constitutionnels moins prononcés. Nous sommes pourtant parvenu à donner l'ipécacuanha à très-haute dose sans produire le vomissement, mais avec des phénomènes évidents de diminution de la force circulatoire et de la fièvre. Nous sommes parvenu à ce résultat en débutant par des doses fort petites, ayant ordonné au malade d'en prendre une nouvelle dose dès qu'il éprouvait quelques nausées. Effectivement il éprouva une seule fois le vomissement, mais ayant aussitôt pris d'autres doses toujours plus fortes, le vomissement s'est arrêté.

§ VII. *Action mécanique.* — Bien que les exhalaisons de la racine d'ipécacuanha qu'on pulvérise paraissent irriter la pituitaire et la muqueuse laryngienne, il est prouvé que cette poudre, sous forme d'emplâtre ou de cataplasme, n'a pas d'action mécanique sur la peau; elle n'y détermine pas la moindre rougeur ni irritation ; même inaction dans l'estomac, par les raisons déja exposées ailleurs. S'il arrive parfois quelque douleur d'entrailles, ce n'est pas à cause de son action immédiate, mais bien par l'effet de la compression ou secousse qu'éprouvent les viscères sous les efforts du vomissement, surtout si l'estomac est gorgé de

---

(29) Cliniq. med., t. 1, p. 77.

(30) Hospit. facts and observ., etc. The London med. and phys. journ., n. 5, vol. vii, p. 63.

matières hétérogènes ; car, dans ce cas, elles peuvent devenir elles-mêmes cause de douleur ; de sorte qu'il ne faut se donner aucune peine pour empêcher l'action mécanico-chimique de la racine d'ipécacuanha. On peut, à ce qu'il paraît, en dire autant de l'émétine, d'après les essais qu'on en a faits.

§ VIII. *Manière de l'administrer, doses et formules.* — La manière la plus commode d'administrer l'ipécacuanha, c'est en poudre, sans d'autre véhicule que l'eau pure. On doit choisir, pour réduire en poudre, l'écorce qui jouit de propriétés médicinales plus prononcées que la partie ligneuse. Une préparation très-commune est celle en pastilles, dont chacune contient un ou deux centigrammes d'ipécacuanha (un quart de grain). On s'en sert spécialement pour les enfants. On ne doit pas trop compter sur le sirop, car il s'altère promptement ; et moins encore sur le vin d'ipécacuanha, car le constituant est contraire à l'action du remède.

Dose. — Le médecin peut s'en tenir à trois données par rapport à la prescription de l'ipécacuanha. 1° Produire un relâchement modéré dans les extrémités des vaisseaux artériels, et obtenir par là une douce moiteur, une expectoration facile et d'autres sécrétions muqueuses. Dans ce cas la dose doit être de deux à trois centigrammes (un quart de grain à un demi-grain), qu'on répète quatre, six, et même dix fois par jour. C'est la méthode que les auteurs nomment altérante ; elle est indiquée dans les dyspepsies, dans les toux sub-phlogistiques, dans l'asthme, dans le catarrhe, etc. 2° Produire un effet hyposthénisant prompt sur l'estomac, et conséquemment des vomissements. Dans ce cas il faut en administrer en une seule fois cinquante, cent, cent cinquante centigrammes (dix, vingt, trente grains). Si la dose est excessive, le vomissement n'est pas en proportion ; puisque avec lui on expulse aussi le restant du remède. On ajoute aussi quelquefois, pour assurer le vomissement, dix à quinze centigrammes (deux à trois grains) de tartre stibié, et on en fait une infusion. 3° Enfin, déterminer une action hyposthénisante générale bien prononcée. Dans ce cas la dose doit être encore plus forte. On peut parvenir à cette dernière, en débutant par de petites doses qu'on augmente graduellement ; ou bien on peut en donner directement de deux à quatre

grammes (demi-gros à un gros) à la fois. Il faut pourtant faire remarquer que le vomissement dans ce dernier cas est presque inévitable aux premières prises, mais, en les répétant, il cesse. Cette observation, nous croyons l'avoir faite le premier ; nous la trouvons cependant aujourd'hui dans Guillaume Pison, qui prescrivait une infusion, ou une décoction de huit grammes (deux gros) d'ipécacuanha dans cent vingt grammes (quatre onces d'eau) par jour ; il assure que ce remède provoque, le premier jour, des vomissements répétés, le second moins, et le troisième pas du tout. — La dose de l'émétine impure a été portée à un quart environ en comparaison de l'ipécacuanha en substance, car vingt centigrammes (quatre grains) suffisent ordinairement pour exciter le vomissement, tandis que l'émétine pure paraît avoir une énergie quadruple.

Formules modèles.

1. *Poudre pour exciter le vomissement.*

℞ Racine d'ipécacuanha pulvérisée, deux grammes (demi-gros).
Sucre blanc, trente grammes (une once).
M. Divisez en quatre paquets égaux.

Après en avoir pris une dose, le malade prendra les suivantes de demi-heure en demi-heure jusqu'à vomissement.

2. *Pastilles pour la sub-bronchite ou sub-gastrite.*

℞ Racine d'ipécacuanha pulvérisée, cinquante-cinq centigrammes (onze grains).
Sucre blanc, trente grammes (une once).
Gomme adragante et eau de fleurs d'oranger, s. q. M. f. pastilles n° 46.

A prendre une chaque trois heures.

FLEURS DE SUREAU.

(*Flores sambuci.*)

§ Ier. *Caractères physiques.* — Il faut distinguer le *sambucus ebulus* du sureau commun (*sambucus nigra*). En médecine on préfère ce dernier, bien que son énergie soit moindre que celle du premier. C'est un arbrisseau qui croît en Europe, de préférence dans les bonnes terres un peu humides; on le cultive pour former des haies. Il fleurit en mai et juin. Ses baies mûrissent en septembre. Il appartient à la pentandrie triginie, famille des caprifoliacées. L'écorce interne de la tige a une saveur douceâtre et amère, et un peu nauséante. Les baies, nommées autrefois *grana actes,* sont d'abord vertes, mais lorsqu'elles sont parvenues à leur maturité elles sont noires; leur goût est légèrement acide, sucré. Les fleurs sont blanches, d'une odeur plutôt désagréable; leur saveur est amère. Ce sont les parties qu'on emploie en médecine, surtout les fleurs.

§ II. *Notions chimiques.* — Les fleurs de sureau contiennent, d'après l'analyse d'Eliason, une huile particulière, cristallisable, pénétrante et volatile; du soufre; du gluten; de l'albumine; un mucus végétal; de la résine; un principe astringent; du malate de potasse; de la chaux et quelque autre sel. M. Chevreul parle aussi de la *médulline* trouvée dans la moelle de cette plante; et Scheele de quelques autres acides, de la matière sucrée, et d'une substance extractive qu'il a trouvée dans les baies.

§ III. *Effets sur les animaux.* — L'exhalaison désagréable de cette plante la fait respecter par les bestiaux, et même par les chenilles; aussi a-t-on proposé de mettre le sureau comme une garantie des autres plantes (31). Les poules meurent en mangeant les baies (32), et les paons également en mangeant les feuilles (33). Les animaux plus élevés dans l'échelle en ressentent moins les effets; les chiens en éprouvent des vomissements et souvent aussi la diarrhée. Un cheval cependant qui avait bu plusieurs livres d'infusion de fleurs de sureau n'éprouva aucun phénomène (34).

§ IV. *Effets chez l'homme sain.* — L'ombre même du sureau n'est pas sans effet sur l'homme (35). Willemet nous apprend qu'en Lorraine le peuple prend les feuilles de sureau pour se purger (36). Tout le monde sait que l'infusion de sureau excite la sueur, et que, si on en prend copieusement, on éprouve aussi des selles abondantes (37). La seconde écorce est également un purgatif très-énergique. Aussi Sydenham la préconise-t-il contre l'hydropisie (38); mais elle excite facilement des nausées et même le vomissement, ce qui n'est pas exclusif à l'écorce, car les autres parties de cette plante prises à fortes doses le provoquent également et donnent lieu à des phénomènes qui approchent de l'empoisonnement. Bartholin parle d'un individu qui éprouva, par les feuilles de sureau, des évacuations abondantes, et le troisième jour il devint comateux (39). Deux autres individus éprouvèrent par la même cause des vomissements, des évacuations, une grande faiblesse, de la pâleur, et de l'amaigrissement (40). Christison observa aussi un empoisonnement produit par les fleurs et les feuilles du sureau hièble (41).

§ V. *Effets dans les maladies.* — Le sureau est un remède d'ancienne renommée; déjà Hippocrate s'en servait contre l'hydropisie: Boerhaave (42), Sydenham (43) et Krückmann (44) vantèrent beaucoup son écorce contre la même maladie. En 1831, M. Martin Solon mit de nouveau en pratique ce remède, déjà oublié, contre l'ascite, avec succès. Il a prescrit le suc de la racine de sureau à haute dose (45). — De tout temps le sureau a été le remède favori contre l'enrouement, le refroidissement, le coryza, la toux et le catarrhe. Il a été aussi prescrit avantageusement dans la péripneumonie, notamment lorsque l'expectoration a de la difficulté à se montrer (47). Dans l'angine également, lorsqu'elle

---

(31) Dosie's Memoirs of agricult., vol. III, p. 164.

(32) Barthol., Hist. anat. rarior., cent. IV, p. 248.

(33) Linn., Flor. suecic., p. 97.

(34) Journ. de méd. de Leroux, vol. XXII, p. 318.

(35) Linn., l. c.

(36) Mérat et Delens, Dict. univ. de mat. médic., t. VI, p. 198.

(37) Murray, Oper. med., t. IV, p. 48.

(38) Oper., p. 496.

(39) Act. Hafn., t. I, p. 164.

(40) Ephem. nat. cur., dec. II, an. 9, p. 48.

(41) The Edinb. med. journ. Januar. 1830.

(42) Hist. plant., P. I, p. 207.

(43) Opera tract. de hydrop.

(44) Comm. litter. Norimb., p. 216.

(45) Omodei, Ann. univ. di medic., febr. 1833, p. 402.

(47) Murray, Appar. medic., vol. IV, p. 9.

n'est pas menaçante, et qu'on a déjà pratiqué quelques saignées (48). On en a fait autant contre la bronchite commençante, ou qui est vers son déclin. — Dans les exanthèmes aigus, tels que la rougeole, la petite vérole, la scarlatine, lorsque l'éruption tarde à paraître, ou qu'elle a disparu, on a aussi prescrit ce remède (49). Les praticiens modernes cependant le trouvent trop léger et insuffisant dans les cas de cette nature. Néanmoins dans les fièvres rhumatismales (subarteritis) le sureau est généralement prescrit, et il est même des praticiens qui en ont tiré d'excellents effets contre les fièvres aiguës ou inflammatoires. On s'accorde néanmoins à dire que dans ces cas l'action du sureau peut être aidée par des moyens plus énergiques. — Le sureau n'est pas moins efficace contre la goutte et le rhumatisme aigu, au dire de Quarin (50). F. Hoffmann considère le sureau comme un spécifique dans la jaunisse (51). Mais en cela on n'est pas généralement d'accord. Enfin les phlogoses externes ont aussi trouvé un soulagement dans les applications du sureau sur la partie affectée. Le suc de cette plante, au dire de Dioscoride, calme la douleur des hémorrhoïdes (52) ; l'érysipèle et le flegmon se dissipent promptement sous son influence, et on parvient à apaiser les coliques utérines et de la vessie accompagnée de spasmes, moyennant les fermentations d'infusion des fleurs de sureau.

§ VI. *Appréciation de l'action, etc.* — Pour nous, l'action hyposthénisante vasculaire du sureau est évidente. Ses effets chez l'homme bien portant et chez l'homme malade le rapprochent des remèdes précédents. Son degré d'énergie cependant est inférieur aux autres hyposthénisants dont nous avons parlé ; mais il en surpasse quelques-uns sous le point de vue de la promptitude d'action. La propriété sudorifique, que tous les auteurs de matière médicale lui attribuent, est tout à fait secondaire, et il est absurde de la faire dépendre, ainsi qu'on l'a fait, d'une action stimulante ; puisque ce prétendu échauffant n'a été utile que dans

les maladies phlogistiques. Les auteurs qui regardent le sureau comme excitant n'ont pas observé les effets de cette substance sur la circulation et sur le pouls. Ils auraient vu que le pouls, après une forte dose de sureau, devient évidemment mou, faible et lent. — Il faut, au reste, ne pas oublier que l'action du sureau est légère et qu'on doit toujours l'associer à d'autres médicaments dans les véritables inflammations aiguës. Si les effets du sureau sur l'homme en santé nous décèlent une action plus énergique que chez l'homme malade, il faut faire attention que chez le premier on s'est servi des feuilles, des fleurs ou de l'écorce à l'état frais ; tandis que, pour les malades, les pharmaciens ne délivrent ordinairement que les portions desséchées de la plante.

§ VII. *Action mécanique.* — En thérapeutique l'action mécanique du sureau est nulle. Les anciens se servaient du suc des baies mûres comme cosmétique pour teindre les cheveux. Ce suc n'offre pas l'inconvénient des autres cosmétiques qui cautérisent ou dont la résorption peut entraîner de graves conséquences.

§ VIII. *Mode d'administration.* — Les fleurs de sureau sont employées à l'extérieur renfermées dans un sac. On en fait aussi des cataplasmes en y ajoutant de la mie de pain, de la farine de graine de lin, ou d'autres substances. Plus fréquemment les fleurs sont employées en infusion chaude. Il importe dans ce cas de ne pas la laisser bouillir, pour ne pas lui faire perdre ses parties volatiles qui sont les plus actives. Avec cette infusion on fait des fomentations ou on en prend les vapeurs dans les narines et dans la bouche, moyennant une petite éponge ou un appareil quelconque, contre le coryza et les affections subinflammatoires de la poitrine. — L'infusion chaude est aussi prescrite en boisson avec du sucre ou un sirop simple. On la fait souvent servir de véhicule à d'autres remèdes d'action analogue, tels que le tartre stibié, le sel de nitre, etc. On l'administre aussi en lavement. Baglivi, et après lui Razoux et Barthez, en ont retiré de grands avantages dans les affections rhumatismales ; ils ont combiné l'infusion de fleurs de sureau avec du lait. — L'eau distillée de fleurs de sureau qu'on conserve dans les pharmacies n'a presque aucune action. — Le rob s'obtient en écrasant les baies, après un jour de macération, en en tirant par la presse un suc d'un rouge noirâtre qu'on clarifie

---

(48) Rosenstein, Mal des enfants.
(49) Murray, op. cit.
(50) Meth. medend. infl., p. 219.
(51) Samml. aus. Abhandl., z. Gebr. f. pr. Aerzte, 14 Bd., p. 217.
(52) L. iv, p. 167.

au blanc d'œuf et qu'on réduit à consistance d'extrait clair. Il faut prendre garde qu'une cuisson trop forte ne lui communique de l'empyreume qui le rendrait irritant. Il y a aussi à craindre qu'il ne devienne tel par la fermentation, lorsqu'on le conserve dans des endroits chauds.

Dose. — On prescrit les fleurs en infusion, de quinze à soixante grammes (demi-once à deux onces) dans un demi-kilogramme d'eau, avec addition de trente grammes (une once) de sirop, ou d'oxymel simple. Le rob se prescrit à la dose de trente à cent vingt grammes (une à quatre onces). Les doses ordinaires de l'écorce sèche sont de trente à quatre-vingt-dix grammes (une à trois onces) en décoction dans un verre d'eau.

Formules modèles.

1. *Infusion.*

♃ Fleurs de sureau, quinze grammes (demi-once).
Eau bouillante, cinq cents grammes (une livre).
F. infuser pendant un quart d'heure; ajoutez à la colature trente grammes (une once) d'oxymel simple.
On la prend chaude, en deux ou trois fois.

La formule dont se servait Sydenham contre l'ascite, et dont l'efficacité a été constatée par beaucoup de praticiens modernes, entre autres par Mollet, Hospital et Réveillé-Parise (53), est la suivante :

2. *Décoction.*

♃ Trois poignées d'écorce de sureau que vous ferez bouillir dans une pinte d'eau et autant de lait mêlés ensemble et que vous réduirez à moitié, pour deux prises. Le malade en prendra une le matin et l'autre le soir.

DOUCE-AMÈRE.

(*Stipites dulcamaræ.*)

§ Ier. *Caractères phisiques.* — Indigène dans nos contrées, elle vient dans les haies, les vieilles murailles, les prairies humides. C'est un sous-arbrisseau de la famille des solanées (*pent. monog.*, Lin.). Quoique les racines et les baies de cette plante soient actives, on n'emploie ordinairement en médecine que les tiges grimpantes. On la récolte vers la fin d'automne, et on la coupe par morceaux de la longueur de quatre à cinq centimètres. Pendant que les tiges sont fraîches elles répandent une odeur virulente, nauséabonde. Sa saveur est d'abord amère, ensuite douceâtre : c'est ce qui lui a valu le nom qu'elle porte.

§ II. *Notions chimiques.* — Les tiges de la douce-amère contiennent beaucoup de mucilage ; et, d'après Desfosses, un principe particulier, mais analogue à celui qu'on rencontre dans d'autres plantes de la même famille, et qu'on a nommé *solanine.* C'est une substance blanche, pulvérulente, opaque, et quelquefois nacrée, inodore, très-amère, fusible à une température un peu au-dessus de 100°, décomposable à une température plus élevée. Elle est presque insoluble dans l'eau froide et dans l'huile d'olive et de térébenthine, mais très-soluble dans l'alcool. Elle sature les acides et forme avec eux des sels amers peu ou point cristallisables.

§ III. *Effets sur les animaux.* — D'après les observations de Dunal, la douce-amère ne devrait avoir aucune efficacité, puisque soixante grammes (deux onces) et quelquefois même cent vingt grammes (quatre onces) d'extrait de cette plante n'ont produit aucun effet sur les chiens (54). Pourtant, d'après les observations d'autres auteurs, l'extrait, dont s'est servi Dunal, ne devait pas être d'une bonne qualité. Effectivement il est reconnu, par les expériences de Bruschi, que l'extrait fait avec les feuilles de cette plante cause, chez les animaux, des symptômes d'empoisonnement (55). Avec trente baies de douce-amère, Floyer fit mourir un chien dans l'espace de trois heures (56). — La solanine, introduite dans l'estomac d'un chien ou d'un chat à la dose de dix à vingt centigrammes (deux à quatre grains), excite un vomissement violent suivi d'un assoupissement de plusieurs heures. Pourtant un

---

(53) Bulletin de thérapeutique, t. x.

(54) Histor. nat. med. et econ. de Solanum, 1813, p. 70, 73, 99.

(55) Instituz. di mater. med., vol. iv, p. 167.

(56) Pharmacop., p. 86.

chat put tolérer impunément quarante centigrammes (huit grains) de solanine. Après un très-fort vomissement il fut pris d'un sommeil profond qui dura pendant trente-six heures (57). De semblables effets, soit de la solanine pure, soit de la douce-amère, ne sont pas de nature à nous faire croire à l'inaction de cette plante. .

§ IV. *Effets chez l'homme bien portant.* — Nous ne devons pas trop nous fier à l'assertion de Frank, qu'on puisse donner la douce-amère à haute dose sans aucun danger (58); ni à celle de M. Guersant qui en a pris seize grammes (59), car cette dose est trop faible pour en déduire des conséquences; ni à celle d'autres auteurs qui attribuent à cette plante des qualités toxiques énergiques. Hufeland (60), qui rapporte des cas d'empoisonnement, cite des exemples d'indispositions causées par la simple habitation dans une chambre où on avait mis une certaine quantité de douce-amère à sécher (61). Les doses même médiocres de la douce-amère ne laissent pas de produire des effets assez notables. Matthioli rapporte que les femmes toscanes usaient jadis de suc de douce-amère comme cosmétique pour effacer les taches du visage. Des sueurs, et quelquefois aussi de la démangeaison, ou des taches rouges à la peau ont été observées par plusieurs auteurs, par l'administration de la douce-amère. De la salivation, des nausées, des évacuations intestinales, des vomissements ont été notés assez souvent par Linné (62), par Carrère, par Murray (63), par Bruschi (64) et par d'autres. Bromfield et Tragus considèrent cette plante comme un diurétique très-puissant (65). Carrère a observé des convulsions aux lèvres et aux paupières, qui cessaient pourtant aussitôt que l'individu s'approchait du feu. Aux vertiges et à l'obscur-

cissement de la vue s'associent la pesanteur à la tête et le délire (66), le tremblement des membres, l'engourdissement, la lassitude, l'assoupissement (67). Govan a eu occasion de voir la paralysie à la langue causée par l'administration prolongée de la douce-amère (68). Schlegel rapporte des cas de tremblements dans les membres, de vertiges, d'ambliopie, de paralysie de la langue et des sueurs froides sous l'action de trente grammes (une once) de douce-amère en tisane (69). Enfin une cuisson et de la sécheresse au gosier, une légère cardialgie, et quelques douleurs aux entrailles, s'observent souvent par l'usage de cette substance. On prétend que l'usage de la douce-amère produit un sentiment de chaleur aux parties génitales surtout chez la femme. Je ne m'arrêterai pas à énumérer les antidotes proposés par les auteurs pour arrêter les accidents causés par la douce-amère. Ce sont les émétiques, les boissons acidulées et antiphlogistiques. Nous verrons cependant tout à l'heure que cette médication augmente, au contraire, l'empoisonnement produit par les solanées.

§ V. *Effets dans les maladies.* — On prescrivait, jadis, la douce-amère à l'extérieur plutôt qu'à l'intérieur. On appliquait ordinairement son suc sur le cancer, pour calmer les douleurs et pour arrêter le progrès du mal. On appliquait aussi ce suc sur les parties phlogosées, sur les contusions, sur les ecchymoses. On n'a qu'à lire à ce sujet Lœbel (70), Sébazius, Sauvages (71), Boerhaave (72). — On passa des maladies cancéreuses aux affections cutanées, telles que les dartres, la lèpre, et surtout la gale. Ce fut contre cette dernière qu'on commença à faire usage de la douce-amère à l'intérieur, et on en obtint d'excellents effets. S'il faut en croire Carrère (73), Razoux (74), Althorf, Hufeland,

---

(57) Magendie.

(58) Toxicologie, p. 61.

(59) Dictionn. des sciences médicales, t. x. Doucé-amère.

(60) Journal, etc., 54 Bd., 11 st., p. 27.

(61) Dictionnaire des drogues, p. 229 et 290.

(62) Dissert. de dulcamara, p. 9.

(63) Appar. medicam., t. i, p. 225.

(64) Ouv. cit.

(65) Raj. Histor. Dict. rais. univ. de mat. méd., t. v, p. 162.

(66) De Haen, Rat. medend., vol. iv, p. 228.

(67) Carrère, l. c.

(68) Linné, l. c.

(69) Material f. d. Staatsarzneiw. u. prakt. Heilk., 8 Bd., p. 89.

(70) Hall., Histor. stirp. Helvetie, n. 575.

(71) Ancien journal de médecine, vol. xxii, p. 247.

(72) Histor. plant. Hort., 5 B., p. 506.

(73) Traité, etc., etc.

(74) Tables nosol., p. 268.

Gardner (75), Willard (76), Sprengel (76), Battemann (76), Crichton (77), la douce-amère aurait une vertu spécifique dans ces maladies. D'autres médecins, cependant, tels qu'Alibert (78), par exemple, la regardent tout au plus comme un remède auxiliaire. Lorsque nous aurons l'occasion de parler du soufre, nous verrons la valeur de la douce-amère dans les maladies de la peau. — On a aussi prescrit la douce-amère pour combattre les affections syphilitiques. Elle a été vantée contre cette maladie par Linné, par Carrère, par de Sauvages, par Razoux (79), par Gmelin (80), par Walch (81), et par Girtanner (82). Les guérisons qu'on a obtenues sont relatives à des cas qui avaient résisté au traitement mercuriel. Linné (83), Razoux (84), et d'autres, ont recommandé la douce-amère contre le scorbut. Nous ne prétendons pas baser notre jugement sur l'action de cette plante sur les seuls faits que nous venons de citer et qui sont pour nous de nature inflammatoire. Nous savons bien, au reste, que beaucoup de personnes ne partagent point notre manière de voir. Nous reviendrons sur ce sujet. Il y a cependant dans les faits ci-dessus des maladies qui mettent hors de doute l'action hyposthénisante vasculaire de la plante dont il s'agit; telles seraient le rhumatisme, la goutte qui ont attiré l'attention générale des praticiens, depuis les cures heureuses rapportées par Boerhaave (85) et Carrère. C'est surtout lorsque ces maladies ont acquis un caractère chronique que l'infusion de douce-amère, continuée pendant quelque

temps, a produit des résultats heureux. Wauters a guéri une arthrite très-aiguë à l'aide de la douce-amère à très-hautes doses (86); Boerhaave, Buchwald, Kühn, Althof, Oberteufer, Hufeland, Stark, l'employèrent aussi contre la goutte avec un grand succès. Dans l'aménorrhée et ses suites, elle a été conseillée par Boerhaave; dans la coqueluche (adéno-bronchite), par Hufeland (87) et Gœbel (88); dans l'ophthalmie, dans l'amaurose, dans la surdité due à la suppression de quelque exanthème, par Paulitzky (89); dans le catarrhe chronique, par Guersant (90); dans la phthisie pulmonaire, par Werlhoff (91) et par Boerhaave (92). Sagar la considère comme le remède unique dans cette maladie (93); et Busch la regarde, avec bien plus de raison, comme un sédatif capable de calmer l'érétisme des vaisseaux pulmonaires (94). Selon Linné, la douce-amère est employée par les Westrogotes avec succès dans les inflammations thoraciques. On sait aussi que Boerhaave y avait recours dans les cas de pleurésie et de péripneumonie bâtarde (95); Blair, dans la pneumonie muqueuse (96); Neumann, dans la pneumonie chronique (97); Sachs, vers la terminaison de toutes ces maladies (98); enfin, presque tous les praticiens italiens s'en servent contre les inflammations thoraciques aiguës ou chroniques qui réclament l'usage d'une action hyposthénisante légère. Ils en font autant quand il s'agit de combattre ces éruptions phlogistiques sur le derme qui se déclarent chez plusieurs personnes au printemps : une infusion de douce-amère continuée pendant une vingtaine

(75) Bulletin des sciences médicales de Férussac, t. xxi, p. 434.

(76) Malat. della pelle, t. i, p. 110.

(76) Bononden, De lepra squam. Hal., 1795.

(76) Malat. della pelle, etc.

(77) The Edinburgh medic. journ., vol. ii, p. 65.

(78) Nouveaux éléments de thérapeutique, t. i, p. 432 et 434.

(79) Auteurs déjà cités.

(80) Flora, l. iv, p. 94.

(81) Ven. krank Jen., 1811.

(82) Ven krank., 1 Bd., p. 349.

(83) Amœnit. academ., t. viii, p. 10.

(84) Mémoires de l'Acad. des sciences de Paris, 1761, p. 55.

(85) Hist. plant. Hort. 50 B., Rom., p. 506.

(86) Roques, Phytogr. médic., vol. i, p. 248.

(87) Journ. supplément., 1825, p. 130.

(88) Diss. de tussi convuls. et dulcam. in eam effic. Berol., 1805.

(89) Med. pr. Beöbacht., 1 Bd., 1 st., p. 131.

(90) Dictionn. des sciences médicales, t. x.

(91) Opera, p. 796.

(92) Haller, Histor. cit.

(93) System. morb., p. 16.

(94) Roques, Phyt. cit., p. 250.

(95) Haller, Histor. cit., n. 575.

(96) Frank Samml., p. 124.

(97) Handbuch., 1 Bd., p. 150.

(98) Handbuch. d. nat. Syst. der prakt. Mediz., 1 Bd., 2 Abth., p. 253.

de jours produit dans ces cas d'excellents effets. Enfin, Linné la recommande contre les fièvres inflammatoires (99). On pourrait peut-être taxer d'exagération ce que cet écrivain a dit sur les propriétés médicinales de la douce-amère ; on verra cependant qu'elles excluent dans ce solanum la qualité échauffante qu'on lui attribue communément.

§ VI. *Appréciation de l'action.* — Si nous n'avons pu présenter des cas d'inflammations aiguës et intenses guéries à l'aide de la douce-amère uniquement, c'est que ce remède n'a pas une action assez puissante, ni assez prompte ; mais qu'il soit pourtant un hyposthénisant, ces maladies le prouvent, puisqu'on a recommandé contre elles la douce-amère, comme la saignée, et tous autres hyposthénisants connus. Je dirai, néanmoins, que je ne crois pas que la puissance de cette plante soit aussi légère qu'on le dit, car si on en fait usage pendant longtemps, on parvient à vaincre des affections inflammatoires opiniâtres, telles que des rhumathalgies, des arthérites lentes, etc. Son action n'est pas prompte, mais elle est durable. Ce ne sont pas seulement les capillaires artériels, cutanés, mais aussi ceux des glandes sébacées, qui, à la longue, éprouvent l'effet de ce remède. Aussi dans les dartres et dans toute espèce d'*impetigo* la douce-amère a la préférence sur les remèdes dont nous avons parlé. — On croit généralement que la douce-amère adoucit le sang ; c'est pour cela qu'on s'en sert de préférence dans le printemps. Cette manière de voir peut bien sourire aux personnes étrangères à la médecine qui croient aux âcretés du sang et à l'existence des moyens propres à les corriger ; mais le physiologiste ne peut admettre un pareil langage. Il sait bien, en effet, que le sang, étant un produit des organes, ne peut acquérir aucune altération, à moins que les organes ne soient eux-mêmes affectés primitivement. En supposant qu'une substance étrangère vînt à être injectée dans le sang, le désordre ne s'arrêterait pas dans ce fluide ; il affecterait bientôt les organes. Il y aurait de la démence à vouloir corriger le sang sans modifier d'abord convenablement les tissus qui le préparent et l'élaborent.

§ VII. *Action mécanique.* — L'usage qu'avaient les anciens d'appliquer le suc de la douce-amère sur les parties phlogosées ou meurtries, prouve que son action mécanico-chimique irritante, ou astringente, est fort légère.

§ VIII. *Mode d'administration.* — L'extrait de douce-amère qu'on prescrivait jadis n'est presque plus employé de nos jours. Il est aussi très-rare de prescrire cette plante sèche, réduite en poudre. L'infusion et la décoction sont les seules préparations qu'on emploie aujourd'hui.

Dose. — La douce-amère est plus ou moins active, selon qu'elle a été récoltée au printemps ou en automne, à l'ombre ou au soleil, sur les montagnes ou dans la plaine. On doit s'enquérir de ces conditions pour bien en régler les doses. Cette remarque fait déjà comprendre pourquoi certains auteurs attribuent à cette plante des vertus énergiques, tandis que certains autres la regardent presque comme tout à fait inerte. La dose de la douce-amère récoltée sur les collines exposées au soleil est de huit à seize grammes (deux à quatre gros) en infusion ou en décoction ; de l'autre, au contraire, elle est de vingt-quatre à trente grammes (six à huit gros). Ce remède, comme bien d'autres qu'on prend sans interruption pendant longtemps, doit être administré à doses croissantes. Althorf parvint graduellement jusqu'à la dose de cent quatre-vingts grammes (six onces) par jour. Quelques praticiens le combinent avec du lait, ou, mieux encore, avec du petit-lait. Lorsqu'on prescrit l'usage de la douce-amère pendant vingt ou trente jours, au printemps, comme on le pratique en Italie, il conviendrait de faire précéder son usage d'une saignée s'il y a quelque symptôme de pléthore. Pour rendre la décoction plus active, il est utile de laisser les tiges coupées et écrasées infuser pendant douze heures.

Formule modèle.

℞ Tiges de douce-amère contuses, huit grammes (deux gros).

Faites bouillir dans trois cents grammes (dix onces) d'eau.

A prendre en une ou deux fois.

---

(99) Flora suecic.

SALSEPAREILLE.

(*Smilax sarsaparilla.*)

§ Ier. *Caractères physiques.* — La salsepareille, genre de la famille des asparaginées, et de la *diœcia hexandria* de L., est originaire de différentes contrées de l'Amérique. Les radicules de cette plante se rencontrent dans le commerce, dépouillées de leurs souches, et en bottes rondes. Elles sont striées longitudinalement, flexibles, entrelacées, de la longueur de quelques pieds, de la grosseur d'une plume à écrire. Leur épiderme est mince, d'un brun plus ou moins foncé, ou rougeâtre ; blanc à l'intérieur, et très-amylacé ; le cœur est ligneux ; elles ont une odeur terreuse, presque insipide.

On connaît dans le commerce plusieurs variétés de salsepareille, dues spécialement aux différents lieux d'où elles proviennent. Ce sont celles de la Colombie, du Mexique, du Pérou et du Brésil. Les droguistes n'en distinguent que deux espèces, d'après leur apparence, blanche ou rouge. Selon nous, la rouge, qui est de la Jamaïque, mérite la préférence, car elle est plus sapide, et donne presque le double d'extrait que les autres ; c'est ce qui a été du moins vérifié par Page, de Londres, Guibourt et Robinet.

§ II. *Notions chimiques.* — M. Canobbio a été un des premiers à s'occuper de l'analyse de la salsepareille. Deux autres chimistes italiens, MM. Galileo Pallotta et Folchi, se sont livrés au même travail, et ils ont été conduits à reconnaître dans cette racine une matière extractive amère et colorante, de l'albumine, de la gomme, une huile grasse, de la fibre ligneuse. Ils y ont aussi soupçonné la présence d'un principe alcalin (100). Ces auteurs croient pourtant que le principe actif de cette racine réside dans la fécule amylacée et dans la matière adipo-résineuse, âcre et amère (1). M. Pallotta a cru l'avoir retrouvée dans l'écorce, et il lui a donné le nom de *parilline* ou *smillacine*. C'est une substance blanche, légère, pulvérulente, d'une odeur particulière, d'une saveur amère, âpre et nauséabonde, inaltérable à l'air, pouvant se combiner avec les acides et former des sels. Pallotta croit que toute la partie active de la salsepareille est renfermée dans cette substance (2). Dix années plus tard, Thubeuf, ayant extrait le même principe cristallisé, l'a nommé *salseparine* (3). Batka, au contraire, a trouvé par l'analyse un acide particulier, qu'il regarde comme le vrai principe actif de la salsepareille. Il croit que la substance dont parle Thubeuf n'est qu'un parillinate de potasse (4), ce que ce dernier nie complétement, malgré les arguments péremptoires de son adversaire. En attendant, malgré toutes ces analyses, on est encore dans l'incertitude sur le principe actif de la salsepareille. Il y a pourtant quelque probabilité en faveur de la substance dont parle Pallotta, vérifiée par Planche et par d'autres chimistes.

(*Note d. trad.*) La société de pharmacie de Paris, dans sa séance du 6 février 1839, eut à s'occuper de ce sujet. M. Béral lui avait présenté l'échantillon d'une substance cristalline, blanche, qui s'était déposé dans le liquide tiré par la distillation d'un hydralcoolique de salsepareille, préparé à froid par la macération. Ce chimiste croyait reconnaître dans cette substance la *salseparine*, et il expliquait, par sa volatilité, la plus forte saveur que possède l'infusion à froid de salsepareille sur la décoction ; mais Robiquet et Thubeuf objectèrent que la substance en question n'est soluble que dans l'eau bouillante, et qu'elle se précipite à froid. Quoi qu'il en soit, on n'est pas encore certain que la substance blanche cristalline de M. Béral, qui est la même dont avaient parlé les chimistes cités par M. Giacomini, soit la seule matière dans laquelle réside le principe actif de la salsepareille, car elle contient en outre une résine amère, âcre et odorante, une matière gommeuse, amidonnée, et plusieurs autres principes, qui probablement ne sont pas sans quelque action thérapeutique sur les individus qui font usage de cette plante.

---

(100) Repertor. med. chir. di Torino, anno 1825, p. 132, et Commentario di prep. chim. farmac. di Richini, 1838, p. 282.

(1) Mat. med. compend., t. I, p. 23.

Giacomini.

(2) Giorn. di fisica e chimica. Pavia, 5 B., 1824.

(3) Bulletin général de thérapeutique, 15 avril 1834.

(4) Journal de pharmacie, janvier 1834.

§ III. *Effets chez l'homme bien portant.* — Toutes les expériences tentées sur les animaux avec la salsepareille sont restées nulles, à cause de son peu d'action. Par la même raison, les effets de cette substance ne sont presque pas bien sensibles sur l'homme bien portant. Ce qu'on a observé quelquefois, c'est une sueur abondante, mais bien souvent cet effet manque complétement. Il en faut des doses très-fortes pour que l'estomac s'en ressente. Il survient alors quelques nausées, et même le vomissement. Hermann et Teuthorn ont observé, par l'administration de fortes doses de cette substance, des frissons généraux, mais pas à la poitrine ni à la figure (5). La plante fraîche cependant doit avoir plus d'action, si ce qu'en dit Cox est vrai, savoir : qu'à la Colombie ceux qui en usent éprouvent la salivation (6).

La substance découverte par Pallotta paraît douée d'une action énergique. Il dit avoir fait sur lui-même quelques essais. Dix centigrammes (deux grains) pris à jeun, lui firent éprouver un goût styptique amer, une sensation de constriction à la gorge, et rien de plus. Le jour suivant, son pouls marquait soixante-dix pulsations par minute, il en prit trente centigrammes (six grains). Aux phénomènes ci-dessus s'ajouta un malaise d'estomac, et le pouls baissa de six pulsations. Après deux jours, son pouls marquant soixante-six, il avala cinquante centigrammes (dix grains) de parilline ; il éprouva des nausées, un resserrement assez fort à l'œsophage, et de la langueur à l'estomac ; son pouls baissa de huit pulsations par minute. Le jour suivant, ayant répété l'expérience, il eut à souffrir une légère douleur à la région lombaire, des nausées, des vomissements, une irritation au gosier ; son pouls était plus petit que dans l'expérience précédente, abattement général, une demi-heure après, sueurs abondantes. En dernier lieu, le pouls étant à soixante-huit, il en avala soixante-cinq centigrammes (treize grains). Il éprouva des nausées, des vomissements d'une matière amère, mais sans secousses et de peu de durée ; irritation, constriction, comme précédemment, faiblesse générale tellement

prononcée qu'il fut obligé d'avoir recours à une potion cordiale (7). D'après ces essais, on entrevoit l'action hyposthénisante de la salseparine. Il est à présumer qu'elle se trouve en fort petite quantité dans la salsepareille ordinaire du commerce, car elle n'a que fort peu d'action.

§ IV. *Effets dans les maladies.* — Prosper Alpin nous apprend que la salsepareille était en usage en Egypte contre la maladie vénérienne (8), apportée par les Espagnols en Europe vers la moitié du seizième siècle. Cette plante a été préconisée contre cette affection par Ximenes, Trincavelli, Faloppe, Cesalpin, N. Massa, Sydenham, Fordyce et plusieurs autres. Elle eut aussi des détracteurs, qui essayèrent de la faire tomber dans le discrédit, tels que Montano, Fracauziano, Johren, Cullen, Bromfield, Alibert, Chamberet, Canielli ; mais Hunter, Storck, Fordyce et Fancinetti la remirent en honneur. Ce remède eut presque constamment ses partisans, même de nos jours, de sorte qu'il est rare qu'on entreprenne un traitement antisyphilitique sans cette plante, qu'on combine aux mercuriaux. On la loue beaucoup dans les affections vénériennes de vieille date, notamment dans celles qui ont résisté à l'action du mercure. — Une autre maladie, dans le traitement de laquelle la salsepareille est très en vogue, c'est le rhumatisme, soit chronique, soit aigu, d'après les observations de Scholz (9), de Bergius (10), de Smith (11) et de plusieurs autres. Ces praticiens, en la prescrivant comme sudorifique, la recommandent aussi contre les exanthèmes, le lumbago, l'ischiatique, le tic douloureux et autres névralgies.

La salsepareille a été très-vantée contre l'arthrite par Wittich (12), par Claudin (13), et par Spiess (14). Quarin la regarde comme le meilleur remède contre la goutte, en la combinant à l'antimoine (15). Brisebonne eut à s'en louer

---

(5) Hahnemann, Reine Arzn., 4 Bd., p. 235.
(6) The London med. and surg. journ. 1834, t. VI, p. 210.

(7) Repert. cit., p. 136.
(8) Plant. Ægypt., p. 136.
(9) Cons. crator, l. II, cons. 6.
(10) Mater. medic., t. II, p. 854.
(11) Foy. farmac.
(12) Consult. med., p. 65.
(13) Exper. rat., l. III, p. 24.
(14) De arthrit., p. 61.
(15) Meth. med. inflam.

dans le traitement des plaies et dans celui des ulcères cancéreux (16). Enfin, dans les affections cutanées sordides, une foule de praticiens ont beaucoup de confiance dans cette plante.

§ V. *Appréciation de l'action du remède.* — Il n'est pas nécessaire de revenir sur les maladies dont nous avons déjà parlé, et notamment sur la goutte, l'arthrite, le rhumatisme, dont la nature hypersthénique a été mise en plein jour. Si la salsepareille parvient à les maîtriser, c'est qu'elle est douée de vertu hyposthénisante. Il est vrai que le clinicien croit qu'elle n'est utile qu'à cause de la sueur qu'elle détermine, mais combien de fois ne guérit-elle pas ces affections sans donner lieu à la moindre diaphorèse (17)? Fordyce, partisan zélé de ce remède, dit que la guérison est plus prompte lorsqu'il n'y a pas de sueur (18). D'ailleurs, nous avons déjà démontré que la sueur n'est qu'un phénomène secondaire qu'on ne peut obtenir sans modifier la vitalité du système vasculaire. Dans notre cas, cette modification ne peut consister que dans un relâchement du tissu des capillaires dû à l'action des hyposthénisants vasculaires, parmi lesquels nous devons compter la salsepareille. — Des analyses chimiques incomplètes n'ayant démontré dans la salsepareille que de la fécule amylacée, qu'elle contient assez abondamment, avaient fait penser pendant longtemps que la salsepareille ne doit convenir dans certaines maladies que par sa propriété nutritive. Il est surprenant qu'on n'ait pas vu qu'un morceau de pain est bien plus nourrissant qu'une tisane de salsepareille, et il est bien plus surprenant encore que, même de nos jours, on puisse accorder quelque valeur à cette idée, depuis que des analyses plus exactes ont démontré que, soit la parilline de Pallotta, soit la smillacine de Folchi, soit la salseparine de Thubeuf, soit enfin l'acide parillinique de Batka, ou matière extractive d'autres chimistes, doit avoir une existence réelle et des vertus thérapeutiques bien supérieures à celles de l'amidon.

Nous devrions ici dire quelques mots de la salsepareille comme remède antisyphilitique, mais nous croyons devoir renvoyer ce sujet à l'article *Mercure*. Il suffit pour le moment de savoir que cette plante peut convenir contre la vérole, par sa seule qualité hyposthénisante vasculaire, le mal vénérien est incontestablement une affection spécifique, mais le caractère dynamique qui l'accompagne est hypersthénique. C'est sur ce caractère de la maladie que la salsepareille exerce son action. — Quel est le degré d'action de la salsepareille? On a beaucoup trop loué les vertus de cette plante, et l'on est tombé dans l'exagération. Nous ne nous aviserions jamais de conseiller la salsepareille dans le traitement des inflammations intenses, sans avoir préalablement pratiqué quelques saignées. Si parfois on est parvenu à maîtriser l'arthrite, le rhumatisme, la goutte, avec la seule salsepareille, on doit convenir que la cure a été fort longue et douteuse. Le traitement de la syphilis, par l'administration de la salsepareille uniquement, n'est pas toujours bien sûr et radical, l'affection reparaît assez souvent. Pearson et plusieurs autres ont observé de ces rechutes (19). Actuellement on est si peu rassuré sur l'efficacité antisyphilitique de la salsepareille, qu'on l'associe toujours à quelque autre remède d'action plus énergique et mieux constatée. D'ailleurs l'expérience a prouvé que les bons résultats qu'on a obtenus contre la vérole par la salsepareille n'ont eu lieu que lorsqu'on avait fait subir au malade un traitement mercuriel, bien qu'en apparence sans effet. Ainsi, soit comme subsidiaire du mercure, soit autrement, il n'est pas moins vrai que cette plante peut être utile dans quelques cas de vérole. — Si nous disons que l'action de la salsepareille est très-légère, nous ne nous mettons pas pour cela du côté de certains auteurs qui font d'une manière si rigoureuse le procès à cette plante, au point de lui refuser toute propriété médicale. — Si les essais de Pallotta sont exacts, nous ne pouvons refuser au principe actif de cette plante une action réelle et énergique.

§ VI. *Action mécanique.* — On pourrait tout au plus admettre dans la salse-

---

(16) Select. cases in the pract. of med., p. 28.

(17) Merat et Delens, Dictionn., t. VI, p. 381.

(18) Medic. observ. and inquir., t. I, p. 149.

(19) Obs. on the effects of var. articl. of the mat. med. in the cure of luer venerea, etc.

20.

pareille une légère action mécanique, à cause de son âcreté; les autres préparations n'en ont aucune.

§ VII. *Mode d'administration.* — Si l'on ne prend pas le plus grand soin dans le mode d'administrer de la salsepareille, on n'en obtient pas les effets qu'on a droit d'en attendre. Telle est peut-être la raison pour laquelle on l'a tant méprisée. Il faut premièrement ne faire usage que de la véritable salsepareille : la cupidité a cherché à mettre dans le commerce d'autres racines exotiques d'une valeur fort inférieure, et dont les vertus sont bien loin d'être aussi actives que celles du *smilax sarsaparilla.* Parmi les racines signalées, et qu'on cherche à vendre comme de la salsepareille, il y a celle de l'*agave cabensis* ou *mexicana*, L.; de l'*herarria sarsaparilla*, Martins; de l'*aralia nudicaulis*, de l'asperge, du *carex arenaria*, de la douce-amère, etc. C'est pour cela que le pharmacien doit n'acheter que la racine entière, pour n'être pas trompé. Secondement, il y a à craindre que cette même plante n'ait végété dans un climat ou dans un terrain qui ne lui convienne point, ou bien qu'elle n'ait été cueillie hors de saison. Troisièmement, il faut prendre garde que la racine ne soit pas trop vieille, ou cariée, enfin dégénérée. Quatrièmement, comme on l'ordonne le plus souvent en décoction, il faut avoir la précaution qu'elle ne perde rien de son principe actif; aussi les uns voudraient avec Fordyce une cuisson fort longue; les autres, avec Paris, la tiennent en infusion dans l'eau froide, préalablement pendant plusieurs heures (20). Il y a au contraire des praticiens qui, avec Thompson, défendent formellement la longue cuisson, comme propre à en affaiblir l'action; ils croient que la seule immersion de cette racine écrasée, pendant douze heures, dans l'eau chaude (la température du digesteur étant à 60 degrés centigrades), peut lui enlever presque tous les éléments solubles et actifs (21). Voici quel est, selon moi, le parti le plus sûr à prendre. La racine coupée et écrasée est infusée pendant vingt-quatre heures dans de l'eau chaude; cette infusion est prise le matin à jeun. Du résidu de cette digestion, on fait, en y ajoutant de l'eau, une décoction qu'on réduit à la moitié par l'ébullition; on la coule et on la boit dans le courant de la journée.

(*Note d. trad.*) L'expérience ayant prouvé que la salsepareille ne cède à l'eau qu'un septième environ de son poids des parties extractives, on ne peut douter de l'insuffisance de cet agent dissolvant dans l'extraction des principes médicamenteux de cette racine. Tout fait d'ailleurs présumer que ses parties vraiment actives sont solubles dans l'alcool. Quelques praticiens ont proposé d'ajouter à son infusion aqueuse une certaine dose d'esprit-de-vin, sans réfléchir que par une telle addition on neutralisait la vertu thérapeuthique de la plante. Aussi Monteggia, dans un appendice à sa traduction de l'ouvrage de Fritze (a), propose d'administrer constamment la salsepareille en poudre: Ce conseil a été assez généralement suivi par les praticiens italiens.

Cinquièmement, la dose qu'on doit prescrire est d'une grande importance. Il arrive souvent qu'on perd le temps, les soins et la dépense à cause de l'insuffisance des doses employées. Tous ceux qui en ont fait un grand usage, et qui ont obtenu de bons et incontestables résultats de la salsepareille, recommandent instamment de s'en tenir toujours à des doses généreuses. Fordyce n'en donnait jamais moins de 90 grammes (trois onces) par jour. Francinetti en ordonne 60 grammes (deux onces) dans les cas légers, et il en porte la dose jusqu'à 120 grammes (quatre onces) dans les cas graves (*). Nous suivrons leur exemple.

Sixièmement, la durée du traitement a aussi son importance; elle doit dépasser l'époque de la cessation de tous les symptômes. On perd souvent le résultat d'un traitement par impatience ou par trop d'économie.

Septièmement, on ne doit pas négliger les autres soins hygiéniques, surtout par rapport à l'alimentation et à la température atmosphérique. Aussi doit-on éviter toute substance stimulante, défendre le vin, les mets aromatisés, flatueux, etc.; et, quant à la température, on doit se régler selon la saison et le climat. Celui

---

(20) Pharmacol., t. ii, p. 178.
(21) London dispens. 1821, p. 755.

(a) Compendio sopra le malattie venerca del Fritze, coll' aligiunta di una dissertazione sopra l'uso della salsapariglia, etc. Milano, 1806.
(*) Della salsapariglia e della maniera di igorla Brescia. 1819, p. 38.

qui n'aurait pas pris garde, dans l'administration de la salsepareille, à toutes ces attentions, serait frustré dans son attente, à moins qu'il ne s'agisse d'une affection fort légère, et n'aurait aucun droit de se plaindre de l'inefficacité de la salsepareille. La meilleure préparation de la salsepareille serait la parilline, ou ce principe quelconque, particulier, qu'elle paraît renfermer. Les chimistes, au lieu de s'occuper à répéter l'analyse des substances dont le principe actif est déjà reconnu, comme l'ipécacuanha, l'opium, la noix vomique, rendraient un véritable service à la science en indiquant d'une manière précise celui des substances dont l'action est légère et variable, comme la salsepareille, ou mêlée à des parties inertes qui s'en laissent difficilement séparer. La parilline de Pallotta peut être donnée à quinze centigrammes (trois grains), deux, trois, et même quatre fois par jour, en poudre ou en pilules. — Nous croyons ne devoir rien dire des extraits, des décoctions, des eaux, des sirops dans lesquels on fait entrer la salsepareille, et qui se trouvent entre les mains des charlatans.

Formules modèles.

1. ♃ Racine de salsepareille divisée et concassée, 90 grammes (3 onces).

Eau de fontaine, demi-kilogramme (une livre).

F. infus. au bain-marie pendant douze heures.

Passez ou décantez la liqueur.

A prendre le matin en une ou deux fois.

2. ♃ *Caput mortuum* de la précédente infusion.

Eau commune, 2 kilogrammes (4 livres).

Faites bouillir jusqu'à la réduction de moitié.

Passez et ajoutez du sucre à volonté.

A prendre dans la journée en plusieurs fois.

GAIAC.

(*Guajacum officinale.*)

§ Ier. *Caractères physiques.* — Le bois amer, d'une odeur aromatique, très-résineux, dur et pesant, qu'on trouve dans le commerce en grosses bûches ou copeaux sous le nom de bois de gaïac, bois saint, bois de l'Inde, etc., appartient à un grand arbre originaire des Antilles, de la famille des sygophyllées ou rutacées, de la décandrie monogynie, L. Le centre ou cœur de ce bois est d'une couleur vert-brun, très-pesant (l'aubier est plus léger), d'un jaune pâle; l'écorce est d'un gris verdâtre, un peu gluante.—On retire, par exsudation naturelle ou par incision, de l'écorce de cet arbre, un suc gommo-résineux connu sous le nom de résine de gaïac, dont on se sert en médecine. Cette gomme-résine est friable, à cassure brillante, légère, d'une couleur brun-verdâtre, d'une odeur agréable, un peu analogue à celle du benjoin; sa saveur, d'abord faible, puis amère, est âcre et piquante.

§ II. *Notions chimiques.* — Le bois de gaïac contient beaucoup de gomme-résine. Cette substance est soluble dans l'alcool, même lorsqu'il est délayé de beaucoup d'eau. Les expériences de Brande sembleraient prouver qu'elle ne mérite pas le nom de résine, car elle ne contient aucun principe résineux. Cet auteur croit qu'elle est formée d'extractif et d'une matière particulière qu'il nomme guianine.—On falsifie quelquefois cette résine avec celle du pin, mais celle-ci, si on la jette au feu, fait bientôt connaître par son odeur la présence de la térébenthine. La râpure du bois peut être aussi falsifiée avec d'autres bois indigènes: aussi, est-il toujours prudent de se le procurer en grosses bûches et de le couper chez soi. Cette opération, et même le seul frottement du bois, en développe une odeur qui provoque l'éternument.

§ III. *Effets chez l'homme bien portant.* — Les effets du gaïac sur les animaux sont trop faibles pour en déduire quelque conséquence; nous nous bornerons à indiquer ceux qu'on a observés chez l'homme bien portant. Si l'on prend de l'infusion de bois de gaïac à haute dose, ou sa résine à dose convenable, on éprouve une transpiration plus ou moins abondante; les urines deviennent plus copieuses et plus fréquentes qu'à l'ordinaire. L'individu soumis à ces expériences éprouve des lassitudes générales, il devient paresseux, hébété et ressent des frissons. Ces effets ont été remarqués par Hahnemann, par Hartmann et par Teuthorn (22). Ces auteurs en remarquè-

---

(22) Reine Arzneimittel, 8 Bd., p. 137.

rent d'autres encore, mais ceux-ci n'é-
tant pas constants, ni constatés par d'autres observateurs, on doit les regarder
comme accidentels ou tout à fait étrangers au gaïac.

§ IV. *Effets dans les maladies.* —
Un seigneur espagnol, atteint des plus
effroyables symptômes de la syphilis dans
les Indes, après avoir essayé inutilement
plusieurs remèdes, se décida à faire
usage du bois de gaïac, que lui conseilla
un domestique indien, et il s'en trouva
si bien, qu'il finit par guérir. Tous les
autres Espagnols qui se trouvaient atteints de la même maladie en firent autant, et ils en guérirent également. Il
n'en fallait pas davantage pour faire la
réputation de ce médicament. Il fut apporté en Europe vers l'an 1508 sous le
nom de bois saint. Les résultats cependant qu'on en obtint furent loin de répondre à l'idée qu'on s'en était formée
d'après ces histoires. Dans le commencement on en accusa les doses trop petites ;
on les éleva, mais en vain. On en inculpa
ensuite les doses trop fortes ; on en revint aux doses modérées. Le traitement
avec ce bois exigeait tant d'accessoires et
d'ingrédients, que le remède lui-même
devenait la moindre partie : diète très-
rigoureuse, repos absolu, éloignement de
la lumière, température atmosphérique
très-élevée, telles étaient les conditions
qu'on exigeait de toute rigueur. De nouveaux remèdes contre la vérole ayant
été proclamés, le gaïac a été mis de
côté, et il n'en est presque plus question
aujourd'hui, si ce n'est que comme
simple auxiliaire d'autres remèdes. Ce
n'est pas à dire pour cela que le gaïac
n'ait pas trouvé des panégyristes dans
d'autres maladies inflammatoires ; il a
été beaucoup vanté par Klaunig (*a*), par
Tralles (23), par Tode et Salholt (24),
par Wilhelm (25), par Mead (26), par
Pringle (27), par Fowler (28) contre le
rhumatisme chronique et aigu ; par
Massa (29), par Fallope (40), par Mo-

nardes (31), par Sennert (32), par Ellis
(33), par Talache (34) et par Aillé
(35) contre l'arthrite ; par Emerigon (36),
par Gruner (37), par Berger (38), par
Weismantel (39), par Mohsen et Metzger
(40), et par Barthez (41) contre la goutte.
Il faut pourtant convenir que dans ces
maladies ces auteurs regardent le gaïac
comme efficace lorsque les individus
sont d'une constitution faible, et que la
maladie a une tendance à devenir chronique. Selon quelques personnes, cela serait contraire à l'action hyposthénisante
du gaïac. On n'a pas réfléchi que dans
ces cas aussi la goutte, l'arthrite et le
rhumatisme sont toujours des affections
de nature hypersthénique, quoiqu'à un
degré moins élevé, de sorte que la crainte
que ces praticiens manifestent en prescrivant le gaïac dans la période aiguë
d'augmenter la fièvre et la phlogose est
tout à fait chimérique. Il faut néanmoins
faire remarquer que ce bois ne pourra
parvenir à l'éteindre qu'en partie, car
son action est naturellement légère. —
Aillé cependant a tout récemment assuré
avoir obtenu souvent par le gaïac, à la
dose de vingt-quatre décagrammes (huit
onces) par jour, la guérison de l'arthrite
aiguë accompagnée de forte fièvre. Sole-
nander rapporte avoir guéri des arthritiques à l'aide du gaïac sans avoir obtenu
de sueur (42), ce qui confirmerait encore
son action hyposthénisante. Malgré ces
guérisons tant vantées, bien des médecins se plaignent du peu d'effet du bois
saint, et ils donnent leur confiance à la
résine de gaïac. — M. Double rapporte
avoir obtenu de bons effets de cette ré-

(*a*) Nosocom. charit., p. 91.
(23) De opio, sect. II, p. 313.
(24) Diss. adnot. med, pract., p. 6.
(25) Diss. de verm. pag. antepen., not. B.
(26) Monit. et præcept., p. 116.
(27) Diseas. of army, p. 161.
(28) Biblioth. britann., t. II, p. 113.
(29) Luisin, Aphrod., p. 67, 75.
(30) Luisin, p. 704.

(31) Simpl. medic., p. 345.
(32) Opera, t. V, c. VII. p. 178.
(33) The Timber tree improved. London, 1742.
(34) Diss. de gumen. et lign. guajac. virt. et usu med. Jen., 1800.
(35) Mérat et Delens, Dictionn., t. III, p. 434.
(36) Spécifique contre la goutte, 1778.
(37) De specif. antipodagr. Jen., 1779.
(38) Ditt. ad Zimmermann. Haan, Magaz., 1778, n. 58.
(39) Ueb. die Heilk. dr Guajakharz. in podagra, 1786.
(40) Vermicht. medic. Schrift., P. I, p. 173.
(41) Traité de la maladie goutteuse, t. I, p. 148.
(42) Conf. med., sect. IV, p. 410.

sine contre le catarrhe chronique (43);
Murray contre le coryza opiniâtre, contre la leucorrhée, contre la diarrhée et
autres écoulements muqueux, occasionnés par une lente phlogose (44); Kuchler
et le même Murray contre les écrouelles
(45); Dewees contre l'aménorrhée (46);
Losecka contre la fièvre étique (artérite
chronique) (47). Contre l'hémiplégie et
contre les accidents apoplectiques, l'a-
maurose, les surdités, cette résine a
produit d'excellents effets entre les
mains de Richter (48): Boerhaave la
vantait contre la carie (49). On lui accorde encore quelque confiance contre
le cancer (50), contre les éruptions chroniques de la peau, telles que les dartres, la gale, etc. (51).

§ V. *Appréciation de l'action du remède, etc.* — Quoique les maladies ci-
dessus indiquées soient presque toutes
chroniques, les modernes s'accordent à
leur reconnaître un fond phlogistique,
et ils les traitent comme si elles étaient
aiguës, moins la différence dans le degré
d'énergie et la persévérance dans le
traitement. Le gaïac mérite précisément
d'être classé au nombre des remèdes
dont la force hyposthénisante est très-
légère, et dont on doit continuer l'usage
pendant longtemps si l'on veut en tirer
quelque avantage. Il n'a aucune autre
action, et l'on ne doit nullement craindre qu'il puisse augmenter la fièvre ou
donner de l'échauffement.

(*Note d. trad.*) Barthez assure avoir
vu le gaïac causer dans des cas de goutte
et de rhumatisme des céphalalgies vives
et des flux hémorrhagiques opiniâtres.
Buisson se sert du gaïac comme d'un
agent très-énergique dans la méthode
perturbatrice qu'il propose pour la guérison de l'hydrophobie.

On serait également dans l'erreur si

l'on croyait à la grande réputation que
les anciens lui ont faite dans le traitement de la syphilis, à moins qu'on ne lui
associe les mercuriaux ou d'autres moyens
énergiques. — Nierons-nous donc les
belles cures obtenues par les anciens,
notamment dans les Indes? Ce sujet mérite quelque considération. Si la vérole
dans le climat des Indes est plus commune, elle est aussi moins grave que
chez nous. Effectivement, avec peu de
moyens, et même par les seules forces de
l'organisme, elle guérit, ce qui n'arrive
presque jamais chez nous. Dans les Indes, le bois qu'on emploie est tout frais :
lorsqu'il arrive en Europe, il est desséché
et se trouve avoir perdu beaucoup de son
efficacité. Bien d'autres influences favorables s'associent à l'action du bois de
gaïac : le climat, le ciel, la constitution
physique des individus, le caractère
particulier de l'affection. Chez nous on
apporte bien le même bois, mais sans
aucune de toutes ces conditions. Il résulte de ces considération que le bois
de gaïac ne peut être d'un très-grand
secours dans la syphilis et dans d'autres
maladies, et qu'en le prescrivant en
infusion ou en tisane, ainsi qu'on le fait
communément, il ne donne que des résultats négatifs; il devient ainsi un remède purement de luxe. — Ce qui a
quelque valeur thérapeutique, c'est la
résine de gaïac pure et bien conservée; son action est hyposthénisante vasculaire, mais très-faible.

§ VI. *Action mécanique.* — L'action
mécanique du bois et de la gomme-résine de gaïac ne mérite aucune attention sous le point de vue thérapeutique.

§ VII. *Mode d'administration.* — On
prend ordinairement le bois de gaïac en
décoction très-chargée. Anciennement,
on prenait bien des précautions pour la
faire et pour l'administrer ; ces précautions produisaient de meilleurs effets que
la décoction elle-même. La dose ordinaire
est de six à vingt-quatre décagrammes
de bois raclé (deux à huit onces) qu'on
fait cuire dans une pinte d'eau et qu'on
réduit à moitié. La gomme-résine de
gaïac est prescrite, soit en poudre, soit
en pilules, ou en émulsion. La dose est
d'un à deux, et même à huit grammes.

Formules modèles.

1. *Émulsion.*

♃ Gom.-résine, gaïac, 2 grammes (demi-
gros).

---

(43) Journal général de médecine,
t. xix, p. 278.
(44) Appar. medic., t. iii, p. 204.
(45) Diss. de gland. collo pueror. tume-
fact., p. 27.
(46) Bulletin des sciences médicales de
Férussac, t. iv, p. 277.
(47) Arznaimitt., p. 117.
(48) Aurlahrt. Arz., 2 B., p. 196.
(49) Aphorism., § 529.
(50) Med. essay and observ. of Edinb.,
vol. v, p. 29.
(51) Wright, Samml. aussel. abh. z.
Gebr..f. prakt. Aerzte, 14 Bd., p. 398.

Mucilage gom. arabique., 30 grammes
(1 once).

Eau de fontaine, 1 kilogramme (2 liv.)

M. f. émulsion et ajoutez un peu de
sucre.

A prendre par demi-verres chaque.
trois heures.

2 Bols.

♃ Résine de gaïac pulvérisée.
Soufre sublimé ana, 1 gramme (20
grains).
Sirop q. s. pour faire quatre bols.
A prendre dans la journée.

3. Décoction.

♃ Faites bouillir 30 décagrammes (10
onces) de bois de gaïac dans 3 litres
d'eau jusqu'à réduction d'un litre.

Partagez ce litre en six doses égales ;
le malade en prendra trois doses par
jour.

4 Poudre.

♃ Pulv. résin. gaïac, 4 grammes (1
gros).
Sucre pulvér., 8 grammes (2 gros).
Mêlez.

A prendre une cuillerée à thé matin
et soir dans une tasse d'eau tiède.

SOUFRE. (*Sulphur.*)

§ Ier. *Caractères physiques.* — Le
soufre est disséminé partout dans la nature. Il se rencontre à l'état natif et à
l'état de combinaison. On le trouve
tantôt en masses compactes, tantôt cristallisé dans les terrains volcaniques ;
on le rencontre aussi dans quelques eaux
minérales ; le règne végétal, notamment
les plantes de la famille des crucifères,
et le règne animal, en contiennent également. Le soufre est un corps simple,
combustible, non métallique. Le soufre natif est solide, souvent cristallisé,
d'une demi-transparence, d'une couleur jaune-citron, sans odeur, sans saveur. Il est un mauvais conducteur de
l'électricité et du calorique ; par le frottement il s'électrise ; échauffé dans la
main pendant quelque temps, il craque
et se rompt quelquefois. Il entre en fusion à + 108°, et se cristallise par le
refroidissement en belles aiguilles jaunes. Il brûle avec une flamme bleuâtre

et une odeur suffocante. Le soufre qu'on
trouve dans le commerce est généralement impur, mêlé à des substances
métalliques ou terreuses. Pour l'usage
médical, on le lave, ou mieux on l'évapore et on reçoit ses vapeurs conden-
sées sous forme de petits cristaux soyeux
d'un beau jaune, ou en poudre fine
connue sous le nom de *fleurs de soufre.*
En cet état, il contient souvent un peu
d'acide sulfureux, dont on le débarrasse
en l'agitant dans l'eau.

§ II. — *Notions chimiques.* — Jusqu'à
ce jour, on croit que le soufre est un
corps simple, quoiqu'on y soupçonne
un peu d'hydrogène. Il n'est pas altérable par l'eau, ni par son exposition à
l'air froid. L'alcool en dissout une petite partie : les huiles fines, les huiles
volatiles le dissolvent complétement. Il
peut se combiner avec presque tous les
corps simples ; avec l'oxygène et avec
l'hydrogène, il forme des acides ; avec
les métaux, etc., des sulfures.

§ III. *Effets chez les animaux.* —Bien
que l'eau ne dissolve pas le soufre, la
décoction et l'infusion de cette substance
en contiennent assez pour agir comme
purgatifs chez les chiens (52), sur les
lapins et sur les chats. Le soufre a été
expérimenté par Benk à des doses croissantes. Il a observé chez les premiers
de l'anorexie, de la soif, la diarrhée.
Les excréments contenaient du soufre
pur. Dans le commencement, la chaleur cutanée était augmentée, mais ensuite il y a eu abaissement de la chaleur ; pouls accéléré d'abord, puis ralenti :
respiration difficile, tremblements légers, convulsions, et mort presque subite. Les chats offrirent des phénomènes
analogues ; plus, des vomissements de
l'amaigrissement très-prononcé, faiblesse
dans les mouvements, prostration, assoupissement, enfin mort. L'examen
cadavérique a montré tous les organes
dans un état remarquable de pâleur,
excepté les intestins et l'estomac, qui
étaient gorgés de sang. Le cœur aussi
était rempli d'un sang noir et coagulé
(53). Benk avait pour but dans ces expériences de prouver que le soufre s'introduit dans le sang contre l'opinion

----

(52) Mérat et Delens, Dictionn., t. VI,
p. 448.

(53) Dissert. system. experim. de pe-
netrat. sulph. in corpus vivum. Tubing,
1813.

de plusieurs auteurs qui le niaient. Effectivement, presque toutes les parties organiques offraient du soufre à l'analyse. Nous savons que le soufre à la dose d'un demi-kilogramme devient un poison pour les chevaux (54).

§ IV. *Effets sur l'homme bien portant.* — Les excréments de l'homme sain qui prend du soufre offrent la présence de ce corps par leur odeur; la transpiration cutanée et l'haleine présentent la même odeur. Les métaux blancs que l'individu touche ou qu'il a sur lui noircissent (55). Cela prouverait non-seulement que des parcelles de soufre, quoique insolubles dans l'eau, entrent dans le sang, mais encore qu'une partie en est expulsée du corps. Vogt a observé que le soufre pris pendant longtemps donne une couleur particulière à la peau. Il augmente aussi la sécrétion intestinale, et conséquemment les évacuations alvines. Manque d'appétit, soif, céphalalgies, vomissement, selles fétides, urines troubles, abondantes et sentant le soufre, taches hépatiques et autres éruptions fugaces à la peau, sueur froide, lassitude, sentiment de chaud et froid alternativement partout le corps, et défaillances : tels sont les phénomènes qui ont été signalés par Hahnemann (56). Le vomissement a été observé par Walther (57), le trouble dans les idées, comme si on eût perdu l'entendement, a été remarqué par Morgagni à la suite de l'usage prolongé du soufre (58). Olmsted a été témoin d'un amaigrissement général avec paralysie, ankylose et raccourcissement des membres, chez un individu soumis à un traitement de soufre à haute dose et continué pendant longtemps (59). — On sait que l'acide sulfurique chez les mineurs détermine la céphalalgie, l'ophthalmie, des tremblements dans les membres, des mouvements spasmodiques dans le larynx, dans la trachée, et même l'asthme, ainsi que nous l'apprend Desbois de Roche-

fort (60). — J'ai été moi-même témoin, à la clinique interne, en 1818, d'un cas de mort sous l'influence de soufre. Il s'agit d'un individu paralytique par abus de mercure. C'était le premier qu'on soumettait aux fumigations sulfureuses à l'aide de la machine de Galès, modifiée par de Carro. Une apparente amélioration a fait répéter avec plus d'intensité les fumigations sulfureuses, lorsque tout à coup le malade tomba en défaillance, le pouls devint misérable. Peu d'heures après, le scrotum tomba en mortification, ainsi que les membres abdominaux, et la mort s'ensuivit en quelques minutes. — Il est des auteurs qui attestent que sous l'administration du soufre il arrive parfois que le pouls s'accélère jusqu'au point de produire la fièvre. L'antidote employé avec succès contre les accidents occasionnés par le soufre, c'est l'ammoniaque (61). Dans l'ensemble de ces phénomènes, il y en a plusieurs qui décèlent l'action hyposthénisante du soufre : ce sont les plus graves; d'autres indiqueraient une action opposée. Nous pouvons expliquer ces derniers par l'action mécanique de cette substance, laquelle, étant insoluble dans l'eau et dans les fluides animaux lorsqu'elle est avalée en grande quantité, doit peser sur l'estomac, du moins jusqu'à ce que la chaleur animale ou une autre action détermine son absorption. On expliquerait par là le poids à l'estomac, la douleur de ventre et de tête, et l'accélération passagère du pouls que produit le soufre pris à forte dose.

§ V. *Effets dans les maladies.* — Le titre de baume pulmonaire donné au soufre par les anciens nous dénote la grande confiance qu'ils avaient dans l'efficacité de cette substance contre les maladies thoraciques. Cela suffirait pour le caractériser comme hyposthénisant, puisque les praticiens assurent qu'il est fort rare qu'une maladie pulmonaire n'ait quelque caractère de phlogose. Effectivement, Galien avait reconnu l'utilité du soufre dans la phthisie, car il envoyait ses poitrinaires en Sicile pour respirer l'air des volcans. Mais, supposons même que le profit qu'ils en tiraient n'eût été que le résultat d'autres circonstances bienfaisantes de ce climat, toujours est-

---

(54) Journal de médecine de Leroux, t. XXI, p. 70.

(55) Malovin, Chimie médicale. Paris, 1750, t. II, p. 357.

(56) Reine, Arzn., 4 Bd., p. 277.

(57) Progr. de sulph. et mart. Lips., 1743, p. 5.

(58) De sedib. et caus. morb., I LV, c. IX.

(59) Silimans, Americ. journ. of sc., vol. III, p. 211.

(60) Mérat et Delens, Dictionn., t. VI, p. 457.

(61) Ibid.

il que Stahl, Sims, F. Hoffmann, Herholdt et Garnett (57), Lorinser (57), Engelhart (59) employèrent dans la phthisie les préparations de soufre avec succès, et quelquefois même ils obtinrent une parfaite guérison. Cranz (60) et Lanzoni (61) ont prescrit le soufre contre l'ulcère des poumons. On a administré cette substance avec beaucoup d'avantage contre les rhumes, la toux, l'asthme humide, le catarrhe, ainsi que nous l'apprennent dans leurs écrits Dioscoride, Pline, Malovin (62), Schulze (63), Fritze (64), Kopp (65), Clapier (66), et d'autres auteurs cités par Gmelin (67). Comme traitement curatif de la coqueluche, le soufre a été conseillé par Quarin (68), par Horst (69), par Randhahn (70), et par d'autres. L'inflammation des poumons, avec toux, respiration pénible et fièvre, a été guérie par Kopp (71), et la pleurésie et d'autres à l'aide d'une poudre dont l'ingrédient principal est le soufre, et qu'on appelle poudre antipleurétique de Mynsicht. — L'expérience de Van Swieten, de Blumenbach, de Quarin, de Barthez (72), de Monro (73), de Hufeland (74) et de plusieurs autres, a prouvé que le soufre est très-efficace contre le rhumatisme aigu et chronique, et aussi contre la goutte. Hufeland rapporte s'en être servi pendant plusieurs années comme d'un excellent préservatif du retour de ces maladies, Cheyne est du même avis. Wallace a préconisé beaucoup contre le rhumatisme les fumigations sulfureuses (75), et de nos jours cette pratique est généralisée. Dans le traitement de l'arthrite, Gumperz (76) faisait prendre par bouche le soufre après les frictions et autres moyens extérieurs, et il en vante l'efficacité. Enfin, on doit regarder comme un des moyens les plus utiles contre l'arthrite lente et opiniâtre les bains et les boues thermales sulfureux. — La classe des exanthèmes avec fièvre réclamait depuis longtemps dans son traitement le soufre, ainsi que nous l'apprennent Stahl (77) et Detharding (78). De nos jours on le regarde comme un excellent préservatif de tout exanthème, et notamment de la rougeole, d'après l'observation de Tourtual (79), vérifiée par Muhrbeck, par Hufeland (80), et par d'autres. Sous ce point de vue, il nous paraît qu'on doit donner la préférence au soufre sur d'autres préservatifs proposés dans ces cas, tels que la belladone, l'aconit, etc., car s'il ne réussit pas, du moins il ne nuira point.

L'anasarque, qui succède aux exanthèmes, a été dissipé promptement au moyen du soufre par Werthof et par Richter (81). Crainger parvint à arrêter des fièvres intermittentes dues à la suppression de la transpiration, par des préparations sulfureuses (82). — On est parvenu, au moyen du soufre, à arrêter des écoulements muqueux, soit de la matrice, soit de la vessie, d'après ce que rapporte Pitschaft (83). Schmitjan le vante contre la dyssenterie (84); Slevogt contre la colique (85); Pitschaft, Wei-

(57) Alman. d. erfind., 2 Jahrg., p. 228.
(58) D. Lehre. v. d. Lungarkr., p. 142.
(59) D. Lungans. in ihr varph. form. n. Zeitr., 1823, p. 97.
(60) Reinig, Diss. de sulph. crud., etc., 1768, p. 35.
(61) Misc. acad. nat. curios., dec. II, an. 8, p. 502.
(62) Chim. cit., p. 350.
(63) Prael. in Dispens. Brand., 1736, p. 180.
(64) Medic. annal., p. 314.
(65) Boebacht., p. 184.
(66) Journal de médecine, vol. XVIII, p. 59.
(67) App. méd., t. I, p. 162.
(68) Animadv. pract., p. 36.
(69) Hufeland's Journal, 36 Bd., 2 st., p. 24.
(70) Rust's Magaz., 24 Bd., p. 493.
(71) Boebacht. cit.
(72) Mérat et Delens, Dict. cit.
(73) Samml. aus. Abhandl., 5 Bd., p. 118.
(74) Journal, 14 Bd., 1 st., p. 181.

(75) Observ. on sulph. fumigat. Dubl., 1820.
(76) Lonsacke, Abh. d. Auserl. Arn., Berlin, 1763, p. 283.
(77) Colleg. pract. a Storck ed. p. 1164.
(78) Diss. de sulnh. ut præstant. bazoardico. Rost., 1746, p. 24.
(79) Hufeland's Journ., 56 Bd., 2 st., p. 107.
(80) Journ. 1828, novemb., p. 131.
(81) Hufeland's Journ., 4 Bd., p. 600.
(82) Hist. febr. anom. batav. Altenb., 1770.
(83) Hufeland's Journ., 49 Bd., 2 st., p. 5.
(84) Biblioth. germ., t. I, p. 93.
(85) Diss. de sulph. Goslar., p. 26.

kard (86) et Rave (87), contre les hémorroïdes. — Plusieurs auteurs accordent également au soufre un pouvoir antisyphilitique. Ils ne l'emploient cependant, presque toujours, qu'après l'usage du mercure; ce qui a paru aider les bons effets de ce dernier, et par conséquent faire penser que son action est analogue à celle du mercure. On croit généralement que le soufre est plutôt capable de s'opposer aux mauvais effets du mercure et surtout à la salivation. Nous nous expliquerons sur ce sujet en traitant des mercuriaux. Les éloges qu'on a donnés au soufre contre la scrofule paraissent mieux basés encore. On l'a aussi vanté contre le rachitisme. Il est préconisé dans ces maladies par Kopp (88) et par Sœmmering (89). Contre les écrouelles et l'aménorrhée, Gaussand a vanté l'acide sulfureux (90). Le préconisèrent également Baudelocque, Bonneau, Baffos et Guersant, contre les engorgements abdominaux, contre l'ascite, contre la paralysie et la chorée des enfants (91, 92). — Il ne nous reste plus à parler que de la vaste famille des maladies chroniques de la peau, contre laquelle le soufre s'est acquis une si grande réputation. Dans ces affections, et surtout dans la gale, le soufre est, d'après l'avis de tous les praticiens, le remède souverain. Personne n'oserait contester que cette substance ne soit le remède le plus approprié contre cette maladie. Nous croyons superflu de reproduire ici l'interminable liste des autorités qui le préconisent.

§ VI. *Appréciation de l'action du remède.* — L'expérience nous a démontré de tout temps les bons effets du soufre, dans les mêmes maladies dans lesquelles on avait trouvé utiles les antimoniaux, l'aconit, la douce-amère, et plusieurs autres remèdes dont nous avons déjà parlé. Pourquoi donc ne lui accorderions-nous pas la même action hyposthénisante vasculaire? Serait-ce à cause de sa nature combustible? On pourrait

le croire, et nous ne nous donnerons pas la peine de combattre une semblable opinion. Est-ce à cause de la sueur qu'il détermine, ou par l'expectoration, ou par les évacuations de ventre qu'il provoque? Mais ces effets, nous l'avons déjà vu, ne peuvent avoir lieu que sous l'influence des remèdes hyposthénisants vasculaires. La sueur produite par le soufre est constamment accompagnée d'un pouls mou, faible et lent. Les bons observateurs ne sauraient pas le nier. Nous avons rendu ce fait palpable à nos élèves de clinique, chez deux individus qui venaient de sortir de la chambre des fumigations sulfureuses. On aurait cru, *a priori*, que la haute température de l'air de la chambre aurait dû accélérer la circulation; effectivement les sujets en sortirent ayant la figure très-rouge, bien que couverte de sueur. Chez l'un, affecté d'une dartre, le pouls donnait à peine cinquante-six pulsations par minute; chez l'autre, affecté de gale, le pouls était encore plus bas. Tous les deux pâlirent une demi-heure après, quoique toujours en sueur. L'expectoration, les évacuations alvines, le vomissement et l'abondance des urines, que détermine l'administration du soufre, sont, comme les sueurs, dus à un état de relâchement, de faiblesse du système circulatoire, notamment des capillaires. Quoique le soufre ait une action analogue aux autres remèdes dont nous avons parlé, il présente pourtant quelques différences caractéristiques. D'abord son action est moins prompte et moins énergique, et en même temps plus durable. Ensuite, il est plus pénétrant; cette qualité paraîtrait en opposition avec la première. On dirait que la propriété dont il jouit de se gazifier par le calorique lui facilite le moyen de pénétrer dans nos tissus même les plus serrés. Aussi ne possédons-nous pas de remède qui ait autant d'action sur les plus petites glandes et sur les follicules sébacés, que le soufre. Le soufre en vapeur n'est pas comme les autres corps volatils dont les parcelles s'insinuent, sans y demeurer qu'à peine, et sans y laisser par conséquent qu'une légère impression. Les parties essentielles du soufre ont, pour ainsi dire, quelque chose de tenace; en même temps qu'elles s'insinuent dans nos tissus, elles s'y arrêtent pendant quelque temps et y laissent une impression profonde et durable. Cela était nécessaire pour que le peu d'action, je dirais même l'inertie,

---

(86) Verm. med. Schrift, 1 st., p. 269.
(87) Hufeland's Journ., 7 Bd., 2 st., p. 249.
(88) Beobacht. cit., etc.
(89) De morbis vasorum absorbent.
(90) Mérat et Delens, l. c.
(91) Nouv. Biblioth. med., 1829, t. I, p. 193.
(92) Bulletin thérapeutique, 15 octobre 1833.

de certaines glandes et des follicules sébacés pût la sentir. Aussi le soufre sera-
t-il toujours un excellent moyen curatif
des phlogoses de ces tissus.

Tel est le cas de plusieurs maladies
chroniques de la peau, connues sous la
dénomination d'*impetigo*. Nous possédons assez de faits et de données pour
prouver que le siége de ces affections
est spécialement dans les organes sécréteurs de la matière onctueuse de la peau,
et que leur nature consiste dans une
phlogose lente de ces mêmes organes, et
que les différentes altérations dont leur
sécrétion est susceptible, et les lésions
que cette matière détermine dans les
tissus contigus, sont la cause des apparences multiples de toutes ces maladies.
Enfin, en admettant notre opinion que
l'épiderme et la crasse de la tête ne sont
qu'une sécrétion des follicules sébacés,
laquelle s'épaissit à l'air, et forme un
véritable vernis sur la peau, on comprendra aisément les faits suivants.

(*Note de M. Mojon.*) La structure,
bien connue de l'épiderme, ne nous permet pas de partager ici l'opinion de l'auteur qui regarde cette pellicule comme
une simple couche de vernis épaissi à
l'air. Le fœtus, encore plongé dans la
liqueur amniotique, n'offre-t-il pas déjà
l'épiderme tout formé? Si l'on enlève
avec soin un lambeau d'épiderme, il
présente au microscope une texture particulière qui varie beaucoup selon la région à laquelle il appartient. On voit
clairement qu'il n'est pas le simple résultat d'une humeur épaissie. Son importance bien reconnue dans les fonctions d'absorption et d'exhalation ne
permet pas de le regarder comme une
matière morte. « Les moyens parfaits d'a-
» nalyse que présente la science ont dé-
» montré, dit le docteur Gluge, que les
» tissus réputés sans aucune structure,
» tels que l'épiderme, en possèdent une
» qui est assez composée, et qu'ils se re-
» produisent cependant avec une rapi-
» dité merveilleuse. » Alibert s'exprime
ainsi dans sa *Monographie des dermatoses*
(p. 20) : « Malgré l'opinion reçue, on
» peut assurer que l'épiderme n'est point
» un corps inorganique; il admet cer-
» tains fluides, il en repousse d'autres;
» il a donc une vitalité qui lui est propre;
» l'épiderme est d'ailleurs sujet à des al-
» térations morbides qu'on peut corriger
» par certains moyens thérapeutiques,
» il se nourrit, il se régénère, etc. »

Si l'épiderme n'était que le simple
produit d'une humeur épaissie analogue
à une couche de vernis, comment se fait-
il que chez un grand nombre d'individus la plante des pieds et la paume des
mains suent très-copieusement, quoique
ces parties soient précisément celles où
l'épiderme est le plus épais? Valentin,
ayant observé la couche épidermique des
batraciens, a trouvé qu'elle est formée
d'un tissu à cellules hexagones renfermant chacune un petit globule blanchâtre. Ces globules peuvent être séparés
des cellules par une légère compression.
Cette couche épidermique, dit-il, qui se
détache plusieurs fois de l'animal se reproduit rapidement, toujours sur une
forme *organique* à cellules hexagones.
Gluge, qui a étendu ces mêmes recherches sur les oiseaux, les quadrupèdes et
les poissons, a trouvé une semblable
structure à la surface nue de leur corps.
« Comme l'épiderme m'offrit, dit-il, une
» structure analogue dans trois classes
» des animaux vertébrés, j'ai cru qu'il
» serait de quelque intérêt d'étendre
» l'examen microscopique sur quelques
» animaux inférieurs, et en effet l'épi-
» derme y offre souvent une semblable
» disposition. »

On lit dans un mémoire que le docteur Herle vient d'adresser à la Société
médico-chirurgicale de Berlin, que le
tissu épidermique se compose de cellules
nombreuses plus ou moins superposées,
renfermant chacune dans son intérieur
un noyau orbiculaire ovoïde ou aplati,
et remarquable en outre par un ou deux
points qu'on y distingue. Ces cellules
diffèrent les unes des autres par leur
forme, leur densité, et le lieu qu'elles
occupent. « C'est un fait avéré, dit-il,
» que l'épiderme, en se renouvelant,
» se dépouille constamment de petites
» lamelles semblables à du son; ces la-
» melles ne sont autre chose que des vé-
» sicules épidermoïdes desséchées, mais
» qui ont été douées sur le corps de l'a-
» nimal d'une vitalité très-prononcée. »
— MM. Roussel et Breschet ont reconnu
dans l'épiderme de la baleine franche
deux couches, l'une formée de feuillets
parallèles au plan du derme, l'autre composée de fibres droites perpendiculaire-
ment placées entre le derme et la couche
extérieure. — On pourrait dire que
l'épiderme n'est pas organisé, parce qu'il
est purement formé, du moins en apparence, de matière cornée; mais les dents
des cétacés et des ornithorinques, les

plumes et le bec des oiseaux, etc., ne sont-ils pas aussi formés d'une substance cornée? Qui oserait nier à toutes ces parties une texture organique? Le professeur Rolando, dans son mémoire sur le passage des fluides à l'état de solides, s'explique de la manière suivante sur ce sujet. « Se si esaminano le unghie » de' volatili ed il loro becco, dall'ottavo » al dodicesimo giorno delle vazione del » pulcino, vi si vede una distinta arte- » ria, delle vene corrispondenti ed un » numero gradissimo di vasi capillari » che fanno reticelle sottilissime e per » cui scorre il sangue d'un bel rosso, etc. » —Nous ne finirions pas, si nous voulions rapporter ici tous les passages des anatomistes du jour, pour montrer que l'épiderme est le résultat d'une opération organique et nutritive, que son tissu varie suivant les parties qu'il recouvre; qu'il jouit de propriétés vitales, et qu'il subit les mêmes modifications que les autres organes aux différentes époques de la vie.

Il est facile de comprendre qu'une fois augmentée, l'énergie sécrétoire de ces follicules dermiques puisse produire des quantités considérables de la matière croûteuse, spécialement sur la tête où ces cryptes se trouvent en très-grand nombre. Si cet état, si cette condition des follicules est pathologique et durable, on aura une dartre furfuracée; à un plus haut degré, on aura la dartre squammeuse; et au delà, on aura la dartre croûteuse. Jusqu'ici, on ne voit que des modifications diverses d'une sécrétion augmentée et morbide, qui envahit la surface cutanée, et l'altère. Sans que la dartre guérisse, ces croûtes ou écailles farineuses tombent, et la peau ne présente alors qu'une rougeur pâle, analogue à celle d'une plaie de vésicatoire prête à guérir. Mais la sécrétion morbide continue, et l'apparence erpétique se renouvelle, précisément parce que les follicules sont encore enflammés. — Les cryptes folliculeux enflammés ne donnent pas seulement un suc huileux en plus grande quantité, mais aussi ce suc plus élaboré est aigre; ou bien, après son excrétion, il s'altère et acquiert des qualités irritantes capables d'occasionner des altérations successives à la peau qu'il touche et sur laquelle il séjourne. De là l'origine de la dartre pustuleuse, phlycténoïde, érythémateuse, rongeante, etc. Quant à la condition pathologique des cryptes folliculeux, elle peut varier suivant le degré et l'ancienneté de la phlogose, et elle peut se compliquer de mille manières par l'altération consécutive du tissu propre de la peau. — La lèpre et l'éléphantiasis ne paraissent différer des autres dartres que par le degré plus élevé de l'affection des follicules. La teigne aussi est une espèce de dartre dont la source est dans les follicules du cuir chevelu de la tête. Les autres régions pourvues de poil y sont également sujettes, mais là le mal est connu sous d'autres dénominations. Les diverses espèces de teignes désignées par les noms de teignes muqueuse, faveuse, furfuracée, amyantacée, s'expliquent de la même manière. De sorte qu'on pourrait comprendre ces différentes affections dans les dermo-adénites chroniques, ou inflammations chroniques des follicules cutanés. — Cette explication n'empêche pas d'admettre dans ces maladies un fond spécifique, un principe *sui generis*, lequel probablement est le produit de cette même dermo-adénite, et devient, à son tour, producteur de nouvelles affections semblables, sur des parties saines. Tel est le cas des impétigos contagieux, et notamment de la gale.

(*Note de M. Mojon.*) L'opinion généralement adoptée est que les dartres contagieuses et autres affections sont dues à la présence de petits parasites. Je ne puis adopter l'opinion de M. Giacomini, qui regarde la dermo-adénite comme la cause productrice ou occasionnelle de la maladie. Depuis les expériences qu'on a faites sur l'inoculation de la gale, il n'est plus permis de mettre en doute que l'acarus ne soit la seule cause déterminante de la gale.

Je ne m'occuperai pas de la question de savoir si ce fond spécifique, *sui generis*, est vivant, et si l'acarus qu'on a trouvé dans les pustules de la gale est la cause première et efficiente de cette affection. Nous sommes portés à croire que l'acarus est le produit de la pustule, tout comme les poux sont le résultat de la crasse de la tête dans la teigne, et les vers dans les plaies sordides, etc.

(*Note de M. Mojon.*) La génération spontanée ne saurait être admise que pour les êtres d'une organisation excessivement simple, tels que les petits globules vivants que nous voyons au microscope dans certains liquides, et qu'on appelle monades, infusoires, etc. On n'aperçoit dans ces êtres que le rudiment d'une organisation primitive; mais l'acarus, le pou, ne pourraient certainement pas être regardés comme le simple résultat d'une décomposition ou altération de nos tissus ou de nos fluides. Il y a dans la structure de ces insectes une telle complication d'organes qui ne permet pas de leur refuser une origine par germe, par fécondation; en effet l'ovule des poux est assez volumineux pour être même constaté à l'œil nu. Ces animaux se trouvent dans une classe bien plus élevée que les corpuscules monadaires provenant probablement de la putréfaction de nos tissus. — Il est bien plus rationnel d'admettre que certains principes contagieux sont des êtres vivants, s'insinuant dans notre économie, s'y développant, s'y multipliant et altérant plus ou moins les solides et les fluides. C'est désormais un point d'étiologie sur lequel les pathologistes doivent être parfaitement d'accord. Les expériences entreprises par Kœler, à Berlin, pour constater si l'acarus de la gale était la cause ou l'effet de la gale, ont donné pour résultat qu'il en était constamment la cause première; ce qui est tout à fait conforme aux observations faites par le docteur Gros à l'hospice Saint-Louis, sous les yeux des docteurs Biett, Alibert et autres. De sorte qu'on ne peut plus mettre en doute que la gale n'ait pour cause unique la présence d'un sarcopte particulier qui s'est insinué et niché dans le tissu épidermique.

Mais quel que soit l'élément morbide, spécifique, parasite, fixé dans les glandes, l'effet matériel qu'il produit est toujours inflammatoire, et la partie dynamique de l'affection n'en est pas moins hypersthénique. C'est pour cela que les remèdes hyposthénisants vasculaires qui ont une action permanente et profonde, tels que la douce-amère, la salsepareille, et notamment le soufre, jouissent de la confiance des praticiens dans le traitement de ces maladies. On ne parvient pas toujours, il est vrai, à les vaincre, car d'ordinaire elles sont tenaces et très-invétérées. Chaque crypte sébacé est déjà malade bien avant que la dartre se montre. Et c'est à cela, et plus encore dans le peu de vitalité de la peau affectée, que tient la cause de la longueur qu'exige son traitement définitif. La gale pourtant cède assez promptement au sou-

fre; aussi est-il de tous les remèdes celui qui a obtenu la préférence, non-seulement parce qu'il détruit l'insecte contenu dans les pustules, et par son innocuité sur la constitution, mais aussi parce qu'il est un hyposthénisant vasculaire.— Plusieurs affections, telles que l'asthme, la toux, la dyspnée, la leucorrhée, l'épilepsie, le dépérissement, succèdent à la gale mal soignée. On croit assez généralement que ces maladies sont le résultat de la gale rentrée, aussi les traite-t-on à l'aide du soufre. Rien de plus rationnel qu'une telle pratique, mais, au lieu de regarder ces affections comme le produit d'une gale rentrée, nous les considérons comme l'effet de la gale encore en action quoique non apparente à l'extérieur.

(*Note de M. Mojon*). Notre avis est que, soit par l'altération profonde que la gale occasionne, soit à cause de son traitement local, la peau altérée, devenant imperméable, ne permet plus la transpiration; alors les humeurs, qui devaient être éliminées par cette voie, se dirigent vers d'autres parties et donnent lieu à des affections catarrhales, à l'œdème, à la diarrhée, etc. Ce n'est donc pas, selon nous, ni la permanence de l'élément producteur de la gale dans le derme, ni cet élément lui-même rentré, qui occasionne ces maladies secondaires; mais, tout simplement, le résultat de la suppression d'une fonction organique, normale, essentielle à la santé, la transpiration. Chaque fonction pour s'accomplir réclame le concours d'autres fonctions, et l'une d'elles ne peut s'altérer sans que les autres s'en ressentent. Elles se prêtent mutuellement secours, et, si l'action propre de la peau vient à cesser ou à être altérée, il est tout simple que quelque autre fonction s'en ressente.

Comme follicules cutanés, les cryptes muqueux et autres glandes des parties internes sont susceptibles de contracter des maladies. Ces organes offrent nécessairement des phénomènes morbides différents, selon les fonctions auxquelles ils sont destinés. Cela a spécialement lieu lorsqu'on traite la gale par des pommades et qu'on suspend le traitement aussitôt que l'éruption a disparu; il peut arriver alors que quelque atome du mal demeure çà et là dans l'intérieur, et donne lieu à des symptômes plus ou moins obscurs. Cette réflexion suffit, je présume, pour mettre le praticien en garde et continuer les préparations de soufre pour déraciner complétement tout résidu caché de la maladie, d'autant plus que, dans les maladies en question, ce remède pourrait être utile comme hyposthénisant, même dans le cas où les phénomènes seraient indépendants de l'affection dermique.

§ VII. *Action mécanique.* — Très-souvent, l'estomac ne supporte pas cette substance à cause de son insolubilité dans les humeurs animales. Son assimilation ne se fait que petit à petit, à mesure que le calorique animal en dégage les particules volatiles. Le soufre a en outre des propriétés irritantes mécaniques lorsqu'on l'applique par frictions; mêlé à la graisse, il rougit la peau et il donne lieu quelquefois à de petites pustules. — Nous comptons au nombre des effets mécaniques du soufre sa vertu vermifuge, vertu qui dépend soit de ses émanations, soit de quelque autre propriété. Effectivement, Rave (93) et autres le prescrivent dans les cas de vermination; Garnet (94) et Schnurh (95) le recommandent aussi contre le ténia. — Parmi les dentifrices les plus estimés, Pierquin indique aussi le soufre (96); nous ne saurions dire quelle place lui conviendrait parmi eux, mais bien certainement il est préférable à la coraline. — La vapeur de soufre était estimée parmi les anciens comme le plus sûr désinfectant. La chimie moderne cependant lui ayant substitué d'autres substances plus puissantes, il est tombé dans l'oubli sous ce rapport.

§ VIII. *Mode d'administration.* — On prescrit le soufre par la bouche ou par la peau. Dans le premier cas la préparation la plus légère c'est l'eau, dans laquelle on aurait mis à cuire du soufre. Bien qu'insoluble dans l'eau, la décoction de soufre se charge de quelques parcelles de ce corps et d'acide sulfureux. Il faut pourtant qu'il soit dans une certaine quantité, savoir : de trois décagrammes (une once pour chaque demi-kilogramme d'eau). — La meilleure et la plus simple formule pour l'administration intérieure, c'est la poudre. On emploie pour cela le soufre sublimé et lavé. Il faut pourtant le combiner à quelque autre substance qui le masque. On se sert communément pour cet effet du sucre ou de la crème de tartre; on l'incorpore aussi dans des extraits. — La dose ordinaire est de cinquante à quatre-vingts centigrammes (dix à dix-huit grains et plus par jour. — On connaît plusieurs manières de l'appliquer à l'extérieur. On a obtenu de bons effets du soufre en masse ou en bâtons appliqué sur l'une ou l'autre partie du corps, ou placé dans le lit, dans le but de le laisser volatiliser par la chaleur et d'en permettre ainsi l'absorption. On croyait anciennement qu'il suffisait d'en avoir sur soi pour se préserver de plusieurs maladies, et peut-être en tirait-on quelque avantage. On sait que Brachet (97) et Chaussier (98) ont guéri la gale en saupoudrant avec quatre ou huit grammes (un à deux gros) de fleurs de soufre, pendant trois ou quatre semaines, le lit des individus qui en étaient atteints. Si cette manière de traiter la gale est un peu longue, elle est pourtant innocente, et nous croyons qu'elle n'est pas à dédaigner. — Les vapeurs de soufre ont été employées par Ballard et Richerand avec succès. Personne n'ignore les effets étonnants des bains thermaux sulfureux. Le moyen le plus efficace d'obtenir un bon effet du soufre, c'est de plonger le malade dans le gaz acide sulfureux. Dans ce cas, il faut prendre garde que ce gaz, étant suffocant, ne nuise à la respiration. Galès, de Carro, Assalini et autres ont pourvu à cela moyennant certains appareils particuliers; une région et même tout le corps peut être soumis à l'action de ce gaz sans qu'il puisse nuire à l'appareil de la respiration. Pour se servir de la machine ou boîte à la vapeur sulfureuse, il faut avoir plusieurs précautions, soit dans le choix des malades, soit dans la durée du séjour dans ce bain à vapeur, soit dans la dose du soufre en combustion, soit enfin dans le degré de la chaleur; car, si elle dépasse certaines limites, la température animale agit comme un stimulant et par conséquent en sens diamétralement opposé du soufre. De sorte que je ne sais pas si, au milieu des différentes espèces de machines à vapeurs sulfureuses imaginées jusqu'à

(93) Beobacht. u. Schluss. a. d. praktisch. Arn., 2 Bd., p. 149.
(94) Richter, Chir. biblioth., 15 Bd., p. 72.
(95) Rust's Magaz., 18 Bd., p. 118.
(96) Mémorial pharmaceutique.

(97) Journal général de médecine, t. LXXVII, p. 313.
(98) Ibid., p. 325.

ce jour, on est encore parvenu à trouver le moyen très-important de ne pas élever la température de la caisse au delà des vingt-cinq degrés du thermomètre de Réaumur. Si l'on pouvait obtenir l'évaporation du soufre à ce degré de chaleur, on pourrait y laisser exposé le malade quinze, vingt, et même trente et quarante minutes sans aucune crainte. — Il nous reste encore à parler des onguents de soufre. Les pharmacopées offrent un grand nombre de formules. Tous ces onguents sont composés avec des doses différentes de soufre et avec diverses autres substances pour en augmenter l'efficacité ou pour en masquer l'odeur désagréable. Le vitriol blanc, la racine de veratrum blanc, le sel ammoniac, le savon, le carbonate de potasse, la nicotiane, le camphre : tels sont les auxiliaires les plus employés. L'huile de bergamote ou de cèdre et l'eau de roses en sont les correctifs. — Quant au choix des proportions et des ingrédients, il faut avoir égard au degré et à la durée de la maladie, non moins qu'à la constitution de l'individu. S'il est question d'une gale récente et légère, on peut la traiter simplement avec les frictions d'un onguent composé d'une partie de soufre et trois parties de graisse, ou à parties égales. On ne doit pas cesser de pratiquer les frictions aussitôt la gale dissipée; dans le cas où elle est devenue générale, il ne conviendrait pas de se fier entièrement aux frictions seules, il serait prudent d'administrer aussi le soufre à l'intérieur. — On fait ordinairement les frictions près des articulations où l'éruption paraît plus abondante. On aide l'effet de ces frictions par la chaleur artificielle. La quantité de l'onguent qu'on doit employer chaque fois varie selon l'extension de la surface galeuse, ordinairement trois à quatre grammes suffisent (un gros).

Formules-modèles.

1º *Poudre.*

♃ Fleurs de soufre lavées, trente centigrammes (six grains).

Crème de tartre, soixante centigrammes (douze grains). M.

Préparez six doses pareilles.

A prendre dans un peu d'eau sucrée un paquet chaque quatre heures.

2º *Pastilles.*

♃ Fleurs de soufre, douze grammes (trois gros).

Sucre en poudre, seize grammes (quatre gros).

Mucilage de gomme arabique, q. s. pour en faire soixante-douze pastilles.

A prendre une toutes les deux heures.

3º *Onguent pour la gale.*

♃ Fleurs de soufre, douze grammes (trois gros).

Graisse de porc préparée, trente grammes (une once).

Mêlez exactement.

Pour frictions.

4º *Autre onguent.*

♃ Graisse de porc récente, trente grammes (une once).

Soufre sublimé et lavé, deux grammes (demi-gros).

Hydrochlorate d'ammoniaque, deux grammes (demi-gros).

Sulfate d'alumine, deux grammes (demi-gros).

Mêlez et faites onguent s. a.

On l'emploie en frictions.

5º *Pommade contre la teigne.*

♃ Soufre sublimé, soixante grammes (deux onces).

Charbon en poudre très-fine, trente grammes (une once).

Axonge, cent cinquante grammes (cinq onces).

Après avoir mis sur la tête du malade un cataplasme émollient afin de ramollir et détacher les croûtes, on enduit avec cette pommade les endroits ulcérés et découverts.

FOIE DE SOUFRE.

(*Hepar sulphuris.*)

§ Iᵉʳ. *Caractères physiques.* — Parmi les différentes préparations de soufre, la seule sur laquelle je crois devoir ici appeler l'attention est le foie de soufre, ou sulfure de potasse, proto-sulfure de potassium. Récemment préparé, il offre une couleur jaune obscure. S'il est bien sec il n'a pas d'odeur. Il suffit cependantdant d'un peu d'humidité dans l'air, pour lui communiquer une certaine odeur désagréable. Il est très-fragile, sa saveur est amère et très-désagréable.

§ II. *Notions chimiques.* — L'eau le dissout parfaitement lorsque sa quantité est le double de sa substance. Cela a également lieu dans l'alcool. L'air l'altère avec le temps, et le réduit en sulfite sulfuré de potasse, et rend sa couleur d'un blanc grisâtre.

§ III. *Effets chez les animaux.* — Que le sulfure de potasse soit doué de plus d'énergie que le soufre, la chose n'est point douteuse. Orfila, en ayant donné à des chiens quelques grammes, a observé que ces animaux périssaient; une dose beaucoup moindre qu'on injecte dans les veines produit le même effet. Orfila attribue la mort à l'influence de la substance sur le système nerveux.

§ IV. *Effets chez l'homme bien portant.* — La plus grande énergie du sulfate de potasse, comparativement à celle du soufre, s'observe aussi lorsqu'on l'administre chez l'homme bien portant. On connaît trois exemples d'empoisonnement par le sulfate de potasse, dont l'un a été mortel (100). Il est inutile de rechercher si les praticiens français qui les ont observés en attribuent les effets à l'irritation de l'estomac, car cela est immanquable dans leur manière de voir. L'irritation a probablement existé, mais ils lui attribuent le rôle principal, tandis qu'au fond son rôle est le moindre dans l'empoisonnement. Il est en conséquence superflu de nous arrêter sur les moyens qu'ils proposent pour le combattre, les adoucissants et les antiphlogistiques, puisqu'il nous serait facile de démontrer encore ici que cette médication a aggravé la maladie. Pour nous, il suffira de nous assurer que les effets de cette préparation sont pareils à ceux du soufre, et par conséquent hyposthénisants. Un auteur allemand, qui ne pouvait se rendre à cette dernière observation, fit des expériences, et a été obligé de reconnaître que le foie de soufre, loin d'exciter ou d'échauffer, diminue la fréquence et la dureté du pouls (1).

§ V. *Effets dans les maladies.* — On trouve dans les auteurs les mêmes indications thérapeutiques pour le foie de soufre que pour le soufre lui-même. Des autorités non moins respectables le conseillent contre les maladies sordides de la peau, contre la teigne, contre les herpès et la gale. Jadelot l'a employé avec avantage sur 1139 enfants galeux (2). Nous ne parlons pas d'un grand nombre d'auteurs respectables qui le conseillent contre la lèpre et l'éléphantiase. Dans les phlogoses chroniques du système lymphatique, dans les engorgements glanduleux, dans la scrofule, le foie de soufre a été beaucoup vanté (3). Hoffmann le regardait comme un excellent moyen contre les engorgements abdominaux, et, parmi les modernes, plusieurs regardent les eaux dites hépatiques comme très-salutaires dans les dyspepsies, l'hypochondriase, les hépatites lentes et autres maladies analogues. Les bains sulfureux ont été également recommandés contre le rhumatisme chronique, la roideur des membres, leur paralysie, et même contre l'asthme, par Willis (4). D'autres ont préconisé le même moyen contre le catarrhe de poitrine et autres affections chroniques du poumon. Contre le catarrhe vésical, ce remède a donné aussi de bons résultats (5). Garnell prétend avoir guéri à son aide plusieurs cas de phthisie pulmonaire (6). Le même cas a été affirmé par Stegman (7), et dernièrement aussi par Franchi (8).

Lorsque Napoléon fit proposer un prix sur le croup, un des concurrents s'est efforcé de prouver que le meilleur remède en était le foie de soufre (9). Déjà Hallé, Leroux et Gallet l'avaient trouvé utile contre cette maladie. Un grand nombre d'autres, ensuite, l'expérimentèrent, et en confirmèrent les excellents effets (10). Dans beaucoup de cas cepen-

---

(100) Journal général de médecine, t. LXVI, p. 346, et t. CII, p. 187.

(1) Ueb. d. Wirk. d. Schwefell. in d. Haut Br, etc. Halle, 1815.

Giacomini.

(2) Bulletin de la Faculté de médecine, févr. 1813.

(3) Mérat et Delens, Dict., etc., t. VI, p. 476.

(4) Mérat, ibid.

(5) Chaussier, Lesage, Bibli., vol. XIV, p. 68.

(6) Duncan, Med. comment., vol. X, dec, II, p. 368.

(7) Horn's Arch. f. med. Erfrhr., 1825, nov. u. dec., p. 514.

(8) Osserv. med. d. Nap., mars 1832.

(9) Double, Rapport adressé au ministre de l'intérieur, 1812.

(10) Journal général de médecine, t. XLIII, p. 216.

dant il a été trouvé inefficace par d'autres. La coqueluche, qui a quelque analogie avec le croup, a été également attaquée à l'aide du même moyen, et avantageusement par Double, par Wescner (11) et par Hinze (12). Toutes ces maladies, traitées heureusement de la sorte, démontrent la vertu hyposthénisante du foie de soufre. Bischoff confirme cette conséquence par les bons effets qu'il en retire dans le traitement de la bronchite, après la saignée (13). Senff le confirme pareillement, en disant que le foie de soufre a été expérimenté par lui comme le meilleur sédatif dans le traitement des maladies inflammatoires aiguës, telles que la péritonie, l'entérite, l'hydrocéphale et la pneumonie (14).

Nous devrions enfin dire un mot du singulier précepte qu'on enseigne dans plusieurs écoles, de traiter avec le sulfure de potasse les empoisonnements produits par des substances métalliques en général, sans en exclure l'arsenic. Ce sujet est trop grave pour le traiter légèrement, nous en parlerons en temps et lieu. Nous verrons aussi, en traitant du mercure, s'il est vrai que la salivation qu'on observe quelquefois à la suite des bains sulfureux puisse en aucune manière servir à établir que l'affection dermique est plutôt syphilitique que d'autre nature.

§ VI. *Appréciation de l'action du remède.* — Les mêmes faits, les mêmes raisonnements, les mêmes conséquences déduites dans l'étude du soufre sont applicables ici. Seulement l'action du sulfure de potasse est plus prompte et plus vive, parce que ce composé est plus soluble dans les liquides animaux. Nous sommes contents de voir que le docteur Senff le considère comme nous, c'est-à-dire un remède antiphlogistique. Schwartse a avancé la même idée d'après ses propres observations (15). Richter a aussi soutenu que ce remède n'était

point un excitant, et Vogt le prescrivait aux sujets pléthoriques afin d'affaiblir la force du système circulatoire (16).

§ VII. *Action mécanique.* — Herbenstadt a établi, et la raison chimique le confirme, que la faculté irritante de ce composé est variable selon les proportions du soufre et de la potasse, de sorte que cette action est presque nulle si l'alcali est tout à fait saturé de soufre, et qu'elle est d'autant plus prononcée que la potasse prédomine. C'est donc à la potasse qu'on doit l'action irritante. Il y a cependant de l'exagération à ce sujet, l'action irritative du foie de soufre étant moins prononcée pour l'estomac qu'on ne le dit communément. Il est bon seulement de s'abstenir de son emploi dans les cas de gastrite aiguë, et de le donner, dans les autres cas, délayé dans beaucoup d'eau.

§ VIII. *Mode d'administration.* — Pour mieux masquer l'odeur et la saveur du foie de soufre, il faut le donner en pilules couvertes d'une feuille d'argent et conserver ces dernières dans un vase bien clos. Quelques personnes ont pour usage de renfermer chaque pilule dans une petite fiole à part, mais cela n'est pas nécessaire. Si l'on préfère la forme liquide, l'émulsion est ce qu'il y a de plus convenable. La dose est de 25 à 50 centigrammes (5 à 10 grains) toutes les trois ou quatre heures.

Extérieurement, on peut l'employer sous forme d'onguent ou d'emplâtre, en l'unissant avec le savon. Les onguents pour la gale faits avec le foie de soufre sont plus actifs, mais leur odeur désagréable les fait rejeter. On préfère les eaux sulfureuses artificielles ou naturelles, pour lotions ou bains. Le gaz hydrogène sulfuré est la partie active de ces eaux. On en fait des fomentations sur les parties malades à l'aide de linge ou d'éponge, l'eau étant tiède; les pustules de la gale ou les croûtes dartreuses disparaissent et la peau se déterge. On peut préparer cette eau avec 30 grammes (1 once) de sulfure de potasse qu'on fait dissoudre dans un demi-kilogramme d'eau, et 8 grammes (2 gros) d'acide sulfurique qu'on fait dissoudre à part dans un autre demi-kilogramme d'eau : on verse alors le tout dans 50 kilogrammes d'eau échauffée à une température convenable. Ce mélange peut servir aussi

---

(11) Hufeland's Journ., 38 Bd., 3 st., p. 86.

(12) Ibid., 41 Bd., 3 st., p. 75.

(13) Grundsatz z. Erkennt. u. Behandl. d. Fieb. u. Entz. Wien., 1830, p. 490.

(14) Ueb. die Wirkung. d. Schwefel. in d. Haut. Br. u. and Krankh. Halle, 1815.

(15) Pharmacolog. tabellen. Leipz., 1833, p. 837.

---

(16) Ausführ. Arzn., 3 Bd., p. 391.

pour bain ; on peut le rendre plus ou moins actif, à volonté.

Formules modèles.

1. *Pilules.*

℞ Sulfure de potasse, 4 grammes (1 gros).

Extr. de réglisse, 2 grammes (demi-gros).

Poudre de racine de guimauve, 1 gramme.

F. p. 60 pilules argentées.

A prendre une chaque heure.

2. *Onguent de Jadelot.*

℞ Foie de soufre, 30 grammes (1 once).

Savon de Venise, 120 grammes (4 onces).

Huile de semences de pavot, 240 grammes (8 onces).

Huile de thym, 2 grammes (demi-gros).

M. exact. et f. ong. s. a.

3. *Bains sulfureux de Dupuytren.*

℞ Sulfure de potasse, 120 grammes (4 onces)

Eau de fontaine, 100 kilogrammes.

Diss. à part.

Colle blanche flamande, 1 kilogramme.

Eau bouillante, 50 kilogrammes.

Mêlez les deux solutions et servez-vous-en pour bain.

EAUX MINÉRALES ET TERRES THERMALES SULFUREUSES.

(Aquæ minerales et cœna thermalia sulphurea.)

On appelle minérales les eaux qui jaillissent du sein de la terre, chargées d'une foule de principes hétérogènes qui les rendent impropres aux usages domestiques. Dans plusieurs de ces eaux, les anciens avaient découvert des propriétés merveilleuses. Les modernes, éclairés par la chimie, en découvrirent d'autres et s'en rendirent raison. Quelques sources offrent une eau dont la température est à peu près égale à celle du lieu d'où elles émanent ; on les a appelées eaux minérales simples ou froides. D'autres présentent une température plus élevée que celle de l'atmosphère et reçoivent l'épithète de thermales. La fange des bassins de ces sources est imprégnée des mêmes principes minéraux et sert égale-

ment en thérapeutique. On distingue aussi deux sortes de fanges minérales, froides et thermales. Cette division cependant est purement conventionnelle, ou plutôt relative à la sensation qu'éprouve celui qui s'en sert ; physiquement parlant, on indique les qualités avec le thermomètre à la main.

Les eaux et les fanges minérales, soit froides, soit thermales, sont classées d'après les qualités et les principes qui les constituent ou qui les prédominent. Ici nous ne devons mentionner que les eaux et les fanges dans lesquelles prédomine le soufre, soit à l'état libre, ce qui est rare, soit à l'état d'acide hydrosulfurique libre (gaz hydrogène sulfuré), soit à celui d'hydrosulfate, ou d'hydrosulfate sulfuré, avec ou sans combinaison d'autres sels. Ces eaux étaient autrefois connues sous le nom d'eaux hépatiques, à cause de leur odeur d'hydrogène sulfuré ou d'œufs pourris. Il y en a de froides et de thermales ; ces dernières sont plus répandues et plus abondantes. Les eaux sulfureuses froides se prennent par bouche ; les thermales, en bain, ou diversement combinées avec les eaux des bains simples, et en fomentation sous forme de fange.—Des vertus diverses et contradictoires avaient été attribuées par les anciens aux eaux et aux fanges sulfureuses. Les médecins envoyaient à ces sources tous les malades indistinctement qui n'avaient pu être guéris par les médications ordinaires. On prétendait d'elles des guérisons souvent impossibles ; on en obtenait quelquefois d'étonnantes ; mais souvent aussi des malades qui allaient chercher leur santé ne trouvaient qu'une augmentation à leurs maux ou même la mort. Les médecins n'ont pas en général une norme sûre pour diriger leur jugement à ce sujet, et les écrivains sur la matière n'en ont pas davantage. Ils attribuent aux eaux et aux fanges des facultés imaginaires, ou bien ils s'arrêtent à leurs qualités secondaires et veulent faire adopter leurs opinions comme des lois ; ou bien enfin ils exaltent des qualités contradictoires et finissent par dire que les eaux et les fanges agissent par des qualités occultes. Si je ne me trompe, cependant, aujourd'hui que la chimie nous a démontré les principes dominants de ces eaux et de ces fanges, et que le flambeau de la philosophie pénètre partout dans les expériences cliniques, nous sommes en état de bien distinguer leur action dynamique de leur action physico-chimique, et leur action primitive de leur action secondaire. Les mêmes principes qui nous dirigent dans l'administration des autres remèdes doivent donc nous guider aussi dans la prescription de celles-ci. Nous verrons en temps et lieu les immenses secours que la thérapeutique peut retirer des différentes espèces d'eaux minérales. Occupons-nous pour le moment des eaux sulfureuses.

L'action principale de ces eaux, ainsi que de leur fange, est donc due au soufre qu'elles renferment sous forme d'acide sulfureux ou d'hydrogène sulfuré. Elle est la même dans tous les cas, même lorsque l'acide sulfureux ou hydrosulfurique se trouve combiné à quelque base. Ces bases sont ordinairement douces, de vertu analogue à celle du soufre, et si leur vertu est diverse, cela ne suffit pas pour détruire celle du principe dominant. En conséquence, la faculté hyposthénisante vasculaire que nous avons reconnue dans le soufre et dans ses préparations se rencontre également dans les eaux et les boues sulfureuses, lesquelles portent aussi leur effet d'une manière durable sur les tissus glandulaires. Aussi les phlogoses lentes des glandes dont nous avons parlé précédemment peuvent être heureusement combattues à l'aide de ces moyens, même lorsqu'elles sont très-opiniâtres.

Les eaux sulfureuses froides se prescrivent ordinairement en boisson, à la dose de quelques livres par jour, plus ou moins, selon le degré de leur efficacité. Cette prescription n'offre rien de particulier, si ce n'est l'odeur ingrate, désagréable du liquide, et les précautions qu'il faut prendre pour empêcher la déperdition du gaz hydrogène sulfuré. La source la plus renommée et qui est réellement la plus efficace dans cette partie de l'Italie est celle de Costa d'Arquà (17); il est regrettable que les médecins n'en fassent pas plus d'usage.—Les eaux sulfureuses thermales s'emploient en bain ou en fomentation. On ne doit pas oublier dans leur usage l'influence du calorique. On tomberait dans une grande erreur si l'on s'imaginait que le calorique agit comme les principes minéraux de l'eau et qu'il augmente son action. Sans doute que, comme agent mécanique,

résolutif, le calorique a une action réelle et salutaire dans l'usage des fanges chaudes ; il peut aussi devenir très-utile en facilitant la voie d'introduction des principes actifs du liquide ; mais il ne faut pas oublier qu'il est stimulant, surstimulant même, s'il dépasse les limites de la température du sang. Dans ce cas, ses effets sont diamétralement opposés à ceux de l'eau sulfureuse. L'organisme en ressentira plus ou moins les effets, selon qu'il se trouve prédisposé de telle ou telle manière. Si le malade est atteint d'inflammation chronique locale et que l'ensemble de la constitution offre de la tolérance, c'est-à-dire peu de susceptibilité à réagir, les fomentations de fanges chaudes sont supportées avec avantage, même lorsque leur température est très-élevée ; il en résulte quelquefois de la transpiration qui compense l'espèce d'orgasme que la constitution avait pu éprouver de l'action du calorique ; l'absorption des principes sulfureux s'effectuant détermine des effets durables, tandis que ceux du calorique, sont très-fugaces. Mais si l'individu était très-prédisposé aux réactions pléthoriques et par conséquent intolérant à l'action des hypersthénisants, que sa circulation s'accélérât, se troublât facilement, le calorique peut déterminer des effets durables, de la fièvre, neutraliser et même surpasser l'action opposée des principes sulfureux. Quelquefois l'apoplexie a été la conséquence de cet effet. On aurait par conséquent grand tort de mettre ces résultats sur le compte des fanges thermales sulfureuses, puisqu'ils appartiennent uniquement au calorique excessif ; c'est comme si le malade s'était exposé à une forte insolation, renfermé dans une étuve échauffée jusqu'à l'ustion. Qu'on en accuse plutôt les médecins qui prescrivent des moyens dont ils n'ont pas étudié les véritables effets, qu'ils emploient en aveugles, et qu'ils accusent souvent à tort d'effets qui leur sont étrangers. La susceptibilité de l'organisme aux réactions, sa prédisposition aux phlogoses, l'existence même d'une inflammation ne contre-indiquent point l'usage des eaux sulfureuses thermales, pourvu que leur température ne soit pas au-dessus de celle du corps. Dans ces occurrences, les bains thermaux et les fomentations fangeuses, s'ils sont indiqués, ne doivent être prescrits qu'à la température de 25, ou tout au plus 27 degrés Réaumur. Si l'on dépassait 32 degrés on s'exposerait à

---

(17) V. Notizie intorna all' acq. solfar. raimer. eugan. Padova, 1830.

des accidents véritables. Les médecins ont donc tort d'engager les malades à prendre les bains en question aussi chauds que possible. On détruit par là une partie des bons effets dynamiques des principes sulfureux et minéraux, le calorique tendant à les paralyser.

Si au contraire la température des bains et des fanges est de beaucoup inférieure à celle du corps, ils entrent dans la catégorie des agents froids. Leur action soustrait le calorique animal et ôte à l'organisme un de ses stimulus les plus puissants. Leur effet serait analogue à celui de la saignée, c'est-à-dire indirectement hyposthénisant. Dans ce cas, le défaut de calorique rend donc l'eau sulfureuse plus active, car le froid ajoute à l'effet hyposthénisant des principes sulfureux. Il faut noter néanmoins que par le manque de calorique le dégagement des principes sulfureux est moindre, ainsi que leur quantité absorbée. Je reviendrai sur ce sujet. Je fais des vœux, en attendant que les praticiens expérimentent les bains et fanges sulfureux froids, ils verront que leur efficacité est très-grande, quoique le dégagement des principes sulfureux ne soit pas considérable.

SEIGLE ERGOTÉ.

(Secale cornutum.)

§ Ier. *Caractères physiques.* — La graine du seigle commun qui vient dans les endroits bas, humides, et couverts de brouillards, contracte une altération particulière qui la fait gonfler et lui fait acquérir une longueur cinq à six fois plus grande que la longueur naturelle; elle prend une forme arquée et une couleur d'un gris violet. La graine, ainsi altérée, prend le nom de *seigle ergoté*. Elle surnage dans l'eau, est cassante, offre un parenchyme d'un blanc grisâtre terne. Réduite en farine, elle prend une couleur bleuâtre et exhale une odeur vireuse : sa saveur est un peu âcre-styptique. — Le seigle, parvenu à cet état d'altération, acquiert des qualités délétères. Nous n'examinerons pas la question de savoir si l'ergotisme du seigle est dû à une espèce particulière de champignon du genre *sclerotium*, ainsi que le prétend le professeur de Candolle, opinion renouvelée par le docteur Léveillé; ou à

la présence d'un insecte miscroscopique admis par plusieurs autres naturalistes.

§ II. *Notions chimiques.* — La chimie ne nous a pas encore fait connaître en quoi consiste le principe qui altère le seigle et qui lui donne une action si puissante sur l'économie animale. Vauquelin y a reconnu par l'analyse une matière colorante d'une couleur jaune fauve, soluble dans l'alcool; une autre de couleur violette, insoluble dans l'alcool; une matière huileuse, douceâtre; un acide fixe, indéterminé, qui est probablement de l'acide phosphorique, une substance putrescible; enfin de l'ammoniaque libre. L'analyse de Maas indique une substance végétale alcaline qu'il croit être de nature particulière. On n'a pas vérifié la présence de la morphine, de la narcotine, ni de l'acide hydrocyanique, que quelques chimistes ont supposé exister dans le seigle ergoté : Wigers, dans son analyse, qui a obtenu le prix de l'université de Gœttingue, fait connaître une matière pulvérulente, rouge brunâtre, d'une odeur particulière très-forte, laquelle, lorsqu'elle est échauffée, a un goût âcre, aromatique, amer, ni acide ni alcalin, soluble dans l'alcool, et qu'il nomme *ergotine* (1). Pour s'assurer si cette substance renferme réellement en elle toute la vertu dynamique du remède, on a encore besoin de nouvelles analyses et d'expériences exactes.

§ III. *Effets chez les animaux.* — Tessier, pour bien s'assurer des effets du seigle ergoté, sacrifia un grand nombre d'animaux. — 1° A deux canards, mâle et femelle, il fit avaler du seigle ergoté à différentes doses répétées. Le cinquième jour, ils en avaient déjà pris trente-huit grammes (une once deux gros); la femelle éprouva par les narines un écoulement d'un sang·noir. Le sixième jour, la pointe de leur bec devint noirâtre; la langue, d'abord pâle, tomba ensuite en sphacèle. Elle mourut entre le neuvième et le dixième jour, après en avoir pris cinquante-huit grammes. Chez le mâle, les phénomènes morbides tardèrent à se manifester jusqu'au huitième jour; il ne mourut qu'entre le treizième et le quatorzième jour, et après avoir consommé soixante-huit grammes (deux onces deux gros) de seigle ergoté. Vers la

----

(1) Journal universel et hebdom., t. x, n. 131, p. 533.

fin il traînait une aile, et il paraissait avoir des vertiges. — 2° Un dindon mangea du seigle ergoté mêlé à du son de blé jusqu'au septième jour, mais il fallut ensuite le lui faire avaler par force. Après en avoir pris seize grammes (demi-once), il eut de l'enflure dans un œil, ses narines se sont obstruées. Le quinzième jour il perdait ses plumes, éprouvait des vertiges, rendait de la sérosité jaunâtre par les narines, et il expira le vingt-troisième jour, après avoir pris en tout deux cent cinquante-six grammes de seigle ergoté (huit onces quatre gros). L'autopsie cadavérique fit voir les intestins et le gosier parsemés de granulations; la pituitaire d'une couleur foncée. — 3° On a donné à un jeune cochon de la farine de seigle mêlée à un peu de farine d'ergot : lorsqu'il en eut consommé cent trente-cinq grammes (quatre onces et demie), le douzième jour, il éprouva de la constipation; ses oreilles et ses pieds devinrent rouges; bientôt après l'oreille et la queue pendaient, et il maigrissait à vue d'œil. Ses jambes avaient pris une teinte violette, et perdu leur chaleur naturelle; il semblait qu'il ne pouvait plus se soutenir sur ses membres; il était comme étourdi. Le vingt-troisième jour, ayant déjà pris presque un kilogramme de seigle ergoté en tout, il eut des mouvements tétaniques, et il mourut. Son cadavre offrit çà et là des taches violettes et des engorgements. Le tube gastrique était phlogosé. — 4° Un autre cochon plus âgé, soumis à la même expérience, eut les yeux tuméfiés et larmoyants, éprouva des vertiges, de la peine à se tenir debout, et poussait des gémissements; il boitait spécialement des extrémités antérieures. A l'articulation de la patte droite antérieure parurent deux plaies qui rendaient du pus épais. La queue devint froide. Après une courte trêve, tous ces symptômes reparurent, notamment la faiblesse des jambes et l'enflure des yeux. Cette alternative de calme et d'agitation augmentait ou diminuait selon la dose de la substance délétère. Enfin l'animal perdit la sensibilité, et ses muscles tombèrent dans un état de sphacèle. Il mourut après deux mois, ayant consommé onze kilogrammes de seigle ergoté. Vicq d'Azir, qui en fit l'auptosie cadavérique, a trouvé des taches violettes par-ci par-là, des engorgements sanguins, et une sorte de décomposition générale. — 5° Un chien auquel il avait

administré la teinture alcoolique de seigle ergoté vomissait tout ce qu'on lui donnait, mais quelque temps après il la supportait très-bien (2). Il résulte des expériences faites en Amérique par Oslerc et par d'autres, sur des vaches grosses, que le seigle ergoté rend l'accouchement plus facile, et peut le provoquer à toute époque de la grossesse (3).

Si on voulait s'arrêter à ces effets du seigle ergoté, et surtout aux rougeurs, aux enflures, aux hémorragies, aux marques livides et au sphacèle, qu'on remarque par-ci par là, on ne tarderait pas à le proclamer une substance irritante, phlogosante, hypersthénisante. On serait cependant dans l'erreur, car on prendrait pour phlogoses ce qui n'est en réalité qu'une stagnation de sang ou un épanchement analogue à l'ecchymose; on jugerait pour gangrène ce qui n'est qu'une simple cessation de vie. Effectivement, le seigle ergoté, en diminuant l'énergie du système capillaire avant celle du cœur, détermine des épanchements sanguins de couleur livide, des gonflements plutôt froids que chauds, et tout cela vers les parties les plus éloignées du centre de la circulation. S'il s'agissait de phlogose, elle se fixerait certainement de préférence vers les parties centrales où l'énergie de la circulation est plus prononcée, et les phénomènes auraient un tout autre caractère. Dans l'espèce, il ne s'agit réellement que d'un véritable épanchement massif, dû à l'arrêt de la circulation. C'est un épanchement qui produit à la peau la teinte violacée, noire, et qui la fait tomber par la suite en mortification. Il faut bien prendre garde de confondre la simple cessation de la vie d'un tissu avec la gangrène. Ce sont deux états tout à fait différents. La gangrène reconnaît un certain nombre d'actions vitales particulières, indépendantes jusqu'à un certain point des agents physico-chimiques, tandis que la putréfaction ou le sphacèle n'a rien à faire avec la vitalité; elle dépend entièrement des forces physico-chimiques; elle s'accomplit effectivement plus ou moins vite, suivant le degré des influences externes, telles que le calorique, l'humidité, etc. La gangrène, au con-

---

(2) Revue médicale, juillet 1832, p. 137.
(3) The London medic. and phys. journ., n. 5, t. VII, p. 84.

traire, suit dans sa marche les lois de la vitalité sans que la condition atmosphérique y prenne grande part. Quant à moi, j'affirme que les caractères morbides observés par Tessier n'indiquaient point une gangrène, puisqu'il y manquait son odeur caractéristique ; Tessier l'aurait bien sûrement indiquée s'il l'eût sentie. D'ailleurs cette mortification n'avait pas été précédée d'une violente inflammation. Comment une inflammation violente capable de produire la gangrène aurait-elle pu avoir lieu dans plusieurs endroits du corps sans la moindre fièvre ? Et comment ces gangrènes partielles, répandues par-ci par-là, auraient-elles pu laisser vivre pendant plusieurs jours l'animal et lui permettre de continuer à prendre du seigle ergoté ? Lorsqu'on a une connaissance exacte de la marche de la gangrène, on doit trouver nós raisons suffisantes pour exclure tout à fait ici l'idée d'une gangrène inflammatoire, et pour admettre que la destruction des parties affectées par l'action du seigle n'était due qu'à l'arrêt de la circulation du sang, à l'hyposthénie des capillaires, à la mort enfin des régions les plus éloignées du cœur. La maladie, en effet, a été accompagnée de froid dans différentes parties du corps, froid progressif, de tremblement et faiblesse dans les membres, d'écoulement de sang noir par les narines, et enfin la mort est arrivée tranquillement et sans le moindre signe de cette agitation qui accompagne la phlogose avant-coureur de la gangrène. Ce sont là autant de caractères propres à l'hyposthénie générale. Nous ne nous bornerons pourtant pas à ces données pour fixer notre opinion sur l'action propre du seigle ergoté ; nous en avons d'autres plus directes.

§ IV. *Effets chez l'homme bien portant.* — L'occasion de connaître les effets du seigle ergoté sur l'homme en santé s'est présentée assez souvent sans qu'on l'ait cherchée. Des paysans qui avaient mangé du pain dans lequel était entrée une certaine quantité de seigle ergoté ont offert des phénomènes morbides particuliers connus sous le nom de gangrène sèche, et qui sont presque endémiques dans l'Orléanais et dans la Sologne. Les phénomènes les plus ordinaires et les plus constants de cette maladie sont : pesanteur à la tête, avec vertiges, engourdissement, assoupissement, fourmillement dans les membres, contractions spasmodiques et faiblesse

excessives dans tout le corps (4). Les nosologistes donnent à cet ensemble des symptômes le nom de raphania. Ils ne sont pas toujours les mêmes chez tous les individus, car tantôt il y a soif, chaleur à l'estomac, appétit dépravé, nausées, vomissements, douleur de ventre ; tantôt engourdissement dans les doigts, perte de la voix, amaigrissement, froid dans les membres, flétrissure et jaunisse à la peau, syncopes ; pouls faible et lent. Ce dernier symptôme, indiqué par Henning et par d'autres (5), s'accorde avec la faiblesse générale que tous les auteurs ont remarquée, et qui dénote l'état d'hyposthénie dans lequel se trouvaient ces malheureux paysans. Les nourrices qui mangent de ce pain ergoté perdent entièrement le lait, et les femmes grosses avortent, ainsi que cela a été vérifié un grand nombre de fois, surtout par Courhaut et par d'autres (6). La gangrène des extrémités, que plusieurs auteurs attribuent à l'action du seigle ergoté qui se trouve dans le pain, n'est point indiquée dans les observations des médecins prussiens, faites par ordre du gouvernement sous la direction de Langermann (7). Beaucoup d'individus tombent victimes de cette céréale délétère sans cette espèce de gangrène. — On signale des épidémies dans lesquelles le pain ergoté donne lieu à des phénomènes bien différents, tels qu'une chaleur interne, fourmillement, faiblesse générale, sueur, pâleur aux extrémités, qui deviennent froides, livides, insensibles et immobiles. La mortification qui s'ensuit, et que les auteurs nomment improprement gangrène, met fin à ce lugubre appareil de symptômes ; tout cela sans être jamais précédé de fièvre, ni de phlogose, ainsi que le remarque Lang dans une épidémie qu'il a décrite (8). Cette mortification est ordinairement sèche, sans aucune odeur ; elle détache du corps les parties qu'elle frappe, parcelle par par-

---

(4) V. Mediz. chir. Zeitung., n. 32, 1825. Oelze, de Brandeburgo, Nolten en Westphalie.

(5) Lorinser, Versuch. und Beobacht., etc., dans le Med. chir. Zeit., n. 32, 1825.

(6) Traité de l'ergot du seigle. Paris, 1827.

(7) Mediz. Zeit. cit.

(8) Beschreibung des schædlich, Genuss. d. Kornzarf. Smern., 1717.

celle. D'abord c'est la chair qui se détache des os (9), ensuite ce sont les doigts qui tombent, et en dernier lieu les autres membres, sans la moindre hémorragie. La maladie persiste encore dans sa marche désorganisatrice pendant trois semaines environ (10). On remarque dans les cadavres une collection de sérum à l'occiput et dans la moelle épinière, du sang extravasé dans la cavité du thorax ; le cœur flasque, ses ventricules vides ; les artères et les veines contiennent un fluide analogue à de la bile ; la rate, le foie et les autres viscères présentent des taches noires (11). — Je le demande, quel rapport ont-ils ces phénomènes avec la gangrène véritable et avec un état phlogistique ou hypersthénique capable de donner lieu à cette gangrène même? Je le demande encore, une substance qui produit ces effets sans fièvre, et en donnant lieu au contraire à des frissons permanents, à une pâleur générale, à l'immobilité et à l'insensibilité, pourrait-elle être considérée comme hypersthénisante?

Dans plusieurs circonstances, de fausses idées sur l'action du seigle ergoté ont donné lieu à des médications désastreuses. Il faut convenir pourtant que plusieurs autres, en prescrivant le vin, l'opium, l'éther, sauvèrent leurs malades, quelles qu'eussent été leurs idées sur la nature des symptômes qu'ils voulaient combattre ou sur l'action de ces remèdes. L'ammoniaque pure et les ammoniacaux ont été vantés par Courhaut comme les véritables antidotes du seigle ergoté. Il prétend que, lors même que le sphacèle serait déclaré, l'ammoniaque suffit pour le circonscrire et pour faire détacher la partie morte sans que le patient ait à souffrir aucune autre indisposition (12). — L'action contraire qu'ont entre eux le seigle ergoté et l'alcool est constatée par les expériences de Müller de Stettin, lesquelles démontrent que les préparations alcooliques de cette plante

sont bien moins efficaces que la poudre simple ou que l'infusion aqueuse (13). Si nous voulions nous baser sur ces faits pour établir l'action hyposthénisante du seigle, on pourrait nous faire deux objections : 1° on a observé après l'usage du seigle une sorte d'enflure, d'injection et de congestion sanguine aux poumons, à la rate et aux méninges ; 2° on a eu besoin quelquefois de recourir aux antiphlogistiques pour combattre les effets de l'ergot. Nous avons cependant fait voir que dans ces circonstances il ne s'agit pas d'une véritable congestion active ni de phlogose, mais bien d'une simple stagnation passive. En conséquence, la première objection n'a aucune valeur. Quant à la seconde, nous y avons déjà répondu à l'occasion du gaz acide carbonique ; nous fîmes voir que les remèdes qui ralentissent les mouvements du cœur, lorsqu'ils cessent d'agir, laissent des congestions passives, lesquelles peuvent devenir une source d'irritation mécanique et donner lieu à de véritables inflammations. Il n'est donc pas impossible qu'à la suite d'un empoisonnement hyposthénisant et après la disparition de l'hyposthénie alarmante, on soit obligé de combattre des engorgements locaux à l'aide des antiphlogistiques.

§ V. *Effets dans les maladies.* — Le seigle ergoté se trouvait depuis longtemps entre les mains du vulgaire avant qu'il eût attiré l'attention du médecin. Au dire de Bordeu, on se servait depuis un temps immémorial du seigle ergoté en poudre dans le Vexin pour augmenter les douleurs de l'enfantement. — Le docteur Balardini assure qu'en Italie aussi cette pratique était connue par ancienne tradition des vieilles accoucheuses. Depuis nombre d'années les médecins ont adopté l'usage de ce remède populaire, ils ont fait de nombreuses expériences, et ils en tirent aujourd'hui un grand parti dans la pratique. Il faut dire pourtant que plusieurs auteurs ne l'ont pas adopté dans leur pratique, et il en est qui ne lui accordent aucune confiance : ils le croient même dangereux pour la mère et pour l'enfant; mais leur opinion n'a aucune valeur en présence des faits nombreux observés en Europe

---

(9) Histoire de l'Acad. des sciences, 1709.

(10) V. Duhamel et Salerne. Mém. de l'Acad. roy. des sciences. Paris, an. 1748, p. 528.

(11) Renauldin, Dictionn. des sciences méd., t. XIII, p. 168.

(12) Archives générales de médecine, t. XIX, p. 131.

---

(13) Rust's Magazin, 3 Bd., februar 1839.

et en Amérique en faveur de ce médicament. — L'usage fréquent du seigle ergoté, comme moyen capable de hâter l'accouchement, a fait remarquer d'autres effets auxquels on ne s'attendait pas. On a observé qu'il facilitait aussi l'expulsion du fœtus mort, des faux germes et du placenta. On a remarqué, en outre, qu'il agissait non-seulement dans la grossesse à terme, ainsi que cela résulte d'un grand nombre de faits publiés d'abord par Jackson (14) et par Hinkelbein (15), mais encore dans la grossesse de cinq mois, ainsi que cela a été prouvé principalement pas les observations publiées par Renton (16) et par Roux (17). On s'est aperçu ensuite que le remède agissait heureusement contre les convulsions puerpérales (18). Brinkle fait, en outre, observer que par l'usage du seigle les convulsions cessent même avant l'accouchement. — Souvent la métrorragie accompagne ou précède l'accouchement, spécialement lorsqu'il y a quelque obstacle à son achèvement, Dans ce cas, l'administration du seigle arrête l'hémorragie et souvent même avant la fin de l'accouchement. Les faits rapportés par Atée (19), par Schascroff (20), par Marshall-Hall (21), par Guillemot (22), par Morage (23), par Hinkelbein (24), par Chapmann (25), Burges (26), par Trousseau et Maison-

neuve (27), par Duparcque (28), ne laissent aucun doute à ce sujet. Rasch conseille les petites doses de seigle ergoté comme moyen prophylactique aux femmes enceintes prédisposées aux métrorragies (29). Généralement, les auteurs ne voient dans ces métrorragies arrêtées que la propriété qu'on suppose dans le remède d'aider les contractions de la matrice. D'après eux, ces hémorragies doivent être considérées comme passives et dépendantes d'une atonie de l'utérus. Nous faisons bientôt voir combien cette opinion est absurde. En Italie, le seigle a été considéré sous d'autres points de vue, et sa véritable action a été mise en plein jour. Spaïrani s'est assuré que le seigle arrête également (30) les métrorragies qui ne dépendaient pas de la grossesse, telles que l'épistaxis très-abondante, l'hématurie, l'hémoptysie. D'autres cas semblables, publiés par Pignacca (31), par Cabini (32) et par plusieurs autres, ont confirmé cette action singulière du seigle d'arrêter les hémorragies actives. D'après ces observations, plusieurs praticiens, même hors d'Italie, donnèrent avec succès, contre les hémorragies qu'eux-mêmes ont jugées actives, cette substance, et ils se sont convaincus qu'il était inexact de regarder le seigle comme un remède irritant de la matrice. Barbier, en effet, fit voir à l'Académie de médecine de Paris (33) que le seigle n'excite nullement l'estomac, ni l'appareil de la circulation, ni le système nerveux, ni la matrice; Trousseau et Maisonneuve ont soutenu que son action sur l'utérus est de peu de durée, qu'elle n'est accompagnée ni suivie d'aucun danger, qu'elle s'exerce même sur la matrice vide, et que sur les centres nerveux elle agit à l'instar des stupéfiants (34). Les écoulements blancs du vagin (leucor-

---

(14) On the safe delivery of the placenta. The Americ. journ., mai 1828.

(15) Allg. med. Annal., 1817, p. 91.

(16) The Edinb. med. a. surg. journ., 1828, n. 95, april, p. 322.

(17) Comm. all' Acad. di med. di Parigi, 15 juillet 1830.

(18) Monthly, Journ. and. new rew. edit. by J. Copland., etc., vol. xx, 1823, n. 116, art. 6.

(19) Americ. medic. record., vol. v, p. 218.

(20) Ibid., p. 218.

(21) The London med. rep. and. rew. Frorieps notiz., 15 Bd., p. 217.

(22) Archives générales de médecine, t. xx, mai 1829, p. 43.

(23) Archives générales de médecine, avril 1630.

(24) Allg. med. Annal., 1817, p. 91.

(25) Discours of the element ot ther. and mat. medic. Phil., 1817.

(26) Bases of frequent. uterin. hemorr. with incess. disch, etc. The London med. a. Phys. journ., n. 5, vol. vii, p. 115.

(27) Transact. médicales, mars 1833, p. 386.

(28) Gaz. medic. et An. univ. d'Omodei, mars 1833, p. 365.

(29) D. sec. corn. als ein d. Geb. beford. mitt. Forgan, 1829.

(30) Omodei, Ann. univ. di med., vol. liii, p. 533.

(31) Omodei, ibid., t. liv, p. 534.

(32) Ibid., 1831, mai.

(33) Séance du 26 avril 1831.

(34) Bulletin général de thérapeutique, janvier et février 1833.

rhée) ont été également attaqués avec le seigle. Les succès obtenus par Spaïrani et Marshall-Hall (35), et après eux par J. Hatin (36), par Bassoni (37), nous portent à leur accorder notre confiance dans ces maladies. La blennorrhée, affection analogue à la précédente, a été traitée par Négri au moyen du seigle avec un heureux résultat (38).

Stout rapporte un cas intéressant d'un écoulement muqueux intestinal guéri par le seigle ergoté. Il s'agit d'une diarrhée chronique qui avait résisté à toute espèce de traitement; elle était accompagnée d'œdème et d'aménorrhée (39). — On sera peut-être surpris d'apprendre que le seigle ergoté, qui est si utile dans la métrorragie et la leucorrhée, ait été préconisé dans des cas opposés, savoir : dans l'aménorrhée, et qu'il ait provoqué ou favorisé la menstruation chez des femmes aménorrhéiques. J'en ai obtenu à ma clinique, et dans ma pratique particulière, des succès aussi ou plus marqués que ceux qu'on retire des préparations ferrugineuses. Il a été recommandé contre l'aménorrhée par Biegelon et Thacher (40), par Ronduck (41), par Begmann et Béclard (42), et par Chinnok (43). — On sera encore plus surpris d'apprendre que Chailly est parvenu, au moyen du seigle, à empêcher la fausse couche, chez une femme qui en était menacée par une indisposition particulière (44). On sait pourtant que, s'il y a des remèdes véritablement abortifs, le seigle ergoté occupe le premier rang ; car Oslerc assure que cette céréale détermine l'avortement chez les animaux aussi bien que chez la femme (45). Il résulte de plusieurs faits recueillis par Spaïrani, que le seigle a donné d'heureux résultats contre les congestions utérines, qui n'étaient au fond, selon nous, que de véritables métrites chroniques. Un de ces cas a été jugé comme tel par Spaïrani. Dans les trois dernières années de notre clinique, nous avons traité avec succès des métrites et des métro-péritonites à l'aide du seigle ergoté, au lieu de la saignée. Nous avons observé que le ralentissement du pouls était si prononcé, que dans un cas nous avons dû en suspendre l'usage. Courhaut attribue en outre à ce remède la propriété de fondre les engorgements et l'œdème des extrémités. Nous venons de voir cependant qu'il produit au contraire ces mêmes altérations chez les animaux soumis à son usage. Une pareille contradiction néanmoins n'est qu'apparente, puisque l'œdème que le seigle produit est passif ou asthénique, tandis que celui qu'il dissipe est de nature opposée. — Enfin le docteur Festler employa le seigle ergoté contre les fièvres intermittentes. Parmi les nombreuses guérisons qu'il rapporte, celles où il donna cette substance seule, sans le mélange du sulfate de quinine, paraissent le prouver d'une manière incontestable. Ce médecin nota qu'il produit l'abaissement très-prononcé dans le dynamisme; il vit des cas dans lesquels le pouls ne donnait plus que quarante-neuf pulsations par minute, et il fait observer que le vin et les potions stimulantes faisaient cesser tous ces phénomènes (46). Melhausen, Backer et Dalton le recommandent aussi contre les fièvres intermittentes à la dose de 50 centigrammes (10 grains) à répéter trois fois par jour, deux heures avant l'accès (47).

(*Not. d. trad.*). M. Sachero, professeur à l'université de Turin, rapporte plusieurs faits assez concluants en faveur de l'action du seigle ergoté. Ces faits autorisent les corollaires suivants : 1° que l'ergot du seigle a une action élective non-seulement sur les organes génitaux

---

(35) The Lond. med. and phys. journ., may 1829.

(36) Abeille médicale, janvier 1830, p. 33.

(37) Omodei, Ann. univ. di med., fevr. 1831, p. 225.

(38) The London med. and phys. journ., t. IV, p. 582.

(39) The London med. reposit, t. XX.

(40) Journ. of the scienc. and arts, 1816, t. I, fasc. 3.

(41) Buchner's Repert., 1818, 4 Bd., p. 51.

(42) Mérat et Delens, Dict., vol. III, p. 136.

(43) Westminster medic. society, 13 januar 1834. The Lond. med. and phys. journ. 1834, vol. IV, p. 789.

(44) Revue méd., juin 1834, p. 464.

(45) The London med. a Physic. journ., n. 5, t. VII, p. 84.

(46) Omodei, Ann. univ. di medic., oct. 1831, p. 180.

(47) Rust's Magaz., 29 Bd., n. 3.

de la femme, mais aussi sur ceux de l'homme ; 2° qu'il est un puissant remède contre les pertes séminales, lorsqu'elles sont associées et entretenues par une condition hypersthénique ; 3° que cette circonstance démontre que le seigle doit être classé parmi les remèdes hyposthénisants, etc. (Giornal. delle scienze med. d. Torino, septembre 1839). — Le docteur Clutterburck croyant trouver quelque analogie entre les douleurs musculaires et articulaires du rhumatisme aigu et celles de l'accouchement, a proposé de substituer au colchique le seigle ergoté. Il dit (dans un des derniers cahiers de la Gazette médicale de Londres 1839) l'avoir employé quatre fois avec succès ; nous laissons au temps et à l'expérience l'appréciation de l'opinion du docteur anglais. — Schnèider a arrêté une épistaxis très-opiniâtre à l'aide du seigle ergoté, et Schœffer, Cabini, Spaïrani et Duparcque rapportent des cas fort curieux d'hémoptysie des plus opiniâtres, guéris par l'ergot de seigle (Arch. méd. de Strasb., 1836 sept. ; *The Lond. med. Gaz.*, avril 1833).—Il a été aussi reconnu efficace par Lalesque contre la chlorose (*Souven. hebdom.*). Il a été conseillé par Stearns, Chapmann, Dewees, Michel et Roche, dans le traitement des convulsions qu'on rencontre fréquemment chez les femmes en couche. Stout prétend avoir arrêté une diarrhée chronique par ce même remède.]

§ VI. *Appréciation de l'action.* — Aux détails historiques relatifs à l'action du seigle ergoté, que nous venons de signaler, il nous reste à ajouter que, dans presque tous les traités de matière médicale, ce végétal est donné comme un remède doué d'action excitante, irritant la matrice et capable enfin d'élever l'énergie vitale de cet organe. La vérité pourtant est, et mille faits le prouvent d'une manière incontestable, que l'ergot du seigle jouit d'une action hyposthénisante, non-seulement sur la matrice, mais aussi sur le système circulatoire, spécialement capillaire ; ce qui est démontré par les expériences sur les animaux, dans lesquelles les phénomènes d'hyposthénie sont très-évidents, et parviennent jusqu'à éteindre la vie dans les parties les plus éloignées du cœur ; il en résulte même la mortification des bouts des oreilles et des doigts. Les effets du seigle sur l'homme bien portant le démontrent aussi d'une manière assez évidente, car on ne parvient à les dissiper ou à les diminuer qu'à l'aide du bon vin ou d'une potion cordiale et surtout d'une bonne alimentation ; tandis qu'il est prouvé que la saignée est toujours fâcheuse dans la maladie ou indisposition causée par l'ergot. Enfin, cette action hyposthénisante est rendue plus manifeste encore par les affections qu'on parvient à guérir sous son influence.— C'est principalement dans la pratique des accouchements que le seigle ergoté a été en grande renommée, et c'est sa propriété de hâter la parturition qui le fit classer parmi les excitants. Il nous est facile de prouver cependant que cette conclusion est erronée, et que c'est précisément le succès qu'on obtient de l'ergot de seigle dans la pratique des accouchements qui prouve d'une manière incontestable son action hyposthénisante. A cet effet, je crois devoir poser d'abord quelques remarques sur les fonctions de la matrice en travail. Lorsque le travail de l'enfantement commence et qu'il s'arrête ou se ralentit, ou que l'expulsion du placenta tarde trop à s'effectuer, les accoucheurs et les sages-femmes ont coutume d'en accuser l'*inertie* de la matrice. Cette idée les conduit à celle d'une *atonie*, comme si ces deux mots étaient synonymes. Tous répètent le mot faiblesse, atonie, aucun n'en doute, personne n'examine le fait, et l'erreur devient pour tous une vérité, un axiome. Pourtant il ne fallait pas un grand effort de logique pour se détromper. Pour ne pas abuser de la valeur des mots, je ne dirai pas que la gestation est une phlogose physiologique de la matrice ; mais qui oserait contester raisonnablement que, pendant la gestation, la matrice ne soit maîtrisée par une énergie vitale qui s'approche d'une condition hypersthénique ? Le sang toujours couenneux des femmes grosses, leur prédisposition aux phlogoses générales ou partielles en sont une preuve. Nous ne pouvons donc pas concevoir que la matrice puisse passer en un instant, et pour ainsi dire spontanément, à un état de faiblesse, d'atonie, et au moment même où elle se trouve dans sa plus grande activité.

Le tissu éminemment vasculaire de la matrice nous fait concevoir aisément que son activité propre doit consister dans une expansion, une dilatation, une espèce enfin d'éréthisme par suite de la congestion constante du sang dans ses vaisseaux, lorsqu'un stimulus quelconque l'y attire; c'est ce qui arrive durant le coït, par la présence de l'embryon, ou d'un état de phlogose. — On conçoit pareillement que ce qu'on appelle communément la contraction de la matrice est plutôt un état passif ou de repos, analogue à l'affaissement du pénis, ou du clitoris après l'érection. Aussi l'utérus est-il resserré, petit, chez les filles qui n'ont encore eu aucun commerce avec l'homme. — Si on nous accorde que chez les filles vierges la matrice est en repos, et chez les femmes grosses en action, il est évident que l'activité de cet organe consiste dans son expansion, et le repos dans sa contraction. Nous mettons hors de cause les fibres musculaires que quelques anatomistes accordent à l'utérus, car on ne saurait vraiment expliquer pourquoi elles seraient contractées lorsqu'elles sont dans l'inaction et qu'aucun stimulus n'agit sur elles; flasques, au contraire, lorsque l'utérus est dans un état d'éréthisme, surchargé de sang, et qu'il renferme une cause permanente d'irritation, le germe avec ses membranes.

Toute la physiologie de l'état de grossesse nous fait voir que l'embryon par son propre stimulus entretient dans la matrice une activité qui détermine un afflux de sang, qui croît à mesure que la gestation approche de son terme, lequel sert à enfler, à dresser, à étendre la cavité de l'utérus, non moins qu'à nourrir le fœtus. Lorsque ce dernier est parvenu à sa maturité, ou qu'il a brisé les liens qui unissaient sa vie à celle de sa mère, il n'absorbe plus les matériaux nutritifs, et l'acte de la parturition commence. Il faut d'abord que les sinus et le système vasculaire sanguin de l'utérus puissent se vider, se crisper, pour que les parois de ce viscère, en se contractant, en se resserrant sur elles-mêmes, parviennent à exercer sur le fœtus une action expulsive. C'est ce qui arrive dans les cas ordinaires; cette contraction de la matrice, bien que passive, car elle n'est due qu'à une tendance toute naturelle à reprendre son état de repos, contribue à la parturition. A cette force on doit ajouter celle du diaphragme et des muscles abdominaux qui viennent à son aide pour hâter l'accouchement, qui, bien souvent, n'aurait pas lieu sans elle. Si donc l'enfantement est empêché ou prorogé à cause d'une paresse de la matrice, cela ne peut avoir lieu que par un obstacle quelconque qui empêche les

vaisseaux de l'utérus et son tissu de se contracter, pour se remettre dans leur état normal de repos où ils étaient avant la gestation. C'est cet obstacle, cette condition particulière qui entretient la matrice dans un état d'éréthisme et de plénitude. On doit conclure de tout cela que l'inertie de l'accouchement, dans ce cas, loin d'être due à l'atonie de la matrice, dépend, au contraire, de son état de surexcitation. — Il est reconnu que, parmi les causes qui retardent et qui empêchent les contractions de l'utérus pendant la parturition, on doit compter la pléthore, c'est-à-dire un état presque de phlogose, d'apoplexie, non-seulement de cet organe, mais encore d'autres viscères. L'on sait que l'on retarde souvent l'accouchement, lorsque, dans l'idée de donner du courage, ou de faire moins sentir les douleurs, on administre du vin ou des liqueurs jusqu'à l'ivresse; on sait aussi qu'on le retarde par les manœuvres exercées mal à propos, manœuvres dont l'effet presque constant est d'entretenir et d'augmenter l'afflux du sang vers l'utérus, et quelquefois même d'y déterminer un état de phlogose. L'on sait encore que certaines affections morales, notamment la pudeur qui détermine chez les accouchées un état d'orgasme tout particulier, retardent aussi l'accouchement. Il arrive souvent, en effet, dans nos cliniques d'accouchement, que le professeur et les élèves, ayant attendu inutilement pendant plusieurs heures, quittent le lit de la patiente, les douleurs reprennent aussitôt, et la sortie du fœtus a lieu en peu d'instants. Il est aisé de concevoir que toutes ces causes sont loin d'occasionner un état d'atonie véritable dans la matrice. — Pour donner plus de valeur à ce que nous venons de dire, nous ajouterons ce que l'expérience et la pratique journalière nous montrent être utile lorsque le travail marche avec lenteur et a de la peine à se déclarer. On se loue beaucoup alors de la saignée; on n'a qu'à parcourir les ouvrages qui traitent de tokologie pour reconnaître que souvent on est parvenu par une seule saignée à réveiller les douleurs et à hâter la parturition qui se faisait attendre depuis plusieurs heures et même plusieurs jours. Les applications émollientes et les bains tièdes, moyens qu'on n'emploierait jamais pour donner de la force, ont été généralement efficaces; les purgatifs, notamment les huileux, ont été vantés par plusieurs praticiens; pourtant ces substances n'entrent pas dans le catalogue des toniques ou des fortifiants. On a eu aussi recours à la rupture de la poche des eaux, pour hâter le travail ; il est certain qu'on diminue par là le volume de l'œuf, et, conséquemment, le stimulus qui entretient la matrice en état d'irritation. Enfin, on a trouvé que le seigle ergoté doit être compté au nombre des moyens les plus énergiques pour hâter la parturition, lorsque les douleurs sont faibles ou lentes et que les autres moyens hyposthénisants vasculaires n'ont produit aucun bon effet.

Les auteurs qui jugèrent la matrice en état d'atonie lorsqu'ils ordonnèrent l'ergot du seigle et qu'ils en obtinrent un plein succès, étaient dans l'erreur : aussi n'étaient-ils pas non plus dans le vrai lorsqu'ils le prescrivaient aux femmes fatiguées, faibles, et se gardaient d'en faire usage chez les pléthoriques fortes et robustes. — Dans notre manière d'envisager l'action du seigle ergoté, on ne rencontrera pas de ces contradictions qu'on trouve à chaque pas dans le système reçu. On comprend pourquoi on parvient à arrêter par le seigle les hémorragies soit de l'utérus, soit de toute autre partie ; sans être obligé de les appeler passives avec les anciens auteurs. — Nous le demandons à ceux qui prétendent que le seigle ergoté arrête les hémorragies par son action styptique particulière, pourquoi ce médicament est utile dans l'état opposé, savoir : dans l'aménorrhée ; et qu'il arrête la menstruation trop abondante, aussi bien qu'il la provoque lorsqu'elle est arrêtée ? Pour nous la chose est très-claire, car le même état morbide, c'est-à-dire la métrite, peut être accompagné de l'un et de l'autre de ces deux phénomènes, quoique en apparence opposés. Il suffit, dans le premier cas, que la contractilité du cœur soit plus forte que celle des capillaires, pour qu'il y ait métrorragie, et dans le second que la contractilité morbide de ces derniers soit supérieure à celle du cœur pour qu'il n'y ait plus aucune exosmose ou exhalaison de sang dans l'utérus. De là l'aménorrhée. Un hyposthénisant vasculaire capable d'enlever la métrite, et de remettre en état normal les fonctions de la matrice, deviendra, par son effet secondaire, tantôt astringent, tantôt apéritif, c'est-à-dire qu'il arrêtera, ou aidera le flux de sang, selon que le permettra l'état naturel de l'utérus.—Partant de ce même principe,

il est aussi facile de comprendre comment cette substance peut empêcher l'avortement, tandis que d'après plusieurs expériences on devrait la regarder comme un remède abortif. Que des causes hypersthénisantes, hyposthénisantes et mécaniques puissent donner lieu à un avortement, c'est une chose fort connue. Les causes les plus ordinaires néanmoins sont celles de la première espèce qui déterminent et entretiennent dans la matrice une tendance à la phlogose ; c'est pour cela qu'on a l'habitude dans certains pays de saigner de temps en temps les femmes grosses ; habitude presque toujours blâmable au reste. Le seigle ergoté, administré avec prudence dans certains cas, pourrait modérer et empêcher cette tendance de la matrice à la phlogose, et empêcher la fausse couche. Si l'on parvient à combattre par l'ergot les engorgements lymphatiques des extrémités ; si l'on arrête certains flux muqueux, tels que la leucorrhée, la blennorragie, la dysenterie, c'est que le plus souvent ces affections sont dues à un état de phlogose. Ce remède serait inerte et même nuisible dans le cas où ces affections dépendraient d'une condition opposée. — Nous croyons pouvoir conclure que le seigle ergoté est un hyposthénisant vasculaire très-puissant, surtout des capillaires. Les hautes doses agissent aussi sur le cœur, et donnent lieu au ralentissement de la circulation.

§ VII. *Action mécanique.* — Ni la chimie, ni le goût ne décèlent dans le seigle ergoté aucune propriété mécanique de quelque valeur. Il occasionne tout au plus une légère sécheresse au gosier, rarement une petite cuisson à l'estomac. C'est cette action même qui détermine cette rougeur du tube gastrique chez les animaux qui meurent empoisonnés par cette substance délétère. Cette observation doit mettre les praticiens sur leurs gardes, à ne pas prescrire le seigle ergoté lorsque l'affection phlogistique a son siége dans l'estomac.

§ VIII. *Mode d'administration.* — Le premier soin à avoir à l'égard du seigle ergoté, c'est de bien s'assurer de sa bonne qualité ; car il est reconnu qu'il s'altère facilement avec le temps, que toutes ses graines ne sont pas également actives, et qu'il y a des années et des lieux où il est tout à fait inerte. On comprend facilement par là la raison pour laquelle il y a eu des auteurs qui ont assuré que le seigle ergoté n'avait aucune action, et que des individus aient pu en prendre impunément de très-hautes doses. Fontana, Wildenow et Lang avaient déjà admis la distinction entre le seigle ergoté véritable et le faux seigle. Goupil vient de reproduire cette opinion; il est fâcheux qu'il n'y ait pas de données assez précises pour reconnaître le bon du mauvais ergot, quoiqu'on ait dit bien des choses à ce sujet et qu'on ait fait des recherches nombreuses. On a remarqué qu'il ne jouit d'aucune efficacité lorsqu'il croît dans des endroits humides et dans les années très-pluvieuses. Kluge et Betschet, ayant fait des expériences avec l'ergot du seigle cueilli avant et après la moisson, trouvèrent que le premier et celui des champs était bien meilleur que le second, spécialement pris dans la grange (48). Crafford nota que le plus récent était aussi le meilleur (49). Ryan fit part à la Société médicale de Londres de ses recherches qui prouvèrent que l'air et le soleil ardent nuisent à l'ergot, lorsqu'on l'y laisse exposé pendant longtemps (50). Il y a des observations qui tendraient à prouver que celui qu'on tient enfermé dans des vases peut fermenter et perdre son énergie; aussi les pharmaciens recommandent-ils de le cueillir dans un temps sec et de le conserver dans des vases ouverts, en ne le pulvérisant qu'au fur et à mesure qu'on en a besoin.

(*Note .d. trad.*) [Si la différence d'énergie du seigle ergoté dépend souvent de sa qualité bonne ou mauvaise, souvent aussi les résultats qu'on en obtient ne doivent être attribués qu'à l'état particulier dans lequel se trouve la vitalité ou dynamisme de l'organisme de la personne sur laquelle on l'emploie. Si MM. Capuron, Hall et Jackson pensent que l'emploi du seigle ergoté est inutile ou dangereux dans les accouchements, c'est qu'ils ne l'ont probablement employé que dans des cas où il était contre-indiqué; comme, par exemple, après de fortes hémorragies ou lorsque le travail était languissant et que les douleurs avaient cessé par épuisement, ou par un véritable état de faiblesse générale. En

pareilles occurrences, le seigle devait être assurément inutile et même nuisible. Le nombre des fœtus mort - nés est beaucoup plus considérable en Amérique, au dire de Buros, de Mérimann, d'Ingleby, depuis qu'on abuse du seigle; ce phénomène n'est pas dû à un état de phlogose ou à une trop forte stimulation, ainsi qu'on l'a prétendu; les enfants meurent empoisonnés dans le sein de la mère par l'action affaiblissante de ce végétal; action qui est analogue à celle de l'aconit, du gaz acide carbonique et de plusieurs autres hyposthénisants très-énergiques. Cette considération doit rendre prudent l'accoucheur dans l'administration d'un remède qui, à une dose un peu forte, peut devenir vénéneux. Nous ne saurions partager l'opinion de M. Velpeau, qui attribue en pareil cas la mort du fœtus plutôt à la puissante contractilité de l'utérus provoquée par l'ergot qu'à l'action toxique de ce médicament. C'est cette même action vénéneuse de l'ergot qui détermine à la longue la gangrène sèche, qu'on remarque si souvent dans l'Orléanais et en Sologne.]

On le donne en poudre, en infusion, en pilules, en tisane ou en sirop. La dose et la manière de le prendre varient selon qu'on s'en sert sous un point de vue obstétrical ou sous un autre. Quand il s'agit de hâter l'accouchement ou d'arrêter une hémorragie menaçante, il faut que l'action du remède soit immédiate. La dose la plus élevée qu'on prescrit ordinairement est de quatre grammes (un gros), qu'on ne doit administrer qu'en quatre ou cinq heures, et dont la première dose pourra être la plus forte. On pourra, par exemple, commencer par en donner un gramme (vingt grains), et par la suite cinquante centigrammes (dix grains) chaque demi-heure. Si la matrice ne se prête pas à son action, on doit en suspendre l'usage, bien qu'on sache que quelques accoucheurs en ont prescrit des doses très-élevées sans qu'il en soit rien résulté de fâcheux. — Le traitement des fièvres intermittentes avec le seigle ergoté se fait de la même manière, avec cette différence pourtant que les doses doivent être égales et données quelques heures avant l'accès. Dans les cas les plus ordinaires, la dose est de deux à trois ou quatre grammes à prendre en six ou huit fois dans les vingt-quatre heures. S'il s'agit de le donner en tisane, la dose peut être élevée d'un tiers.

----

(48) Allg. med. Zeit., novemb. 1832. Arch. génér., 2° série, t. I. p. 285.

(49) Revue médicale, avril 1834, p. 155.

(50) Allg. déjà cité.

Formules modèles.

1° *Pour usage obstétrical.*

♃ Seigle ergoté en poudre, quatre grammes (un gros).

Sucre blanc, huit grammes (deux gros),
  Mêlez et divisez en six paquets.

On 'en prendra la première fois deux ou trois paquets ensemble, et par la suite un chaque demi-heure jusqu'au terme de l'accouchement.

2° *Dans les cas ordinaires.*

♃ Seigle ergoté en poudre, deux grammes (deux scrupules).

Sucre en poudre, quatre grammes (un gros).
  Divisez en dix paquets égaux.
  A en prendre un toutes les deux heures.

3° *Décoction.*

♃ Seigle ergoté contus, six grammes (un gros et demi).

Eau de fontaine, demi-kilogramme (une livre).

Faites bouillir pendant un quart d'heure, passez et ajoutez du sucre et de l'eau de fleur d'oranger, selon le désir du malade.

A prendre par demi-verres dans le courant de la journée.

(*Note d. traduct.*) [4° *Formule de Goupil.*

♃ Seigle ergoté en poudre, quatre grammes (un gros).

Sirop simple, trois décagrammes (une once).

Eau de menthe, un gramme (dix-huit grains).

5° *Sirop d'Hébert.*

♃ Seigle ergoté contus, quatre décagrammes et demi (une once et demie).

Vin blanc de Bourgogne, vingt-sept décagrammes (neuf onces).

Sucre, demi-kilogramme (une livre).

Après vingt-quatre heures d'infusion, on passe à travers une toile serrée et l'on fait dissoudre le sucre à une douce chaleur dans la liqueur.

La dose est de trois décagrammes (une once).

6° *Injection daus les cas de leucorrhée, d'après Ashwell.*

♃ Seigle ergoté contus, six décagrammes (deux onces).

Eau bouillante, demi-kilogramme (une livre).

Après une demi-heure d'infusion, filtrez et ajoutez un décigramme (deux grains) d'azotate d'argent.

On s'en sert aussi en injections dans les cas de blennorrhagie et de flueurs blanches, à la dose de six décagrammes (deux onces) à la fois.

Neumann assure avoir obtenu d'excellents effets contre l'aménorrhée des pilules suivantes :

♃ Seigle ergoté, huit grammes (deux gros).

Digital. pourp., deux grammes (demi-gros).

Carbonate de fer, quatre grammes (un gros).

Sirop de fleurs d'oranger, q. s. M. f. pilul. n° 250.

A prendre huit pilules dans une infusion théiforme de sabine, deux fois par jour.

Schussman a constaté l'efficacité de la formule suivante contre la métrorragie :

♃ Ergot de seigle, six décagrammes (deux onces).

Faites infusion avec s. q. d'eau bouillante.

Faites dissoudre quinze décagrammes (cinq onces) de colature.

Extrait de belladone, deux décigrammes (quatre grains).

Sirop, trois décagrammes (une once).

Eau d'amandes amères, quatre décagrammes. M.

A prendre une cuillerée toutes les heures.

Le docteur Steavens conseille la potion suivante :

♃ Seigle ergoté, quinze décigrammes (trente grains).

Opium, cinq centigrammes (un grain).

Eau bouillante, ving-quatre décagrammes (huit onces).

Après quelques heures d'infusion, donnez chaque dix minutes une cuillerée à bouche de cette infusion.

Dufresnois vante l'élixir de seigle, c'est-à-dire l'ergot desséché et dissout dans l'alcool et préparé d'après la prescription de Toutain. Il se sert spécialement de cette teinture pour combattre la leucorrhée. — A l'occasion de ces deux dernières formules, nous ne devons omettre de faire remarquer que l'action dynamique ou constitutionnelle du seigle ergoté étant tout à fait antiphlogistique ou hyposthénisante, c'est un véritable contre-sens thérapeutique que de l'administrer mêlé à l'opium, ou dans une potion alcoolique, éthérée, vineuse, ou combinée à toute autre substance stimulante.]

QUINQUINA.

(*Chinachina.*)

§ Ier. *Caractères physiques.* — En langue américaine, le mot *quinquina* signifie écorce des écorces. On a voulu indiquer par cette dénomination l'écorce des différents arbres du genre *cinchona officinalis*, connue chez nous sous le nom d'écorce péruvienne ou de quinquina. Cet arbre est indigène de Loxa, du Pérou et des vastes provinces de Santa-Fé, de Quito et de presque toute l'Amérique méridionale. Il appartient à la famille des rubiacés (pentandr. monog. *Lin.*). Près de soixante espèces de cinchonacées appartiennent, d'après Fré et autres, à ce genre, qui pour la plupart fournissent au commerce des écorces fébrifuges, Il est arrivé qu'on a donné le nom de quinquina à plusieurs écorces qui n'appartenaient nullement à des arbres de cette famille. Il est arrivé aussi qu'on multiplia les noms sans augmenter les choses, en décrivant pour des espèces différentes la même écorce; soit parce qu'on l'avait prise des troncs au lieu des branches ou des rameaux, soit parce qu'elle appartenait à une plante vieille ou jeune et tendre, soit parce qu'elle provenait d'un arbre élevé sur une colline ou dans une basse plaine, soit enfin parce qu'elle appartenait plutôt à un pays qu'à un autre; de sorte qu'il est arrivé qu'une même écorce portât quatre ou six dénominations scientifiques, comme si elle appartenait à plusieurs espèces ayant des qualités différentes. Sous ce rapport, l'ignorance des voyageurs, la manie de la nouveauté, la cupidité enfin, contribuèrent singulièrement à cette confusion. Grâce aux progrès de la chimie organique, cette confusion a disparu. La chimie nous indique quelle est l'écorce qui possède le véritable alcaloïde et celle qui en est plus ou moins dépourvue. Je passe sous silence les soixante espèces et variétés de quinquina qu'on prétend avoir recueillies dans différents parages, et je me bornerai à dire que, sous le point de vue botanique, on pourrait rapporter tout le quinquina employé en Europe à trois grandes classes ou divisions.

A. Le quinquina gris, qui est le plus commun et le plus en usage parmi nous. Cette écorce est mince, tellement roulée sur elle-même, qu'elle s'offre sous la forme de tubes de la grosseur d'un à deux centimètres; son épiderme est cendré et parsemé de cryptogames; sa couleur interne est rougeâtre; sa cassure plus ou moins nette; sa saveur amère et astringente. Dans cette première division on rencontre trois espèces de quinquina.

1° Le quinquina *Loxa;* c'est l'espèce la plus vantée; cette écorce est plus mince que les autres, plus roulée, d'un brun fauve. Les habitants de Loxa le nomment *cascarille fine;* on croit qu'il est l'écorce du *cinchona condaminea* de Humboldt, et que ce naturaliste a fait connaître sous le nom de *cascarilla amarilla* de Rey.

2° Le quinquina *Lima*, qui est plus gros et plus épais que le précédent, rugueux, crevassé transversalement, à cassure résineuse; on croit qu'il appartient à la *cinchona lancifolia* de Mutis.

3° Le quinquina *huanaco;* c'est l'écorce du tronc et des grosses branches; quelquefois plat, quelquefois courbé, d'une couleur jaune fauve foncée; peu amer et peu estimé.

B. Dans la seconde classe se présente le quinquina jaune. Cette écorce est d'un jaune rougeâtre, plate, adhérente à l'alburne, d'une texture fibreuse, d'une grande amertume nauséabonde. On en distingue plusieurs variétés, savoir:

1° Le *calisaja*, roulé ou plat, de l'épaisseur de cinq à huit millimètres, d'une couleur jaune rougeâtre au dedans, d'une cassure fibreuse, parsemé de points brillants et recouvert de lichens. Quelquefois il est sans épiderme. Dans le pays on l'appelle quinquina pelé ou mondé, ou croit qu'il provient des grosses branches les plus âgées du *cinchona lancifolia*.

2° *Le jaune carthagène*, qui est formé d'écorces grosses, plates; la surface extérieure est raboteuse, sa couleur orange pâle, sa saveur amère d'abord, ensuite un peu sucrée, mucilagineuse. On croit qu'il est l'écorce de la *cinchona ovalifolia* de Matis.

3° *Le quinquina royal*. On appelait ainsi autrefois celui qu'on envoyait à Madrid pour l'usage de la cour. On s'en servait pour faire présent aux princes étrangers. Cette écorce était très-estimée, actuellement il est difficile d'en trouver; elle approche beaucoup du calisaya.

C. Dans la troisième division se présente le quinquina rouge, ainsi nommé par sa couleur, lorsqu'il est réduit en poudre; car son épiderme est grisâtre, mais la surface interne de l'écorce est d'une couleur rougeâtre lorsqu'elle a été mouillée. Elle est épaisse, large, compacte, rugueuse; sa cassure est un peu résineuse; elle adhère à l'alburne. Elle est amère et astringente. Cette écorce appartient probablement au *cinchona oblongifolia* de Mutis. On croit que le quinquina orange n'est qu'une variété du rouge. — Il était jadis fort difficile de reconnaître le faux quinquina du véritable. Aujourd'hui, l'analyse chimique dissipe aisément tous les doutes à ce sujet. La pratique, au reste, a appris à connaître aussi, par la seule inspection, le bon quinquina : à son aspect extérieur, à son poids, à sa cassure, à son odeur particulière, à son goût amer très-prononcé, etc.

§ II. *Notions chimiques.* — Il serait trop long et même superflu de rapporter ici tous les travaux entrepris en différents temps par les chimistes sur l'écorce péruvienne. Ceux qui ont le plus avancé la science à ce sujet appartiennent à Fourcroy et Vauquelin, à Berthollet, à Marabelli, à Seguin, à Laubert, à Pfuff, à Zéa, Mutis, etc.; mais les travaux qui ont le mieux fait connaître et qui sont parvenus à isoler le principe actif de cette écorce, sont ceux de MM. Pelletier et Caventou. En suivant les recherches de Gomès et Reuss, ces chimistes obtinrent en 1820 les deux alcaloïdes isolés du quinquina, dans lesquels réside totalement ou principalement son principe médicamenteux. Jamais la chimie n'avait prêté son aide avec plus de succès à la thérapeutique. Elle nous affranchit des doutes, parfois funestes, sur la bonne ou mauvaise qua-

Giacomini.

lité du quinquina; elle dissipa les inconvénients qui résultaient des grandes doses qu'on était forcé d'administrer pour obtenir des résultats thérapeutiques; doses qui fatiguaient plus ou moins l'estomac, surtout chez les enfants et les femmes délicates; elle a fourni enfin le moyen de prendre le médicament sans dégoût et sans mélange d'autres principes. Ces alcaloïdes, on les retire de plusieurs espèces de quinquina; toutes celles qui en manquent doivent être écartées comme inutiles. Indépendamment de la cinchonine et de la quinine, l'analyse chimique a rencontré dans les différentes espèces de quinquina une matière grasse, une matière colorante rouge, presque résineuse, une matière jaune, du quinate de chaux, de la gomme, de l'amidon, de la fibre ligneuse, du tanin. Henry de Londres, et Sertuerner ont trouvé dans les eaux jaunâtres, résidus de la précipitation de la quinine et de la cinchonine, un autre principe qu'ils ont nommé *quinoïdine*. Dans quelques espèces de quinquina on a trouvé aussi d'autres principes, tels que la montanine découverte par Van-Mons dans la *cinchona montana*, l'aricine découverte par Pelletier et Coriol dans une écorce qu'on mélange avec le quinquina, mais dont l'espèce botanique est inconnue. Ces différents principes n'indiquent, d'après Berzélius, que les degrés d'oxydation d'un même radical dont la cinchonine serait le premier et le quinine le second degré; c'est surtout dans les quinquina jaune et rouge qu'existe en plus grande abondance la quinine. Le quinquina gris contient beaucoup plus de cinchonine; ces bases sont unies à l'acide quinique et à des matières colorantes. — Le quinine s'offre ordinairement sous forme d'une masse amorphe, blanchâtre, poreuse, friable: très-amère, peu soluble dans l'eau bouillante; l'éther et l'alcool le dissolvent assez bien; il est inaltérable à l'air, décomposable par le feu, jouissant de la propriété de saturer les acides et de former avec eux des sels plus ou moins solubles et cristallisables en aiguilles soyeuses, nacrées. La cinchonine, au contraire, cristallise en aiguilles prismatiques, déliées, ou en plaques blanches, translucides; sa saveur est amère, mais plus tardive à se développer que celle du quinine; elle s'unit aussi facilement aux acides et forme des sels neutres et des sels basiques qui se laissent précipiter, comme ceux de quinine, par les tartrates, les gallates et les oxalates.

§ III. *Effets chez les animaux.* — L'ancienne tradition que la propriété du quinquina ait été révélée aux Américains par les lions est tout à fait fabuleuse. Il faudrait supposer que les lions fussent sujets aux fièvres périodiques, et qu'ils fussent bien familiarisés avec les hommes, pour leur apprendre de pareilles merveilles. Les animaux ne nous ont rien appris à ce sujet, pas même à présent, car les expériences faites avec le quinquina ne donnent aucun résultat positif. Les préparations de quinine, essayées à différentes doses sur les animaux par Magendie et par d'autres, ne modifièrent en aucune manière leur santé habituelle (51).

§ IV. *Effets chez l'homme bien portant.* — Le professeur Gandini, de Gênes, s'était déjà assuré par des expériences faites sur lui-même et sur plusieurs personnes bien portantes, que le quinquina pris pendant longtemps et tous les jours n'est nullement dangereux. Il n'a observé, chez presque tous, qu'un peu plus de sommeil qu'à l'ordinaire. Pendant le jour ils étaient plus gais; ils avaient un peu plus d'appétit que d'ordinaire, quelques garde-robes sans douleur, mais qui s'arrêtaient d'elles-mêmes. L'usage cependant longtemps continué de cette écorce finissait par produire de la pesanteur à l'estomac (52). Que le quinquina soit difficile à digérer, nous en avons la preuve dans un fait publié par Friborg. Il s'agit d'un individu qui, après avoir pris du quinquina en poudre dans de l'eau, éprouva un vomissement opiniâtre, lequel dura huit jours. La fièvre, cependant, dont il était atteint a été coupée par son effet (52). — Hahnemann (54) et Cartenger (55) disent avoir remarqué, après le long usage du quinquina, des vertiges, du trouble et de la lenteur dans les idées, pesanteur à la tête, bourdonnement dans les oreilles, surdité; cette

dernière fut aussi observée par Morton (56) et par d'autres. Hahnemann signale la pâleur universelle et l'engourdissement dans les membres. Plusieurs praticiens, parmi lesquels nous citerons Morton, Friborg (57), Bauer (58) et Schlegel (59), signalent le vomissement parmi les effets de l'écorce en question; Sydenham et plusieurs autres parlent également de diarrhée (60).

Quant au quinine, Caventou nous apprend qu'étant souvent dans la nécessité, dans ses travaux, de le goûter, il en éprouva les mêmes effets que par l'abus du café (61). Le docteur Scott ayant pris du quinquina à dose progressive jusqu'à quatre grammes (un gros) par jour, éprouva de la chaleur à la peau, sécheresse à la bouche, constipation; il perdit la mémoire des noms et l'aptitude à additionner; souvent il ne pouvait se soutenir sur ses pieds, et il tombait même par terre. Il faut dire qu'il était affecté d'une maladie organique qui avait pu aussi être cause de ces phénomènes. Il est vrai, néanmoins, que le docteur Johnson, en prenant le même alcaloïde, dit avoir éprouvé des symptômes analogues (62). Duval et Beraudi, ayant expérimenté eux aussi le quinine, assurent avoir ressenti des effets de surexcitation, tels que de la chaleur à l'estomac, de l'accélération dans le pouls, etc. (63). Plusieurs auteurs ne sont pas d'accord sur les résultats de leurs expériences. En premier lieu, Chomel nous dit que les symptômes de chaleur qu'on éprouve quelquefois après les premières doses de ce remède ne se soutiennent pas si on en continue l'administration (64); mais Bally, qui dans l'année 1825 était persuadé de l'action stimulante du quinine, s'est convaincu ensuite que cette action était antiphlogistique et sédative (ainsi qu'il s'exprimait) sur le cœur. Loin de donner de la

---

(51) Journal de pharmacie, vol. VII, p. 138.

(52) Benescià, sull' efficacia della china-china. Livor., 1768, p. 138.

(53) Dissert. de usu cortic. Peruv., 1773.

(54) Reine Arzn., 3 Bd., p. 123.

(55) Dissert. de febrib. interm. epidem. Francf., 1749.

(56) Oper., t. XI, p. 76.

(57) Oper. cit.

(58) Act. nat. cur., t. III, obs. 70.

(59) Hufeland's Journ., 7 Bd., 4 st., p. 161.

(60) Opuscula. Lips., 1695, p. 382.

(61) Mérat et Delens, Dictionn., t. V, p. 607.

(62) The London med. and phys. journ. March., 1833.

(63) Mérat et Delens, op. c.

(64) Ibid.

soif ou de l'irritation à l'estomac, il détcrge la langue, apaise les douleurs, modère la chaleur animale et calme la fréquence et la force du pouls. Ce dernier effet a été placé aussi parmi les plus constants, par Banquier, qui observa, ainsi que Bally, que les battements artériels sont réduits, par le quinine, de soixante à cinquante, et même à quarante-cinq par minute. Il fit ses observations sur plus de six cents individus. Il n'est survenu non plus aucun symptôme d'échauffement ou de toute autre indisposition avec plus de trois grammes (72 grains) de sulfate de quinine, qu'un malade avait pris par erreur. La fièvre cependant dont il était atteint s'arrêta (65). Le docteur Tomasi de Spineto prétend qu'on peut en prescrire sans danger plusieurs grammes (90 grains) plusieurs fois par jour, même chez des individus très-faibles.

Il est à remarquer que le bourdonnement d'oreille est produit aussi par les petites doses, mais aucun symptôme de surexcitation ne l'accompagne; souvent, au contraire, le pouls diminue de force et de fréquence (66). Folchi, qui a eu souvent occasion d'ordonner à Rome le sulfate de quinine, assure que ce sel ne cause ni diarrhée, ni vomissement, ni constipation, ni pesanteur à l'estomac; seulement, chez les individus pléthoriques, il détermine quelquefois de la rougeur à la figure, de la pesanteur à la tête, du bourdonnement dans les oreilles, de la surdité et de l'inquiétude, mais le tout de peu de durée (67).—Au milieu de ces dissensions sur les effets du quinine, j'ai cru ne pouvoir mieux faire, pour m'éclairer, que d'expérimenter sur moi-même: aussi me suis-je administré en différentes époques, dans les hivers de 1826 et de 1829, des doses répétées de sulfate de quinine. La quantité totale que j'ai consommée a été de plus de soixante grammes (2 onces). Je jouissais à cette époque d'une excellente santé, bien que mon corps soit plutôt grêle et très-sensible aux moindres excitants.— Mes observations étaient faites depuis neuf heures du soir jusqu'à deux ou

trois heures après minuit, étant au lit et occupé à préparer les matériaux de mes cours. J'ai noté exactement les doses prises, les différentes circonstances de l'état de mon organisme et de l'atmosphère, et ce que j'éprouvais durant les beaux jours, et les jours pluvieux ou humides, avant et après le sommeil, en suivant ou en arrêtant les expériences. Les changements dans le pouls ont été notés exactement, tantôt étant assis, tantôt étendu sur le dos. Je ne reproduirai pas ici le journal des notes, car il serait trop long et ennuyeux; je me bornerai seulement à indiquer les résultats définitifs. Pendant les quarante-six jours des premières expériences, cinq fois seulement le pouls s'éleva de deux à trois pulsations par minute. Cela arriva dans la première expérience, n'ayant pris que trente centigrammes (6 grains) de sulfate de quinine; et dans deux autres, pendant un temps de sud-est, où j'avais du malaise et de la soif; dans une quatrième expérience enfin, ayant bu en même temps trente grammes environ (2 onces) de rhum. Il y a donc eu des circonstances particulières auxquelles on pourrait attribuer cette augmentation du pouls, car les autres fois le pouls a constamment baissé de quatre à six pulsations par minute, souvent même jusqu'à douze, notamment quand je parvenais à en prendre quatre grammes (1 gros) dans le courant de la soirée. L'abaissement le plus notable avait lieu au moment de me mettre au lit ou de m'endormir, et le matin aussitôt éveillé. Tant que les doses étaient au-dessous d'un gramme (1 scrupule), j'avais la tête plus libre, j'étais plus gai, quoique éprouvant une certaine inquiétude par tout le corps. Les hautes doses me donnaient de la somnolence, du trouble dans les idées, un bourdonnement dans les oreilles et de la surdité.

Une nuit, jusqu'à dix heures du lendemain (c'est-à-dire dans l'espace de douze heures) j'avais pris petit à petit jusqu'à quatre grammes et demi (plus d'un gros) de sulfate de quinine. Le pouls qui avant l'expérience donnait 64, ne s'abaissa que de huit à neuf pulsations, mais il devint faible; j'ai été pris de sommeil plus tôt que d'ordinaire, j'ai beaucoup transpiré pendant toute la nuit, bien que ce fût en hiver. Je me suis éveillé sans vigueur, abattu, sourd, et avec la tête lourde. En sortant du lit, j'ai été pris de vertiges et la démarche m'était pénible. Cet état d'abattement et de souffrance

(65) Journal général de médecine, oct. 1829, p. 7.

(66) Osservat. medic. di Napoli. Settemb. 1832.

(67) Mater. medic. compend., vol. I, p. 153.

dura jusqu'au moment du dîner, après
lequel la perte de l'ouïe et le malaise
général cessèrent ; mais la faiblesse persista jusqu'au lendemain. En général,
l'appétit avait augmenté ; le matin, la
bouche était empâtée, mais jamais après
avoir mangé ; les urines étaient plus ou
moins abondantes ; quant aux selles, je
n'ai pu observer aucun changement. Ses
premiers effets sur le pouls se manifestaient une demi-heure après l'avoir pris.
J'ai combiné deux fois le sulfate de quinine, à 60 grammes (2 onces) de rhum ;
la première fois que je l'ai pris avec le
rhum, je m'en étais administré 50 centigrammes (10 grains), et j'ai noté la surdité
et la fréquence dans le pouls, qui continuèrent jusqu'au lendemain : la seconde
fois, ayant pris auparavant le rhum, et
ayant observé qu'une demi-heure après
la fréquence dans le pouls augmentait de
huit pulsations, j'ai pris 75 centigrammes (15 grains) de sulfate de quinine en
deux fois, en une heure de distance. Le
pouls, avant de m'endormir, avait baissé
de sept pulsations ; et le lendemain matin, la différence était de douze pulsations en moins que dans son état habituel.
Je n'ai éprouvé aucun malaise, ni aux
reins, ni à la vessie ; aucune cuisson à
l'estomac, si ce n'est parfois un peu plus
de soif que d'ordinaire, ce qui aurait pu
dépendre aussi de causes accidentelles.

Il m'est arrivé d'avoir, par suite d'un
rhume, une légère injection à la conjonctive. Une insufflation de poudre de
sulfate de quinine sur l'organe malade
arrêta comme par enchantement la phlogose commençante, sans que j'aie éprouvé
dans l'œil de chaleur, ni de cuisson, ni de
larmoiement. De sorte que si l'on me demandait quelle est mon opinion sur l'action dynamique du sulfate de quinine, je
pourrais dire avec assurance que je la
crois l'opposée de celle des liqueurs alcooliques, c'est-à-dire hyposthénisante, et
cela pour l'avoir éprouvée plusieurs fois
sur moi-même. Pour attaquer cette opinion, on ne pourra le faire sans produire
autant ou plus d'expériences, et des faits
aussi exacts, qui démontreraient le contraire ; ou du moins qui prouveraient que
les observations ci-devant rapportées sont
inexactes ou non concluantes.

Il y a longtemps qu'on avait observé
que entre le quinquina en substance
et le vin, il y avait une action tout à
fait opposée, car il est connu que le vin
dans lequel on avait mis en infusion l'é-
corce péruvienne perdait tout à fait sa

propriété excitante et enivrante (68).
— Je ne veux pas me donner la peine ici
de rechercher pourquoi plusieurs auteurs
ont attribué au quinquina des effets qui
sont en opposition avec la vérité. Les autopsies cadavériques qu'ils rapportent
ayant offert quelques traces de phlogose,
ils voudraient déduire dans le remède
une action stimulante, irritante. Cette
conséquence n'a aucune valeur. Nous
pourrions répondre que le quinquina n'a
jamais produit à lui seul la mort pour
laisser dans les cadavres les traces de
sa véritable action. Le cas rapporté par
Hoven, d'un fiévreux qui mourut aussitôt après avoir avalé une certaine dose de
quinquina n'est nullement concluant,
puisqu'il n'est pas prouvé qu'il soit mort
à cause de ce remède (69). Selon moi,
il n'y a rien de plus contraire à la saine
logique que d'attribuer les changements
pathologiques à tel ou tel remède qu'on
a donné dans une maladie, laquelle était
peut-être par elle-même mortelle. C'est
ce que nous devions penser des maladies
que l'on cite, car la mort qui les a suivies suppose une autre puissance indépendante du remède, administré soit
durant l'intensité du mal, soit pour toute
autre cause fortuite.

§ V. *Effets dans les maladies.* — La
véritable source probante de l'action du
remède est celle qui découle de son administration dans le traitement des maladies. 1° Parmi celles-ci se présente en
première ligne la fièvre intermittente.
Le quinquina exerce un pouvoir vraiment merveilleux dans la fièvre intermittente que les praticiens ont désignée sous
le nom de légitime. Dans les autres fièvres dites à paroxysme ou de redoublement, il se montre également avantageux
pour arrêter le retour des accès. Quel
que soit le type ou l'aspect du mal, aucun remède, jusqu'à présent, n'a été aussi
utile et aussi prompt dans son action que
le quinquina, quoiqu'il soit nécessaire
quelquefois, pour achever un traitement,
d'appeler à son aide d'autres remèdes.
Cela a notamment lieu dans les fièvres
dites périodiques compliquées, dans les
intermittentes pernicieuses en particulier. En effet, indépendamment des dif-

<hr>

(68) Le Mirabili virtu della kina kina
dietro Van Swieten e Tegut. Venezia,
1785, p. 97.
(69) Versuch. üb. d. Wechselfieb., 2 th.,
p. 16.

férents moyens réclamés par la condition morbide particulière locale, le quinquina est toujours ici placé en première ligne : il est pour ainsi dire indispensable pour arrêter les accès dont le retour met assez souvent la vie en danger. Il n'est pas besoin de mettre en avant les autorités qui ont constaté l'admirable vertu antipériodique du quinquina. Il est seulement pénible de voir qu'on ne voudrait accorder à cette écorce d'autre propriété que celle d'être antipyrétique ou simplement remède propre à combattre les maladies intermittentes ou périodiques, et rien de plus. Il est des praticiens qui administrent le quinquina non-seulement contre les fièvres périodiques, mais encore contre d'autres maladies apyrétiques qui ont une marche périodique ou avec tendance spéciale à la récidive. Il en est d'autres qui considèrent ces maladies comme fièvres intermittentes larvées. De ce nombre seraient les douleurs vagues, les névralgies, la migraine, etc., qui reparaissent souvent à intervalles égaux comme les convulsions, certains vomissements, etc. Les autres doctrines professées depuis longtemps, et qu'on professe encore aujourd'hui, concernant la manière d'agir du quinquina dans ces maladies, et les règles qu'on doit suivre dans son administration, ne doivent pas nous occuper pour le moment, puisque les idées que nous allons émettre sur l'action du quinquina, sur la nature et le caractère des fièvres périodiques, nous dispensent de nous livrer longuement à un pareil examen.

2° L'histoire de l'usage thérapeutique du quinquina nous apprend que les praticiens l'ont étendu aussi avec avantage à d'autres affections qui ne sont pas intermittentes, mais qui offrent pourtant des exacerbations ou des paroxysmes, et laissent des espaces réguliers avec un notable soulagement. Telles seraient les fièvres rémittentes des auteurs. Non-seulement dans celles-ci, mais encore dans les fièvres continues, le quinquina a été employé par Sydenham (69), par Werlhoff (70), par Senac (71), par Lautter (72), par Baumes (73), etc. Je suis sûr d'a-

vance que, quelque convaincantes que puissent être les idées que nous allons émettre sur la nature des fièvres périodiques, il y aura des praticiens que rien n'ébranle dans leurs vieilles croyances; mais ce n'est pas pour eux que j'écris. Les amis de la vérité et du progrès reconnaîtront, j'espère, avec moi, que les fièvres intermittentes sont de nature hypersthénique, et que les fièvres rémittentes et continues sont, le plus souvent, pour ne pas dire toujours, d'un caractère phlogistique. Je citerai pour ces dernières les exemples de Morton (74), ceux de Weichert (75), qui saisit cette occasion pour publier un mémoire sur la vertu antiphlogistique du quinquina; ceux de H. Cloquet et Mérat, dans lesquels une inflammation cérébrale et arachnoïdienne était évidente (76); et ceux, enfin, de Chantourelle qui se rattachaient à une cystite par suite de la lithotritie (77).

3° On rangeait jadis dans l'ordre des pyrexies, la fièvre jaune, la fièvre pétéchiale ou typhus. De nos jours on a vu que dans ces maladies la fièvre n'en est qu'un simple symptôme, le résultat immédiat d'une phlogose de quelque organe intérieur. Or, dans la fièvre jaune le quinquina a été trouvé efficace par Casson (78); La Fuente atteste avoir sauvé un grand nombre de malades en leur faisant avaler dix-huit, vingt et un, et même trente-trois décagrammes (six, sept, onze onces) de quinquina en quarante-huit heures (79). Dans le typhus des prisons, des hôpitaux et des navires, Vulpes préconisa le quinquina (80). Dans le typhus simple ou pétéchial des auteurs, le quinquina a été aussi vanté par de Haen (81), par Mayer (82), etc. Aujourd'hui, on donne la préférence au quinine et à ses sels dans tous ces cas.

(69) Oper. univ., p. 304.
(70) De febrib., p. 61.
(71) De recond. febr. natur., p. 258.
(72) Hist. bien. morb. rural., p. 194.
(73) Traité des fièvres rémittentes, t. II, p. 521.

(74) Oper., t. II, p. 196.
(75) Diss. de virtut. cortic. antiphlog., 1768.
(76) Diction. de mat. méd., vol. V, p. 633.
(77) Séance de l'Académie, 4 décembre 1827. Revue médicale. Janvier 1828.
(78) Alibert, Nouveaux Éléments de thérapeutique, t. I, p. 42. (Edit. ital.)
(79) Hedoin, Emploi des quinq. dans la fièvre jaune. Thèse, 1806.
(80) Mérat et Delens, Dictionn., t. V, p. 633.
(81) Rat. medend., P. III, p. 65.
(82) Sandifort, Dissert. collect., t. I, p. 104.

4º Dans les exanthèmes et surtout dans la petite vérole, le quinquina a obtenu les suffrages de Morton (83), de Monro (84), de Wall (85), de Mead (86), de Huxham (87), de Broklesby (88), de de Haen (89), de Plencis (90), de Rahn (91) et de Rosenstein, lequel assure que la quinine dans cette maladie opère des miracles. Dans le traitement d'autres exanthèmes, le quinquina jouit depuis longtemps d'une grande réputation. Aujourd'hui la même faculté de guérir ces affections est accordée aux différentes préparations de quinine (92). Dans l'épidémie des Pays-Bas, qui domina dans l'armée en 1826, le sulfate de quinine a été le remède le plus utile (93). Nous pourrions mettre aussi la peste à côté des exanthèmes, car Bado (94), Assalini (95) et Ruhsworth (96) assurent que le quinquina a été d'une grande utilité contre cette terrible maladie. Il importe cependant de faire remarquer que, soit dans la petite vérole, soit dans d'autres affections dermiques contagieuses, le quinquina a été employé sous des points de vue différents. Les uns ne l'ont prescrit que dans la variole maligne, accompagnée de menace de gangrène; les autres seulement avant l'éruption pour l'aider de plus en plus, ou pour la faire reparaître lorsque les pustules s'affaissaient prématurément; d'autres, enfin, après la dessiccation des pustules, dans le but d'abréger la convalescence. Laissant de côté les différentes explications et intentions des médecins, nous ne devons voir dans tous ces faits que la partie positive, savoir : l'utilité du quinquina dans plusieurs cas de variole et autres exanthèmes, convaincus que nous sommes par d'autres faits décisifs, que la variole, ainsi que les autres exanthèmes, quelles que soient leur période et leur forme, sont toujours à fond hypersthénique. D'où nous sommes autorisés à conclure que l'action thérapeutique de cette écorce est hyposthénisante.

5º Il existe une maladie opiniâtre, insidieuse, connue encore sous le nom de fièvre étique essentielle, laquelle, sans offrir aucune altération apparente dans les organes, produit des troubles quotidiens dans le pouls après le repos, des sueurs nocturnes ou matinales très-abondantes, et conduit rapidement à la consomption et à la phthisie. Mead, dans cette fièvre étique essentielle, avait recours au quinquina vers la dernière période (97). A dire vrai, nous ne saurions à quels avantages véritables on doit s'attendre, lorsque le mal est arrivé à la dernière période; mais, dans une période moins avancée, quelques individus ont été sauvés du marasme et de la mort moyennant le quinquina. Nous aurions bien des exemples à citer; car, dans ces cas, on peut comprendre aussi la fièvre purulenté, ou de consomption, des chirurgiens. Nous croyons, après de longues études sur ce sujet, pouvoir assurer que les fièvres étiques ne sont que de véritables artérites lentes, avec redoublement aigu vers le soir.

6º Nous verrons plus loin que les maladies connues sous la dénomination générique et indéterminée de phthisie pulmonaire, appartiennent, elles aussi, aux artérites lentes, primitives ou secondaires, qui engendrent une phlogose locale, et *vice versa*, c'est-à-dire artéro-pneumonites ou pneumo-artérites. C'est à tort que les praticiens attribuent l'amaigrissement et les sueurs colliquatives à l'affection pulmonaire, laquelle souvent n'existe pas, ou, si elle existe, elle n'est qu'un simple ulcère, une légère suppuration, une induration incapable de donner la mort, et souvent même de troubler la fonction de l'organe affecté, savoir, la respiration, la voix et l'hématose.

---

(83) Oper., t. III, p. 185.

(84) Med. essays, vol. V, p. 98.

(85) Philos. trans., vol. XLIV, P. II, p. 484.

(86) Oper., t. I, p. 36.

(87) Oper., p. 142.

(88) Observ., p. 240.

(89) Ratio medendi, P. II, p. 89.

(90) Philos. trans., vol. XLIV, P. II, p. 484.

(91) Abhandl. d. Gesellsch. in Zurich, 1 Bd., p. 193.

(92) Geiger's Magaz., mars 1826.

(93) Magaz. d. ausland. Lit. d. ges. Helk. Jan. u. Febr. 1827.

(94) Anastas, cort. Peruv., p. 1064.

95) Alibert, Nouveaux Eléments de thérapeutique, l. c.

(96) Proposal for the improv. of surgery, etc.

---

(77) Alibert, l. c.

(Note d. trad.) [Ces remarques font aisément pressentir que M. Giacomini a des idées un peu différentes de celles qu'on professe communément sur la phthisie pulmonaire. Selon lui, la phthisie tuberculeuse est la plus fréquente, mais elle n'est pas là seule qu'on puisse admettre.]

Qu'un poumon ulcéré, induré, suppuré ou détruit puisse être cause de mort, tout le monde le sait; mais qu'en laissant vivre, ce qui arrive souvent, il puisse empêcher la nutrition de tout l'organisme, nous aurions de la peine à le concevoir. Il aurait fallu que le poumon fût destiné à procurer le matériel nutritif, ou qu'il fût destiné à l'élaborer, tandis qu'il ne sert qu'à lui fournir l'oxygène. Or, le sang des phthisiques est précisément très-oxygéné, et les organes, qui élaborent véritablement les matériaux de la nutrition (l'estomac par exemple), offrent chez eux une très-grande activité; mais la masse du sang a une grande tendance à la pléthore. A quoi tient donc l'amaigrissement, puisque le matériel de la nutrition ne manque pas? Evidemment aux capillaires artériels, qui, étant affectés de phlogose lente, n'exercent plus leur fonction de nourrir les tissus; tandis que leurs extrémités et leurs parois laissent échapper, à chaque exacerbation nocturne et quotidienne, les matériaux réparateurs de l'économie sous forme de sueurs colliquatives et donnent lieu au dépérissement progressif, etc.—Ainsi ce résultat n'est pas l'effet immédiat, ou l'indice direct d'une affection pulmonaire, mais bien d'un vice dont le siége fixe est profond et dans les capillaires artériels. De sorte que, si le quinquina est utile dans la phthisie, nous trouvons là une nouvelle preuve de sa vertu hyposthénisante vasculaire. Qu'elle soit telle, ce nous est affirmé par Werlhoff (98), Van Swieten (99), Jæger (100), Uhland (1), Morton (2), Haller (3), Tissot (4), de Haen (5), Metternich, qui donnait le quinquina à très-haute dose (6), et Pringle, qui, d'abord, craignait de l'administrer, mais qui, par la suite, en usait très-souvent, et a écrit qu'il n'a jamais observé par l'administration du quinquina ni augmentation dans la chaleur, ni difficulté dans la respiration (7). A côté de ces noms, on peut ajouter l'autorité de Roques (8), de Cleghorn, qui le trouva très-efficace pour diminuer les sueurs très-abondantes (9), et de Whytt qui, étant affecté lui-même d'un mal de poitrine dont il désespérait de guérir, dit qu'il n'a dû sa guérison qu'au quinquina (10.)—Si cette écorce en substance a obtenu tant d'éloges, combien n'en méritent pas la quinine et ses différentes préparations, lesquelles, ainsi que nous allons le voir, manquent de quelques inconvénients secondaires du quinquina, circonstance d'une grande importance dans le traitement de la phthisie. M. Magendie recommande l'usage de la quinine contre la phthisie pour en arrêter les sueurs (11). Gunther la prescrivait avec succès, associée à la digitale contre la phthisie pulmonaire (12). En supposant que je n'eusse pas de mon côté l'autorité de plusieurs praticiens du plus grand mérite sur ce point, j'aurais toujours en ma faveur l'expérience d'une longue et nombreuse clinique. Depuis nombre d'années on traite chez nous, avec succès, à l'aide du sulfate, ou du citrate de quinine, les mêmes cas que d'autres avec leur sentence auraient caractérisé pour des cas de phthisie. Nous pouvons assurer avoir rendu la santé à plusieurs de ces individus émaciés atteints de toux continuelle, d'expectoration puriforme, de fièvre nocturne, mais qui n'avaient en réalité qu'une bronchite chronique qui n'était pas encore arrivée au degré d'altération organique. D'autres qui, par des causes particulières, telles qu'un vice de confor-

---

(98) Obs. de febr., p. 52.

(99) Comm. in Boerh., t IV, p. 94.

(100) Diss. cort. Peruvian. in phthis. pulm. hist. et res. exhib. Tub., 1779.

(1) Hist. cort. peruv. med. pract. et us. ejus in phth. pulm. Tub., 1782.

(2) Opera, t. I, p. 103.

(3) Opusc. pathol., p. 182.

(4) Avis au peuple, p. 119, 124.

(5) Rat. med., P. XII, p. 237.

(6) Emploi du quinquina à haute dose dans la phthisie pulmonaire. Journal général de médecine, vol. XXIX, p. 32; vol. XXXII, p. 56.

(7) Diss. of the army, p. 167.

(8) Phytogr. medic., t. II, p. 39.

(9) Diss. of minorca, p. 190.

(10) Ess. and observ. phys. and liter., t. III, p. 575.

(11) Journal de pharm., 1821, t. VII.

(12) Omodei, Ann. univ. di medic. Magg. e Giug. 1830, p. 592.

mation, une disposition héréditaire, etc.,
ne purent être entièrement guéris par le
quinquina, obtinrent un soulagement
fort notable. Enfin, lors même qu'une
lésion pulmonaire permanente existe,
soit ulcère, soit suppuration, soit tubercules, soit, enfin, plusieurs de ces
lésion à la fois, nous pouvons affirmer
avoir aussi obtenu, par la quinine, la
plus grande amélioration en calmant la
toux, en diminuant les sueurs, en pro-
curant, enfin, le sommeil. Dans plusieurs cas nous avons combiné la quinine
au sulfate de fer, dont la manière d'agir
n'est pas contraire, ainsi que nous le
verrons plus loin. Nous pourrions rapporter un grand nombre de faits à l'appui
de ce que nous venons d'avancer, et citer
les noms de médecins compétents et ho-
norables qui ont été témoins de nos
cures, mais cela nous conduirait trop
loin sans rien ajouter au fond des choses.
Dans notre pratique particulière en ville,
nous trouvâmes d'abord quelques confrères, appelés en consultation, un peu
rétifs à notre manière de voir sur la quinine dans cette maladie : on craignait
d'augmenter la toux, la phlogose locale,
la diarrhée, d'irriter les voies urinaires,
de porter le sang à la tête, etc. On n'en
attendait, enfin, qu'un bienfait tout au
plus palliatif quant à la fièvre. Personne,
je crois, ne partagera plus aujourd'hui
ces appréhensions après avoir prescrit ce
remède d'une manière convenable, car
personne n'aura vu surgir les accidents
menacés, pas même en l'administrant à
forte dose et pendant fort longtemps.

7° Le quinquina a été conseillé contre
l'hémoptysie par Hoffmann (13), par
Wagner (14), par Murray (15), par Vogel (16). Il faudrait même croire que
Morton a dû en retirer des effets prodi-
gieux, puisqu'il déclare que cette écorce
est l'antidote de l'hémoptysie par excellence (17). — Dans les hémorragies
également on a indiqué le quinquina
comme très-utile. Dans une hématurie
grave il a été reconnu efficace par Detharding (18); dans la métrorragie, par

de Haen (19); dans une épistaxis que
rien ne pouvait arrêter, par Rosenstein
(20); et dans toute hémorragie en général, par Acrel (21) et Held (22). La
quinine a été aussi conseillée contre l'hémoptysie par Goupil (23), et nous avons
eu nous-même l'occasion de nous en
louer dans des cas pareils. Klokow (24)
et Carminetto (25) l'ont vantée contre
les métrorragies et les hémorroïdes
fluentes, Botex, contre l'épistaxis (26);
Pridgin, Theal, contre le purpura he-
morragica (27). Nous ne nous permettrons ici aucune remarque sur ces maladies, puisque nous en avons déjà assez
parlé ailleurs; leur nature ayant été
démontrée hypersthénique. Comment
nier, après cela, une action hyposthénisante vasculaire dans le quinquina,
action très-analogue à celle du seigle
ergoté, de la digitale, du sel de nitre ?

8° On peut en dire autant de l'hydropisie, contre laquelle plusieurs praticiens
ont eu aussi recours au quinquina. Gœ-
lick (28), Heister et Restaurand (29),
Krenyfeld (30), Van Nabuis (31), Rubini (32), Lafisse (33), Carron (34) sont
de ce nombre.

----

(19) Rat. med., P. vii, p. 57.
(20) Burns Jukd., p. 306.
(21) Om. Chir. Handal Fœrkart, p. 14.
(22) Act. nat. cur., cent. iii et iv, p.
383.
(23) Nouvelle Bibliothèque médicale.
Juillet 1824, p. 319.
(24) Journ. der prakt. Heik., 1824. Junius.
(25) Revue médicale, t. xi, p. 205.
(26) Compte rendu des travaux de la
Société de médecine de Lyon, 1831, p.
105.
(27) The Edinb. Journ of med. scienc.,
n. 6, april 1827.
(28) Diss. med. de quart. et hydrope,
etc., 1740.
(29) Benescià sull' effic. della chinach.
liv. 1763, p. 93.
(30) De cortic. peruv. virt. antihydr.
1738.
(31) Diss. de usu cort. peruv. in morb.
hydrop. Lugd. Bat., 1784.
(32) Sull' azione spec. della chin. s. vie
or. M. d. soc. Ital., 1799, t. viii.
(33) Emploi du quinquina dans les fièvres, etc. Paris, 1809.
(34) De l'efficacité du quinquina dans le
traitement de l'hydropisie et des obstructions du foie. Journal général de médecine,
1809, t. xxxiv, p. 129.

(13) Med. syst., t. iv, P. ii, p. 44.
(14) Haller, Coll. diss, t. ii, p. 55.
(15) Appar. medic., t i, p. 319.
(16) De cognoscend. et curand. præc.
C. H. affect., p. 8.
(17) Opera, t. i, p. 130.
(18) Haller, Coll. diss. pract., t. vi, p.
224.

9° On a aussi attribué au quinquina une vertu antispasmodique, et, conséquemment, on a traité une foule d'affections réputées névralgiques avec ce remède. En y réfléchissant on voit de suite que ces mêmes maladies ont toutes un fond hypersthénique. Que l'épilepsie soit une affection de cette nature, nous l'avons déjà démontré à l'occasion de l'opium; et c'est précisément contre l'épilepsie que le quinquina a été utile entre les mains de Ritter (35), de Mead (36), de Werlhof (37), de Fuller (38), de Tissot (39). — Que la toux convulsive soit, elle aussi, de nature hypersthénique, nous croyons l'avoir démontré ailleurs (*adéno-bronchite*). En conséquence nous ne sommes pas surpris que le quinquina ait guéri cette maladie entre les mains de Standberg (40), de Brendel (41), de Whytt (42), de Miller (33), de Morris (44). Bisset fait observer à ce sujet que le quinquina augmente d'abord la toux, puis, en le continuant, il finit par la faire cesser entièrement (45). — Plusieurs praticiens ont réussi à calmer des névralgies fort douloureuses et opiniâtres, au moyen du quinine et de ses différents sels. On sait que Pétroz parvint, en quatre jours, à ce qu'il dit, à guérir une prosopalgie qui datait de deux années (46). Heyfelder, Berlingeri, et plusieurs autres guérirent des névralgies intermittentes à l'aide du sulfate ou du citrate de quinine (47). On pourrait dire que ces maladies ont une période marquée, et que la quinine a été administrée dans ces cas comme remède antipériodique par excellence. Nous aimons mieux, cependant, nous en tenir au fait et laisser de côté les hypothèses. Nous ajouterons seulement que les autres moyens qu'on prescrit contre les névralgies, tels que les sangsues, les saignées, etc., prouvent évidemment que le fond de la maladie est phlogistique. Dans notre opinion les névralgies ne sont que des *sub-névrilémites*, si elles sont récentes; et des névrilémites véritables, si elles durent depuis quelque temps. Cela est si vrai que si on les néglige elles dégénèrent en rachialgites et même en tétanos. Le quinquina a été fort utile contre cette dernière affection entre les mains de Vogel (48) et de Rush (49).

10° Plusieurs auteurs ont recommandé le quinquina contre le rhumatisme aigu et contre l'artrite. Fothergill (50), Bond (51), Whytt (52), Sydenham (53), Morton, Haighert, Fordyce, Pringle (54), Thomas (55), Giannini (56), le prescrivaient à haute dose. Held l'a proclamé contre cette affection douloureuse, comme remède souverain (57); et Hérillain l'a proposé dernièrement dans le même but, comme un nouveau secours (58). Ces mêmes auteurs et d'autres aussi préconisèrent ce médicament contre la goutte (59). Giannini dit que, dans cette maladie, le quinquina est d'autant plus utile que la maladie est aiguë et inflammatoire. Pour contester la vertu hyposthénisante du quinquina, on devrait nier tous ces faits, ou bien ignorer que l'artrite, le rhumatisme

---

(35) Act. curios. natur., t. x. App., p. 173.

(36) Præcept. med., p. 37.

(37) De febrib , p. 64, note.

(38) Pharm. extemp , p. 89.

(39) Avis au peuple, p. 395.

(40) Vetensk. Acad. Handl. 1749, p. 260.

(41) Progr. de tussi convuls., 1747.

(42) Obser. on nerv. disord., p. 656.

(43) On asthma and. hooping cough., p. 136.

(44) Med. osserv. and inquir., t. III, p. 281.

(45) Med. essays, p. 181.

(46) Med. chirurg. Zeitung. 1823,3 Bd., p. 63.

(47) Raisin, Mege, Spiritus, Houzelot, Lesaivre, Dupré et Piedagnel, Dufresne, etc. Repert., 1827, cah. II, p. 272.

(48) De cognosc. et curand. præc. corp. h. affect., p. 8.

(49) Med. Untersuch. und Beobacht., 1792, p. 264.

(50) Med. observ. and inquir , vol. I, p. 319.

(51) Med. observ. and inquir., vol. II, p. 265.

(52) Nerv. Diss., p. 424.

(53) Tract. de podagra, p. 454.

(54) Diss. of the army, p. 160.

(55) Med. pract., t. I, p. 328.

(56) Della natura delle febbri, t. II.

(57) Eph. nat. cur., cent. III et IV, p. 385.

(58) Revue encyclopédique, 10° livr.

(59) Tovares, The medic. journ. of Edinb., t. XXXIV, p. 1. — Audouard, Journal de médecine pratique de Montpellier, t. x, p. 95. — Lumboldt, Bulletin des sciences médicales de Férussac, t. xx, p. 118. — Strambio, Giorn. analitic di medic., vol. XIII, p. 98.

aigu, la goutte, soient des maladies tellement inflammatoires qu'elles exigent des saignées abondantes et répétées pour être guéries. C'est pour cela même que nous croyons que le quinquina ne peut être profitable dans ces maladies qu'à très-haute dose, ou combiné avec les saignées.

11° Nous ajouterons ici en passant que la scrofule et les tumeurs lymphatiques ont été traitées avec succès par Fothergill (60), par Fordyce (61), par de Haen (62) et par Tode (63), à l'aide du quinquina, nous réservant d'en parler plus en détail à l'occasion des remèdes hyposthénisants lymphatico-glandulaires.

12° La présomption que le quinquina produisait, tout en coupant la fièvre, l'obstruction des viscères abdominaux, notamment de la rate et du foie, est très-ancienne. On ne se doutait pas alors que ces altérations secondaires étaient plutôt l'effet de la fièvre que du remède, ainsi que nous le ferons voir bientôt en indiquant la manière de l'éviter. En attendant, nous pouvons assurer que ces obstructions, loin d'être le résultat du quinquina, sont dissipées par ce remède lorsqu'elles existent; c'est ce qui a déjà été prouvé par Strack, Caron, Lafisse (64), Baumes (65) et Cleghorn (66). On sait d'ailleurs que Lacour (67) et Bally ont porté la dose du sulfate de quinine jusqu'à trois grammes (60 grains) par jour, pour combattre des obstructions; et que ce dernier eut le bonheur d'obtenir par ce remède la guérison d'une ascite produite par des engorgements glandulaires (68). La jaunisse est ordinairement le résultat d'une ancienne obstruction du foie ou d'une lente hépatite. Eh bien, Camérarius (69), Lansoni, Schulz, Werlhof (70) et Santorini (71),

faisaient usage du quinquina pour la combattre, et ils ont obtenu d'excellents résultats.

13° Le quinquina et son alcaloïde ont été aussi accusés de causer facilement une irritation dans les voies urinaires. Or, chose étonnante, c'est précisément contre l'ischurie inflammatoire très-douloureuse que le professeur Morris l'a administré avec succès (72). Gimelle et Emery en ont tiré de l'avantage contre la gonorrhée (73).

14° Une maladie grave, contre laquelle le quinquina et surtout le quinine doit être d'un immense secours, c'est le scorbut. A dire vrai, il n'y a pas beaucoup d'autorités qui appuient notre manière de voir, si ce n'est Lind (74), Kramer (75) et Broklesby (76). Nous n'oublierons jamais la prompte guérison que nous avons obtenue en 1834 à notre clinique d'un cas fort grave de scorbut, à l'aide de ce médicament. Dans notre diagnostic, cette maladie a été caractérisée pour une *phlébo-gastrite*, c'est-à-dire une inflammation de l'estomac, dans laquelle les veines de ce viscère avaient dû être principalement atteintes de phlogose.

On traita la maladie avec le sulfate de quinine d'abord, à la dose de un gramme et demi à deux grammes (30 à 40 grains) par jour, combiné à quelques centigrammes d'aloès; le sixième jour la fièvre avait cessé, les douleurs abdominales avaient disparu, le vomissement également; la mauvaise odeur de l'haleine n'existait plus, et les gencives avaient repris leur couleur et leur consistance normales. J'avais désiré expérimenter la quinine dans d'autres formes de scorbut, mais il ne se présenta plus à la clinique qu'un seul cas qui était trop avancé et au-dessus du pouvoir de la médecine, quoique le citrate de quinine que je lui ai prescrit ait amené quelque soulagement.

15° Nous voici arrivés au point le plus important de l'histoire du quinquina, aux affections bien connues et d'une nature non équivoque combattues heureusement par ce remède, et qui mettent

---

(60) Déjà cité.
(61) Med. observ. and inquir., vol. I, p. 181.
(62) Rat. medend., P. III, p. 182, 192.
(63) Biblioth., t. III, p. 197.
(64) Auteurs déjà cités.
(65) Traité des fièvres rémittentes, t. II, p. 521.
(66) Diss. of Minorca, p. 205.
(67) Essai sur le sulfate de quinine donné à haute dose, etc. Paris, 1831.
(68) Transac. médic., septembre 1833, p. 79.
(69) Diss. de cortic., 1730.
(70) Diss. epist. ad ill. de Berger, p. 32.
(71) Benescià cit., p. 64.

(72) Med. obs. and inquir., t. I, p. 84.
(73) Académie royale de médecine, séance du 19 mars 1833.
(74) On scurvy.
(75) Diss. epist. de scorbuto.
(76) Observ., p. 306.

en plein jour son action dynamique : nous voulons parler des inflammations. Sans citer ici tous les auteurs qui ont administré le quinquina dans ces maladies, nous nous contenterons de nous appuyer sur l'autorité des praticiens les plus accrédités; tels sont Weichert (77), Buchner (78), Held (79), qui ont publié des travaux très-concluants sur la propriété antiphlogistique du quinquina; Clossius (80), Wall (81), Hannes (82), et Quarin (83), qui le prescrivirent avec succès contre la pleurésie la plus grave; Gandini (84), qui l'a employé avantageusement contre la pneumonie, et Hevermann, qui, après la saignée, l'ordonnait en lavements aux individus pléthoriques (85). Dans les inflammations des viscères du thorax, Casimir Médicus administrait le quinquina conjointement avec les vésicatoires et autres antiphlogistiques (86); Vacca aussi en a vanté les bons effets dans les phlegmasies (87); Ramazzini, contre l'ophthalmie (88); Morton, contre la métrite (89), et aussi contre la dyssenterie (90) à l'exemple de Cleghorn, de Whytt, de Pringle (91), de Monro (92), de Clark (93) et de Renaudin (94). Cette pratique doit certainement surprendre ceux qui, sachant que la dyssenterie n'est qu'une inflammation intestinale, ne voient dans le quinquina

qu'un remède échauffant, un stimulant, et conséquemment une substance plus propre à augmenter qu'à diminuer la phlogose; aussi inculpent-ils la poudre de quinquina d'avoir souvent engendré des flux de ventre. Ces craintes pourtant devraient cesser en face de pareils faits. Il ne s'ensuit pas cependant pour cela que dans les gastro-entérites il convienne de prescrire indistinctement le quinquina en substance, car il pourrait souvent nuire par son action mécanique. Il est reconnu, en effet, que dans une grande quantité d'écorce péruvienne il y a peu de parties vraiment actives, et beaucoup de substance ligneuse qui n'a d'autre action que de charger l'estomac par son poids. De là une irritation mécanique qui peut augmenter la phlogose gastro-intestinale.

Cet inconvénient est évité par l'heureuse découverte de l'alcaloïde qui existe dans le quinquina combiné à l'acide quinique; aussi administre-t-on aujourd'hui, dans les gastrites et dans les entérites, avec un grand succès, le sulfate de quinine à haute dose. Sandras (93*), Bailly et Banquier (94*), Chomel (95), de Simoni (96), Garavaglia (97) et nous-même, nous nous sommes assurés des bons effets des sels de quinine dans les phlogoses.

Si on a eu à se louer des préparations quiniques dans les inflammations gastro-entériques, à plus forte raison on doit les employer dans d'autres phlogoses, telles que l'érysipèle. Elliotson en effet s'en est servi avec avantage dans ces cas (98), et Puntous d'ailleurs l'a donné utilement contre la pneumonie (99). Collineau (100) et d'autres s'en sont aussi servis avec avantage dans le catarrhe pulmonaire, exacerbation vers le soir.

Mais nous n'avons pas besoin de recourir à l'autorité des citations, nous possédons assez de faits qui nous sont propres

(77) De virt. chinæ chinæ antiphlog., 1763.

(78) De virt. cortic. peruv. antiph. Halæ, 1768.

(79) Dissert. de temp. cort. peruv. usu in febr. infl. Gott., 1775.

(80) De cortic. peruv. rem. variol. prophylact., 1765.

(81) De l'usage du quinquina dans la petite vérole, 1780.

(82) Brief. üb. die Frieseln., p. 25.

(83) Meth. med. infl., p. 91.

(84) Benescià cit., p. 162.

(85) Bemerk. und Untersuch. d. Aus Arzn., 1 Bd., p. 146.

(86) Samml. v. Beobacht. aus. d. Arzn., 2 th., p. 452.

(87) Opere mediche, t. III, p. 215.

(88) Barns, Jukd., p. 306.

(89) Op. omn., t. II, p. 135.

(90) Id., p. 237.

(91) Cité ailleurs.

(92) Milit. disease, p. 89.

(93) Dis. in long. Voyages to hot countries, p. 233.

(94) Hist. de l'Académie des sciences, p. 47 et 223.

(93*) Journal général de médecine. Novembre 1825, p. 165.

(94*) Journal général de médecine, 1827, t. CIX, p. 7.

(95) La clinique du 9 janvier 1830.

(96) Revue médicale, septembre 1832.

(97) Strambio, Giorn. anal. di medic., t. XIV, p. 54, 1830.

(98) Magendie, Formulaire, p. 100.

(99) Revue médicale, juillet 1834, p. 55.

(100) Transact. méd., février 1833, p. 288.

et qui prouvent, d'une manière positive, l'utilité des différentes préparations de quinine dans les maladies inflammatoires. Ainsi croyons-nous utile d'en citer ici quelques-uns : une fièvre synoque fort grave, traitée avec le sulfate de quinine et une saignée; plusieurs artérites aiguës graves, des pleurites, des péripneumonies, des bronchites, des métrites simples, ont été guéries en peu de jours, à l'aide de ce sel, à la dose de deux à trois grammes et même de quatre par jour (1 à 4 scrupules). Dans ces affections on ne dépassa pas la seconde saignée, et dans une bronchite légère on a pu s'en passer tout à fait.

16° On a aussi attribué des propriétés antiseptiques au quinquina. En cela il était mis au même niveau que le camphre; en conséquence, dans les cas de gangrène, ou même lorsqu'on la craignait seulement, on y avait recours avec confiance, soit à l'intérieur, soit à l'extérieur. On en trouve des exemples dans les ouvrages de Douglas (1), de Medarstadt (2), de Vater (3), de Bordeu (4), de Kronacker (5), de Buchner (6) et de plusieurs autres. Fothergill s'en est aussi loué contre l'angine gangréneuse (7); Donat, dans une menace de gangrène d'estomac (8); Coulanvaux, dans celle de l'œsophage (9); Van Swieten dans celle des intestins (10); Marchand, dans celle de la matrice, après un accouchement difficile (11); Pelicot (12) et Longis (13), dans celle du scrotum ; Schmucker, dans la

gangrène d'hôpital (14); Pappelhaum (15), Lœsecke (16) et Mautt (17), dans la gangrène sénile. D'après ce que nous avons déjà dit sur ce sujet à l'occasion du camphre, nous croyons pouvoir nous dispenser d'apprécier la valeur de ces faits. — Pour peu que les praticiens y réfléchissent, ils se convaincront sans peine que la prétendue vertu antiseptique du quinquina n'est autre que l'action hyposthénisante.

17° C'est aussi par les mêmes raisons, je crois, que les praticiens louèrent l'extrême utilité du quinquina contre le cancer. Ritter (18), Drietrichs (19), de Haen (20), Akenside (21), Warner (22), Werlhoff (23), étaient partisans de cette pratique. D'après nous, l'utilité de ce remède n'est qu'en raison de son effet antiphlogistique, capable de mitiger ou de dissiper l'élément inflammatoire de la maladie et la fièvre.

18° Nous avons encore une confirmation de l'action hyposthénisante du quinquina dans ses bons effets contre les blessures, comme moyen capable de prévenir la gangrène et le tétanos, de modérer une suppuration trop abondante, etc. Des faits de ce genre ont été consignés dans les écrits de Lavirotte (24), de Ranby (25), de Monro (26), de Bisset (27), quoique les praticiens modernes aient eu le tort d'abandonner ou de négliger cette pratique.

19° Pour terminer l'histoire des propriétés médicinales du quinquina, nous dirons que Wanner l'employa contre

---

(1) Traité de la gangrène et des effets du quinquina, 1722.

(2) Diss. de effic. adm. chinæch. in gangr. Witt., 1734.

(3) De eff. adm. chin. and gangr. sist. in Angl. obs. Witt., 1735.

(4) Observations sur l'usage du quinquina dans la gangrène. Guisard, Traité des plaies, 1746.

(5) De usu cortic. peruv. chirurg. Hal., 1766.

(6) De virtut. cortic. peruv. chirurg. Halæ, 1768.

(7) Account of the sore Thr. Wall. Gentl. Mag. 1751, p. 597.

(8) Oper., t. IX, p. 44.

(9) Journal de médecine, vol. XVI, p. 426.

(10) Comment, t. III, p. 187.

(11) Journal de médecine, t. VI, p. 193.

(12) Ibid., t. IX, p. 45.

(13) Ibid., t. XVI, p. 438.

(14) Chirurg. Wahrnehm., t. II, p. 511.

(15) Diss. de febr. malign. per gangr. solut. Gott., 1773.

(16) Mater. medic., p. 421.

(17) Diss. de cort. per. in coll. Sandifort, p. 191.

(18) Act. nat. cur., t. X, App., p. 153.

(19) Observ. de usu cort. peruv. in cancr. mam. exulc. Rot., 1746, p. 4.

(20) Rat. med., P. III, p. 193.

(21) Med. trans, t. I, p. 83.

(22) Descript. of the eye, p. 55.

(23) Observ. de febrib., p. 355.

(24) Diss. an legit. vuln. sup. prom. cort. peruv. prest. Paris, 1757.

(25) Meth. of treating. Gunshot Wounds, p. 29.

(26) Med. essays of Edinb., vol. V, p. 102.

(27) Med. essays, p. 79 et 101.

l'hydrophobie (28); qu'une foule d'auteurs le préconisèrent contre le choléra-morbus, à la tête desquels on peut compter Alibert. W. Harty croit que le sulfate de quinine a la propriété de favoriser l'action du mercure (29).

§ VI. *Appréciation de l'action.* — Si l'on en excepte les maladies dont nous nous sommes proposé de parler plus loin, toutes les autres démontrent plus ou moins évidemment l'action hyposthénisante du quinquina et de ses préparations, et excluent tout à fait l'idée d'une action irritante, échauffante, stimulante ou tonique, ainsi qu'on l'appelle, c'est-à-dire capable d'ajouter de la force à l'organisme. Si la thèse que je soutiens n'avait pas jusqu'à présent été démontrée aussi évidemment, elle avait au moins été comprise en grande partie par nos devanciers, et même par les anciens. Nous avons déjà cité un grand nombre d'auteurs qui avaient affirmé positivement que le quinquina n'excite point, qu'il est doué au contraire d'une action antiphlogistique et sédative. C'est ce que nous vîmes encore mieux dans la quinine. Sans reproduire ici les noms des autres écrivains qui ont soutenu la même opinion nous nous contenterons d'en indiquer quelques-uns encore. Eller, par exemple, explique l'action du quinquina en disant qu'il calme les mouvements des fibres qui se trouvent ébranlées à l'entrée de la fièvre, et qu'il réprime aussi le courant du fluide nerveux (30). Ramazzini, aussi, considère cette écorce comme un affaiblissant, lorsqu'il dit qu'il a été nuisible dans l'épidémie de 1690, où les excitants seuls étaient nécessaires, et qu'il la trouva au contraire utile dans l'épidémie de 1691, dans laquelle les antiphlogistiques seuls réussissaient, parce que, dit-il, les humeurs avaient plutôt besoin d'être bridées que d'être stimulées ; or, le quinquina, ajoute-t-il, est très-propre à calmer le trouble de la circulation (31). La propriété antiphlogistique a été aussi accordée à ce remède par Kahn (32). Sydenham affirme que le quinquina calme et arrête le mouvement désordonné des esprits, au lieu de les exciter ou de les ranimer (33). Cette manière de voir a été adoptée par Borsieri, qui s'en servait pour combattre l'idée de Bellini, sur la nature des fièvres intermittentes (34). Dès l'année 1819, le docteur Ottaviani a soutenu dans sa thèse l'action contro-stimulante du quinquina (35). En 1823, le docteur Giacomazzi de Brescia déclara que le sulfate de quinine était un contre-stimulus très-puissant (36). Dans plusieurs endroits de ses œuvres le professeur Tommassini a considéré l'action du sulfate de quinine comme contre-stimulante, bien qu'il lui accorde d'autres vertus à la fois. Quant à Rasori, tout le monde sait qu'il regardait cette substance comme contre-stimulante depuis longtemps, ainsi qu'on peut le voir dans son *Examen contre Sprengel*, et ainsi qu'il me l'a dit lui-même il a y quelque temps. Silvy, médecin français, s'est convaincu, contrairement à l'opinion professée dans son pays, que le sulfate de quinine était un remède antiphlogistique; il a observé en effet, sur soixante-cinq malades, que le lendemain de l'administration du quinine le pouls baissait de six à vingt pulsations et qu'il ne s'élevait jamais, quoique la dose eût été portée à deux grammes par jour (40 grains). Il n'a observé non plus aucun signe d'irritation gastrique, de dyspnée, ni d'échauffement aux voies urinaires ; ces symptômes au contraire, s'ils existaient, disparaissaient sous l'influence du médicament (38).

Le docteur Banquier, autre médecin français, a demandé quelle propriété on pouvait accorder à un remède, tel que le quinquina qui, dans les inflammations, remplace les antiphlogistisques, calme le système nerveux ; excite le sommeil et ra-

---

(28) Archives générales de médecine, août 1829.

(29) The Edinb. med. and surg. journ., octobre 1829.

(30) Observ. de cogn. et curand. morb., p. 94.

(31) Tommas., Op. min., t. ii, p. 110.

(32) Med. trans., t. iii.

(33) Cortex inordinatum spirituum motum compescit et sistit, non incitat, non allicit.

(34) Instit. medic. practic., t. i, Ven., 1817, p. 170.

(35) Omodei, Ann. univ. di medit., mars 1820, p. 301.

(36) Lett. H., intorno alla malat. ed alla guarig. di una sig. bresciana. Brescia, 1823, p. 73.

(37) Opuscoli di medicina clinica. Mil., 1830, t. i, p. 18.

(38) Journal analytique de médecine, août 1828.

lentit la circulation du sang (39)? Bien que ces faits soient assez parlants d'eux-mêmes, on trouve un grand écueil contre notre conclusion dans la fièvre intermittente, où le quinquina paraît jouir d'une vertu vraiment spécifique. Il faut pourtant convenir que les praticiens ont sur la fièvre intermittente des idées préconçues et erronées. Si ces idées ne sont pas chez tous conformes, elles s'accordent au moins à s'opposer à notre manière de voir et aux principes que nous venons d'exposer. Soit qu'on admette avec la pluralité des auteurs que la nature mystérieuse des fièvres intermittentes a trouvé dans le quinquina son véritable spécifique, ou avec d'autres que cette nature étant hyposthénique ou nerveuse, le quinquina doit être stimulant ou tonique; soit enfin qu'on veuille regarder avec d'autres la périodicité comme un élément morbide distinct, et le quinquina comme doué d'une vertu antipériodique; aucune de ces doctrines ne peut s'accorder avec l'action hyposthénisante que nous accordons à ce remède. Nous voici par conséquent dans la nécessité d'entrer en matière sur la nature des fièvres intermittentes : nous regarderions comme perdue la peine que nous nous sommes donnée de réunir et d'apprécier tant de faits, si nous ne trouvions pas aussi dans l'étude des fièvres intermittentes la confirmation pleine et entière de l'action hyposthénisante du quinquina. Deux voies différentes nous sont ouvertes : l'une consiste à soumettre à un examen approfondi les idées dominantes concernant les fièvres intermittentes, et à en faire voir la nullité; l'autre, bien plus courte, et que nous adopterons, est de laisser de côté toute doctrine, et de regarder les fièvres intermittentes comme si elles étaient une maladie tout à fait nouvelle, non encore soumise à un examen approfondi, et de la juger comme elle le mérite avec la connaissance de tous les faits que la science possède, et les lumières de la philosophie médicale de notre époque.

Les faits relatifs aux fièvres intermittentes peuvent être groupés sous quatre chefs, savoir : de leurs causes, de leurs phénomènes, de leurs produits et effets, et de leur traitement.

1° Commençons par l'analyse des causes; elles sont spéciales ou communes.

Il est de fait qu'en automne, dans les endroits marécageux, la fièvre intermittente, sans aucune autre cause évidente, atteint le plus grand nombre des habitants et des voyageurs qui s'y arrêtent quelques heures, et notamment s'ils y passent la nuit. Il y a tout lieu de croire que dans une telle saison, et dans de tels endroits, par le concours de plusieurs circonstances, il s'engendre dans la terre un principe, un élément inconnu, qu'on a nommé miasme marécageux, et qu'on a cru capable de pénétrer dans nos organes.

(*Note de M. Mojon.*) [En 1818, Davy, se trouvant en Italie, fit, en compagnie de Joseph Mojon, des expériences avec l'eudiomètre sur l'air marécageux des localités où les fièvres intermittentes règnent continuellement. L'analyse de cet air, puisé sur différents points des lieux les plus insalubres, et à différentes hauteurs, a toujours donné pour résultat exactement les mêmes proportions des éléments constituants de l'atmosphère la plus pure, savoir : 21 parties d'oxygène et 79 d'azote, quelques traces d'acide carbonique, et une grande quantité de vapeurs d'eau. Ce résultat pourrait donner quelque valeur à l'opinion émise par Rasori sur la cause première ou efficiente des fièvres intermittentes, savoir : que, dans le brouillard épais qui se dégage continuellement des étangs et des marais, doivent voltiger des myriades d'atomes vivants (monades), lesquels pénétrant dans notre organisme, soit par les voies de la respiration ou de la digestion, soit par l'absorption dermique, déterminent la fièvre intermittente. L'opinion de Rasori a quelque analogie avec celle de Varron (*De re rusticâ*, lib. I, cap. xii), qui veut que l'air des marais soit nuisible à cause des insectes qu'il renferme.]

Un autre fait constant c'est que, indépendamment de ce miasme, dans toute saison, dans tout endroit, la fièvre intermittente peut se développer sous l'influence de causes diverses très-connues, telles qu'un excès dans la nourriture, l'abus des liqueurs fermentées, les vastes blessures, les irritations urétrales, et notamment les différentes impressions atmosphériques, comme la chaleur du jour, et la fraîcheur de la nuit, etc. En faisant distinction entre la première cause spécifique, dont nous parlerons bientôt, et la seconde série de causes ordinaires, on n'aura pas de peine à pressentir que

____

(39) Omodei, Ann. univ. di med., april 1830, p. 186.

l'excès d'alimentation et l'abus de liqueurs fermentés ne doivent produire que des maladies phlogistiques ou hypersthéniques ; que la conséquence naturelle des grandes blessures et des irritations de l'urètre et de la vessie est une réaction inflammatoire ; que les changements brusques de la température atmosphérique, la transpiration arrêtée, occasionnent la fièvre rhumatismale, l'arthrite, la pleurésie, et toute autre espèce d'inflammation. Ces considérations conduisent à la conséquence que les fièvres intermittentes produites par ces causes doivent être d'un caractère hypersthénique. Quant aux fièvres, qu'on croit produites par un miasme particulier, il est évident que la maladie a un fond spécifique, c'est-à-dire qu'entre les fibres organiques de l'individu (ou plutôt dans ses vaisseaux) ont pénétré des principes hétérogènes, non assimilables. On sait, d'après ce que nous apprend la pathologie générale, que tant que ces principes n'offensent pas les tissus qu'ils touchent, ces derniers ne s'en ressentent point, et que tant que l'énergie vitale n'exerce sur eux nulle réaction, aucun désordre fonctionnel ne pourra avoir lieu, en conséquence aucune maladie. Aussitôt que l'énergie vitale réagit sur l'effet mécanique, surgiront immédiament des phénomènes dynamiques qui constituent autant de symptômes de la maladie. Or, quelle est la manière dont la fibre animale réagit constamment à l'action d'un principe contagieux ou miasmatique, à celle d'un corps étranger non assimilable, ennemi de l'économie, et qui, par ses qualités physiques ou chimiques, l'irrite, l'empoisonne sans cesse ? Les cliniciens observateurs répondront sûrement : La phlogose. Et cette phlogose, qu'elle soit le résultat de l'action d'un miasme inconnu, de la syphilis, de la variole, d'un grain de sable ou d'une épine, elle aura toujours le même caractère dynamique, c'est-à-dire hypersthénique, quoique la valeur en soit différente, suivant la cause amovible ou inamovible. Pour acquérir une idée bien claire et nette de ce que je viens d'exposer, il faudrait relire ce que nous avons exposé dans les prolégomènes de cet ouvrage sur la réaction vitale et sur le dualisme dynamique. Concluons pour le moment que, considérées sous le point de vue de leurs causes, les fièvres intermittentes paraissent se ranger dans la catégorie des maladies hypersthéniques.

Cette conclusion découle encore de l'observation de leurs phénomènes. Un des plus importants fondements de nos principes est celui-ci, savoir : que les symptômes ou les lésions de fonctions ne constituent jamais la maladie, ils ne sont que l'expression de l'altération morbide primitive ou secondaire des organes ou des tissus qui doivent accomplir ces fonctions ; de sorte que l'affection ne doit être recherchée et examinée que dans les organes. En faisant l'application de ce principe à la fièvre intermittente, on conviendra que la pyrexie n'est pas la maladie, mais bien un symptôme, une altération de certaines fonctions, ce qui suppose nécessairement l'existence d'une modification dans tel ou tel organe. La fièvre n'est et ne peut être qu'un être abstrait, de sorte que, considérée en elle-même et en dehors des tissus, qu'elle soit intermittente ou continue, bénigne ou maligne, nerveuse ou pernicieuse, essentielle ou non essentielle, elle n'est et ne peut être qu'une chimère. Sans une modification morbide, matérielle des organes ou des tissus, le mouvement fébrile ne pourra jamais avoir lieu. La maladie consiste dans cette modification : le médecin n'aura jamais bien établi le véritable diagnostic d'une fièvre tant qu'il n'aura déterminé la nature et le siége de cette modification. Mais est-il donné toujours au clinicien d'arriver à ce résultat ? Nous pensons que s'il a l'habitude de l'analyse philosophique des phénomènes, il y parviendra le plus souvent. Quant à la fièvre intermittente, il ne se trompera jamais, car les symptômes en sont constants et clairs, et les résultats trop manifestes pour ne pas en reconnaître du premier coup d'œil la nature et le siége.

2º En quoi la fièvre intermittente consiste-t-elle, si ce n'est dans un trouble très-marqué de la température animale ? L'accès est marqué d'abord par un froid qui frappe tout le corps pendant un temps donné ; la peau devient pâle et froncée, le pouls petit, inégal et fréquent. Ensuite, dans un autre stade, par une chaleur assez intense ; la peau prend alors une teinte rougeâtre, le pouls acquiert du développement, de la force et de la fréquence. Bientôt, dans un troisième stade, par une sueur abondante qui produit du soulagement, du calme dans le pouls et dans la température, jusqu'à ce que, sans aucune cause appréciable, après un intervalle plus ou moins long, le même accès reparaît avec le même train de symptômes. Tels sont les phénomènes essentiels et caractéristiques de la fièvre intermittente puisqu'il ne doit pas être question ici d'autres symptômes secondaires ou accessoires qui surviennent ordinairement après un certain nombre d'accès. Qui ne voit que tous ces phénomènes appartiennent à la circulation et annoncent dans cet appareil une altération particulière ? Qui ne reconnaît la source de ces phénomènes dans les vaisseaux et dans le cœur, puisque, soit primitivement, soit secondairement, ce sont les fonctions de ces organes qui sont apparemment troublés et produisent ce que nous venons d'indiquer ? Devons-nous maintenant nous étonner de voir qu'on ait tant disputé de tout temps sur le siége des fièvres intermittentes, les uns le plaçant dans le cerveau, les autres dans les nerfs, d'autres dans la rate et dans le foie, d'autres dans le canal intestinal, et qu'il y ait eu des praticiens qui n'aient voulu lui assigner aucun point de départ, si ce n'est dans le pouvoir de la périodicité, de l'habitude, dans les mouvements ou dans le royaume des abstractions ? Chacun cependant des phénomènes ci-dessus, mûrement examiné, conduit à faire placer le siége de la maladie dans le système vasculaire. La pâleur d'abord, ainsi que tout le monde sait, n'est pas le résultat de la privation de sang, car le plus souvent il est plutôt l'effet d'un état pléthorique ; ni de l'impuissance du cœur, car au contraire le pouls est fréquent, et le mouvement circulatoire tumultueux. Cela tient aux derniers vaisseaux artériels de la peau, qui, étant crispés, contractés morbidement, de manière à empêcher le sang de se porter à la périphérie, donnent lieu à la pâleur. Le frisson lui-même conduit aussi à la même conclusion. Ce symptôme dépend, selon moi, de la contraction des capillaires artériels qui empêche le sang de se porter vers la peau et de l'échauffer. La chaleur interne persiste, si même elle n'est pas augmentée. De là, la soif intense qui tourmente le malade ; l'altération du pouls dépend aussi de la même cause. C'est là la condition essentielle de l'état pyrétique. La chaleur et la teinte rougeâtre de la peau : ici la scène change. La contraction morbide qui, dans le principe, prévalait dans les extrémités artérielles, prédomine actuellement dans les parties centrales. C'est toujours dans

le même appareil. La sueur enfin n'est elle-même qu'un phénomène vasculaire. La conclusion toute naturelle qui découle de ces remarques, c'est que le siége de la fièvre intermitente simple ne peut exister que dans les vaisseaux sanguins et dans le cœur, ou plutôt dans les nerfs ganglionnaires qui règlent l'action de ces organes. Si nous revenons sur les causes les plus ordinaires de la fièvre intermittente, savoir : les miasmes marécageux et les arrêts de la transpiration, nous voyons qu'elles aussi portent naturellement le trouble dans les vaisseaux sanguins de préférence à tout autre système, puisque le miasme pénètre par endosmose et se mêle au sang, et de là réagit sur les vaisseaux. On peut en dire autant de la sueur, puisque ce sont les vaisseaux qui devaient la sécréter ; aussi sont-ce eux-mêmes qui doivent s'en ressentir le plus lorsque, par une cause quelconque, elle est arrêtée ou rétropulsée.

Ces phénomènes, outre qu'ils nous éclairent sur le siége du mal, nous dévoilent aussi jusqu'à un certain point la nature de la fièvre intermittente. Il est impossible qu'en examinant un fiévreux on ne reconnaisse dans l'excès de sa chaleur vitale, dans ce feu ardent qui a fait donner à cet état morbide le nom de *fièvre*, de *pyrexie*, un état de haute hypersthénie. C'est n'est pas seulement dans le stade de la chaleur, stade dans lequel la peau devient chaude, brûlante, rouge et comme bouffie ; les yeux brillants, injectés, exorbités ; la bouche sèche, la soif ardente et accompagnée du désir des boissons froides, acidulées ; la tête le siége d'une douleur violente ; la sensibilité générale très-exquise ; le malade devient irritable, inquiet, ses artères battent avec force et fréquence, etc., ce n'est pas dans ce stade seul, dis-je, que l'on voit clairement que l'action vitale est excessivement augmentée. Le même fait peut être constaté aussi dans le premier stade du froid où les parties internes se trouvent fort souvent déjà sous l'empire d'une chaleur excessive, où le malade est tourmenté par la soif, par une respiration courte, pénible, asthmatique ; son pouls est fréquent, irrégulier. Le stade enfin de sueur, au lieu d'affaiblir, d'abattre le malade par l'effet de l'abondante transpiration vaporeuse, lui donne du calme et un sentiment de bien-être, ce qui exclut de plus en plus toute idée d'hyposthénie.

Cela a non-seulement lieu dans les intermittentes simples et légitimes qui dominent en automne, mais aussi dans les intermittentes printanières et hibernales, dans lesquelles tous les praticiens reconnaissent ordinairement un fond inflammatoire, qu'ils attribuent mal à propos à une simple complication. Cela se voit bien plus dans les intermittentes pernicieuses, dans lesquelles souvent une inflammation locale est tellement évidente et dangereuse, qu'elle tue le malade. La nature inflammatoire du plus grand nombre des fièvres pernicieuses n'a point échappé à l'observation de Torti, de Borsieri, de Comparetti, de J. Frank, de Bally, et de tous ceux enfin qui les observèrent attentivement. Bally, appuyé d'un grand nombre de faits et de nécropsies, soutient avec Brachet qu'aucune fièvre intermittente, simple ou pernicieuse, ne peut donner la mort sans la coexistence de quelque inflammation locale; et que les désordres de phlogose qu'on rencontre dans les cadavres des individus qui ont succombé à la fièvre intermittente sont bien plus prononcés que chez ceux morts de fièvres continues (41).

3° Voyons à présent quels sont les produits ou les conséquences les plus ordinaires des fièvres intermittentes. Lorsqu'elles sont négligées ou mal soignées, ou bien qu'elles ont récidivé souvent, les praticiens ont observé qu'elles prennent le caractère des fièvres continues. Elles revêtent alors le véritable caractère inflammatoire ou bien elles deviennent lentes et produisent de la pâleur, le marasme, caractère propre à la fièvre étique (artérite lente); elles se transforment aussi en fièvres pernicieuses, ainsi que nous l'avons déjà dit. Nous reviendrons encore sur ce sujet. Elles prédisposent plus ou moins promptement aux affections du foie et de la rate, qu'on appelait jadis *obstructions,* et qu'on nomme actuellement *hépatites* ou *splénites.* En même temps, des phénomènes analogues de lente phlogose ou de congestion se déclarent dans les poumons, et finissent tôt ou tard par la phthisie, ou dans la matrice, et alors il survient des symptômes hystériques. Si ces résultats n'eussent été déjà vérifiés un grand nombre de fois par les nécropsies, on

aurait pu les reconnaître par la seule inspection des symptômes et par la réflexion. En effet, le siége de la maladie étant dans les vaisseaux, c'est dans les viscères les plus vascularisés qu'elle doit se manifester de préférence.

Parmi les produits de la fièvre intermittente, on doit compter aussi l'hydropisie et l'anasarque, dont nous avons démontré l'origine vasculaire et la nature phlogistique, à l'article *Digitale.* Un résultat très-ordinaire, quoique assez lent, de la fièvre intermittente ancienne, c'est un vice organique du cœur et des gros vaisseaux qui consiste dans la dilatation simple ou anévrismatique, le ramollissement et la dégénérescence terreuse de leurs parois, des végétations, enfin, dans les cavités du cœur connues sous le nom de polypes, etc. Ce sont là des résultats d'une phlogose lente du cœur et des artères, phlogose qui s'offre sous la forme de palpitations, d'affections rhumatiques et nerveuses, d'asthme, d'angine de poitrine, etc. Tous ces produits et ces végétations morbides qui succèdent à la fièvre intermittente, sont autant de faits qui viennent à l'appui de la nature hypersthénique de la maladie. Ajoutons, enfin, que la fièvre intermittente produit souvent le scorbut et donne naissance à quelques exanthèmes. Nous verrons plus loin que le fond de ces maladies est également phlogistique, et a pour siége le système vasculaire.

4° Le traitement qui de tout temps a le mieux réussi contre la fièvre intermittente est l'antiphlogistique. Avant la découverte du quinquina, on la traitait à l'aide de la saignée. Galien laissa écrit que, dans l'intermittente tierce, la saignée doit être faite le troisième jour: et Ballonius fait observer qu'on a eu souvent à se repentir d'avoir méconnu ce précepte (42). Dans la fièvre quarte, Galien n'oubliait jamais de tirer du sang (43). Aétius (44), Paul d'Egine (45), Werlhof, Sarcone, Mead (46) et un grand nombre d'autres prescrivaient de même la saignée contre les fièvres intermittentes. Casimir Médicus saignait toujours dans les fièvres in-

---

(41) Traité anatomico-pathologique des fièvres intermittentes simples et pernicieuses. Revue médicale, mars 1824.

Giacomini.

(42) Lib. v. De febrib., p. 161.
(43) De therap. ad Giaucum., l. l. i, p. 201.
(44) Serm. quint., cap. lxxx, lxxxvi.
(45) De re medica, l ii.
(46) Journal général de médecine, par Sédillot, t. xlvi, avril 1813.

termittentes, et il assure avoir trouvé constamment le sang couenneux (47). La nature inflammatoire des fièvres intermittentes, et la nécessité de la saignée pour les guérir radicalement, a été reconnue aussi par Jam. Fellowès (48), par Twining, par Mackensie, par Dempster et par Griffiths (49). Romain Gérardin a eu à se louer des saignées chez les militaires d'une garnison en Corse (50). Le besoin des saignées dans les fièvres pernicieuses est encore plus urgent; aussi les praticiens qui les prescrivent sont-ils en bien plus grand nombre. Indépendamment de Torti, Borsieri, Comparetti, Puccinotti, Bally, dont nous avons parlé, nous pouvons citer Ricci (51), Ranieri, Comandoli et Vacca Berlingieri (52), Pereyra (53), Itard (54), Dufan (55); Fallot (56), Picquet (57) et plusieurs autres. Un cas vraiment extraordinaire, et qui mérite l'attention la plus sérieuse, est celui qu'a publié John Mackintosh, professeur de médecine pratique à Edimbourg, et qui est arrivé sur lui-même. Il était atteint d'une fièvre quarte très-opiniâtre; il voulut, malgré la défense de Celse, se faire saigner durant la période du froid; bientôt après les phénomènes cessèrent, une douce chaleur se déclara presque sans sueur; enfin le paroxysme avorta. Ayant renouvelé l'expérience sur un grand nombre de malades atteints de la même affection à l'hôpital, il obtint, pour effet constant, d'arrêter ou d'abréger singulièrement l'accès. Il parvint aussi plusieurs fois à couper la fièvre pour toujours, et quelquefois à l'amoindrir tellement qu'après quelques accès elle céda immédiatement

au sulfate de quinine (58). A l'exemple de Mackintosh, la saignée a été pratiquée dans des cas semblables par Ridway, et il eut toujours à s'en louer. Il la pratiqua aussi dans les fièvres pernicieuses, et il remarqua qu'à cause de la difficulté qu'on éprouve d'obtenir une suffisante quantité de sang, durant la période du froid, il avait adopté de saigner dans le début de l'accès (59). On a aussi chez nous répété exactement les mêmes expériences, et l'on a obtenu les mêmes résultats. J'ai été moi-même témoin de ces résultats. Aussi n'ai-je plus hésité à pratiquer dès le commencement de l'accès la saignée, et à administrer ensuite la quinine, ou d'autres remèdes analogues, dans tous les cas qui avaient duré depuis quelque temps, et notamment ceux qui avaient récidivé plusieurs fois. J'en ai traité à ma clinique, pendant l'espace de quatre ans, plus de quatre-vingts cas. Plusieurs de ces cas existaient depuis cinq jusqu'à huit mois, quoiqu'on les eût traités par le sulfate de quinine. Deux seuls individus, dans un si grand nombre, ont récidivé, probablement à cause de leur habitude d'ivrognerie. Je prie continuellement tous les élèves et les étrangers qui suivent avec assiduité ma clinique, de me dire franchement s'ils ont jamais vu ailleurs un traitement plus heureux et plus constant que chez nous, de me dire si le sang tiré à ces malades n'était pas presque toujours couenneux, et s'ils ont jamais appris par les malades traités de la sorte qu'ils eussent jamais eu à se plaindre de ces indispositions à la vessie, à l'estomac et à la tête, dont on accuse ordinairement la quinine. Il est vrai de dire que la douleur de tête et la surdité se sont manifestées chez un individu qui n'était malade que depuis peu, et nous crûmes pouvoir le traiter par le seul sulfate de quinine et sans saignée. A part la saignée, les autres moyens qui ont été préconisés dans le traitement des fièvres intermittentes sont *tous* les remèdes hyposthénisants.

(*Note de M. Mojon.*) [Cette assertion pourrait trouver de nombreux contradicteurs. Sans vouloir nous placer dans ce nombre, nous croyons devoir faire

(47) Samml. V. Beobacht. aus. d. Arzn., 2 th., p. 452.
(48) The Edinburg. medic. and. surg. journ.
(49) The Edinb., etc., januar. 1833.
(50) Rev. médic., mars 1826, p. 388.
(51) Repert. med. chir. di Torino.
(52) Archiv. di medic. prat. univer., vol. III.
(53) Journal méd. de la Gironde, déc. 1824.
(54) Mémoires sur quelques phlegm. cérébr. com. caus. de fièvre intermitt. pernic.
(55) Acad. de médec. de Paris, séance du 25 juillet 1826. — Revue méd., sept. 1826.
(56) Journ. compl. du dict. des scienc. méd., août 1826, p. 140.
(57) Revue méd., avril 1828, p. 138.

(58) The Edinburg med. and surgic. journ., apr. 1827, part. I.
(59) Nouvelle Biblioth. médic., sept. 1827.

noter comme simple renseignement historique, que, d'après un grand nombre d'auteurs, tous les remèdes qui ont été préconisés dans le traitement des fièvres intermittentes n'appartiennent pas à la classe des hyposthénisants. Galien, Celse, Van Swieten, parmi les anciens; Frank, Persival, Buffalini et bien d'autres, parmi les modernes, ont eu à se louer d'une nourriture substantielle dans le traitement de certaines fièvres intermittentes, notamment pour empêcher la récidive. On lit dans les ouvrages de Pringle, de Borsieri, de Barthez, que les fièvres périodiques se perpétuent et récidivent souvent si on persiste dans l'administration des purgatifs, des substances affaiblissantes, et spécialement dans l'usage de la saignée. Nous lisons dans l'ouvrage intitulé : *De febribus intermittentibus epitome,* de Joseph-Pierre Frank, les paroles suivantes : « *Ab illis quæ debilitant,* dit-il, *in actum deduci febris consuevit.* » Et pour empêcher la récidive de ces fièvres, cet auteur conseille une bonne nourriture succulente. « *Qui et facile digeruntur,* dit-il, *et satis nutriunt æqua vini generosi portione.* » Rubini était du même avis que Murray, qui disait qu'il n'y a rien de plus absurde que de prescrire le quinquina conjointement aux affaiblissants. On sait que rien ne combat plus sûrement les accès de certaines fièvres périodiques que le contentement d'esprit, et surtout les voyages dans les pays montueux, secs, ou aux bords de la mer. L'histoire de la médecine nous fait connaître des cas de fièvres intermittentes, qui, résistant aux remèdes les plus énergiques, guérirent sous l'influence de la musique, d'une vive émotion agréable, du mariage, d'un baiser, d'une danse et d'autres semblables moyens qu'on n'oserait certainement pas ranger au nombre des hyposthénisants. Davison et Desbois vantent l'éther sulfurique dans la cure de certaines fièvres tierces et quartes. Guérin dit avoir vu, à l'Hôtel-Dieu, M. Geoffroy arrêter les fièvres intermittentes au moyen d'une potion antispasmodique, dans laquelle l'éther et le laudanum entraient à la dose de trente gouttes de chaque. Ils la faisaient prendre en deux fois, une ou deux heures avant l'arrivée de l'accès. Hufeland rapporte, dans son Journal, que des médecins de l'hôpital de Wilna guérissaient les fièvres intermittentes à l'aide du phosphore. Lind prétend qu'avec un vomitif, une heure avant l'accès, et la teinture d'opium une demi-heure après que la chaleur avait commencé, on peut enrayer la maladie, et en empêcher la récidive. Root recommande la narcotine comme fébrifuge. Séguin prétend avoir guéri un grand nombre de fiévreux avec le blanc d'œuf. La gélatine animale contre la fièvre intermittente, dit J. Frank, n'est pas tout à fait sans vertu. Hallé, Gautieri, Leprieur et Leclerc ont observé une diminution sensible dans la durée du frisson après l'emploi de cette substance. — Une foule de praticiens emploient le vin généreux comme véhicule du remède fébrifuge; Frenzel prétend que la vertu antipériodique du quinquina est beaucoup plus grande lorsqu'on l'associe au vin de Malaga. Plusieurs praticiens préfèrent de beaucoup la teinture du quinquina faite avec l'esprit-de-vin, à l'infusion ou décoction aqueuse. Pistrelli et Puccinotti assurent que le vin et l'opium augmentent visiblement la vertu du quinquina. — Des hémorragies très-abondantes ont déjà donné naissance à des fièvres périodiques qu'on n'est parvenu à guérir qu'en donnant de la vigueur aux malades moyennant le vin généreux et une bonne nourriture.]

Le bain d'eau pure, ou de mer, mais froid, dans lequel on plonge le malade durant la période algide, a été prescrit avec succès par Mosman (60), par Giannini (61), par Schillito (62), et par d'autres. Ce moyen est sans doute parmi ceux qui enlèvent l'un des plus puissants stimulants vitaux qu'on connaisse. Nous parlerons en détail, par la suite, d'autres remèdes, tels que les amers. Nous nous sommes déjà occupé de plusieurs autres. On comprend, à présent, la raison pour laquelle quelques praticiens ont préconisé dans les fièvres intermittentes le bleu de Prusse, et d'autres préparations hydrocyaniques, telles que les amandes amères (60*); c'est pourquoi on a prescrit aussi la digitale (61*) et la scille. Cette dernière, dans

---

(60) All. ost., an. cix Bd.
(61) Nouv. Journ. V. Harleys, ix Bd., 1 st.
(62) The London med. Reposit., etc., 1818 may, p. p 8.
(60*) Tract. fit sper. de journ. terapeut. t. ii, 127.
(61*) Idem, p. 262.

notre pratique, a remplacé la quinine. D'autres ont prescrit le camphre (62*), la camomille (63), les baies de genièvre (64), le tartre émétique (65), l'aconit (66), l'ipécacuanha (67), le seigle ergoté (68). C'est que presque tous ces remèdes sont hyposthénisants. — En conséquence, les fièvres intermittentes sont une maladie propre à l'appareil circulatoire et d'une nature tout à fait hypersthénique. — Pourtant l'hypersthénie, qui a son siége dans un organe ou dans un tissu, n'y demeure pas sans modifier plus ou moins sa structure, suivant le degré de son intensité, suivant la structure particulière, les fonctions et les rapports de l'organe ou du tissu affecté. Il en résulte des formes et conditions morbides différentes, lesquelles ont cependant le même fond primitif et la même cause intrinsèque, l'hypersthénie. La connaissance exacte de toutes ces modifications organiques manque encore à la science, et conséquemment on ne saurait donner, quant à présent, une explication assez nette et précise de tous les phénomènes et de toutes les formes de la fièvre intermittente. Sans nous perdre en de vaines discussions, nous allons exposer nettement notre manière de voir sur ce point. Ce que nous allons dire ressort de notre conviction personnelle et ne doit point être confondu avec les faits que nous venons d'exposer relativement à la nature et au siége de la maladie.

Nous croyons que l'hypersthénie, déclarée dans les artères, soit par un miasme absorbé, soit par la suppression de la transpiration, soit, enfin, par toute autre cause, doit produire dans la membrane interne de ces vaisseaux une sorte de turgescence, de sub-inflammation dont le caractère se rapproche de celui de l'érésipèle, en cela qu'elle est superficielle, mais étendue et facile à disparaître et à changer de lieu. De sorte que le paroxysme de la fièvre intermittente simple et récent pourrait n'être autre chose au fond que la manifestation d'une sorte d'érésipèle qui s'empare de la sur-

face interne des artères. Elle commencerait d'abord par les extrémités capillaires, qui seraient pathologiquement resserrées et presque fermées : de là le pouls petit, serré, la pâleur et le froid périphérique, la crispation, le tremblement, le sentiment d'oppression interne de la première période, accompagné de la diminution du volume du corps. La phlogose s'étendrait par la suite dans les gros vaisseaux et dans le centre : de là la seconde période, ou période de chaleur, etc. Enfin, ou l'érésipèle disparaîtrait totalement avec la crise, et de là la sueur et la fin de l'accès, ou bien (ce qui arrive le plus souvent) l'érésipèle se cantonnerait dans quelques petits rameaux vasculaires, et donnerait ainsi lieu à l'intermittence ou à l'apyrexie; mais toujours prêt à s'étendre de nouveau dans le reste de l'appareil vasculaire, si une nouvelle cause d'irritation vient à l'exciter. D'après cela, la fièvre intermittente considérée dans son essence serait une maladie continue, dans laquelle seulement quelques phénomènes seraient interrompus de temps en temps. Dans la même période de l'intermittence, dans laquelle l'individu se croit, du moins pour quelque temps, guéri, le fatal érésipèle, et le miasme qui l'entretient, ou même sans lui, existerait encore concentré dans quelques petits vaisseaux. Cantonnée dans ces vaisseaux appartenant à des viscères qui n'influent pas immédiatement sur la vie, l'affection n'est pas avertie par le malade, ni évidente par des signes extérieurs. Pourtant l'observateur attentif et éclairé la trouve, tantôt dans les vaisseaux de la conjonctive ou de la sclérotique injectés, qui lui font prédire avec certitude le nouveau paroxysme; tantôt dans la rate ou dans le foie, ou bien dans d'autres organes très-vascularisés, dans lesquels prédomine continuellement une grande quantité de sang, même en dehors du temps de l'accès fébrile. Telle est la véritable et unique cause du développement, de l'induration, de l'obstruction phlogistique des viscères abdominaux, lésions qui arrivent constamment après les longues fièvres intermittentes. Les malades pourtant s'aperçoivent souvent, durant le temps de l'intermittence, de quelques légères sensations insolites, de quelque malaise, comme de la fatigue, de l'inappétence, ou d'une faim morbide, de palpitations de cœur, de bâillements répétés, etc., qui annoncent un état ma-

---

(62*) Ibid., p. 350.
(63) Loc. cit., 393.
(64) Loc. cit.
(65) Op. cit., t. III, p. 72.
(66) Loc. cit., p. 121.
(67) Loc. cit., p 144.
(68) Loc. cit., p. 542.

ladif. Quant au retour de l'accès, la chose n'est pas difficile à concevoir. Toute cause, quelque légère qu'elle soit, peut rallumer l'érésipèle déjà existant. Mais comment expliquer le surprenant phénomène de la régularité et de la constance des périodes? Si nous étions convaincu de la nécessité d'expliquer le phénomène de la périodicité, nous aurions bien des choses à dire; car ce phénomène, nous le voyons aussi hors de nous, dans les agents qui nous environnent et qui nous touchent.

(*Note d. Trad.*) [La lumière, la chaleur, les aliments, la boisson, etc., n'alternent-ils pas avec les ténèbres, le froid, l'abstinence, etc.? Les saisons de l'année sont périodiques, ainsi que le flux de la mer et bien d'autres phénomènes météorologiques. Si nous faisons passer notre attention des corps inorganiques, mais qui ont néanmoins une action directe sur nous, sur ce qui se passe dans les corps organisés, et notamment dans notre intérieur même, nous verrons aussi que presque toutes nos fonctions se trouvent soumises à une loi générale d'intermittence. Tout s'alterne dans la vie : le mouvement avec le repos, le sommeil avec la veille, le plaisir avec la douleur; la faim, la soif, la menstruation, les évacuations, tout a une périodicité. Conséquemment on ne doit pas s'étonner de voir qu'il y ait des maladies soumises à la loi d'une périodicité déterminée. C'est bien avec raison que le docteur Manni écrivait : « Je suis surpris qu'il y ait des maladies qui n'aient pas une marche périodique, car il me paraît fort naturel que toutes devraient marcher de la sorte (a). »]

D'après l'idée que nous nous sommes faite de la fièvre intermittente, on pourrait regarder ici cette maladie comme une sub-artérite, lorsqu'elle est simple, et avec un fond spécifique lorsqu'elle est causée par un miasme. Elle cesse bientôt d'être telle et prend de nouvelles formes; elle se complique alors d'autres conditions par la répétition des accès; le reste d'érésipèle est cantonné, caché en quelque sorte dans la rate, ou dans le foie, et finit par déterminer dans ces viscères une splénite, une hépatite lente qui devient la partie principale de l'affection. Quelquefois cette phlogose

devient aiguë, et alors elle donne lieu à une fièvre continue; mais si elle reste chronique, la fièvre garde son type périodique. Il s'agit alors d'une hépatite, d'une splénite chronique avec sub-artérite quotidienne ou tierce. Dans d'autres cas, le péricarde, le cœur, les gros vaisseaux sont le siége permanent de l'érésipèle; ce qui produit à la longue une péricardite ou cardite, une artérite chronique, avec redoublements aigus vers l'après-midi (fièvre étique des auteurs); laquelle finit ordinairement par des lésions matérielles dans les organes indiqués, ou par l'hydropéricarde.

La fièvre intermittente peut avoir aussi un autre triste résultat; c'est lorsque, pendant l'accès, l'érésipèle n'étant pas répandu également dans les vaisseaux artériels, sans pourtant les quitter, se jette avec violence sur quelque viscère important, tel que l'estomac, le cœur, les poumons, le cerveau, etc. Il s'ensuit des altérations profondes, et, dans certains cas, même la paralysie ou la gangrène. Telle est la pathogénie de la fièvre pernicieuse, qu'on devrait regarder comme une artéro-gastrite violente, une cardite, une artéro-pneumonite, une artéro-méningite, etc., selon l'organe où l'érésipèle a fixé son foyer principal.

Telles sont nos idées sur les fièvres intermittentes. Je sais bien qu'elles ne plairont pas à tout le monde, et qu'elles auront des objections nombreuses à surmonter, entre autres celle-ci, savoir : de vouloir réduire toutes les affections à la phlogose. A une telle objection, et à plusieurs autres de même force, nous croyons ne devoir rien répondre. Il n'en est pas ainsi de quelques autres que nous allons faire connaître.—Plusieurs praticiens veulent que la périodicité soit considérée à part, comme une chose mystérieuse, comme maladie particulière, indépendante de l'accès principal, et qui exige des moyens curatifs spéciaux. On voudrait, pour ainsi dire, l'associer à la puissance de l'habitude ou des mouvements, lui donner une valeur physique, matérielle, et en faire un *quid sui generis* indéfini. Si l'on a jamais abusé des abstractions, c'est certainement à l'égard de cette périodicité qu'on en abuse. L'intermittence, la continuité, la durée, la rapidité ou la lenteur, la périodicité enfin ne constitue dans aucun cas les éléments d'une maladie; ce sont uniquement des qualités extrinsèques, tout à fait in-

____

(*a*) Delle malattie periodiche. Parigi, 1837, p. 1.

dépendantes d'elle. Otez la maladie, et dites-moi ce qui reste de la périodicité? Que si quelqu'un voulait combattre directement cet être imaginaire qu'on nomme périodicité, comment parviendrait-on à le vaincre sans abattre d'abord l'affection principale, à moins toutefois qu'on ne préfère la faire passer du type intermittent au type continu? Pourquoi, je le demande à ces praticiens, ne font-ils pas de cette continuité, qui est pourtant quelque chose de plus que l'intermittence, un autre élément morbide distinct? L'intermittence de la maladie, qui n'est autre chose que la reproduction et la cessation temporaire du mal, sous l'influence de certaines causes, est un phénomène qui ne saurait entrer dans notre conception comme un être positif, pour mériter un traitement spécial.—L'intermittence des symptômes d'une maladie est une chose beaucoup plus ordinaire qu'on ne le croit. On pourrait peut-être aussi remarquer ce fait dans l'un ou dans l'autre symptôme de toutes les maladies. Dans la pneumonie, la toux et la douleur ne sont-elles pas intermittentes? Dans la gastrite, le vomissement n'est-il pas également intermittent, bien que l'inflammation soit continue? Qu'y a-t-il donc d'étonnant que, dans l'affection qui nous occupe, l'altération dans le pouls ou la fièvre ne soit pas continue? Nous avons démontré le même fait dans l'épilepsie elle-même, dont la condition pathologique est continue. Telle est aussi la fièvre intermittente. Pour celui qui ne voudrait pas y croire, je pourrais lui présenter un individu, tourmenté de céphalalgie occasionnée par une exostose aux os du crâne, et chez lequel la céphalalgie est intermittente quotidienne et quelquefois tierce; pourtant l'exostose est continue; mais ce qui n'est pas continu c'est l'état d'engorgement, d'expansion des parties renfermées dans le crâne, condition essentielle pour que l'impression de l'exostose devienne douloureuse. C'est ce qu'on voit souvent aussi lorsqu'on a une dent cariée. En conséquence, si on ne peut concevoir d'une part une maladie véritablement intermittente, on peut montrer à chaque instant des maladies continues et qui offrent des phénomènes d'intermittence.

Il est des auteurs qui voient dans un même accès de fièvre intermittente plusieurs conditions ou états morbides, ou même plusieurs affections distinctes. La période du froid, ils l'appellent période de concentration, d'abattement, d'hyposthénie. La période suivante, ils la nomment période d'excès, d'engorgement, de réaction, et ils la jugent d'une nature opposée. Ils affirment que les hypersthénisants tels que l'opium et l'alcool conviendraient dans la première période, tandis qu'ils nuiraient dans la seconde, qui, selon eux, réclame les remèdes dits tempérants, rafraîchissants. Nous ne comprenons pas la transition instantanée d'un état dynamique à un état dynamique opposé dans une même maladie, sans aucune cause extérieure qui ait pu la déterminer. Nous admettons bien que l'hypersthénie puisse s'éteindre spontanément par l'effet d'évacuations spontanées, ou par arrêt de quelque fonction, mais jamais se convertir en hyposthénie. Nous ne saurions pas concevoir qu'à l'état d'abattement vital, ou d'hyposthénie, puisse succéder, sans aucun secours extérieur, un tel excès d'énergie, que non-seulement l'hyposthénie disparaît, mais encore elle est remplacée par un état diamétralement opposé. Quelle que fût cependant notre répugnance pour de pareilles doctrines, si les stimulants et les hypersthénisants étaient réellement utiles dans la période de froid, nous nous soumettrions volontiers aux faits; mais c'est précisément le contraire, ainsi que la pratique journalière le démontre. Si l'on disait au moins que l'opium et l'alcool ont coupé quelquefois le paroxysme, je dirais : Oui, c'est vrai; ces substances ont diminué la période du froid et hâté la période de la chaleur; mais nous ajouterions que les médecins qui les ont prescrites ont mal agi, puisqu'ils ont médicamenté à contre-sens. Ce n'est pas une chose nouvelle en thérapeutique qu'un état phlogistique soit dompté, malgré l'emploi d'un agent hypersthénisant; nous en avons déjà donné la raison ailleurs. Mais comment oserait-on administrer un hypersthénisant à un malade qui doit sous peu d'instants éprouver des symptômes d'hypersthénie? S'il est certain qu'il y a des fièvres intermittentes qui sont guéries, même avec l'opium, il est certain aussi que d'autres se sont guéries d'elles-mêmes et sans rien faire; mais ce sont là des cas qui ne peuvent servir de règle, ni autoriser à rien conclure.

Nous pouvons, en attendant, opposer à cette pratique les guérisons réelles obtenues par l'immersion des malades dans un bain froid ou dans l'eau de la mer, dès l'invasion de l'accès, lequel s'arrête à l'instant pour ne plus reparaître. Je ne crois pas qu'on voudra regarder une pareille pratique comme propre à vaincre l'abattement de la fièvre, puisque l'eau froide a une action hyposthénisante. Ajoutons que, fort souvent, l'accès a avorté à l'aide de la saignée pratiquée au début de la période de froid, ainsi que l'ont observé cent fois Mackintosh, Ridgeway et d'autres. Cette expérience, qu'on pourrait bien appeler péremptoire, ne permet plus de soutenir aujourd'hui que les deux périodes constituent deux états morbides d'une nature opposée dans les fièvres intermittentes.

A ce que nous avons dit relativement à l'origine des fièvres pernicieuses on pourrait objecter que les auteurs en ont admis de nature différente, telles que la pernicieuse phlogistique, la pernicieuse algide, etc. On veut que cette dernière soit de nature hyposthénique; d'autres admettent qu'elle émane d'un fond nerveux, bilieux, etc. Mais, pour éclaircir ce point de doctrine, il nous faudrait entrer dans de trop longs détails.

En quatrième lieu, on pourra nous objecter que, de tous les remèdes qu'on a tant vantés pour combattre les fièvres à accès, aucun n'est comparable au quinquina. Bien souvent, telle fièvre rebelle à plusieurs agents thérapeutiques a cédé comme par enchantement au quinquina, ce qui prouverait que ce remède a une action, une vertu spécifique, et que la condition pathologique de ces fièvres est conséquemment, elle aussi, spécifique. Nous répondons à cela que, si on voulait faire attention aux éloges qu'on a prodigués, tantôt à l'un, tantôt à l'autre remède contre les fièvres intermittentes, on serait autorisé à douter de la vertu merveilleuse et absolue du quinquina. Mais nous savons d'ailleurs que les éloges sont bien souvent irréfléchis ou trompeurs. Nous aussi nous avons guéri plusieurs fièvres intermittentes avec la digitale, avec la scille, avec la cantharide, avec le nitre, avec le seigle ergoté, avec les préparations de fer, etc. ; mais fort souvent aussi nous avons rencontré des cas que ces moyens ne guérissaient point, et nous dûmes alors, pour nous en débarrasser, avoir recours à la quinine. Nous sommes, nous, bien convaincu que tous les succédanés du quinquina sont loin d'atteindre son degré d'efficacité. Et puisque, dans un grand nombre des fièvres intermittentes, il faut admettre la présence d'un miasme,

et conséquemment une condition mécanico-spécifique, nous n'aurions aucune peine à concevoir que ce principe inconnu pût être détruit, décomposé ou neutralisé par une autre qualité également inconnue résidant dans le quinquina. Cela n'est point en opposition avec ce que nous avons déjà dit sur la nature hypersthénique ou phlogistique de la fièvre intermittente, et sur l'action hyposthénisante du quinquina. Une semblable action serait au surplus une vertu de nature inconnue à une autre vertu que nous connaissons. Cependant, lorsqu'on réfléchit que le quinquina est assez souvent impuissant à couper radicalement la fièvre, qu'il ne fait que suspendre temporairement les accès, puisque quelque temps après l'individu retombe dans le même état, quoiqu'il ne se soit plus exposé à l'action de nouveaux miasmes, je serai porté à nier une semblable action spécifique. Effectivement, un remède, un agent chimique quelconque, qui serait apte à détruire le miasme, couperait la maladie à l'instant et pour toujours.

(*Note de M. Mojon.*) [Nous ne saurions admettre ici l'opinion de l'auteur, savoir : que toute substance capable d'anéantir la cause accidentelle, spécifique ou essentielle, cachée ou manifeste d'une maladie, doit être aussi capable de rendre la santé à l'instant. L'aphorisme qui dit : *Sublata causa tollitur effectus* subit en pathologie de nombreuses exceptions. Ne voyons-nous pas souvent des hépatites chroniques persévérer malgré l'évacuation des calculs bilieux qui les avaient produites? des épilepsies excitées par la présence de vers dans les intestins, continuer longtemps, bien qu'on ait obtenu l'élimination de la cause? combien de fois ne voit-on pas l'éclampsie, dont la cause première était la grossesse, persister après l'accouchement? Le *delirium tremens* des ivrognes ne persiste-t-il pas malgré l'abstinence des alcooliques qui l'ont produit? La crainte, la terreur, la vue d'une décapitation, d'un accès convulsif, suffisent pour faire naître chez quelques individus impressionnables une épilepsie périodique et chronique. En conséquence, en supposant que le quinquina fût capable de tuer, d'anéantir, de décomposer le miasme producteur de certaines fièvres intermittentes, il ne s'ensuit point que l'organisme qui en a reçu l'impression doive se remettre immédiatement dans son état normal primitif. Il nous paraît plus logique, quant à présent, de nous borner à signaler le quinquina comme un remède héroïque contre la véritable fièvre intermittente simple, comme un antipériodique par excellence; car si nous considérons le quinquina sous le simple point de vue de son action dynamique hyposthénisante, nous ne trouverions pas une explication suffisante de sa propriété éminemment fébrifuge, et pour ainsi dire élective.]

Le quinquina, au contraire, laisse souvent persister pour ainsi dire le germe de la fièvre, et il ôte ou étouffe dans le corps les dispositions à s'apercevoir de son existence, ce qui équivaut à dire que le quinquina dans ce cas n'exerce son action que sur la partie dynamique du mal. Cette considération est l'expression des faits qu'on observe journellement; elle répand, selon nous, une lumière immense sur le sujet en question et sur toute la pathologie en général. Je crains pourtant que les partisans de la réforme italienne, qui se sont écartés du dynamisme, et qui n'ont pas bien compris nos idées sur la réaction vitale, ne sachent pas la reconnaître. Quant aux partisans d'une autre école, je ne doute point qu'ils ne la repoussent avec humeur. Nos réflexions cependant sur ce point sont appuyées sur un autre fait que tous les praticiens connaissent, savoir : que les fièvres coupées avec le quinquina récidivent plus souvent que celles qui ont été guéries par d'autres moyens. En conséquence, nous sommes conduits à cette singulière conclusion, que contre la véritable fièvre intermittente plusieurs autres médicaments jouiraient d'une vertu qu'on pourrait avec plus de fondement considérer comme plus spécifique que le quinquina. Je sais bien qu'aux yeux de plusieurs personnes cela paraîtra un paradoxe, mais il en sera autrement dans l'esprit des hommes habitués à réfléchir logiquement et qui savent bien que vaincre une fièvre d'une manière durable, ce n'est que la tenir bridée ou étouffée pendant un certain temps. D'ailleurs, en laissant même de côté tout cela, pourquoi aurions-nous recours à une idée mystérieuse, abstraite, qui n'ajoute rien ni pour la satisfaction de l'esprit, ni à la pratique, d'autant plus qu'on peut trouver une raison satisfaisante dans les principes que nous avons exposés. Il n'est pas surprenant que, parmi les nombreux remèdes propres à combattre la maladie, il y en ait qui, par leur action prompte et énergique, ou par quelqu'un de leurs effets secondaires, puissent convenir et produire ce même résultat d'une manière bien plus complète qu'avec tous les autres. Celui qui oserait nier, par exemple, dans le traitement de la néphrite les effets salutaires du nitre, et qui le prescrirait pourtant à dose convenable, verrait avec surprise disparaître le mal bien plus promptement qu'avec tout autre remède. Dira-t-il pour cela que cet agent est un véritable spécifique de l'inflammation des reins? L'eau glacée et la glace elle-même, qu'on prescrit pour l'usage intérieur après la saignée, et avec tant d'avantage dans le traitement des gastro-entérites, seront-elles pour cela un spécifique? Combien de fois n'a-t-on pas vu une maladie résister à l'action d'un remède très-actif, et céder ensuite à l'action d'un autre agent moins énergique, ou bien au premier à plus petite dose? Cela dépend des relations secondaires qui existent entre le remède et la maladie, c'est-à-dire du degré de force, de promptitude d'action, de durée et de tendance pour tel tissu ou organe en particulier. On explique par là aussi pourquoi la saignée, si efficace contre les phlogoses, est moins utile dans quelques-unes d'entre elles, comme par exemple dans celle des artères, que bien d'autres moyens beaucoup plus faibles, mais dont l'action est plus prompte et plus immédiate sur les membranes des artères; tel est précisément le quinquina.

Je crois pouvoir résumer en six chefs les idées que je viens d'exposer : 1º Que la fièvre intermittente a son siége dans le système vasculaire sanguin. 2º Que, sous le point de vue des altérations pathologiques, c'est une maladie continue. Sous celui de sa forme symptomatique, elle a une marche intermittente. 3º Que, quant à ses causes, ses symptômes, ses résultats et à ses moyens curatifs, elle appartient à la classe des maladies hypersthéniques, et qu'elle est tantôt simplement dynamique, tantôt associée à un fond spécifique. 4º Que l'altération organique présumée de cette fièvre a pour essence un érésipèle interne vasculaire (sub-artérite), d'abord périphérique, ensuite centrale. 5º Que si la maladie dure pendant un certain temps, les artères sont alors affectées de phlogose chronique avec accès quotidiens aigus, suivis ordinairement d'anasarque, ou bien d'un état de phlogose dans le foie, dans la rate ou dans quelque autre viscère, et parfois d'une altération pathologique dans les organes thoraciques. 6° Que la fièvre pernicieuse n'est autre chose qu'une artérite érésipélateuse très-vive, violente, avec un noyau fort profond, ou avec une congestion de quelque viscère essentiel à la vie. — On peut encore déduire de ce que nous avons dit une autre conséquence qui nous fait rentrer dans la question pharmacologique, savoir que le quinquina ne produit, dans le traitement de la fièvre intermittente simple ou pernicieuse, des effets si prompts et évidents que parce que son action dynamique porte particulièrement sur les vaisseaux capillaires sanguins, et parce que aussi son action hyposthénisante est instantanée et fugace. C'est pour cela qu'il est si utile, pour empêcher l'engorgement vasculaire, pour éteindre ou apaiser dans les vaisseaux ce feu mobile qui devient si souvent fatal, et que nous avons comparé à l'érésipèle. C'est en cela, d'après nous, que consiste l'efficacité spéciale du quinquina, savoir: d'empêcher le trouble de la circulation dépendant d'une cause particulière qui agit dans les vaisseaux. Pour obtenir ce résultat, nous n'avons peut-être aucun autre agent thérapeutique qui puisse se comparer au quinquina; que si la cause efficiente ou matérielle de la fièvre est récente, non enracinée dans la fibre animale, le quinquina parvient à couper entièrement avec l'accès la maladie elle-même; mais si cette cause morbide s'est déjà enracinée dans les tissus organiques, si elle y a produit des altérations profondes, alors le quinquina ne serait plus assez énergique pour la vaincre entièrement, car son action est trop passagère. Aussi, après avoir été réprimé par le quinquina, le trouble circulatoire reparaît aussitôt que l'action du remède aura été épuisée. D'autres moyens plus énergiques, et d'une action plus durable, sont alors nécessaires pour rendre la santé au malade. Ces moyens cependant peuvent être toujours utilement combinés avec le quinquina. Les amers, les antimoniaux, les préparations ferrugineuses, etc., sont indiqués dans ces cas; mais ce qui m'a le mieux réussi, c'est la saignée. La raison en est simple : il existe soit une phlogose locale, aiguë ou

chronique, soit une pléthore artérielle. Ce qui confirme d'ailleurs cette manière de voir, c'est que le sang que l'on tire est constamment couenneux. Que l'on fasse donc précéder dans le traitement des fièvres intermittentes la saignée à l'administration du quinquina, et on aura toujours à s'en louer. On n'aura plus alors à lutter contre ces interminables fièvres périodiques qui paraissent se taire tant que le malade ne cesse de se saturer de quinquina, et qui reparaissent aussitôt qu'il en suspend l'usage. On ne verra plus de ces obstructions, de ces hydropisies qu'on rencontre si communément chez les habitants des endroits marécageux, ni de ces morts subites, de ces affections si graves qui paraissent tout à coup, et dont la cause réside dans l'altération organique des viscères, altération préparée petit à petit par la fièvre intermittente. Les faits et réflexions qui précèdent enlèvent donc au quinquina une partie des vertus prodigieuses qu'on lui accordait contre les fièvres intermittentes, mais ils le recommandent au contraire dans d'autres maladies, d'où on l'avait exclus. Dans mon opinion, c'est à tort que les praticiens bornent l'usage du quinquina aux seules fièvres intermittentes.

(Note de M. Mojon.) [Ce reproche ne nous paraît pas bien fondé. Dans la plupart des traités de médecine et de matière médicale, anciens ou modernes, on recommande le quinquina pour une foule de maladies. Son usage n'a pas été restreint à combattre *uniquement* les fièvres intermittentes; de tout temps les praticiens ont reconnu dans ce remède une efficacité remarquable contre le typhus, la fièvre étique, le rhumatisme, la goutte, le catarrhe des vieillards, certaines maladies cutanées, scrofuleuses, l'aménorrhée et la chlorose, l'épilepsie, l'érésipèle, le choléra-morbus, les affections gangréneuses et cancéreuses, la carie, l'ascite, etc. Nous ne voulons pas examiner ici la valeur de ces indications ni les doctrines qui les ont dirigées; toujours est-il cependant que le quinquina et ses différentes préparations ont été appliqués au traitement d'un grand nombre d'affections.]

Ses effets sont également salutaires dans toute autre phlogose qui a pour siége la paroi interne des artères et des veines. Il la combat heureusement si elle est simple, superficielle, et d'un caractère érésipélateux. C'est ce qu'on observe tous les jours à notre clinique dans les sub-artérites, les phlébites, la fièvre rhumatismale, les exanthèmes, dans plusieurs hémorragies, dans le scorbut récent, dans la fièvre intermittente légitime, etc. Il agit efficacement contre toutes ces affections et contre plusieurs autres plus violentes, si on l'associe à la saignée. La fièvre dite synoque, le scorbut de vieille date, l'intermittente pernicieuse, la fièvre étique, etc., sont de ce nombre. Dans ces affections, bien que le quinquina seul ne soit pas suffisant pour la guérison, il est pourtant d'un immense secours pour apaiser le trouble de la circulation, et par là la phlogose; il permet, en attendant, à la saignée et aux autres moyens dont l'action est plus lente, de produire leur effet et d'amener la guérison d'une manière durable. Le quinquina, de son côté, calme, affaiblit l'affection s'il s'agit d'une phlogose lente produite par des agents spécifiques, ou entretenue par des altérations organiques et qui se manifestent sous la forme de palpitations de cœur, de syncopes, d'asthme, d'étisie, de cardite, d'hypertrophie, de dilatation anévrismale, de lithiase, et très-souvent aussi de végétations morbides, telles que pseudomembranes, ou polypes dans la cavité du cœur ou des gros vaisseaux; parfois aussi d'épanchement séreux dans le péricarde, de tubercules, d'ulcères, de suppurations pulmonaires, etc., etc. Les différentes préparations de quinquina arrêtent ou préviennent les attaques que le vice organique provoque continuellement. Le malade en éprouve un soulagement assez marqué, et il peut vivre longtemps sous l'influence de ce médicament, malgré la présence d'un anévrisme grave ou de tout autre vice qui, abandonné à lui-même, menacerait à chaque instant son existence. Le quinquina calme dans ces cas les troubles dynamiques de la circulation. Il est constant, du moins pour nous, que les altérations organiques ne produisent le plus souvent la mort que par le trouble dynamique qu'elles occasionnent. Or ce trouble est généralement parfaitement prévenu ou combattu par l'usage du quinquina.

Parmi les cas nombreux de maladies organiques que j'ai traitées avec un grand avantage à l'aide du sulfate de quinine, je citerai celui d'une dame de Brescia affectée depuis plusieurs années d'un énorme anévrisme à l'arc de l'aorte. Son mal s'étant compliqué d'hydrothorax et d'anasarque, elle était mourante lorsque j'ai été appelé en consultation par M. Zilioli-Landi : pouls filiforme, visage décomposé, orthopnée extrême; pulsations tantôt fortes, tantôt faibles à la région du cœur. On ne lui accordait que quelques heures de vie. J'ai prescrit le sulfate de quinine à forte dose, par cuillerées répétées, dans un sirop, afin de calmer ces battements tumultueux et dispnoïques qui existaient dans la poitrine, sans y attacher pourtant un grand espoir. Chose étonnante! après un jour de l'usage de ce remède, la malade se réveille de l'agonie; la suffocation cesse, les forces se relèvent, et elle se rétablit petit à petit. Elle a vécu encore une année dans un état satisfaisant, et n'est morte que dans un hiver extrêmement rigoureux.

Nous devrions actuellement expliquer pourquoi le quinquina, chez quelques individus, produit la céphalalgie, un trouble dans les idées, la surdité. Comme cependant, dans les cas nombreux que nous avons traités avec la quinine et la saignée, les phénomènes ont manqué complétement, nous avons pensé qu'ils pouvaient tenir à l'état pléthorique des sujets. Les extrémités des vaisseaux sanguins étant par l'action du quinquina mises dans un état d'hyposthénie ou d'inaction, il est évident que le superflu du sang doit éprouver une sorte de stase quelque part; cette stase doit être plus marquée là où les vaisseaux sont plus petits et plus éloignés du cœur. C'est ce qui a lieu probablement dans les vaisseaux cérébraux. De là les phénomènes en question si on ne fait pas ouvrir la veine avant de donner la quinine. Que la source de ces phénomènes soit dans l'inaction des vaisseaux capillaires, cela est prouvé par la disparition de la céphalalgie fébrile, du délire et de la surdité, sous l'influence du sulfate de quinine. Nous avons observé à notre clinique un bel exemple de ce cas : il s'agit d'une otite interne, intermittente (perniciosa cophotica), que nous avons traitée, durant la période de surdité, à l'aide du sulfate de quinine à haute dose. Les accès sont allés en diminuant, et enfin ils ont fini par disparaître complétement. — Il y a à peine huit jours encore que j'ai été moi-même saisi d'une fièvre synoque, par suite d'un coup de soleil, et après être entré dans une serre échauffée à 35° R. Après une saignée abondante et une forte dose d'aloès, prise au début, la fièvre baissa, mais la douleur de tête continua dans le même état; j'ai pris en quinze heures 13 décigrammes (26 grains) de sulfate de quinine. Je n'en avais pas encore pris la moitié que la céphalalgie avait disparu. Dans la nuit j'ai eu des sueurs abondantes; le lendemain j'étais encore un peu sourd, mais le mal de tête avait disparu entièrement. On pourrait conclure de tout cela que les phénomènes encéphaliques ne sont pas de nature phlogistique, et qu'en conséquence, on ne doit nullement redouter l'administration du quinquina dans les cas de céphalalgie, de délire et de surdité. Ajoutons que ces phénomènes, quoiqu'ils puissent par des circonstances particulières devenir fort incommodes, n'ont pourtant jamais produit de conséquences fâcheuses. Je n'ai jamais vu un seul individu qui eût perdu pour toujours l'audition, ni la raison, par l'effet du quinquina; aucun qui eût éprouvé de céphalalgies obstinées, quoique des milliers d'individus en aient fait usage. Que si l'on vient me dire qu'il y a eu des malades qui ont déliré et qui sont morts d'encéphalite après l'administration du quinquina, je répondrai que cela est arrivé indépendamment du remède, ainsi qu'on le voit souvent dans les gastro-entérites. Quant à ceux qui prétendent avoir essayé les petites doses de quinine dans quelques cas de phlogose, et avoir été obligés d'en suspendre l'usage à cause des effets délétères du médicament, je leur dirai qu'ils auraient dû en augmenter la dose, au lieu d'en suspendre l'usage, jusqu'à ce qu'ils eussent obtenu les véritables effets du remède, à la place de ceux de la maladie. Je dois ici rappeler aux personnes qui voudraient vérifier nos expériences, que dans les phlogoses progressives ou commençantes on ne doit pas faire attention, en donnant la quinine, aux premiers effets, car ils appartiennent à la maladie et non au remède; ces effets disparaissent aussitôt que le remède aura déployé toute son énergie.

On a souvent signalé après l'emploi du sulfate de quinine des symptômes d'irritation dans l'urètre, bien que je ne les aie jamais observés. Le docteur Fagiuoli, de Vérone, m'a fait part d'un cas de cette espèce. Un enfant atteint de fièvre tierce, ayant pris quelques pilules de sulfate de quinine, éprouva une démangeaison dans le pénis en urinant, et

rendit quelques gouttes de sang; en reprenant le même sel, quelque temps après, l'urine redevint sanguine, et ce phénomène reparut plusieurs fois même lorsqu'on lui administra le quinquina en substance. Ce phénomène n'était accompagné d'aucune douleur ni de tuméfaction, de sorte que l'enfant conservait après l'accès sa gaieté ordinaire. — Pour expliquer la maladie urétrale, on peut avoir recours au principe déjà connu, savoir : que les substances acides et salines, après avoir été assimilées, reprennent facilement leurs propriétés physiques lorsqu'elles reviennent par les voies urinaires. L'acide sulfurique ou le sel de quinine a pu donner naissance dans l'appareil urinaire à quelque nouveau corps dont l'action irritante aurait porté atteinte à l'appareil urinaire. Quant au cas d'hématurie observé par M. Fagiuoli, on ne saurait certainement l'expliquer avec cette seule donnée. Comment concevoir l'écoulement de trois ou quatre gouttes de sang par l'urètre, après l'usage de quelques centigrammes de quinine, et cela sans la moindre douleur? Le phénomène dont il s'agit nous paraît au reste analogue à celui qu'on observe quelquefois après l'usage des cantharides et qu'on explique de la même manière. En diminuant l'énergie vitale des vaisseaux urinaires, la quinine relâche tellement les pores de ces vaisseaux que le sang peut s'en échapper. Pour éclaircir le fait de M. Fagiuoli, il aurait fallu soumettre le même enfant à l'action du nitre ou de la digitale, qui aurait pu donner lieu au même phénomène; mais cet individu déjà grandi, et dont les reins se sont peut-être fortifiés depuis, tolérerait probablement aussi maintenant le sulfate de quinine, sans éprouver la moindre hématurie. Arrivée au point où nous l'avons placée, la discussion sur l'action du quinquina offre un nouveau champ d'observations utiles à la pratique. Nous avons dépouillé ce remède de toutes ces vertus mystérieuses dont on l'avait doué arbitrairement, et mis, nous le croyons du moins, les praticiens dans une voie toute nouvelle d'observation positive.

§ VII. *Action mécanique.* — L'écorce péruvienne, réduite en poudre très-fine, peut être appliquée sur les plaies récentes sans que l'inflammation augmente ni la douleur. Le sulfate de quinine et les autres sels peuvent aussi être employés par la méthode endermique, savoir : sur la peau dépouillée de son épiderme, sans qu'il en résulte presque jamaise de phlogose ni sensation de douleur. Cela suffit pour prouver que le quinquina et les différents sels de son alcaloïde ne jouissent d'aucune faculté irritante mécanique. Une circonstance cependant à remarquer relativement à la poudre de quinquina, c'est sa nature indigeste à cause de la partie ligneuse et du peu de résine qu'il contient. En conséquence, cette poudre peut nuire aux estomacs délicats et donner lieu à une plénitude, à une sub-inflammation, à la constipation ou à la diarrhée. Ces effets sont purement mécaniques et ne peuvent pas avoir lieu dans les cas où on administre la quinine. Par l'usage du sulfate de quinine les malades n'éprouvent tout au plus qu'une légère chaleur à l'épigastre; encore cela n'est pas constant. On dirait que le quinquina a quelque action contre les vers, et qu'il est conséquemment anthelmintique; car Ramazzini (69), Lanzoni (70), Vand en Bosch (71), et les médecins de Wratislavie l'estiment comme tel (72). De cette action mécanique on peut tirer quelque avantage dans la pratique. On ne doit cependant jamais préférer le quinquina aux autres moyens anthelmintiques dont la vertu est plus énergique.

§ VIII. *Mode d'administration.* — 1º Le procédé le plus simple et le plus économique pour l'administration du quinquina est celui qu'a suivi un négociant français à Caracca, savoir: de faire dormir les fiévreux dans un magasin de quinquina (73). Les seules émanations de cette écorce paraissent avoir dans ces cas une action assez puissante pour couper la fièvre.

2º Ordinairement on prescrit le quinquina en poudre, mais on ne saurait assez avoir soin qu'il soit finement pulvérisé, car, à circonstances égales, l'efficacité de cette écorce est en raison de la finesse de sa poudre. On croit que la première poudre n'est pas la meilleure parce qu'elle dérive des lichens qui la recouvrent; ni la dernière, parce qu'elle contient plus de matière ligneuse. Les malades la prennent en substance ou en infusion dans l'eau; on la laisse infuser

dans un lieu chaud pendant dix ou douze heures, en remuant le vase de temps à autre, et on le donne ensuite au malade, ayant soin qu'il avale la poudre et le liquide ensemble. La dose est de 50 centigrammes (10 grains) à 6 grammes (1 gros et 1/2), à répéter huit fois par jour. Cette dose cependant doit varier selon la maladie et l'âge du sujet. Les fièvres intermittentes et les fièvres pernicieuses en exigent de très-hautes doses. On est souvent dans la nécessité d'aller au delà de 60 grammes (2 onces), dans le courant de la journée. Et même dans ces maladies on administre le quinquina par plusieurs voies et à très-fortes doses.

On est surpris de voir jusqu'à quelle dose on peut élever impunément ce remède. On pourrait dire que ce médicament est le seul qui peut être employé à doses énormes avec avantage et sans causer aucun mal lorsqu'on en abuse. D'après nos principes, cependant, cette particularité n'est pas inexplicable. Pour enlever ou pour prévenir l'érésipèle à la surface interne des vaisseaux sanguins, il n'est pas nécessaire que le quinquina produise une grande modification dans les tissus et dans leur vitalité; il suffit que son action simple et passagère y soit apportée à temps, et qu'elle frappe précisément les vaisseaux sanguins. Effectivement nous avons vu que, lorsque la maladie était enracinée dans les tissus, le quinquina, quoique utile, ne suffisait pas pour l'enrayer. De là résulte que, dans les maladies en question, l'action du quinquina est plutôt opportune que forte, et qu'ainsi son excès n'est pas suivi de fâcheuses conséquences. — Mille questions ont été agitées sur la manière de prescrire le quinquina dans les fièvres intermittentes, savoir: s'il convenait mieux pendant l'accès ou hors des accès, à des époques voisines ou éloignées de son arrivée; l'expérience a démontré que ce médicament était utile à toutes les époques de la maladie. Cependant on a observé que, pendant la période de froid, le médicament était facilement vomi. Il est, par conséquent, toujours convenable de l'administrer entre les accès, ou durant l'intermittence; ayant soin pourtant que la dernière dose ne soit pas plus éloignée du retour de la fièvre de deux à trois heures.

3º Une bonne préparation de quinquina est la tisane ou décoction. On obtient, de la sorte, sous forme liquide, la partie active du quinquina. Quoique

---

(69) Constit. epid., p. 151.
(70) Opera., t. II, p. 388.
(71) Hist. const. verm., p. 36.
(72) Histor. morb. Wratislac. Hal., p. 35.
(73) Gazette de santé, 15 oct. 1834.

moins efficace que la poudre, cette préparation a l'avantage d'être moins lourde pour l'estomac, et de pouvoir être donnée même dans les cas accompagnés d'une excessive sensibilité à l'estomac. C'est la préparation qu'on préfère dans la convalescence des maladies aiguës, et dans quelques dérangements d'estomac peu connus et qu'on désigne sous le nom de dyspepsie. Il est des praticiens qui veulent que la coction soit de courte durée, et qui donnent la préférence à l'infusion à froid, dans la fausse idée que les principes actifs du quinquina étant volatils ne seraient pas perdus. Les émanations de cette écorce portent avec elles quelques atomes de quinine ou de cinchonine; mais ces principes sont fixes, et pour les obtenir au moyen de l'eau, il faut une longue ébullition. Effectivement, pour être bonne, la tisane doit être réduite aux deux tiers environ, ou même à la moitié. La dose de quinquina est de 15 à 90 grammes (d'une demi-once à 3 onces).

4° Autrefois étaient en vogue plusieurs extraits de quinquina, parmi lesquels on donnait la préférence à l'extrait sec, autrement dit sel essentiel de quinquina, de Lagaraye. Maintenant toutes ces préparations ont fait place aux nouveaux alcaloïdes.

5° On peut en dire autant des sirops de quinquina, et plus encore de son infusion vineuse et de la teinture faite avec l'esprit-de-vin dans laquelle le constituant est en opposition d'action avec l'effet du remède.

6° Désormais il est reconnu que les nouveaux alcaloïdes, et notamment la quinine, suffisent à toutes les indications. Il est pourtant encore des praticiens qui préfèrent l'écorce. On emploie fort rarement la quinine pure en médecine, on ne l'administre le plus souvent qu'à l'état de sulfate, de chlorate, de tartrate (72*), et, depuis quelque temps, de citrate.

7° Les sels de quinine jouissent de toutes les propriétés de l'écorce, mais à un très-haut degré, car ils produisent, à la dose de quelques centigrammes, les mêmes effets que plusieurs décagrammes de l'écorce. On les donne ordinairement à la dose de quatre, six, dix, et même quinze décigrammes par jour (8 à 30 grains). Martinet et Bally ayant vu en Italie qu'on prescrivait les sels de quinine à haute dose, avec un très-heureux résultat, importèrent cette pratique en France, et ils se sont convaincus qu'avec de fortes doses il y a une économie réelle, puisqu'on n'a pas besoin d'y revenir plusieurs fois. On peut administrer ces sels dans le moment même de l'accès. On a observé qu'avec un bol de vingt-cinq centigrammes de sulfate de quinine (5 grains), pris au commencement du paroxysme, et répété après une ou deux heures, on fait avorter l'accès, ou on le rend plus léger.

8° Le citrate de quinine existe en pharmacie depuis peu; et on s'en sert avec avantage; on a eu à s'en louer particulièrement parce qu'il ne produit pas de céphalalgie. Son action est plus douce que celle du sulfate, et sous ce rapport il peut quelquefois mériter la préférence. Sa dose est égale à celle du sulfate ou un peu plus.

9° Le docteur Brutti a proposé l'hydrocyanate de quinine, auquel on a substitué, à cause de sa grande altérabilité, l'hydroferrocyanate de quinine. Zaccherelli et Cérioli assurent en avoir obtenu de bons effets, à la dose de dix, vingt, vingt-cinq et même quarante centigrammes (2 à 8 grains), dans des cas où le sulfate de quinine n'avait pas montré assez d'efficacité (73*). L'ayant expérimenté nous-mêmes, nous n'eûmes pas à nous en louer; car nous le trouvâmes plus faible, et plutôt inférieur d'action au sulfate. L'addition du fer, d'après nous, ne peut donner aux sels dans lesquels entre l'acide hydrocyanique, la propriété d'être inaltérable, condition essentielle pour en régler les doses.

10° Plusieurs autres sels qu'on a préconisés, tels que les azotates, les oxalates, les arséniates, et même les gallates et les quinates de quinine n'ont pas encore reçu la sanction d'une longue expérience.

11° La cinchonine pure, ou mieux encore le sulfate de cinchonine, possède, d'après les essais que plusieurs praticiens ont faits, des propriétés analogues à celles du sulfate de quinine; aussi peut-il être donné de la même manière que le sulfate de quinine.

(72*) Chinina sua combinazione col' acido solforico, tartarico e citrico memoria di G. Righini. — Bibliot. di farm. chim., febrajo 1840.

(73*) Omodei, Annali univ. di medic. Luglio, 1832, p. 24.

12° Puisque, parmi les principes immédiats de l'écorce péruvienne, ceux qui
présentent une action thérapeutique
très-prononcée, et on pourrait même
dire analogue, sont la quinine, la cinchonine, le tannin et l'acide quinique, on
pourrait proposer un mélange de ces principes, pour les praticiens qui ont encore
de l'attachement pour le quinquina en
substance.

13° La poudre dite de Peretti n'est
autre chose qu'un assemblage de quinine
et de cinchonine, plus le principe colorant rouge et quelques autres sels. La
dose est de quatre à seize grammes (de 1
gros à 1/2 once).

14° Des eaux mères, dont on a tiré la
quinine, on obtient aussi un extrait
dans lequel les médecins de Milan trouvent des qualités thérapeutiques, à la
dose de un ou deux grammes (20 à 40
grains). C'est la quinine brute qui, d'a-
près Trousseau et autres, peut avantageusement remplacer les différents sels
de quinine. Toutes ces nouvelles préparations, et notamment le sulfate de quinine, ont été aussi employées par la méthode endermique, et il paraîtrait que la
même dose, ou même moins, que celle
qu'on prescrit par la bouche, remplit
l'indication. On peut à cet effet en saupoudrer la plaie d'un vésicatoire, ou la
fomenter avec une solution aqueuse.

Formules modèles.

1. Poudres.

♃ Quinquina en poudre fine, trente
grammes (1 once).

Faites huit paquets.

A prendre durant l'intermittence, à
des intervalles égaux.

2. Décoction.

♃ Quinquina concassé, soixante grammes
(2 onces); eau de fontaine, 1 kilogram.
(2 livres).

Faites bouillir jusqu'à réduction de moitié et faites passer à travers une éta-
mine.

A prendre par cuillerées chaque soir.

3. Pilules.

♃ Sulfate de quinine, un gramme (20
grains); extrait de tarax., q. s.

Mêlez et faites huit pilules.

A prendre une, chaque trois heures.

4. Pour la méthode endermique.

♃ Sulfate de quinine, un gramme et demi

(30 grains); eau distillée, trente grammes (1 once); acide sulfurique délayé,
dix gouttes. M.

Une fois l'épiderme enlevé à l'aide
d'un vésicatoire, on applique la solution
avec un plumasseau bien trempé. On
doit avoir soin de le renouveler toutes
les heures.

ÉCORCE DE SAULE.

(Cortex salicis alba.)

§ Ier. *Caractères physiques.* — On
trouve le saule très-répandu dans nos
contrées méridionales (diœcia diandra,
famille des amentacées). Cet arbre croît
particulièrement sur les bords des marais et des ruisseaux, dans les prairies,
sans exiger une grande culture et pour
ainsi dire spontanément. On emploie en
médecine ses feuilles et son écorce, spécialement celle des branches de trois à
quatre ans; elle est mince, roulée en
tuyaux, de couleur fauve en dedans et
d'un gris foncé à l'extérieur, d'une odeur
particulière, d'une saveur amère, astringente, balsamique.

§ II. *Notions chimiques.* — On connaît plusieurs analyses de l'écorce de
saule, mais les plus exactes sont celles
de Pelletier, Caventou et de Bartoldi,
qui nous ont fait connaître qu'elle renferme une matière rougeâtre, soluble
dans l'alcool; une autre matière grasse,
soluble dans l'éther et dans l'alcool,
une matière gommeuse, du tannin et de
la substance ligneuse. Fontana de Vérone fut le premier, en 1825, cinq ans
avant les chimistes français et allemands,
à découvrir dans cette écorce un alcaloïde particulier et qu'il nomma salicine.
Communément on obtient la salicine
sous forme de cristaux, d'un blanc na-
cré. Elle est soluble dans l'eau et dans
l'alcool, mais ne se combine pas avec
les acides. Son goût est très-amer.

§ III. *Effets chez l'homme bien portant.*
— D'après Ettmüller, l'écorce de saule
est un excellent moyen pour éteindre
l'ardeur excessive au coït. Cet auteur la
loue aussi comme rafraîchissante (74).
Grünz attribue aux fleurs de saule une
vertu narcotique (75).

---

(74) Boecler, Gynosur. mat. med., t. III,
p. 579.

(75) De cortic. salic. cortic. peruv.
subst., diss. pr. Lips, 1772.

§ IV. *Effets dans les maladies.* — Les substances comme celle-ci, dont l'action n'est pas héroïque, doivent être étudiées préférablement au lit du malade. Ettner prescrivait, contre les fièvres intermittentes, les feuilles du saule blanc (76); Stone (77), Günz (78), Bromer (79) et d'autres (80) ont donné la préférence à l'écorce. Haller la préconisa dans d'autres fièvres non intermittentes (81), Richter contre la fièvre étique (82), Welsch contre l'ulcère pulmonaire (83), Kerkhoff contre la phthisie dite muqueuse (*), Günz (84) et Murray (85) contre les hemorragies et les obstructions du foie. Deidier la recommanda contre la goutte et pour fondre les tumeurs aux genoux (86). Les Lapons se guérissent du flux de ventre (87) et des coliques en buvant un kilogramme de tisane d'écorce de saule (88). L'eau distillée de saule est regardée comme efficace contre les douleurs rénales et vésicales, contre les œdèmes (89) et le scorbut (90); enfin, Camper lui accorde de grandes vertus contre la peste des bœufs (91). De nos jours on se sert fort peu en médecine de l'écorce de saule; on prescrit à sa place la salicine. Plusieurs médecins de Vérone guérissaient avec cet alcaloïde (depuis 1825) les fièvres intermittentes. Les médecins français répétèrent les expériences et appe-

lèrent l'attention générale sur ce médicament. MM. Miquel (92), Gérardin (93), Andral (94) et Richelot (95) ont été des premiers à publier des faits sur ses effets. L'Académie royale de médecine de France déclara, d'après l'expérience, qu'avec la salicine on pouvait couper les fièvres intermittentes à la simple dose de quinze décigrammes (30 grains) (96). M. Miquel dit l'avoir employée aussi avec succès contre la chlorose et la leucorrhée (97).

§ V. *Appréciation de l'action.* — D'après les faits que nous venons de citer, on peut admettre dans l'écorce du saule blanc et dans la salicine une action analogue à celle du quinquina et de la quinine. En conséquence, on peut les regarder comme des équivalents de ce dernier, malgré les éloges qu'on lui a prodigués. Cependant, le saule ni la salicine ne seront jamais préférés au quinquina.

§ VI. *Mode d'administration.* — Cette écorce n'a aucune action mécanique irritante; on peut la prescrire en poudre ou en décoction comme le quinquina, mais à très-forte dose. — La salicine peut être donnée en pilules à la dose de douze à vingt décigrammes (24 à 40 grains). Pleischl et Strombholz ont employé avec succès les pilules suivantes contre la fièvre intermittente (98) :

℞ Salicine très-pure, 8 grammes (2 gros).
Extrait de tarax., q. s. f. s. a.
Pilules n° 36.

A prendre une chaque trois heures.

LICHEN D'ISLANDE.

(*Lichen islandicus.*)

§ Ier. *Caractères physiques.* — Plante de la cryptogamie qu'on trouve abon-

(76) Vauters, Repertor., p. 135.
(77) Phil. trans., p. 195.
(78) De cort. salic. cort. peruv. subst., diss. II, p. 26. Lips., 1780.
(79) Allg. mediz., an. 1812, p. 506.
(80) Coste et Willemet, Mat. medic. indig., g. 59. — Gilibert, Mérat, Dict., t. V, p. 180. — Loeffler, Gaz. solect., n. 28, p. 220. — Mounier, Journal gén. de méd., t. XXIV. — Bertrand, ibid., tom. XXXI, p. 274. — Dureau de la Malle, réception à l'Acad. des sciences.
(81) Hist. St., mem. 1636.
(82) Ausfuhrt. Arzneimit, I Bd., p. 432.
(83) Mictomim., p. 12.
(*) Frorieps, Notes, 1 Bd., p. 48.
(84) Cité.
(85) Opp. medic., t. I, p. 24.
(86) Observ., t. II.
(87) Diction. rais. univ., t. VII, p. 83.
(88) Montin, Diss. de medic., Lapp., p. 20.
(89) Givez, cité.
(90) Landurzt, p. 334.
(91) Vorlesung üb. d. Viehsterben., p. 121.

(92) Gazette méd., n. I, 1830.
(93) Omodei, Ann. univers. de méd., Febbr., 1830.
(94) Gaz. méd. 3 sept. 1831.
(95) Omodei, Ann. univ., juillet 1834, p. 373.
(96) Trans. méd., juillet 1831, p. 88.
(97) Gazette médicale, n. 1, 1830, et n. 59 du même journal, 1833.
(98) Mediz. Jahrb. des asterr. Staat, 1833. — Magendie, Formulaire, 9e édit., 1836, p. 413.

dammcnt en Islande; de là son nom de *lichen*, de *mousse cathartique d'Islande* (*physcia* ou *cetronia islandica*). On en rencontre aussi dans les régions septentrionales et continentales de l'Europe, en Suisse et du côté nord des Apennins, etc. Il croît sur les terrains arides et pierreux sous la forme de touffes droites de six à huit centimètres de hauteur. Les feuilles de ce lichen sont coriaces, relevées, cannelées sur leurs bords, de couleur fauve ou brun-clair; elles offrent aussi dans une partie de l'année des taches blanches farineuses à leur surface. Cette espèce de lichen est inodore; sa saveur offre une amertume analogue à celle du quinquina.

§ II. *Notions chimiques.* — Macéré dans l'eau froide, le lichen se gonfle et prend un aspect luisant gélatineux; il lui cède une partie de son principe amer et un peu de son mucilage. Dans l'eau chaude il se dissout presque entièrement, et on obtient par le refroidissement une gelée fort estimée. Westring est parvenu, au moyen des alcalis, à séparer le principe du lichen. D'après l'analyse qu'en a faite Berzélius, le lichen est formé de sirop mêlé d'un peu d'extractif et de sel végétal, 1,5; principe amer, 0,1; extractif soluble dans l'eau, mêlé de sels à base de chaux, 0,58; extractif soluble dans le carbonate de potasse, 2,82; substance coagulable analogue à la gélatine, 20,23; gomme formée par l'ébullition, 0,49; squelette féculacé insoluble, 14,00. — Herberger croit que le principe amer du lichen est une substance particulière sub-alcaloïdée qu'il a nommée *cétrarine*. Elle est presque incolore, d'une saveur très-amère, peu soluble dans l'eau et dans l'alcool à froid. C'est peut-être dans cette substance que réside le principe thérapeutique du lichen.

§ III. *Effets chez les animaux.* — Scopoli rapporte que dans la Carniole on engraisse les cochons avec le lichen, et qu'on conduit les chevaux et les bœufs amaigris par la fatigue ou la maladie à paître au milieu des lichens; il assure qu'en peu de temps ces animaux reprennent leurs forces et leur embonpoint (99). On sait que les Lapons doivent en partie la conservation de leur bétail au lichen. Leurs terres sans verdure seraient bientôt sans animaux, si les rennes ne mangeaient les lichens en les cherchant instinctivement sous la neige.

§ IV. *Effets sur l'homme bien portant.* — Dans les pays du nord, notamment en Islande où les céréales et autres substances végétales sont fort rares, le lichen sert en partie d'aliment aux hommes (100). D'après l'observation de Peterson, les Norvégiens qui se nourrissent de préférence de lichen sont moins sujets à l'éléphantiasis que ceux qui ne mangent que du poisson. Les enfants pourtant refusent le lait des nourrices qui s'alimentent de ce cryptogame, à cause de l'amertume qu'il contracte (1). Quoique Olafsen (2) et Proust (3) vantent beaucoup la propriété nutritive des lichens, il est pourtant bien avéré que les habitants des zones glaciales les échangeraient volontiers avec la plus faible de nos céréales. Ils ne les mangent, du reste, jamais seuls, mais combinés à quelques farines ou dans du lait. Ils lavent le lichen, le font bouillir, l'écument pour lui ôter son amertume (4). Malgré cette manipulation, ils en éprouvent souvent des évacuations alvines; de là son nom de mousse cathartique (5). Thom. Bartholin reconnut lui aussi la qualité purgative de la décoction de lichen (6), et Linné prescrit à cet effet de jeter la première eau dans laquelle il a macéré afin d'utiliser sa propriété nutritive (7).

(*Note d.' trad.*) [La meilleure manière d'enlever le principe amer au lichen, c'est de verser dans l'eau où il se trouve en macération à froid un peu de carbonate de potasse ou de soude. Suivant Berzélius, on arrive à ce résultat en versant sur cinq cents grammes de lichen divisé huit kilogrammes d'eau et quatre kilogrammes d'une lessive contenant trente-deux grammes environ de carbonate de potasse. On laisse ce mélange pendant vingt-quatre heures, en le remuant de temps en temps; on décante ensuite la liqueur, on exprime le lichen,

---

(99) Ann. hist. natur., t. II, p. 111. — Dict. class. d'hist. nat., art. Lichens.

(100) Borrichius, Acta med. et phil. Hafn., 1673, vol. I, p. 126.

(1) Kœlpin, Pakay, R. nord. Baytr. 2 Bd., p. 343.

(2) Reise durch Island., 1 Bd., p. 86.

(3) Journ. de physiq., t. LXXIII, p. 81.

(4) Olafsen, cit.

(5) Borrichius, cit.

(6) Medic. dan. domestic.

(7) Flora Sweci., p. 413.

on le lave deux ou trois fois et on le met à sécher. —Les religieux d'un couvent qui existe en Sibérie confectionnent une excellente bière avec du lichen qu'ils emploient à la place du houblon. Hessel rapporte que les habitants de l'Esclavonie font leur pain avec de la poudre de lichen mêlée à de la farine de blé; ils retirent aussi du lichen d'Islande un gruau qu'ils mettent dans leur potage.)

Le lichen d'Islande peut donc être envisagé sous un double point de vue : comme aliment, par sa vertu nutritive qui réside dans sa fécule; et comme agent thérapeutique, à cause d'autres principes et d'autres propriétés. Quoique les auteurs ne considèrent pas à part ces deux qualités et qu'ils accordent plus de valeur à la faculté nutritive, nous devons les disjoindre et nous arrêter principalement à la seconde. D'autant plus que la qualité nutritive ne peut changer par elle-même la manière d'être de l'organisme (à moins qu'il ne soit pris en trop grande quantité), et qu'étant comparée à sa véritable action médicinale, elle est si peu de chose, que les médecins devraient la négliger.

§ V. *Effets dans les maladies.* — Le lichen a toujours été en grande considération en Islande et dans le Groënland pour combattre la phthisie la plus grave. C'est de ces pays que les médecins des autres contrées ont appris à traiter la phthisie, l'hémoptysie, la toux, le marasme avec le lichen. Mais ce remède éprouva lui aussi le sort de tous ceux qu'on vante trop, car il tomba dans l'oubli. Scopoli est parvenu à le remettre en vogue. Actuellement, s'il n'est plus en grande réputation, il est du moins assez souvent prescrit. On voit de temps en temps dans les journaux des cas de phthisie guéris à l'aide du lichen; mais la pluralité des médecins ne le prescrit ordinairement que dans la seule intention d'aider la nutrition des poitrinaires; aussi le donne-t-on le plus souvent en combinaison d'autres remèdes. La routine de prescrire le lichen aux poitrinaires et aux sujets atteints de marasme est devenue si générale, que nous croyons pouvoir nous passer d'insister sur ce point.—Plusieurs autres maladies qui menacent la poitrine, telles que la goutte et la rougeole, ont été traitées avec le lichen par Schonheider (4*) et

par Herz (5*), la pleurésie et la fausse péripneumonie par Stoll (6*), les ulcères avec suppuration dans les reins par Quarin (7*), les plaies de la matrice par Mohrenheim (8). — En Islande, on arrête la diarrhée avec le lichen (9); plusieurs médecins s'en sont bien trouvés contre la diarrhée épidémique (10) et contre la dyssenterie (11). — Le lichen a été aussi vanté contre le rachitisme par Mygind (12); Hjarne (13) et Schonheider (14) le préconisèrent contre le scorbut; Dufour et Marie Saint-Ursin le proposèrent comme remède succédané du quinquina (15); enfin, le lichen a été aussi employé dernièrement à l'extérieur sous forme de gelée par Heinze dans les ulcères fistuleux (16).

§ VI. *Appréciation de l'action.* — En réfléchissant autrefois à l'effet du lichen dans la guérison de toutes ces maladies, j'avais déjà commencé à douter de l'exactitude des idées que les pharmacologues enseignaient concernant l'action de cette plante. J'avais pensé qu'il devait avoir des propriétés bien plus importantes que celle d'être simplement alimentaire, et que le principe amer qu'on rejette ordinairement devait avoir une action hyposthénisante vasculaire. Aussi ai-je exhorté les pharmaciens de ma connaissance à ne pas le laver d'après leur habitude. Je l'ai administré sous forme de tisane dans les artérites chroniques, et j'ai pu reconnaître dans ce remède une action très-énergique. Dans une artéro-pneumonite que, d'après l'inspection des crachats, je croyais être passée en suppuration, j'ai obtenu par la seule action du lichen à haute dose une guérison inespérée.

(4*) Collect. Hafn., vol. I, p. 129.

(5*) Briefe an Aerzte, 2 Bd., p. 79.
(6*) Rat. medendi, P. I, p. 209. — Régnault, Observ. on pulmony, etc., or an Essay on the lichen Island.
(7*) Meth. med. infl., p. 209.
(8) Brob. chir. vorf., vol. II, p. 133.
(9) Olafsen, cit.
(10) Tromsdorff, Diss. de lich. island., p. 17. — Paulizhy, Beobacht., 2 Samml., p. 94. — Hoffmann, De lichen usu, sect. I, p. 33.
(11) Tromsdorff, Diss. cit. —Herz, cit., p. 81.
(12) Scopoli, cit., ann. 1, p. 113.
(13) Ibid.
(14) Cité.
(15) Gazette de santé, 1808, n. 19.
(16) Arch. f. Schles., 2 Bd., 3 st.; p. 251.

Giacomini.

Dans cette occasion, j'ai eu à remarquer que le lichen donné à forte dose abaisse notablement le pouls, rend la tête lourde et engourdie, et augmente les évacuations alvines. Je me suis expliqué alors les prétendus miracles que certains auteurs attribuaient au lichen dans les cas de phthisie, et j'ai cru, comme je le crois encore, qu'il n'était question dans leurs récits que d'artéro-bronchites ou de pneumo-artérites chroniques non encore passées à un état d'altération organique bien prononcée. Que si de nos jours les guérisons à l'aide du lichen sont devenues beaucoup plus rares, c'est que beaucoup de praticiens, après avoir prononcé le mot fatal de phthisie, ne se soucient point de connaître quelle est, des nombreuses conditions morbides désignées sous ce nom abstrait, celle qui serait susceptible de guérison, et qu'ils n'administrent le lichen qu'à petite dose et comme un accessoire du traitement; et, ce qui plus est, dépouillé de presque tout son principe actif. — Les autres affections dont nous avons parlé, et dans lesquelles l'expérience fit voir l'utilité du lichen, viennent à l'appui de son action hyposthénisante vasculaire, qu'on a avec raison assimilée à celle du quinquina. Il y a pourtant une différence à noter concernant l'action de ces deux remèdes, c'est que le lichen modifie sans doute les extrémités artérielles et veineuses; mais en comparaison du quinquina, cette action est plus lente et graduée, quoique plus permanente et plus profonde. De sorte que, dans les artérites chroniques, accompagnées de paroxysmes légers et de courte durée, la combinaison du lichen avec le quinquina ou avec la quinine produit de meilleurs effets. Où est-elle donc la merveilleuse faculté nutritive du lichen dont parlent les auteurs? Pour les convaincre de leur erreur, je voudrais pouvoir les obliger à vivre pendant quelques jours de lichen d'Islande, à la dose de quinze grammes par jour en décoction, ainsi qu'ils le prescrivent à leurs malades. Ce n'est pas que je refuse tout à fait au lichen la propriété nutritive, mais elle est bien moindre que dans toutes les substances dont nous nous servons comme aliment ordinaire. Je crois pourtant qu'elle existe dans le lichen à un degré plus élevé que dans plusieurs autres végétaux, et dans le foin, par exemple; ce qui explique pourquoi les cochons, les bœufs et les chevaux peuvent

y puiser une meilleure alimentation. Mais dans ces animaux aussi, s'ils étaient exténués, amaigris par une maladie, je doute fort que le profit doive être attribué à l'action nourrissante du lichen plutôt qu'à son action thérapeutique. — Il y aurait encore une objection qui pourrait m'être adressée. On dira que des milliers de poitrinaires très-chétifs ont éprouvé, moyennant le lichen d'Islande, une amélioration notable, et qu'il y en a eu même parmi eux qui ont engraissé notablement. Je répondrai que pour nourrir un phthisique, il ne suffit pas de lui donner à manger, il faut aussi le délivrer autant que possible de la condition morbide qui empêche la nutrition; il faut, si cela se peut, remettre à l'état normal les extrémités vasculaires afin qu'elles puissent reprendre leur activité naturelle. Sans cela, il n'y a ni gelées, ni mucilages, ni bouillons, ni osmazome qui puissent engraisser; malheur à celui qui songerait à remédier à cette émaciation en surchargeant l'estomac de substances vraiment nutritives! Il n'en résulterait qu'un surcroît progressif d'amaigrissement.

L'observation journalière nous prouve qu'ordinairement les individus gras sont ceux qui mangent le moins, et qu'au contraire on rencontre de très-grands mangeurs parmi les personnes maigres. On doit conclure de cela qu'il y a entre l'acte d'introduire dans la bouche de l'aliment et celui de la nutrition dans nos tissus quelque chose dont l'explication tient à une physiologie plus élevée que celle que professent ceux qui voient chez les phthisiques l'indication des moyens nutritifs pour empêcher l'émaciation, celle des calmants ou des expectorants pour calmer la toux, celle des narcotiques pour obtenir le sommeil, etc. Si le lichen parvient quelquefois à nourrir les phthisiques, c'est par une autre propriété que celle-là.

§ VII. *Action mécanique.* — Nous ne connaissons dans le lichen aucune propriété mécanique, excepté l'émolliente, lorsqu'on l'applique sous forme de gelée ou de cataplasme avec l'eau. C'est une propriété dont on ne tire aucun profit. D'après quelques praticiens, le principe amer rendrait le lichen anthelmintique.

§ VIII. *Préparations et mode d'administration.* — Tant qu'on ne songea qu'à la propriété nutritive du lichen, on n'estimait que sa fécule; aussi étudiaiton tous les moyens possibles pour le débarrasser des autres principes, et notamment du principe amer. On privait par là le lichen précisément de sa véritable vertu thérapeutique. Heureusement que, malgré les lavages répétés, on ne parvient pas à lui enlever tout son principe amer. Il est bien étonnant que de nos jours, malgré les progrès de la chimie, les pharmaciens ne veuillent pas quitter l'ancienne routine dans cette préparation. Il est vrai que les malades se plaignent du goût amer, qui pourtant n'est pas désagréable, et qu'ils éprouveront parfois quelques évacuations alvines; mais du moins leur remède leur profite et l'on peut juger de la véritable action du remède. On a proposé mille procédés pour rendre le lichen peu désagréable à prendre : les pharmacopées nous donnent des formules pour le sirop, les crèmes, les poudres, les infusions, la pâte, l'électuaire, l'extrait, la décoction, la gelée, le chocolat de lichen, etc.; ces trois derniers sont les plus en usage. — On fait la décoction par la méthode ordinaire. Quelques personnes ont l'habitude de la donner mêlée à du lait, mais alors elle pèse sur l'estomac. — On obtient la gelée avec une décoction plus saturée, en la faisant refroidir et en y ajoutant du sucre et un peu d'eau de fleur d'oranger. Cette préparation, si elle est bien faite, peut se conserver assez longtemps, surtout si elle est bien enfermée. — Le chocolat de lichen d'Islande peut être préparé avec 1 kilogramme de lichen en poudre et 2 kilogrammes de parties égales de cacao grillé et de sucre blanc, plus 90 grammes (3 onces) de salep; ces proportions se trouvent décrites dans la Pharmacopée de Berlin (1822). On peut, si l'on veut, pour la rendre agréable, y ajouter un peu de vanille, puisque le professeur Carminati assure que cette drogue jouit d'une action contre-stimulante. La dose de ce chocolat est de 15 à 30 grammes (demi-once à 1 once) à la fois.

Formules modèles.

1° *Décoction.*

♃ Lichen d'Islande, 30 grammes (1 once).
Eau de fontaine, 240 grammes (8 onces).

Faites macérer pendant une heure; décantez et versez le liquide sur 30 autres grammes de lichen qu'on fait bouillir avec un kilogramme d'eau jusqu'à réduction de moitié. Passez.

A prendre un demi-verre à la fois.

2° *Gelée.*

♃ Lichen d'Islande, 90 grammes (3 onces). •

Eau de fontaine, 1 kilogramme (2 livres).

Réduisez par la cuisson au tiers, passez par expression, évaporez jusqu'à consistance de sirop épais, et ajoutez 30 grammes (1 once) de sucre blanc. Mêlez.

3° *Chocolat.*

♃ Lichen d'Islande desséché et pulvér., 3 parties.
Salep pulvérisé, 1 partie.
Sucre blanc, 2 parties.

Mêlez et incorporez exactement dans 1 partie de pâte de cacao encore chaude.

On peut réduire ce chocolat en tablettes.

4° *Poudre.*

♃ Gelée de lichen amère, et
Gomme arabique, de chaque 30 grammes (1 once).
Sucre blanc, 90 grammes (3 onces).

Mêlez et faites sécher à une douce chaleur, pulvérisez ensuite la masse.

A prendre une ou deux cuillerées à thé et plus par jour dans une tasse de lait, de café ou de chocolat. En Allemagne on emploie assez généralement cette poudre contre la phthisie pituiteuse.

———

FER. (*Ferrum.*)

§ Ier. *Caractères physiques.* — Le fer est un métal des plus répandus dans la nature, et constitue un des agents les plus précieux de la médecine. A l'état de pureté ce métal est très-dur, tenace, ductile et malléable, surtout à chaud; d'une texture grenue ou lamellaire, capable d'un beau poli; d'une odeur et d'une saveur spéciales; d'une teinte grise, bleuâtre, brillante. Il entre en fusion à une très-haute température.

§ II. *Notions chimiques.* — Le fer est fortement attiré par l'aimant, il acquiert même les propriétés magnétiques lorsqu'on le place en barre, sous un angle de 70°, et dans le plan du méridien magnétique; ou par la percussion, ou par le frottement avec un corps déjà aimanté; ou, enfin, au moyen d'un courant électrique. Ce métal, que les alchimistes ont désigné sous le nom de *Mars,* n'a aucune action sur l'oxygène sec, mais en présence de l'humidité, il s'en empare même à froid, et il donne lieu à un oxyde rouge foncé, qu'on appelle rouille. Le fer se combine aussi facilement avec le carbone, le soufre, le phosphore et autres corps combustibles, non moins qu'avec les acides, etc., donnant lieu à un très-grand nombre de préparations médicinales connues sous le nom de *martiales* ou *chalybées.*

§ III. *Effets chez les animaux.* — L'action très-lente des préparations ferrugineuses ne permet point qu'on puisse faire d'expériences précises sur les animaux. Weinhold a observé que l'injection du sulfate de fer dans l'estomac des chiens faisait de suite enfler ce viscère et accélérer les battements du cœur; mais c'est là plutôt l'effet de l'action mécanique que de l'action dynamique du remède. Que le sang en devienne plus rouge, c'est une chose fort difficile à constater; que la rate s'atrophie à la longue, c'est difficile à admettre, l'assertion de l'auteur n'étant pas basée sur des faits bien observés, le volume de ce viscère variant beaucoup chez les animaux (17). La seule chose certaine qui résulte des expériences faites sur les animaux, c'est que les préparations martiales, même les plus actives, ne causent ni la mort ni de grandes altérations, ainsi que cela a été prouvé avec le prussiate de fer (18); l'estomac n'en a été ni enflammé, ni même irrité; car Camerer a donné, pendant deux jours consécutifs, à un lapin, quatre grammes d'hydrochlorure de fer, l'a tué alors, et trouva l'estomac tout à fait sain (19).

§ IV. *Effets sur l'homme bien portant.* —Lorsqu'on prend intérieurement quelque préparation de fer, les excréments acquièrent une couleur noire: on ressent un vif désir d'aliments; et si on ne le satisfait pas on éprouve bientôt un malaise à l'estomac, une sensation de vide qui augmente et va jusqu'à la cardialgie. Si la dose est un peu forte, et si l'on en continue l'usage, il survient des vomissements ou bien la diarrhée. Hahnemann éprouva des vacillations en s'abaissant et en descendant comme si les jambes lui manquaient (20). D'autres observateurs notèrent un engourdissement à la tête (21). Trousseau et Bonnet accusèrent un trouble dans les idées et une faiblesse générale (22). Wadell (23) et Harcke (24) ressentirent une grande faiblesse et des tremblements dans tout le corps. L'affaiblissement dans le pouls et l'évanouissement ont été observés par Ritter (25). Ce résultat de l'abaissement dans le pouls, et souvent même son ralentissement, est l'effet le plus caractéristique et le plus constant de l'action du fer sur l'homme en parfaite santé. Nous avons plusieurs fois vérifié sur nous-mêmes ces résultats de l'action du fer, ainsi que sur des convalescents chez lesquels on en avait continué l'administration au delà du besoin. Chez une jeune femme de dix-huit ans, d'un tempérament délicat et fort sensible, en convalescence d'une lente artérite, le pouls, que le mal avait élevé au delà de cent battements par minute, a été réduit par le sulfate de fer à quarante-deux; aussi a-t-on dû en suspendre l'usage. — Une fois ce fait bien établi, nous serons en droit de nous étonner que les auteurs de matières médicales s'accordent à assurer que le fer augmente la force et la fréquence du pouls, et, conséquemment, la chaleur animale; ranime la couleur de la peau, et qu'il agit, en un mot, à l'instar des hypersthénisants, au point de provoquer des phlogoses et la fièvre. Dans notre opinion cette croyance est complétement fausse. Les thérapeutistes se sont singulièrement illusionnés en prenant le fer comme le symbole de la force, en établissant d'après leurs idées préconçues qu'il doit renforcer, corroborer l'organisme, de même qu'il rend solide une roue, ou tout autre instrument.

---

(17) Ausicht. d. Leb. u. sein Grundkraft., Magd., 1817, p. 251.

(18) Dict. des sc. méd., t. XLV, art. Prussiate.

(19) Vers. üb. die Nat. d. Krank, Mogenerw. Stutt., 1828, p. 39.

(20) Reine Arzn., 2 Bd., p. 146.

(21) Hufeland's Journ., 26 Bd., 1 st.

(22) Archiv. génér. de médec., août 1831.

(23) Edinb. med. a. surg. journ., 1822, p. 410.

(24) Hufeland's Journ., 25 Bd.

(25) Hufeland's Journ. cit., 26, st. 1.

Trompés par l'observation superficielle de quelques phénomènes chez l'homme malade, ils ont présumé son effet sur l'homme sain. Trompés, enfin, par l'habitude de tout copier sans discernement, de tout adopter indistinctement, sans examen, sans une raisonnable critique, ils ont donné dans le sophisme. C'est ainsi que l'erreur s'éternise dans les livres, dans l'esprit, dans la pratique; et si quelqu'un ose l'attaquer, l'abattre, la déraciner, on crie au système, au *crucifige*. Aussi devons-nous nous attendre à une guerre acharnée de la part de certains praticiens; nous ne les craignons pas, cependant, puisque nous sommes en mesure de pouvoir mettre en évidence nos assertions, savoir: qu'on n'obtiendra jamais à l'aide du fer la moindre élévation du rhythme des fonctions ou de la force organique chez l'homme sain, et que chez les malades cela n'a lieu que dans le seul cas où les forces, loin de manquer réellement, sont au contraire accumulées en excès et pour ainsi dire étouffées, accablées, par la violence de la maladie, et qu'il ne faut que les amoindrir pour les mettre en équilibre avec l'état de l'organisme.

(*Note d. trad.*) [Le pressentiment qu'avait l'auteur, en 1825, lorsqu'il rédigeait cet article, d'avoir à soutenir une guerre acharnée de la part de quelques thérapeutistes, s'est très-bien vérifié. Plusieurs écrivains ont attaqué vivement sa manière de voir concernant l'action hyposthénisante vasculaire du fer. Parmi ses antagonistes les plus redoutables, est, sans contredit, le professeur Speranza de Parme, qui, dans une savante dissertation (*) publiée dernièrement en Italie, s'efforce de combattre l'opinion de M. Giacomini, opinion au reste qui est aujourd'hui généralement adoptée en Italie.]

Nous ne voulons pas être cru sur parole; nous désirons seulement qu'on observe, qu'on vérifie, et, pour ainsi dire, que l'on touche. Les personnes qui seraient désireuses de constater la vérité des faits que je viens d'avancer n'auront qu'à prendre elles-mêmes 1 gramme (20 grains) de carbonate de fer, après avoir préalablement exploré l'état de

leur pouls : peu de temps après, si le pouls ne présente aucun changement, on prendra une seconde dose du même sel, et puis, s'il le faut, une troisième. On verra que, même avant cette dernière dose, le pouls se trouve déjà affaibli et ralenti; la peau est devenue plus pâle, et l'expérimentateur accuse des frissons, une faiblesse générale, et du tremblement dans les membres. On s'assurera par ces résultats que le fer ne corrobore point l'homme qui jouit d'une bonne santé, qu'il n'échauffe point, qu'il n'accélère pas la circulation; mais qu'au contraire il affaiblit positivement l'organisme. Du reste, je puis assurer d'avance les personnes qui veulent se soumettre à cette expérience qu'elles n'encourront aucun danger, si toutefois leur organisme se trouve à l'état normal : il serait du reste facile, en cas de malaise prolongé, d'en dissiper promptement et sûrement les effets à l'aide d'une boisson vineuse. — Les effets contraires qu'offrent entre eux les martiaux et certaines substances aromatiques avaient déjà été signalés depuis longtemps, puisqu'on avait l'habitude d'associer les aromates aux préparations ferrugineuses pour empêcher qu'elles ne produisissent de l'anxiété, des nausées, des douleurs (26). Les martiaux combinés avec le vin prouvent d'une manière incontestable que leur effet est opposé à celui de ce dernier, car il est reconnu que le vin chalybé, qu'on employait si souvent dans les convalescences, a perdu sa propriété enivrante. Pour se convaincre de ce fait, on n'aura qu'à dissoudre du sulfate de fer dans du vin; on verra que ce liquide produit un effet incomparablement inférieur à celui du même vin pris à l'état naturel.

§ V. *Effets dans les maladies.* — Il suffirait d'indiquer les maladies véritablement phlogistiques ou hypersthéniques, dans lesquelles les plus grands praticiens recommandent les préparations ferrugineuses|, pour comprendre que leur action est hyposthénisante. Comme cependant il s'agit d'un remède très-important et qui jouit de beaucoup de crédit, nous croyons devoir aborder l'examen des faits principaux qui se rattachent à cette question. Disons d'abord que le fer a été employé avec succès contre les fièvres intermittentes par Boer-

---

(*) Memoria sull' azione terapeutica del ferro. Venezia, 1840.

(26) Mérat et Delens, Dict. de mat. méd., t. iii, p. 240.

haave (27), par Mead (28), par Allen (29), par Borsieri (30), par Jahn (31); et que Marc (32), Cerioli (33), Martin (34), Zollickoffer (35), Hosack (36), Eberle (37), Hasse (38), Brutti (39), l'ont regardé comme un très-bon équivalent du quinquina; et qu'en conséquence, il doit être doué de la même action que ce remède, c'est-à-dire hyposthénisante. Ce qui vient aussi à l'appui de cette conclusion, c'est que le fer est propre à vaincre l'hypertrophie ou l'engorgement du foie et de la rate, d'après les expériences de Mercatus (40), de Rivière (41), de Tralles (42), de Wedel (43), de Luboschütz (44), de Dorascentius (45), de Grotanelli (46), de Horn (47), de Heusinger (48) et de plusieurs autres. Cela prouve donc que, même chez les anciens, les composés, dans lesquels il entre du fer, étaient regardés comme des remèdes apéritifs ou désobstruants. Disons ensuite que les préparations ferrugineuses ont été aussi prescrites avantageusement contre l'hydropisie par Boerhaave (49), par Wepfer (50), par Sydenham (51), par Sachtleben (52) et par Schæffer (53), comme un équivalent de la digitale, de la scille, du colchique, du nitre. Les mêmes préparations ont été aussi employées avec succès par les anciens et les modernes, tels que Celse (54), Mead (55), Neuman et Gmelin (56), Richter (57), Stark (58), Osiander et Alibert (59), John (60), etc., pour arrêter les hémorragies, ce qui rapproche leur action de celle des antimoniaux, du seigle ergoté et de la saignée. Troisièmement, les mêmes préparations ont été recommandées contre l'épilepsie et la chorée par Tissot (61), par Lettsom (62), par Mead (63), par Kirkhoff (64), par Vanderburg (65), par Elliotson (66). Or, d'après ce que nous avons dit à l'occasion de l'opium, ces faits viendraient à l'appui de l'action hyposthénisante du fer. La même conclusion découle naturellement de la pratique généralement adoptée de traiter les névralgies par les remèdes martiaux (67),

---

(27) De morb. nerv., p. 156.

(28) Mon. et praëc. med., p. 26.

(29) Synops. univ. med. prax. Lips., 1749, p. 16.

(30) Instit. med. pract., t. i, p. 262.

(31) Mat. med., t. i, p. 639.

(32) Giorn. della soc. med. chir. di Parma, t. vi, p. 212.

(33) Ibid., vol. xiv, p. 81.

(34) Bulletin de la société médicale d'émulation, août 1811.

(35) Treat. on the us. of prus. of iron in int. and remit. fevers. Phil., 1822.

(36) New-York med. and phys. journ., 1823, juny.

(37) Mediz. chir. Zeit., 1823, n. 68, p. 270.

(38) Hufeland's Journ., 66 Bd., 6 st., p. 105.

(39) Omodei, Ann. univ. di med., ag. et sett. 1830, p. 225.

(40) Oper. omn. Frank., 1608, t. iii.

(41) Oper. omn. med. Lugd., 1679, p. 323.

(42) Opusc. therap., l. viii, c. xiii.

(43) Amœn., Mat. med., jan. 1704, p. 71.

(44) De aperit. mart. virt. Hal., 1773.

(45) De us. chalyb. atque mercurii in obstr. cur. Rom., 1785.

(46) Animadv. ad var. acut. et cron. splex. hist. Flor., 1821.

(47) N. Archiv. f. med. Erfahr., 8 Bd., p. 118, 361.

(48) Nachtr. z. d. Betracht u. Erfahr. ub. d. Entz. u. vergr. d. Milz, 1828, p. 100.

(49) Op. cit.

(50) Oper. med., § 29.

(51) Oper. med., t. i, p. 345.

(52) Klinik. d. Wassersucht., p. 300.

(53) Hufeland's Journ., 51 Bd., 4 st., p. 30.

(54) De medicina, l. v, c. i.

(55) Mon. et præcept. med., p. 38.

(56) De prob. tut. usu int. vitriol ferr. factit. adv. hemorr. spont. Tub., 1763, p. 31.

(57) Spec. ther., t. iii, p. 300.

(58) Arch., 1 Bd., 2 st., p. 30; 2 Bd., 3 st., p. 23.

(59) Nouveaux éléments de thérapeutique, p. 182.

(60) Mat. méd., t. i, p. 667.

(61) Traité de l'épilepsie, 1770, art. 27.

(62) Mem. of the med. society of Lond., t. iii, 1792, n. 18.

(63) Mon. et præcept., p. 37.

(64) Frorieps, Notiz., 17 Bd., n. 20, p. 310.

(65) The Lond. med. and phys. journ., t. lii, sept. 1824.

(66) Med. chir. trans., t. xiii, P. i. Lond., 1826, p. 232.

(67) Carter, The Lond. med. reposit., t. xv, 1821, n. 89. — Hutchinson, Cases of nevralg. Lond., 1822. — Richmond, The Lond. med. and surg. journ. by Fothergill, t. xlvi, sept. — Holbroek, The Lond. med. reposit., 1822, dec., n. 108. — Wadell, The Edinb. med. a. surg.

et des bons effets qu'en a obtenus Elliotson (68) contre le tétanos, soit spontané, soit traumatique : le carbonate de fer a été administré à dose excessivement élevée dans ce cas, et son effet hyposthénisant a été de toute évidence. Un sujet tétanique offrait le pouls à cent pulsations par minute ; on lui a fait prendre rien moins qu'un demi-kilogramme de carbonate de fer dans le courant d'une journée ; le pouls est descendu à soixante et dix, et il en est résulté une amélioration très-notable dans les douleurs. La même dose ayant été répétée le jour suivant, fit disparaître complétement le tétanos et réduisit le pouls à soixante-cinq. Le docteur Elliotson cessa alors l'usage de ce remède, mais les accidents tétaniques ont reparu : il est revenu à la dose ci-dessus du carbonate de fer, et la guérison a eu lieu d'une manière durable (69). Quatrièmement, nous ne dirons rien de la syphilis contre laquelle (lorsque le mercure avait échoué) les préparations martiales ont donné des résultats avantageux entre les mains de Horn (70), de Bruckmann (71), de Fischer (72), de Carmichael (73), etc. ; ni de la scrofule qui a été heureusement combattue à l'aide du fer par une foule de praticiens, entre autres par Heinecken (74), Hufeland

(75), Alibert (76), Willemoes (77), Goëlis (78), Pujol et de Baumes (79), Lepelletier de la Sarthe (80), etc. Nous nous expliquerons plus loin sur la nature de la scrofule. Thomson et Ryan regardait l'iodure de fer comme spécifique dans cette maladie. Ce dernier l'a employé utilement sur plus de deux cents malades (81). On sait encore que les affections cancéreuses trouvèrent dans le fer un excellent remède ; du moins c'est ce qui résulte des observations de Justamond (82), de Carmichael (83), de Volker et Rust (84), d'Hufeland (85) et de Key (86). Les préparations chalybées occupent le premier rang parmi les remèdes préconisés contre le rachitisme. Boerhaave, Van Swieten, Mellin (87), Benevoli (88), Zeviani (89), Renard (90), Attumoncili (91), en ont obtenu d'excellents résultats. Cinquièmement, nous ne nous arrêterons pas davantage sur la goutte et l'artrite que combattirent heureusement à l'aide des martiaux Ewald (92) et Werlhof (93) ; ni sur des flux muqueux, tels que la diarrhée, guéris par Michaelis (94), par Zollikoffer (95) ; ni sur

journ. 1822, p. 410. — Adam, id., 1822, n. 72. — Darwal, id., oct. 1828. — Jeffreys, The Lond. med. a. phys. journ. March. 1828. — Belcher, Frorieps, Notiz., 13 Bd., n. 3, p. 208. — Crawford, Omodei, Ann. univ., juillet 1824, p. 148. — Borthwik, The Edinb. med. a. surg. journ. 1824, n. 79. — Mellier, Journal de médecine, avril 1817. — Graves, The Dubl. journ. of med. aud chim. scienc. March. 1832. — Wittke, Rust's Magaz., 22 Bd., p. 572. — Molinari, Descleron, Lequelis, etc. Ticini, 1823. — Cruveilhier, Dict. de méd. et de chir. pr., art. fer. Et beaucoup d'autres.

(68) Omodei, Ann. chir. di med. Aprile 1838, p. 158.

(69) The Lond. med. Gazette. — Omodei, Ann. univ., mars 1834, p. 597.

(70) Archiv. f. med. Erfahr., 1812, 1 Bd., 1 st., p. 45.

(71) Ib., p. 501.

(72) Hufeland's Journ., 49 Bd., 2 st., p. 25.

(73) On the sympt. and spec. destr. of vener. discas. Lond., 1825.

(74) Allg. mediz., an. 1811, p. 324.

(75) Journal, 1 Bd., p. 141.

(76) Nouveaux éléments de thérapeutique, t. I, p 180.

(77) De ferri in org. ag. mod. effic. carb. fer. in scroph. Act. R. soc. Havn, 1818. t. v, p. 176.

(78) Froriep. Notiz., 1824.

(79) Dictionnaire des sciences médicales, t. L, p. 371.

(80) A. Lorentz, Dissertation sur les maladies scrof. Strasb., 1819, p. 26.

(81) Omodei, Ann. univ. di med., mars 1834, p. 574.

(82) Chirurg. Work., 1790, p. 79.

(83) On essays of the effects of carb. and other. prep. of Iron upon canc. 1809.

(84) Magaz., 1 Bd., p. 240, 314.

(85) Journ., 46 Bd., 2 st., p. 108.

(86) The Lancet., t. xiv, p. 92.

(87) Oddone, De ferro specimen. Taur., 1810, p. 22.

(88) Dissert. ed osservaz., p. 229.

(89) De rachitide, c. iv, p. 136.

(90) Versuch. d. entsteh. u. Ernehr. d. Wach. th. Leipz, 1803.

(91) Dictionnaire des sciences médicales, t. xlvi, p. 671.

(92) Diss. de podagra. Erf., 1697.

(93) Commerc. Norimb., 1734, p. 115.

(94) Graefe u. Walthers's, Journ., 5 Bd., 4 st., p. 722.

(95) Phil. Journ. 1823, August.

la dyssenterie, guérie par Reid (96); la blennorrhée par Sowler et Velsen (97); les sueurs très-abondantes, et la phthisie, par Griffith (99), par Schaller (99) et Stanger (100); ni sur l'ischurie, qui a été avantageusement traitée par Thomson, par Elmie (1), par Collins (2), par Cline (3). Enfin, nous passerons sous silence ce qui est relatif aux maladies du cœur et des vaisseaux, regardées généralement comme phlogistiques, et qui ont été guéries par Senac (4), par Kreysig (5), par Zugenbühler (6), à l'aide des ferrugineux. Avicenne les a vantés contre l'érysipèle (7). Les artérites aiguës et chroniques et les cardites lentes furent guéries promptement par Tomassini, par ses élèves et par nous-même. Borda traita avec l'oxyde de fer la fièvre dite synoque (8); Cerioli et d'autres partisans de la réforme médicale l'ont administré avec profit dans les péripneumonies (9).

§ VI. *Appréciation de l'action.* — Tous ces faits, sans exception, déposent en faveur de l'action contro-stimulante du fer. Si l'on demandait dans l'état actuel de la science dans quelles maladies on doit prescrire préférablement les préparations martiales, on répondrait: Dans les cachexies en général, dans la chlorose, dans l'aménorrhée, dans l'hystéritie, dans l'hypochondriase, dans la dys-

pepsie, dans les faiblesses d'estomac. Tout le monde voit, sous l'influence du remède, une augmentation de la puissance vitale, puisqu'il donne de la vigueur à l'estomac, fortifie les fonctions cérébrales, provoque la menstruation, ranime la couleur de la peau. Il est impossible, dit-on, de penser autrement lorsqu'on voit les jeunes personnes chlorotiques devenir manifestement vigoureuses, acquérir de l'embonpoint, de la fraîcheur, reprendre, enfin, sous l'influence des préparations ferrées, toute l'énergie que le mal leur avait fait perdre. D'après cette manière de voir, les hémorragies, arrêtées au moyen du fer, seraient sans doute passives, de même que les flux muqueux, les névralgies spasmodiques, les hydropisies; les arthrites seraient atoniques, les fièvres asthéniques, les phlogoses fausses, les guérisons illusoires. C'est ainsi que les auteurs nous apprennent à donner une explication des faits, puisqu'il ne leur est pas toujours permis de les nier. — Laissons de côté ce raisonnement arbitraire et revenons à l'analyse des faits. Prenons d'abord la dyspepsie. Nous avons démontré dans plusieurs endroits de cet ouvrage que cette maladie n'était autre, le plus souvent, qu'une phlogose chronique de l'estomac. Il est constant que les remèdes chalybés ne sont capables de combattre que cette espèce de faiblesse d'estomac qu'on parvient ordinairement à dissiper avec la diète, avec les boissons aqueuses, avec les rafraîchissants, avec les purgatifs. Telle est, par exemple, la faiblesse d'estomac qu'on rencontre chez les grands mangeurs, les grands buveurs, et qui n'est au fond que l'effet d'une gastrite lente. Brühl, Cramer, et plusieurs autres, portent aux nues les martiaux dans ce cas: ils assurent même que les préparations de fer guérissent non-seulement cette faiblesse, mais aussi la passion de boire (10). Par contre, nous possédons des faits qui prouvent que les préparations ferrugineuses, administrées pendant longtemps, affaiblissent l'estomac. Sydenham assure qu'ayant traité avec succès pendant longtemps une femme affectée d'anasarque, il la vit, enfin, tomber dans un état de faiblesse extrême par l'action trop prolongée de ce remède (11).

---

(96) Clin. obs. on the effic. of hydrochl. of lime. Dubl., 1827.

(97) Horns, N. Mag. f. med. Erfahr., 1809, 5 Bd., p. 1.

(98) Pract. obs. on the cure of hectic. Lond., 1776.

(99) Med. chir. Zeit. 24. Ergænzungsband., p. 22.

(100) Med. chir. Abth. d. med. Gesellsch. zu. Lond., p. 15.

(1) Med. records and research. Lond., 1798.

(2) Med. a phys. Journ., sept., 1806, t. xvi, p. 260.

(3) Med. chir. pharm., p. 181.

(4) Traité des maladies du cœur, l. iv, c. ii, p. 17.

(5) D. Krankh. d. Herzeus, 2 Bd., p. 305 et 711.

(6) Hufeland's Journ., 25 Bd., 4 st., p. 86.

(7) Lib. canon. Basil., 1556, t. ii, p. 231.

(8) Dalla Valle, Noz. gen. sulla teor. del controst. 1809, p. 93, 94.

(9) Giornale della soçiet. med. chir. di Parma, t. xiv, p. 95.

(10) Ueb. die Trunksucht u. ein ration. Behandl. ders., 1819.

(11) Op. med. cit., t. i.

Une affection particulière, qui présente parmi les phénomènes qui la caractérisent une pâleur générale, une couleur jaune-verdâtre à toute la surface du derme, a été appelée par les anciens *febris alba*, ou chlorose. On a d'abord pris la partie pour le tout, savoir un seul phénomène, le phénomène le plus apparent, pour la maladie elle-même, et on a fini par en faire une entité ; de là une foule d'hypothèses pour l'expliquer. Ces hypothèses ont porté à faux, parce qu'elles ne s'appuyaient que sur le phénomène en question et perdaient de vue la véritable condition pathologique qui devait être cherchée dans les organes. Rappelons d'abord qu'il existe deux espèces très-distinctes de coloration de la peau : la coloration jaune-citron, qui dépend d'un principe particulier et qui constitue le caractère le plus apparent de l'ictère, l'autre qui résulte d'une simple décoloration du derme, comme chez les cadavres. Ce jaune négatif est précisément ce qu'on appelle de la pâleur. On ne doit pas ignorer que la couleur naturelle de la peau provient de deux sources, savoir : de la matière sécrétée qui se trouve mêlée au corps muqueux de Malpighi, et du sang qui remplit et parcourt la trame vasculaire des capillaires cutanés. C'est ce dernier qui donne l'éclat et le coloris à la figure, qui la fait rougir et l'anime dans la pudeur, qui la rend pâle et froide dans la crainte, la syncope et après la mort. Dans certaines maladies cette pâleur, cette absence de couleur est permanente. La peau ne présente alors que la couleur originaire du réseau malpighien et du tissu cellulaire exsangue. Les individus pâlis de la sorte présentent plusieurs nuances de couleur depuis le blanc lacté jusqu'à la couleur jaunâtre, verdâtre, jaune-brune, livide, et presque des Éthiopiens. Cette couleur peut être prise par des personnes inattentives pour un jaune positif dépendant d'un principe colorant qui imbibe l'épiderme, et qu'on appelle jaunisse, couleur ictérique, hépatique, due à une matière bilieuse mêlée au sang ; aussi la regarde-t-on comme un symptôme d'une affection du foie. La confusion de ces deux symptômes donne souvent lieu à des erreurs graves dans la pratique. J'ai vu assez souvent dans la pratique des médecins très-exercés tomber dans cette erreur, diagnostiquer une maladie de foie d'après la couleur trompeuse de la peau, alors qu'il n'en était rien. Il suffit à certains médecins qu'un malade se plaigne de quelque dérangement chronique dans l'abdomen, que par le toucher ils puissent apercevoir de la dureté vers le foie, pour qu'ils y voient une affection du lobe droit ou gauche ; que si cette prétendue affection hépatique n'est pas apparente, si le malade, sans se plaindre, peut endurer leur rude maniement sur le ventre, le mal doit exister alors, selon eux, dans la partie concave ou postérieure. Les autres symptômes importants que l'on observe ne sont, d'après eux, que des phénomènes sympathiques, nerveux, etc. : de là une phraséologie interminable et des entités pathologiques à chaque pas. En attendant, le mal suit sa marche et parvient à sa triste terminaison. L'autopsie cadavérique montre le plus souvent le foie sain, et, s'il est altéré, ce n'est que par ses rapports avec les autres organes réellement malades, ce qui n'a eu lieu que vers la dernière époque de la maladie. Le véritable siége de la maladie, ils ne le soupçonnent pourtant pas, et ils ne le voient pas même avec le scalpel anatomique à la main. Alors ils accusent l'incertitude de la science, ils criaillent sur l'impuissance et la nullité de l'anatomie pathologique, en avouant par là, sans s'en douter, leur propre ignorance. Ces erreurs pourtant devraient servir de leçon aux médecins qui se trouvent au courant de la pathologie philosophique du jour.

Avant d'indiquer où l'on doit rechercher la véritable affection, nous devons nous demander si cette erreur si commune, si fâcheuse, est facile à éviter ? Oui, la chose est très-facile en remontant par l'analyse physiologique des symptômes à l'organe qui les produit. Il existe non-seulement une relation constante entre les symptômes et l'organe affecté, mais encore des circonstances remarquables dans la teinte dermique, lesquelles conduisent sûrement au vrai diagnostic. Dans le jaune hépatique, la couleur est plus prononcée sur la sclérotique, laquelle étant tout à fait blanche dans l'état normal, la décèle d'une manière univoque, outre que la sueur et l'urine colorent en jaune le linge. La pâleur, au contraire, ne communique aucune couleur aux excrétions ni à la sclérotique ; celle-ci garde sa blancheur naturelle, ou bien elle prend une couleur plombée ou bleuâtre. — Voyons à présent que signifie cette pâleur, cette décoloration anormale, car il ne suffit pas de dire : Telle personne est faible, délicate, donc elle est cachectique, chlorotique. Ces mots doivent représenter des maladies de tel ou tel appareil organique dans l'esprit du médecin. Analysons la forme la plus prononcée de la cachexie, la chlorose la mieux dessinée. Un des symptômes les plus constants de cette maladie est l'aménorrhée, laquelle est regardée comme une véritable complication par quelques pathologistes. Tantôt cette complication précède, tantôt elle suit la déclaration de la chlorose. Ordinairement c'est l'aménorrhée qui commence, la chlorose la suit. Lorsque la jeune fille arrive à l'âge de la puberté, que tout son organisme acquiert une nouvelle vie, si la menstruation n'arrive point, si elle se fait attendre trop longtemps, un engourdissement général s'empare de tout le corps et remplace cette énergie vitale qui avait réveillé dans l'appareil générateur un centre d'actions et de réactions ; une tristesse continuelle accable la pauvre fille, et son développement est arrêté. Le plus souvent c'est une jeune personne qui avait déjà eu ses règles, et les a vues se supprimer entièrement. Peu à peu elle languit, s'afflige et devient chlorotique. La cause d'un tel désordre n'est pas difficile à trouver ; elle existe dans l'abus des aliments, dans les émotions trop fortes de l'esprit, dans les passions vives, dans l'excitation des organes sexuels, etc. On doit entrevoir par là un état de phlogose, ou du moins de surexcitation qui se fixe dans la matrice et en dérange les fonctions. Qu'arrive-t-il à la suite de cette suppression de règles ? Si les glandes mésentériques et les grandes conglobées n'éprouvent pas de dérangement sérieux dans leurs fonctions, si l'assimilation continue à s'opérer, si la femme continue à respirer librement, la sanguification continuera à s'opérer chez elle, l'organisme à se développer, et rien ne s'opposera à la conception génitale, au développement du fœtus et à la sécrétion du lait. Le plus souvent cependant la femme qui éprouve une suppression des règles sans être ni enceinte, ni nourrice, doit nécessairement après quelque temps éprouver les effets d'une surabondance dans la masse du sang ; elle éprouve en effet tous les symptômes de la pléthore sanguine. Cette pléthore devient elle-même la source de nouveaux dérangements. Elle produit d'abord de la pesanteur dans les membres, ce qui ordinairement annonce l'approche de la menstruation, et cesse lorsque cette fonction paraît ; mais dans notre cas elle ne disparaît pas, elle est continuelle. Cette surabondance de sang, en gênant la circulation, donne lieu à des troubles, à des chaleurs, à des céphalalgies, à des resserrements au gosier, à de l'oppression à la poitrine, à des palpitations de cœur, à la défaillance et à plusieurs phénomènes secondaires très-variables et qui prennent ordinairement les formes de l'hystéritie. Ce dernier mot, quoique vague et obscur, satisfait les praticiens parce qu'il rapporte le mal au système nerveux, justifie le caprice, l'inconstance de ses phénomènes et épargne toute autre investigation. En disant que c'est un hystérisme, on croit avoir tout dit, tout fait, tout expliqué. Arrive ce qu'il pourra, dira-t-on, c'est toujours un hystérisme, et voilà tout. Mais d'après l'observation et l'analyse philosophique, le tableau de ces phénomènes n'est qu'un jeu du sang et des vaisseaux qu'il parcourt, notamment de l'appareil générateur, ainsi qu'il est indiqué par quelques douleurs aux reins, au coccyx, par quelques pertes blanches, et par d'autres phénomènes que les femmes par pudeur ne mentionnent pas toujours. La quantité surabondante de sang ne tarde pas à se porter avec violence vers les poumons et à y déterminer de tels désordres qu'elle aboutit souvent à la phthisie (*phthisis amatoria*) ; ou bien le sang se porte dans un autre viscère, comme la matrice, la rate, l'estomac, qui devient dès lors le centre d'affections permanentes. Lorsque les différents viscères se trouvent en bonnes conditions, ils résistent à l'afflux du sang, et aucun dérangement ne s'ensuit. — Mais les tuniques des artères qui en reçoivent de préférence le choc ne résistent pas toujours ; aussi n'est-il pas rare de voir à la suite une dilatation anévrismatique et quelquefois même des altérations organiques au cœur. Le cas le plus ordinaire pourtant, c'est une progression lente et graduée de la maladie. Alors les artères, ressentant l'effet d'une stimulation excessive et chronique due à l'impétuosité du sang, s'enflamment ; leur inflammation en épaissit la tunique interne et augmente la contractilité vitale, les empêche de se dilater librement ou d'entrer en diastole, et les place dans un état de contraction morbide permanente. Quoique cette rétraction du canal vasculaire soit minime, elle sera pourtant toujours sensible dans les dernières extrémités artérielles où l'ouverture est très-déliée ; elle deviendra enfin telle, qu'elle les obstrue dans une étendue plus ou moins considérable. De là la naissance de trois phénomènes généraux : 1° Obstacle à l'arrivée du sang ou de ses globules rouges dans les dernières extrémités des artères, en conséquence décoloration de la peau ou pâleur chlorotique.

(*Not. d. trad.*) [Depuis la publication de ce traité, M. Giacomini a changé d'opinion relativement aux globules rouges du sang en circulation. Voici ce qu'on trouve dans un mémoire qu'il a lu devant le congrès scientifique de Pise, le 4 octobre 1839 : « D'après son aspect, le sang vivant et en circulation paraît être une humeur composée de principes combinés organiquement de manière à former un liquide homogène dans lequel on ne distingue ni sérum, ni cruor, ni fibrine, ni albumine, ni matière colorante, ni aucune espèce de sels. Je dirais en outre que les *globules rouges* nageant dans le sérum, que beaucoup d'auteurs ont si clairement décrits, et que leurs lecteurs croiraient pouvoir aller pêcher au besoin, n'existent que dans leur imagination, en tant qu'on parle du sang vivant et circulant, car ils ont appliqué à ce dernier des observations faites sur le sang en stagnation et mort. Ce n'est qu'alors effectivement et alors seulement qu'on peut obtenir des traces de sérum, c'est-à-dire après qu'il est sorti des vaisseaux et resté quelque temps en repos. Qu'est-ce en effet que le grumeau nageant dans le sérum, sinon un amas de prétendus globules rouges et sanguins? Et quelle différence y a-t-il entre le grumeau et le sérum, entre le globule isolé et le sérum qui l'environne, sinon celle qui existe entre le tout et les parties qui le composent? La séparation du sang en cruor et en sérum est l'effet et le signe de la mort du même liquide et le premier degré de sa décomposition. Ce qu'on observe dans une masse sanguine obtenue par la phlébotomie a lieu également dans une seule goutte de sang, et même dans une molécule extrêmement minime de ce même liquide. Pour que dans cette molécule le globulin sanguin se distingue du sérum, il faut nécessairement qu'elle se décompose sous l'influence des forces physico-chimiques extérieures ; en un mot, qu'elle soit morte. »]

2° Contraction et fréquence du pouls. La contraction permanente prévalant dans l'artère, et n'étant jamais suivie d'une parfaite dilatation, le pouls doit rester habituellement fréquent, mais petit, contracté et profond.

3° Oppression vers le thorax. La disproportion entre le liquide et la capacité des vaisseaux qui doivent le contenir et le mouvoir étant augmentée, l'obstacle à une libre circulation doit de même augmenter ; de là des palpitations de cœur, sensation d'un poids vers le thorax, oppression de la respiration, engourdissement général, etc.

Tels sont précisément les symptômes culminants de la chlorose. Que s'ils offrent parfois des variations, cela n'a lieu que par les progrès de la maladie qui ajoutent de nouvelles conditions morbides. Ces dernières se changent en affections particulières, ainsi que nous l'avons dit, et attaquent soit la tête, soit la poitrine, soit la matrice, soit la rate, soit les reins, etc. De là, la phthisie, les affections encéphaliques, les endurcissements du foie, les désordres organiques aux hypochondres, qu'on rencontre souvent chez les chlorotiques. La pierre vésicale, des végétations morbides dans les cavités du cœur et des gros vaisseaux, des ruptures, des hypertrophies graves ont été souvent rencontrées chez les sujets en question. En conséquence, la chlorose n'est au fond qu'une lente artérite. Nous sommes parvenu à déterminer sa nature en réfléchissant aux changements organiques qui s'opèrent sous son influence. Si l'on venait nous dire que l'imagination ou l'esprit de système nous a dicté une pareille conclusion, nous ferions une autre épreuve en suivant une route contraire à la première. Si notre raisonnement et nos observations sont justes, nous devons arriver au même résultat. — Le tableau des phénomènes caractéristiques de la chlorose ne nous offre que la couleur jaunâtre, pâle de la peau, blanche ou blafarde des membranes muqueuses ; le pouls fréquent, petit, les palpitations de cœur, l'abattement et la lassitude générale. Les autres phénomènes, tels que la douleur à la tête, la boule hystérique, la faim morbide, le *pica*, l'inappétence, ne sont que secondaires et trop variables pour être appréciés. Quant à la pâleur, personne ne pourra raisonnablement nier qu'elle ne soit due à l'absence de sang dans les capillaires de la peau. Est-ce parce que ce liquide est en faible quantité dans l'économie ? Non certes, car le plus souvent l'affection n'est due qu'à un arrêt de l'évacuation habituelle de sang. Est-ce parce que la composition du sang est imparfaite, qu'il n'a pas sa couleur normale, ou qu'il est désoxygéné, ainsi qu'on le dit ? Pas davantage, puisque le sang des chlorotiques présente à l'analyse chimique tous les principes du meilleur sang possible ; il est même plus rouge que celui des personnes bien portantes, son degré d'oxygénation ne présente aucune variété. Est-ce donc parce que la force impulsive du cœur n'est pas assez grande pour le pousser à la périphérie ? Non plus ; car le cœur a une grande énergie, ses pulsations sont fort vives, les contractions mêmes des artères sont plus fréquentes, et chez quelques chlorotiques elles sont visibles à l'œil nu, notamment celles des carotides ; elles produisent même une sensation de gêne, de malaise, de contre-coup dans plusieurs parties du corps. Il faut donc qu'il y ait un obstacle matériel dans les artères, lequel empêche le sang de se porter dans ses dernières ramifications ; cet obstacle n'est autre qu'un spasme permanent, une occlusion spasmodique de ses dernières extrémités, par suite de la phlogose lente de sa membrane interne (13). La petitesse et la profondeur du pouls, ainsi que le caractère constant de la systole, prédominant sur la force et dans la durée, la diastole (pouls angéiotique) ne saurait s'expliquer autrement en face d'une si évidente énergie du cœur et des gros vaisseaux. Ces remarques prouvent, à mon avis, que les artères sont douées d'une

contractilité propre, et que le pouls ne dépend pas entièrement de la force impulsive du cœur.

La prostration générale, l'oppression interne, les palpitations, émanent manifestement de la source morbide que nous venons d'indiquer. — Actuellement, il est utile d'examiner quels nouveaux changements arrivent dans la chlorose et doivent nécessairement avoir lieu après l'application des remèdes. Nous ne nous arrêterons pas à faire connaître les effets des véritables remèdes hypersthénisants et de ces traitements mixtes dans lesquels ces remèdes dominent, nous n'aurions qu'une seule chose à dire : c'est que sous leur influence la chlorose se prolonge indéfiniment, ou bien elle aboutit à la phthisie, à l'hydropisie, aux anévrismes, aux vices organiques de la matrice, de la rate, du foie, ou bien enfin elle revêt une foule de formes variables et donne lieu à ces phénomènes rares, surprenants, dont ont parlé plusieurs auteurs. Arrêtons-nous de préférence à la méthode antiphlogistique et d'abord aux effets de la saignée. Nous y avons eu recours plusieurs fois dans le traitement de la chlorose ; nous avons observé que le sang présentait le plus souvent ou une véritable couenne phlogistique, ou bien la partie supérieure du caillot était d'une couleur rouge foncée analogue à celle du sang artériel. Le sérum présentait ordinairement un phénomène singulier, savoir : une couleur blanche lactée et une certaine densité ; ce phénomène me paraît d'une grande importance, car il est caractéristique de l'artérite chronique ; il accompagne ordinairement les affections calculeuses et les végétations morbides formées dans le système sanguin, suite ordinaire de cette maladie lorsqu'elle dure longtemps. La tunique interne des artères, qui est le siége de cette phlogose, sécrète une matière albumineuse, terreuse, saline, analogue à celle qu'on rencontre dans l'hydropisie. Ces principes se mêlent avec le sang et nagent dans le sérum. A la face externe de la membrane interne des artères, ou entre cette membrane et la tunique propre, il se fait une transpiration de cette matière qui se concrète ; la partie liquide est résorbée, et ce qui reste se convertit en incrustations terreuses ou lithiques. A la face interne, la matière se concrète aussi quelquefois et forme soit des végétations, soit de fausses membranes, ou

(13) La pâleur qui se manifeste chez un individu frappé par la crainte, par l'effroi, par la haine, par l'envie, par la jalousie, par l'égoïsme, par la lâcheté, ou par toute autre passion, produit, comme dans la chlorose, une prompte et violente concentration du mouvement vital, une action centripète de la circulation ; mais cet effet est passager dans tous ces cas. On explique cependant par là les anévrismes, les cardites, les artérites dues à ces passions, et notamment à l'effroi. Aussi louons-nous la pratique des anciens, qui prescrivaient la saignée après les violentes émotions de l'âme.

bien la membrane interne elle-même se détache, ainsi que je l'ai observé, et offre les apparences d'une fausse membrane, tandis qu'elle est une membrane véritable.

L'effet de la première saignée chez les chlorotiques, si elle est petite, est une augmentation dans le trouble de la circulation; il en résulte quelquefois de la fièvre, mais bientôt après, en continuant le traitement, on s'aperçoit des bienfaits de la soustraction sanguine, la juste proportion entre la capacité des vaisseaux et la quantité du liquide qui doit les parcourir étant établie. Les battements du cœur sont moins violents, les dernières extrémités artérielles moins irritées, la phlogose fléchit, et la dilatation des artères s'exerce plus librement; le pouls devient ample, régulier, souple et plus vibrant; la colonne du sang, n'étant plus étranglée, parcourt librement toutes les voies de l'arbre vasculaire. Dès lors, les lèvres acquièrent leur beau vermeil; la peau, son coloris, sa fraîcheur; toutes les parties reprennent de la consistance et de la chaleur; les yeux, qui étaient ternes, reprennent leur expression, leur brillant; tous les traits de la physionomie, que le mal avait dénaturés, reviennent à leur état primitif. Cette crise salutaire se complète enfin par le retour de l'écoulement menstruel. Le sang, en parcourant plus librement les vaisseaux de la matrice, franchit aisément leurs nombreuses porosités à des époques régulières, et les organes de la génération rentrent dans l'ordre naturel. Tel est l'effet de la saignée chez les chlorotiques; tel est aussi, d'après nos observations, l'effet de la cantharide, de la digitale, de la menthe, de la camomille, de la térébenthine, du baume de copahu, du gaz acide carbonique, du soufre, du seigle ergoté, et des autres remèdes hyposthénisants dont nous avons déjà parlé; tel est enfin également l'effet des préparations ferrugineuses. Nous concluons de là que l'idée préconçue de l'action tonique ou corroborante du fer, observée dans des maladies telles que l'aménorrhée et la chlorose, est théoriquement fausse, et que les effets apparents qui semblent déposer en sa faveur, savoir : l'élévation du pouls, la coloration des lèvres et de la peau, prouvent au contraire que l'action du fer est hyposthénisante vasculaire.

On dira peut-être que tout cela importe peu en pratique, puisque, quelle qu'en soit l'explication, les faits restent les mêmes, et que le fer sera toujours administré de la même manière contre l'aménorrhée et la chlorose; mais cela n'est pas du tout vrai, puisqu'on saura désormais, d'après nos expériences, que pour combattre convenablement la chlorose, il y a un avantage immense à débuter par la saignée, qui dissipe la pléthore, obstacle principal des bons effets du fer, dont on peut alors élever la dose considérablement, et produire des effets vraiment surprenants en très-peu de temps; tandis que dans la pratique commune on se garde bien de saigner dans la crainte mal fondée d'augmenter la maladie, et l'on combine en outre le fer avec des substances hypersthénisantes, telles que les aromates, les alcooliques, le vin, qui paralysent l'action du remède, prolongent indéfiniment le traitement ou même augmentent la maladie. Il est vraiment déplorable de voir souvent des jeunes filles chlorotiques chercher par le conseil de leur médecin à prendre de la force, du coloris dans l'usage du vin de Chypre et des liqueurs alcooliques, ce qui les rend, au contraire, plus blafardes et plus faibles. — La question que nous traitons nous conduirait à parler des autres formes de cachexie dont le caractère culminant est la coloration jaune-pâle de la figure; mais nous craignons de nous éloigner trop de notre sujet. Nous nous permettrons seulement d'établir ici cet aphorisme : Tout individu qui est pâle par maladie, mais dont l'urine ne teint pas le linge en jaune, dont la sclérotique n'est pas jaunâtre, a essuyé une hémorragie très-abondante, ou se trouve dans un état d'asphyxie, de défaillance, de terreur, ou bien est atteint d'une artérite chronique, d'un vice organique dans l'appareil de la circulation. Dans ces deux derniers cas, son pouls est fréquent, contracté, petit, irrégulier, et il éprouve des palpitations de cœur et des étouffements. La pâleur, qui, aux yeux du praticien, a toujours été regardée comme un indice évident d'anémie, de composition imparfaite ou de désoxygénation du sang, de relâchement des solides, d'atonie générale, dépend souvent d'une cause tout à fait contraire, c'est-à-dire d'une phlogose vasculaire et d'un état de pléthore. Combien de médecins ont erré et errent tous les jours dans leur jugement à ce sujet, je n'ai pas besoin de le dire! Dieu sait combien de temps ils persisteront encore dans leur présomption ! C'est que les apparences sont en faveur de leurs idées favorites ; et l'analyse exacte, capable de dévoiler leur erreur, n'est pas facile pour tout le monde. Aussi m'estimerais-je heureux si les réflexions nouvelles et les faits que je viens d'exposer pouvaient profiter à quelques-uns de mes lecteurs.

La vertu hyposthénisante vasculaire du fer, comparée à celle du quinquina, est inférieure sous le point de vue de la promptitude d'action, mais bien supérieure, au contraire, sous le rapport de l'intensité et de la durée. Les avantages qu'on a obtenus du fer, on ne les perd pas de suite, mais aussi pour les obtenir le malade ne doit pas se fatiguer de l'usage du médicament, lors même qu'il n'en éprouve encore aucun effet bien sensible. Il est arrivé plusieurs fois qu'après plusieurs mois d'un traitement ferrugineux, infructueux en apparence, l'arrivée d'une meilleure saison, d'un changement de climat, et même sans tout cela, la guérison de longues et pénibles affections s'est opérée d'une manière inattendue. Cela doit servir de règle aux praticiens, lesquels sont souvent trop empressés à changer de médication et manquent par cela même leur but salutaire. Ce n'est pas que les préparations ferrugineuses n'agissent promptement dans quelques cas, comme dans certaines maladies aiguës, et lorsqu'on les donne à haute dose, ainsi que nous venons de voir ; mais il en est autrement dans les maladies chroniques du genre de la chlorose. — Quoique nous soyons ennemis des formules pharmaceutiques compliquées, nous devons avouer que nous avons souvent prescrit le sulfate de fer uni au sulfate de quinine. Nous en avons obtenu des effets vraiment merveilleux dans des cas d'artérite lente, d'artéro-bronchites, d'artéro-métrites, qui offraient un certain degré d'acuité. Peu importe que l'accès soit quotidien ou qu'il n'ait lieu que l'après-midi comme dans les fièvres étiques ; cette formule réunit le double avantage d'une action immédiate, énergique et durable. Pendant le cours du traitement nous diminuons graduellement la dose du sel de quinine et augmentons celle du sel de fer, et enfin ne donnons plus que de ce dernier. — Les propriétés secondaires et relatives du fer s'expliquent aisément d'après ce que nous avons dit précédemment. La propriété tonique ou corroborante qu'on lui attribue n'est autre que la conséquence de l'action hyposthénisante laquelle enlève la maladie. En rendant la santé, cette action rend aussi le ton et la vigueur. La propriété stomachique est la même que l'effet de l'action hyposthénisante, laquelle combat la subphlogose et permet à l'estomac de reprendre sa force digestive. La vertu diurétique, que le fer paraît avoir dans quelque cas d'hydropisie ou d'anasarque, n'est due qu'au ralentissement qu'il produit dans les mouvements du cœur, comme le ferait la digitale, la scille, etc. Si l'on voit disparaître les engorgements des viscères sous l'influence du fer, c'est que ce remède dissipe la phlogose chronique qui est la cause de ces engorgements. C'est en cela que consiste la vertu apéritive tant vantée du fer. Si une légère et lente phlogose a lieu dans la matrice, le fer en la dissipant rend cet organe à sa fonction et agit conséquemment comme emménagogue ; et comme la métrite arrivée à un certain degré peut donner lieu à des hémorragies, le fer, qui avait été utile à provoquer les règles, peut aussi, dans ce dernier cas, en combattant la phlogose utérine, arrêter l'hémorragie et devenir par là un excellent astringent. On ne doit pas craindre de tomber par là dans la contradiction ridicule des anciens qui donnaient à deux préparations presque identiques le nom, à l'une de crocus de mars apéritif, à l'autre de crocus de mars astringent. Il m'est arrivé d'avoir à traiter en même temps (avec le carbonate de fer), dans une famille, la mère d'une métrorrhagie, et sa fille d'une aménorrhée ; ce qui étonna le fils de cette dame qui était médecin, et qui, ayant été élevé dans les doctrines anciennes, ne pouvait voir dans l'une et l'autre malade une même maladie. Enfin toutes les propriétés du fer s'expliquent par cette action hyposthénisante vasculaire, unique, primitive et absolue. Ainsi dans les artérites chroniques, dans les cardites, les métrites, les splénites, les hépatites également chroniques, dans les artéro-bronchites, etc., toutes les autres vertus médicinales, l'expectorante, la calmante, la sudorifique, etc., pourront être rencontrées dans le fer, puisqu'il est dans toutes ces affections un remède souverain. Il n'y a, d'après nous, que leur immobilité dépendant de quelque vice organique particulier dans l'abdomen qui puisse l'empêcher de les vaincre ; souvent le manque de succès du fer dans ces maladies peut servir de donnée diagnostique pour présumer la condition organique de la maladie. Dans ces cas le fer peut être très-utile comme remède palliatif.—Cette grande confiance dans les préparations ferrugineuses pourrait peut-être nous faire accuser de partialité pour ce remède ; mais ce n'est qu'une dette de reconnaissance que nous payons à ce métal, pour les grands services qu'il nous a rendus dans notre pratique. Nous aimerions bien que ce remède fût plus répandu qu'il n'est et administré avec plus de persévérance.

§ VII. *Action mécanique.* — Le fer à l'état métallique possède des qualités mécaniques très-importantes dans le traitement des maladies, soit sous forme d'instrument tranchant ou perforant, soit comme machine pour exercer quelque compression ou distension dans les déviations du squelette. Mais comme, sous ce point de vue particulier, le fer appartient au domaine de la chirurgie, nous nous réservons d'en parler dans un autre ouvrage. — On prétend que le fer métallique porté sur soi a pu guérir quelques affections ; qu'on a arrêté des hémorragies ; qu'en faisant toucher une barre de fer à un malade on a prévenu ou arrêté des spasmes violents. Dans ces cas, si les faits sont exacts, le fer peut avoir agi par sa propre température froide. C'est sous ce point de vue qu'on l'applique quelquefois sur une région douloureuse, sur une partie piquée par un insecte, et on en obtient quelque soulagement. Il pourrait aussi agir par ses propriétés électriques ou magnétiques, dont il est un excellent conducteur. Nous nous occuperons de ce sujet à l'occasion des remèdes mécaniques.—Quelques préparations salines de fer, dissoutes dans de l'eau, offrent une action astringente. Sous leur action l'épiderme se fronce, les fibres se resserrent. Ces préparations peuvent par là être utiles en cas de blessure, pour arrêter une hémorragie, ou en cas d'emphysème pour rétrécir la plaie, ou pour ranimer quelque vieille plaie. — Ruysh, Richter (14) et d'autres vantent les préparations ferrugineuses contre les affections vermineuses, surtout contre le ténia. Boerhaave les conseille contre ce dernier à haute dose. Cependant les martiaux n'ont pu conserver cette renommée an-

thelmintique, depuis que la science a fait de plus belles conquêtes à ce sujet. — Les martiaux présentent en outre quelque propriété mécanique qui pourrait nuire. La limaille, par exemple, pèse sur l'estomac, quelques malades ne peuvent la supporter. D'autres préparations martiales ont parfois le même inconvénient. Le sulfate de fer n'exerce pas sur l'estomac le pouvoir astringent qu'on lui attribuait autrefois ; mais il donne quelquefois un goût d'encre très-désagréable. J'ai connu une personne chez laquelle ce goût dura ou se reproduisit pendant quelques mois, lorsqu'elle avalait un liquide quelconque, quoiqu'elle eût cessé de prendre de ce remède depuis longtemps.

§ VIII. *Mode d'administration.* — Pour être assimilé et exercer son action dynamique, le fer doit prendre son état métallique. C'est ce qui a lieu en le combinant à quelque autre corps. Sans prétendre passer ici en revue toutes les combinaisons chimiques du fer, nous devons cependant parler de ses préparations pharmaceutiques les plus employées.

1° La manière la plus simple d'administrer le fer est sous forme d'eau ferrée, qu'on prépare en étouffant dans l'eau ce métal préalablement rougi au feu. Les anciens attribuaient à cette eau martiale des vertus qu'on ne saurait lui refuser aujourd'hui, car il est incontestable que quelques parcelles d'oxyde de fer se trouvent dissoutes dans le liquide.

2° La limaille de fer (*scobs, vel limatura martis*), en supposant qu'elle conservât son état métallique pur, s'oxyderait dans l'estomac en se mêlant avec les humeurs gastriques ; de sorte que c'est toujours par son oxyde qu'elle agit, et il est toujours exact de dire que son action dynamique n'est pas due au métal pur, mais bien à ses composés. La limaille de fer est une préparation dont l'action thérapeutique est la plus faible, et en même temps celle qui est le moins tolérée par l'estomac, à cause de ses qualités mécaniques.

On la prescrit à la dose de 30 centigrammes (6 grains) à 1 gramme (20 grains), plusieurs fois par jour, soit en poudre, soit en pilules combinées à un véhicule approprié.

3° Le deutoxyde de fer, connu plus généralement sous le nom d'éthiop martial, a une couleur noire veloutée ; on le donne dans les mêmes circonstances et à la

------

(14) Ausf. Arzn., 1 Bd., p. 26.

même dose que la limaille; les malades le tolèrent mieux.

4° Le sous-carbonate de fer, ou rouille de fer, jadis nommé crocus de mars apéritif, a une odeur rouge et presque brune, sans goût et sans odeur. C'est la préparation dont on se sert le plus. Sa manière d'agir est plus sûre et en général sans inconvénient. On le donne à la dose de 50 centigrammes (10 grains), plusieurs fois par jour. Les Anglais ont dans ces derniers temps administré le sous-carbonate de fer à des doses très-élevées; nous avons vu que dans le tétanos on les a portées jusqu'à un demi-kilogramme par jour. Hutchinson le préconise dans la chorée, combiné avec la térébenthine, à la dose de 30 grammes de chaque (1 once), toutes les trois heures, et il assure que le malade a continué à le prendre depuis le 2 juillet jusqu'au 12 août, de manière qu'il en consomma en tout 5 kilogrammes et demi (15). B. Bell en donna 240 grammes (8 onces) en trente-six heures dans un cas de tic douloureux qu'il parvint à guérir, sans autre accident qu'une légère diarrhée (16). La dose ordinaire est de 2 à 4 grammes (1/2 gros à 1 gros), qu'on peut répéter deux ou trois fois par jour. Nous ne croyons pas que les habitudes et la tolérance des malades de nos pays nous permettraient d'atteindre les doses exorbitantes des Anglais. Loin de nier leurs succès, nous y trouvons la confirmation de l'action hyposthénisante du fer, résultats qui nous paraissent certainement plus légitimes que ceux des médecins timides qui n'administrent le carbonate de fer qu'à la dose de quelques centigrammes, ce qui réduit l'effet réel à zéro, bien que l'imagination de ces médecins l'ait singulièrement exagéré.

5° Le malate de fer impur, connu sous la dénomination de teinture de mars pommée, s'obtient avec le suc des pommes aigres vertes. On peu le donner à la dose de quinze, vingt, trente gouttes, plusieurs fois par jour. Il faut dire que cette teinture de fer est préparée communément avec la solution de malate de fer, dans l'alcool ou dans l'eau de cannelle, ce qui la rend très-peu active ou même inerte, sinon stimulante, puis-

qu'elle réunit deux substances d'action opposée. Il faut par conséquent ou remplacer l'alcool par de l'eau pure, ou l'abandonner comme une préparation vicieuse.

6° Le tartrate de fer et de potasse, appelé aussi fer tartarisé, ou mars soluble, est un sel triple, qui doit être conservé dans des vases bien bouchés et dans des endroits bien secs; sa couleur est d'un jaune-brun, sa saveur styptique; il est soluble dans quatre parties d'eau froide, et dans une plus petite quantité si elle est bouillante. C'est une préparation qu'on peut administrer à la dose de 30 à 60 centigrammes (6 à 12 grains) à la fois, et qu'on peut répéter selon les circonstances.

7° L'hydrochlorate de fer, ou muriate de fer, est très-déliquescent. Dans cet état on le nomme huile de mars. Il est d'un rouge-brun, d'une odeur particulière, d'une saveur très-styptique et métallique. Son action est plus prononcée que dans les autres préparations ferrugineuses. On l'a administré à la dose de 10 à 60 centigrammes (2 à 12 grains), plusieurs fois par jour.

8° L'hydrocyanate de fer (fer cyanogéné, prussiate de fer, bleu de Prusse, etc.) est une préparation qui n'est en usage que depuis peu, et que l'on croit plus active que les autres. Elle a pourtant l'inconvénient d'être une composition incertaine et d'une énergie aussi douteuse. On la prescrit à la dose de 5, 10 et 15 centigrammes, qu'on peut répéter.

9° Le sulfate de fer, ou vitriol de mars factice. On l'obtient cristallisé, d'une couleur azur-verdâtre-claire, qui, à l'air sec, éprouve une efflorescence pulvérulente, blanche, et jaunit avec le temps. Parmi les différentes préparations de fer, cette dernière est peut-être la meilleure, à cause de son énergie remarquable et constante.

Le sulfate de fer n'a pas d'odeur, sa saveur est douceâtre très-styptique. La dose ordinaire est de 20 à 60 centigrammes (4 à 12 grains) par jour. On a élevé cette dose, et nous avons nous-même imité cette pratique, jusqu'à 1 gramme, 1 gramme et demi (20 à 30 grains) par jour. D'après Mérat et Delens, on l'a donné à des doses plus élevées encore, 4 grammes (1 gros) à la fois (17); mais dans ce cas il agit comme

---

(15) The Lancet. Omodei, Ann. univ. Marzo 1834, p. 597.

(16) Edinb. Journ. of med. scienc. April 1820.

(17) Dictionn. de mat. méd., vol. III, p. 234. Schneidt., Recepte, p. 292.

purgatif. On l'administre ordinairement en pilules ou en solution dans l'eau.

10° Le sulfate de fer se trouve dissous naturellement dans les eaux minérales du mont Civillina, connues sous le nom d'eaux catuliennes. Les autres principes qu'on y rencontre sont en trop petite quantité pour s'opposer à l'action du fer. La proportion du fer dans ces eaux est d'environ 1 gramme et demi (30 grains) de sulfate de fer sec, pour 360 grammes (12 onces) d'eau : en y ajoutant son eau de cristallisation, le sel de fer s'élèverait à quelque chose de plus de 4 grammes pour chaque demi-kilogramme d'eau. On voit par là combien ces eaux doivent être énergiques; leur dose est de 60 à 90 grammes (2 à 3 onces) par jour, pour commencer; on peut, par la suite, en élever la dose jusqu'à 240 grammes (8 onces) par vingt-quatre heures.

11° Les sources ferrugineuses sont très-multipliées. Le fer étant le plus répandu sur la terre, il n'est pas extraordinaire qu'on rencontre des eaux minérales ferrugineuses dans beaucoup de contrées. En général, ces eaux s'altèrent plus ou moins au contact de l'air, aussi sont-elles difficiles à transporter. Le seul bouchon, par exemple, suffit quelquefois pour les décomposer; le liége, renfermant quelque atome d'acide gallique, donne lieu à un gallate de fer qui rend l'eau noire comme de l'encre. Parmi les eaux ferrugineuses les plus énergiques on doit compter celles de Spa, de Passy, de Pougues, de Pyrmont, de Rieu-Majou, de Crausac, etc. Sans nous arrêter particulièrement sur chacune de ces sources, nous nous bornerons à dire que, d'après l'action du fer précédemment établie, on pourra déduire quelles sont les affections dans lesquelles elles peuvent convenir. Quant aux eaux acidulées de Recoaro, leur efficacité est partagée entre les principes martiaux et le gaz acide carbonique qu'on sait être lui aussi un hyposthénisant. D'après cela on ne doit pas être surpris des bons effets de ces eaux, puisqu'elles sont indiquées dans les affections contre lesquelles le gaz acide carbonique a été préconisé, ainsi que dans celles contre lesquelles on a eu à se louer des ferrugineux.

Formules modèles.

1. *Poudres.*

♃ Bi-carbonate de fer, 50 centigrammes (15 grains), donnez-en quatre doses égales.

A prendre une toutes les quatre heures.

2. *Solution.*

♃ Pommade de fer, 1 gram. (20 grains); Eau de fontaine, 240 gram. (8 onces); Sirop d'écorce d'orange, 30 grammes (1 once); mêlez.

A prendre par cuillerées dans le courant de la journée.

3. *Pilules.*

♃ Sulfate de fer, 30 centigrammes (6 grains); extrait de tarax., q. s. pour faire pilules n° 12, enveloppées dans la poudre de réglisse.

A prendre une chaque heure et demie.

DEUXIÈME SECTION.

HYPOSTHÉNISANTS VASCULO-VEINEUX.

ACIDES. (*Acida.*)

On est convenu d'appeler acide tout corps solide, liquide ou gazeux, d'une saveur aigre, plus ou moins piquante, ayant la propriété de rougir la solution de tournesol, de faire disparaître, en tout ou en partie, les caractères des alcalis; de former des sels en se combinant avec certains corps acidifiables; d'être décomposé par le courant électrique. Tout oxacide qui est soumis à l'influence décomposante de l'appareil électro-moteur donne son oxygène au pôle positif

Giacomini.

et sa base au pôle négatif. Le contraire a lieu avec les hydracides. Les acides sont des corps composés. On croyait autrefois qu'ils renfermaient toujours de l'oxygène; bien que ce principe, à dire vrai, se trouve dans le plus grand nombre d'acides, il en est pourtant qui ne sont formés que d'hydrogène ou de chlore, combinés à un ou à plusieurs corps simples.

La division des acides en organiques et inorganiques, en oxacides ou acides proprement dits, hydracides, etc., résultat de deux corps combustibles simples, n'est d'aucune utilité thérapeutique. Nous nous occuperons seulement des acides hyposthénisants veineux.

ACIDE SULFURIQUE.

(*Acidum sulphuricum.*)

§ Ier. *Caractères physiques.* — Les anciens appelaient huile de vitriol l'acide sulfurique ou persulfurique. C'est un liquide incolore, inodore, de consistance oléagineuse, d'une saveur acide très-prononcée. Il a été découvert par Bas. Valentini vers la fin du quinzième siècle.

§ II. *Notions chimiques.* — L'acide sulfurique du commerce est ordinairement plus ou moins impur. Il est mêlé soit avec un peu de plomb, soit avec de la potasse ou quelque terre. Distillé, cet acide contient un cinquième environ d'eau. Il est formé de cent parties de soufre et de cent cinquante parties d'oxygène en poids. Il est miscible avec l'eau, dont il élève sur-le-champ la température jusqu'à l'ébullition. L'acide sulfurique désorganise et noircit la plupart des substances animales et végétales qu'il touche; il rougit le tournesol, s'évapore par une chaleur ordinaire, et éprouve une décomposition prompte lorsqu'on l'expose à toute l'action du calorique. Exposé à un froid de dix à douze degrés, il se congèle et se cristallise. Son poids spécifique est de 1,86, ce qui équivaut à 66° de l'aréomètre de Baumé. Il se combine facilement avec les oxydes et les alcalis. Ayant une forte attraction pour les bases salifiables, il décompose presque tous les sels, en chasse les autres acides et forme des sulfates. L'acide sulfurique concentré, exposé à l'air humide, absorbe l'eau de l'atmosphère jusqu'à augmenter de la moitié de son poids.

Aussi doit-on le conserver dans des flacons bien clos.

§ III. *Effets sur les animaux.* — Les effets de l'acide sulfurique étendu de beaucoup d'eau échappent à l'observation; il faudrait, pour les apercevoir, en continuer l'usage pendant longtemps. Les chiens auxquels on en a donné à boire pendant longtemps maigrissaient peu à peu, devenaient très-abattus, tristes et finissaient par mourir lentement. Si on leur fait avaler par force de l'acide sulfurique concentré, tout l'intérieur de la bouche, de l'œsophage et de l'estomac devient blanc comme s'il était recouvert d'une vessie; une énorme tuméfaction s'empare de toutes les parties qui ont été touchées par l'acide; le décollement de l'épithélium a lieu; la surface du derme, étant mise à nu, présente une véritable gastro-œsophagite intense qui fait périr l'animal. L'autopsie cadavérique montre la membrane muqueuse entièrement désorganisée, quelquefois même comme charbonnée, des eschares, des ulcérations et la gangrène. L'acide sulfurique, injecté dans les veines, produit la mort sur-le-champ.

§ IV. *Effets sur l'homme bien portant.* — Il y a une énorme différence sur l'homme entre les effets de l'acide sulfurique très-étendu d'eau et le même acide concentré. Dans le premier cas, savoir, quand une partie d'acide est délayée dans cent parties d'eau, on en fait usage sous forme de limonade rafraîchissante : il désaltère, aide la digestion et rend plus fréquent le besoin de manger. Bevan, cependant, dit que la limonade sulfurique est nuisible aux enfants à la mamelle si on en donne à boire à la nourrice, quoiqu'elle puisse s'en trouver bien (19). On ne doit pas non plus donner avec excès cette limonade minérale aux personnes adultes, car elle finit, à la longue, par produire des nausées et même le vomissement. Van Sviéten (20) et Gaubius (21) ont remarqué qu'à la longue elle produit un froid général, de la pâleur et un abaissement dans la force de la circulation. Telle est la véritable action dynamique de l'acide sulfurique, c'est-à-dire hyposthénisante vasculaire. On détruit ses

---

(19) The London med. Gazette. May 1828.

(20) Comm. in Boerh., t. 1, § 65.

(21) Instit. pathol., p. 308.

effets avec le vin, et *vice versâ*, les effets du vin sont également dissipés avec l'acide sulfurique. Aussi W. D. Brinckle, à l'exemple de Brülh Cramer (22), donna-t-il aux ivrognes de l'eau-de-vie mêlée avec un peu d'acide sulfurique, dans la proportion de 4 grammes (1 gros) de ce dernier par kilolitre d'eau-de-vie. Il produisit chez trois de ces individus non-seulement un affaiblissement notable des effets de l'alcool, mais encore un dégoût très-prononcé pour toute sorte de boissons alcooliques (23). Althof observa, lui aussi, une action opposée entre l'opium et l'acide sulfurique. Il le prescrivit avec succès pour combattre les tremblements et autres effets de l'abus de l'opium.

L'acide sulfurique concentré présente des effets tout à fait différents. Appliqué légèrement sur la peau, il y détermine des phlyctènes et de la phlogose. En en continuant l'application, il cautérise, brûle, noircit et réduit en bouillie les parties animales qu'il touche.

L'acide sulfurique concentré, pris par la bouche, même en petite quantité, détermine des effets fort graves. Orfila (24), Genonville (25), Mérat (26), Martins (27), Browne (28), Klose (29), Graffenauer (30), Correa de Serres (31), Robert (32), rapportent plusieurs faits de ce genre, arrivés soit accidentellement, soit par suicide volontaire. L'individu éprouve d'abord une chaleur aigre, cuisante, dans la bouche, le long de l'œsophage et dans l'estomac; il ressent ensuite une douleur sourde au gosier, puis après un resserrement. Toutes les parties, en effet, qui ont été touchées par l'acide sont vé-

siquées, ou bien elles se gonflent. La mort arrive promptement quelquefois. On a cru que cette mort prompte était l'effet de l'asphyxie ou de l'empêchement mécanique du passage de l'air, par suite du gonflement des parties. Pour l'ordinaire, un vomissement violent fait expulser des matières de couleur brune, mêlées parfois à un peu de sang; des douleurs atroces se font sentir vers la région de l'estomac et dans le thorax, avec resserrement, anxiété, toux opiniâtre et voix croupale. Au milieu d'une chaleur brûlante, que les malades ressentent dans leur intérieur, les extrémités deviennent froides, la physionomie s'altère et prend le cachet cadavérique, le pouls devient petit, irrégulier, défaillant, et la mort survient en quelques heures par la progression de ces phénomènes. Plus souvent pourtant ces symptômes s'apaisent, mais les douleurs continuent à l'estomac et à l'œsophage, une fièvre continue se déclare, et la mort n'arrive que vers le sixième ou le huitième jour. Le cadavre présente des altérations variables, selon que la mort a eu lieu subitement ou après plusieurs jours. Dans le premier cas, la surface interne du tube digestif ne présente qu'une couleur blanche ou jaunâtre tendant vers le noir, et les parois de l'arrière-bouche, du pharynx, de l'œsophage et de l'estomac sont épaissies. Dans le second cas, il y a des traces d'une destruction plus ou moins prononcée de toutes les parties qui ont été touchées par l'acide sulfurique. Cette destruction pourtant ne s'étend pas au delà de la membrane muqueuse, à moins que la quantité de l'acide n'ait été assez considérable pour continuer son action corrosive après la mort; alors l'estomac se trouve réduit en une bouillie noirâtre. Le plus souvent cependant il ne s'agit que d'une rougeur plus ou moins vive, de quelques excoriations superficielles, de taches blanchâtres ou livides, ou même gangréneuses, à l'œsophage et à l'estomac.

Il faut convenir néanmoins que l'acide sulfurique, même concentré, qu'on prend en grande quantité, ne produit pas toujours des effets aussi funestes. Brande dit l'avoir observé séjourner pendant une heure dans l'estomac, ensuite en être expulsé par le vomissement, sans que l'individu en ait éprouvé de graves conséquences (33). Klose rapporte un

---

(22) Medico-chir. Review., t. v.
(23) The north. Amer. med. and chir. Journ., 1828. Revue médic., avril 1828.
(24) Toxicologie, t. i, p. 80.
(25) Journal général de médecine, t. lvii, p. 189.
(26) Bibliothèque médicale, vol. lii, p. 366.
(27) Revue médicale, 1832, vol. iv, p. 53.
(28) Med. and phys. Journ. July 1818.
(29) Bibliothèque médicale, t. lxxv, p. 392.
(30) Journ. des sc. agr. et arts du Bas-Rhin, 1825, p. 78.
(31) Journal de chimie médicale, mai 1826, p. 209.
(32) Nouvelle Bibliothèque médicale, 1827, t. iv, p. 412.

---

(33) Mater. med., p. 16.

fait semblable (34). Brande pense que, dans ces cas, la mucosité de l'œsophage et de l'estomac a pu empêcher les effets corrosifs de l'acide. — Si nous faisons une comparaison entre les effets de l'acide sulfurique très-étendu d'eau et ceux de l'acide sulfurique concentré, il est évident que l'action dynamique hyposthénisante de ce dernier est tout à fait masquée, ou troublée par l'action physico-chimique très-énergique qu'il exerce sur les tissus qu'il touche. Pour peu qu'on ait l'habitude d'observer et d'apprécier les effets dynamiques des substances médicinales, on reconnaîtra dans le tableau ci-dessus que le vomissement, le froid aux extrémités, l'altération dans les traits de la physionomie et la faiblesse excessive du pouls appartiennent à l'action dynamique, et les autres phénomènes à l'action mécanico-chimique. On reconnaîtra en outre que les premiers ne peuvent nullement dépendre de l'inflammation ni de l'érosion de l'œsophage et de l'estomac, et que la mort arrivée aussitôt après l'ingestion de l'acide dépend de l'action dynamique et non de la suffocation, ainsi qu'on l'avait cru, puisque le gonflement des parties ou n'existait pas sur les cadavres, ou bien n'était pas assez fort pour produire l'asphyxie. L'extinction de la vie a donc lieu par l'action hyposthénisante que l'acide sulfurique exerce rapidement sur tout l'organisme. Telle est, selon nous, la véritable action de l'acide sulfurique. L'action d'une substance hyposthénisante, quoique très-énergique, ne suffit pas toujours pour produire la mort; ce sont alors les effets mécanico-chimiques qui entrent en action : au lieu du froid aux extrémités, de la faiblese et de la petitesse du pouls, on a une forte fièvre, puis une gastro-œsophagite, qui peut guérir, ainsi que nous l'avons vu quelquefois; ou bien, si elle finit par la mort, c'est seulement (d'après l'observation des toxicologistes) après qu'elle a duré six à huit jours. Nous ne saurions voir dans cette dernière action de l'acide sulfurique qu'une simple brûlure, analogue à celle qui aurait été faite par de l'eau ou de l'huile bouillante ou du plomb liquéfié. Nous ne voyons en cela aucune action toxique, à moins qu'on ne veuille appliquer ce mot à toute espèce de lé-

sion traumatique. Nous n'y voyons qu'une affection ayant sa marche régulière, et qui peut tout au plus provoquer une enquête judiciaire. Que le médecin légiste la place, s'il le veut, dans la catégorie des empoisonnements plutôt que dans celle des blessures, cela nous importe peu; mais le thérapeutiste ne peut aucunement la considérer sous un tel point de vue, puisqu'elle n'est réellement qu'une maladie mécanico-chimique; il ne saurait la confondre avec la maladie dynamique, qui seule constitue l'empoisonnement hyposthénique, puisque les deux actions suivent des lois diamétralement opposées. Il est vrai de dire néanmoins qu'il y a plus à craindre, dans l'acide sulfurique concentré, de l'action mécanico-chimique que de la dynamique, puisque la mort est le plus souvent l'effet de la première que de la dernière. De sorte que l'on doit placer l'acide sulfurique concentré plutôt parmi les agents physico-chimiques que parmi les remèdes.

Effectivement, lorsqu'il s'agit d'adoucir ou de guérir les accidents produits par l'acide sulfurique concentré, on s'adresse plus volontiers aux remèdes mécaniques qu'aux agents dynamiques : aussi, après avoir obtenu de suite un copieux vomissement, on fera prendre au malade en abondance des liquides aqueux, mucilagineux et oléagineux; on lui administrera de la magnésie. Que s'il présentait par la suite des symptômes de phlogose gastrique, on doit les combattre par les moyens ordinaires. Si les secours sont arrivés à temps pour empêcher que l'acide ait phlogosé la muqueuse gastrique, il ne resterait alors qu'à combattre les phénomènes hyposthéniques, ce qu'on obtiendra par le vin, l'alcool et les autres moyens hypersthénisants connus.

§ V. *Effets dans les maladies.* — On ne saurait s'expliquer comment les auteurs de matière médicale, tout en admettant dans l'acide sulfurique une propriété réfrigérante sédative, le préconisent en même temps comme moyen capable d'élever, d'exciter les forces, de s'opposer à la putréfaction, etc. Cette manière d'envisager l'acide sulfurique lui suppose des vertus diamétralement opposées, ce qui est absurde; cela peut s'accorder néanmoins avec la logique de ces thérapeutistes. Il s'agit seulement d'admettre la fausse explication qu'ils donnent des faits. Au fond cependant, ce ne sont pas les faits qui se font la

---

(34) Hufeland's Journ., 51 Bd., 5 st., p. 13.

guerre, ce sont au contraire les doctrines. Effectivement tous les effets produits par l'acide sulfurique dans la cure de plusieurs affections prouvent son action hyposthénisante vasculaire. Je crois inutile de faire observer qu'il n'est question ici que de l'acide sulfurique très-étendu d'eau, tel qu'on le prescrit comme remède. — L'acide sulfurique est assez généralement prescrit contre les fièvres aiguës et les fièvres ardentes pour apaiser la soif qui accable les malheureux patients, pour tempérer la chaleur, pour calmer l'orgasme circulatoire. Siglicius (35), Minderer (36), Riverius (37), Hirschel (38), Sydenham (39), Tissot (40), Juncker (41), Spielmann (42), Ludvig (43), firent l'éloge de l'acide sulfurique contre ces fièvres, même dans les cas où elles seraient malignes, putrides, ou typhiques. C'est pour cela qu'on donne à l'acide sulfurique l'épithète d'antiseptique ou antiputride. On fit à ce sujet des expériences sur des chairs mortes, et l'on s'est assuré que l'acide sulfurique en les modifiant à sa manière empêchait leur putréfaction. Nos lecteurs savent déjà en quoi consiste ce pouvoir antiseptique des remèdes, nous en avons parlé à l'article *camphre*. Ils savent aussi que le typhus et les fièvres malignes sont des maladies d'un caractère phlogistique. Parmi les auteurs ci-dessus, Sydenham est celui qui a le mieux compris cette question, il a savamment combattu la prétendue malignité des fièvres. Tout cela vient à l'appui de l'opinion que nous avons émise sur l'action hyposthénisante de l'acide en question.

On peut aussi ranger dans la même catégorie la scarlatine, la variole, etc., qu'elles soient ou non malignes. Dans ces maladies l'acide sulfurique a été vanté non-seulement par Sydenham, mais aussi par Monro (44) et par Mellin (45). Les fièvres étiques et la phthisie ont été traitées par Windorf (46), par Reid (47) et autres avec l'acide sulfurique, dans le but d'apaiser la chaleur intérieure et de diminuer les sueurs coliquatives. Les hémorragies actives ont été arrêtées promptement à l'aide de cet acide. Reid, Mellin et d'autres combattirent avantageusement l'hémoptysie ; Crek (48), la métrorrhagie ; Lœffler, le vomissement et l'hématurie (49) ; Fowler et autres, toute espèce d'hémorragie et notamment les pertes sanguines chez les scorbutiques (50). On sait combien l'acide sulfurique a été vanté contre le morbus maculosus hæmorragicus, par Werlhof, par Klinge, par Hening, par Wagner, par Krügelstein (51) et par Bensheim (52). Cette maladie, et les hémorragies scorbutiques qui ont tant de rapport avec elle, sont communément rattachées à l'état de faiblesse des solides. C'est une erreur, ainsi que nous le verrons en parlant du scorbut. — Ce qui prouve encore d'une manière incontestable l'action hyposthénisante de l'acide sulfurique, c'est qu'un très-grand nombre de praticiens l'ont prescrit avec avantage contre l'anasarque et la fièvre intermittente (54), contre le delirium tremens des ivrognes (55), contre l'épilepsie et la danse de Saint-Guy (56),

---

(35) Diss. de febr. mal., 1616.

(36) Medic. milit., 1634, p. 12.

(37) Op. med. univ. Frank., 1669, p. 288.

(38) Medic. Nebenstand Ber., 1772.

(39) Oper. medic. sect. v, c. ii.

(40) Avis au peuple, § 27, 213, 280.

(41) Consp. chem., tab. 30.

(42) Institut. chem., p. 140.

(43) Instit. clinic., p. 191 et 247.

(44) Oper. med., cap. iii, sect. iii, p. 75.

(45) Practisch. mat. med., 1778, p. 257.

(46) De acid. vitr. in morb. med. us. et abus , 1793, p. 15.

(47) An. Ess. on the nat. and cur. of the phth. pulm. Lond., 1765.

(48) Samml. v. Hallers Acad. streitichr., 2 Bd., 1779, p. 125, 200 ; 1 Bd., p. 467.

(49) Beytr. z. Arzneygelehr. Leipz. , 1 Bd., p. 179.

(50) Duncan, Med. comment. for 1789, t. iv, 1790. — Juncker cit. — Whyt, Treat. on nerv. diseas., p. 302. — Hamilton, De reg. pract., t. iii.

(51) Hufeland's Journ., 5 Bd., p. 180 ; 16 Bd., 1 st., p. 201 ; 30 Bd., 5 st., n. 112.

(52) Heid., Klin. ann., 4 Bd., p. 226.

(54) Carminati, Brugnatelli, Bibl. fis. d'Europa, vol. ii, n. 13.

(55) Brühl Cramer, Brinkle cités, Roth Rust's Magasin, 13 Bd., p. 352.

(56) Althof. cit. — Weickard, Observ. med., 1775. — Zimmermann, Hannov. Magaz., 1775.

contre la diarrhée (57), la blennorrhée (58), la goutte et l'arthrite (59), contre la pneumonie même, la méningite (60), etc. On l'a prescrit aussi avec avantage contre la scrofule : cela étonnera sans doute : nous verrons bientôt cependant que les autres remèdes donnés avantageusement dans le traitement de cette maladie sont tous hyposthénisants, et que tel doit être aussi l'acide sulfurique. On peut en dire autant de la syphilis, qui a été traitée d'abord par le mercure et ensuite par l'acide sulfurique, par Remer (61) et par d'autres. Cet auteur considère l'action de l'acide sulfurique comme analogue à celle de l'aconit, de la salsepareille et d'autres substances hyposthénisantes. Les guérisons, enfin, de certaines dartres et notamment de la gale, enregistrées dans les ouvrages de Büchner (62), de Selle (63), de Kinglake (64), de Salz, de Rasori, de Bry (65), de Batemann (66), etc., démontrent la similitude qui existe entre l'action de l'acide sulfurique et celle des autres préparations du soufre.

§ VI. *Appréciation de l'action.* — La raison pour laquelle nous avons placé l'acide sulfurique parmi les hyposthénisants vasculaires veineux sera mieux appréciée lorsque nous parlerons des autres acides avec lesquels il a des propriétés communes. Les faits que nous avons allégués ne laissent pas le moindre doute sur l'action hyposthénisante de cet acide, puisque tous ses effets peuvent s'expliquer par cette seule et unique action. Ainsi les contradictions dans lesquelles paraissent être tombés les auteurs de matière médicale ne sont pas dans les faits, mais bien dans la fausse manière de les expliquer et dans les déductions absurdes qu'on en a tirées.

§ VII. *Action mécanique.* — L'action physico-chimique de l'acide sulfurique très-étendu d'eau est presque insensible, ou tout au plus légèrement astringente. C'est pour cela qu'on s'en sert pour nettoyer les ulcères sordides. Les hémorragies qui accompagnent certaines blessures peuvent être arrêtées par l'acide sulfurique ; les oculistes s'en servent souvent contre les ophthalmies chroniques, les ophthalmo-blennorrhées (adéno-ophthalmites). Dans ce cas, on produit une action hyposthénisante, et l'inflammation de la conjonctive décline promptement. — L'acide sulfurique agirait aussi d'une manière chimico-physique, lorsqu'on le donne dans le but de s'opposer à la formation des calculs vésicaux. Lorsque, par exemple, l'urine manque d'acide phosphorique, d'acide urique ou carbonique pour dissoudre les principes terreux qu'elle renferme, l'acide sulfurique s'y combine en formant, d'après ce qu'on croit, des sels solubles qui sont ensuite expulsés avec l'urine.

D'après notre théorie sur les fonctions des reins, on peut concevoir fort bien qu'un acide, qui a été assimilé imparfaitement dans le sang, puisse se déposer dans les reins, reprendre sa forme, sa nature primitive et se mêler à l'urine ; de sorte que cet acide pourrait devenir utile, sinon à fondre les calculs déjà formés, du moins à empêcher la formation d'autres calculs. — En frottant légèrement les dents avec un linge ou avec une brosse trempée dans une légère solution aqueuse d'acide sulfurique, on les nettoie assez promptement. Il faut pourtant prendre garde qu'en employant souvent, ou trop longtemps cet acide, on n'enlève aux dents leur émail. — L'acide sulfurique concentré jouit de propriétés chimiques très-énergiques. Il agit sur les tissus animaux comme un caustique, aussi les chirurgiens l'emploient-ils assez souvent. Ce pouvoir est pourtant borné à l'épiderme qu'il détruit entièrement, et ne détermine qu'une légère phlogose cutanée. Cet effet n'est certainement pas comparable à celui qu'il produit sur les matières animales mortes, qu'il noircit et réduit en bouillie. On conçoit par là que nous n'avons pas eu tort de distinguer l'action mécanico-chimique des corps, de l'action dynamique, et si on peut admettre, en bonne philosophie, la con-

---

(57) Sydenham, cit., t. i, p. 142.

(58) Richter, Spec. Ther. , 3 Bd., p. 749.

(59) Crato cons. et epist. lvii, p. 826, ed. Scholz, 1614. — Wardrop, Med. chir. trans., t, x. Lentin, Hufeland's Journal, 1 Bd., p. 102 ; 2 Bd., p. 92

(60) Sydenham, cit., sect. v, cap. ii, p. 238. — Tissot, op. cit., pag. 84.

(61) Hufeland's Journal, 38 Bd., 1 st., p. 74,

(62) Helwig, Diss. de usu interno ol. Vitr. Hal., 1762.

(63) Med. clinic., p. 247.

(64) The London phys. and med. journal. Aug., 1801, p. 614.

(65) Giornale della società med.-chir. di Parma, t. xii, p. 80.

(66) Malad. della pelle, p. 40.

fusion ou le pêle-mêle qu'on trouve dans les traités de matière médicale.

§ VIII. *Mode d'administration.*—Nous avons déjà dit que l'acide sulfurique, pour être pris intérieurement comme agent thérapeutique, devait être étendu dans cent parties d'eau. La dose de l'acide peut aller depuis cinq jusqu'à quinze et vingt gouttes, dans un demi-kilogramme d'eau, auquel on ajoute un sirop agréable, ou du sucre; on a par là une limonade sulfurique dont on peut se servir comme boisson ordinaire dans les maladies inflammatoires. En voulant se servir de cet acide comme remède, on peut le donner depuis 4 jusqu'à 8 grammes (1 à 2 gros). On parvient quelquefois jusqu'à en prescrire 1, 2, et même 3 décagrammes (demi-once à 1 once), notamment dans le *délire tremblant* des buveurs, auxquels on le donne aussi mêlé avec du vin afin qu'ils en boivent une plus grande quantité et qu'ils éprouvent par la suite du dégoût pour les liqueurs alcooliques.—Carminati en composait un savon, en le mêlant avec de l'huile d'olive, qu'il réduisait ensuite en pilules, ou qu'il faisait dissoudre dans un véhicule approprié. — On compose avec une partie d'acide et cinq ou dix parties d'axonge un onguent, dont on se sert contre certains prurigos, les dartres, la teigne, etc.

Formules modèles.

1. Solution.

♃ Acide sulfurique pur, 6 grammes (1 gros et demi).

Eau de fontaine, demi-kilogramme (1 livre).

Sirop d'écorce d'oranges, 60 grammes (2 onces).

Mêlez.

A prendre un demi-verre à la fois.

2. Onguent.

♃ Acide sulfurique concentré, 4 grammes (1 gros).

Axonge de porc, 30 grammes (1 once).

Huile de lavande, 10 gouttes.

Mêlez exactement dans un mortier de verre et réduisez en onguent.

Cet onguent s'applique sur les taches dartreuses, les boutons de la gale, etc.; il ne cause pas la moindre irritation à la peau.

3. Liniment.

♃ Acide sulfurique, 30 gram. (1 once).
Huile d'olive, 90 grammes (3 onces).

Mêlez.

Brodie se louait beaucoup des frictions avec ce liniment, dans les cas de rhumatisme chronique des articulations et dans les tumeurs blanches.

ACIDE NITRIQUE ou AZOTIQUE.

(Acidum nitricum seu azoticum.)

§ Ier. *Caractères physiques.* — Cet acide, désigné autrefois sous le nom d'eauforte, d'esprit de nitre, est un liquide incolore, transparent, très-acide, d'une odeur piquante, répandant au contact de l'air des vapeurs blanches. On n'a pu encore obtenir cet acide privé d'eau, ni le rencontrer à l'état libre dans la nature. On le rencontre souvent combiné à la chaux, à la potasse, à la soude, à la magnésie. Son poids spécifique est, selon Thénard, 1,513. Exposé à un froid de 50° il se prend en une masse de consistance butireuse. Il se laisse décomposer en partie par la lumière solaire qui en dégage du gaz oxygène.

§ II. *Notions chimiques.* — On ne doit pas confondre l'acide nitrique avec l'acide hypo-azotique (*acide nitreux* des anciens), ni confondre ses vapeurs avec l'acide nitrique concentré (gaz nitreux, oxyde nitreux, etc.). Cet acide est composé de deux atomes d'azote et cinq d'oxygène. L'eau se combine facilement et en toutes proportions avec cet acide, en dégageant du calorique. Il jouit des propriétés des autres acides à un trèshaut degré, mais il se laisse facilement décomposer.

§ III. *Effets sur les animaux et sur l'homme bien portant.* — En général les effets de cet acide sont analogues à ceux de l'acide sulfurique; car à l'état de concentration il produit les mêmes effets physico-chimiques, et, étant étendu d'eau, il détermine des effets dynamiques à ceux de l'acide sulfurique, c'est-à-dire il tempère la chaleur animale, apaise la soif, calme la fréquence et la force du pouls. La vertu diurétique n'est pas plus prononcée que dans d'autres acides, car elle est toujours en raison de la lenteur qu'il apporte dans les contractions du cœur.

Donné à haute dose, ou pendant long-temps, il produit la salivation et même le vomissement, non à cause de son action locale, mais par son action dynamique ; car ces phénomènes arrivent également et même plus promptement si l'on verse une certaine quantité d'acide azotique dans un bain d'eau simple. — Les soldats russes nous offrent un exemple remarquable de l'action contro-stimulante de cet acide, car ils boivent impunément des quantités énormes d'eau-de-vie mêlée à de l'acide azotique. Dans ce cas l'un de ces agents adoucit, modère l'action de l'autre. Nous n'admettons pas l'opinion hypothétique de Richter, qui pense qu'il se forme dans l'estomac de ces soldats de l'éther azotique (67). Si l'alcool est hypersthénisant, à ne pas en douter, il faut bien admettre que l'acide azotique soit hyposthénisant puisqu'il empêche celui-là d'enivrer.

(*Note de M. Mojon.*) [Nous ne saurions pas admettre l'opinion de l'auteur, car il n'y a pas de doute qu'en versant de l'acide azotique sur de l'eau-de-vie même à froid dans un flacon ouvert, il ne se forme un mélange qui, sans être de l'éther, n'est pas non plus de l'alcool ni de l'acide azotique. Il en résulte un *quid tertium*, dont les effets sur l'estomac nous sont encore inconnus. Il n'est donc pas nécessaire de supposer que l'action hypersthénisante de l'alcool est neutralisée par celle de l'acide pour expliquer le phénomène. L'*esprit de nitre dulcifié* qu'on prépare dans les pharmacies n'est formé que de l'union de l'acide azotique avec l'alcool. Est-ce alors l'action hyposthénisante de l'acide qui contre-balance l'action enivrante ou hypersthénisante de l'alcool?]

L'acide azotique concentré agit sur l'organisme en suivant d'autres lois. Il tue comme l'acide sulfurique, c'est-à-dire que les tissus qu'il touche sont brûlés, détruits et acquièrent une couleur jaune. Les vapeurs nitriques agissent sur l'économie animale, notamment sur les organes de la respiration, comme les substances délétères, et produisent la mort. Desgranges (68) et Chernier (69) en rap-

portent deux exemples. Cependant aucun des cas connus de mort produite par l'acide azotique concentré pris par bouche ne peut être considéré comme un véritable empoisonnement, puisque la mort n'a pas été le résultat de l'action immédiate de l'Acide, mais bien d'une maladie déterminée par son action mécanique dont la durée a été de plusieurs jours. Il s'agit tout simplement d'une brûlure analogue à toute autre brûlure ou blessure mortelle.

§ IV. *Effets dans les maladies.* — Les auteurs préconisent l'acide azotique dans les mêmes maladies que nous avons indiquées à l'article de l'acide sulfurique ; savoir : dans les fièvres aiguës, inflammatoires, ardentes, malignes, pétéchiales, varioleuses (70), dans la fièvre jaune (71), dans les hémorragies (72), dans le morbus maculosus de Werlhof, dans le scorbut (73), dans l'hydropisie (74), dans les fièvres intermittentes (75), dans l'épilepsie (76), dans le flux de ventre dysentérique ou cholérique (77), dans la goutte et dans l'arthritis (78), dans la syphilis (79), dans la scrofule

---

(67) Ausfürh, Arzn., 4 Bd., p. 42.
(68) Dict. des sc. méd., vol. ii, p. 288.
(69) Bullet. de la soc. médic. d'émul., oct. 1828.

(70) Tissot, Epist. med. pract., p. 232. — Ferrier, Samml. auserl. Abh. z. Geb. f. pr. Aerzte, 19 Bd., p. 166. — Dürr, Hufeland's Journal, 25 Bd., 2 st., p. 18. — Hahnemann, Trad. de la mat. medic. de Cullen, nota 2.

(71) Palloni, Oss. med. sulla malat. dom. i. Livorno, 1804.

(72) Thomson, Lond. dispens., p. 583.

(73) Kœchlin, Ueb. d. Scharboch. u. d. Heib. d. Ers., 1821.

(74) Lauis, Journal de médec. Janv. 1808, p. 37. — Hahnemann, Journal de médecine de Leroux, t. xv, p. 31.

(75) Hoffmann, Med. rat. syst., t. iv, p. 20.

(76) Dit. ouvrag.

(77) Hope, The Edinb. med. a. surg. journ., 1826, July. — Bowes, The Lond. med. surg. a. pharm. Reposit. Jan.

(78) Ritter, Hufeland's Journ., 10 Bd., 3 st., p. 197.

(79) Scott, Edinb. med. comm., dec. iii, vol. i. p. 181. — Beddoes, Reports. concern. the eff. of the nitric. acid in the vener. dis. London, 1797. — Rehmann, Russ. Samml. f. Nat. u. Heilk., 1 Bd., p. 418. — Oppert. Hufeland's Journal, 56 Bd., 3 st., p. 97. — Appenheim. D. Behandl. d. Lust. ohne Quecks. Hamb., 1817.

(80), dans les impétigos (81), dans les phlogoses chroniques du foie (82), dans la jaunisse (83), dans la leucorrhée (84), dans l'arthrocace (85), et dans la gangrène nosocomiale, comme topique (86).

§ V. *Appréciation de l'action.* — D'après les faits précédents nous ne pouvons admettre dans l'acide azotique qu'une seule action, laquelle est semblable à celle de l'acide sulfurique, c'est-à-dire hyposthénisante vasculo-veineuse.

§ VI. *Action mécanique.* — L'action mécanico-chimique de l'acide nitrique est pareille à celle de l'acide dont nous venons de parler, savoir : très-caustique lorsqu'il est concentré, légèrement astringent lorsqu'il est très-délayé. En conséquence, on peut s'en servir également à l'extérieur pour arrêter les hémorragies, comme collyre dans certaines ophthalmies, en injections dans le catarrhe vésical ou vaginal chronique; pour blanchir les dents, si on s'en sert avec précaution et de temps en temps. S'il est concentré, il peut convenir de même que l'acide sulfurique, pour soulever et détacher l'épiderme, pour appliquer des exutoires, pour cautériser certaines parties, pour détruire les condylomes, les verrues et autres excroissances morbides, pour calmer l'odontalgie due à la carie des dents, comme aussi pour arrêter, borner et séparer la carie des autres os, ainsi que cela résulte des observations de Bauer (87) de Mursinna (88), de Werdermann (89).

---

(80) Schmidt, Beitr zu. d. Result. u. Vers. mit d. Salpeters. b. primit. u. sec. syph. Krankh. Wien, 1802.

(81) Frank, Prax. med. univers. præc. P. I, vol. II, p. 454. — Balfour, Hufeland's Journal, 28 Bd., 6 St., p. 127.

(82) Scott, cit. — Chisholm et André, Hufeland's Journal, 4 Bd., p. 350.

(83) Bateman, Hall. Samml. asserl. Abh. z. Gebr. der prakt. Aerzte, 24 Bd., p. 426. — Nægli, Med. Chir. Zeit., 1822, 2 Bd., p. 497. — Mac-Gregor, N. Journal d. Ausl. med. Liter., 6 Bd., p. 74.

(84) Pereyra, Compte rendu de la société de méd. de Bordeaux, 1824.

(85) Rust, Artrokakologie, 1817.

(86) Gerson, Ueber d. Hospital. Hamb., 1817. — Riberi, Sulla cancr. contag. o nosol. Torino, 1820.

(87) Mursinna, Journ. f. d. Chirurg., 1 Bd., 4 St., p. 155.

(88) Idem, 3 Bd., 1 St., p. 72; 4 Bd., 1 St., p. 26.

(89) Ibid., 2 Bd., 3 St, p. 346.

En Angleterre on emploie cet acide comme topique sur les ulcères sordides ou dont la suppuration est de mauvaise nature. Astley-Cooper a l'habitude de cautériser les ulcères gangréneux avec l'acide azotique concentré, et les ulcères phacédoniques baveux avec une lotion composée de 50 gouttes de cet acide pour une pinte environ d'eau distillée. Plusieurs auteurs, entre autres Carmichael-Smith (90), Hill (91), Mac-Gregor (92), Patterson (93), Cabanella et Arejula (94), Becker (95), Harless (96), accordent aux vapeurs nitriques la propriété de détruire les principes contagieux et miasmatiques; aussi les recommandent-ils pour désinfecter l'air des hôpitaux, des lazarets et des casernes, etc. Aujourd'hui cependant on préfère pour cela les fumigations de chlore.

§ VII. *Mode d'administration.* — On en prescrit depuis 30 gouttes jusqu'à 4 grammes (1 gros) dans beaucoup d'eau, en y ajoutant un peu de sirop et de miel. On a par là une limonade minérale très-agréable à boire. Dans quelques cas on a porté la dose de l'acide à 8 ou 12 grammes (2 à 3 gros), par vingt-quatre heures.

Quand on veut s'en servir comme topique sur les eschares de la gangrène d'hôpital, ou en injection dans l'urètre en cas de blennorrhagie, on peut employer 4 grammes d'acide (1 gros) dans 18 décagrammes (6 onces) d'eau de rose.

La pommade oxygénée d'Alioni est formée de 24 décagrammes d'axonge (8 onces), rendu liquide à l'aide d'une douce chaleur, et de 30 grammes (1 once) d'acide azotique, qu'on mêle petit à petit, ayant soin de bien remuer avec un pilon jusqu'à ce que la pommade commence à se fixer. On s'en sert sur les ulcères vénériens et scorbutiques, sur certaines affections cutanées, et sur les engorgements glandulaires. Les fumigations d'a-

---

(90) A descript. of the jail. Distemper. London, 1795.

(91) Duncan, Ann. of med., vol. I, p. 75, 1798.

(92) Ibid., vol. II, p. 388.

(93) Ibid,. vol. III, p. 409.

(94) Corvisart, Journal de médecine, an xi, nivose.

(95) Hufeland's Journal, 24 Bd., 4 St., p. 140.

(96) Ueb. d. Gefahr. d. Ausbr. d. Gelb. Ficd., p. 162.

cide nitrique qu'on pratique pour purifier l'air des chambres s'exécutent en plaçant, dans une cuvette de terre vernie ou de verre, 30 grammes (1 once) d'azotate de potasse (sel de nitre) et autant d'acide sulfurique étendu de la moitié de son poids d'eau; on agite ce mélange de temps en temps avec une spatule de verre.

ACIDE HYDROCHLORIQUE

OU CHLORHYDRIQUE.

(Acidum hydrochloricum.)

§ Ier. *Caractères physiques.* — On a d'abord donné à cet acide les noms d'esprit de sel, d'acide marin, d'acide muriatique, parce qu'on le retirait du sel marin, appelé autrefois muriate de soude. A mesure que la chimie a fait des progrès, il a changé de nom; aujourd'hui on l'appelle acide hydrochlorique ou chlorhydrique. Il est gazeux, incolore, d'une saveur acide, piquante; exposé à l'air humide, il absorbe l'eau et répand d'abondantes vapeurs blanches, épaisses, d'une odeur suffocante. Il est très-soluble dans l'eau, ce liquide pouvant en dissoudre 464 fois son volume à la température de + 20° et sous la pression moyenne de l'atmosphère. A l'état liquide cet acide est incolore, très-caustique, d'une odeur forte et piquante : échauffé et exposé à l'air, il entre facilement en ébullition, laisse dégager beaucoup de gaz acide chlorhydrique et s'affaiblit; chauffé avec l'acide azotique il constitue l'eau régale.

§ II. *Notions chimiques.* — Cet acide est formé de l'union du chlore et de l'hydrogène, à parties égales en volume; sans condensation. Il rougit fortement la teinture du tournesol. Son existence dans la nature en état libre est douteuse; mais on le rencontre à l'état de combinaison dans plusieurs eaux thermales, et avec des oxydes métalliques. En faisant traverser le gaz chlorhydrique par un courant électrique, on le décompose en chlore et en hydrogène. La propriété qu'a cet acide de précipiter l'azotate d'argent en flocons blancs insolubles dans l'eau et les acides le rend facilement reconnaissable. On obtient cet acide en décomposant le chlorure de sodium (sel marin) par l'acide sulfurique.

§ III. *Effets chez les animaux et chez l'homme bien portants.* — Le gaz acide chlorhydrique pur asphyxie immédiatement les animaux qui le respirent. Ce résultat n'est pas dû au resserrement de la glotte, ainsi qu'on l'avait avancé, mais bien à l'action dynamique de l'acide, laquelle occasionne dans l'appareil de la respiration et de la circulation un état de paralysie ou d'immobilité; mêlé à une certaine quantité d'air atmosphérique il excite la toux, le larmoiement, et un écoulement muqueux par les narines. — Sous forme liquide, cet acide a la même action que les autres acides : s'il est étendu d'eau, il abaisse la température animale, ralentit le pouls, détermine des frissons et de la pâleur; s'il est concentré, il occasionne des effets chimico-physiques destructeurs sur les parties qu'il touche, et il tue promptement (94). Si l'on examine attentivement les effets de l'acide chlorhydrique sur le corps humain, l'on verra qu'ils sont moins énergiques que ceux des deux acides précédents. En conséquence les effets dynamiques, appelés nerveux par les toxicologues, c'est-à-dire le froid aux extrémités, la pâleur mortelle, les convulsions, la face hippocratique, la faiblesse ou la disparition du pouls, les sueurs froides et visqueuses, les lipothymies, etc., sont bien plus évidents et bien plus graves, et la mort en est ordinairement la conséquence immédiate. Effectivement, dans le cas rapporté par Orfila, l'administration de la magnésie, tant préconisée par les toxicologues, n'a pu sauver la vie à ce malheureux, et cela probablement parce qu'il aurait fallu laisser de côté le neutralisant chimique, et employer immédiatement le secours dynamique, savoir : les excitants, la magnésie n'ayant fait qu'empirer le mal.

§ IV. *Effets dans les maladies.* — Les différentes maladies dont nous avons parlé à l'occasion des acides sulfurique et azotique ont été traitées avec le même succès par l'acide hydrochlorique. Les fièvres aiguës, putrides, malignes, et la phthisie ont été traitées avantageusement avec cet acide par Wright (95), par Fordyce (96), par Flajani (97), par Zugen-

---

(94) Traité des poisons, t. I, p. 133.
(95) The London med. journ., vol. III, p. I.
(96) On the virt. of mur. acid. in the cure of putrid diseas. London, 1789.
(97) Hufeland's Journal, 14 Bd., 4 St., p. 129.

bühler (98), etc. Les fièvres intermittentes l'ont été également par Lange (99) et
par Hopf(100); Ferriar s'en est servi dans
des cas de phthisie et de fièvre étique
avec sueurs colliquatives (1); Van Sviéten, dans le scorbut (2), ainsi que Hahnemann (3) et Zeller (4); Zeller et Pearson, dans la syphilis, mais seulement
comme palliatif (5); Ferriar, dans la
scrofule (6); Zeller, dans les obstructions et phlogoses chroniques des glandes
mésaraïques (7); Helmont et Schulpe,
dans l'ischurie et dans la dysurie. (8);
Jonder, dans l'épilepsie (9); Thiel (10),
dans la coqueluche. On l'a appliqué localement avec avantage sur la gangrène,
au dire de Kirkland (11), de Kieser (12),
de Werneck (13). De Meza a touché avec
un pinceau trempé dans cet acide des ulcères de mauvais caractère, soit de la
bouche, soit d'autres régions (14); Plenk
s'en est servi de la même manière contre
la teigne (15); Linné le loue contre les engelures (16), et Wyatt, contre les blennorrhées en injections dans l'urètre (17).

§ V. *Appréciation de l'action*. — Nous
croyons inutile de nous arrêter sur toutes ces maladies; car elles sont les mêmes
dont nous avons parlé à l'occasion des
autres acides, leur nature étant incontestablement phlogistique. La conclusion
que nous en tirons, c'est que l'acide
chlorhydrique est un hyposthénisant
vasculo-veineux.

§ VI. *Action mécanique*. — L'acide
chlorhydrique est indiqué pour prévenir
la formation de la pierre, dans les cas
où les principes qui concourent à sa formation sont de nature à être dissous par
lui ou à former avec lui des sels solubles.
— La propriété qu'a le gaz hydrochlorique de détruire les couleurs et les odeurs
a suggéré à Guyton de Morveau l'idée de
l'employer pour désinfecter les tombeaux
et les prisons malsaines, ce qui lui a
parfaitement réussi, ainsi qu'à Mojon
de Gênes. Presque à la même époque,
ce dernier purifia une église dans laquelle beaucoup de monde avait été
asphyxié par des émanations de tombeaux mal fermés et encombrés de cadavres, et qui avaient empoisonné l'atmo-
spère.

§ VII. *Mode d'administration*. — La
manière d'administrer cet acide ne diffère nullement de celle des autres dont
nous avons parlé.

Formule modèle.

♃ Acide hydrochlorique liquide, 1 gram.
(20 grains).
Eau de fontaine, demi-kilogr. (1 livre).
Sirop de fleurs de pêcher, 30 grammes
(1 once). Mêlez.

A prendre un demi-verre à la fois.

(98) Ibid., 25 Bd., 4 St., p. 97.
(99) De Rem. Brunsvic. domest. 1769,
p. 205.
(100) Allg. med. Ann. 1812, p. 130.
(1) Med. hyst., n. ix, p. 171.
(2) Comment., t. iii, p. 360.
(3) Traduz. della. Chimic. d. Monro,
t. i. p. 77.
(4) Prakt. anm. üb. d. Vorzügl. Nutz.
d. Badsch. Wien, 1797.
(5) Duncan, Mem. of med., lust. i,
vol. i.
(6) L. c.
(7) L. c.
(8) Prælect. in disp. Brand., p. 575.
(9) Hufeland's Journal, 13 Bd., 4 St., p.
143.
(10) Thiel, Salzb. med. chir. Zeit., 1813,
n. 30.
(11) Inq. into the pres. stat. of med.
surg. London, 1786, t. ii.
(12) Brugmans u. Delpech. üb. d. Hos-
pitalbr. 1816.
(13) Med. chir. Zeit., 1 Bd., p. 71.
(14) Act. soc. R. Havn., vol. ii, 1791,
n. 7.
(15) Morenheim. Wien. Beytr. z. prakt.
Arzn. 1783, 2 Bd.
(16) Mat. med. Erlang., 1780, p. 297.
(17) Med. chir. pharm., p. 105.

ACIDE NITRO-MURIATIQUE

OU CHLORO-AZOTIQUE.

(Acidum hydrochloro-nitricum.)

Sept parties d'acide azotique et cinq
d'acide hydrochlorique, mêlées peu à
peu ensemble dans un matras, forment
un liquide qu'on nommait autrefois et
qu'on nomme encore aujourd'hui *eau
régale*, parce qu'il dissout l'or, que les
alchimistes regardaient comme le roi
des métaux. Cet acide a une odeur piquante; ses vapeurs, d'un jaune rougeâtre, sont incommodes et même nuisibles
à la respiration. — Il est évident que ce
composé doit être doué de l'action hyposthénisante vasculaire, puisque telle

est celle de ses deux composants. On s'est servi de ce mélange contre le scorbut et la syphylis (18); mais, vu la variation dans le degré de son énergie, on renonça à son usage intérieur, et on l'a réservé seulement pour l'usage extérieur sous forme de bain. — Si l'on demeure dans un de ces bains pendant vingt ou trente minutes, la nuit suivante, on éprouve une transpiration très-abondante, et on ressent une faiblesse générale. La salivation et l'urine deviennent abondantes et très-acides sous l'influence des mêmes bains. Ces bains déterminent en outre assez souvent des pustules à la peau. Bell (19), Johnson (20), Daulop (21), Wallace (22), Core (23), et d'autres ont loué beaucoup l'usage de ces bains, soit entiers, soit partiels (bains de siége, pédiluves). On a traité par ce moyen la syphilis et les maladies bilieuses. Scott, Tantini, Cheyne, Lavagna, Lendrick, etc. (24), se louent de ce mode de traitement contre les hépatites chroniques; Dapfer, (25) contre le rhumatisme chronique et la goutte; Ith, contre la céphalée et l'hypochondrie (26); Scott, contre l'alopécie (27), etc.

On conçoit sans peine que les avantages qu'on retire de ces bains dépendent de l'action dynamique de leurs éléments qui, résorbés par la peau, passent dans le sang. — On peut préparer ces bains acidulés avec 60 grammes (2 onces) et 90 grammes (3 onces) d'acide hydrochlorique, 180 grammes (6 onces) d'eau

----

(18) Scott, On the intern. and extern. us. of the nitro-mur. acid in the cure of diseas. Edinb. med. com., dec. iii, t. i, p. 191. — Bernhard, Diss. de util. ac. nitr. et mur. in se mixt. Lips., 1725.

(19) Surg. obs. Lond., 1817.

(20) Essay of the influ. of tropic. clim. Lond., 1821.

(21) A treatise on the med. Powers of the nitro-muriat. bath. in var. dis. Lond., 1820.

(22) Researc. resp. the med. power of chlor. Lond., 1822.

(23) Obs. from exper. on the aid obt. in var. dis. Lond., 1822.

(24) Rep. med. chir. di Torino, t. iv, p. 194; t. v, p. 145.

(25) Omodei, Ann. univ. di med. Febb. et marzo 1824, p. 264. Gen., 1829, p. 217, e ottobre 1830, p. 195.

(26) Richter, Auf. Arzn., 4 Bd., p, 73.

(27) Dictionnaire de médecine et de chirurgie pratique, t. v, p. 545.

pure, qu'on met dans un même flacon. On verse ensuite ce mélange dans 70 ou 80 kilogrammes d'eau de fontaine à la température de 90 à 95° Farenh.

CHLORE. (*Chlorum.*)

§ Ier. *Caractères physiques.* — Le chlore, qu'on avait regardé jusqu'à ces derniers temps comme un composé d'acide muriatique et d'oxygène, et qu'on avait nommé acide muriatique déphlogistiqué ou oxygène, est une substance simple, gazeuse, d'un jaune-verdâtre, d'une odeur particulière, désagréable, très-forte et suffocante. Son poids est presque le double de celui de l'air atmosphérique. La flamme que l'on plonge dans ce gaz pâlit en s'agrandissant, prend une teinte rouge et s'éteint. L'eau en dissout, à la température de $+ 20°$ et sous la pression de 0 m. 76, une fois et demie son volume. Cette solution aqueuse a la couleur et l'odeur du chlore gazeux, une saveur aigre styptique.

§ II. *Notions chimiques.* — Nous ne nous arrêterons pas à toutes les propriétés chimiques du chlore; nous dirons seulement qu'il a une grande affinité pour l'hydrogène, qu'il enlève à presque tous les corps. Aussi, en faisant agir le chlore sur les matières colorantes, végétales ou animales, détruit-il leur couleur par suite de l'absorption d'une partie de l'hydrogène qui entre dans leur composition. On n'a pas encore trouvé le chlore pur dans la nature; il se rencontre très-souvent combiné avec des métaux, notamment avec le calcium, le sodium, le magnésium. Si l'on met en contact le chlore gazeux avec le phosphore, l'antimoine, l'arsenic, etc., pulvérisés, il en est absorbé, et il en résulte des chlorures solides ou liquides avec dégagement de calorique et de lumière.

Le chlore liquide est décomposé par la lumière, par le calorique, par l'air et par le temps, qui le transforment en acide chlorhydrique. L'eau, en se décomposant, laisse dégager l'oxygène : c'est pour cela qu'il est nécessaire de le conserver à l'abri de la lumière et loin des autres causes qui pourraient l'altérer.

§ III. *Effets chez les animaux.* — Nysten, ayant placé de petits animaux sous une cloche remplie de chlore gazeux, les a vus mourir instantanément. Cela lui fit dire que la mort, dans ce cas, n'était pas le résultat d'une asphyxie, mais bien de l'action immédiate du chlore sur leur appareil respiratoire, avant que le gaz ait pu être absorbé. Cette conclusion n'est pas bien légitime, puisque l'asphyxie est certainement un moyen plus prompt pour donner la mort que ne le serait une action locale sur une partie quelconque de l'appareil destiné à la respiration. Quant à nous, nous sommes persuadé que le chlore n'a tué ces animaux qu'après avoir été absorbé et avoir agi sur leur dynamisme. — Le chlore liquide, légèrement concentré, introduit dans l'estomac d'un petit chien à la dose de 150 grammes (5 onces), le tue dans l'espace de quelques heures. L'autopsie du cadavre fait voir que la muqueuse de l'estomac est d'une couleur rouge foncée ; les autres organes ne sont pas sensiblement altérés (28). A la vue de cette altération à la surface de l'estomac, on s'imagine communément que ce liquide est doué d'une action irritante. Nous savons pourtant qu'une inflammation, quelque violente qu'elle soit, ne peut donner la mort instantanément. La mort cependant peut arriver de la sorte par une hyposthénie extrème, et, à coup sûr, le chlore peut fort bien la déterminer.

§ IV. *Effets sur l'homme bien portant.* — L'homme meurt également en respirant le chlore pur. Mêlé à une portion d'air atmosphérique, il produit un sentiment d'étranglement, un resserrement dans la poitrine suivi d'une toux sèche et de douleurs. Les chimistes sont souvent exposés à ces indispositions lorsqu'ils préparent le chlore. — Le chlore liquide, étendu dans soixante fois son poids d'eau, aide la digestion. Hallé s'est assuré de ce fait sur lui-même et sur d'autres (29). A l'état de concentration, il agit à peu près comme les autres acides. — L'action véritable du chlore suffisamment étendu d'eau nous a été révélée par plusieurs médecins de l'Allemagne ; nous en sommes d'autant plus content que, par leurs propres observations, ils commencent à voir un peu clair en matière de thérapeutique, et nous espérons qu'ils ne tarderont pas à adopter les idées qui nous sont propres. Fis-

cher, en effet, ne met aucun doute à déclarer que le chlore peut remplacer la saignée (30); Pfeufer le regarde aussi comme un excellent antiphlogistique (31). Goden et Spiritus (32) l'ont prescrit pareillement comme tel dans le plus haut degré de phlogose. Richter convient lui-même que le chlore abat l'éréthisme des vaisseaux sanguins, modère la circulation du sang, et qu'il agit ainsi, par conséquent, comme antiphlogistique (33). Ne sachant pas cependant se dépouiller des anciens préjugés de son école, cet auteur ajoute aussitôt après que le chlore est un puissant stimulant pour les tissus d'une vitalité inférieure, tels que les vaisseaux lymphatiques, les vaisseaux exhalants, les glandes, les membranes séreuses, muqueuses, et même le système de la veine porte. Une pareille contradiction, qui chez nous serait ridicule, passe inaperçue chez les médecins de cette école, qui n'admet pas qu'un tissu peut se trouver en guerre avec un autre tissu, un organe en opposition d'action avec un autre organe, une propriété vitale avec une autre. Pour nous, il nous suffit de nous en tenir au fait, savoir : que le chlore abaisse directement l'énergie des vaisseaux sanguins, convaincu que nous sommes que toutes les autres fonctions sont subordonnées à celles de la circulation. Nous pouvons en conclure que leur énergie sera abaissée de même par l'action du chlore.

On conseille ordinairement aux personnes qui se trouvent mal par l'effet du chlore soit gazeux, soit liquide, de faire usage de l'ammoniaque et de l'esprit-de-vin. Nous ne nous attendions pas de rencontrer ce précepte dans l'ouvrage d'Orfila, lequel pense que les effets du chlore sont excessivement irritants. Il faut dire qu'il a appris cela des Allemands (34). Quoi qu'il en soit, le précepte acquiert plus d'autorité du moment qu'il a été reconnu bon par nos adversaires.

§ V. *Effets dans les maladies.* — Du moment que ce nouvel agent thérapeutique a été découvert et séparé de ses com-

---

(28) Orfila, Toxic. Swartze Ph. Tab., p. 151.

(29) Mérat, Diction. de mat. méd., t. II, p. 243.

(30) Hufeland's Journ., 66 Bd., 2 st., p. 42.

(31) D. Scharlachs. Wesen u. s. Behandl. Würzb. 1819.

(32) Rust's, Magaz., 16 Bd., p. 566.

(33) Ausführl. Arzneim., 4 Bd., p. 78.

(34) Kastner, Archiv., 3 Bd., p. 335.

binaisons avec d'autres corps, on l'a employé dans plusieurs maladies fort graves. De ce nombre est l'hydrophobie, contre laquelle Fourcroy (35) et Brugnatelli furent les premiers à vanter le chlore. Plusieurs médecins italiens, tels que Previtali, Arrigoni, Ghislanzoni, Narcisi, Bongiovanni, Annelli et autres, l'expérimentèrent également (37). On a prétendu qu'un Anglais était tellement convaincu de l'efficacité de ce moyen contre la rage, qu'il n'a pas craint de se faire mordre par un chien enragé : il a fait usage du chlore et la maladie ne s'est point développée. Plusieurs de ces auteurs rapportent des cas d'individus mordus par des chiens enragés, et qui, ayant été traités à l'aide du chlore, n'ont pas éprouvé les symptômes de la rage, ou ils ont été guéris de cette maladie déjà développée. Dans ces cas le chlore a été administré de deux manières : à l'état liquide par la bouche, et en fomentations répétées sur la plaie. On comprend que sur la blessure le remède n'agit que comme moyen mécanique en cautérisant les tissus ; il a là pour but de détruire immédiatement le venin ou d'en empêcher la résorption. On a regardé toujours la cautérisation de la plaie comme le moyen préservatif le plus sûr. Le chlore, par la propriété qu'il a de détruire les matières animales, peut être d'une grande utilité dans ces cas. L'action du chlore qu'on donne par bouche est bien différente : il agit alors par la voie de l'assimilation et par sa propriété hyposthénisante. L'idée que le chlore peut conserver dans le torrent circulatoire ces propriétés chimiques et détruire ou neutraliser le virus rabique, est trop contraire à la sainte physiologie pour être admise. — Quant à la question de savoir si cette propriété dynamique, hyposthénisante du chlore, est capable de combattre l'état pathologique de la rage, on ne peut la décider sans de nouvelles expériences ; il faudrait que le remède fût donné à dose convenable et sans aucun autre médicament dans des cas où les symptômes de la maladie seraient déjà déclarés. C'est ce qu'on n'a pas encore fait, à ce que je sache ; puisque, dans les faits que j'ai lus d'hydrophobie, on a combiné toujours à l'administration du chlore d'autres remèdes plus ou moins énergiques.

On a accordé au chlore une grande confiance dans le traitement du typhus et des fièvres qui ont une tendance au coma et à la putridité. Plusieurs cas de guérison de ces fièvres ont été publiés par Baud, par Estribaut (38), par Kopp (39), par Spargerber (40), par Wolf (41), par Braun (42) et par Sacco (43). Comme ces affections ne sont, d'après nous, que des artéro-méningites ou méningo-gastrites, il est évident qu'un hyposthénisant vasculaire tel que le chlore doit être d'un précieux secours. — Dans la scarlatine, Brothewite (44), Pfeufer (45), Goden (46) et Spiritus (47) en ont tiré de bons effets. Ces auteurs regardaient le chlore comme un remède antiphlogistique, ainsi que nous avons déjà dit. Ils le trouvent aussi efficace dans des cas de menace de gangrène. Kopp (48) et Kretschmar (49) ont guéri avec le chlore des fièvres intermitentes anciennes ; ce qui rend incontestable dans ce remède l'action hyposthénisante analogue à celle du quinquina. — Dans les fièvres inflamatoires avec menace de phrénitis, notamment chez les enfants, Kopp (50) et Melhausen (51) ont eu à se louer du chlore. — Les convulsions chez les enfants, à l'époque de la dentition, ont été traitées par Kopp (52) à l'aide du

(35) Rœmers, Ann. d. Arzn., 2 Bd., 1 st., p. 32.

(37) Giorn. di fisic., dec. I, vol. IX, p. 810 ; dec. II, vol. II, p. 47. Repert. med. chir. di Fir. 1821, p. 28. — Omódei, Ann. univ., aprile, 1822.

(38) Mérat et Delens, Dict. de mat. méd., t. II, p. 245.

(39) Beòbacht. in Geb. d. ausüb. Heilk., p. 217.

(40) Horns, N. Arch. f. med. Erf., 1809, 10 Bd., p. 52.

(41) Hufeland's Journ., 39 Bd., 2 st., p. 18.

(42) Ibid., 56, 3 st., p. 67.

(43) Ibid., 3 st., p. 130.

(44) Duncan, Ann. of med., vol. III, lust. II.

(45) D. Scharlach s. Wesen, etc. Wurzt., 1819.

(46) D. Wes. u. d. Heilen. d. Scharl. Berl., 1822, c, XII.

(47) Rust's Magaz., 16 Bd., p. 566.

(48) Horns, N. Arch. cit., 1807, 6 Bd., p. 320.

(49) Hufeland's Journ., 36 Bd., 5 st., p. 127.

(50) Beobacht. cit., p. 217.

(51) Rust's Magaz., 26 Bd., p. 386.

(52) Ibid.

chlore. Toël (53) s'en trouva également bien chez des sujets atteints de convulsions congestives. Pfefer combattit avec succès le trismus (54), et Bonnet les névralgies (55).—Le chlore a été prescrit avec avantage contre l'anarsaque par Metzdorf (56) et par Ruppius (57). Hartmann l'a vanté contre l'hydrocéphale (58); Nysten et Kopp, contre les pertes sanguines (59); Kopp et Cruikshank, contre la syphilis (60); ainsi que Eichrodt (61) et Capuron (62; Kopp, contre la stomatite (63).—On a aussi traité par le chlore la cyanose (64). La teinte morbide et particulière que prend le sang dans cette affection prouve assez que le vice le plus souvent organique, qui en est la cause, a son siége dans l'appareil de la circulation et plus particulièrement dans le cœur. Il paraîtrait donc, dans ce cas, que le chlore calme l'orgasme morbide que le vice organique entretient dans cet appareil. — Le carreau, maladie qui attaque particulièrement les enfants, a été traité avantageusement avec le chlore par Heyfelder (65). Nous ne dirons rien sur cette maladie mais il est assez démontré que sa nature est inflammatoire, par le traitement antiphlogistique, qui parvient souvent à la guérir.—Tout le monde sait que le chlore gazeux est contraire à la respiration; lorsqu'il pénètre dans les poumons, il exite la toux, un étouffement, et même l'asphyxie: aussi ne saurait-on pas comprendre au premier abord comment il put servir de remède contre certaines affections pulmonaires,

telles que l'asthme, la toux, le catarrhe chronique et notamment la phthisie. Le hasard pourtant fit voir à Gannäl, à Bourgeois et à Cottereau que plusieurs ouvriers phthisiques ou prédisposés à cette maladie, éprouvaient quelque soulagement en habitant tout près des établissements où on se sert du chlore pour blanchir les toiles et le coton. On en conclut qu'un tel soulagement aurait pu être produit par les atomes de chlore répandus dans l'atmosphère et inspirés par ces sujets. Les expériences qu'on fit ensuite prouvèrent que, si le chlore n'est pas le moyen le plus sûr de guérir la phthisic, il peut du moins soulager beaucoup les malades. Chevalier a rassemblé plusieurs faits en faveur de cette thèse (66); Fermon (67) et Toulmann (68) l'ont administré avantageusement dans le catarrhe pulmonaire chronique; Bernard, dans la toux opiniâtre (69); Richard, dans la dyspnée (70); et Bretonneau dans le croup (71). Bien que les faits connus ne soient pas encore assez nombreux pour inspirer une confiance entière, néanmoins ils sont assez concluants pour engager à tenter de nouveaux essais. Le gaz-chlore employé avec la circonspection convenable, à l'aide des appareils appropriés, et en le mêlant à une certaine quantité d'air atmosphérique, perd sa propriété mécanique irritante et n'agit alors plus directement sur les voies pulmonaires que pour en modérer l'hypersthénie, notamment sur les vaisseaux sanguins de cet organe. Par ce moyen on parvient à affaiblir l'orgasme vasculaire et la chaleur morbide qui brûle et détruit, pour ainsi dire, les organes pneumatiques.

Le chlore liquide appliqué à l'extérieur mérite aussi quelque confiance. Un grand nombre d'auteurs l'ont employé utilement pour nettoyer les plaies sordides, des ulcères fongueux, gangréneux, scorbutiques, pour guérir des impétigos, la gale, la teigne, la pourriture d'hôpital. On le trouva aussi utile contre les engelures. Eisenmann de Würtzburg

---

(53) Horn's Arch. f. med. Erfahr., 1825. Marz u. april, p. 285.
(54) Friedreich u. Hesselbach Beitr. z. nat. u. Heilæ., 2 Bd., p. 93.
(55) Journ. de méd. chir. et pharm., par Leroux, t. XXXVIII.
(56) Hufeland's Journ. V. 38 Bd., 1 st., p. 122.
(57) Allg. med., ann. 1822, p. 851.
(58) Hufeland's Journ., 45 Bd., 1 st. p. 9.
(59) Ci-dessus cités.
(60) Versuch u. Erf. üb. d. Wirk. d. Sauerst.
(61) Allg. med., ann. 1819, p. 1007.
(62) Traité des maladies des enfants, t. II, n. 10.
(63) Beobacht. cit.
(64) Hufeland's Journ., 52 Bd., 1 st., p. 14.
(65) Beob. ü die Krankh. d. Neugeb. Leip., 1825.

---

(66) Sur les chlorures, p. 329 et 375.
(67) Bulletin des sciences médicales de Férussac, t. XVII, p. 37.
(68) Omodei, Ann. univ. di medic. Lugli. e Agost. 1834, p. 396.
(69) Journ. de la soc. acad. du dép. de la Loire-Inf., t. IV, p. 128.
(70) Mérat, Dict., t. II, p. 248.
(71) Ibid., p. 249.

assure qu'en humectant avec du chlore liquide les pustules varioliques on en rend le caractère très-bénin et on empêche qu'elles laissent des cicatrices apparentes (72). — Enfin les bains de chlore comptent parmi leurs plus ardents partisans le docteur Wallace qui assure que les bains chlorurés sont d'une grande efficacité contre la goutte, le rhumatisme, la scrofule, la syphilis ancienne, et surtout les inflammations du foie; les lésions organiques du cœur et l'hydropisie que l'auteur régarde comme une conséquence de la maladie du foie (73). Nous nous permettrons de faire observer à ce sujet qu'aucune induction pathologique n'explique pourquoi l'hépatite puisse donner lieu à des vices cardiaques. Il est probable que Wallace est tombé, lui aussi, dans l'erreur que nous avons signalée en parlant du fer, savoir : qu'il aura pris la pâleur vasculaire pour de la couleur jaune hépatique propre aux affections du foie, et aura attribué au foie une maladie qui appartient au cœur ou aux principaux vaisseaux. Quoi qu'il en soit, le bain hydrochloruré n'est pas moins recommandable dans le cas en question, car son action hyposthénisante ne produit pas moins ses effets salutaires sur le système vasculaire. D'autres auteurs, entre autres Zeize (74) et Julius (75), ont aussi employé avec beaucoup d'avantage les bains de chlore.

§ VI. *Appréciation de l'action.* — L'action dynamique du chlore est assez clairement démontrée par les faits et réflexions que nous venons d'exposer. Elle n'est pas différente de celle de l'acide hydrochlorique (hyposthénisante vasculoveineuse).

§ VII. *Action mécanique.* — Le chlore jouit de propriétés mécaniques très-importantes : la première est celle de détruire sans retour les odeurs, les couleurs, les émanations, les différents produits organiques, les miasmes, les virus. Sans nous occuper de la question de savoir si c'est à Guyton de Morveau, à Hallé, ou à d'autres, qu'est due la découverte de l'importante propriété du

chlore comme désinfectant, nous devons la signaler comme d'une immense utilité pour l'humanité. Les latrines, les tombeaux, les hôpitaux, les prisons, les églises, les lazarets, tous les lieux enfin de grande réunion d'hommes ou d'animaux, de matières en putréfaction, etc., renfermant un air impur et nuisible, peuvent être purifiés promptement au moyen des fumigations guyotiennes. Tous les objets susceptibles d'être imprégnés des principes miasmatiques ou contagieux, et qui peuvent servir de moyen de transport ou de communication, peuvent être désinfectés en les exposant à la vapeur du chlore. Une longue expérience a confirmé l'exactitude de ces assertions. Les différents auteurs qui ont écrit sur la nature et le caractère des miasmes et des virus n'ayant émis jusqu'à présent que des hypothèses, nous ne saurions dire positivement comment le chlore agit pour détruire ou neutraliser la condition miasmatique. Quelques personnes présument qu'il s'empare de l'hydrogène qu'on suppose constituer la condition dont il s'agit.

Toujours est-il cependant qu'il serait absurde d'attribuer au chlore un pouvoir antiseptique, anticontagieux dans l'intérieur de notre corps vivant; là en effet ses propriétés chimiques ne peuvent s'exercer, les forces vitales soumettant le médicament à l'empire de l'assimilation.: le chlore qui s'assimile n'est plus du chlore, il devient du chyle, de la lymphe, du sang; une fois l'infection commencée, les particules délétères ne se trouvent plus à portée de cet agent chimique pour en être neutralisées ou détruites. Si le chlore pouvait conserver ses propriétés chimiques dans les vaisseaux lymphatiques ou veineux, il détruirait ces vaisseaux avant d'atteindre le virus en circulation. S'il était possible que les miasmes et les virus sentissent l'action du chlore et pussent être détruits dans l'intérieur de notre corps, ainsi qu'ils le sont au dehors, une grande classe de maladies serait jugulée avant de naître. Celui qui aurait touché un galeux, celui qui aurait fait un commerce vénérien impur, celui qui aurait contracté la petite vérole, ou toute autre maladie contagieuse, n'aurait qu'à se saturer d'eau chlorurée (ce qu'il pourrait faire sans danger, ainsi que nous le verrons bientôt), pour être exempt de toute infection; mais l'expérience prouve que cela n'empêche pas la maladie de marcher. On

---

(72) Omodei, Ann. univ. di med. Luglio e agosto 1834, p. 364.

(73) Research. resp. the med. power of chlor., etc. Lond., 1822.

(74) Nye Hygea. August. 1826, p. 79.

(75) Bulletin des sciences médicales de Férussac, t. x, p. 83.

peut se préserver de l'infection en ayant recours au chlore, avant que le principe vénéneux ait pénétré dans le corps; alors, il peut être certainement détruit, mais une fois que ce principe est mêlé aux humeurs en circulation, la maladie aura immanquablement son cours. Si dans ce cas le chlore est utile, ainsi qu'il l'est effectivement dans la syphilis, dans la variole et dans plusieurs autres affections à fond spécifique, c'est par son action dynamique hyposthénisante. Il est utile de la même manière que le seraient d'autres substances hyposthénisantes, soit animales, soit végétales ou minérales, acides ou alcalines, etc. Tout cela ne fait aucune différence dans le grand travail de l'assimilation. On doit en conséquence renoncer à l'idée de désinfecter à l'aide du chlore les dernières voies de l'organisme vivant. Mieux vaut mettre à profit la propriété chimique de cet agent, propriété déjà assez précieuse pour purifier les substances qui pourraient s'introduire dans notre organisation. Ainsi, les bains, les lavages de chlore liquide, les fumigations de chlore gazeux, tels sont les moyens dont on fait usage dans les cas de soupçon d'infection, et cela avant de s'exposer et même après s'être exposé au danger. Il est des individus qui par ce moyen se sont préservés de l'infection vénérienne, dans des cas où d'autres en ont été infectés, pour avoir négligé de se laver avec du chlore étendu d'eau. Tout praticien devrait avoir toujours sur lui un semblable moyen, lorsqu'il approche un malade qui serait en état de communiquer sa maladie. Il devrait dans l'hôpital, avant et après la visite, ne pas omettre de se laver les mains avec de l'eau chlorurée, ou quelque autre préparation analogue, soit pour se préserver lui-même, soit pour mettre les malades qu'il est chargé de traiter à l'abri d'une affection qu'il pourrait leur transmettre.

La cautérisation des blessures empoisonnées, des bubons infectés se pratique avec le chlore. D'abord, pour plus de sûreté, on commence ordinairement par appliquer le fer rouge, ensuite le chlore; lequel pourrait avoir l'avantage sur le feu, de s'introduire, de pénétrer plus profondément, et atteindre, s'il est possible, les molécules ou principes délétères qui auraient déjà pu être pénétrés profondément.

On accorde aussi au chlore la propriété mécanique de dissoudre, ou mieux

Giacomini.

encore, de prévenir la formation des calculs d'oxalate de chaux et d'acide nitrique (76).—Quelques auteurs ont vanté le chlore comme anthelmintique. Nous faisons observer que l'art possède aujourd'hui d'autres moyens plus énergiques.

§ VIII. *Mode d'administration.* — On n'emploie ordinairement par la bouche que le chlore liquide; sa prompte altérabilité, cependant, exige qu'on s'en serve aussitôt préparé, et dans des proportions déterminées, c'est-à-dire que l'eau soit mêlée avec un volume et demi de gaz.

La dose est de 4 à 16 grammes (de 1 à 4 gros). On peut y ajouter un sirop quelconque, ou en faire des pilules avec de la mie de pain, d'après la formule de Brugnatelli : cette dose est très-légère et on peut la dépasser au besoin sans inconvénient. Gœden et Spangenberg ont donné l'eau chlorurée à la dose de 6, 9, et même 18 décagrammes par jour (de 1 à 5 onces). Ce dernier auteur est parvenu à en donner jusqu'à 30 décagr. (10 onces), en vingt-quatre heures. Outre la précaution que la solution aqueuse du chlore exige d'être récemment préparée, car le chlore sous l'influence de la lumière et du calorique décompose l'eau, et se transforme en acide chlorhydrique en dégageant l'oxygène, il faut bien se garder de le mêler à d'autres substances, ou de le mettre dans des récipients métalliques : le liquide ne doit être tiré de la bouteille qui le renferme qu'au moment de s'en servir.

Le malade doit le boire promptement sans en inspirer la vapeur. Ces remarques font déjà comprendre pourquoi il faut garder les bouteilles d'eau chlorurée dans un endroit obscur et enveloppées de papier noir. La solution aqueuse de chlore peut servir pour lotions sans subir aucune préparation. Pour rendre son séjour plus long sur une partie malade, on peut l'employer sous forme de liniment composé de 4 grammes de chlore liquide (1 gros) et 30 grammes (1 once), d'huile d'amandes douces.

Le bain de chlore gazeux, proposé par Wallace, se prépare en mêlant trois parties de sel de cuisine, qui n'est autre chose qu'un composé de chlore et de sodium, et une partie d'oxyde noir de manganèse (protoxyde de manganèse). Au moment de faire dégager le gaz-chlore,

---

(76) Dœbereiner , Ann. générales des sciences physiques, t. iv.

on verse sur ce mélange trois parties d'acide sulfurique, et on recueille le gaz dans un récipient propre à contenir la partie qu'on veut exposer à l'action du chlore. La machine de Galés pour les fumigations de soufre peut servir aussi pour le chlore, lorsqu'on veut agir sur tout le corps. Il va sans dire que toutes les fentes de l'appareil doivent être hermétiquement fermées, sans quoi le gaz s'échapperait. La température de l'appareil doit être de 28° R. On pourra y faire dégager aussi des vapeurs aqueuses si on le juge nécessaire. Le malade pourra rester dans l'appareil pendant une demi-heure durant le dégagement du gaz. — Quant à l'inspiration du gaz-chlore dans les maladies pulmonaires, Gannal et Cottereau imaginèrent un appareil particulier.

(*Note d. trad.*). [Voici la manière d'opérer à Paris les fumigations de chlore. On se sert d'un flacon à double goulot : l'un de ces goulots s'adapte à un tube droit, l'autre à un tube recourbé ; ces tubes doivent être exactement lutés. Le tube droit plonge dans 120 grammes (4 onces) d'eau chaude à 30 ou 32 degr. centigrades, qu'on met dans le récipient avec le chlore liquide. Le malade inspire par le tube recourbé l'air qui surnage sur l'eau chlorurée du flacon. De l'air extérieur pénètre en même temps dans le tube droit, traverse l'eau du flacon, entraîne le chlore, ou remplit le flacon, et est inspiré par le malade. On ne permet pas au malade de faire plus de huit à dix fumigations par jour de la durée de quatre à six minutes. — Le chlore gazeux pur, appliqué sur la peau, ne tarde pas à produire des picotements très-vifs, du prurit, de la transpiration, des pustules très-petites et rapprochées. Si l'application de cet agent est continuée pendant longtemps, il en résulte une douleur très-vive et une rougeur érysipélateuse.]

Le but de cet appareil est de mesurer la quantité du gaz, d'entretenir le mélange de l'air atmosphérique et de vapeurs aqueuses à un degré convenable, et de faire en sorte que l'inspiration du gaz ne soit pas permanente ; le tout, enfin, est organisé à l'instar des appareils qu'on voit dans les fabriques pour blanchir les toiles, les estampes, la pâte de papier, etc. Cette application cependant pourrait être beaucoup simplifiée. Il suffirait peut-être de faire dégager dans la chambre du malade une certaine quantité de chlore pour atteindre le but selon les exigences de la maladie. Les vapeurs désinfectantes qui portent le nom de fumigations guytoniennes, s'obtiennent avec 3 décagram. (1 once) de peroxyde de manganèse, 9 décagram. (3 onces) de chlorure de sodium, 6 décagram. (2 onces) d'acide sulfurique, et 9 décagrammes (3 onces) d'eau pure. On conserve ce mélange dans des flacons bien clos, qu'on ouvre seulement lorsqu'on veut faire dégager le gaz-chlore ; le calorique en favorise le développement.— Comme il faut employer de très-petites quantités de chlore pour qu'il ne soit pas incommode, on se sert depuis quelques années du chlorure de chaux. C'est tout simplement de la chaux mouillée *éteinte*, qu'on imprègne de chlore. En exposant ce composé à l'air, le chlore s'en dégage peu à peu. On préfère aujourd'hui pour la désinfection, au lieu de l'acide hydrochlorique, le chlorure de chaux.

Formule modèle.

♃ Chlore liquide, 16 grammes (4 gros). Sirop de guimauve et eau distillée, parties égales, 120 grammes (4 onces).

Mêlez et conservez dans un flacon bien bouché et dans un endroit obscur.

A prendre en huit fois.

ACIDE OXALIQUE.

(*Acidum oxalicum.*)

§ Ier. *Caractères physiques.*—Le règne végétal offre plusieurs acides qu'on emploie souvent dans la pratique de la médecine. Parmi ces acides on compte l'acide *oxalique*, ainsi nommé parce qu'on le trouve dans l'oseille. Il se rencontre aussi en union de la potasse, de la soude, de la chaux, dans les pois chiches, dans plusieurs lichens, dans certains calculs urinaires, etc. On l'appelle aussi acide saccharin parce qu'on peut l'obtenir par la décomposition du sucre. L'acide oxalique cristallisé se présente sous forme de longs prismes quadrangulaires, incolores, transparents, ou bien en lamelles rhomboïdales d'une saveur très-acide. Il rougit fortement l'eau de tournesol.

§ II. *Notions chimiques.* — Quoique les chimistes ne soient pas entièrement d'accord sur la composition de l'acide oxalique, il paraîtrait d'après les dernières recherches de Thomson, de Berzélius, de Dulong et de Dœbereiner, qu'à l'état sec il ne contient pas d'hydrogène, ainsi qu'on le prétendait autrefois, mais qu'il est simplement formé de deux volumes d'acide carbonique et d'un volume d'oxyde de carbone, ou bien de quatre atomes de carbone et trois atomes d'oxygène. Il est soluble dans neuf parties d'eau à la température ordinaire. Exposé à l'air sec il tombe en efflorescence en perdant les deux tiers de son eau de cristallisation. Le calorique se volatilise presque entièrement. Il a une grande affinité pour la chaux qu'il enlève même à l'acide sulfurique ; aussi est-il souvent employé comme un excellent réactif pour déceler la présence de la chaux avec laquelle il forme de l'oxalate de chaux.

§ III. *Effets sur les animaux.* — Nous avons déjà fait observer d'après les expériences de Christison et de Coindet, que l'acide oxalique mis dans un estomac de cadavre le perfore en peu d'heures ; tandis que, dans l'estomac d'un animal vivant, il n'exerce son action mécanique que sur la membrane interne seulement : la corrosion complète n'a lieu réellement qu'après la mort. Ces deux expérimentateurs ont administré à deux animaux une dose mortelle, mais chez l'un l'acide était concentré, chez l'autre il était délayé. Ce dernier mourut plusieurs heures plus tôt que l'autre. Le retard de la mort chez celui-ci a été attribué à l'action chimique du poison, laquelle cautérise les membranes de l'estomac et les rend incapables d'absorber. De là, la conséquence que l'acide oxalique produit la mort par absorption et non par action corrosive. Ces faits s'accordent parfaitement avec d'autres expériences que nous avons entreprises et dont plusieurs ont été déjà exposées dans les prolégomènes de cet ouvrage. Si l'on veut se donner la peine de répéter nos expériences, on verra l'exactitude des principes que nous avons déduits, et le danger de l'application des préceptes toxicologiques généralement adoptés. — De ces expériences nous tirons cette conséquence, que c'est par son action dynamique que l'acide oxalique tue les animaux ; car s'ils étaient morts par l'effet de son action irritante ou chimico-physique, on aurait dû trouver des lésions graves dans les voies gastriques, tandis qu'il n'y avait ni inflammation ni érosion.

§ IV. *Effets chez l'homme bien portant.* — L'acide oxalique a déjà fourni plusieurs exemples d'empoisonnement. Pendant longtemps on ne connaissait pas toute sa force, et on le confondait facilement avec le sulfate de magnésie : de là des erreurs formidables qui ont été observées surtout en Angleterre (77). La dose qui a donné lieu à ces événements a été variable de 12 à 60 grammes (de 4 gros à 2 onces). Avec 24 gram. (6 gros) la mort arrive en cinq minutes. L'empoisonnement commence ordinairement par des douleurs à l'estomac et le long de l'œsophage, lesquelles sont suivies de vomissements violents. Peu à peu la circulation du sang devient lente et faible, le pouls imperceptible, et un froid glacial et des sueurs visqueuses annoncent l'approche de la mort. Les médecins anglais ont pensé que l'action de l'acide en question était sédative et que la mort était le résultat de la paralysie du cœur. Ils proposent de traiter cet empoisonnement par le carbonate de chaux, et plus particulièrement par la magnésie. Cette pratique fait voir combien ils sont encore éloignés de l'état actuel de la science toxicologique. Puisque le poison est absorbé, que peut-on espérer des neutralisants chimiques ? Croirait-on empêcher, au moyen de la magnésie, la paralysie du cœur, ou élever l'énergie vitale de cet organe déjà abaissée par l'acide oxalique ? Ce serait là une illusion des plus grossières, car les praticiens anglais regardent eux-mêmes la magnésie comme un purgatif réfrigérant. Espère-t-on, peut-être, neutraliser avec elle l'acide, en produisant un oxalate de magnésie ? Supposons que cela pût arriver dans l'estomac : mais ce nouveau sel serait-il indifférent à l'organisme, et n'aurait-il pas, lui aussi, une propriété hyposthénisante, ainsi que l'expérience le démontre ? D'ailleurs, si le vomissement a déjà eu lieu au moment de l'administration de la magnésie, à quoi ce moyen pourrait-il servir ? L'effet dynamique est déjà produit, et il ne saurait être combattu par le remède en question. Que si le vomissement n'a pas encore eu lieu, ne ferait-on pas mieux de l'exciter pour expulser tout à fait par la voie la plus courte le poison,

---

(77) Royston, The London med. reposit., t. I, p. 382. — Christison et Coindet, The Edinb. med. and surg. Journ., april 1828.

plutôt que de le neutraliser? Nous ne parlons pas des toxicologues des autres nations qui caressent encore les mêmes erreurs à l'égard de l'acide oxalique (78), et qui prescrivent les remèdes antiphlogistiques pour en combattre les effets. Nous avons acquis la conviction que ces moyens hâtent singulièrement la mort. Les seuls remèdes capables de combattre les effets dynamiques de l'acide oxalique sont les hypersthénisants les plus énergiques et diffusifs, tels que les éthers, l'alcool, l'opium. — L'acide oxalique à petite dose, délayé dans beaucoup d'eau, peut être administré comme une limonade agréable et rafraîchissante,

§ V. *Effets dans les maladies et appréciation de l'action.* — Il n'y a pas à douter de l'action hyposthénisante vasculaire de l'acide oxalique. Les maladies dans lesquelles il a le mieux réussi sont les inflammations. Il a été administré sous forme de limonade. Il a été aussi très-utile contre le scorbut et dans quelques épidémies. On a, dans ce cas, prescrit le bioxalate de potasse (sel d'oseille).

(*Note d. trad.*). [Carendeffez, considérant l'acide oxalique comme un des meilleurs remèdes lithotriptiques, le vante beaucoup contre l'affection calculeuse (*a*). Marthès rapporte le cas d'une dartre croûteuse guérie par l'application répétée des cataplasmes de feuilles d'oseille (*b*). On sait que Pinel appliquait avec avantage les feuilles d'oseille cuites sur les ulcères scrofuleux (*c*). Avant lui, ce moyen était en usage en Angleterre. D'après Batt et Marcet, le bioxalate de potasse ne serait pas seulement un antiphlogistique, un rafraîchissant, mais encore un excellent remède antigoutteux. Dans ce dernier but, on le prescrit ordinairement à la dose de 2 grammes (demi-gros) dans un kilogramme d'eau sucrée, à prendre par petites doses dans le courant de la journée. L'oxalate acide de potasse peut faire partie de la potion antiémétique de Rivière. — Ur-

bon dit avoir administré avec succès, dans sa longue pratique de quarante années, le jus de l'oxalis acetosella contre les fièvres intermittentes (*d*).]

§ VI. *Action mécanique.* — L'action chimique de l'acide oxalique n'est pas aussi forte qu'on le croit. Les sucs gastriques suffisent presque toujours pour la modérer. En thérapeutique, on ne fait aucun usage de l'action caustique de l'acide oxalique. Le chimiste s'en sert comme réactif pour reconnaître la présence de la chaux dans les liquides, et aussi pour détruire les couleurs à base de fer, pour enlever les taches d'encre sur le papier ou sur du linge.

§ VII. *Mode d'administration.* — On ne doit prescrire l'acide oxalique que sous forme liquide et très-étendu. La dose ordinaire est de 80 à 100 centigrammes (16 à 20 grains) dans un demi-kilogramme (1 livre) d'eau ; on y ajoute un peu de sucre. Dans les maladies inflammatoires graves, on peut porter la dose à 4 et même à 8 grammes (1 à 2 gros) partagée en plusieurs prises dans le courant de la journée.

Formules modèles.

1. *Poudre de bioxalate de potassium.*

℞ Sel d'oseille, 4 grammes (1 gros). Sucre de citron, 90 grammes (3 onces). Mêlez exactement.

A prendre par petites cuillerées dans un verre d'eau.

2. *Tablettes d'acide oxalique.*

℞ Acide oxalique pulvérisé, 2 grammes (demi-gros). Sucre blanc, 180 grammes (6 onces). Mucilage de gomme adrag, q. s. Huile essentielle du citron, 10 gouttes.

Pour en faire des tablettes de 60 centigrammes (12 grains).

La dose est de 10 à 13 tablettes par jour.

---

(78) Rave und Klostermann, Harless, N. Jahrb. d. deutsch. med. u. chir., 2 suppl., 1827, p. 177. — Orfila, Toxicologie, t. II, p. 611.

(*a*) Samml. Auserles. Abhandl. z. Gebr. f. p Aerzte, t. XXIII.

(*b*) Journal de médecine et de chirurgie pratiques, 1824, p. 550.

(*c*) Pinel, Nosographie, philosophie.

ACIDE CITRIQUE.

(*Acidum citricum.*)

§ 1er. *Historique et caractères physiques.* — L'acide citrique le plus pur,

---

(*d*) Journal de médecine et de chirurgie pratiques, 1837, p. 278.

réduit à l'état de concentration, cristallise en cristaux prismatiques, rhomboïdaux, transparents, inodores, d'une saveur très-acide, presque caustique, mais qui devient très-agréable lorsqu'il est dissous dans beaucoup d'eau. Cet acide est inaltérable à l'air, très-soluble dans l'eau. A la température ordinaire l'eau en dissout une quantité supérieure à son poids. Il fait la base des limonades domestiques et de certains assaisonnements. — Cet acide n'existe pas seulement dans l'orange et le citron, il se rencontre aussi dans les fruits rouges, etc. En médecine on se sert également du suc de citron. Les autres parties de ce fruit, telles que l'écorce et la graine dont on faisait usage autrefois, ne sont presque plus employées de nos jours. On retire de l'écorce une huile volatile amère et aromatique. La graine a une saveur amère et âcre. — Le cédratier (*citrus medica vulgaris*), et le limonier (*citrus limonium*), sont des arbres odorants, toujours verts, d'un port élégant, dont les fleurs blanches ou rosées exhalent une odeur fort agréable; les fruits offrent toutes les modifications possibles en couleur, en volume et en saveur. La saveur cependant est toujours plus ou moins acidulée. Gallesio, Risso, et d'autres auteurs qui ont écrit sur les oranges, s'accordent à considérer ces arbres comme originaires des provinces méridionales, de la Chine, des îles de l'Archipel, des Indes, etc.

§ II. *Notions chimiques.* — L'acide citrique cristallisé, échauffé au contact de l'air, se fond, se boursoufle, exhale une vapeur âcre, se décompose, et ne laisse aucun résidu. Exposé à l'action du calorique dans des vases clos, il entre en fusion, perd son eau de cristallisation, et, en se décomposant, il donne naissance à de l'acide pyro-citrique et à d'autres produits. L'acide azotique transforme l'acide citrique en acide oxalique. Si on le combine avec une base salifiable, il forme des citrates qui ne sont d'aucun usage. Cent parties d'acide citrique cristallisé sont formées, d'après les dernières analyses, de 3,42 parties d'hydrogène; 41,84 de carbone; 54,74 d'oxygène, outre l'eau de cristallisation. — Le suc du citron récent, renferme, outre l'acide citrique, une substance mucilagineuse plus ou moins abondante selon son degré de maturité et selon la variété de la plante qui la donné.

§ III. *Effets chez l'homme bien portant.* — A l'état de concentration, l'acide citrique n'est jamais prescrit à l'intérieur, car il agirait alors comme les acides corrosifs. On le donne ordinairement délayé dans beaucoup d'eau; il constitue ainsi une boisson agréable et rafraîchissante à laquelle on ajoute une certaine quantité de sucre. C'est la limonade végétale. Si cette limonade est faite avec du suc de citron frais et mûr, elle est bien plus agréable encore et préférable à celle qu'on prépare avec l'acide citrique. Personne, je présume, ne dira que l'effet qu'on produit avec cette boisson ait rien d'analogue à celui qu'on obtient avec du vin ou toute autre boisson alcoolique. Tout le monde a pu se convaincre qu'une limonade prise à jeun affaiblit l'estomac; et que, si l'on reste longtemps sans prendre d'aliment, on éprouve des faiblesses, une sorte de langueur, de l'abattement général, de la pâleur. J'ai éprouvé sur moi-même quelque chose de semblable. On sait, d'ailleurs, que le suc de citron corrige et affaiblit les effets du vin : l'ivresse, en effet, se combat aisément à l'aide de quelques verres de limonade bien acide. Au dire de Tabernemontano (80), on savait déjà du temps de Moïse que le jus de citron était contraire à l'ivresse; et du temps de Dolæus on avait déjà observé que l'abus de ce jus produisait l'amaigrissement (81).

§ IV. *Effets dans les maladies.* — Dans les affections inflammatoires, dans les fièvres chaudes, on prescrit généralement avec avantage les boissons citronnées. Les malades les demandent eux-mêmes et les prennent avec plaisir. Elles désaltèrent, rafraîchissent et apaisent la chaleur fébrile. En général, la limonade n'est qu'un simple auxiliaire dans le traitement de ces maladies; cependant il nous est arrivé souvent de persister dans son usage et de voir disparaître des inflammations sans d'autre remède. Malgré le peu d'action que les médecins accordent à la limonade citronnée, nous nous étonnons qu'ils la prescrivent tous les jours dans les maladies qu'ils croient de nature asthénique. Heureusement qu'ils se trompent dans leur diagnostic, et leur prescription contradictoire est utilement suivie par les malades. — On arrête le vomissement

----

(80) Pr. med., p. 1366.
(81) Encyclop. chir., p. 474.

avec le jus de citron, lorsqu'il dépend d'une surexcitation de l'estomac ou d'une compression de cet organe, comme chez la femme enceinte ; mais s'il dépend de causes de nature opposée, comme de l'abus du tartre stibié par exemple, le jus de citron, loin de l'arrêter, l'augmente et le fait durer plus longtemps. Michaëlis (82) est parvenu à apaiser par ce moyen les douleurs d'une colique inflammatoire; mais les coliques dépendantes de causes asthéniques comme celle qui est produite par le plomb sont exaspérées par le jus de citron. — Plusieurs auteurs prescrivent le jus de citron ou l'acide citrique pour arrêter le flux de ventre (83). Ils se proposent par là de produire un effet astringent, ce qui est contraire à la saine logique, car est-ce qu'on peut arrêter une diarrhée ou une dysenterie en resserrant les pores des surfaces muqueuses ou l'ouverture anale ? Par la même raison ils prohibent aussi, sans fondement, les acides dans les diarrhées qui dépendent d'un état inflammatoire. J'ai pu me convaincre de la fausseté d'un tel raisonnement lorsque étant encore très-jeune j'étais sujet à des douleurs de ventre avec dyssenterie. J'ai pris de mon chef du jus de citron en abondance et j'en fus bientôt débarrassé. J'ai été par la suite épouvanté par les connaissances que j'ai acquises aux écoles; cependant je m'en félicite aujourd'hui, et je ne craindrais pas de renouveler l'expérience si besoin en était. Au reste l'acide citrique ne peut pas développer dans le tube gastrique une action astringente, puisque cette action n'est que mécanique ou chimique et qu'elle disparaît par le travail d'assimilation. Cela est si vrai que l'acide citrique peut, d'après l'observation de Tode, combattre la constipation la plus opiniâtre (84), et d'après les faits recueillis par Chomel, guérir la dysurie (85). On a prescrit avec avantage l'acide acétique contre les obstructions du foie ou de la rate chroniques. Saunders (86) et Mellin (87) rapportent plusieurs cas d'ic-

tère guéris par le suc du citron administré par cuillerées répétées dans le courant de la journée. Les paysans de toute la côte de la mer Ligurienne, laquelle n'est qu'un véritable bois d'orangers, se guérissent de la diarrhée, de la dyssenterie et de la colique en prenant dans le courant de la journée plusieurs cuillerées d'un looch composé de parties égales de jus de citrons, d'huile d'olive et de sucre porphyrisé. Le jus de citron dans le café a été ordonné, pour combattre la fièvre intermittente, par Weber (88), par Aaskow (89) et par de Meza (90). Hosack a combiné le jus de citron avec la décoction de quinquina contre les mêmes fièvres (91); cette pratique de combiner le jus de citron tantôt avec le café, tantôt avec l'infusion de quinquina, est adoptée généralement chez le peuple en Italie et en Espagne (92). Whytt dit avoir guéri, à l'aide de l'acide citrique, les palpitations du cœur (93). Chez nous, on prend dans ces cas et avec avantage l'orangeade ou la limonade. Ces palpitations sont regardées vulgairement comme convulsives ou spasmodiques; aussi attribue-t-on à cette boisson une propriété antispasmodique. Nous croyons avoir déjà démontré ailleurs le peu de fondement des idées qu'on professe généralement sur les maladies dites nerveuses, et en particulier sur les palpitations de cœur et sur plusieurs phénomènes qu'on se plaît à nommer hystériques : nous avons rattaché toutes ces affections à un état morbide des vaisseaux sanguins. On comprend par là comment on peut, à l'aide de l'acide citrique à haute dose, parvenir à guérir des hémorragies fort graves. On connaît d'ailleurs, généralement, les avantages qu'on obtient dans les métrorrhagies puerpérales, au moyen des limonades végétales données en abondance. Le traitement que les docteurs Herholdt et Lind employèrent avec tant de succès

(82) Richter, Chir. bibl., 5 Bd., p. 131.

(83) Wright, Samml. aus. Abh. z. Gebr. d. prakt. Aerzte, 12 Bd., p. 104.

(84) Samml. auserl. Abh. z. Gebr. f. prakt. Aerz., 20 Bd., 2 st., p. 33.

(85) Usuell., t. i, p. 393.

(86) Elem. of the practic. of physic., p. 170.

(87) Mat. médic., p. 222.

(88) Diss. de nonnul. febrib. virt., p. 21.

(89) Samml. aus. Abh. z. Gebr. d. prakt. Aerzt., 14 Bd., p. 611.

(90) Ibid., 15 Bd., p. 373.

(91) Magendie, Journal de physiologie expérimentale, t. ii, n. 2, p. 36.

(92) Batt., Medic. empirico rationalis frag. pract. m. s.

(93) Works, On nervous disord., p. 649.

contre le *delirium tremens* des ivrognes, se composait principalement d'acide citrique donné à haute dose sous forme de limonade. Schindler, Berends, Vogel, Hufeland, et une foule d'autres vantent cet acide contre le scorbut, et l'expérience en confirme tous les jours les bons effets. On a souvent obtenu la cessation des vomissements chez la femme enceinte par l'acide citrique. Bucholz en a constaté souvent les bons effets. Le jus de citron a été employé à l'extérieur contre les douleurs d'estomac (gastralgie), les ulcères sordides, les éruptions herpétiques, les taches à la figure, etc. Alibert faisait frotter la tête des teigneux avec un citron coupé en deux. Selon Louis et Joseph Frank, le meilleur topique pour les ulcères putrides, c'est la charpie trempée dans le jus de citron, ou même des tranches de ce fruit appliquées sur ces ulcères. Schindler et Ardusset ont guéri pareillement des dartres qui avaient résisté à d'autres remèdes : ils faisaient frotter avec le jus de citron les surfaces malades.

§ V. *Appréciation de l'action.* — Une fois reconnu que l'action de l'acide citrique et du suc de citron est hyposthénisante vasculaire, il nous reste à démontrer que cette action s'exerce préférablement sur les veines. C'est ce que nous verrons tout à l'heure.

§ VI. *Action mécanique.* — La propriété astringente mécanique de l'acide citrique rend ce médicament utile pour arrêter les hémorragies dans les parties qui se trouvent accessibles au contact de l'acide. — On a proposé le suc de citron en limonade combiné à la teinture de cantharides pour empêcher la chute des cheveux. Nous ne savons, au reste, quelle confiance on pourrait accorder au cosmétique de Bluff (94) et à celui de Schneider (95). — La semence de citron a été administrée comme anthelmintique. Mellin prescrit tous les matins à jeun douze à quinze graines de cette semence bouillies dans du lait, exprimées et mêlées avec du sucre (96).

§ VII. *Mode d'administration.* — On

peut donner l'acide citrique de 2 à 4 grammes (demi-gros à un gros) et même plus, qu'on fait dissoudre dans un véhicule approprié, et auquel on ajoute du sucre. On fait avec cet acide la limonade artificielle, dite limonade sèche. Elle est très-utile dans les longs voyages par mer et facile à transporter.

♃ Acide citrique pur en poudre, 4 grammes (1 gros).

Sucre en poudre, 60 grammes (2 onces).

Mêlez et versez de l'eau pure, demi-kilogramme (1 livre).

Aromatisez avec quelques gouttes d'huile de citron.

On peut se servir aussi de cet acide en le mêlant avec le bicarbonate de potasse ou de soude, et en le délayant dans de l'eau ; on obtient de la sorte un développement du gaz acide carbonique, comme dans la potion antiémétique de Rivière. — Le jus de citron a été donné par Saunders à la dose de 180 à 240 grammes (6 à 8 onces) par jour, délayé dans l'eau.

♃ Citrons n° 1 à 2.

Sucre en poudre, 10 décagram. (3 onces et demie).

Eau de fontaine, une carafe.

La limonade cuite, dont on fait de préférence usage dans les hôpitaux, se fait ordinairement en faisant infuser les citrons coupés par tranches dans de l'eau bouillante.

La pommade pour les dartres est composée de jus de citron et de beurre frais fondu.

Le sirop qu'on fait avec le suc de citron, de limon, ou mieux encore avec l'écorce de citron, est très en usage en médecine ; mais on s'en sert plutôt comme correctif que comme médicament, il entre dans les potions dites cordiales, et dans les juleps qu'on prescrit spécialement aux enfants et aux femmes hystériques. La potion dont se sert de préférence Richter contre la dyssenterie est la suivante :

♃ Jus de citron, 30 grammes (1 once).

Huile d'amandes douces, 45 grammes (une once et demie).

Sirop de gomme, 12 grammes (3 gros).

Mêlez et faites-en une espèce de looch.

A prendre une cuillerée toutes les deux heures.

---

(94) Ueb. d. Heilk. d. Küch. Gewach. 1828, p. 41.

(95) Gazette médicale, 1837, p. 490. Traité anatomique du système pileux, par Boucheron, 1837, p. 115.

(96) The London med. Gazet., 1833, decemb.

VINAIGRE (*Acetum*).

§ Ier. *Caractères physiques.* — Quand une substance vineuse est exposée à l'air à la température de 10 à 30 degrés au-dessus de zéro, elle se trouble et se décompose; au bout de quelques jours la liqueur reprend sa transparence, mais elle a perdu l'alcool qu'elle contenait et elle a acquis de l'acide acétique qui lui donne une saveur aigre particulière. La matière a subi la fermentation acide. Le problème de cette acidification est loin d'être résolu. On croit assez généralement que le vinaigre est dû à la transformation de l'alcool en acide acétique par la perte d'une partie de son carbone. Le vinaigre que l'on obtient par la fermentation du vin est rouge ou blanc, suivant la couleur du vin qu'on emploie. On peut avoir aussi du vinaigre par d'autres liqueurs fermentées, telles que le cidre, la bière, etc. Sa saveur est plus ou moins acide selon que le vin qui l'a fourni était plus ou moins riche en alcool; son odeur est agréable et pénétrante. On est généralement convenu de nommer le vinaigre *acide açéteux,* et lorsqu'il est distillé et concentré *acide acétique.*

§ II. *Notions chimiques.* — Le vinaigre, qu'on obtient par la fermentation acide du vin est un composé d'eau, de beaucoup d'acide acétique, d'une matière colorante, de mucilage, de surtartrate et de sulfate de potasse, d'acide malique et de tartrate de chaux.—Par la distillation on le dépouille de ces corps étrangers et on en obtient de l'acide acétique étendu d'eau, qu'on nomme *vinaigre distillé;* la première portion de ce vinaigre, qui passe à la distillation, est très-acide, claire, d'une odeur fort pénétrante et volatile. Elle se combine facilement avec les bases salifiables et forme des acétates; elle dissout les résines, et possède presque toutes les qualités chimiques des autres acides.

§ III. *Effets chez l'homme bien portant.* — On peut se convaincre facilement des effets rafraîchissants du vinaigre, par l'usage fréquent qu'on en fait comme assaisonnement. Tout le monde sait que prise en abondance et en continuation, cette liqueur acide donne lieu à un amaigrissement général et à une altération notable dans les fonctions gastriques. — Le vinaigre employé à dose

modérée provoque la sueur (94) et les urines (95). Quoique le vinaigre soit formé par les mêmes substances que le vin, pourtant son action dynamique est tout à fait opposée à celle de ce dernier. C'est pour cela que les médecins anglais prescrivent les boissons vinaigrées contre l'ivresse (96). Klose dit qu'il ne connaît pas de moyen plus énergique pour dissiper l'ivrognerie (97). — Cela suffirait pour prouver l'action évidemment hyposthénisante de cette substance, si d'ailleurs, les maladies dont nous parlerons bientôt, et l'empoisonnement par l'opium n'étaient pas heureusement combattus avec le vinaigre. Les toxicologues chimistes qui regardent l'estomac comme un matras inerte, et les antidotes comme de simples réactifs, pourraient peut-être dire que l'acide acétique neutralise ou détruit le principe vénéneux de l'opium. Dans le cas dont il s'agit cependant, leur chimie n'entre pour rien; autrement il se formerait dans l'estomac un acétate de morphine, dont l'action toxique est beaucoup plus forte que celle de l'opium. Cela démontre clairement combien il serait absurde d'appliquer les données chimiques au traitement des empoisonnements déjà déclarés, et combien il est indispensable pour les combattre de mettre en pratique les moyens dynamiques.

§ IV. *Effets dans les maladies.* — Le vinaigre est peut-être le plus ancien des remèdes rafraîchissants, puisque Hippocrate et ses successeurs en faisaient usage sous forme d'oxycrat, ou d'oxymel, pour apaiser la soif ou la chaleur fébrile. Ils attribuaient au vinaigre une propriété antiputride, antiseptique, et ils s'en servaient avec avantage contre la phthisie, les exanthèmes et toute fièvre grave qui avait de la tendance vers la malignité. Nous nous sommes déjà expliqué ailleurs sur ce sujet. — On accorde assez généralement au vinaigre la vertu d'agir contre la rage canine comme moyen prophylactique (98). La dose dans

---

(94) Van Swieten, Comment., vol. III, p. 572.

(95) Westendorf, Diss. de opt. acet. concent c. napht. conf. rat, Gott., 1772.

(96) The Lond. med. reposit. March., 1826, p. 285.

(97) Beitr. z. gerichtl. Arzn., 2 Bd., p. 267.

(98) Benvenuti, De hydrophobia et aceto, Lucc., 1757. — Lindestolpe, De ve-

ces cas doit être très-élevée. On dit qu'en 1790 Leonessa de Padoue a sauvé un hydrophobe en lui administrant un demi-kilogramme de vinaigre par jour, divisé en quatre doses. Il faut pourtant avouer que cet agent, comme tous les autres qu'on avait tant vantés contre l'hydrophobie, n'ont pas complétement justifié la réputation qu'on leur avait faite. — Locher (99) et Bang (100) rapportent avoir guéri la folie à l'aide du vinaigre. Ils en ont fait prendre jusqu'à 90 gram. (3 onces) par jour en plusieurs doses. — Dans la phthisie, ainsi que dans les catarrhes chroniques qui menacent de dégénérer, Bird administra avec avantage les boissons vinaigrées (1). Depuis longtemps on a accordé la propriété expectorante au vinaigre mêlé avec le miel (oxymel) et à ses vapeurs mêlées à celles de l'eau. — Au dire des historiens, les soldats romains faisaient journellement usage de vinaigre pour se préserver des fièvres intermittentes, notamment lorsqu'ils bivouaquaient dans des endroits marécageux (2). Cette pratique a été aussi adoptée par les soldats anglais. — S'il est vrai, ainsi que le dit Rosenstein, que le vinaigre est utile pour favoriser le retour des menstrues supprimées (4), et pour arrêter les hémorragies utérines qui succèdent à l'accouchement, ainsi que l'assurent Tissot (5) et Lead (6), nous sommes forcé de reconnaître dans l'un et l'autre fait une action contro-stimulante. En combattant la métrite, cette action détruit deux effets contraires en apparence. — Le vinaigre est en honneur, comme les autres acides, contre le scorbut. Selon Lind, il serait même le plus précieux de tous. — Nous avons déjà signalé le vinaigre comme l'antidote de l'ivresse alcoolique et contre l'empoisonnement par l'opium. Quelques-uns

l'ont proposé aussi contre l'empoisonnement par l'ammoniaque (7).

Il nous reste à discuter une question délicate et importante, c'est de savoir quelle est la valeur du vinaigre comme antidote, puisque les chimistes toxicologues le prescrivent indistinctement contre une foule d'empoisonnements, même lorsqu'ils sont hyposthéniques, sans réfléchir que le vinaigre est lui-même un poison hyposthénique. Dans ce dernier cas, le vinaigre devient un poison plus ou moins mortel selon que l'autre poison est plus ou moins hyposthénique. Le vinaigre devient arsénic, strychnine, ciguë, belladone, etc., s'il est donné après ces substances, car il en augmente les effets toxiques. Cette erreur déplorable a été introduite dans la science par la mauvaise habitude de l'analogie; car ayant vu que le vinaigre convenait dans l'empoisonnement par l'opium, on a cru qu'il devait convenir aussi dans tous ceux qu'on nomme mal à propos narcotiques. En donnant à ce mot une acception trop générique, on est tombé dans une erreur grave. Ce qui contribua à donner encore plus de poids à cette opinion, c'est l'observation trompeuse du calme apparent procuré par le vinaigre contre les douleurs d'estomac, sans faire attention que les phénomènes dynamiques du poison augmentaient et que la mort arrivait plus promptement. Quelques autres empoisonnements moins graves, produits par des substances trop faibles pour donner la mort, guéris après l'administration du vinaigre, lui valurent l'honneur de la guérison, tandis qu'on aurait dû l'accuser de l'avoir retardée. Nous avons déjà vu, et nous le verrons encore par la suite, que pour un grand nombre de poisons, tels que la digitale par exemple, l'aconit, la ciguë, la jusquiame, etc., la mort n'arrive pas aussi sûrement qu'on le croit. Nous avons vu d'ailleurs qu'au moyen du vinaigre on parvient à émousser pour ainsi dire dans plusieurs substances végétales les propriétés chimiques âcres; la scille, le colchique, etc., sont de ce nombre, tandis qu'on en augmente les propriétés dynamiques. C'est pour cela qu'en empêchant l'irritation sur l'estomac, on augmente les symptômes d'abattement, de faiblesse générale. Si l'on fait attention à ces faits, on verra clairement sur

---

nen., p. 105. — Leclerc, Histoire de l'homme malade, t. II, p. 371. — De Moneta, D. Heilk. d. Biss. toll. Hand., 1789. — Pitchaft., Hufeland's Journ., 61 Bd., 6 st., p. 105.

(99) Obs. pract., p. 66.
(100) Act. R. soc. Hafn., t. I, p. 106.
(1) Horns, Arch. f. med. Erfahr., 1821, mars er april, p. 349.
(2) Vegetius, De re milit., l. III, c. III.
(3) Pringle, Diseas. of Army., p. 111.
(4) Resc-Apoteck., p. 48.
(5) Avis au peuple, p. 251.
(6) On childbed-fever., p. 271.

---

(7) Orfila, Toxicol., t. II, p. 162.

quoi est basée la raison des toxicologues, qui prescrivent indistinctement le vinaigre, ou tout autre acide dans l'empoisonnement par des substances narcotiques, et combien cette pratique doit être désastreuse pour l'humanité. — Quant à l'application externe du vinaigre, nous la trouvons utile dans plusieurs cas. Dans les fièvres aiguës, dans les exanthèmes, dans la petite vérole, on a trouvé utiles les lotions de vinaigre soit pour adoucir la peau, soit pour déterminer la sueur, soit, enfin, pour calmer la démangeaison. Les fomentations et les vapeurs vinaigrées ont été avantageuses contre le météorisme, l'ischurie, les coliques, les douleurs de la matrice, rhumatismales, arthritiques, l'angine, les pollutions nocturnes involontaires, en les pratiquant sur la localité affectée. Dans toute espèce de phlogose externe, dans les contusions, les brûlures et les blessures, les chirurgiens obtiennent constamment de forts bons résultats du vinaigre froid mêlé à l'eau et à quelque sel, comme dans le bain de Schmucker. La migraine par transport de sang vers la tête, l'assoupissement et le délire ont été souvent dissipés par de simples applications de vinaigre aux tempes et au front. Les vapeurs vinaigrées ont été utiles contre l'asthme, la coqueluche et même la phthisie en les inspirant, ainsi que nous l'attestent les auteurs anciens et modernes.

§ V. *Appréciation de l'action.* —Ainsi que plusieurs autres acides, le vinaigre délayé est un remède hyposthénisant vasculaire veineux.

§ VI. *Action mécanique.* — Par son action légèrement astringente le vinaigre rend les mêmes services que nous avons indiqués en parlant des autres acides. A ces bons effets que rend le vinaigre, nous devons ajouter celui d'arrêter l'hémorragie utérine après l'accouchement, le placenta étant retenu dans la matrice. Cette manière d'utiliser le vinaigre a été proposée par le professeur B. Mojon, de Gênes : elle consiste à injecter par la veine ombilicale une certaine quantité d'eau vinaigrée très-froide. Aussitôt les contractions utérines se réveillent, le placenta est expulsé et la matrice revenant sur elle-même, l'hémorragie s'arrête. — Le vinaigre a été regardé pendant longtemps comme un des meilleurs moyens pour désinfecter les hôpitaux, les lazarets, les prisons et les différents objets susceptibles d'infection; mais actuellement il a dû faire place au chlore. — L'odeur forte, pénétrante et agréable du vinaigre sera toujours utile en cas d'asphyxie, d'évanouissement, d'assoupissement, d'épilepsie, etc.

§ VII. *Mode d'administration.* — Le vinaigre distillé, tel qu'on le trouve ordinairement dans les pharmacies, étant plus concentré que le vinaigre ordinaire pour les usages domestiques, doit être étendu d'eau pour l'usage intérieur. Seize à trente grammes dans un demi-kilogramme d'eau, donnent un excellent oxycrat contre les affections inflammatoires. Combiné avec le miel il forme l'oxymel, boisson agréable aux malades. Si l'on doit employer le vinaigre en cas de maladie comme remède essentiel, il convient de le prescrire à haute dose, savoir : de 60 à 240 grammes (2 à 6 onces) par jour, si le cas est grave. —A l'extérieur, on emploie le vinaigre pur ou délayé dans plus ou moins d'eau, selon la finesse et la sensibilité de la partie qu'on doit mouiller. Ordinairement on se sert pour l'appliquer d'éponges imbibées ou de linges, ou bien on en arrose des cataplasmes émollients.—On peut se procurer les vapeurs et les fumigations de vinaigre en exposant des draps étendus et imbibés de cette liqueur dans la chambre du malade; ou bien en en mettant à évaporer dans un pot sur le feu; ou, enfin, en en aspergeant un fer ardent. — Pour exciter la pituitaire, on se sert de préférence de l'acide acétique concentré, ou du sel de vinaigre que l'on conserve dans de petits flacons; ce sel est formé de cristaux de sulfate de potasse, arrosé de vinaigre radical. Pour cet usage on prépare aussi, dans les pharmacies, des vinaigres aromatiques composés, tels que le vinaigre antihystérique, le vinaigre camphré, le vinaigre d'estragon, de lavande, de roses, de romarin, des quatre voleurs, etc.

ACIDE BORIQUE.

(*Acidum boricum.*)

Revenons aux acides minéraux. L'acide borique s'obtient combiné avec l'eau de cristallisation sous forme de petites paillettes ou d'écailles blanches, nacrées, inodores, d'une légère saveur acide. Exposé à l'air, il s'effleurit. On le trouve en abondance dans certains lacs de la

Toscane et des Indes, soit à l'état pur, soit sous forme de borate de soude. Il est connu en médecine sous le nom de sel sédatif de Homberg, du nom de l'auteur à qui on en attribue la découverte. — Cet acide est peu soluble dans l'eau froide, mais très-soluble dans l'eau bouillante. Il résulte de la combinaison du bore avec l'oxygène. — La dénomination de sel sédatif qu'on a donnée à l'acide borique sublimé au moyen de l'eau fait déjà entrevoir son action hyposthénisante. Homberg, Cartheuser (8), Vogel (9), Reuss (10) et Lieutaud (11) l'ont trouvé très-utile contre les fièvres ardentes ou inflammatoires accompagnées d'agitation et de délire. Les hémorragies, les spasmes, la cardialgie, ont été aussi combattus avec avantage par ces auteurs. Lœfler a guéri un cas de cette espèce qui avait résisté aux remèdes les plus énergiques (12). Dans l'épilepsie il a été prescrit par Laplace (13). Starcke s'est assuré que cet acide était très-utile pour faire revenir les menstrues supprimées (14). Cet auteur le préconisa aussi comme moyen propre à adoucir les douleurs de l'accouchement lorsqu'elles sont trop violentes, ou à les exciter lorsqu'elles sont languissantes (15). Ces deux indications, en apparence contradictoires, qu'un même remède peut remplir, seraient inexplicables sans les idées que nous avons exposées en parlant du seigle ergoté. L'acide borique n'a aucune action mécanique irritante. Son action dynamique hyposthénisante vasculaire est aussi très-légère. — On peut le prescrire en toute sûreté mêlé avec du sucre ou de la gomme arabique, depuis deux jusqu'à dix grammes (demi-gros à deux gros et demi).

Les pharmaciens combinent l'acide borique avec le bi-tartrate de potasse, et forment ainsi la crème de tartre soluble.

____

(8) Verm. Schrift. 1756, n. 3, p. 160.
(9) De sale sedat. Homb. Gott., 1779.
(10) Diss. de sal. sedat. Homb. Tub., 1778.
(11) Synops. prax. med., 1795, P. II.
(12) Hufeland's Journ., 31 Bd., 1 st., p. 101.
(13) Revue médicale française et étrangère, t. III, p. 19.
(14) Einricht. •d. klin. instit. Jen., 1782.
(15) Archiv. d. Geburtsh., 4 Bd., fasc. 3.

MOUTARDE. (*Sinapis.*)

§ I. *Caractères physiques.* — Genre de plante de la famille des crucifères et de la tétradynamie siliqueuse, commune dans toute l'Europe. On n'emploie en médecine que les graines de deux espèces de cette plante ; la graine blanche (*sinapis alba*) et la graine noire (*sinapis nigra*). La première résulte de petits grains ronds, jaunâtres, d'une odeur fugace, d'une saveur âcre et amère. La seconde, de grains plus petits encore, noirâtres, striés, d'une âcreté brûlante, d'une odeur forte et piquante. Mises en poudre et humectées, elles déterminent le larmoiement et l'éternument.

§ II. *Notions chimiques.* — D'après l'analyse faite par Henry et Garrot, les grains de moutarde contiennent de l'acide sulfo-sinapique qui se rapproche de l'acide sulfurique, mais qui en diffère par sa composition élémentaire : deux espèces d'huiles, l'une fixe et douce ; l'autre, volatile très-âcre ; un principe colorant jaune, de l'albumine, beaucoup de mucilage, du phosphore, du bimalate et du citrate de chaux. Cette analyse laisse encore à désirer.

§ III. *Effets chez l'homme bien portant.* — L'observateur qui ne porterait son attention que sur les effets des cataplasmes de moutarde, effets qui font rougir et cuire la peau, et dont les exhalaisons font larmoyer et éternuer, qu'à la saveur de la sauce de moutarde, etc., il croirait sans doute que cette substance est irritante, stimulante, et il s'étonnerait sûrement si quelqu'un affirmait que malgré ces effets physico-chimiques, la vertu thérapeutique de la moutarde est hyposthénisante. Si l'on veut faire attention que ceux qui prennent intérieurement de la moutarde en grande quantité et journellement, n'éprouvent aucune inflammation, aucune douleur, aucun échauffement à l'estomac ; si l'on veut ne pas confondre l'action chimique de la moutarde avec l'action dynamique qui est consécutive à son assimilation, on sera forcé de convenir que, prise à l'intérieur, cette substance agit d'une manière opposée au vin, et que sa vertu est par conséquent analogue à celle des remèdes hyposthénisants, puisqu'elle excite l'appétit, mitige l'action trop stimulante de certains aliments, et aide la digestion à l'instar des substances amères et de certains laxatifs. Si on l'administre à haute dose, la moutarde excite le vomissement comme le tartre stibié, ainsi que cela a été observé par Macartan (16). Elle serait diurétique, d'après Cullen (17), comme la scille et la digitale ; et, au dire de Linné, elle produit une faiblesse générale comme tous les hyposthénisants (18). En conséquence, on peut regarder comme mal fondée la crainte que la moutarde, prise intérieurement, irrite, enflamme l'estomac ; nous sommes d'ailleurs rassurés sur ce sujet par Cullen, par Fouquier, par Mérat (19). J. Taylor et Cooke (20), ayant prescrit de la graine de moutarde à haute dose à une foule d'individus atteints d'affections diverses, ont eu l'occasion de se convaincre qu'elle ne donne jamais lieu à une excitation quelconque, et n'augmente nullement les phlogoses préexistantes. Ce dernier auteur voudrait même que la moutarde fût administrée à la place de la saignée,

§ IV. *Effets dans les maladies.* — John Taylor dit s'être guéri lui-même, à l'aide de la semence de moutarde blanche, de certains dérangements d'entrailles dont il souffrait depuis longtemps. Il entreprit un voyage dans le but unique de mettre en vogue ce remède et d'en promulguer les vertus salutaires à tout le genre humain. Turner Cooke a été, lui aussi, un ardent panégyriste de la moutarde blanche, et son livre a obtenu plusieurs éditions (21). Il y a peu de maladies dans lesquelles ce médecin ne l'ait essayée ; il dit en avoir obtenu des résultats surprenants, notamment dans les affections des organes abdominaux, dans les gastro-entérités et dans les hépatites, soit aiguës, soit chroniques. Parmi les maladies traitées avec cette moutarde, on compte aussi les cardialgies, la constipation habituelle, des céphalalgies, des vertiges, des dispositions aux congestions cérébrales, des amauroses commençantes (*retinitis*) qui augmentent par la surexcitation de l'estomac, le rhumatisme, la goutte, l'asthme, la fièvre intermittente, l'hydropisie et le scorbut. Il est vrai qu'il ne faut pas ac-

corder une grande valeur à l'opinion des médecins qui prônent un remède unique pour *toutes les maladies.*

Une pareille exagération cependant ne nous empêchera pas de saisir la véritable action intrinsèque du remède en prenant pour guides les faits recueillis par des observateurs exacts et véridiques. Dioscoride prescrivait l'usage de la moutarde contre l'anorexie, la cachexie et la chlorose (22) ; les Suédois s'en servent assez généralement contre les fièvres intermittentes (23) ; Méad assure avoir guéri un sujet atteint d'hydropisie ascite à l'aide de ce moyen. Rai rapporte (24) qu'une armée entière a été sauvée du scorbut dont elle était atteinte au siége de la Rochelle, au moyen de la moutarde (25). Macartan s'en est fort bien trouvé contre le rhumatisme (26) ; Brady, contre l'asthme (26), ainsi que Thomson (27) et Pitschaft (28). Thilow regarde la moutarde comme un remède spécifique contre la coqueluche (29) ; Callisen l'a prescrite, à la dose de plusieurs grammes, à des sujets atteints de fièvre putride (30). Quant à son usage extérieur, on sait que la décoction de moutarde guérit les engelures, ainsi que Tissot et d'autres en ont fait l'expérience (31). Tode assure que les fomentations avec cette décoction adoucissent les douleurs arthritiques (32). Julia de Fontanelle a proposé de guérir la galle en baignant la peau avec l'eau distillée de moutarde, ou avec un onguent dans lequel il fait entrer de cette graine en poudre (33). Dans ce dernier cas, la moutarde n'agirait que comme un insecticide contre l'acarus ; il faudra, au reste, ne s'en servir que dans un véhicule très-étendu

---

(16) Journal général de médecine, t. XXXIV, p. 72.

(17) Trat. di mater. med. tradotto da delladecima, 1798, t. IV, p. 191.

(18) Ibid., p. 192.

(19) Dict. de mat. méd., t. VI, p. 349.

(20) Obs. on the effic. of white Mustand soc., etc. Gloc., 1826, 3ᵉ édit.

(21) Ouvr. cité.

(22) Mat. med., l. II, c. CLXXXIV.

(23) Bergius, Mat. med., p. 581.

(24) Mon. et pract. med., p. 77.

(25) Histor. plant., p. 803.

(26) L. c.

(26) Salzb. med. chir. Zeit., 1819, 2 Bd., p. 27.

(27) Samml. aus. Abh. z. Gebr. f. pr. Aerzt., 3 Bd., p. 62.

(28) Hufeland's Journ., 52 Bd., 6 st., p. 12.

(29) Allg. mediz. ann. 1817, p. 1623.

(30) Act. R. soc. nat., p. 364.

(31) Avis au peuple, p. 570.

(32) Coll. Haun., t. I, p. 285.

(33) Journal de chimie médicale, t. I, p. 130.

d'eau pour ne pas irriter la peau par l'action physico-chimique du remède. — On n'a pas appliqué seulement sur les parties malades la moutarde, on l'a posée également sur des endroits plus ou moins éloignés, dans le but de déplacer la maladie ou de la faire passer de l'intérieur à l'extérieur. Dans ces cas on emploie généralement la moutarde écrasée et incorporée avec de l'eau ou du vinaigre sous forme de cataplasme qu'on nomme sinapisme. On applique les sinapismes dans les cas d'inflammation grave, de cérébrite, d'apoplexie, d'engourdissement, de délire; dans la pneumonie, dans les douleurs cardiaques, dans les exanthèmes peu apparents ou rentrés, dans les paralysies partielles, etc. Cette application de la moutarde est spécialement utile dans les affections vasculaires, dans l'artérite ou sub artérite. La moutarde apaise dans ces cas l'orgasme vasculaire, et dissipe ou diminue la congestion. L'effet salutaire des sinapismes dépend évidemment de la portion absorbée des principes médicinaux de la moutarde. Nous savons bien que cette manière de voir ne sera pas admise par tous nos lecteurs; mais qu'importe, la chose n'en est pas moins réelle. Je me contenterai en attendant de les renvoyer aux idées que nous avons exposées à l'article Cantharide.

§ V. *Appréciation de l'action.* — Nous avons déjà exposé avec détail les faits qui démontrent le caractère hypersthénique des différentes maladies dont nous venons de parler et l'indication des remèdes hyposthénisants que leur traitement réclame. Nous croyons, par conséquent, superflu de revenir sur les mêmes faits.

§ VI: *Action mécanique.* — C'est spécialement à l'huile essentielle de la moutarde qu'on doit son action rubéfiante, épispatique et *presque* phlogosante; je dis *presque*, car les sinapismes ne déterminent pas une véritable inflammation à la peau, quelque long que soit leur séjour. On nous objectera peut-être que les sinapismes ont quelquefois augmenté la fièvre, provoqué l'érysipèle, le flegmon et même la gangrène. Je répondrai que ce sont là des faits exceptionnels, car ils ne s'observent que chez quelques individus dont la peau est si délicate, si vulnérable que l'eau tiède, le soleil et l'air même suffiraient pour l'enflammer. Tout le monde a pu se convaincre que dans la généralité des cas les sinapismes ne font que rougir la peau d'une manière plus ou moins marquée. Nous avons en outre observé que plus un sinapisme reste longtemps en place, moins il laisse la peau rouge; ce qui prouve que l'effet chimique, ou irritant, qui est tout local, est bientôt détruit par l'action dynamique ou générale. Alors le médecin se plaint, mais à tort, que le sinapisme n'opère pas, et les malades, n'en éprouvant ni cuisson ni picotement, tirent un mauvais pronostic, tandis que c'est précisément alors que la moutarde agit salutairement. Les praticiens, pourtant, continuent à prescrire les sinapismes comme excitants ou contre-excitants dans l'espoir de déplacer l'inflammation, de relever la force vitale, d'exciter, en un mot, l'organisme. Tout cela, du reste, importe peu en pratique puisque l'erreur n'existe que dans l'interprétation des faits. On se tromperait cependant étrangement si l'on croyait pouvoir remplacer les sinapismes par d'autres moyens irritants tels que le fer incandescent, l'eau bouillante, etc. On ajouterait par là une inflammation à une autre inflammation, et l'on aggraverait l'état du malade. — Nous aurons occasion de revenir sur l'action des rubéfiants, lorsqu'il sera question des remèdes mécaniques.

§ VII. *Mode d'administration.* — Par la bouche on conseille de préférence la moutarde blanche comme moins âcre, moins brûlante que la noire. Cette dernière pourtant a été aussi administrée à l'intérieur. Cullen, Cooke et d'autres prescrivaient les grains de moutarde pour être avalés entiers à la dose d'une, deux ou trois cuillerées à soupe à la fois, sans l'écraser ni la mâcher. Fouquier assure qu'en prenant tous les jours cette dose, pendant quatre à six semaines, l'individu n'en souffre nullement. Les graines avalées sont rendues entières avec les fèces, mais elles ont perdu dans le travail de la digestion plusieurs de leurs éléments essentiels. Ce n'est pas parce qu'elles sont entières qu'elles ne produisent dans l'estomac ni chaleur ni d'autre espèce d'irritation, car données en farine elles ne produisent pas d'autres effets. Callisen, que nous avons déjà cité, en ordonnait plusieurs grammes par jour. Trente grammes (une once) de graine de moutarde écrasée et un kilogramme d'eau chaude, telle est la dose qu'on prescrit en infusion contre les engelures, la goutte et pour les pédiluves dits sinapisés. On conseille ces pédiluves contre la céphalalgie, l'aménorrhée et dans tous les cas où l'on croit devoir produire une révulsion. — Tout le monde connaît la manière de se servir de la moutarde écrasée sous forme de cataplasme.

℞ Farine de moutarde, 120 grammes (4 onces).

Vinaigre q. s. pour faire une pâte de consistance convenable.

On peut aussi préparer ces cataplasmes de la manière suivante ;

℞ Graine de moutarde, graine de lin grossièrement pulvérisée, de chaque 90 grammes (3 onces).

Vinaigre quantité suffisante.

Mêlez et faites une pâte de consistance convenable.

Fauré croit avoir observé que le vinaigre et les acides en général diminuent l'action irritante de la moutarde; aussi préfère-t-il employer à leur place l'eau ou l'esprit-de-vin (34). Cela confirme ce que nous avons dit sur l'action du vinaigre. D'après notre manière de voir, le conseil de Fauré est une erreur, car l'alcool paralyse l'action dynamique de la moutarde, puisque ces deux actions sont opposées l'une à l'autre.

Formules modèles.

℞ Moutarde blanche entière, 16 grammes (demi-once).

Divisez en deux paquets.

A prendre dans la journée, un le matin et l'autre le soir.

(Note du trad.) [On prépare avec la moutarde un petit-lait qu'on prescrit de préférence contre le scorbut, l'hydropisie, l'anasarque, la paralysie. On prépare aussi des bols, un onguent, de la bière, etc.

1. *Petit-lait sinapisé.*

℞ Lait de vache, 1 kilogramme (2 liv.).
Farine de moutarde, 60 grammes (2 onces.)

Faites bouillir le tout ensemble jusqu'à ce que le lait soit caillé, et filtrez.

A boire dans le courant de la journée.

2. *Bols.*

℞ Graine de moutarde finement pulvérisée, 2 grammes (demi-gros).

Gomme arabique en poudre, 3 grammes (54 grains).

Sirop de sucre q. s. pour faire trois bols.

A prendre dans la journée à des heures différentes.

3. *Onguent.*

℞ Farine de moutarde, 60 gram. (2 onces).

Huile d'olive, 16 grammes (demi-once).
Suc de citron quantité suffisante.

Mêlez avec soin.

Frank vante cet onguent pour faire disparaître promptement les ecchymoses.

4. *Bière.*

℞ Graine de moutarde, racine de raifort sauvage, de chaque 30 grammes (1 once).

Bière forte, 1 kilogramme (2 livres).

Faites infuser à froid pendant plusieurs jours.

On connaît dans le Nord cette boisson sous le nom de bière diurétique; on l'emploie contre le catarrhe de la vessie et contre l'hydropisie.

On prépare aussi avec la moutarde des gargarismes ou collutoires, qu'on emploie contre les angines et affections scorbutiques qui attaquent de préférence la membrane muqueuse de la bouche.

5. *Gargarisme.*

℞ Poudre de moutarde, 4 gram. (1 gros).
Vinaigre rosat et sirop de sucre, parties égales, 30 grammes (1 once).

Eau pure, 90 grammes (3 onces).

La pratique de prescrire la farine de moutarde à l'intérieur contre les fièvres intermittentes, la chlorose et l'hydropisie est généralement abandonnée. Il n'en est pas de même à l'extérieur; comme remède rubéfiant, révulsif ou dérivatif, la moutarde est à peu près le moyen le plus généralement conseillé. Il n'y a pas de praticien qui n'ait eu l'occasion de vérifier l'observation de Tissot, savoir : que les sinapismes appliqués à la plante des pieds attirent sur les jambes, au bout de quelques heures, un érysipèle qui vaguait auparavant dans les régions supérieures du tronc et en particulier à la

(34) Journal de pharmacie, vol. XVII, p. 648.

tête (a). En saupoudrant la surface d'un cataplasme ordinaire avec de la farine de moutarde noire, on obtient un sinapisme très-commode; qui agit bien plus promptement que ceux qu'on prépare avec la pâte sinapisée faite d'avance dans les pharmacies, car l'huile volatile que contient cette graine s'évapore en partie avant que le sinapisme soit appliqué.

COCHLÉARIA OFFICINAL.

(Cochlearia officinalis.)

§ Ier. *Caractères physiques.* — Presque toute la famille des crucifères aurait droit d'entrer dans cet ordre, mais nous ne pouvons pas trop nous étendre; nous nous bornerons à dire que le cochléaria officinal, tétradynamie siliculeuse, est une plante bisannuelle, herbacée, qui croît naturellement dans le nord de l'Europe, sur les rivages de la mer, au milieu des rochers, dans les marécages, etc. Chez nous elle est cultivée dans des endroits frais et ombragés. On n'emploie de cette plante en médecine que les feuilles à l'état frais. Ses feuilles sont touffues. cordiformes, arrondies, pétiolées, luisantes, elles ont une saveur âcre et amère qui provoque la salivation ; par la dessiccation elles perdent leurs propriétés.

§ II. *Notions chimiques.* — Braconnot a tiré du suc épaissi du cochléaria une matière extractive, douce, noirâtre, soluble dans l'esprit-de-vin chaud ; une autre insoluble ; des sels végétaux, de l'hydrochlorate et du sulfate de potassium; une huile volatile, de la chlorofile, de l'albumine, et de la fibre ligneuse. Henry et Garrot y ont trouvé de l'acide sulfosinapique. Dœbereiner a nommé cochléarine, une substance particulière, âcre, qui s'y trouve combinée avec l'huile volatile.

§ III. *Effets dans les maladies et mode d'administration.* — Dans la famille des crucifères, le cochléaria est la plante qui surpasse les autres par sa propriété antiscorbutique. En mâchant simplement ses feuilles, on corrige souvent l'altération des gencives; et en buvant son jus, on en arrête de suite les symptômes. Pour s'assurer jusqu'à quel point la puissance de cette plante est grande contre cette affection, on n'aurait qu'à

lire l'histoire d'un matelot atteint d'un scorbut affreux, abandonné comme mourant par ses compagnons sur les rivages de Groënland. Ce malheureux était tellement affaibli qu'il ne pouvait ni marcher, ni se servir de ses mains; étendu le ventre à terre, il se trouva réduit à mâcher comme un animal de l'herbe qui se trouvait à sa portée. C'est du cochléaria qu'il trouva principalement à sa portée : son état s'est promptement amélioré et il a fini par guérir (35).

Nous ne croyons pas devoir citer ici tous les auteurs qui ont considéré le cochléaria comme le plus puissant des antiscorbutiques, ils sont très-nombreux. Il en est qui lui accordent une action merveilleuse que nous sommes bien loin de lui reconnaître, puisque les guérisons obtenues du scorbut maritime à l'aide du cochléaria sont dues bien plus au renouvellement de l'air respiré par les malades, au changement de climat, de nourriture, à un nouveau genre d'exercice, etc., qu'à l'action de cette plante.

Nous ne parlerons pas non plus des autres usages des différentes préparations du cochléaria, parce qu'il nous faudrait revenir encore sur ce que nous avons indiqué à l'occasion des remèdes précédents; d'autant plus que l'action des crucifères en général est plus faible. — La manière la plus simple d'administrer les feuilles de cochléaria est en salade, tantôt seul, tantôt mêlé à d'autres végétaux comme la chicorée, etc. Le plus souvent on se sert du jus frais filtré, à la dose de 30 à 90 grammes (1 à 3 onces).

Les pharmaciens font aussi de la conserve et de l'électuaire de cochléaria qu'on donne par cuillerées à café, trois ou quatre fois par jour. Le sirop de cochléaria se prépare avec deux parties de suc et trois parties de sucre qu'on fait fondre à une douce chaleur, etc. : on le prend matin et soir étendu d'eau à la dose de 30 à 60 grammes (1 à 2 onces) à la fois.

Les autres préparations telles que l'esprit de cochléaria, l'élixir, les gargarismes alcooliques dit antiscorbutiques, etc., sont, selon nous, des préparations défectueuses.

§ IV. *Appréciation de l'action.* — Pour définir l'action du cochléaria, il ne suffit pas de dire qu'il est antiscorbutique; il reste encore à s'avoir ce qu'on doit entendre par cette propriété, et

---

(a) Avis au peuple, tom. II.

(35) Bacstrœm, De scorbuto, p. 8.

quelles idées on doit se former sur la nature du scorbut. Ce que nous allons dire s'applique également aux autres remèdes qui avaient été vantés contre le scorbut.

Le scorbut examiné dans ses éléments les plus essentiels, savoir : dans ses causes, ses symptômes, ses effets cadavériques et son traitement, n'est qu'une lente phlébite générale.

1° Effectivement, les causes sont de deux sortes : les impressions délétères de l'air et celles des aliments. Toutes les autres causes indiquées par les auteurs, telles que les fatigues exessives, l'oisiveté, la tristesse, la peur, les passions, doivent être regardées comme de simples prédispositions relatives plutôt à l'individu qu'à la maladie.

Les impressions délétères de l'air dépendent ou de sa température ou de son état hygrométrique, ou enfin des principes nuisibles qui pourraient s'y trouver mélangés. La température, si elle est froide, humide, comme celle de la mer, paraît être une des causes les plus énergiques du scorbut ; elle arrête ordinairement la transpiration, les matériaux déjà préparés pour être expulsés demeurent dans le tissu cutané ; d'autres, déjà excrétés, sont absorbés de nouveau et deviennent des principes qui ne sont plus en harmonie avec l'état normal de la peau, ni du système vasculaire, qu'ils pénètrent en dernier ressort par endosmose ou par absorption. Ce sont spécialement les vaisseaux sanguins qui en éprouvent les plus graves atteintes, lorsque les fonctions cutanées sont arrêtées ou fort troublées ; les maladies rhumatismales en font suffisamment foi.

L'humidité atmosphérique peut nuire non-seulement en abaissant la température, ainsi que nous venons de l'indiquer, mais aussi en introduisant dans l'économie, et en particulier dans les parties les plus exposées du derme, des principes nuisibles, qui passent dans le système vasculaire. Ces principes peuvent être nuisibles par le trouble qu'ils occasionnent dans l'économie sans être pourtant malfaisants, et par leur composition physique. On parle communément d'air vicié, et l'on s'exagère beaucoup une pareille condition, sans réfléchir que l'air ne s'altère pas facilement dans ses principes. Pour se dépouiller de son oxygène, par exemple, l'air devrait se trouver dans un endroit continuellement bien clos ; il en serait de même pour acquérir et conserver de nou-

veaux principes nuisibles. Pourtant la malpropreté dans les navires, dans les hôpitaux, dans les prisons, etc., peut développer des principes délétères et en infecter l'air ; elle peut peut-être aussi engendrer des miasmes particuliers qu'on regarde comme une cause efficiente du scorbut. Il ne s'agit d'aucun principe contagieux, car personne n'en admet pour le scorbut. Or quel que soit le principe engendré par cette cause, il ne pourra entrer dans l'organisme que par endosmose cutané et pulmonaire. — Quant aux aliments, je ne sais si le besoin, le manque de vivres, pourraient être comptés parmi les causes du scorbut. Je croirais plutôt que cette cause y concourt indirectement en obligeant les peuples à se nourrir de toute sorte d'aliments mauvais ou non assimilables. Or évidemment les mauvais aliments peuvent nuire de différentes manières que nous ne devons pas développer ici ; nous nous contenterons seulement de faire remarquer que cette cause agit soit en lésant les fonctions du système digestif, soit en introduisant avec le chyle des principes malsains, qui porteraient atteinte aux parois des vaisseaux qui doivent les recevoir. — Tout cela prouverait que les causes accidentelles les moins équivoques du scorbut, que les auteurs admettent, paraissent conduire à une affection vasculaire, dont la nature serait hypersthénique. Telle est du moins la conséquence qui nous paraît découler de la connaissance des autres maladies bien connues qui émanent d'altérations atmosphériques et des aliments.

2° L'histoire de chaque sujet atteint de scorbut présente plusieurs phénomènes qui ne sont pas essentiels à la maladie. En les élaguant, par conséquent, comme accidentels, puisqu'ils ne sont pas constants, voici ce qui reste pour l'appréciation de l'affection :

Une paresse, une lassitude extraordinaires ; un engourdissement général dans tout le corps, qui augmente dans la matinée et après le sommeil ;

Une respiration pénible, suffocante ; le cœur bat fortement à chaque mouvement du corps ; défaillances mortelles : le pouls toujours serré et petit, souvent intermittent, parfois lent ;

Peau d'une couleur dans le principe pâle, jaunâtre, plombée, avec un cercle livide autour des yeux ; lèvres tirant sur le noir ; par la suite, le derme se couvre de taches de grandeur variable, rouges, pourprées, jaunâtres, livides et noires, d'abord aux jambes, puis aux autres parties, la figure exceptée ; des hémorragies se présentent quelquefois à la peau sans lésion apparente : on dirait qu'elles ont lieu par suintement ; dans une époque plus avancée, il y a œdème aux membres, bouffissure à la face, ulcérations qui résistent à tout traitement local ; et, si parfois elles guérissent, la cicatrisation commence par le centre et par d'autres points à la fois qui finissent par se réunir ;

3° Les membranes muqueuses offrent une teinte violette, sont gonflées, et, à la moindre pression, laissent suinter du sang. Cela a spécialement lieu aux gencives, qui deviennent fongueuses, abandonnent les dents, lesquelles, n'étant plus retenues dans leurs alvéoles, vacillent et tombent. Haleine fétide. Par les progrès du mal tous les solides s'affaiblissent, deviennent grêles, et les os eux-mêmes se ramollissent et finissent par se fondre ; s'ils se fracturent, ils ne se consolident point.

4° La digestion, qui, pendant quelque temps, paraît se faire d'une manière régulière, n'est pas suivie d'un bon travail de nutrition ; car le malade maigrit continuellement et finit par tomber dans le marasme. Les facultés intellectuelles conservent leur lucidité ordinaire, quelquefois même jusqu'à la mort ; mais l'abattement moral est toujours très-marqué.

5° Par les progrès de la maladie, l'éruption dermique, la fièvre intermittente, les phlogoses locales, les écoulements divers, l'anasarque, etc., etc., augmentent graduellement.

L'analyse de ces phénomènes nous décèle le véritable siége et la nature du scorbut. La lassitude, en effet, l'engourdissement, la paresse qu'on remarque dès le début de la maladie, ne sont pas le résultat d'une véritable hyposthénie : nous en avons la preuve dans leur propre caractère, qui consiste à augmenter après le sommeil, après le repos. Ils dépendent, au contraire, d'un état de pléthore générale, qui abat, engourdit l'énergie des muscles volontaires. La gêne de la respiration, la faiblesse des battements du cœur et des artères, les défaillances, annoncent aussi un état de pléthore, c'est-à-dire une affection cardiaco-vasculaire. Si, dans le scorbut, le pouls n'est pas fréquent, comme dans les autres affections vasculaires ; c'est que le système veineux est spécia-

Giacomini.

lement affecté. Nous sommes enfin conduit à une pareille conclusion par l'examen des phénomènes propres du système cutané. La pâleur et la couleur jaune indiquent un état analogue à la chlorose, les taches qui surviennent font connaître la différence qui existe entre ces deux affections. Nous avons déjà émis plusieurs considérations sur la décoloration blanche de la peau, ajoutons ici quelques remarques sur la décoloration rouge. — La rougeur morbide peut dépendre de l'augmentation dans la force du mouvement du sang poussé à la périphérie, ou de l'obstacle au prompt retour de ce fluide vers le centre. Dans le premier cas, la rougeur dépend d'un surcroît d'action dans les contractions du cœur, celles des extrémités artérielles n'étant pas augmentées dans la même proportion. Si ces dernières l'emportaient, il en résulterait, au contraire, de la pâleur. Une telle rougeur est par cela même générale, puisque le cœur envoie le sang avec la même impulsion dans tous les points ; il n'y a que les parties plus ou moins éloignées du cœur, le calibre et le nombre plus ou moins grand dés artères qui peuvent rendre cette couleur rouge plus vive dans une région que dans une autre. Tel est le cas de la rougeur déterminée par le sentiment de la pudeur. Un effort physique et moral, l'orgasme fébrile, l'action d'une chaleur excessive, celle des substances hypersthénisantes cardiaques, etc., sont aussi dans ce cas.

Dans le second cas, la rougeur dépend de la contraction, de l'obstruction morbide des extrémités veineuses, lesquelles ne recevant plus le sang des artères correspondantes, retiennent dans leur intérieur le liquide à l'état de stase. Il n'arrive presque jamais que toutes les veines soient également affectées et fermées ; et si cela avait lieu la rougeur serait générale comme dans la scarlatine. La disposition particulière et les groupes variables des extrémités veineuses obstruées déterminent, par-ci par-là, des ecchymoses, des taches d'une forme plus ou moins irrégulière, plus ou moins étendues, stationnaires, et qui colorent la peau d'un rouge qui passe par degrés au bleu noirâtre, au vert, au jaune plus ou moins foncé. Ce dernier phénomène de la coloration inégale et variable est commun au scorbut, et aux éruptions dermiques qui dépendent d'une affection des veines. Cela rapproche entre elles ces conditions pathologiques sans pourtant les confondre; car dans les exanthèmes l'affection est aiguë, tandis que dans le scorbut elle est chronique; dans les premiers il y a encore plusieurs autres conditions spéciales qui rendent jusqu'à un certain point raison de la forme différente de chaque éruption. Nous reviendrons sur ce sujet (a). Nous pouvons déduire de la présence des taches scorbutiques que les capillaires veineux sont le siége d'une condition phlogistique, condition qui consiste dans l'obstruction de leurs extrémités et qui les empêche de recevoir le sang des artères correspondantes; le sang s'y arrête et s'extravase. Les artères ne participent nullement à cette espèce de phlogose, puisque, si leur énergie vitale était augmentée, il n'y aurait pas des ecchymoses, mais bien des pétéchies et une véritable phlogose cutanée (b). On explique par là pourquoi le scorbut peut durer longtemps sans fièvre, car celle-ci dépend d'une excitation cardiaco-artérielle. On explique aussi les hémorragies cutanées, les solutions de continuité et les ulcères, par l'action du sang qui s'arrête, s'altère, change la couleur des taches du rouge au verdâtre et au noir, et devient un corps étranger capable de provoquer une inflammation locale, et, par la suite, l'ulcération. On explique enfin pourquoi les ulcères dépendants de cette cause ré-

sistent à un traitement local; et s'ils guérissent par le traitement du scorbut, la cicatrisation se fait dans un ordre inverse à celui des autres plaies, savoir du centre à la circonférence. Les membranes muqueuses, en devenant d'un rouge foncé et boursouflées, laissent suinter par leur tissu, notamment aux gencives, un sang veineux : cela confirme l'étiologie que nous venons d'établir, puisque le gonflement local dans cette maladie n'est pas inflammatoire, mais purement mécanique et passif. En effet, les humeurs qui le constituent, étant hors du torrent de la circulation, dégénèrent; de là la puanteur cadavérique de l'haleine des scorbutiques. Les solides aussi sont en quelque sorte macérés, les gencives se pourrissent, tout enfin se ramollit sans en excepter les cartilages et les os. Enfin les phénomènes négatifs viennent, eux aussi, à l'appui de notre opinion; car la digestion qui n'est pas toujours troublée dans cette maladie nonobstant le mauvais état de la bouche, prouve que l'affection du tube gastrique n'est pas d'une grande importance, et que la muqueuse buccale, qui s'étend le long des intestins, est plutôt sous l'influence d'une cause mécanique que dynamique. On peut en dire autant des facultés intellectuelles, que l'affection scorbutique n'altère nullement, lors même qu'elle est parvenue à son plus haut degré, tandis que toutes les autres fonctions se trouvent plus ou moins lésées. Les auteurs ne s'expliquent pas d'une manière plausible ces particularités; pour notre propre compte cependant, nous trouvons la confirmation du siége du mal dans le système veineux; car le cerveau est, sans contredit, la partie de notre corps la moins pourvue de veines. L'anatomie nous apprend que les artères qui se répandent dans ce viscère n'ont pas leurs veines correspondantes ; les veines cérébelleuses, qui ont une direction opposée à celle des artères, paraissent naître de la substance même cérébrale par des ramifications fort ténues, et se rendent dans les sinus de la dure-mère. De sorte qu'une maladie qui atteint de préférence les veines ne saurait apporter une grande lésion à l'organe qui en a le moins de tous, tel que l'encéphale. La phlébite s'étend quelquefois aux artères; alors la fièvre a lieu avec le train des symptômes qui lui sont propres. Aussi voyons-nous le scorbut être quelquefois accompagné de fièvre inter-

---

(a) Dans les exanthèmes, les artères se trouvent aussi plus ou moins intéressées, et dans quelques-uns les follicules sebacés également. C'est pour cela qu'ils sont accompagnés de fièvre, et que les taches de la peau peuvent disparaître sans que la maladie soit à sa fin, de même qu'elles peuvent se dissiper toutes les fois que l'artérite prédomine sur la phlébite. C'est ce qui a lieu dans le cas de fièvre très-aiguë. C'est alors que les praticiens disent que l'exanthème est rentré; mais pour le faire reparaître, il faut calmer d'abord l'artérite qui a prévalu, et réduire le mal, si cela est possible, aux extrémités veineuses.

(b) Ces données rappellent la simple contusion, sans phlogose locale, et qui consiste dans un principe de phlébite capillaire, qui est la cause de la tache d'abord violette, ensuite noire ou jaunâtre, qui demeure plus ou moins longtemps, jusqu'à ce que les veines reprennent leurs fonctions. Dans ce cas, les artères ne sont nullement affectées; autrement il y aurait inflammation.

mittente, d'éruptions dermiques aiguës et surtout de typhus pétéchial, de flux de ventre, d'hémorragies qui aboutissent à l'anasarque, etc. La corruption même des humeurs stagnantes, qui est passive et indépendante de la vie, donne lieu à des infirmités, à des altérations nouvelles. Quand le scorbut est parvenu enfin à un point fort élevé, la phlébite, qui en avait été le point de départ, n'est plus alors qu'un des éléments qui compliquent la maladie.

En parlant des effets cadavériques, nous avons dit qu'ils ne peuvent donner une idée exacte de la nature de la maladie, vu qu'ils sont produits par une série de changements pathologiques qui se croisent, s'accumulent, se compliquent et se confondent ensemble, surtout vers les derniers temps de l'affection. Le scorbut, étant une maladie chronique, donne lieu à des accidents secondaires qui se confondent avec les lésions primitives. Cette réflexion n'ôte rien à l'importance de l'anatomie pathologique; seulement elle nous met en garde contre l'erreur en réclamant beaucoup de discernement dans l'appréciation des lésions qu'on rencontre sur le cadavre, ces lésions étant très-nombreuses et très-variables chez les scorbutiques. Les personnes qui prétendent qu'on ne rencontre aucune lésion sur les cadavres des scorbutiques sont vraiment inconcevables. La lésion qui ne manque jamais et qu'on doit regarder comme essentielle au scorbut réside dans le système circulatoire, et notamment dans les veines et dans le cœur droit. Les traces de phlogose qu'on rencontre dans les différents organes; les altérations de la rate et du foie que l'on trouve assez souvent et qu'on a considérées comme une condition essentielle de la maladie; les altérations des autres viscères de l'abdomen, des poumons, des muscles, des glandes et des os, sont, selon nous, secondaires et accidentelles. Le cœur subit des altérations bien remarquables : il est quelquefois blanc et dans un état presque de corruption, ainsi qu'on en a vu un exemple chez un sujet de l'équipage de Jacques Cartier; d'autres fois ulcéré, usé à sa surface péricardienne, ainsi qu'on le voit dans un cas consigné dans les Mémoires de l'Académie de Paris. Les oreillettes du cœur ont été trouvées dans un état de dilatation extrême par Poupart sur les cadavres des scorbutiques, morts subitement; les tuniques des vaisseaux étaient épaisses, charnues et gangrenées; ou bien rongées par-ci par-là, surtout chez les sujets qui avaient essuyé des hémorragies graves et dont les cadavres ont été ouverts à l'hôpital Saint-Louis. Forestus a rencontré des varices dans tout le système veineux, jusque dans le mésentère. Dionis et Affré ont trouvé des concrétions polypeuses dans les vaisseaux sanguins et dans les cavités du cœur. De pareilles altérations, à un degré plus ou moins élevé, se rencontrent constamment chez tous les scorbutiques lorsque l'autopsie est faite avec soin. Nous ne pouvons accorder à ce sujet beaucoup de confiance aux recherches nécropsiques des anciens, attendu qu'ils confondaient tout, l'anatomie pathologique exacte leur étant inconnue. Que pouvaient effectivement nous apprendre les anciens sur les altérations des vaisseaux, puisque personne avant P. Frank n'avait parlé de l'angéite, qu'ils n'ouvraient les vaisseaux que pour y observer simplement l'état du sang; et s'ils y trouvaient des concrétions, ils les regardaient comme autant de polypes sanguins qui auraient causé la mort? Cette dernière condition pourrait, à la vérité, être appréciée à sa juste valeur aujourd'hui par les connaissances que nous possédons. Il en est de même des altérations du sang relatives à sa trop grande consistance ou fluidité, à sa couleur, à son âcreté, etc, : tout cela se rattache évidemment à une maladie des parois des vaisseaux qui élaborent le même liquide.

Les médicaments qui, dans le traitement du scorbut, ont obtenu la sanction des praticiens les plus habiles sont la scille maritime, la sauge, la térébenthine, le genièvre, le sel de nitre, la douce-amère, le quinquina, l'écorce de saule, le lichen d'Islande, le fer, le chlore, les acides minéraux et végétaux, la moutarde, le cochléaria et plusieurs autres crucifères. Si nous voulions établir que la nature du scorbut est hypersthénique parce que les remèdes que nous venons d'indiquer appartiennent à la classe des hyposthénisants, on dirait avec raison que nous nous égarons dans un cercle vicieux, puisque nous voudrions déduire la nature du mal d'après l'action des remèdes et l'action de ceux-ci d'après la nature supposée de la maladie. Cette objection cependant est sans fondement du moment que nous avons démontré par des faits nombreux que l'action de ces remèdes était hyposthénisante. Mais laissons de côté cet ordre de faits, puisque nous en avons de plus incontestables : d'abord l'utilité de la saignée dans le traitement du scorbut. Nous renvoyons le lecteur à l'ouvrage du docteur Versari qui nous a devancé dans ces recherches et qui a été le premier à soutenir la nature phlogistique du scorbut, et à en établir le siége dans les vaisseaux sanguins, quoiqu'il n'ait pas bien indiqué quelle partie de ce vaste système en était le centre. Ronseo, J. Wiero et Ramberto Dodoneo ont prescrit la saignée avec succès, surtout au début de la maladie et chez les individus qui présentaient quelques signes de pléthore. Hen. Bruceo, Sal. Alberti, Fél. Plater, Arn. Weicklard ont aussi beaucoup vanté la saignée, et Beccari y eut recours comme moyen préventif. Tom. Willis parle en faveur des petites saignées répétées contre le scorbut, et recommande aussi l'application des sangsues à l'anus. Charleton, Gedeon, Harvey, Engaleno, Sennert, Bóerhaave et Murray ont également confirmé l'efficacité de la saignée. Nitsche rapporte l'observation d'un sujet scorbutique auquel la saignée releva les forces, et le guérit en peu de temps. A. Addington propose de commencer toujours le traitement du scorbut par la saignée : le moyen qui lui a paru le plus propre pour combattre les hémorragies chez les scorbutiques, c'est de tirer du sang aussi souvent que l'âge et les forces du malade le permettent. Sydenham aussi a trouvé efficace la saignée, lorsque le scorbut n'est pas associé à l'hydropisie. Lind l'a employée dans beaucoup de cas avec avantage. James conseille d'y avoir recours chez les individus jeunes, pléthoriques, et lorsque la maladie est récente ou accompagnée de suppression des règles ou des hémorrhoïdes. Une affection scorbutique compliquée d'aliénation mentale a été guérie par Joseph Farina au moyen de plusieurs saignées. Fodéré s'est assuré que le sang tiré de la veine des sujets scorbutiques était couenneux. Le même fait a été constaté par Soffrey; la couenne était très-ferme dans le scorbut pétéchial. Le caractère non équivoque d'un état phlogistique a été aussi noté chez plusieurs scorbutiques par Lind, par Parry et par Tommasini (36).

— Ainsi donc les symptômes, les résultats nécroscopiques et le traitement nous portent à regarder le scorbut comme une phlébite chronique universelle.

On pourrait objecter : 1° que le sang des scorbutiques, loin de paraître phlogistique, est noir, déliquescent et presque décomposé; 2° qu'il y a chez les scorbutiques une tendance évidente à la putréfaction; 3° que les différents tissus deviennent si fragiles qu'ils se déchirent au moindre effort, s'ulcèrent et se mortifient; ce qui n'est guère conforme à l'idée d'une surexcitation : cela indiquerait au contraire un état de faiblesse, d'hyposthénie. A la première objection répondent les observations que nous avons citées de Fodéré, de Soffrey, de Lind, de Parry, de Tommasini et d'autres, sur l'état couenneux du sang des scorbutiques. Parmentier et Deyeux, qui examinèrent chimiquement le sang des scorbutiques, n'y trouvèrent aucune différence notable avec celui d'autres malades. Malgré cela nous admettons dans le sang des scorbutiques une altération particulière, quoique à la vérité elle ne soit pas bien manifeste à l'analyse; elle est une conséquence nécessaire de l'affection des parois des veines. Quant à la seconde objection sur la prétendue tendance à la putréfaction, nous avons déjà répondu dans plusieurs autres endroits de cet ouvrage; nous avons vu que la corruption des humeurs est un effet purement physique qui n'a lieu qu'après leur sécrétion et qui est analogue à celle qu'on remarque dans le pus des plaies qui ne sont pas convenablement nettoyées. Pour ce qui est de la ténuité et du peu d'adhésion ou de fermeté des solides, qui fait l'objet de la troisième objection, on ne peut prendre ce caractère pour un symptôme d'hypersthénie. Le mot hypersthénie veut dire accroissement d'énergie vitale et non pas force, vigueur physique. L'homme en état d'hypersthénie est malade, et par cela même moins robuste que l'homme sain. Cette remarque sur l'organisme général est applicable aux tissus et aux organes en particulier; un muscle ne se contracte pas mieux lorsqu'il est enflammé, l'œil ne voit plus clair lorsqu'il est phlogosé : on peut en dire autant des autres organes. C'est le propre de l'inflammation de rendre les artères faciles à déchirer, les veines faciles à dilater, les membranes faciles à s'ulcérer, le tissu cellulaire, le muscle, etc., faciles à se ramollir, à se fondre, à se convertir

____

(36) Ric. sullo scorbuto in risposta al tema prop. nel 1823. dalla Soc. med. chir. di Bologna. Opuscoli di detta Societa 1825, vol. ii, p. 49.

en une sorte de bouillie, à suppurer, à se détruire enfin. L'hyposthénie au contraire ne produit rien de pareil : elle rend les muscles immobiles, les nerfs insensibles, les vaisseaux inactifs, mais pas plus fragiles ni moins tenaces. Si l'on en veut une preuve plus certaine, on n'a qu'à examiner ces parties sur les cadavres récents, et l'on verra qu'elles présentent plus de résistance que chez le vivant, et notamment que les tissus phlogosés. Le ramollissement des tissus et leur facilité à se déchirer viennent à l'appui de l'idée d'une phlogose, puisque aucun travail vital n'est plus actif, plus propre à dissoudre, à décomposer, à altérer enfin de mille manières les tissus que la phlogose, quoique d'ailleurs il soit apte à en rendre quelques-uns plus durs, plus épais, plus serrés que dans l'état normal.

On pourra peut-être nous reprocher de n'avoir parlé que d'une seule espèce de scorbut, et de ne l'avoir pas caractérisé ni classé d'après les nosologistes.

Mais nous supposons que nos lecteurs connaissent parfaitement les ouvrages classiques, surtout ceux de Lind, de Milman et de Versari, dans lesquels la question de l'unité pathologique du scorbut est parfaitement résolue. — La dyscrasie scorbutique est donc désormais un rêve pathologique. Si cependant on tient absolument à cette vieille hypothèse, qu'on ne vienne pas nous parler d'humeurs viciées et des moyens présumés propres à les corriger directement. Nous croyons donc être dans le vrai en envisageant le scorbut comme une affection du système veineux, une phlogose chronique des parois des veines, phlogose accompagnée de phénomènes particuliers, quelquefois fort graves et réclamant des moyens spéciaux et énergiques pour être guérie. On voit par là que ce n'est pas sur des hypothèses que nous avons basé nos idées sur l'action hyposthénisante du cochléaria, des acides, de la moutarde, etc., que nous avons recommandés contre le scorbut.

ORDRE III.

HYPOSTHÉNISANTS LYMPHATICO-GLANDULAIRES.

La veine sous-clavière gauche n'est pas la seule qui communique directement avec les vaisseaux lymphatiques. La sous-clavière droite, les jugulaires internes, les iliaques, les émulgentes et toutes les autres veines de l'économie reçoivent des vaisseaux lymphatiques qui s'abouchent immédiatement dans leur intérieur. D'ailleurs, si l'anatomie n'eût pas encore démontré matériellement ce fait, la saine physiologie nous autoriserait à l'admettre comme certain, plusieurs phénomènes ne pouvant s'expliquer autrement. L'absorption est une grande œuvre confiée aux vaisseaux lymphatiques : ceux-ci transportent aux veines les matériaux absorbés par trois voies différentes. La voie la plus courte est celle de la communication directe entre le vaisseau lymphatique et la veine. Cette communication se vérifie sur tous les points de l'organisme, même là où il n'y a que des vaisseaux extrêmement fins et où l'œil de l'anatomiste n'a pas encore découvert l'abouchement des deux ordres de vaisseaux. Il est probable que ces réseaux ne reçoivent que les molécules les plus ténues, peut-être la partie gazeuse de la matière. Ces molécules passent immédiatement dans le sang sans subir aucune élaboration préalable, ainsi que nous le voyons par les effets qu'elles produisent sur-le-champ. Cela se voit surtout lorsque des matières très-volatiles et diffusibles sont appliquées dans certaines parties du corps : leurs effets sont instantanés. La seconde voie est celle qui offre entre un lymphatique et une veine un ou plusieurs ganglions dans lesquels la matière doit passer, être élaborée avant d'arriver dans la veine. Ces vaisseaux lymphatiques présentent déjà un certain diamètre, ils sont visibles, appréciables ; il en est même dont le diamètre est considérable. Tels sont par exemple la grande veine lymphatique et le conduit thoracique. On en rencontre dans toutes les parties du corps, mais en particulier aux environs des grandes articulations, et, dans le péritoine, aux alentours de l'intestin grêle. Cette voie est destinée à transporter dans le sang les matériaux non volatiles qui ont besoin de subir une certaine élaboration avant d'entrer dans le sang et de se convertir en sang, ils acquièrent cette qualité en se convertissant en lymphe ou en chyle. La troisième voie est celle de la veine porte, voie plus ample encore et plus facile que les précédentes puisqu'elle admet tout, ne récuse rien, pas même des matières inassimilables. Elle reçoit sa plus grande part des gros intestins conjointement à des matières résidues de la digestion. Il ne faut pas confondre la veine porte avec les autres veines. On pourrait dire qu'elle n'a que le nom de commun avec les autres. La veine porte manque en effet de la compagne indivisible des autres veines, l'artère qui doit recevoir son sang : sa marche, sa distribution sont tout à fait différentes : elle transporte une humeur différente du sang noir, non-seulement par la composition chimique, mais encore par l'aspect. C'est un fluide recueilli de-

puis peu, et qui, pour devenir sang
noir, doit d'abord se dépouiller de certains principes colorants, odorants, résineux et presque cérumineux, insolubles
et capables plutôt de former des concrétions lapidiformes que de la matière animale véritable. Cette dépuration a lieu
dans le foie où la veine porte se divise,
se subdivise à l'instar des artères. Ce
viscère ne paraît avoir d'autre office que
de convertir en sang veineux les matériaux de la veine porte, pour le transmettre purifié à la veine cave, et retenir
les éléments impropres à l'assimilation
organique. Ces éléments servent à la
composition de la bile, humeur excré-
mentielle qui, durant la digestion, se
dépose dans la vésicule de ce nom et
s'évacue ensuite par la voie des intestins avec les fèces.

La veine porte devrait donc être considérée plutôt comme partie du système
lymphatique que du système veineux;
d'autant plus que plusieurs fois les anatomistes ont trouvé dans ses branches du
chyle pur. Au reste, elle participe si
bien de l'un et l'autre système qu'elle
nous conduit naturellement à la conclusion que nous avons déjà émise, savoir :
que les veines et les vaisseaux lymphatiques ne forment qu'un seul et même
système, et que les lymphatiques peuvent être considérés comme des appen-
dices des veines. Leur structure effectivement est la même; ils ont les mêmes val-
vules, la même marche concentrique, les
mêmes fonctions, c'est-à-dire de recueillir
de nouveaux matériaux, de les convertir
en sang et de les transporter dans la circulation générale. Les seules différences
qui existent entre les lymphatiques et les
veines, sont : 1° que les premiers sont
plus petits; 2° qu'ils présentent un plus
grand nombre de tortuosités; 3° qu'ils
sont interrompus par des ganglions; 4°
qu'ils transportent des humeurs blanches
ou un sang incomplet. En conséquence,
la fameuse question de savoir si les veines absorbent, devient oiseuse; car de
deux choses l'une : ou elles absorbent du
sang, ou bien des matériaux différents
du sang. Dans le premier cas, elles com-
muniqueraient avec d'autres vaisseaux
sanguins, ce qui ne constituerait pas une
absorption. Dans le second, il faudrait
supposer qu'elles eussent des ouvertures
béantes communiquant avec l'extérieur;
mais alors il ne s'agirait plus de veines,
mais de vaisseaux lymphatiques, puisque
ces vaisseaux transporteraient une ma-

tière différente du sang. Nous devons
cependant faire remarquer que bien qu'il
existe entre les lymphatiques et les veines
de l'unité dans la structure, dans la marche et les fonctions, le mouvement des
liquides dans les premiers est beaucoup
plus lent que dans les dernières; phénomène d'une grande importance pour
l'élaboration de ces matières, et qui dépend, d'une part, de la petitesse du calibre des vaisseaux; de l'autre, de l'obstacle
qu'elles rencontrent dans les ganglions
et du peu de vitalité de leurs parois.
On comprend par là comment il se fait
que certains principes morbides restent
quelquefois endormis pendant longtemps dans ces vaisseaux avant de manifester leurs effets; comment les maladies de ce système offrent l'aspect
singulier dont nous devons bientôt parler; comment, enfin, les effets des remèdes hyposthénisants ne sont pas également sensibles aux vaisseaux lymphatiques et aux veines, et comment il se
fait que quelques-uns de ces remèdes
déploient plus particulièrement leur action sur le système lymphatique. Ce sont
précisément ceux qui constituent l'ordre
des hyposthénisants vasculaires dont
nous allons nous occuper.

MERCURIAUX (*mercurialia*).

§ Ier. *Caractères physiques.* — Nos
lecteurs pourront puiser dans les traités
spéciaux ce qui a rapport à la partie historique du mercure. Ce métal, connu
sous les noms d'*hydrargire* de *vif-ar-
gent*, etc., est liquide, d'un éclat vif-argen-
tin; sa pesanteur spécifique est de 13,588.
Il se solidifie à une température de 32°
au-dessous de zéro R.. Il entre en ébullition à la température de + 360°, et il
se volatilise par l'action d'une chaleur
peu élevée. Le mercure qu'on trouve
dans le commerce est ordinairement impur; il se trouve mêlé à plusieurs corps,
tels que le plomb, le bismuth, le zinc,
l'arsenic, etc., etc. : aussi le pharmacien
doit-il le purifier avant de l'employer.
Le mercure pur ne doit pas présenter à
sa surface de pellicule ou de poussière
colorée; il doit être très-brillant, ne pas
salir l'eau dans laquelle on le lave. Jeté
sur une table horizontale il doit se diviser en petits globules parfaitement ronds;
le vinaigre dans lequel il aurait demeuré
pendant quelque temps ne doit pas ac-

quérir un goût sucré. Placé sur le feu, dans une cuillère de fer, il doit se volatiliser entièrement. Le mercure jouissant de toutes ces conditions est appelé purifié ou rectifié.

§ II. *Notions chimiques.* — Malgré le peu d'affinité qu'il a avec l'oxygène, le mercure donne naissance à deux oxydes. Il se combine plus facilement avec le soufre, le chlore, l'iode, avec différents acides et autres substances; et donne une quantité immense de produits qui constituent autant de préparations mercurielles. — Nous ne mentionnerons ici que les plus usitées en médecine; elles peuvent être classées de la manière suivante :

1° Préparations dans lesquelles le mercure reste à l'état métallique, quoique extrêmement divisé et subdivisé, à tel point que les globulins deviennent imperceptibles à l'œil nu.

2° Préparations dans lesquelles le mercure est combiné avec l'oxygène à l'état de protoxyde et de deutoxyde. Le premier est toujours combiné avec les acides, et forme des sels au *minimum*. Le second, nommé anciennement précipité rouge, est d'une couleur qui varie du rouge orange au jaune.

3° Préparations dans lesquelles le mercure se trouve combiné avec le soufre et forme des sulfures. Plusieurs chimistes admettent l'existence de deux sulfures de mercure, l'un noir et l'autre rouge ; le premier (proto-sulfure) ne serait, suivant Guilbourt, qu'un mélange du second (bisulfure) avec du mercure métallique.

4° Préparations dans lesquelles le mercure est combiné avec l'iode. Il y a deux espèces de ces composés, savoir le proto-iodure et le periodure de mercure; tous deux sont insolubles dans l'eau, fusibles et volatiles.

5° Préparations dans lesquelles le mercure est uni au brome. Les deux proportions dans lesquelles ces deux corps peuvent se trouver combinés forment un proto-bromure de mercure qui est blanc, volatile, insoluble dans l'eau et dans l'alcool; et le deuto ou bibromure de mercure très-peu soluble dans l'eau.

6° Les préparations mercurielles dans lesquelles entre le chlore sont le protochlorure et le deutochlorure de mercure. Le premier, qu'on désigne encore sous le nom de *mercure doux* ou de *calomel,* est blanc, insipide, volatil, insoluble dans l'eau. Le second, connu sous la dénomination de *sublimé corrosif,* est

d'une couleur blanche satinée, cristallisable en prismes, soluble dans seize parties d'eau froide, trois parties d'eau bouillante, et bien plus soluble dans l'alcool ; il est très-volatil.

7° Le mercure et le cyanogène forment le cyanure, ou le prussiate de mercure. Ce sel est soluble, blanc, inodore; d'une saveur très-styptique, soluble dans l'eau, moins à froid qu'à chaud.

8° Les différents sels, tels que l'hydrochlorate de mercure, qui n'est que le deuto-chlorure de mercure dissous dans l'eau, l'azotate de protoxyde de mercure, le sous-azotate et l'azotate acide de mercure, le deuto-sulfate de mercure, et plusieurs autres.

Avertissement. Le mercure est au nombre des remèdes qui donnèrent lieu à de grandes contestations parmi les médecins, et a été tour à tour porté aux nues et jeté dans le néant. Nous n'en finirions pas si nous voulions soumettre à l'examen de la critique tout ce qui a été dit sur ce remède. D'ailleurs, un pareil travail serait infructueux. Nous vivons dans un temps où la pratique des médecins tombe d'accord dans l'administration des mercuriaux, quoique l'opinion relative à leur manière d'agir ne soit pas la même chez tous.

§ III. *Effets chez les animaux.* — L'action du mercure sur les poux, les vers et autres petits animaux était connue des anciens. On sait même que pendant longtemps il n'a été estimé que comme insecticide. Avicenne assure qu'une ceinture contenant du mercure sous forme de liniment, qu'on attacherait autour des cuisses des brebis, des cochons, etc., préserverait ces animaux d'être infestés par les animaux parasites (37). Une plume remplie de mercure, et cachée dans les tresses des cheveux, chasse les poux par les atomes qui s'en exhalent. On sait qu'au moyen d'une pommade mercurielle on se délivre du *pediculus ferox pubis* (morpion), et que le même métal guérit des vers intestinaux. Les œufs des grenouilles et ceux des gallinacés, soumis à l'action du mercure, deviennent stériles, d'après les expériences de Gaspard (38). Rhades a fait des expériences sur des chiens, en leur frictionnant pendant plusieurs jours les aines avec quatre grammes (un gros)

---

(37) Canon. II, c. XLVII.
(38) Journal de physique expérimentale, 1821.

d'onguent mercuriel chaque fois. Il observa que leurs excréments avaient acquis une puanteur insupportable, qu'ils étaient plus liquides et plus abondants. Les chiens devenaient tremblotants, quelquefois gémissaient, ou paraissaient tristes, abattus. Enfin ils chancelaient, se traînaient sur le sol et finissaient par rester dans une parfaite immobilité jusqu'au moment de la mort qui avait lieu au bout de deux ou trois semaines. Rarement ils ont présenté quelque indice de salivation, jamais au reste le moindre signe de douleur. A l'autopsie on n'a rencontré aucune trace d'inflammation (39). — Un chien sur lequel on a appliqué un grand emplâtre mercuriel devint tremblant après quelque temps et bava beaucoup. On le plongea dans de l'eau froide et son état empira de beaucoup. On l'immergea dans de l'eau chaude et il reprit un peu de vigueur, mais il mourut quelque temps après (40). — Annesly administra à plusieurs chiens de fortes doses de calomel; ils moururent dans un état d'accablement extrême. A l'autopsie on trouva chez tous l'estomac et le duodénum pâles et moins injectés qu'à l'état normal, mais le gros intestin et le rectum étaient rouges (41). — Ollivier tua des chiens, en douze ou quinze minutes, avec 25 à 30 centigrammes (5 à 6 grains) de cyanure de mercure. Ayant remarqué que l'action immédiate et locale de ce poison était presque nulle, il jugea que son action portait sur la contractilité musculaire, et que la mort n'était que le résultat de la cessation du mouvement du cœur et des muscles thoraciques (42). Dupuy essaya le deuto-chlorure de mercure sur le cheval; 4 grammes (1 gros) ont suffi pour produire la mort (43). Nous fîmes aussi à notre clinique, avec le deuto-chlorure de mercure, un grand nombre d'expériences, qui jetèrent une vive lumière sur l'action de ce métal, et en particulier sur ses effets toxiques.

---

(39) Experimenta quœd. circa quæst. an hydrarg. ext. applic. in corpore et præsert. in sang. reperiat. Halæ, 1820, p. 9.

(40) Raccolta di alcuni opuscoli sopra il moderno abuso del mercurio in med. 1753, p. 22.

(41) The med. quart. Rev. Revue médicale française, sept. 1835, p. 42.

(42) Journal de chimie médicale, année 1825.

(43) Journal général de médecine, mai 1830.

Nous allons les faire connaître brièvement, nous réservant de les publier avec de grands détails dans un autre travail.

Ire *Expérience*. Gros chien de chasse. On lui fait avaler 50 centigrammes (10 grains) de sublimé corrosif dissous dans 240 grammes (8 onces) d'eau distillée. En même temps on donne une dose égale de la même substance en poudre à un autre chien plus petit — Le premier chien eut des vomissements d'une matière glaireuse, des tremblements généraux, qui continuèrent jusqu'à ce qu'il devint immobile; et il mourut dans l'espace de onze heures. La section cadavérique, qu'on fit douze heures après, présenta le cœur pâle, flasque, avec ses cavités remplies d'un sang caillé; les poumons d'une couleur foncée; l'œsophage, l'estomac et les intestins très-blancs; la muqueuse de ces organes d'une couleur plombée, et leurs tissus paraissant avoir perdu de leur consistance normale.—Le second chien, quoique très-abattu et tremblant, n'a pas vomi: il était encore vivant trente heures après; mais des raisons particulières nous forcèrent à le tuer d'un coup de pistolet, et il nous fut impossible d'en faire l'autopsie.

IIe *Expérience*. Chien de grandeur moyenne. On lui fait avaler 1 gramme (20 grains) de sublimé dissous dans 240 grammes (8 onces) d'eau. Un autre chien reçoit en même temps la même quantité en poudre; on lui fait avaler un peu d'eau après pour entraîner toute la poudre. — Le premier chien mourut en quatre minutes. L'autopsie faite une demi-heure après ne nous a rien offert, si ce n'est que le canal intestinal était d'une pâleur remarquable; la surface interne de l'estomac était d'une couleur grisâtre. — Le second chien mourut vingt-cinq minutes après dans des tremblements incessants. Ses viscères n'ont offert d'autre particularité qu'une injection rosée vers le pylore.

IIIe *Expérience*. Chien de taille moyenne. On lui administre 2 grammes (40 grains) de sublimé corrosif dissous dans 240 grammes (8 onces) d'eau pure. Mort en quelques secondes. Un autre chien, un peu plus gros, reçoit une dose égale de ce sel, en poudre. Mort dix-huit heures après, en vomissant des glaires et en s'agitant sans cesse. Il est probable que dans cette expérience une partie du poison a été vomi. Le cadavre du premier chien ayant été ouvert vingt-quatre heures après nous montra tous les viscères d'une pâleur remarquable, le cœur et les reins très-flasques; les cavités cardiaques et les poumons engorgés, et l'estomac ridé. Le second chien, ouvert quatre heures après, présenta l'estomac un peu ramolli: l'œsophage injecté par-ci par-là; le cœur pâle dans les ventricules et noir dans les oreillettes.

IVe *Expérience*. Deux lapins du même âge et de même grosseur. On fait avaler à chacun 50 centigrammes (10 grains) de sublimé corrosif, à l'un dissous dans 60 grammes (2 onces) d'eau, à l'autre en poudre. — Le premier a vécu tremblant et immobile une heure et quarante-deux minutes; le second tremblant aussi vécut onze heures. L'autopsie faite une heure après la mort a montré le cœur pâle, les reins et la surface externe des intestins grêles plus pâles encore. La paroi interne du canal digestif chez le premier était ridée et indurée; tandis que chez le second elle était ramollie. Les gros intestins n'offraient aucune altération ni dans la couleur ni dans la consistance.

Ve *Expérience*. On administre à deux autres lapins également assortis 1 gram. (20 grains) de sublimé, chez l'un dissous dans 60 grammes d'eau, chez l'autre en poudre. Le premier n'avait pas encore pris les trois quarts de sa solution qu'il mourut en moins de vingt secondes. L'autre a avalé toute la dose et n'est mort qu'après cinq minutes. L'autopsie a été faite immédiatement après la mort. Chez le premier, on n'a pas trouvé la moindre trace de phlogose ou d'autre espèce d'altération, si l'on en excepte une, la pâleur dans tous les viscères. Chez le second, le cœur présentait encore des pulsations : ce viscère donnait quarante-deux pulsations par minute. Ces pulsations persistèrent pendant vingt minutes, mais en ralentissant. L'estomac présenta beaucoup de mucosité, la vessie urinaire était pleine d'urine.

VIe *Expérience*. On avait préparé 2 grammes de sublimé dissous dans 60 grammes d'eau, mais on n'a pu en donner à un lapin que le quart; il mourut comme foudroyé dès les premières gorgées. Un autre lapin prit toute la dose en poudre; on lui fit boire un peu d'eau après : il mourut en quatre minutes et demie.—L'inspection des viscères, faite une heure après, n'offrit chez le premier pas la moindre rougeur; chez le second, l'œsophage seul présenta quelques taches rougeâtres. Les autres viscères et même les poumons étaient pâles.

VIIe *Expérience*. On a voulu essayer l'influence de l'albumine combinée avec le deuto-chlorure de mercure qu'on avait cru capable de décomposer le sel métallique. Après en avoir obtenu le précipité au moyen d'un peu d'eau, on en donna dix centigrammes à un lapin. L'animal en fut très-agité, il but, mais il mourut neuf heures après, en présentant les symptômes ordinaires d'empoisonnement. A l'autopsie ses viscères sont pâles et flasques comme chez les animaux précédents. — Un autre lapin, auquel on donna 20 centigrammes de sublimé, vomit à l'instant une gorgée de bave sanguine et mourut deux heures après. A l'autopsie ses poumons étaient engorgés, le cœur pâle, les oreillettes remplies de sang. L'œsophage, l'estomac et les intestins étaient blancs, mais près du cardia il y avait une tache livide. En râclant légèrement cette tache avec le scalpel elle disparaissait; les tissus sous-jacents étaient blancs et tout à fait sains.

On fait avaler à un porc-épic 10 centigrammes de ce même poison. Il tombe de la fenêtre du second étage et il meurt sur place. A l'autopsie, on trouve dans son estomac de la mucosité noirâtre et rien de plus.

VIIIe *Expérience*. Un lapin, auquel on avait donné 10 centigram. (2 grains) de sublimé, prend aussitôt après 4 grammes (1 gros) de gluten de froment dissous dans un peu d'eau. L'animal paraît abattu, tremblant, et il expire dix heures après. Son estomac n'offre rien d'anormal. — Un autre lapin reçoit 10 centigrammes (2 grains) de sublimé; il est pris de convulsions, et on le trouve mort le lendemain matin. Son estomac est un peu rougeâtre et tout ridé.

IXe *Expérience*. Afin de nous assurer quelle substance aurait pu augmenter ou diminuer la force toxique du deuto-chlorure de mercure, nous avons donné à un lapin 20 centigrammes (4 grains) de ce sel, et aussitôt après, 2 grammes (demi-gros) d'eau distillée de laurier-cerise. Il est mort en cinq minutes sans la moindre agitation.—Un autre lapin a avalé la même dose de sublimé corrosif, et au même instant 1 gramme (20 grains) d'alcool. Cinq minutes après il est inquiet, agité. On répète la même quantité d'alcool : une heure après il meurt. L'autopsie du premier n'a fait voir rien d'extraordinaire; celle du second a montré le cerveau très-injecté, les poumons fortement imbibés, le cœur de couleur naturelle; l'estomac épaissi et induré.

, Xᵉ *Expérience*. On administre à un lapin 15 centigrammes (3 grains) de sublimé combiné avec de l'albumine. Il a survécu trente-six heures dans une agitation incessante. A l'autopsie les viscères sont pâles; l'estomac cependant paraît injecté sur un point. — Un autre lapin reçoit au même instant 15 centigrammes (3 grains) de sublimé avec de l'albumine, et peu après un gramme (20 grains) d'eau distillée de laurier-cerise. Il a été plus abattu que le premier, et il est mort dans la nuit. Le cœur était très-flasque et d'une couleur plombée.—Un troisième lapin a pris une dose égale du sel mercuriel avec de l'albumine, puis après un gramme (20 grains) d'alcool étendu d'eau. Il a été abattu dans le courant de la journée, puis agité. Le lendemain il a mangé, il se remuait assez librement, et il a survécu pour se prêter un mois après à d'autres expériences.

XIᵉ *Expérience*. Trois lapins reçoivent chacun 10 centigrammes (2 grains) de sublimé. Le premier, qui l'a pris sans d'autre addition qu'un peu d'eau pour en aider la déglutition, est mort en vingt minutes. Le second, qui l'a bu avec addition de 1 gramme (20 grains) d'eau de laurier-cerise, a expiré en deux minutes. Le troisième, qui l'a avalé conjointement avec 1 gramme (20 grains) d'alcool étendu d'eau, a vécu vingt-trois heures. L'autopsie, pratiquée vingt-quatre heures après, a montré chez le premier l'estomac pâle, et ses parois amincies; chez le second, même pâleur, mais sans amincissement; chez le troisième, le cerveau engorgé, les intestins d'une couleur rosée, l'estomac très-distendu par des gaz.

Nous avons fait d'autres expériences sur des gallinacées; les résultats ont été les mêmes. Ces faits nous ont paru autoriser les conclusions suivantes :

1° Le deuto-chlorure de mercure est un poison dont l'action et d'autant plus prompte et énergique qu'il est dissous dans de l'eau, c'est-à-dire qu'il est moins corrosif.

2° Les symptômes de cet empoisonnement ne sont pas accompagnés de douleurs, ni de fièvre, même dans les cas où la mort se fait attendre plusieurs heures, ou plusieurs jours. Cette remarque est en opposition avec l'assertion des toxicologues qui ont plutôt écrit d'après leurs idées préconçues que d'après l'observation rigoureuse des faits.

3° Les lésions cadavériques de cet em-

poisonnement n'offrent rien de phlogistique ni de corrosif. Les tissus présentent au contraire de la pâleur. On a, il est vrai, rencontré quelquefois des points injectés, rouges, livides, ou ramollis; mais cela n'a pas rapport réel avec la violence des symptômes et la promptitude de la mort. De sorte que les auteurs qui donnent les érosions comme l'effet principal de ce poison, ont parlé plutôt *a priori* que d'après l'observation. C'est le mot *corrosif* qui leur en a imposé. Orfila lui-même n'a pu s'empêcher de dire que, sur quatre-vingts animaux qu'il dit avoir tués avec le sublimé corrosif et autres préparations mercurielles, il n'a jamais observé la moindre corrosion (44). L'action corrosive peut cependant quelquefois avoir lieu après la mort, ainsi que nous le démontrerons plus loin.

4° Les altérations locales à l'œsophage, dans l'estomac et les intestins dépendent entièrement de l'action chimique du poison. Les unes ont lieu pendant la vie, les autres après la mort. Les premières consistent dans quelques légères injections ou rougeurs, qui n'ont lieu que lorsque la substance vénéneuse est douée d'une action chimique très-puissante et lorsqu'elle a été administrée dans un état de concentration, mais pas à une dose assez forte pour que la mort arrivât sur-le-champ; les secondes, au contraire, consistent dans certaines altérations organiques de la membrane muqueuse qui est froncée, contractée et indurée, ou bien ramollie et pour ainsi dire fondue. Ces changements, au reste, sont si légers qu'on ne les aperçoit pas lorsqu'on dissèque l'animal encore vivant. Ils sont très-prononcés au contraire si l'autopsie est faite longtemps après la mort. — Que ces effets aient réellement lieu après la mort, c'est un fait constaté par de nombreuses observations. Des expériences faites par nous et par d'autres sur des tissus de cadavres humains et d'animaux, exposés à l'action d'une solution de sublimé corrosif, ont démontré le fait jusqu'à l'évidence. Tout le monde sait que par l'affinité qu'a ce sel pour quelques molécules des tissus organiques, il s'y combine; et s'il est en grande quantité il les dissout et les décompose. Si la quantité du sel métallique n'est pas forte, les substances animales se crispent,

---

(44) Archives générales de médecine, mai 1830.

deviennent plus dures et résistent à l'effet de l'action corrosive. C'est sur cette observation qu'est basée la méthode des anatomistes et des naturalistes pour conserver leurs préparations. C'est aussi sur ce même principe que le docteur Tranchina a basé son procédé de préserver les cadavres entiers pendant longtemps de l'action de la putréfaction (46).

5° L'albumine et le gluten qu'on a proposés comme moyens capables de neutraliser l'action toxique du sublimé, n'empêchent nullement cette action de s'exercer. En conséquence, ce serait une véritable dérision d'insister encore sur la prescription de ces moyens qui n'empêchent ni ne retardent la terminaison fatale. Il faut convenir néanmoins que ces substances mettent un certain obstacle à l'action mécanico-chimique, en enveloppant le sublimé corrosif et en le décomposant en partie; quoique le nouveau composé conserve la même propriété toxique. L'animal meurt plus tranquillement et présente dans ses viscères des empreintes moins visibles de la lésion locale.

6° La soustraction du calorique, c'est-à-dire le froid, et l'eau distillée de laurier-cerise augmentent l'action du sublimé et accélèrent la mort. L'alcool, au contraire, combiné diminue cette action et empêche la mort. Nous allons voir ces conclusions se vérifier aussi chez l'homme.

§ IV. *Effets chez l'homme bien portant.* — Pour bien étudier tout ce qui se rattache à ce sujet, nous envisagerons les effets des mercuriaux sous trois points de vue : 1° les effets dynamiques ; 2° effets mécaniques ; 3° effets prétendus spécifiques.

1° Sous quelque forme qu'on l'administre, le mercure peut produire ses effets dynamiques chez l'homme bien portant ; même à l'état métallique, s'il peut pénétrer par l'absorption, entrer dans l'assimilation, chose très-facile à cause de sa volatilité extrême, il ne manque pas d'agir énergiquement. Un vaisseau anglais, le *Triomphe*, qui était chargé de mercure, nous a offert, en 1810, un exemple remarquable de ce cas : le mercure était dans des tonneaux; ceux-ci s'étant ouverts, le métal coula et devint libre dans les chambres du vaisseau : une partie de l'équipage éprouva les mêmes effets qu'on ressent après un traitement mercuriel (47). On sait d'ailleurs que les personnes qui fréquentent les salles des hôpitaux dans lesquelles on traite beaucoup de malades par les frictions mercurielles éprouvent les effets du mercure d'une manière remarquable. Ce fait a été constaté par une foule d'auteurs, entre autres par Loseke (48), par Fabrice de Hilden (49), par Goulard (50). Colson dit avoir observé la même chose à l'hôpital de la Pitié, à Paris (51). — La manière d'agir, lente, graduée et progressive des mercuriaux, peut s'étudier chez les sujets auxquels on administre de petites doses d'oxydes mercuriaux et en particulier de calomel. On obtient constamment de la sueur, des évacuations alvines, une augmentation dans la sécrétion de la salive et quelquefois aussi le vomissement. Des effets plus remarquables encore s'observent chez les ouvriers des mines de mercure des fabriques de miroirs, de baromètres de thermomètres, chez les orfévres et les doreurs qui manient continuellement du mercure à une température plus ou moins élevée, etc. La plupart de ces ouvriers éprouvent des vertiges, des faiblesses et des tremblements dans les membres, des convulsions, des symptômes d'asthme, de l'engourdissement, des paralysies, de l'insensibilité, de la surdité, l'amaurose, leur physionomie devient cadavérique, et ils meurent ordinairement dans leur jeune âge : on sait que les travailleurs aux mines de mercure atteignent rarement l'âge de trente ans (52).

---

(47) Philos. trans., 1813, P. II, p. 402.
(48) Abh. d. auserl. Arz., p. 297.
(49) Obs. chir., cent. v, p. 495.
(50) Sur les maladies vénériennes, p. 12.
(51) Archives générales de médecine, sept. 1826.
(52) Fallope, Tract. de metal. et fossilib., l. IV. — Sennert, Dan. de hydrarg. in lue ven., t. IV, l. VI, c. XXI. — Junken, Chemia experiment. mercur. — Forestus, t. II, p. 196. — Ramazzini, De morb. artif., p. 13.

---

(46) La propriété qu'a le sublimé corrosif, de se combiner avec l'albumine des végétaux, et d'empêcher par là la pourriture ou altération du bois, a fait naître l'idée de l'utiliser dans les bois de construction navale. Voy. le Rapport du docteur Keraudren à l'Acad. royale de médecine, 1836.

(*Note d. trad.*) [Parmi les différents auteurs qui décrivent les effets de l'abus du mercure, Fernel est celui qui s'est le plus approché de la vérité. « Un état de langueur, dit-il, s'empare de toute la constitution; la gorge, la langue, le palais, les gencives s'enflent et s'ulcèrent; l'haleine devient infecte; les dents s'ébranlent et prennent une teinte livide; les glandes salivaires sont douloureuses et tuméfiées, la salive coule sans cesse et en abondance de la bouche, elle est gluante et comme corrosive, car elle rougit les parties qu'elle touche. L'appétit disparaît; des nausées, des vomissements, la diarrhée se déclarent. Les sujets tombent dans le marasme, deviennent pâles et bouffis; ils éprouvent des vertiges et le délire. Le tremblement des membres dure souvent pendant des années et même toute la vie. Un sentiment de froid s'empare de tout le corps, dont la surface est recouverte d'un eczéma qu'on appelle *mercuriel*. La transpiration présente une odeur désagréable. Quelques malades éprouvent une anxiété extrême à la région précordiale; et la mort met souvent un terme à toutes ces souffrances. »]

Le traitement mercuriel, qu'on a coutume de prescrire contre la syphilis, a souvent occasionné des accidents graves et même la mort. Les annales de la science offrent un grand nombre d'exemples d'empoisonnements volontaires, accidentels ou criminels, à l'aide de préparations mercurielles.—Frédéric Hoffmann rapporte le cas d'un galeux, qui, s'étant lavé plusieurs fois le corps avec de l'eau mercurielle, éprouva des évanouissements et des contractions dans le bras gauche qui ont résisté à une foule de remèdes et qui n'ont cédé enfin qu'à l'administration des anodins (53). Borelli rapporte aussi l'histoire d'un galeux qui, s'étant lavé le corps avec une solution de sublimé corrosif, eut en peu d'heures le corps couvert de vésicules, et tomba en syncope (54). L'irrégularité, l'exiguïté et la faiblesse du pouls, l'oppression précordiale, les tremblements des membres, tels sont les phénomènes décrits par Pearson sous le nom d'*érétisme mercu-*

riel; phénomènes qui s'observent à la suite de l'abus du mercure et qui se terminent par la mort si l'on persiste dans le traitement (55). Le pouls devient lent, mou, dit Vedekind, si l'on insiste sur les bains de sublimé corrosif (56). La mort subite causée par les frictions mercurielles a été observée plusieurs fois par Richter (57). Dans la relation publiée par Ollivier d'Angers et Barruel, d'un cas d'empoisonnement par le déutochlorure de mercure sur trois enfants, il est dit qu'avec 1 gramme (20 grains) le premier enfant, qui n'avait que sept ans et demi, mourut en trois heures; que le second, âgé de trois ans et demi, et qui n'en avait pris que 60 centigrammes (12 grains), est mort en onze heures; et que le troisième, âgé de deux ans, et qui en avait pris 30 centigrammes (6 grains), est mort en vingt-trois jours. L'autopsie des deux premiers présenta la muqueuse buccale d'une couleur blanc-grisâtre; l'épithélium de l'œsophage s'enlevait par plaques, et celui de l'estomac et des intestins était d'une couleur rosée. Chez le troisième, la muqueuse de l'estomac présenta une couleur rouge foncée et un résidu du sublimé (58). — Sans rapporter d'autres faits de ce genre, qui fourmillent dans les annales de l'art et qui tous se ressemblent, nous devons appeler ici l'attention sur une circonstance importante, c'est l'absence de fièvre au milieu de tous ces symptômes alarmants de l'empoisonnement. Il est d'observation que, quelle que soit la durée de ces symptômes, le système circulatoire n'en éprouve aucune excitation; au contraire, il tombe dans une sorte d'affaissement progressif, et l'action du cœur finit par s'étendre. Ce fait capital n'a pas échappé aux bons observateurs. Ramazzini le remarqua chez un jeune doreur qui, par l'effet des vapeurs mercurielles, devint d'abord cachectique, puis pâle, plombé et d'un aspect presque cadavérique, ayant les yeux engorgés, l'haleine puante, une sorte d'engourdissement physique et moral; la bouche ulcérée, la salive

---

(53) Pharmac. sparg. P. Poteri nota ed agg., c. LXXXIV, p. 183.

(54) Hist. et obs. rarior. med. phys., cent. II, obs. 92.

(55) The Lond. med. and surg. journ. 1834, t. IV, p. 709.

(56) Omodei, Ann. univ. Genn. 1831, p. 201.

(57) Ausfuhrl. Arzn., 5 Bd., p. 387.

(58) Observations et recherches médico-légales. Archives générales de médecine, oct. 1834.

infecte qui s'écoulait sans relâche de la bouche rendait impur tout ce qu'il y portait; enfin, après deux mois de souffrances, il mourut sans avoir présenté le moindre symptôme de fièvre. Ce cas surprit d'abord ce célèbre praticien; son étonnement cessa bientôt lorsqu'il lut dans Ballonius que, chez un individu soupçonné de vérole, le traitement mercuriel l'avait guéri d'une fièvre qu'il avait depuis quelque temps (56); et lorsqu'il prit connaissance d'un autre cas rapporté par Fernel, d'un malade syphilitique, chez lequel, par suite d'un traitement mercuriel, le cerveau se filtrait par les yeux (expression de l'auteur), et, qui mourut sans fièvre. De ces deux faits Fernel et Ramazzini ont tiré cette conséquence, que le mercure était doué d'une vertu narcotique puisqu'il apaisait la chaleur fébrile et la fréquence de la circulation (60). Borichio rapporte qu'un illustre personnage, atteint d'une fièvre ardente, a été traité par un charlatan à l'aide d'une certaine poudre mercurielle, qui lui a coupé merveilleusement la fièvre, mais qui, étant continuée, lui a coupé en même temps la vie en éteignant la chaleur animale (61). Dans aucun des nombreux cas d'empoisonnement par les mercuriaux que nous avons sous les yeux il n'est question de fièvre. On conçoit à peine, par conséquent, comment certains toxicologues signalent la fièvre au nombre des symptômes de cet empoisonnement.

Le manque de la fièvre dans cette intoxication soit aiguë, soit chronique, est, selon nous, une preuve incontestable que l'action des mercuriaux n'est point hypersthénique ou irritante, et qu'elle est, au contraire, hyposthénisante au point d'éteindre la vie. Une des plus grandes absurdités qu'on ait jamais soutenues en pathologie, c'est de prétendre que l'inflammation, l'irritation puisse donner lieu à une mort prompte, sans causer le moindre symptôme de fièvre. Pourtant telle est la doctrine qu'enseignent plusieurs toxicologues; et, ce qui est pis encore, c'est qu'elle sert de base à leurs indications thérapeutiques!! Les symptômes cependant que nous avons

exposés, savoir le tremblement, la paralysie, l'engourdissement, l'abaissement du pouls, les défaillances, l'asphyxie et l'absence de toute inflammation à l'autopsie sont reconnus et avoués par les mêmes auteurs. Les moyens que de tout temps on trouva avantageux pour remédier à l'empoisonnement en question, ou à l'abus des remèdes mercuriaux achèvent la démonstration de leur erreur et viennent à l'appui de notre proposition, savoir que les effets dynamiques des mercuriaux sont d'une nature hyposthénique. En effet, indépendamment de nos expériences sur les animaux, nous trouvons dans Hoffmann le cas d'un malade qui se trouvait dans ce cas et qui fut sauvé par les anodins : nous trouvons en outre que le traitement conseillé par Pearson pour la guérison de l'érétisme mercuriel consiste dans une alimentation substantielle et des boissons stimulantes; que l'eau-de-vie, les eaux cardiaques et alcooliques ont été conseillées dans les mêmes cas par Ramazzini (62); que, dans ces occurrences, les opiacés ont été employés avec succès par les anciens et les modernes (63); nous trouvons enfin un exemple des plus remarquables de la tolérance pour le sublimé corrosif acquise au moyen de l'opium à haute dose, chez ce vieillard de Constantinople, Soleyman-Jeyen, qui prenait habituellement de l'opium à très-haute dose, et qui se rendait ensuite à une pharmacie, où il avalait habituellement, en présence de plusieurs personnes, quatre grammes (1 gros) de sublimé corrosif dans de l'eau sans en éprouver aucun mauvais effet (64). Nierons-nous les faits rapportés par plusieurs auteurs dignes de foi qui affirment avoir rencontré, dans les cadavres des empoisonnés par le mercure, des traces non équivoques d'altération matérielle profonde et d'avoir reconnu dans les symptômes qui les ont précédées et accompagnées, des chaleurs, des douleurs atroces, des tuméfactions, des ulcères, etc.? Nullement; mais il y a loin de là aux conséquences que ces auteurs veulent en déduire : or ce sont précisément ces conséquences que nous attaquons. Di-

---

(59) L. 1, epist. p. m., p. 131.
(60) De lue venerea, c. vii. De abd. rer. caus., l. ii, c. xiv.
(61) Ramazzini, De morb. artific., p. 16.

(62) Op. cit., p. 17.
(63) Mérat et Delens, Dictionn., vol. iv, p. 382.
(64) Pouqueville, Voyage de Morée. Thorntons, Travels, L. Byron, Childe Harold's Pilrinage, nota.

sons d'abord, quant aux lésions cadavériques, que ces auteurs ont oublié que les mercuriaux agissent puissamment sur les tissus animaux privés de la vie, notamment le sublimé corrosif qui, en se décomposant, éprouve de nouvelles combinaisons avec les molécules organiques, change leur couleur, leur densité et même leur nature (65). On conçoit que lorsque les autopsies sont faites tardivement, rien n'est plus facile que de confondre les lésions arrivées durant la maladie avec celles survenues après la mort; cette illusion était surtout très-commune dans un temps où l'on ignorait le fait que nous venons de signaler. En supposant que les rougeurs qu'on rencontre quelquefois fussent de véritables restes d'inflammation, elles s'expliqueraient aisément par l'action physico-chimique du poison, mais dans aucun cas elles ne pourraient être regardées comme la cause immédiate de la mort. Les douleurs elles-mêmes se rattachent à la même cause physico-chimique.

2° Une autre série d'effets que produisent les préparations mercurielles, sont ceux que nous appelons mécaniques, et qu'on désigne ordinairement sous le nom d'irritatifs. L'individu se plaint d'abord d'un goût styptique ou métallique dans la bouche; il éprouve une sensation d'aiguisement, comme si ses dents fussent devenues plus longues et plus aiguës; il ressent une tension incommode vers l'articulation temporo-maxillaire et autour du cou; bientôt, après une abondante salivation, la bouche reste aride, les amygdales enflent et les gencives deviennent douloureuses, d'un rouge foncé, s'ulcèrent, l'haleine devient infecte, les dents vacillent et tombent. Le ptyalisme est, sans contredit, le plus remarquable parmi ces symptômes. Nous avons observé une différence notable entre le ptyalisme provenant des oxydes mercuriaux et celui qu'occasionnent le mercure métallique, le protochlorure de mercure et quelques autres sels mercuriels, tels que le cyanure de mercure, etc. La seconde espèce de ptyalisme n'offre pas de la salive en abondance, mais toute la cavité buccale est recou-

verte d'ulcérations superficielles et d'aphthes. Le premier, au contraire, ne présente ordinairement ni aphthes ni ulcérations; la salivation est copieuse, les parotides et les glandes maxillaires sublinguales sont souvent enflammées. La salivation, dans quelques cas, dure fort longtemps, et même des années, quoiqu'on ait cessé tout à fait l'usage du mercure. Ce qui est encore plus surprenant, c'est que ce phénomène se reproduit parfois à de longs intervalles, sans qu'on ait renouvelé le traitement mercuriel. Fordyce rapporte le cas d'une salivation qui s'était déclarée douze ans après un traitement mercuriel, et qui se renouvelait et cessait alternativement de semaine en semaine (66).

On a vu quelquefois, après un traitement mercuriel continué pendant longtemps, apparaître sur la peau de fort petites vésicules, par lesquelles Fourcroy et Horn assurent avoir vu sortir des globulins de mercure. Quelquefois ces globulins s'annonçaient par une sorte de démangeaison incommode ou bien par une rougeur particulière qu'on a caractérisée par le nom d'*érythème mercuriel* (67). — Il n'est pas rare de voir, après un traitement fait avec des sels mercuriels, tels que les chlorures ou les azotates de mercure concentrés, même à petites doses, les malades se plaindre d'une sensation de chaleur, de cuisson à l'œsophage, de douleurs vives et de picotements à l'estomac et aux intestins, avec spasmes dans les muscles abdominaux et rétraction du nombril, comme dans la colique de plomb; ou bien d'irritations encéphaliques, avec délire et confusion dans les idées. Les auteurs ont souvent confondu tous ces effets mécaniques avec les effets dynamiques dont nous avons parlé il y a un instant. De là une foule d'erreurs déplorables pour la pratique. On voulait faire provenir d'une même action des effets d'une origine différente et de nature tout à fait opposée entre eux. Les préparations très-énergiques et qui sont administrées à haute dose développent des effets dynamiques, et non des effets mécaniques. Le sublimé corrosif, par exemple, ne produit presque jamais la salivation ni

---

(65) Buchners, Toxikolog., 2 Aufl., p. 545. — Devergie, Archives générales de médecine, 1825. — Orfila, Leçons de médecine légale, t. III, p. 85. — Lesueur, Archives générales de médecine, 1828.

(66) Ven. diseas. Review. — Mathias, Del morb. mercur. Trad., 1818, p. 56.
(67) Cooper, Lectures. The Lond. med and surg. Journ. 1834, t. IV, p. 709.

aucun autre phénomène irritatif. Sallin, dans son Traité de médecine légale, assure qu'il n'agit que superficiellement sur l'estomac, et que, étant donné entièrement dissous, il ne produit aucun effet local. Le calomel se trouve aussi dans le même cas : donné à petite dose, il irrite les intestins, tandis que, à haute dose, il devient sédatif contre certains flux de ventre (67). Cartwright assure avoir vu plus souvent des effets irritatifs par l'action de 1 gramme (20 grains) de calomel divisés en vingt doses que de vingt doses de 1 gramme chacune (68). Sandras dit que, en donnant ce sel mercuriel à la dose de 20 centigrammes, en deux fois, il n'a pu éviter une abondante salivation, et qu'il l'a vu administrer en Pologne à la dose de 6 grammes (120 grains) sans accident (69). Les frictions prescrites par Delpech, dans le cas d'une péritonite, à une dose très-élevée, 160 grammes (40 gros), dans le court espace de vingt-deux heures, ne déterminèrent ni salivation ni autre espèce d'accident, et firent disparaître la péritonite (70). Nous avons observé nous-même un fait analogue dans un cas de péritonite chronique avec ascite, qui fut traitée avec 60 grammes (2 onces) d'onguent mercuriel, en trois jours, sans qu'il survînt la moindre salivation ni aucun autre symptôme d'irritation. On voit de là que, plus l'action dynamique est prompte et énergique, moins ces phénomènes, que nous appelons mécaniques, apparaissent. Ainsi il faut admettre une grande différence entre eux. Si les premiers, les dynamiques, sont prompts et universels, ils sont liés à l'assimilation organique, ils expriment une véritable hyposthénie, et l'on peut les combattre aisément à l'aide des hypersthénisants; tandis que les effets mécaniques sont essentiellement locaux, et se passent, pour ainsi dire, en dehors de l'assimilation; ils ne sont liés qu'aux conditions physico-chimiques de la substance. Si l'action chimique est telle que la surface interne de l'œsophage ou de

l'estomac en soit atteinte, il faut s'attendre à des chaleurs, à des douleurs, comme cela arriverait par le contact de toute autre substance aigre, âpre, anguleuse, piquante ou très-chaude. Dans ce cas, les effets mécaniques seront immédiats; mais, si une forte quantité de la préparation mercurielle a pénétré dans le corps, et que, après l'assimilation, elle puisse se revivifier et reprendre son état métallique, il est évident que, sous cette forme, le mercure peut se cantonner dans tel ou tel point de l'organisme, notamment dans les glandes, où la circulation n'a pas une grande activité. Il en résultera, par l'effet de sa présence, de l'irritation et même de la phlogose.

Il reste maintenant à savoir si, dans le corps humain, de pareilles vérifications du mercure peuvent avoir lieu, et si on le rencontre dans l'endroit même où les phénomènes se sont passés. Notre conviction à cet égard est tellement profonde et basée sur des faits si nombreux, qu'il nous faudrait plus de temps et d'espace pour nous expliquer en détail que nous n'en trouvons devant nous en ce moment. Disons seulement que, dans les cadavres de ceux qui avaient subi de longues cures mercurielles ou qui maniaient continuellement ce métal, on trouva le mercure revivifié dans les os. Brassavola (67*), Rudio, Lang, Fernelius (68*), A. Tralliano, Petronio, Fallope, Wepfer, Laborde (69*), rapportent plusieurs exemples de ce cas. Quoique Fricke n'ait pu en trouver avec une forte loupe dans les os d'un individu qui avait pris beaucoup de mercure, il en retira pourtant beaucoup par l'ébullition de ces mêmes os (70*). On trouve dans presque tous les cabinets d'anatomie pathologie un grand nombre d'exemples d'os cariés, notamment du crâne et de l'épine du dos qui ont appartenu à des individus syphilitiques, et dans lesquels on voit manifestement des globules de mercure (71). Pichel a obtenu du

---

(67) The London med. and surg. Journ. June 1832.

(68) London med. and physic. Journ. 1826, 1er trimestre.

(69) Revue médicale, 1834, juillet, p. 149.

(70) Bulletin clinique. Revue médicale, juillet 1831, p. 53.

(67*) De morb. gall. Luisin., vol. III, p. 452.

(68*) Pathol., l. VII, c. VII, p. 229.

(69*) Fabbri, Dell' uso del mercurio sempre temerario in medicina, c. IV. — Voigtel's Hand. d. Path. an., 1 Bd., p. 153 et 258; 2 Bd., p. 10 et 110.

(70*) Horn's Arch. f. med. Erfahr., 1826, nov. u. dec., p. 500.

(71) Kopps, Arztl. Bemerk., p. 79. — Rust's Krit. repert., 13 Bd., p. 360.

mercure par la distillation du cerveau d'une personne qui avait fait usage de beaucoup de sublimé corrosif (72). Dans les ventricules du cerveau, le métal a été rencontré par Zwinger, Schenk et Bonnet (73); Sybel (74), Vieussens et Voolhouse (75) en ont trouvé jusque dans l'humeur aqueuse de l'œil. Brodbeldt en a rencontré dans la trachée et dans le larynx (76); Mead, dans le péritoine d'un pendu (77); Fontanus et Rhodius, dans les capsules synoviales (78); Fourcroy, Duméril et plusieurs autres, dans les glandes salivaires et dans diverses parties du corps (79). Non-seulement dans les cadavres, mais encore sur le vivant, la présence du mercure a été démontrée maintes et maintes fois. Qui n'a pas vu les bijoux d'or, les bagues, les boucles d'oreilles que portaient les personnes soumises au traitement mercuriel, blanchis par l'action de la sueur, de la salive, etc. L'analyse chimique a plusieurs fois démontré la présence du mercure dans l'urine (80). Bruckmann rapporte le cas d'une dame qui, après s'être beaucoup échauffée à la danse, eut les seins couverts de taches noirâtres desquelles sortaient des globules de mercure. Il y avait pourtant plus d'un an que cette dame avait cessé son traitement mercuriel (81). Biett raconte que, ayant fait placer un sujet syphilitique dans un bain, il vit des globules de mercure sortir de ses aisselles (82). Bartholin avait observé le même fait sur un sein cancéreux (83), et Engelhard avait trouvé du mercure dans le pus d'un ulcère cancéreux de la cavité nasale (84). Werbeck enfin eut la patience de ramasser tout le mercure qui sortait du corps des malades qu'il soignait (85). Nous devons néanmoins faire remarquer que les recherches les plus minutieuses de Rhades sur le sang d'animaux qui avaient été soumis à un traitement mercuriel n'ont pu en découvrir la moindre trace (86). Rasori n'en trouva pas davantage dans le sang d'un vérolé qui avait été frictionné une demi-heure auparavant avec 16 grammes (4 gros) d'onguent mercuriel (87). Cruikshank n'a pu en découvrir non plus dans le sang, malgré les réactifs les plus délicats dont il ait fait usage (88). Mais ce même auteur, ainsi que Zeller (89), Elk et Bucher (90), Schubarth (91) et Colson (92), purent s'assurer de la présence du mercure lorsqu'ils firent distiller le sang.

Tous ces faits nous mettent dans la voie d'expliquer les effets mécaniques du mercure. Ce métal, introduit dans l'économie, entre dans le système vasculaire, se mêle aux fluides en circulation et perd en partie ses qualités physiques. Les réactifs chimiques ordinaires ne révèlent pas alors sa présence. Le sang, par les nouvelles transformations qu'il éprouve dans les sécrétions et excrétions, peut abandonner le métal; celui-ci rentre alors de nouveau sous l'empire des lois physiques; aussi le rencontre-t-on aisément dans l'urine, dans la sueur, dans la salive et dans différents organes. Le mercure à l'état métallique peut rester

---

(72) Buchners, Toxikol., 2 Aufl., p. 544.

(73) Archives générales de médecine, septembre 1826.

(74) Reils, Arch. f. physic., 5 Bd., p. 369.

(75) Bibliothèque médicale, octobre 1826.

(76) Mem. of the med. Societ. of London, t. v, p. 112.

(77) Racc. di alcuni opusc. sopra il mod. ab. del mercur., 1753, p. 61.

(78) Bibliothèque médicale, octobre 1826.

(79) Ibid.

(80) Cantu de merc. præsent. in urin. 1823. Journ. compl. du Dict, 1825, janv. Hufeland's Journ., 60 Bd., 5 St., p. 114. — Jourdes, Journal de médecine, chirurgie et pharmacie. Juillet 1813.

(81) Horns Archiv. f. med. Erfahr., 1810, 10 Bd., p. 252.

(82) Kopps, Artzt. Bemerk., p. 79.

(83) Mathias, l. c.

(84) D. Lungensucht., 1823, p. 99.

(85) Omodei, Ann. di med. stranier. 1816, n. 1, p. 84.

(86) Experiment. quæd. circa quæst. an hydr. ext. applic. in sang. reper. Halæ. 1820.

(87) Opusc. di medic. clinica, vol. ii, p. 211.

(88) An on the cur. of abscess, also new meth. of introd. mercur., 1779, p. 259.

(89) Exper. quæd. cir. off. hydr. in nim. Tub., 1808.

(90) Toxikol., 1827, p. 538.

(91) Arch. f. med. Erfahr., 1823, nov., decemb., p. 419.

(92) Journal compl. du Dict., octobre 1826.

Giacomini.

inaperçu pendant des années dans le tissu osseux ou ailleurs, et sans donner lieu à aucun dérangement appréciable. D'autres fois il irrite les parties, trouble leurs fonctions par sa seule action mécanique si les tissus sont de nature à la ressentir. Tel est le cas, par exemple, des glandes salivaires dans lesquelles les globules métalliques provoquent une abondante sécrétion de salive. Si la quantité de ces globules est considérable et le sujet prédisposé aux phlogoses, les glandes s'enflent, s'enflamment, et la sécrétion salivaire s'arrête. On comprend par là la source de l'érythème mercuriel, et comment il se fait que la salivation peut durer des mois, des années, disparaître, puis reparaître plus ou moins longtemps après qu'on a cessé l'usage du mercure. Il suffit de l'intervention de quelque circonstance accidentelle pour réveiller l'action mécanique des globules métalliques dont la présence avait été jusqu'alors tolérée sans réaction appréciable. Un changement brusque de la température, le retour des règles, etc., suffisent quelquefois pour produire cet effet. Ne voyons-nous pas les balles de fusil rester dans les tissus et se comporter d'une manière analogue ? On comprend maintenant pourquoi une forte dose de mercure produit moins facilement la salivation qu'une petite : c'est que dans ce cas l'action dynamique, étant énergique, affaiblit tellement la sensibilité des tissus, qu'elle les empêche de sentir les effets mécaniques. Cela s'applique surtout à toutes les préparations dans lesquelles le mercure est simplement divisé, aux protoxydes et au calomel. On a remarqué une particularité relativement à la salivation qui survient après l'usage du calomel : c'est qu'elle est presque constamment accompagnée d'aphthes et d'ulcérations dans la bouche, tandis que cela n'a point lieu dans la salivation qui succède à des préparations mercurielles non salines.

Cela se vérifie également après l'administration du cyanure de mercure. Ces aphthes et ces ulcères dépendent probablement de l'âcreté qu'acquiert la salive par l'acide hydrochlorique ou hydrocyanique qui entre dans la composition du sel mercuriel. Effectivement, si on se mouille les yeux avec cette salive, on les fait rougir et larmoyer fortement, ce que ne fait pas la salive des sujets soumis aux frictions d'onguent mercuriel. De sorte que les phénomènes mécani-

ques qui suivent les applications mercurielles seraient de trois sortes, savoir : 1° immédiats ou primitifs ; ils sont propres aux préparations douées d'une action chimique puissante, et sont produits avant que la substance entre en assimilation ; 2° consécutifs ; tels sont ceux qui ont lieu lorsque après l'assimilation le métal revient à son état primitif ; 3° secondaires ; tels sont ceux qui dépendent de la salive viciée, de la condition morbide des glandes ou du mélange de quelques éléments du sel déjà décomposé avec la salive même. On a conseillé différents moyens pour combattre les effets mécaniques. S'ils sont primitifs, on peut étendre, envelopper ou décomposer la substance médicinale. Les mucilagineux, les huileux et surtout le gluten et l'albumine, peuvent très-bien servir à cet effet. Ces substances ne nuisent nullement à la véritable action dynamique, souvent même elles l'augmentent. Si les effets sont consécutifs ou secondaires, on ne peut les combattre radicalement qu'en faisant sortir du corps le mercure métallique si cela se peut. Les bains, les préparations sulfureuses, les remèdes hyposthénisants vasculo-artériels qui provoquent et facilitent la transpiration et l'absorption, tels sont les secours que l'art possède en pareils cas. L'action de ces moyens, loin d'être contraire à celle des mercuriaux, agit dans le sens de ces derniers. Cela explique pourquoi dans le traitement anti-syphilitique on obtient plus de succès de la salsepareille, du sureau, du gaïac, etc., lorsqu'on les prescrit après les mercuriaux. Tous les hyposthénisants, sans en excepter la saignée, conviennent dans le traitement des effets mécaniques des mercuriaux, lorsque leur irritation est portée à un très-haut degré. Pour s'en servir il faut toujours s'assurer auparavant si l'action mécanique a cessé ; car, en ôtant l'irritation qui n'est jamais redoutable, on risquerait quelquefois de compromettre l'existence du malade. 3° Nous sommes obligé à présent de nous occuper d'une série d'effets imaginaires, c'est-à-dire de ceux qu'on attribue à tort aux mercuriaux. Il a plu à quelques auteurs de créer une nouvelle maladie sous le nom de *morbus mercurialis*, et les médecins l'ont adoptée comme si c'était une chose démontrée et positive ; et ils ont créé une théorie nouvelle pour s'en rendre compte.

L'idée d'une maladie mercurielle fait

songer aux tremblements, aux engourdissements dans les membres, aux paralysies, aux défaillances, à l'asphyxie, dont nous avons parlé à l'occasion des effets dynamiques; ou bien à ces chaleurs, à ces douleurs de l'abdomen, au ptyalisme, au stomacace, à l'érythème mercuriel, etc., dont il a été question à l'occasion des effets mécaniques. Mais ce ne sont pas ces symptômes qui caractérisent l'affection mercurielle des auteurs; celle-ci est décrite comme une maladie spécifique, distincte, et différente des phénomènes précédents. On prétend que cette maladie se révèle lorsque, dans la syphilis qui a nécessité l'usage du mercure, les bons effets de ce métal ne se font plus sentir. Alors l'affection vénérienne demeure stationnaire ou empire; les ulcérations s'élargissent de plus en plus, celles qui étaient déjà cicatrisées se rouvrent, il en paraît de nouvelles qui prennent une marche chronique et maligne; les bubons et les exostoses augmentent de volume et de nombre ; les premiers deviennent carcinomateux, les dernières se carient; des douleurs ostéocopes se déclarent et le malade tombe dans une consomption progressive (93). Il est facile de reconnaître dans ce tableau les phénomènes d'une véritable syphilis qui n'est pas vaincue ou qui tend à empirer malgré le traitement employé. Les partisans de l'affection mercurielle cependant ne voient dans tout cela que des phénomènes mercuriels; ils prétendent que le caractère de ces phénomènes est différent de celui de la syphilis, puisqu'ils empirent sous l'influence du mercure. Cette hypothèse malheureuse a introduit dans le traitement des maladies vénériennes un véritable préjudice nuisible à la pratique et aux idées acquises sur la manière d'agir du mercure. Exposer en détail ce qu'il y a de faux dans la manière de voir que nous combattons ce serait chose digne du médecin philosophe. Nous regrettons que les limites de ce chapitre ne nous permettent pas de nous étendre davantage. Nous devons cependant indiquer ici les points qui méritent plus particulièrement l'attention du médecin.

Les auteurs qui ont traité de la maladie mercurielle, et notamment Mathias

qui en a longuement parlé, n'ont donné aucun caractère distinctif entre les phénomènes syphilitiques et les phénomènes mercuriaux; ils n'ont pas signalé le point où les phénomènes cessent d'être vénériens pour devenir mercuriels. Ces auteurs avouent au contraire qu'il est très-facile de se tromper sur ces différents sujets, et ils laissent le praticien dans la plus grande perplexité. On ne peut rien conclure de ce que les symptômes de la maladie restent stationnaires ou de ce que celle-ci dégénère ou se complique, puisque cela s'observe également dans les cas où la syphilis n'est point traitée par les mercuriaux, ou qu'elle n'est pas traitée du tout. On ne peut non plus rien conclure de l'expérience que quelques auteurs ont faite avec le soufre, le fer, l'électricité pour décider si les symptômes sont plutôt mercuriels que syphilitiques, etc. Toutes les histoires qui ont été rapportées de maladie mercurielle décèlent un principe syphilitique préexistant, sinon certain, du moins fort probable. Les auteurs peuvent bien dire que la maladie mercurielle pourrait se développer sans l'élément vénérien; mais il faudrait d'abord le prouver par des faits; c'est ce qu'ils n'ont pas encore fait. Nous avons vu d'ailleurs par des observations incontestables que les effets du mercure sur l'homme bien portant étaient tout à fait différents de ceux de la syphilis. Nous avons noté la même différence chez des malades non syphilitiques traités par le mercure. Les annales de la science renferment une foule de cas d'aliénation mentale, d'hydrocéphale, de tétanos, d'hydrophobie, de péritonite, de squirrhe, traités avec le mercure à des doses très-élevées et pendant longtemps sans qu'il survînt aucun symptôme de la prétendue maladie mercurielle. Ces auteurs prétendent qu'une fois l'affection mercurielle déclarée, l'état du malade empire de plus en plus s'il continue l'usage du mercure, et qu'il s'améliore s'il en suspend l'administration ou qu'on pratique d'autres moyens appropriés à la circonstance. Cette observation est juste en elle-même, quoique la conclusion qu'on en a tirée soit fausse. Il serait effectivement absurde d'accuser le remède de la persistance et de l'augmentation du mal qu'on voulait guérir par son action, basée sur une juste indication thérapeutique; et il serait plus absurde encore d'attribuer à l'action du remède les mêmes symptômes qui exis-

<hr>

(93) Mathias, Del morb. merc., traduit par Gensana, 1818. — Wendt, De abusu mercur. Hafn., 1813.

taient déjà avant son administration. Combien de fois ne voyons-nous pas après une saignée une maladie inflammatoire empirer? Oserait-on en accuser la saignée? Il y a bien d'autres causes dans la syphilis qui rendent parfois insuffisants les remèdes mercuriaux. La première, c'est la force, l'étendue de l'infection et de la réaction dynamique dont nous parlerons bientôt. Il ne suffit pas de dire qu'il arrive quelquefois que la syphilis guérit après la cessation de l'usage du mercure ; car souvent les effets du mercure persistent long-temps quoiqu'on ait cessé d'en faire usage, et il faudra conséquemment leur attribuer les bons effets qu'on voit survenir. Les meilleurs moyens qu'on préconise pour combattre la maladie mercurielle sont la saignée, les sulfureux, la ciguë, l'aconit, la salsepareille, etc. Or, qui ne voit que ce sont là précisément des remèdes qu'on prescrit communément contre la syphilis? Pour compléter la démonstration de l'absurdité de l'hypothèse en question, il suffirait de rappeler que, de l'aveu même de ces auteurs, il ne faut quelquefois que changer de préparation mercurielle pour combattre l'affection ! Concevez-vous cette logique? Après avoir interdit les mercuriaux et vaincu le mal qu'ils avaient produit, il est parfois nécessaire, pour obtenir la guérison, d'avoir recours de nouveau aux mercuriaux, comme si la syphilis se dérobait d'abord, pour céder la place à la maladie artificielle, et qu'ensuite elle reparût comme auparavant (94)! !

§ V. *Effets dans les maladies.* — 1° La syphilis occupe sans contredit la première place parmi les affections que le mercure a heureusement combattues. Le mercure a été d'abord envisagé par les anciens plutôt comme un poison que comme un remède. Les Arabes, cependant, l'employèrent dans quelques maladies malignes de la peau. Bérengarius de Carpi paraît le dernier qui l'ait essayé contre la syphilis ; c'est à l'occasion d'une syphilis qui ravageait les armées de Charles VIII, laquelle se fixait de préférence sur le système cutané. Les heureux résultats qu'il en obtint valurent au mercure la première place parmi les anti-vénériens. On l'a employé par la suite sous diverses formes, soit à l'intérieur, soit à l'extérieur. Il conserva depuis sa renommée, malgré les nombreux remèdes analogues qu'on lui a opposés avec succès, et les graves accidents qu'il a produits entre des mains inexpérimentées. L'histoire des vicissitudes du mercure serait trop longue pour être reproduite ici; nous nous contenterons seulement d'examiner la question de savoir si le mercure est ou non un remède spécifique contre la syphilis; c'est ce que nous ferons tout à l'heure. Disons ici par anticipation que, d'après l'expérience d'un grand nombre de praticiens, le mercure a guéri généralement la syphilis sous toutes les formes.

2° Après les Arabes, plusieurs praticiens prescrivirent le mercure dans les maladies chroniques de la peau, telles que l'éléphantiase , la lèpre (95) , les dartres, diverses espèces de teigne (96), la plique polonaise et quelques autres affections externes chroniques (97). Le sublimé corrosif, sous forme de bain, a été loué aussi de nos jours contre ces maladies (98). On le préconisa également contre les rugosités et les excoriations du mamelon chez les nourrices (99).

3° Nous verrons à l'article *Iode* comment le mercure peut être utile contre la scrofule. Qu'on nous permette de dire pour le moment qu'une longue expérience a démontré de la manière la plus univoque l'utilité du mercure contre cette affection, surtout sous forme de calomel (100).

4° Quand on demande un remède propre à fondre les indurations morbides, les médecins ne prescrivent ordinaire-

---

(94) Hunter, Traité des maladies vénériennes, traduit par Audibert. Paris, 1787. — Bell, Traité de la gonorrhée. Trad. — Mathias, Malad. mercur., p. 37, 42, 43, 47, 57, 61, 64, etc

(95) Hensler, V. Ab. Aussatze, p. 95. — Larrey, Denkw., p. 184.

(96) Campagnano, Oss. med. di Napoli. Nov. 1831.

(97) Mérat et Delens, Dictionn., t. iv, p. 399.

(98) Wedekind, Heidelb. kin. ann. 1829, t. v. p. 537. Bulletin des sciences médicales de Férussac, t. xx, p. 237. — Amelung, Journ. f. chir. u Augerheilk., t. xii.

(99) J.-L. Feist, Bulletin des sciences médicales de Férussac, t. xxiv, p. 179.

(100) Brillouet, Journal de médecine , t. xlviii, p. 396. — Hufeland, V. d. Scrophelkr., p. 176. — Redmann, Verm. Abh. a. d. Gebieth.

ment que les mercuriaux, et si ceux-ci échouent, on croit assez souvent inutile d'en proposer d'autres. Nous pourrions rapporter ici un grand nombre d'exemples de tumeurs, de duretés, d'obstructions viscérales accompagnées d'ictère, d'hypochondrie, de dyspepsie, de vomissements opiniâtres, de diarrhée chronique, le tabès, etc., guéris à l'aide de ces médicaments. L'helmintiase, considérée comme affection idiopathique des intestins, a trouvé dans les mercuriaux le secours le plus salutaire. Nous verrons plus loin comment ces mêmes remèdes deviennent également précieux contre la cause principale de cette affection. Les praticiens prescrivent aussi avec avantage le mercure pour favoriser la résolution des épanchements et de certains engorgements, comme ceux qui accompagnent, par exemple, la goutte, le rhumatisme, etc.

5° On a eu recours aussi au mercure contre les hydropisies, et notamment celles des cavités osseuses, telles que la colonne vertébrale et le crâne. Des guérisons réelles d'hydrocéphale ont été obtenues au moyen du mercure à haute dose en friction ou du calomel par la bouche (1).

6° On entend par maladies nerveuses les affections qui ont leur siége dans le système nerveux ou dans les nerfs des sens, ou dans ceux des muscles volontaires. Le mercure a trouvé des panégyristes contre ces maladies. Fonseca le loua contre l'hydrophobie (2), ainsi que Ravelly (3), Desault (4), du Choisel (5), Sauvages (6). Portal était convaincu avoir empêché le développement de l'hydrophobie au moyen de frictions mercurielles autour de la blessure (7). Burton guérit un sujet hydrophobe en prescrivant le mercure par la bouche et par frictions conjointement avec six larges saignées

en quatre jours (8). Shoolbreed, Wynne, Donne, Vogelsang, Goden et Werdermann se sont aussi bien trouvés des mercuriaux prescrits après les saignées abondantes (9). Ekstrom a obtenu de bons résultats même dans les cas où les premiers symptômes étaient déjà déclarés (10). D'autres auteurs citent des exemples non moins heureux (11). Le mercure a été loué contre le tétanos et le trismus par Truka (12), par Walther (13), par Beck (14) et par d'autres, surtout contre le tétanos rhumatique (15). Contre l'épilepsie, il a été vanté par Borsieri (16), par Lobenstein Lobel (17), par Frank (18), par Sporry (19), par Locher (20), par Larrey (21), par Portal (22), par Stiebel (23). On sait que

---

(1) Richter, Spec. therap., 3 Bd., p. 62. —Percival, Edinb. med. Ess., t. vi, p. 126. — Bochardt. üb. d. Wirk. d. merc., c. iv. — Schaw, Graefe u. Walth. Journ., 9 Bd., 4 St. — Plackall, Bemerk. üb. d. Wass. üb. v. Rad., 1821, p. 194.

(2) En 1625. Voy. Mérat et Delens. Dict. cit., p. 414.

(3) Traité de la rage. Metz, 1692.

(4) Sur la rage. Bord., 1733.

(5) Nouv. méth. sûre, etc. Paris, 1782.

(6) Sur la nature de la rage. Toulouse, 1749.

(7) Mémoire sur la nature et le traite-

ment de plusieurs maladies, t. ii, p. 38.

(8) Amer. med. rep. med. a. phys. Journ., t. xiv, p. 123.

(9) Hufeland's Journ., 38 Bd., 4 st., p. 100; 5 st., p. 93; 39 Bd., 1 st., p. 84; 40 Bd., 1 st., p. 15; 41 Bd., 1 st., p. 8; 42 Bd., 1 st., p. 64; 49 Bd., 5 st., p. 82.

(10) Schw. Zeitschr. in Med. chir. Zeitung, 1826, 3 Bd., n. 58, p. 85.

(11) Hildenbrandt, Huf. Journ. d. pr. Arzn. Jena, 1799, 8 Bd., 2 st. — Arnemann, Pr. Arzn., 1819.—Johnson, Frorieps Notiz., n. 10, 4 Bd., p. 151. — Bruttges, Wendt, Dorstell. ein. Zweckm., etc. Bresl., 1824. — Sewitt, Med. chir. trans., 1825, t. xiii. — Pommer, Rust, Magaz., 1826, 22 Bd., 1 Heft.

(12) Comm de tetano, p. 370.

(13) Abh. aus. d. geb. d. pr. med., 1810, p. 166.

(14) Heidelb. klin. Ann., 1 Bd., p. 285.

(15) Meglin, Journal de médecine, 1820, nov., p. 358. — Young Harless, Journ. d. ausl. litt., 10 Bd., 2 st. — Trovy, Lond. med. a. phys. Journ., n. 97, p. 211. — Herget, Hufeland's Journ., 53 Bd., 4 st. p. 88.

(16) Instit. med. prakt., t. iii, § 276.

(17) Wesen u. Heil. d. epileps., p. 247.

(18) Prax. med. univ. præcept., P. ii, t. i, p. 38.

(19) Mus. d. Heilk. Scw. Aerzte, 1 Bd., p. 275.

(20) Obs. pract., p. 41.

(21) Bulletin de la Faculté de médecine de Paris, 1821, n. 1.

(22) Observations sur la nature et le traitement de l'épilepsie, 1827, p. 452.

(23) Klein. Beitr. z. Heilw., 1823, p. 58.

Cratone de Craffteim nommait le mercure l'aimant de l'épilepsie (24). Heister et Willis (25), Fischer (26), Horn (27) et Boerhaave (28) louèrent le mercure contre l'amaurose. Dans la paralysie en général et dans l'apoplexie, il a été prescrit avec avantage par Wagner (29), par Bochardt (30), et, dans la manie, par plusieurs auteurs. Les névralgies cèdent souvent à l'action du mercure, lors même qu'elles sont chroniques (31).

7º Les affections dont la fièvre est le phénomène le plus marquant n'excluent point l'usage du mercure. Il a été employé avec succès contre les fièvres intermittentes (32) et les fièvres continues inflammatoires (33). On l'a aussi utilement mis en usage contre les fièvres dites nerveuses (34) et contre celles des enfants menacés d'encéphalite. Le docteur Spiritus dit que, dans ces cas, il a employé avec réussite le sublimé corrosif à la dose de 5 centigrammes (1 grain) dissous dans 90 grammes (4 onces) d'eau distillée, à prendre une cuillerée chaque demi-heure (35).

8º Le mercure, notamment le calomel, a été trouvé très-efficace contre presque tous les exanthèmes aigus, tels que la rougeole, la miliaire (36), etc. On l'a aussi trouvé utile, comme remède prophylactique, contre ces maladies (37). On sait, par une longue expérience, que le mercure préserve des marques de la variole. Wedekind, Serres, Gariet, Nonat et plusieurs autres ont signalé les avantages de l'onguent mercuriel pour faire avorter les pustules varioliques (38).

9º Le mercure a obtenu les plus grands éloges contre le typhus. Chisholm et White ont employé ce remède à très-haute dose, et sauvèrent plusieurs malades sur les côtes de la Guinée, où cette maladie était très-meurtrière (39). Maccarty (40), Brandis, Corbush, Palazzini (41), Jahn (42) et plusieurs autres vantèrent les bons effets du protochlorure de mercure à l'intérieur contre la même maladie (43). Les frictions mercurielles et le calomel à l'intérieur ont été beaucoup recommandés contre la fièvre jaune comme spécifique selon les uns, comme simple remède efficace selon les autres (44). Il est vrai que quelques

---

(24) Borsieri, Instit. med. pr., t. III, § 286.

(25) De anima brutorum, 1642.

(26) Remarques de médecine et de chirurgie, 1796.

(27) Journal général de médecine, t. LVII, p. 318.

(28) Aphorismes, § 1068.

(29) Bulletin des sciences médicales de Férussac, t. XVII, p. 270.

(30) Ueb. d. path. u. ther. d. Læhm., 1826, p. 28.

(31) Moretti, Omodei, Ann. univ., fasc. 70, p. 38. — Folchi, Mat. med. comp., t. III, p. 141. — Hildenbrandt, Ann. schol. c. m. Ticin., t. II, p. 228. — Campagnano, Oss. med. di Napoli, dec., 1830.

(32) Baillou, dans l'année 1640. — Willis, 1659. — Schulze, De mercur. usu in febre quart. — Haller, Dispens. pract., t. V, p. 108. — Selle, Med. clin., p. 655. — Ferguson, Med. chir. trans., t. II, 1813.

(33) Burdach, Arzn., 2 Bd., p. 270.

(34) Van Helmont, De febr., p. 773. — Moreali, Comm. Lips., t. I, p. 237. — Labonnardière, Journal général de médecine, t. L, p. 356.

(35) Rut's Magazin, 14 Bd., 2 st.

(36) Loeseke, Müller, Hamilton, Hauser, Biblioth. médicale, vol. XLI, p. 255.

(37) Selig, Hufeland's Journ. Rush, Withering, Kirkland, Huxham, Douglas, Kreysig, Mérat et Delens, Dict., t. IV, p. 399.

(38) Bertini, Dell' usu ester. ed inter. del merc. Fir., 1744. — Heidelberg, Klin. annal., 1829, t. V, p. 537. — Desessart, Mém. de l'Instit. sc. phys., vol. III. — Hoffmann, Baglivi, Lettsom, Ingenhous, Cotunnio, etc., Gazette médicale, 7ᵉ année, p. 14, 467, 484. — Mérat et Delens.

(39) Med. comm., dec. II; t. X, p. 81, 1795.

(40) Diss. de typho reg. calid., ed. 1797, p. 43.

(41) Rau üb. die Behandl. d. Typhus. Heidelb., Klin. Ann., 2 Bd., 3 st., p. 417.

(42) Hufeland's Journ., 23 Bd., 1 st., p. 109.

(43) Autenrieth, De utilit. hydrarg. in febr. typh. Jul., 1812. — Brandes, Horns Arch. f. med. Erf., 3 Bd., 1803, p. 78. — Thilenius, Hufeland's Journal, 41 Bd., 4 st., p. 27. — Wedemayer, Ub. d. Erkant. u. Behandl. d. Typh., p. 198. — Bischoff, Beobacht. üb. d. Typhus, p. 67. — Brien, Trans. of the assoc. of Fellows and licenc., t. V, 1828, n. 20.

(44) Rush, Matthæi, Unt. üb. d. gelb. Fieb., 2 Bd., 1827, p. 125. — Eymann, Hufeland's Journal, 15 Bd., 1 st., p. 146.

auteurs combinent l'opium avec les mercuriaux par la bouche ; mais d'autres y ont associé avec plus de succès le jalap ou l'antimoine, ou même les saignées abondantes (45). Dans la foule des médicaments qui ont été essayés pour combattre la peste, on compte le mercure, soit pour guérir, soit pour préserver (46). Palloni l'avait signalé bien avant que M. Moreau de Jonnès, officier supérieur d'état-major, eût rapporté l'observation faite par des officiers de santé sur un navire anglais chez plusieurs sujets syphilitiques, lesquels se trouvaient sous l'action d'un traitement mercuriel, et qui n'eurent point la peste ; ou, s'ils la contractèrent, elle fut chez eux très-bénigne (47). — Il est assez généralement reconnu que le protochlorure de mercure, donné à haute dose, a produit d'excellents effets contre le choléra-morbus (48). On assure aussi que les frictions mercurielles ont la propriété préservatrice de cette maladie.

10° Il n'y a peut-être pas d'inflammation, à quelque période que ce soit, qui n'ait été attaquée heureusement à l'aide du mercure. On en avait déjà obtenu d'heureux résultats dans les obstructions ou phlogoses chroniques du foie, non moins que dans les hépatites aiguës. Aussi le trouvons-nous vanté contre ces affections dans les ouvrages de Hamilton (49), de Lind (50), de Murray (51), de Scott, de Cranford, de Wilkinson, de Clark, de Rambach (52), de Tode (53), de Ferro (54), de Marcus (55), de Wesener (56), de Bowell (57) et de plusieurs autres, qui ont regardé le mercure comme spécifique contre les inflammations. La splénite a été traitée par un grand nombre de praticiens avec le mercure. On a guéri souvent avec ce remède l'entérite, ainsi que cela résulte des observations de Goldmann (58), de Müller (59), de Latham, d'après Pridgin Teale (60). La diarrhée inflammatoire et la dyssenterie ont été heureusement traitées à l'aide des mercuriaux par Müller (61), par Pemberton (62), par Joger (63), par Schaffer (64), par Peirotto (65), par Annesley (66), par Smith (67). C'est le calomel qui a été principalement employé dans ces cas. On connaît d'ailleurs un assez grand nombre de cas de péritonite, surtout de péritonite puerpérale, traités heureusement à l'aide des mercuriaux. On a, dans ces cas, prescrit les mercuriaux après une ou deux saignées, ainsi que cela résulte des observations de Jorg (68), de Schaffer (69),

---

— Palloni, Febr. gialla di siv. — Maricone, Hufeland's Journal, 20 Bd., 4 st., p. 170. — Dikson, Philad. Journ., 1822, febr. — Hill, Amer. med. record., t. v, 1822, p. 86.

(45) Archer, ibid., p. 60. — Moreno, Gaceta merc. d. cadice, 25 oct. 1820. — Burnett, Pract. account on the fer., etc. Edinb., t. II, 1816.

(46) Gimaud, Giongirs, Diss. de emp. remed., in Haller, Diss. pract., t. VII, p. 134. — Schreiber, Mérat et Delens, Dict. cit., p. 345.

(47) Rap. de la Soc. med. de Livourn., 1827. La Clinique, janv. 1828, p. 287.

(48) Jameson, Rep. on the epid. chol. morb. Calcutta, 1820. — Millwood, Mitth. üb. d. Morgenl. Brechr., 1 B., p. 140. — Rinnis, Uffer vers. ein darst. d. chol. morb. Pest., 1831, p. 136.

(49) Medic. comment., t. IX, p. 191.

(50) Lond. med. Journ., t. VIII, P. I, p. 43.

(51) Diss. de hepatit. Gott., 1779.

(52) Diss. de usu mercur. in morb. inflam., p. 53.

(53) Med. chir. Biblioth., 7 Bd., p. 200.

(54) Ephem. med., p. 40.

(55) Specim. therap., 2 Bd., p. 340.

(56) Hufeland's Journal, 68 Bd., 2 st., p. 37.

(57) Diss. de hepatit. Edinb., p. 67.

(58) Hufeland's Journal, 54 Bd., 6 st., p. 42.

(59) Allg. med. Ann., 1811, p. 626.

(60) Revue médicale, juillet 1829.

(61) Ouv. c., p. 629.

(62) Pract. Abh. übers. V. Albers, 1817, p. 149.

(63) Harles, Rhein. Westph. Jahrb., 1 Bd., p. 109.

(64) Hufeland's Journal, 35 Bd., 3 st., p. 52.

(65) Frorieps, Notiz., 14 Bd., n. 10, p. 160.

(66) Research. int. th. caus. nat. a. treat. of the mor. prev. disease of India. Lond., 1828, t. II.

(67) Revue médicale, mai 1835, p. 232.

(68) Schrift. z. Kenntn. d. mensch. Weib., 2 Bd., p. 27.

(69) Hufeland's Journal, 37 Bd., 3 st., p. 7 ; 42 Bd., 6 st., p. 46 : 48 Bd., 4 st., p. 14.

de Dawies (70), de Siebold (71), de Goach et Ley (72), de Goden (73), de Velpeau (74), de Forget (75) et de plusieurs autres (76). Un cas très-grave de péritonite, conséquence d'une opération de lithotomie, a été guéri par Delpech très-promptement avec la pommade mercurielle à la dose de 150 grammes (5 onces) en vingt-deux heures et sans le moindre signe de salivation (77). Les mercuriaux ont réussi souvent aussi contre l'encéphalite avec ou sans le secours des saignées. Dans beaucoup de cas ils ont été donnés seuls. Des exemples ont été publiés par les auteurs que je viens de citer et aussi par Hamilton, par Goden, par Marcus, par Siebold, par Vogel (78) et par Loffler (79). C'est surtout dans les cas où l'encéphalite, ou plutôt l'arachnoïdite, menace d'un hydrocéphale aigu, que les médecins anglais ont beaucoup vanté le calomel à très-haute dose (80). Par la même raison, ils le prescrivent contre la rachialgite aiguë et contre le delirium tremens des ivrognes, que Lind considère comme une véritable arachnoïdite, avec tendance à l'épanchement séreux (81).

On a attaqué heureusement avec le mercure différentes espèces d'angine ; on en trouve plusieurs exemples dans les ouvrages de Sachse (82), de Wedekind (83), de Lettsom (84), de Johnston (85). Le croup aussi a été combattu et guéri avec le mercure par Kühn et Redmann (86), par Bard (87), par Harles (88), par Maton (89), par Thilenius (90), par Autenrieth (91), par Cartwright (92). On a donné dans cette maladie le calomel à des doses démesurées, et on n'a observé que rarement la salivation. Dans la coqueluche et dans la toux convulsive, les mercuriaux ont toujours produit d'excellents effets. Marcus en démontra dernièrement les avantages, d'après sa propre expérience ; et nous-même nous avons eu plusieurs fois l'occasion de confirmer ce fait à notre clinique. Les péripneumonies et les pleurésies aiguës ont été traitées heureusement à l'aide des mercuriaux combinés avec quelques saignées. Les faits rapportés par Hamilton (93), par Hufeland (94), par Reil (95), par Michaelis (96), par Mende (97), par Kraft (98), par Fischer (99), par Goden (100), par Müller (1), et par d'autres, ne laissent aucun doute à cet égard. On a fort souvent prescrit aussi

---

(70) Siebold, Journ. V. Geburtsh., 5 Bd., 2 st., p. 398.

(71) Handb. z. Erk. u. Heil. d. Frauenzimmerkr., 2 Bd., 3 Abt., p. 561.

(72) Frorieps, Notiz., 13 Bd., n. 21, p. 356.

(73) Hufeland's Journ., 54 Bd., 5 st., p. 105.

(74) Omodei, Ann. de med. Octobr. 1829, p. 183.

(75) Bulletin général de thérapeutique. Juillet 1834.

(76) Lind, an Essay on Dict. inc. to Europ. — Hamilton, Med. comment. 1783. — Schmidtmann, Summa obs. Berol., 1819.

(77) Revue médicale, juillet 1831, p. 53.

(78) Handb. d. p. Arzn., 4 Bd., p. 26.

(79) Diss. de febr. nat. infl. in nerv. trans. Tub., 1820.

(80) Dobson et Percival, Lond. med. comm., t. vi, p. 219. — Odier, Moseley, Mier, Perkins, Warren, Samml. auserl. Abh., etc., 7 Bd., p. 198 ; 9 Bd., p. 362 ; 10 Bd., p. 216 ; 11 Bd., p. 119 ; 13 Bd., p. 23. — Brown, Phys. med. Journ., nov. 1800, p. 820. — Quin, Ub. d. Gehirnw., p. 49. — Hies, Hufeland's Journal, 17 Bd., 1 st., p. 154. — Formey, Horn's Arch., 1810, 1 Bd., p 219.

(81) De delirio trem., p. 83.

---

(82) Encykl. Wœrterb., 2 Bd., p. 493.

(83) De morb. prim. viar. curat. Norimb., 1792, p. 74.

(84) Med. advert. f. th. Lond. gen. dispens., 1773, p. 181.

(85) Treat. on the malign. angin. Worc., 1779.

(86) Rambach, Diss. de usu merc., in morbo inf., p. 43.

(87) Richters Chir. bibl., 5 Bd., p. 745.

(88) Hufeland's Journ., 6 Bd., p. 616.

(89) Med. and phys. Journ. Juni 1801, p. 517.

(90) Med. chir. Bemerk., 1 Bd., p. 51.

(91) Versuch. f. d. pr. Heilk., 1 H., 1807 ; 2 H., 1808.

(92) The med. record. of orig. Pap., t. viii, n. 3.

(93) Transact. of the med. chir. soc. of Edinb., 1826, t. ii.

(94) Journ., 10 Bd., 2 st., p. 79.

(95) Memor. clin., t. ii, fasc. i, p. 93.

(96) Hufeland's Journ., 3 Bd., p. 185.

(97) Ouv. c., 31 Bd., 2 st., p. 106.

(98) Ouv. c., 35 Bd., 1 st., p. 102.

(99) Ouv. c., 51 Bd., 5 st., p. 50.

(100) Ouv. c., 55 Bd., 3 st, p. 78.

(1) Allg. med. Ann., 1811, p. 630.

les mercuriaux contre les phlogoses externes. Trye (2), Hull (3), Bohr (4) et Davies (5) les ont employés avec avantage dans la phlegmasie alba dolens. D'autres s'en sont servis heureusement contre l'angio-leucite aiguë, c'est-à-dire l'endurcissement du tissu cellulaire des nouveau-nés. De ce nombre sont : Meisner (6), Golis (7), Richter (8), Henke (9), Weinhold (10), Barmann (11), etc. Contre l'érysipèle, on a conseillé le liniment mercuriel qu'on applique sur la partie enflammée. Dean (12) en rapporte deux exemples heureux. Il ne connaît pas de meilleur topique que l'onguent mercuriel pour combattre cette maladie. Fouquier (13), Ricord (14) et Marlay ont obtenu les mêmes résultats (15). Serre et Miquel ont trouvé que le meilleur moyen pour combattre le panaris était de couvrir d'onguent mercuriel la partie affectée : les effets en ont été vraiment surprenants (16).

§ VI. *Appréciation de l'action du remède.* — Nous aurions pu établir l'action dynamique hyposthénisante des préparations mercurielles d'après les seules expériences sur les animaux. Les composés mercuriels les plus actifs, les plus corrosifs, nous ont servi à dévoiler une erreur grave généralement accréditée, savoir : que les altérations locales ou mécanico-chimiques ne sont pas la cause de la mort, et que ce résultat devait être attribué à l'action générale ou dynamique, essentiellement hyposthénisante. Nos expériences, si elles sont répétées et confirmées par les toxicologues, et si nos déductions sont exactes, comme nous l'espérons, conduisent à cette conséquence que les idées qu'on a généralement sur les poisons âcres et corrosifs sont complétement fausses et méritent une réforme entière, et l'on repoussera comme tout à fait meurtriers les préceptes consignés dans les livres pour guérir ces sortes d'empoisonnements. Une fois que le poison a été expulsé de l'estomac, on ne songera plus à amender la lésion chimique de ce viscère, laquelle ou n'est que le résultat d'une irritation locale, simple, guérissable en peu de temps, ou bien elle consiste dans une véritable corrosion ou décomposition de tissu : et, dans ce cas, il n'y a pas de remèdes possibles ; mais on avisera, au contraire, à porter secours à la constitution, à soutenir, à relever la vitalité prête à s'éteindre. Le toxicologue, en conséquence, qui, dorénavant, tracerait des règles thérapeutiques opposées aux faits que nous venons d'exposer, sans tenir aucun compte de ces mêmes faits ou sans démontrer que nous nous sommes trompé, ainsi que nous venons de le faire pour nos devanciers, serait, à nos yeux, coupable, et l'on pourrait le rendre responsable des conséquences malheureuses de l'application d'un pareil système. Les effets du mercure chez l'homme bien portant confirment les conclusions que nous avons tirées des expériences faites sur les animaux. Nous avons invoqué à dessein les faits recueillis par des observateurs impartiaux, qui n'ont agi avec aucune idée préconçue et ne savaient quel parti on pourrait en tirer un jour. Parmi ces faits, le plus remarquable, pour notre sujet, est l'absence absolue de fièvre durant la plus forte action mercurielle. Cette apyrexie, jointe à quelques autres phénomènes, et surtout à l'action opposée de l'opium et des autres stimulants, est pour nous la preuve irrécusable de l'action hyposthénisante des préparations mercurielles. Nous n'avons pas omis cependant, dans cette étude, l'appréciation rigoureuse de l'action mécanique du métal. Nous croyons avoir démontré que, par suite de cette action, il pouvait s'ensuivre des irritations, des phlogoses locales, et même de la fièvre ; mais que ces effets ne devaient point être confondus avec la véritable action dynamique des mercuriaux. Nous avons en même

---

(2) An Essay on the swell. of the lower extrem. Lond., 1794.

(3) Ess. on phlegm. Alb. dolens.

(4) Siebold, Journ. f. Geburtsh, 7 st., p. 423.

(5) Med. chir. transact.. t. xii, P. ii, p. 418.

(6) Kinderkr., 1 Bd., p. 252.

(7) Med. chir. Zeit., 1812, 1 Bd., n. 9, p. 158.

(8) Spec. their., 2 Bd., p. 237.

(9) Kinderkr., 1 Bd., p. 204.

(10) Med. chir. Zeit., 1822, 1 Bd., p. 30.

(11) De telæ cell. indurat. Berl., 1825.

(12) The Amer. med. recorder. Phil., 1820, for july.

(13) Bulletin de thérapeutique, t. vi.

(14) Journal des connaissances médico-chirurgicales, février 1836, p. 323.

(15) Kleinert, Repert. April 1854.

(16) Bulletin thérapeutique. Octobre 1833.

temps tenu compte de la maladie appelée mercurielle par quelques auteurs, et nous avons vu que les phénomènes qu'on lui attribue appartenaient moins à l'action du mercure qu'à des conditions dynamiques indépendantes de cette cause. Nous n'avons fait qu'effleurer ce sujet; mais nous croyons en avoir assez dit pour mettre le lecteur dans la voie de la vérité.

L'expérience clinique nous a aussi confirmé dans l'action hyposthénisante des mercuriaux. Nous venons de voir que les inflammations franches, aiguës ou chroniques avaient trouvé un remède puissant dans les préparations mercurielles, et que ce fait était affirmé par les médecins de tous les temps, de tous les pays. Nous n'avons pas cité, dans ce nombre, les partisans de la doctrine du contrestimulus, dans la crainte d'être accusé de système. Bien que, dans plusieurs des faits en question, les mercuriaux aient été employés conjointement avec les saignées, nous en avons cité néanmoins qui se rapportaient au seul emploi du mercure et dont les effets avaient été pareils, et cela à toutes les périodes de la maladie. D'autres faits étaient relatifs à l'action résolutive du mercure, et nous avons vu que ce remède avait parfaitement répondu à cette attente. Or il est facile de comprendre que cet effet n'est autre qu'un résultat de l'action hyposthénisante générale et locale du remède. A l'appui de cette thèse, nous trouvons d'autres maladies encore dans lesquelles l'administration des mercuriaux a été généralement trouvée utile : nous citerons, entre autres, la phthisie, la fièvre jaune, les maladies pestilentielles, les exanthèmes, l'hydrophobie, l'apoplexie, le tétanos, etc. De l'avis de tous les praticiens, la méthode qui convient dans toutes ces maladies est l'anti-phlogistique. Les mercuriaux n'agissent pas autrement. L'hydropisie elle-même, les indurations, les obstructions viscérales, la scrofule, les dartres, la syphilis, etc., qui toutes ont trouvé dans le mercure un puissant remède, confirment la même manière de voir. L'action hyposthénisante du mercure se voit à chaque pas dans le traitement de ces maladies; surtout dans celles dont le siége est dans le système lymphatico-glandulaire, comme la scrofule. Nous reviendrons sur ce dernier sujet. Faisons, en attendant, remarquer que l'action salutaire du mercure dans les

affections cutanées se rattache au même principe. On sait que les dermatoses affectent en général les follicules cutanés, qu'elles sont très-opiniâtres, très-difficiles à vaincre si les remèdes ne pénètrent et ne séjournent pendant quelque temps dans le tissu de la peau pour faire sentir leur action particulière. Quant aux indurations et aux obstructions, on sait qu'elles se rattachent à la phlogose chronique et qu'elles ne se rencontrent que dans les viscères de nature glanduleuse ou lymphatique. Ces phlogoses sont ordinairement chroniques, à cause précisément de la nature des tissus qu'elles envahissent. Le squirrhe,. le sarcome, le carcinome, ne sont, au fond, que des affections glandulaires. Les tumeurs et les engorgements lymphatiques, les vaisseaux lymphatiques, enflammés, n'importe par quelle cause, ne ressentent l'action d'aucun remède aussi vivement que du mercure. La syphilis affecte d'abord les cryptes muqueux; le virus y est apporté immédiatement par le coït, ou par les lymphatiques : de là il pénètre dans les ganglions, et, après un temps plus ou moins long, dans tout l'organisme. La pathologie actuelle ne voit dans ces affections que des adénites, des lymphites aiguës ou chroniques, avec ou sans un fond spécifique. Qu'exige-t-on de plus pour conclure que le mercure pénètre dans l'assimilation, et, en s'y modifiant, modifie à son tour particulièrement le système lymphatico-glandulaire ?

Une forte objection se présente à cette manière d'envisager l'action du mercure : c'est la faculté fondante que tous les praticiens accordent à ce remède et sa propriété spécifique anti-syphilitique. — Nous sommes le premier à reconnaître que le mercure est un excellent fondant; mais la fonte, la disparition de certains amas de matière morbide, de certaines collections de liquides, dépendent souvent de l'action hyposthénisante du remède, ainsi que nous l'avons déjà dit. Le mécanisme qui donne lieu à cet effet dépend sans doute des vaisseaux lymphatiques ou absorbants, qui exercent énergiquement leur fonction sur toutes les matières qui se trouvent à leur portée et les versent dans le torrent de la circulation pour être de nouveau assimilées, ou sécrétées par les voies naturelles. — L'absorption enfin devient plus active sous l'influence des mercuriaux; mais il est faux de dire que ces remèdes stimulent, surexcitent les vaisseaux absorbants, ainsi qu'on le croit communément. La saine physiologie, au reste, n'admet dans les orifices, quels qu'ils soient, des vaisseaux absorbants, que deux sortes de mouvements : l'un de contraction, l'autre de dilatation, ce qui fait qu'ils peuvent refuser ou admettre les substances qui se trouvent à leur portée. Or, ces espèces de suçoirs ou de pores doivent nécessairement se fermer lorsqu'ils se contractent, s'ouvrir au contraire lorsqu'ils tombent dans le relâchement. On comprend, par conséquent, que la stimulation de ces ouvertures doit s'opposer à l'absorption, puisqu'elle les resserre, et que la condition opposée doit favoriser la même fonction. Plus les vaisseaux lymphatiques sont vides, plus leur action absorbante est énergique. Aussi, après le sommeil, avant le repos, durant la faim, l'absorption est-elle à son maximum. Une fois que la substance est entrée dans le vaisseau, elle irrite la portion qu'elle remplit; celui-ci se contracte sur lui-même, diminue sa cavité, et la substance liquide qu'il renferme est obligée d'avancer et de passer des troncs lymphatiques dans les veines, où elle se mêle avec le sang. Ce mouvement vermiculaire des lymphatiques, qu'on peut observer très-distinctement dans les vaisseaux lactés mésentériques des animaux vivants, est une véritable fonction, qui donne un produit d'autant plus abondant que les organes qui l'effectuent sont moins excités, moins stimulés.

La pathologie nous fournit une peuve plus évidente encore de ce que nous venons de dire. Dans les parties enflammées, l'absorption s'arrête : de là dépend précisément la stagnation des humeurs et la tuméfaction. C'est que, dans les parties enflammées, les vaisseaux lymphatiques, ainsi que les autres tissus, se trouvent dans un état d'hypersthénie. Il n'y a pas de moyen plus énergique pour empêcher l'absorption dans une partie blessée, mordue, que l'inflammation artificielle à l'aide du feu ou des irritants. Les frictions qu'on emploie pour faire absorber certaines substances par le système cutané ont pour but de faire que la substance traverse plus facilement l'épiderme; si elles rougissaient la peau, l'effet en serait empêché. L'hypersthénie ou excitation, loin d'aider l'absorption, s'oppose à cette fonction. L'hyposthénie, au contraire,

produit l'effet opposé : il suffit, pour le prouver, de rappeler que, à l'approche de la mort, et même après la mort, les tumeurs diminuent de volume ou disparaissent tout à fait; il en est de même des épanchements, des congestions, des rougeurs, des taches, etc. La thérapeutique, enfin, vient elle-même à l'appui de cette vérité. Lorsqu'on veut aider l'absorption, on ne doit pas avoir recours à l'alcool, ni aux autres hypersthénisants, mais bien aux bains tièdes, aux cataplasmes émollients, aux applications vinaigrées, au nitre, à la scille, à la digitale et aux autres moyens réfrigérants. Y a-t-il un moyen plus propre à aider l'absorption que la saignée? Or, ce moyen est certainement hyposthénisant. Que si on voulait faire valoir le prétendu antagonisme entre les vaisseaux absorbants et les vaisseaux sanguins, nous répondrions que tout le système vasculaire (artères, veines et vaisseaux lymphatiques) est sous l'influence d'une même force, que l'antagonisme vital est une chimère; et qu'il n'y a d'antagonisme que dans les effets et dans la direction des mouvements, lesquels reconnaissent pourtant une force de contraction tout à fait identique; nous répondrons en outre que les mercuriaux, qui aident, sans contredit, l'absorption, agissent à la manière des émollients, du nitre, de la digitale, de la saignée; ce qui prouve précisément que leur action est hyposthénisante lymphatico-glandulaire. C'est à cette propriété qu'on doit attribuer la résolution et la guérison qu'elles opèrent de certaines hydropisies, etc.

L'autre objection qu'on pourra nous faire est basée sur l'action anti-syphilitique, présumée spécifique, du mercure, action admise et soutenue par plusieurs auteurs : Nous pourrions, à la vérité, nous contenter de nier cette prétendue spécificité, en nous appuyant sur l'autorité d'un grand nombre d'auteurs qui la combattent. Des médecins qui traitent avec succès la syphilis sans mercure, par les moyens les plus simples, ne manquent pas. Des centaines de vérolés ont été traités dans des hôpitaux sans un seul atome de mercure et avec des résultats, dit-on, plus satisfaisants qu'avec ce métal; c'est-à-dire avec moins de récidives. Quant à nous, au reste, il nous est indifférent d'admettre ou de rejeter cette action spécifique du mercure contre la syphilis. Ayant établi un fond spécifique dans la syphilis, nous n'avons aucune répugnance à supposer, si l'on veut, une action spécifique, mystérieuse, dans quelques remèdes. Bien certainement, si cette action devait être admise, c'est au mercure qu'il faudrait plus spécialement l'accorder, attendu que son efficacité est, sans contredit, supérieure à celle de tous les autres remèdes vantés contre la syphilis. Cette action spécifique cependant, si elle existait, ne serait pas de la nature des actions dynamiques ; elle serait tout simplement de nature chimique, et viserait à neutraliser l'action syphilitique : ainsi, chaque molécule de mercure irait neutraliser chaque molécule vérolique. On oublierait par là une autre action bien plus importante encore, celle que le mercure exerce sur la vitalité de l'organisme, indépendamment du principe syphilitique, c'est-à-dire l'action dynamique hyposthénisante. Une fois le virus syphilitique pénétré dans l'économie, il peut rester latent sans que l'individu éprouve aucun symptôme. La maladie pourtant existe dès ce moment, un agent mécanique ou spécifique étant introduit dans la lymphe ou dans le sang ou entre les molécules des organes. L'individu ne s'aperçoit de sa maladie que lorsqu'une urétrite se déclare avec douleur, chaleur et écoulement muqueux, avec phimosis ou paraphimosis ; ou que des ulcérations se manifestent, suivies d'adénites (bubons), de périostites, d'ophthalmites, de coryza, de laryngites, de pneumonites, de dermatoses, etc. Ces symptômes représentent la partie dynamique de l'affection, c'est-à-dire l'effet de la réaction vitale de la fibre organique. Ces symptômes, une fois déclarés, peuvent exister d'eux-mêmes, sans que le principe vénérien qui les a engendrés ait ou non disparu de l'économie. C'est comme une phlogose survenue à la suite d'une piqûre d'épine ; la phlogose persiste, parcourt ses périodes indépendamment de la cause mécanique. La syphilis est donc une affection composée d'un élément spécifique et d'un élément dynamique : le premier est la cause, le second l'effet. Les lésions organiques qui surviennent, les dangers qui persistent et menacent l'existence, dépendent tous de l'état dynamique. Aussi le traitement doit viser à combattre la condition dynamique : quelle que soit la forme de la maladie : urétrite, bubon, ophthalmie, etc., il faut toujours débuter par les anti-phlogistiques. L'unique

différence consiste en ce que, si l'état dynamique est seul combattu, le principe syphilitique restant reproduit les mêmes symptômes quelque temps après. L'expérience cependant démontre que, quelle que soit la forme de la syphilis, le simple traitement anti-phlogistique suffit généralement pour la guérir d'une manière durable. Pour attaquer cette vérité, il faudrait déclarer fausses les nombreuses guérisons obtenues sans mercure par les anciens, avant que ce métal eût été employé contre la syphilis. Parmi les auteurs anciens qui guérissaient la syphilis sans mercure, nous citerons Montésaurus et Scellig (1497), Aquilanus (1498), Torella (1500), Fallope (1564) (6). Il en existe un grand nombre d'autres qui ont persisté dans l'ancien système même après que le mercure avait déjà été proclamé le remède par excellence. Il faudrait, en outre, nier les heureux succès obtenus par Tommasini et par ses élèves au moyen de la saignée et des remèdes contre-stimulants les plus simples. Rose, Chatam, Struve, Lead, Murray, Evans, Brown, Dease, Arthur, Gordon, Guthrie (7), Jourdan (8), Richond, Bobillier (9) et d'autres comptent également des succès sans nombre au moyen des saignées, de la diète, etc. Il faudrait aussi ne tenir aucun compte des conclusions de Thompson et Hill (10) et de Harris (11), basées sur des faits sans nombre consignés dans les tableaux statistiques comparatifs des vénériens traités, dans plusieurs hôpitaux ; soit avec le mercure, soit avec les seuls anti-phlogistiques. Il résulte évidemment de ces tableaux la supériorité de cette dernière méthode sur la première. Il faudrait enfin expliquer pourquoi, sur onze cent quarante-deux vénériens traités avec les mercuriaux, soixante éprouvèrent des symptômes con-

---

(6) De morbo gallico, cap. LXXVI.

(7) Remarques sur le traitement de la maladie vénérienne sans mercure. Journ. compl. du Dict. des sciences méd., août 1825, cahier 86.

(8) Traité complet de la mal. vénér. Paris, 1826.

(9) Journal compl. cité. Juillet 1826, p. 77.

(10) Becker, Sur le traitement de la syphilis sans mercure. 1826.

(11) North. Americ. med. a surgical Journ. 1826, vol. I.

sécutifs, tandis que, sur neuf cent quarante guéris par Richemond à l'aide des seuls anti-phlogistiques, vingt-quatre seulement présentèrent des symptômes consécutifs (12)? pourquoi les médecins de l'armée anglaise en Portugal et dans la Grande-Bretagne, d'après les rapports de Mac Gregor et Franklin, sur neuf mille neuf cent quarante-deux malades traités sans mercure avec les anti-phlogistiques, quatre-vingt-seize seulement éprouvèrent des symptômes consécutifs et furent guéris pareillement par les moyens hyposthénisants en vingt-cinq et quarante-cinq jours (13)? pourquoi le conseil sanitaire de Stockholm n'eut-il que huit pour cent des malades traités sans mercure qui présentèrent des récidives, et quatorze pour cent de ceux traités avec ce métal (14)? et pourquoi enfin les mêmes résultats ont été obtenus par Fricke (15), et à l'hôpital de Bordeaux (16), etc.

Ces faits sont trop importants, trop nombreux et trop authentiques pour ne pas mériter l'attention des praticiens. Ils conduisent à cette conclusion que la syphilis peut très-bien guérir à l'aide d'un traitement anti-phlogistique simple, et que, en conséquence, ou il n'existe aucun principe spécifique vénérien, ou qu'il s'épuise et disparaît par le traitement anti-phlogistique. Cependant les arguments avancés par quelques écrivains pour nier l'existence du virus syphilitique ne prouvent rien et ne sauraient nous faire abandonner l'idée que le principe syphilitique spécifique est une réalité qu'on peut cependant anéantir à l'aide d'un traitement anti-phlogistique. De quelle manière cela a lieu, la chose n'est pas facile à s'expliquer; il est de fait néanmoins que l'organisme ne sait se débarrasser de l'élément étranger qu'en le chassant par la voie des excrétions ou en le neutralisant par l'assimilation. La dernière hypothèse est la plus probable. Il en est de même des autres principes contagieux, qui finissent par

être assimilés et par disparaître. Un traitement approprié peut faciliter ou hâter cette terminaison. La nature des tissus que la syphilis affecte primitivement, savoir : les vaisseaux lymphatiques et les ganglions, donne la raison de la lenteur de son travail d'assimilation et de la nécessité de l'intervention de l'art pour l'accomplir. Les autres contagions aiguës s'assimilent promptement, et n'ont pas besoin, par cela même, des secours de l'art, la force organique suffisant le plus souvent. — La phlogose dépendant du virus syphilitique, et qui a pour siége les vaisseaux lymphatiques et les ganglions superficiels ou sous-cutanés, qui le reçoivent primitivement, empêche ces mêmes organes de se l'assimiler et, par conséquent, de l'anéantir. Le virus demeure, en conséquence, dans ces parties en conservant ses qualités délétères, et, lorsqu'il passe dans le sang, il a encore assez d'énergie pour produire des symptômes secondaires. Tout ce qui modère et arrête la phlogose que le virus a engendrée rend aux lymphatiques et aux ganglions leur énergie d'action, et, par conséquent, les rend aptes à exercer leur action assimilante sur le virus, et, par conséquent, à le détruire. On comprend par là pourquoi la saignée parvient à combattre la syphilis, soit dans son effet dynamique, soit dans son effet spécifique, et comment la faim, l'abstinence, les remèdes hyposthénisants vasculo-sanguins, qui ont une grande efficacité sur les lymphatiques, produisent le même résultat; comment enfin le mercure, par sa propriété hyposthénisante lymphatico-glandulaire, est l'anti-syphilitique par excellence. D'après ces données, nous croyons pouvoir conclure que les mercuriaux conviennent spécialement dans le traitement de la syphilis, non comme spécifique, mais comme remède essentiellement hyposthénisant lymphatico-glandulaire.

Ne pouvant pas reconnaître dans le mercure une action spécifique, dans le sens généralement admis, nous nous trouvons en dissidence avec les auteurs, mais sous le point de vue théorique seulement; car nous avons, comme eux, recommandé ce métal contre la syphilis. Nos adversaires s'appuient sur beaucoup de faits pour soutenir leur idée. Nous ne nions pas les faits, nous croyons seulement qu'on a attribué à tort au mercure des effets qui ne lui appartiennent nullement. On a confondu l'action dy-

----

(12) De la non-existence du virus vénérien prouvée par le raisonnement, l'observation et l'expérience.

(13) Journal général de médec. , août 1827.

(14) Revue médicale, avril 1827.

(15) Journ. f. chir. u. Augerh. v. Graefe u. Walther, t. 1, p. 87.

(16) Journ. hebdom., 7 juin 1834.

namique avec l'action mécanico-chimique : de là des traitements incomplets, des guérisons imparfaites. Le médecin qui croit fermement à l'action unique, spécifique, du mercure croit avoir tout fait en *mercurialisant* son malade, et il n'a qu'une seule règle pour tous les sujets. La syphilis cependant produit des effets dynamiques différents, selon sa nature, la durée de son action, l'état constitutionnel de l'individu, les circonstances particulières du climat, du lieu, de la saison, etc. Bien que ces effets puissent presque toujours être combattus à l'aide des mercuriaux, cependant ils ne cèdent pas toujours à la même dose ni à l'usage exclusif de ces moyens. Il est rare, d'après nous, que, dans le traitement de la syphilis, il n'y ait pas avantage à associer les saignées aux mercuriaux, et cela non-seulement lorsque les inflammations syphilitiques sont très-prononcées, mais encore lorsqu'elles sont profondes et obscures, ou qu'il y a pléthore. La seule action du mercure n'est pas, dans ces cas, assez énergique pour les subjuguer, à moins d'administrer les préparations les plus actives de ce métal à des doses très-élevées, ce qui ne peut se faire sans danger. La saignée répétée corrige aussi et prévient les effets mécaniques des mercuriaux et permet d'employer ces derniers pendant un temps assez long. On associe encore aux mercuriaux les hyposthénisants vasculaires avec avantage. On doit surtout recourir à cette association dans certains cas de syphilis très-opiniâtre. Il arrive quelquefois que l'individu se trouve peu à peu saturé de mercure ; ce métal, s'il n'est pas assimilé, se revivifie et peut se cantonner dans différentes parties du corps et y déterminer des irritations mécaniques. Si la syphilis n'est pas domptée, elle n'éprouve plus alors aucune modification avantageuse du traitement ; car l'irritation en paralyse les effets, ajoute parfois aux souffrances, et la maladie empire. On dira peut-être que, dans ce cas, on a ajouté l'affection mercurielle à la maladie syphilitique ; mais il n'en est rien au fond. L'indication, dans ce cas, est de déloger le mercure, le faire rentrer en circulation et sortir par les émonctoires de l'économie. Pour cela, l'art ne possède d'autres remèdes que les hyposthénisants vasculaires. C'est à ces principes naturels qu'on doit rattacher les prétendus miracles opérés, en pareil cas, par la salsepareille, le gaïac, les

préparations sulfureuses, qu'on pourrait même obtenir (comme nous l'avons fait), du sulfate de quinine. Bien certainement on n'obtiendrait jamais de ces remèdes les bienfaits qu'on en retire, si on n'administrait auparavant le mercure, quoique sans avantage apparent. Ces remèdes, outre qu'ils agissent favorablement contre la syphilis, ajoutent une telle force au mercure, que ce métal déploie alors une grande énergie salutaire. Dans les mêmes circonstances et par les mêmes raisons, les bains produisent d'excellents effets.

Les considérations et les faits que nous venons d'exposer, relativement à l'emploi des mercuriaux contre la syphilis, mettent déjà dans la voie de l'usage de ces mêmes remèdes contre d'autres maladies, en prenant toujours pour guide leur action hyposthénisante lymphatico-glandulaire. Sans les préférer aux saignées et à d'autres remèdes hyposthénisants reconnus efficaces contre les inflammations franches, le médecin pourra avoir grande confiance dans l'usage des mercuriaux contre toutes les maladies qui affectent préférablement les vaisseaux lymphatiques et les glandes, soit conglobées, soit conglomérées. Les inflammations de ces organes ne sont pas bien rares, quoique, dans les nosologies, elles se trouvent désignées par des noms équivoques. Elles méritent l'attention sous le triple rapport de leur gravité, de leur résistance opiniâtre à l'action des remèdes et des liaisons matérielles qu'elles laissent après elles, lésions qui s'opèrent en quelque sorte clandestinement. Chaque espèce de lymphangioïte ou angéioleucite, soit générale, comme dans l'endurcissement cellulaire des nouveau-nés, soit partielle, comme dans la phlegmasie alba dolens, dans les ganglionites, dans les tumeurs lymphatiques ou froides, dans les infiltrations dites laiteuses, dont l'origine est généralement lymphatique, trouve dans les mercuriaux le plus puissant secours curatif. Les tumeurs scrofuleuses, tuberculeuses, squirrheuses, sont, en général, heureusement influencées par ces remèdes, si toutefois leur dégénérescence n'est pas très-avancée. Dans le principe, en effet, toutes ces maladies ne sont que des inflammations ganglionaires ou des vaisseaux lymphatiques. Ce caractère phlogistique est conservé même lorsque la glande est dégénérée, indurée, etc. Les mercuriaux sont heureusement employés contre l'hypertrophie des glandes mésentériques. Le *tabes mesenterica*, la splénite, l'hépatite chronique accompagnée d'hypertrophie, les phlogoses aiguës de ces viscères sont également combattues par les mercuriaux combinés avec des saignées. Toutes les inflammations des glandes conglomérées : l'orchite, la parotite, la pancréatite, notamment si elles sont chroniques, ainsi que cela a lieu le plus souvent, à cause de la structure particulière des parties, cèdent fort bien à l'action du mercure. Les adéno-dermites, qui s'offrent sous des formes herpétiques ou dartreuses, sont aussi traitées heureusement à l'aide des mêmes remèdes. On en retire aussi d'excellents résultats dans un grand nombre d'autres affections, dont le fond est une phlogose lente des cryptes et follicules muqueux. De ce nombre sont les métrites chroniques, accompagnées de leucorrhée et de symptômes hystériques. Leur véritable condition pathologique est une phlogose chronique des cryptes utérins ; c'est pour cela même qu'on les a nommées adéno-métrites. De ce nombre sont aussi le croup (adéno-laryngite membraneuse aiguë), la coqueluche ou toux convulsive (adéno-trachéite), le catarrhe chronique (adéno-bronchite chronique), la grippe (adéno-trachéo-œsophagite aiguë), la phthisie scrofuleuse et tuberculeuse, la fièvre dite muqueuse, la dothinentérite de Bretonneau (adéno-gastro-entérite aiguë), la dyspepsie, le vomissement chronique, l'hypochondriase (adéno-gastrite chronique), la diarrhée chronique (adéno-colite lente), l'helmintiase, la fièvre vermineuse (adéno-entérite vermifère). Le diagnostic de toutes ces maladies des muqueuses thoracique et abdominale, outre qu'il résulte des symptômes propres à chacune d'elles, est encore confirmé par leur marche chronique et par leur tendance à l'induration. Les nécropsies démontrent d'ailleurs constamment, dans ces cas, des altérations plus ou moins profondes des cryptes. L'état de la langue s'accorde aussi avec ce diagnostic, car elle offre constamment une couleur jaune-blanchâtre, sa surface est rude, lanugineuse ou villeuse. Si l'affection folliculaire est aiguë, la villosité est associée à une rougeur générale de la langue, ou de ses bords, ou de quelques points seulement (langue pointillée). Dans tous ces cas, les effets des hyposthénisants lymphatico-glandulaires, et notamment du mercure, sont merveilleux ; sans eux, la transition

à l'induration, à la callosité, au squirrhe, est presque inévitable, notamment sur les plis de la muqueuse, où les cryptes se trouvent en plus grand nombre et plus rapprochés, comme au pylore, par exemple. Le mercure est utile dans l'helmintiase, non-seulement comme hyposthénisant, mais encore comme anthelmintique. Son principal effet cependant sur la maladie tient à l'action dynamique ; en enlevant les vers, on n'aurait détruit qu'un effet de la maladie elle même ; la condition morbide qui les engendre existe dans la mucosité intestinale viciée, et ne saurait être enlevée qu'autant que les cryptes auront été ramenés à leur état normal ; ceux-ci sont phlogosés, sécrètent un mucus vicié. Le mercure, en hyposthénisant ces parties, améliore les sécrétions et enlève par là la source de la vermination.

§ VII. *Action mécanique.* — Nous avons déjà exposé les effets mécaniques des mercuriaux. Il est maintenant utile d'y revenir. Par son poids, le mercure coulant a été trouvé utile pour dégager du canal intestinal quelques obstacles au passage des fèces. Il a été recommandé contre la constipation opiniâtre, contre les hernies étranglées et le volvulus. Le praticien ne doit pas cependant oublier le danger que le malade peut encourir par une forte dose de mercure coulant, lorsqu'elle ne réussit pas à franchir l'obstacle. L'individu aurait introduit dans son estomac et ses intestins un formidable ennemi. Si cependant un diagnostic certain avait pu autoriser cette pratique, il doit se rappeler qu'il ne faut rien moins que 90 grammes (3 onces) en une seule fois pour atteindre le but. Des doses moindres seraient sans nul effet sur la maladie et pourtant toujours assez fortes pour nuire. Il est d'observation que les fortes doses sortent plus promptement par l'anus, si elles ont franchi l'obstacle, que les petites. Il est des praticiens qui en ont fait avaler jusqu'à une demi-livre en une fois. — La propriété chimique, caustique ou corrosive de quelques préparations mercurielles, telles que les deutoxydes, le deutochlorure et l'azotate, a été exploitée avec avantage contre les ulcères syphilitiques, les plaies calleuses ou de mauvaise nature, le carcinome. Ces affections prennent, par l'application des sels mercuriels, une meilleure apparence. Les chancres syphilitiques sont souvent guéris à l'aide des mêmes topiques, et la syphilis s'arrête dès le début.

Nous ne croyons pas que cela ait lieu uniquement par l'action phlogosante du caustique, laquelle s'oppose à l'absorption, et moins encore par sa propriété neutralisante sur le virus. Notre opinion sur ce sujet est que la portion absorbée de la préparation mercurielle agit comme hyposthénisante lymphatico-glandulaire dans la région malade, et, si le virus n'a pas encore franchi cette région, il est assimilé et détruit. On prévient ainsi l'infection générale. Nous ne pouvons non plus attribuer à l'action irritante du médicament la meilleure apparence que les plaies acquièrent sous son influence, puisque nous voyons que les véritables hypersthénisants, tels que la poudre de cannelle, l'esprit-de-vin, etc., les font empirer, les rendent baveuses et sordides. L'action dynamique des parcelles absorbées améliore la condition de la fibre enflammée, au lieu d'augmenter l'inflammation, ainsi qu'on le croit. Cela est si vrai, que, en continuant l'application mercurielle, la plaie finit par se cicatriser, ce qui n'aurait pas lieu si, par son action, elle augmentait l'irritation. Nous avons déjà dit que les mercuriaux jouissaient d'une vertu anthelmintique. Les vers intestinaux ne sont pas les seuls qui peuvent être tués par ce moyen ; tous les autres parasites ressentent la même influence et peuvent être tués surtout à l'aide de la pommade mercurielle ou la solution de sublimé. On guérit de la sorte des poux et des morpions, en ayant toutefois la précaution de mettre, autant que possible, l'organisme à l'abri de l'action directe du remède.

§ VIII. *Mode d'administration, préparations*, etc. — En médecine, on emploie le mercure à l'extérieur et à l'intérieur. — On donne souvent la préférence à la voie endermique pour ne pas embarrasser le canal alimentaire. Pour le faire pénétrer dans l'organisme par la peau, on a recours à plusieurs procédés.

1º Les vapeurs mercurielles. On les obtient en faisant chauffer 4 grammes (1 gros) de soufre et autant de cinabre, qu'on recueille dans une grande caisse où l'on fait entrer le malade tout nu. Il y reste plus ou moins longtemps, selon la tolérance de son organisme. Il est transporté ensuite dans son lit, où l'on doit entretenir la transpiration. On répète les fumigations tous les deux jours ou tous les jours, jusqu'à guérison. Le mercure coulant pourrait être employé pareillement en le faisant échauffer jusqu'à l'évaporation. Cette manière d'administrer le mercure mériterait d'être adoptée.

(*Note d. trad.*) [Comme on ne saurait évaluer, au moyen des fumigations, la quantité de mercure qui pénètre dans l'organisme, et que les vapeurs mercurielles, en irritant la peau, déterminent souvent des éruptions, le procédé en question n'est que rarement mis en usage. La méthode dont on se sert actuellement de préférence en Allemagne, et que M. Desruelles a introduite en France, est celle de Werneck. On purge d'abord le malade ; on lui fait boire beaucoup de tisane sudorifique ; on lui fait prendre, pendant huit jours, un bain tiède tous les jours et suivre une diète rigoureuse. Pendant ce temps, il doit garder la chambre, dont la température est à 16 degrés centigrades. Le malade, ainsi préparé, est recouvert d'un grand manteau en toile cirée, de la forme d'une cloche et serré exactement autour du cou. Il s'assied sur un tabouret dont le fond communique avec un tuyau d'un appareil fumigatoire, contenant du sulfure rouge de mercure.]

2º Les bains mercuriels. On fait dissoudre de 8 à 30 grammes (2 gros à 1 once) de deutochlorure de mercure par bain, à la température de 22, 28 degrés R. On y fait rester le malade d'une demi-heure à une heure. Wedekind, qui a proposé ces bains, observa que le pouls devenait mou, faible, lent, et les ongles livides, sous leur influence, et que les douleurs rhumatismales ostéocopes s'apaisaient. Il vante ces bains contre la gale, les dartres, la scrofule et la syphilis. Leur effet sur le pouls nous dévoile son action dynamique, notamment sur le système vasculaire, et doit nous tenir en garde afin de faire sortir le malade du bain aussitôt que le pouls se ralentit de plusieurs pulsations, une hyposthénie mortelle pouvant être la conséquence d'un séjour trop prolongé. Aussi ne doit-on prescrire les bains mercuriels qu'avec la plus grande réserve. M. Lugol s'en sert, à l'hôpital Saint-Louis, contre certaines maladies chroniques de la peau qu'on présume de nature syphilitique. Quelques praticiens recommandent les pédiluves mercuriels contre la vérole ; Centoue (16)

---

(16) Omodei, Ann. univ. di med. nov. et dec. 1829, p. 561.

et Tambone (17) en ont fait usage avec succès. Il va sans dire que la dose de la préparation mercurielle doit être proportionnée à celle de l'eau qu'on emploie pour chaque bain de pieds.

3° La méthode des frictions mercurielles est regardée aujourd'hui comme la plus rationnelle : aussi est-elle généralement adoptée. On pratique les frictions près des endroits qui présentent un grand nombre de ganglions lymphatiques, comme au creux de l'aisselle et à la région inguinale. On doit changer chaque jour la place de la friction, et l'on revient ensuite aux premiers endroits. Les frictions sont faites par le malade lui-même, afin que rien ne se perde de chaque dose ; et, s'il n'est pas en état de se frictionner, on en chargera un infirmier, qui aura la précaution de garnir sa main d'un gant ou d'une vessie. Pour que le mercure pénètre, il faut au moins frictionner légèrement pendant une demi-heure ou davantage. On aura la précaution de laver préalablement avec de l'eau de savon la partie et de se tenir constamment dans une température plutôt élevée. — L'onguent mercuriel, dit napolitain ou gris, est celui qu'on emploie communément. Il se prépare par la trituration d'une partie du métal et deux ou trois parties de graisse. La trituration doit être continuée jusqu'à ce qu'on ne découvre à la loupe aucun globule métallique, en frottant un peu de la pommade sur un papier. Hernandes aidait l'opération en faisant liquéfier la graisse par la chaleur. Chevallier, avant d'éteindre le mercure par la trituration, le secoue dans une bouteille avec de la graisse liquéfiée. On appelle onguent mercuriel double celui qui résulte de parties égales de graisse et de mercure. Il est au tiers, au quart ou simple, quand il ne contient qu'une partie de métal sur une, deux ou trois parties de graisse. La pommade citrine se compose d'une partie de mercure, deux parties d'acide azotique étendu, et douze parties d'axonge.

L'onguent mercuriel de Cirillo résulte d'une partie de deutochlorure de mercure et de huit parties d'axonge, avec un peu de sel ammoniac. On le prescrit en frictions à la plante des pieds, à la dose de 4 grammes (1 gros) pendant trois jours. Le quatrième jour, le malade prend un bain général ; le cinquième, la dose est augmentée, et ainsi de suite, jusqu'à guérison. On porte parfois la dose jusqu'à 8 grammes (2 gros). Il n'y a pas de raison pour qu'on ne pratique ces frictions sur d'autres régions plus abondamment pourvues de ganglions et plus capables, par conséquent, d'absorption. Il faut pourtant faire remarquer que l'inventeur de cette méthode a vu survenir des accidents par ces frictions, lorsqu'on les pratiquait sur des malades émaciés, épuisés par la fièvre hectique ou par le dévoiement colliquatif. — Ordinairement, on prépare le malade aux frictions mercurielles avec un ou plusieurs bains généraux tièdes, dans le but de disposer la peau à l'absorption. On alterne aussi ce traitement avec les bains; cela prévient la salivation et empêche en partie les effets mécaniques du mercure. Il faut aussi choisir, s'il est possible, pour pratiquer ces frictions, le matin en se réveillant ou bien un peu avant le repas. Ce temps est le plus favorable à l'absorption. Pendant le traitement, il faudra avoir tout le soin possible de ne pas s'exposer aux changements brusques de la température. Les saisons les plus favorables pour le traitement mercuriel sont le printemps et l'automne. Il va sans dire que, pendant l'administration du remède, il faut suivre un régime hygiénique léger, se passer de vin, d'aliments épicés, de végétaux flatueux, etc. Nous ne comprenons pas la raison pour laquelle on défend généralement les substances acides.

Il n'est pas aisé de fixer la dose de chaque friction; elle doit varier selon le degré du mal, la qualité de l'onguent, le but qu'on se propose, l'âge du malade et plusieurs autres circonstances. Au reste, on pourrait l'établir approximativement entre 2 et 40 grammes par jour (demi-gros à une once et demie). On est parvenu à en prescrire jusqu'à 150 à 240 grammes (5 à 8 onces par jour). Si on a l'intention de provoquer la salivation, il faut en prescrire 4, 8, et même 12 gram. (1 à 4 gros) par jour, et d'une manière continue; mais on a abandonné avec raison cette méthode. Si l'on suit le système dit par extinction, la dose doit être moindre; les frictions ne se répètent que tous les deux ou trois jours, et l'on administre des bains entre une friction et une autre ; l'on administre aussi des purgatifs. La méthode dite héroïque, et que les Français appellent mercurialisation,

---

(17) Omodei, cit., marzo 1830, p. 571.

Giacomini.

29

consiste dans l'application d'une grande quantité d'onguent (plusieurs onc.), d'une manière continue pendant quelques heures, jusqu'à disparition des phénomènes morbides. L'action dynamique est si dominante dans cette méthode, que l'action mécanique ou irritante devient nulle, et le malade n'éprouve pas la moindre salivation. Delpech, Velpeau, Mérat et Delens avouent que, dans ce cas, les mercuriaux agissent anti-phlogistiquement et abaissent la vitalité, comme les abondantes saignées pourraient le faire (18). C'est une nouvelle preuve en faveur des idées que nous avons émises.

Il n'est pas non plus facile de préciser la quantité absolue d'onguent et le nombre de jours qu'on doit employer dans le traitement. Il n'y a rien de plus absurde que de contraindre les malades à des doses fixées d'avance, lesquelles pourraient être excessives pour les uns, insuffisantes pour les autres. — Les plus petits accidents possibles, après le traitement, méritent l'attention du chirurgien, savoir : la salivation, la stomacace, l'inflammation des glandes salivaires, l'érythème, etc. On peut les arrêter en diminuant la dose de l'onguent, ainsi que nous l'avons dit, ou bien à l'aide de la saignée ou d'autres remèdes hyposthénisants, ou bien enfin en substituant une autre préparation mercurielle plus active par bouche, aussitôt que le goût métallique se fait sentir ou que le malade éprouve une sensation entre les dents, comme si elles étaient devenues plus longues. Il n'en est pas de même des effets dynamiques, qui pourraient devenir formidables. Lorsque le traitement mercuriel est poussé avec énergie et pendant longtemps, il exige beaucoup d'attention de la part du médecin ; celui-ci doit surtout prendre garde au sentiment de froid que les malades accusent avec le pouls petit et intermittent, et aux menaces de syncope, lorsqu'il administre intérieurement des préparations mercurielles très-énergiques. Ces symptômes sont tous des avant-coureurs d'une mort foudroyante, si on n'arrête immédiatement l'usage du remède. Il faut se hâter, dans ce cas, d'administrer au malade une dose de vin ou quelques gouttes d'éther, un bon bouillon ou d'autres hypersthénisants analogues.

4° Une manière assez commode et fort simple d'appliquer l'onguent mercuriel est celle de Scattigna. Elle consiste à étaler tout simplement l'onguent autour des articulations très-pourvues de ganglions et de poils, et conséquemment très-aptes à l'absorption : telles sont les aisselles et les aines (19).

5° L'application à l'extérieur du mercure s'effectue aussi au moyen des emplâtres et des cataplasmes. Mais cette méthode est rarement suivie. On obtient l'emplâtre avec 90 grammes (3 onces) de mercure métallique, 60 grammes (2 onces) de térébenthine, 180 grammes (6 onces) de styrax liquide pur, et 8 grammes (2 gros) d'huile de lavande. On éteint le mercure en le triturant dans un mortier de marbre avec ces trois substances. Pour l'appliquer sur la partie malade, on l'étend sur un morceau de peau ou de toile, qu'on renouvelle selon les circonstances. Son action est très-légère. Chez nous les chirurgiens se servent souvent de l'emplâtre de *ranis* avec le mercure (stéarate de mercure). Il est formé de 500 grammes (1 livre) d'emplâtre de diachylon simple, liquéfié à une douce chaleur, et de 90 grammes (3 onces) d'onguent mercuriel double.

6° La liqueur mercurielle qu'on applique sur les ulcères de mauvais caractère s'obtient avec 30 grammes (1 once) de mercure et autant d'acide azotique. On ajoute à la solution 1 kilogramme (2 livres) d'eau de rose et de plantain et une quantité suffisante de loch. Plusieurs préfèrent aujourd'hui une solution de deutochlorure de mercure, plus ou moins active, selon la sensibilité de la partie sur laquelle on veut l'appliquer. On commence la dose par 5 centigrammes (1 grain) de sublimé corrosif dans 120 ou 180 grammes (4 à 6 onces) d'eau, et l'on arrive graduellement jusqu'à 10 ou 15 centigrammes (2 à 3 grains) par 30 grammes (1 once) d'eau. — Cette solution pourrait donner de grands résultats si on voulait l'appliquer par lotions répétées sur une grande surface. La syphilis a été traitée avec succès à l'aide de ces lotions, et nous avons guéri une teigne faveuse par leur moyen ; mais elles sont rarement employées comme remède général. Plusieurs personnes cependant s'en servent contre les maladies cutanées. Mathiole et Ferry les prescri-

---

(18) Dictionnaire universel de mat. méd., t. IV, p. 392, 393.

(19) Nuovo metodo d'am. l'ung. mer. ne'mal. sifil. Napoli, 1818.

vaient contre les dartres. Les doses de deutochlorure dont se servaient ces médecins étaient énormes : ils faisaient entrer 60 grammes (2 onces) de ce sel mercuriel dans 3 kilogrammes (6 livres) d'eau de rose distillée, de laurier et de plantain. On sait que Napoléon s'est bien trouvé de l'eau de Mettemberg pour se guérir d'une affection cutanée chronique dont il était affecté. Cette eau est composée de 2 grammes (demi-gros) de sublimé étendu dans 500 grammes (1 livre) de véhicule. ♦

7° Le précipité *per se* ou deutoxyde rouge de mercure et le précipité blanc ou oxychlorure ammoniaco-mercuriel ne sont plus en usage aujourd'hui, si ce n'est pour quelques cas de carcinome ou d'ulcère.

Usage interne des mercuriaux. — 1° L'eau dans laquelle le mercure a bouilli jouit de la faculté anthelmintique. Si le mercure employé est bien pur, les réactifs chimiques ne décèlent dans cette eau aucun atome de ce métal : aussi devrait-on peut-être attribuer à cette eau la propriété vermifuge dont elle jouit plutôt qu'à quelques sels ou acides contenus dans un mercure impur.

2° Le mercure gommeux de Plenk est une préparation dans laquelle le mercure se trouve éteint au moyen de la gomme arabique, dans la proportion d'une partie de métal, deux parties de gomme et six parties d'eau. Cette préparation doit se faire à l'instant même de s'en servir, sinon le mercure se précipite facilement. Son action est très-légère : on s'en sert pour les enfants, chez les sujets faibles, délicats, et pour les femmes enceintes, à la dose d'une, deux ou trois cuillerées par jour.

3° L'éthiops minéral, ou protosulfure noir de mercure, s'obtient au moyen de la trituration à froid du mercure avec du soufre ou en faisant passer à travers une peau de chamois du mercure qui tombe sur du soufre fondu et en agitant le tout ensemble. On l'emploie de préférence contre les vers, à la dose de 25 à 50 centigrammes (5 à 10 grains) avec du sucre.

4° Une action presque analogue est celle de l'éthiops antimonial, protosulfure de mercure stibié. Il n'est guère plus employé.

5° Le mercure soluble de Hahnemann, bien qu'il ne soit soluble que dans l'acide acétique concentré, s'offre sous la forme d'une poudre fine, noire, composée

d'éléments divers, savoir : trois quarts de protoxyde de mercure et un quart d'un sel triple, de protoxyde de mercure, d'acide azotique et d'ammoniaque. Il jouit d'une grande énergie. On peut s'en servir dans tous les cas où on a besoin d'une forte action hyposthénisante lymphatico-glandulaire. On commence par 2 centigrammes (demi-grain) matin et soir qu'on augmente graduellement jusqu'à 5 et 10 centigrammes (1 à 2 grains); on le suspend ensuite pendant quelques jours pour le reprendre de nouveau. Rademacher l'a employé à la dose de 5 à 10 centigrammes (1 à 2 grains) avec succès, dans les inflammations aiguës (20).

6° Le mercure gris de Moscati est un véritable protoxyde de mercure qu'on administre à la même dose que le précédent.

7° Il n'y a pas de préparation mercurielle qui soit d'un usage plus fréquent et plus général que le mercure doux, protochlorure de mercure, panacée mercurielle, aquila alba, calomélas, etc. On lui accorde une action antiphlogistique, action qui n'est pas différente de celle qu'on rencontre dans les autres préparations mercurielles. Les Américains, les Anglais, et en grande partie aussi les Allemands, le préfèrent et n'en craignent pas de graves accidents. Pourtant Helwig (21) l'a vu causer la mort dans un cas; Ledelius également (22), à la dose de 45 grammes (1 once et demie). Prescrit cependant à la dose de 10 à 50 centigrammes (2 à 10 grains) par jour, et même un peu plus, il est efficace, sans être nullement dangereux. Aussi a-t-il été pendant longues années une espèce de remède universel, ainsi que l'indique son nom de *panacée mercurielle*. Il est fâcheux qu'on ne puisse pas en empêcher l'action mécanico-chimique dans l'intérieur de la bouche. Bien que cette action ne soit suivie d'aucune conséquence grave, elle ne laisse pourtant pas d'être désagréable, à cause des aphthes, des ulcères, des gonflements et des douleurs qu'elle détermine aux gencives, au palais et sur les glandes salivaires. L'haleine du malade devient très-fétide : plusieurs moyens ont été

(20) Hufeland's Journ., 10 Bd., 2 st.; p. 107.
(21) Observ. phys. med., 1680.
(22) Ephem. A. C. nat. curios., dec. II, an. 10, obs. 14.

employés pour prévenir cet inconvénient; mais, jusqu'à présent, on n'est parvenu à obtenir aucun résultat satisfaisant. Sandras, ayant vu prescrire le protochlorure de mercure en Pologne à la dose de 18 grammes (4 gros et demi) sans accident, et en Angleterre 20 centigrammes (4 grains), et seulement produire deux fois une salivation abondante, a pensé qu'il était plus convenable de s'en tenir aux fortes doses. Burdin aussi n'a obtenu, chez des enfants de dix ans, qu'une légère évacuation par un gramme et même plus. Annesley observa plusieurs fois que le calomel, à 15 et à 20 centigrammes (3 à 4 grains), purge et irrite, tandis qu'il ne produit aucun de ces effets à la dose de 1 gramme (20 grains), et devient sédatif. Nous avons déjà dit qu'on obtient plus facilement des effets irritatifs d'un gramme, divisé en vingt parties, que de vingt doses d'un gramme chacun. Nous avons vérifié plusieurs fois cette observation, mais non constamment. Les enfants paraissent jouir d'une grande tolérance pour le mercure doux. Plusieurs praticiens le combinent à la scammonée, d'autres au soufre. Burdach, partisan zélé de ce remède, assure qu'on peut le donner, sans aucun inconvénient, combiné au sel de nitre (23).

D'après tout ce que nous venons de dire, il est facile de comprendre à quelles doses on doit s'arrêter et dans quels cas on peut élever ces doses à 5 et même 8 grammes (1 gros et demi à 2 gros) par jour. — Si, malgré les précautions indiquées, il survenait du ptyalisme, on ne doit pas s'en inquiéter; car ce symptôme, dût-il durer dix à quinze jours, n'entraînera aucune conséquence, et l'on en sera dédommagé par la guérison de maladies difficiles.

8° Le sublimé corrosif (deutochlorure de mercure), connu aussi sous les noms de muriate et d'hydrochlorate de mercure corrosif, de laudanum minéral corrosif, de massue des métaux, etc., jouit d'une grande et dangereuse efficacité. On a recours à cette préparation dans les cas les plus graves de syphilis. Plusieurs autres maladies phlogistiques très-intenses peuvent être attaquées avec ce remède; mais son emploi exige beaucoup d'habitude et de prudence. Boerhaave a dit avec raison que le sublimé corrosif est un remède incomparable; nous ajouterions volontiers qu'il est tel, qu'on ne doit pas en borner l'emploi à la syphilis. Mais il ne faut pas oublier ce que le même praticien a ajouté, savoir : que celui qui n'en connaît pas toute la portée doit s'abstenir de le prescrire. Ce médicament, au reste, est très-employé de nos jours contre la syphilis. On doit toujours craindre des malheurs si le praticien, méconnaissant les effets dynamiques de ce remède, ne porte son attention qu'aux effets irritatifs qu'il s'attend à voir, aux douleurs, aux cuissons, à la tension, aux corrosions. Ces effets n'arrivant pas, il persiste quelquefois dans l'usage immodéré du médicament : le malade tombe dans une hyposthénie profonde, et il peut succomber presque subitement. Nous avons déjà dit, en parlant des frictions mercurielles, comment il fallait se mettre en garde contre ces fâcheux résultats : les mêmes remarques sont applicables au sublimé corrosif. — La dose de deutochlorure de mercure est d'un demi-centigramme (un dixième de grain) jusqu'à 2 centigrammes et demi matin et soir. Rarement on dépasse cette dose, et ce n'est que dans les maladies inflammatoires les plus graves qu'on peut se permettre une dose plus élevée, c'est-à-dire double et même triple. On peut l'administrer dissous dans l'eau distillée. Pour cela, on fait dissoudre 1 centigramme (1 grain) de sublimé dans 120 grammes d'eau : on commence par en faire prendre une cuillerée à soupe à la fois. — La forme pilulaire offre des avantages sur la solution. Cette préparation peut se conserver plus longtemps, être divisée plus également et mieux, outre qu'elle présente moins de chances d'erreur. On fait dissoudre le sublimé dans une suffisante quantité d'eau distillée ou dans de l'alcool, et on en fait une masse avec de la mie de pain et un peu de sucre, pour empêcher que les pilules durcissent; autrement, elles traverseraient le tube gastrique sans être digérées. De cette masse, on en fait seize pilules pour chaque cinq centigrammes de sel mercuriel.

Dzondi a proposé une autre méthode d'administrer le sublimé. Il fait dissoudre dans de l'eau distillée 120 centigrammes (12 grains) de ce sel, et en fait faire, avec de la mie de pain et du sucre, deux cent quarante pilules, dont chacune contient un demi-centigramme de sublimé. Cet auteur commence par en

<hr>

(23) Hufeland's Journ., sept. 1830.

donner quatre d'abord, aussitôt après le dîner, afin qu'elles puissent se mêler aux aliments. Ensuite il en augmente le nombre de deux chaque jour, et arrive à en donner jusqu'à trente par jour. Il ne dépasse pas cette dose. S'il survient des douleurs ou des vomissements, il y remédie avec la teinture d'opium. Il exige que toute la dose ci-dessus soit consommée pour que le traitement soit complet, même lorsque les phénomènes syphilitiques auraient disparu de bonne heure. Plusieurs praticiens vantent cette méthode, et la suivent exactement. Nous croyons cependant que la prédestination de la dose totale n'est pas logique et pourrait avoir des inconvénients.

Dernièrement on a proposé de donner le sublimé combiné au blanc d'œuf, et on a prétendu que, par ce mélange, on diminuait l'action délétère de ce sel, et, par conséquent, les dangers de son usage. Il arrive effectivement que l'albumine décompose sur-le-champ le deutochlorure de mercure, et le précipité qui en résulte n'a plus qu'une fort légère action thérapeutique; et, dans ce cas, il faut en augmenter la dose. Une telle formule pourrait bien diminuer les effets mécanico-irritatifs; mais il faut bien prendre garde que des effets dynamiques formidables ne surviennent d'une manière inattendue; savoir: le tremblement, les frissons, la pâleur, les sueurs, l'abattement, la disparition du pouls et la syncope. Quelle que soit la manière dont on administre le sublimé, il faut le faire suivre d'abondantes boissons mucilagineuses; l'alimentation doit être légère. Je ne crois pas qu'il soit nécessaire de se priver de l'usage des acides, ainsi qu'on le recommande communément. Une fois que tous les symptômes ont disparu par l'effet du sublimé, il est prudent de cesser pendant quelques jours son usage; on le reprendra par la suite pendant quelque temps encore, afin de détruire les derniers restes possibles de la vérole. L'omission de ce précepte a été peut-être la cause de la plupart des récidives qu'on a souvent observées et de l'accusation qu'on a portée contre ce remède de ne guérir que temporairement la syphilis.

9° La chimie a enrichi dernièrement la pharmacologie de quelques nouvelles préparations mercurielles. Le cyanure de mercure, dit aussi prussiate et hydrocyanate de mercure, a été beaucoup vanté par Chaussier, par Salamanca,

par Mendaga et par d'autres. Ces auteurs le préféraient aux autres préparations, tant contre la syphilis que dans les autres affections opiniâtres des vaisseaux lymphatiques et dans les inflammations. La dose est d'un demi-centigramme (un dixième de grain), qu'on peut augmenter journellement jusqu'à 5 centigrammes (1 grain). Dans quelques essais que nous avons faits, ce remède n'a pas répondu à notre attente; nous en avons augmenté la dose, et cela a déterminé des aphthes et la salivation. Selon nous, ce remède aura toujours contre lui la variabilité de son action; car il est très-décomposable, à cause de la grande volatilité du cyanogène.

10° Le proto-iodure et le deuto-iodure de mercure ont été préconisés dans les affections syphilitiques et scrofuleuses par Coindet, Pinel, Grimelle, Venable, Biet et Lugol. Ces auteurs assurent que l'absorption de ces iodures se fait promptement, et que leur action est très-énergique. De nouvelles expériences pourront peut-être rendre ces sels d'une grande utilité contre plusieurs affections. Voici les formules de Biet :

1° ℞ Proto-iodure de mercure.

> Racine de guimauve pulvérisée, parties égales, 4 gram. (1 gros).
> Eau distillée, quantité suffisante.
> Faites 72 pilules.

2° ℞ Proto-iodure de mercure, 2 gram. (demi-gros).

> Thridace, 4 grammes (1 gros).
> Extrait de gaïac, 2 grammes (demi-gros).
> M. F. pilules, 38.

A prendre une par jour. Le troisième jour on augmente d'une, et ainsi de suite tous les deux jours jusqu'à quatre. On doit boire une décoction mucilagineuse par-dessus chaque prise.

11° Le proto-bromure de mercure a été l'objet de recherches particulières par Werneck. Il trouva dans ce médicament quelque analogie d'action avec le calomel, sans pourtant produire aussi fréquemment la salivation que ce dernier. Werneck assimila le deuto-bromure au sublimé, et il lui attribue même une action supérieure. Les amateurs de nouveautés ne manqueront peut-être pas d'adopter l'usage du deuto-bromure de mercure; nous devons cependant faire remarquer qu'il faut beaucoup de circonspection dans son usage ; car son action pourrait bien être plus forte que celle du sublimé.

Nous omettons de parler de quelques autres préparations et formules mercurielles, leur usage étant entièrement abandonné de nos jours.

IODE (*Iodium*).

§ Ier. *Caractères physiques.* — L'iode a été découvert, en 1812, par Courtois, manufacturier-chimiste de Paris, d'abord dans la soude de varech et dans les cendres d'autres algues marines, ensuite dans l'éponge et dans plusieurs mollusques. Canta, chimiste italien, l'a trouvé dans plusieurs eaux minérales du Piémont. Le mot *iode* signifie *violet* en grec, il a été appliqué à cette substance par M. Gay-Lussac à cause de la couleur de sa vapeur. — L'iode du commerce est solide, en lames ou paillettes, d'un gris noirâtre, avec éclat métallique, fusible, volatil, d'une odeur désagréable, analogue à celle du brome, ou du sulfite de chlore : d'une saveur très-âcre, caustique. Mis en contact avec la peau il y laisse une tache jaune qui se dissipe assez promptement. — L'hydriodate de potasse, ou proto ïodure de potassium, est blanc, facilement cristallisable en cubes un peu déliquescents, soluble dans l'eau et dans l'alcool, d'une saveur piquante.

§ II. *Notions chimiques.* — L'iode est un corps combustible, non métallique. L'alcool et l'éther sulfurique le dissolvent promptement et le colorent en brun. L'eau n'a qu'une action très-faible sur l'iode, et sa solution est jaune. Il se combine avec l'oxygène et forme l'acide iodique ; avec l'hydrogène, l'acide hydriodique, lequel produit avec d'autres bases différents sels, parmi lesquels l'hydriodate de potassium. L'acide chlorhydrique est le résultat de l'union de l'iode avec le chlore. — La propriété chimique la plus remarquable de l'iode est de former au contact avec l'amidon un composé bleu ; aussi est-il un excellent réactif pour reconnaître la présence de la fécule, de la farine, etc. — Avec les corps simples il forme des iodures dont plusieurs sont employés en médecine.

§ III. *Effets sur les animaux.* — Dans les expériences de M. Magendie avec la teinture d'iode sur les chiens, on

n'a obtenu que le vomissement. On est parvenu au moyen de la ligature de l'œsophage à empêcher ce phénomène. M. Orfila les fit mourir en l'administrant à la dose de 4 à 12 grammes (1 à 3 gros). Ils présentèrent les phénomènes suivants : mouvements continuels de déglutition, évacuations alvines, abattement progressif, mais sans le moindre signe de douleur, ni de convulsions, ni de paralysie. L'autopsie cadavérique montra l'estomac et les intestins enduits d'une couche muqueuse, tenace, plus ou moins jaunâtre, avec quelques petites ulcérations linéaires, entourée d'une zone jaunâtre. M. Devergie observa les mêmes phénomènes moyennant 4 à 8 grammes (1 à 2 gros) de proto-iodure de potassium : ce sel injecté dans les veines tua les chiens à l'instant (24). — Ces expérimentateurs ont déduit de ces faits que l'action de l'iode est irritante. Cette conclusion a été adoptée par plusieurs auteurs. Les phénomènes pourtant qu'ils ont indiqués appartiennent à l'hyposthénie ; et les lésions cadavériques sur lesquelles ils se sont fondés n'ont lieu qu'après la mort. Effectivement quelle est l'irritation, l'inflammation aiguë, l'ulcération promptement mortelle, qui reste couverte d'une mucosité jaunâtre, ou entourée d'une zone de la même couleur ? Pour éclaircir cette question nous avons recours à l'expérience en soumettant un estomac de porc mort à l'action de l'hydriodate de potasse ; quelques heures après, ce viscère présentait les mêmes apparences que celles décrites par M. Orfila. Nous nous sommes assurés en outre que l'alcool et les autres hypersthénisants calment les effets de l'iode. Cela résulte d'ailleurs aussi des expériences de M. Magendie, lequel dit qu'ayant injecté dans le corps des chiens 4 grammes de teinture d'iode (1 gros), il n'a pu produire aucun effet sensible (25). Cela n'aurait pas dû arriver si l'un des ingrédients de cette teinture n'était pas doué d'action opposée à celle de l'autre.

§ IV. *Effets sur l'homme bien portant.* — Si on applique sur la peau une solution d'hydriodate de potasse, elle est aussitôt colorée en jaune, et se couvre de très-petites pustules. Ce phénomène se rattache à l'action chimique du remè-

---

(24) Mérat et Delens, Dict. univ. de mat. médic., t. III, p. 629.

(25) Formulaire, etc.

de sur l'épiderme ; il a lieu aussi sur le cadavre et offre quelque analogie avec la teinte particulière et l'ulcération que l'on rencontre dans l'estomac des cadavres, et qui ne dépassent pas l'épithélium. Si l'on prend une petite dose d'iode par bouche, on éprouve une légère chaleur au gosier pendant un quart d'heure environ, expectoration légère sans toux (26), augmentation de l'appétit(27). Si on en continue l'usage, un amaigrissement général se déclare (28). Hufeland prétend que l'iode fait fondre et disparaître les glandes mammaires, et il croit que la même chose pourrait arriver aux testicules (29). Ce phénomène n'a jamais été vérifié, bien qu'à dire vrai plusieurs personnes en parlent comme d'une chose certaine. La chose cependant nous paraît invraisemblable. Sans doute que l'usage de l'iode, en faisant disparaître la graisse de la mamelle, peut faire affaisser la glande mammaire de manière à faire croire à sa disparition ; sans doute aussi que le testicule peut diminuer de volume par la même raison. Mais nous ne pouvons jamais admettre qu'un tissu organisé puisse s'anéantir, disparaître entièrement par la simple action d'un fondant quelconque. Ce sel, donné à dose un peu plus élevée, cause facilement des nausées et le vomissement(30). Les phénomènes propres à l'action de l'iode sont : l'anxiété, les tremblements d'abord aux mains et ensuite dans tout le corps; la difficulté de la démarche, la prostration générale, la fréquence et faiblesse du pouls. C'est ce qui a été remarqué par Coindet et Baup (31), par Kolley (32), par Gairdner et Schmid (33), par Jahn (34), et par d'autres. L'enflure des jambes, les sueurs froides, les yeux creux, la figure pâle et altérée, tels sont les phé-

nomènes observés par Kolley et Gairdner. et qui se sont terminés par la mort. Zink a observé deux cas mortels d'empoisonnement par l'iode : il trouva chez l'un les intestins rétrécis, enflés, tendus, de couleur sombre, excoriés sur plusieurs points, et le foie décoloré(35). Un enfant âgé de dix ans, empoisonné par l'iode, est mort en peu d'heures. Jahn observa dans les cadavres les tissus flétris, mous et dépourvus de graisse (36). M. Fenoglio a dit avec raison que les effets de l'iode sont analogues à ceux des mercuriaux et qu'ils n'en diffèrent qu'en ceci, savoir : qu'au lieu de porter sur les glandes salivaires, ils portent sur la glande thyroïde et les mamelles (37).

Quant aux correctifs de ces effets et aux antidotes de l'iode, Coindet recommande, outre les adoucissants, l'alcali volatil et l'opium. Les opiacés ont été aussi préconisés par Monconnier (38), par Gairdner. On connaît un autre cas d'un individu qui a été sauvé par de très-fortes doses d'acétate de morphine, savoir : un centigramme(un cinquième de grain) chaque demi-heure (39). Pelletan a combattu les effets de l'iode avec la morphine (40). — Il paraîtrait, d'après cela, que l'iode a une action mécanicochimique, qui se révèle sur les parties mortes ou inorganiques bien plus que sur les parties organiques et vivantes ; qu'il est doué d'une propriété dynamique hyposthénisante, et d'une action opposée à celle de l'opium, de la morphine et de l'alcool.

§ V. *Effets dans les maladies.* — On employait depuis longtemps l'iode en médecine, sans s'en douter, contre la scrofule et le bronchocèle, moyennant l'éponge brûlée qui en contient. C'est spécialement à Coindet qu'on doit l'introduction de l'iode en matière médicale. Cet auteur a fait beaucoup d'expériences cliniques et obtenu des guérisons remarquables de bronchocèle. Bientôt le remède a été adopté, et il est même des

(26) De Caro, Bibl. univ. de Genève, t. xvii, p. 65.

(27) Coindet, même Bibliot., t. xvi, p. 140.

(28) Coindet, Ibid. — Baup., ibid., t. xviii, p. 304, 1821. — Schmid, Hufeland's Journal.

(29) Journ. d. pract. Heilk., 1824.

(30) Gairdner. cit. — Orfila, Traité des poisons, t. i, part. ii.

(31) Ci-dessus cités.

(32) Journal compl. du Diction. des sc. méd., t. xvii, p. 307.

(33) Ci-dessus cité.

(34) Journ. compl. du Dict. des sc. méd., t. xxxv.

(35) Journ. compl., t. xviii, p. 126.

(36) Omodei, Ann. univ. di med., maggio et giugno 1830, p. 577.

(37) Omodei, Ann. univ., etc., fasc. lx, p. 257.

(38) Journ. de chim. méd., t. iv, p. 216.

(39) Samml. auserl. Abh., etc., 31 Bd. 3 st., p. 498.

(40) Gazette de santé, 15 févr. 1829.

auteurs qui le regardent comme un spécifique contre toute espèce d'engorgement glandulaire.—Pendant longtemps on ne l'a prescrit que contre le goître; mais depuis on en a étendu l'usage à beaucoup d'autres maladies; Coindet en a lui-même étendu l'application contre les engorgements lymphatiques et des glandes mammaires. Eusèbe Desalle l'a prescrit contre les obstructions chroniques des testicules (41); Gairdner, Zink (42), Manson (43), Buisson (44), Delisser (45), Bayle (46), contre les tumeurs blanches acticulaires; Valentin (47), Milignan (48) et Godier, Tardy, Gendrin (49) et Manry (50), contre la goutte; Magendie (51) et Martini (52), contre les ulcères chroniques de la bouche et du gosier, Petterson, contre la carie des vertèbres (53); Ashwell (54), contre le squirrhe de la matrice; Hirsh (55), Hahnemann, Klaproth, Wagner (56), Hill (57), Ullmann (58), contre les maladies cancéreuses de toute espèce; Biet, Gimelle, Kolley, Locher, Balber (59), contre les dartres et plusieurs autres maladies chroniques de la peau; Græfe (60), contre la

polysarcie; Gimelle, Sablairoles, Jœder, contre la leucorrhée chronique; J. Bell, contre la blennorrhagie et la ménorrhagie (61); Gassaud, contre le *tabes* mésentérique (62); Fontana, contre la phthisie pituiteuse (63); Gairdner, contre les tubercules pulmonaires et abdominaux; Monson, contre la paralysie et la danse de Saint-Guy (64); Locher-Balber, contre le tic (65); Buisson, contre l'anasarque; Bardsley, contre l'ascite (66); Buisson, Richond (67) et Desalle, Henry (68), dans la syphilis, notamment contre les bubons et la blennorrhagie. Nous avons nous-même administré l'hydrochlorate de potassium contre plusieurs cas d'inflammations de la rate et du foie, accompagnées de jaunisse, contre la grippe et la coqueluche, contre les maladies vermineuses, avec des résultats excessivement heureux. Quant à la scrofule, les préparations iodurées administrées par la voie intérieure ou extérieure, ou par les deux voies à la fois, ont donné des résultats tellement heureux dans toutes les formes de la maladie, qu'il n'est pas un seul praticien qui n'en reconnaisse et conseille l'administration.

§ VI. *Appréciation de l'action.*—Tout le monde doit être convaincu de l'action hyposthénisante lymphatico-glandulaire de l'iode, en se rappelant ses effets sur les animaux et sur l'homme bien portant, et en réfléchissant que toutes les maladies, dans lesquelles cette substance a eu du succès sont également traitées avantageusement par les mercuriaux. Or nous avons démontré que l'action de ces derniers porte principalement sur les glandes conglobées et conglomérées, et sur les vaisseaux blancs, et que ces maladies sont de nature phlogistique et accompagnées d'une forme particulière propre à ces mêmes tissus. La propriété dissolvante ou fondante

(41) Journ. compl. du Dict. des sc. méd., t. XIX, p. 193.

(42) Cités.

(43) Medic. research. on the eff. of jodin. Lond., 1825.

(44) Thèse de la Faculté de Paris, n. 228, 1825.

(45) The Edinburg. Journ., t. XXI, p. 231.

(46) Mémoire sur l'emploi de l'iode. Revue médicale, 1829, févr., p. 237.

(47) Journal général de médecine. Juillet 1828.

(48) The Lond. med. and. phys. Journ., 1828, p. 6.

(49) Journal général de médecine, sept. 1828.

(50) Même Journ., mai 1829.

(51) Omodei, Ann. univ., nov. et dec. 1828, p. 591.

(52) Repert. med. chir. di Torino, 1834, jan.

(53) The Lond. med. Review, july 1833.

(54) The Lond. medic. and phys. Journ., febr. 1832, n. 4.

(55) Rust's Magaz., 1826.

(56) Hufeland's Journ., febr. 1828.

(57) The Edinb. Journ., apr. 1826.

(58) Graefe u. Walth. Journ., 4 Bd., p. 2.

(59) Cités.

(60) Omodei, Ann. univ. di med., aprile 1828, p. 178.

(61) The North. Americ. med. a surg. Journ., octob. 1828.

(62) Revue médicale, sept. 1830.

(63) Rep. med. chir. di Torino, agosto 1824.

(64) Research. on the eff. of the jodin. Lond., 1825.

(65) Heckers, Ann., junius 1825.

(66) The Lond. med. and phys. Journ., t. VII, n. 5, p. 63.

(67) Archives générales de médecine, t. IV, p. 321.

(68) Bulletin de la Société médicale d'émulation, novembre 1824.

qu'on voudrait assigner à l'iode présente les mêmes considérations que nous avons exposées à l'occasion du mercure; ce qui vient parfaitement à l'appui de notre thèse. La propriété présumée spécifique, anti-scrofuleuse, qu'on attribue à l'iode, mérite de nous arrêter quelques instants. Nous ne pouvons discuter ce sujet sans émettre quelques considérations sur la scrofule elle-même.

1° Commençons par les causes de la scrofule. On indique parmi les causes prédisposantes: l'hérédité, le jeune âge, le sexe féminin, enfin la délicatesse d'organisation caractérisée par la finesse et la blancheur de la peau, la mollesse des tissus cellulaire et musculaire, les yeux bleu-clair, les cheveux blonds, la tête un peu grosse, les mâchoires larges, le cou court et le ventre plutôt volumineux. Parmi les causes déterminantes ou occasionnelles, les auteurs désignent principalement l'influence de l'atmosphère et des aliments, l'habitation dans des lieux où les rayons du soleil ne pénètrent presque jamais, où l'air est humide, malsain, etc. Toutes ces causes et plusieurs autres ont une action particulière sur la peau et sur les régions du corps les plus exposées. Les angines, les ophthalmies, les rhumes et autres maladies phlogistiques qui en sont la conséquence, démontrent assez clairement que les effets de ces impressions sont en général d'un caractère hypersthénique. Dans le cas en question, les prédispositions susindiquées et la texture molle, grêle de la peau, ne changent rien à la nature de l'impression; elles favorisent plutôt le caractère de l'affection dont nous parlons.—Quant aux aliments, on compte d'abord, chez les enfants à la mamelle, le lait d'une nourrice malsaine, l'allaitement artificiel, les légumes et les grains farineux, les pâtes sucrées contenant des œufs et du beurre, tous les aliments enfin réputés malsains. Ces substances agissent non par leur manque de matière nutritive, mais bien par leur mauvaise qualité qui les rend indigestes. Elles deviennent par là des agents d'irritation de l'appareil gastrique, causent des vomissements, des cardialgies, la dyssenterie, l'inflammation, ce qui a lieu aussi par d'autres substances non assimilables. Que si elles sont digérées, elles donnent un chyle non homogène et renferment des principes étrangers à l'hématose. Ces principes ne peuvent produire sur la fibre vivante que de l'irritation, de la

douleur, et successivement de l'inflammation. Ces deux causes morbides dont le mode d'action est analogue exercent leur pouvoir par des voies différentes et engendrent la scrofule.

2° Lorsque le vice scrofuleux est déterminé par l'influence atmosphérique, il se montre par l'engorgement des glandes lymphatiques, cervicales, sous-maxillaires et sous-occipitales. Des tumeurs irrégulières se déclarent dans cette région, plus ou moins dures, fixes, indolentes, sans changement de couleur à la peau. Bornées pendant longtemps autour du cou, ces tumeurs s'étendent et se multiplient dans d'autres régions. Après une plus ou moins longue durée, elles deviennent sensibles, molles, légèrement douloureuses, et, enfin, suppurent; leur suppuration est indiquée par un changement de couleur à la peau, qui devient pourprée ou violacée; au bout de plusieurs jours, la peau se perce de quelques trous qui donnent issue à une matière liquide, souvent fétide, ayant l'apparence d'un mélange de lymphe et de pus. Le plus souvent l'ouverture devient fistuleuse et est environnée de tissus fongueux; si elle se ferme, elle se rouvre au bout de quelque temps, et cela se répète plusieurs fois; elle se cicatrice enfin, en laissant une marque pâle, crispée et ineffaçable.—La maladie n'affecte pas la même marche lorsque la cause dépend des aliments. Après plusieurs dérangements, après quelques troubles d'estomac souvent répétés, l'enfant maigrit de jour en jour, l'abdomen se ballonne, devient énorme, ses parois se tendent et ne se prêtent plus à la compression; dans quelques cas elles ne sont pas très-tendues, alors la compression fait découvrir par çà et par là, dans le bas-ventre, des petits corps durs, ovoïdes ou ronds. Bientôt une sorte de fièvre continue ou intermittente quotidienne se déclare, et il en résulte ce qu'on nomme, dans les écoles, un *tabes mesenterica*. Ces deux formes de scrofule ne se rencontrent pas ordinairement ensemble, mais, lorsqu'elles sont réunies chez un même sujet, on peut être certain que les deux causes, savoir: l'air et les aliments, ont agi simultanément. Etant très-naturel que le mauvais chyle dû aux mauvais aliments commence par agir sur les premiers vaisseaux et les premières glandes lymphatiques, il n'est pas étonnant que le mésentère devienne le premier le siége de ces engorgements.

Il est également naturel que l'air vicié produise ses premiers effets sur les parties cutanées, les plus exposées à son action. Conséquemment les parties qui restent longtemps à découvert, et qui sont naturellement délicates, comme le cou et les parties environnantes, surtout chez les femmes, sont précisément celles qui doivent en éprouver le plus d'effet. Aussi les lymphatiques et les glandes de ces régions doivent-elles être les premières et souvent les seules affectées.

3° Parmi les caractères morbides de la scrofule, on compte, indépendamment de ceux que nous venons d'indiquer, savoir : la tuméfaction, l'endurcissement et la suppuration des tissus affectés, conditions qui peuvent se répandre dans tout le système lymphatico-glandulaire ; on compte, disons-nous, les inflammations véritables des intestins, du thorax, des yeux, lesquelles se fixent préférablement sur les tissus glanduleux. Telle est la raison pour laquelle la scrofule est parfois réfractaire au traitement, et se termine même par la mort, si elle se fixe à l'estomac ou aux poumons.

4° Les inflammations consécutives à la scrofule peuvent être traitées comme la scrofule elle-même, à l'aide des antiphlogistiques plus ou moins énergiques, savoir : la saignée, les sangsues, la digitale, la camomille, l'aconit, la douce-amère, la salsepareille, le soufre, le quinquina, le lichen, le fer, les acides, les mercuriaux. Tous ces remèdes sont reconnus efficaces contre la scrofule, et l'on peut désormais les mettre au nombre des hyposthénisants. On peut en dire autant de l'iode. Quant aux autres remèdes qu'on préconise sous le titre d'anti-scrofuleux, nous en parlerons tout à l'heure. Il est vrai de dire néanmoins que tous ces moyens ne guérissent pas toujours la scrofule. La raison de ces anomalies nous semble exister dans les fausses idées qu'on s'était faites sur cette maladie, puisqu'on avait admis un principe morbide qui n'existe pas, au lieu de suivre les changements qui ont successivement lieu dans les parties affectées. — Si l'on examine avec attention ces changements et leurs relations avec leurs causes, on verra que la maladie commence bien avant l'époque où le cou paraît couvert de petites tumeurs et l'abdomen dur, volumineux, inégal. La maladie a déjà parcouru sa première période lorsque le médecin s'aperçoit des premières irruptions de la scrofule. Cette période est la plus importante sous le point de vue clinique, puisque c'est durant ce temps que les glandes et les lymphatiques du cou ressentent l'action de l'air atmosphérique, action qui consiste dans le changement brusque de la température et qui fait résorber les humeurs qui devaient être expulsées, ou bien dans l'humidité, ou dans d'autres principes de sa composition qui entre dans l'organisme. C'est ainsi aussi que les molécules malsaines qui constituent le chyle affectent les lymphatiques entéro-mésentériques et les ganglions qui en dépendent. Une irritation mécanique et une phlogose en sont la conséquence, ainsi que nous l'avons déjà dit. Cette phlogose s'opère et marche lentement et presque en silence. Celui qui voudrait rencontrer dans cette phlogose les signes ordinaires des inflammations, savoir : la rougeur, la douleur, la chaleur et la tuméfaction, se tromperait singulièrement. Nous croyons avoir démontré les premiers cette grande vérité, que la même condition inflammatoire dans les différents tissus prend des formes très-diverses. S'il est vrai que les vaisseaux et les ganglions lymphatiques ne présentent aucun nerf volumineux, et ne sont pénétrés que de vaisseaux sanguins très-fins, on comprend que leur inflammation ne doit pas être accompagnée de douleur, et que ses autres caractères, savoir : la chaleur et la rougeur, ne doivent pas être très-marqués. La tuméfaction, qui elle-même ne peut jamais manquer, ne se déclare pas aussitôt qu'à l'ordinaire, vu que les vaisseaux et les ganglions lymphatiques sont cachés sous la peau et presque ensevelis dans le tissu cellulaire ; leur petitesse ne permettant pas l'afflux et la stagnation des fluides en quantité capable de produire promptement la tuméfaction. La simple inflammation des lymphatiques et des glandes ne peut avoir d'autres caractères, à moins que son intensité ne soit extrême ou qu'elle n'ait envahi les parties environnantes. Le malade a donc été longtemps sous l'influence d'une lymphagioïte ou lymphadénite avant d'être tout à fait scrofuleux ; et pendant ce temps certains tissus eurent le temps de s'engorger, de s'épaissir, de s'endurcir ; de sorte que la scrofule, lorsqu'elle est jugée véritablement telle, devrait être considérée plutôt comme le résultat d'une phlogose glandulaire que comme une maladie primitive. C'est alors qu'elle résiste opiniâtrément à nos moyens curatifs. De nouvelles phlogoses s'entent pour ainsi dire sur les premières; ou bien le principe morbide s'étend à d'autres parties du système lymphatique, à d'autres glandes, et prend une grande extension ; dès lors se manifeste un ensemble de phénomènes que les médecins idéalistes nomment diathèse ou dyscrasie scrofuleuse. En outre les tumeurs elles-mêmes subissent peu à peu des changements ; elles passent de l'état de suppuration à l'état de carcinome, d'ulcère, et produisent de nouveaux éléments morbides qui résorbés déterminent de l'irritation et de la phlogose dans d'autres vaisseaux et dans d'autres glandes, et l'affection devient universelle. Du côté de l'abdomen la succession des phénomènes morbides est plus rapide et plus importante, eu égard à la valeur des organes attaqués et aux nombreuses ramifications vasculaires du péritoine, dont la réaction allume bien plus promptement la fièvre.

D'après ces considérations, la scrofule n'est en origine qu'une lymphadénite chronique plus ou moins étendue, laquelle, le plus souvent inaperçue et cachée, détermine à la longue des indurations glandulaires très-difficiles à dissiper, et donne au système lymphaticoglandulaire une activité telle, qu'il prédomine en quelque sorte la constitution et influence toutes les maladies, lesquelles deviennent lentes et opiniâtres. De là la naissance facile d'affections squirrheuses, cancéreuses, etc. Le bronchocèle n'est que le premier pas de cette affection, ou, pour mieux dire, l'affection même bornée uniquement à la glande thyroïde ou aux tissus environnants. Sous ce point de vue la scrofule offre de la ressemblance avec la syphilis, mais elle en diffère pourtant par une marche plus lente et par l'origine non spécifique, et par sa nature non contagieuse. — En détruisant l'idée d'une dyscrasie ou d'un principe scrofuleux de nature particulière, nous croyons avoir rendu service à la pathologie, puisque nous avons par là dégagé l'esprit d'une fausse hypothèse. La pratique ne peut que gagner par cette manière de voir, puisqu'on connaît ainsi la véritable route à suivre dans le traitement de la scrofule. On comprend effectivement mieux désormais les soins à prescrire aux constitutions scrofuleuses depuis l'enfance jusqu'à l'âge avancé. A la moindre attaque que l'individu éprouve vers le cou, au moindre tiraillement, à

la plus légère enflure qu'il présente, enfin, au moindre dérangement gastrique, tel que vomissement, diarrhée, lientérie, affection vermineuse, etc., on sait désormais qu'il s'agit d'éloigner les causes de ces phénomènes avec un grand soin ; ces causes se rapportent à l'air et aux aliments. On ne tardera pas en conséquence à reconnaître la nécessité de prescrire des remèdes hyposthénisants lymphatico-glandulaires. A cette époque leur efficacité est grande, prompte et sûre. On parvient de la sorte à éteindre le mal dès le principe. Que si l'engouement, l'obstruction et l'induration ont déjà eu lieu, on aidera à l'action des hyposthénisants lymphatico-glandulaires par les saignées, quand même il n'y aurait pas de fièvre, ni de douleur, ni de rougeur locale, et que l'individu semblât, par la finesse de sa peau et la délicatesse de ses organes, disposé à devenir cachectique. Malgré la diminution ou la disparition du gonflement, on ne doit pas se lasser du traitement ; il faut parvenir à dissiper tout à fait la phlogose des lymphatiques, dont le germe est prêt à se rallumer à chaque instant. En conséquence on doit combattre énergiquement les affections consécutives des viscères thoraciques et abdominaux, et ne pas se fier aux prétendus spécifiques anti-scrofuleux, qui laissent le plus souvent périr les malades de phthisie ou de *tabes* mésentérique.

§ VII. *Action mécanique.* — Bien que l'hydriodate de potasse appliqué à la peau détermine assez promptement une irritation mécanique, ainsi que nous l'avons déjà dit, et qu'il donne naissance à de petites pustules, avec ou sans rougeur, néanmoins pris à l'intérieur il ne provoque ni un grand malaise, ni de l'inquiétude, si l'on en excepte pourtant dans quelques cas une légère chaleur à l'estomac et à l'œsophage. La teinture d'iode aussi laisse parfois, pendant quelques minutes, une chaleur à la gorge qui n'a pourtant aucune suite. Cela prouve qu'il ne faut pas craindre les effets mécanico-irritatifs de l'iode pris par bouche; on ne doit faire non plus attention aux traces d'irritation externes, à moins que l'individu ne soit excessivement délicat.

§ VIII. *Mode d'administration.* — L'iode étant peu soluble dans l'eau n'a été prescrit d'abord que sous forme de teinture alcoolique ou vineuse. Celle qui est le plus en usage est formée de deux grammes d'iode et trente grammes d'alcool. On le prescrit à la dose de quatre, six ou dix gouttes dans une émulsion, ou dans le sirop de capillaire. Coindet en porta la dose jusqu'à vingt gouttes par jour, ce qui répond à quinze centigrammes par vingt-quatre heures. Il ne faut pas oublier que dans la teinture l'iode précipite à l'instant en se changeant en acide hydriodique et en éther hydriodique. Aussi faut-il pour s'en servir qu'elle soit préparée depuis peu. L'alcool qui sert de constituant a une action opposée au remède, mais il faut dire aussi qu'il y entre dans une proportion si minime qu'on peut ne pas en tenir compte. — On connaît différents iodures : ceux de baryum, de calcium, de fer et de potassium méritent surtout notre attention. Pour se servir en médecine de ces iodures, il faut avoir recours à quelque véhicule aqueux, ce qui les transforme en hydriodates. La combinaison de l'iode avec la baryte contient toujours de l'eau, aussi doit-on le considérer comme un *hydriodate de baryum*. On l'obtient en prismes très-fins, solubles dans l'eau et promptement altérables à l'air. On l'a employé sous forme de pommade, dans la proportion d'une partie de sel sur vingt parties de graisse.

L'*iodure de calcium* et l'hydriodate de chaux ont été employés contre les maladies cutanées sous la forme de pommade. On pourrait les prescrire de même à l'intérieur contre la scrofule, mais avec précaution, à la dose de deux à cinq centigrammes par jour.

L'*iodure de fer* est d'une couleur brune, opaque ; il est déliquescent ; on le prescrit par bouche à la dose de deux ou trois centigrammes, qu'on peut augmenter graduellement jusqu'à dix et même vingt centigrammes par jour. On en fait une pommade composée de quatre grammes de ce sel avec trente grammes de graisse.

Le *proto-iodure de potassium*, nommé autrefois hydriodate de potasse, est de toutes les préparations iodurées la plus généralement employée en médecine. Ce sel est blanc, solide, facilement cristallisable en cubes, soluble dans l'eau et dans l'alcool, d'une saveur âcre, piquante : nous l'avons prescrit en pilules à la dose de dix, vingt et même quarante centigrammes par jour, et nous sommes arrivés à en faire prendre jusqu'à un gramme sans inconvénient ; mais dans un cas, ayant porté la dose à un gramme et demi, il survint un pyrosis intense et

nous dûmes en suspendre l'usage. La solution se fait avec deux grammes de sel et trois décagrammes d'eau. On en compose aussi des onguents avec quatre ou huit grammes par chaque trois décagrammes d'axonge. — On a imaginé aussi, pour augmenter la force de cette préparation, d'ajouter de l'iode pur ; on forme alors de l'*hydriodate-ioduré de potassium ;* mais l'iode n'est retenu dans ce composé qu'avec peu de force, et il l'abandonne par la simple exposition à l'air ou par l'ébullition. Cet hydriodate ioduré est d'un rouge-brun ; sa dissolution dans l'eau est jaune. La dose doit être fort légère.

Formules modèles.

1. *Pilules.*

℞ Hydriodate de baryte, 5 centigrammes (1 grain).

Eau distillée, 1 gramme (20 grains).

Mie de pain et sucre, q. s. F. pilul. 8.

A prendre une toutes les quatre heures.

2. *Onguent.*

℞ Hydriodate de potasse, 4 grammes (1 gros).

Iode pur, 1 gramme (20 grains).

Axonge, 30 grammes (1 once).

M. exactement et faites pommade.

(*Note d. trad.*) [L'iode et ses différentes préparations n'ont été adoptés en matière médicale que depuis vingt-cinq ans environ, et leur usage n'a été réellement étendu en thérapeutique que depuis peu. Nous croyons en conséquence devoir entrer dans quelques détails que fournissent les observations les plus récentes.

En Italie on se sert beaucoup des pastilles ou tablettes d'hydriodate de potasse, dont voici la formule :

℞ Hydriodate de potasse, 30 centigram. (6 grains).

Sucre blanc pulvérisé, 30 grammes (une once).

Huile de citron, 5 gouttes.

M. s. a. et ajoutez mucilage, s. q., et faites 30 pastilles.

A prendre trois ou quatre par jour ; chacune contient un centigramme de sel.

Solution iodurée, caustique de M. Lugol.

24 Hydriodate de potasse neutre et iode par parties égales, 80 grammes (2 onces et demie).

Eau distillée, 180 grammes (6 onces).

Cette solution appliquée sur la peau détermine assez promptement des eschares.

Liniment ioduré.

24 Hydriodate de potasse, 6 grammes (1 gros 1/2).

Iode pur, 2 grammes (1/2 gros).

Huile d'olive, 60 grammes (2 onces).

Savon râpé, 30 grammes (1 once).

M. s. a. et faites une pâte molle.

Ce liniment est indiqué dans les affections rhumatismales des articulations avec engorgement capsulaire, contre les tumeurs chroniques, etc. — Stedman, Lugol et autres ayant observé que l'emploi de l'iode par bouche rendait les cheveux d'un beau luisant et très-flexibles, ont cru pouvoir l'employer comme cosmétique sous forme de teinture ou de pommade appliquée sur le cuir chevelu; ce qu'on ne devrait jamais permettre, car, à la longue, cet agent pourrait, étant absorbé, porter atteinte d'une manière fort grave au cerveau et aux yeux. — L'action résolutive très-puissante des préparations iodurées a suggéré l'idée à Chelius, à Volmar et à Dupasquier d'appliquer le proto-iodure de potassium pour fondre les taches de la cornée. A cet effet ils ont employé une solution d'un gramme (20 grains) de ce sel dans 30 grammes (1 once) d'eau distillée; on trempe dans cette solution un petit pinceau mou qu'on applique immédiatement sur le point de la cornée. Cette opération se renouvelle deux ou trois fois par jour. — Le docteur Asmus, dans un très-intéressant écrit sur l'action de l'iode (69) et de ses préparations, se loue beaucoup de l'onguent d'hydriodate de potasse dans le traitement de la carie en général et particulièrement de la carie scrofuleuse, des abcès, des fistules, etc. Il rapporte plusieurs faits curieux de guérison rapide par le seul usage prolongé de cette pommade. Dans la blennorrhée virulente, cordée, il s'est bien trouvé des frictions d'onguent d'hydriodate de potasse le long de l'urètre; il a retiré aussi de bons effets des préparations de ce métalloïde dans le ptyalisme mercuriel. A l'exemple de Knod, il fait dissoudre 25 centigrammes d'iode dans 8 grammes d'esprit-de-vin, 8 décagrammes d'eau et 2 décagrammes de sirop, et fait prendre quatre fois par jour une demi-cuillerée à soupe de cette liqueur. Quant à nous, nous devons dire que ce moyen n'est pas toujours infaillible, vérité que tout praticien peut être à même de constater. — Le docteur Bacon rapporte deux observations de *phlegmasia alba dolens* rebelle à tous les autres moyens, qui céda à l'action de l'iode (70). L'auteur prescrit la potion suivante :

24 Iode, 2 centigram. et 1/2 (1/2 grain).

Hydriodate de potasse, 1/2 gramme (10 grains).

Eau distillée, 45 grammes (une once et demie).

A prendre en trois fois.

L'hydriodate de potasse à hautes doses a été loué contre les obstructions ou indurations du foie et de la rate par Elliotson (71). Saver a employé, lui aussi, l'hydrochlorate de potasse avec avantage dans un cas d'engorgement hépatique compliqué d'hydrothorax (72).—Le docteur Schupmann a constaté que l'huile de morue jouissait de propriétés très-énergiques contre les douleurs arthritiques, telles que la goutte, le rhumatisme, etc.; et le docteur Kopp dit avoir reconnu que ses effets thérapeutiques ont beaucoup d'analogie avec ceux de l'iode, ce qui lui fit présumer que cette huile pourrait bien en contenir. En conséquence il chargea M. Kopper de l'Orme, pharmacien à Hanau, d'en faire l'analyse; les résultats obtenus ont pleinement confirmé l'opinion du docteur Kopp (73). Ne pourrait-on pas attribuer les bons effets de l'huile de morue, appliquée sur les yeux enflammés et sur les taches de la cornée, à l'iode que contient cette

---

(69) Rust's Magazin, t. LIII, 1er cahier. L'Expérience, journal de médecine et de chirurgie, t. III, p. 364.

(70) Gazette médicale, 1832, nov.

(71) Froriep, Notiz., 1833.

(72) Med. Zeit. v. Ver. f. Heilk. in Ph., 1836.

(73) Journal de la Société des sciences physiques et chimiques, t. V, p. 54.

huile ?—L'infirmerie royale de Glasgow emploie contre plusieurs affections la formule suivante :

2⟨ Iodure de potasse, 20 grammes (5 gros).

Acide tartrique, 15 grammes (3 gros et demi).

Dissolvez l'un et l'autre dans l'eau distillée, 30 grammes (1 once).

Mêlez les solutions, et il se formera du bitartrate de potasse ; filtrez, et ajoutez à la liqueur suffisante quantité d'eau distillée pour que le total s'élève à 184 grammes.

Cet acide hydriodique liquide contient 25 centigrammes d'iode par 4 grammes.

M. Velpeau a été le premier en France à employer l'iode en injections dans le traitement de l'hydrocèle. Quatre ans auparavant, M. Martin, au Bengale, avait suivi la même pratique contre la même affection. Ce chirurgien a opéré et guéri de cette manière, depuis le mois de mars 1832 jusqu'à la fin de 1836, à l'hôpital des Natifs, à Calcutta, 1562 individus atteints de cette maladie.—La quantité de la solution qu'on injecte varie selon la quantité du liquide contenu dans l'hydrocèle ; mais ces injections se font toujours dans la proportion d'une partie de teinture d'iode sur trois parties d'eau.

ÉPONGE BRULÉE.

(Spongia usta.)

§ I⟨er⟩. *Caractères physiques.* — Les naturalistes s'accordent à regarder les éponges comme des polypiers flexibles, fibreux, élastiques, analogues au feutre, offrant dans leur texture des trous plus ou moins larges, profonds et irréguliers. Ils les divisent en plusieurs sections, selon la variété de leur forme, couleur, dureté, texture, etc. Celle qu'on nomme *commune* (spongia officinalis) est la seule dont on se sert en médecine. Elle offre une masse brune ou jaunâtre, plus ou moins volumineuse, et une odeur de marée. Celles à grandes cellules sont moins estimées que celles à tissu fin, compacte. On trouve les éponges dans presque toutes les mers, mais spécialement dans les îles de l'archipel de la Grèce ; elles adhèrent aux rochers. On emploie l'éponge en chirurgie pour laver, pour déterger, dilater, etc. On l'administre calcinée ou brûlée à l'intérieur

dans les cas de bronchocèle et engorgement des vaisseaux lymphatiques.

§ II. *Notions chimiques.* — L'éponge brûlée est riche en iode, elle contient aussi du brome, de l'hydrochlorate de soude et de chaux, du fer ioduré, du carbonate d'ammoniaque et de la matière animale.

§ III. *Effets sur les animaux.* — L'éponge coupée en petits morceaux, trempée dans du beurre ou dans du miel et rôtie, si elle est mangée par les rats, les tue promptement (74). On avait présumé que cela tenait à la propriété qu'a l'éponge d'absorber les liquides dans lesquels on la plonge, et qu'en augmentant ainsi le volume dans l'intérieur du tube intestinal elle l'obstruait ; mais il est plus vraisemblable que la mort de ces petits quadrupèdes est due à une action particulière, vénéneuse, de certains principes qui entrent dans sa composition.

§ IV. *Effet chez l'homme sain et chez l'homme malade.*—Les effets de l'éponge calcinée, prise à l'intérieur, sont analogues à ceux de l'iode. On l'a employée pendant longtemps contre le goitre. Le plus grand nombre des remèdes secrets ou des poudres antiscrofuleuses en contiennent. Depuis le temps d'Arnalde de Villeneuve, l'éponge brûlée a été employée contre la scrofule. On peut voir dans Planque, dans Prosser, dans Herrenschwandt, dans Brambilla, dans Lane, dans Odier (75), dans Martinet (76), dans Valentin (77), dans Fodéré, dans Dubois, dans Watson (78), dans Hopfengartner (79), dans Hufeland (80), dans Rust et Knebel (81), dans Vogt (82), des exemples de ce cas. Erdmann l'a préconisée contre le rachitisme et la coqueluche (83). Grossi l'a employée contre les maladies du foie (84).

---

(74) Coxe, Americ. dispens., p. 561.

(75) Manuel. de médecine pratique, p. 355.

(76) Traité des mal. chroniques, p. 95.

(77) Journal général de médecine, t. CIV, p. 60.

(78) Bibliothèque médicale, t. XLIX, p. 397.

(79) Ibid., t. LX, p. 252.

(80) Die Schrophelkrankh.

(81) Most, Encyklop., t. II, p. 489.

(82) Receptirkunst., p. 314.

(83) E. Aufs. u. Beob. a. al. Theil. d. Arzneiw. Dresd., 1802.

(84) Hufeland. Bibl. der pr. Heilk. 1833.

§ V. *Appréciation de l'action.* — On
ne peut se tromper en attribuant à l'é-
ponge brûlée une propriété hyposthénisante lymphatico-glandulaire, eu égard
à la grande quantité d'iode qu'elle contient. Les autres éléments constitutifs
que l'analyse chimique y a rencontrés
ont, eux aussi, la même action thérapeutique, ainsi que nous le ferons voir.
Le praticien pourra avoir recours à ce
remède non-seulement dans les cas de
goîtres, mais aussi contre les phlogoses
chroniques du système lymphatico-glandulaire.

§ VI. *Action mécanique.* — On accuse à
tort, selon nous, l'éponge calcinée de produire des cardialgies lorsqu'on en continue l'usage longtemps (85). — Le chirurgien met souvent à profit les propriétés
mécaniques de l'éponge commune. Avec
elle il arrête les hémorrhagies externes
en l'appliquant sur la partie blessée ; il
l'emploie pour tamponner, pour faire des
fomentations, car elle s'imbibe et entretient les fluides chauds, froids ou médi-
camentés dont on veut faire usage. Préparée avec la cire, après l'avoir soumise
à une forte pression, l'avoir fortement
ficelée, imbibée de mucilage, de blanc
d'œuf, etc., elle sert comme pessaire,
comme moyen dilatateur de certains sinus fistuleux, etc. On se sert aussi de
l'éponge préparée pour faciliter la dilatation du col de la matrice dans les cas
d'accouchement prématuré artificiel (86).
On a conseillé l'éponge carbonisée pour
faire de la poudre dentifrice, sans réfléchir que l'iode qu'elle renferme en
grande quantité peut jaunir, agacer et
même décomposer l'émail des dents.

§ VII. *Mode d'administration.* — On
prescrit l'éponge brûlée en poudre, en
décoction, ou sous forme de pastilles à
la dose de 60 à 120 centigrammes (12 à
24 grains) pour les enfants, et de 1 à 3
grammes (20 à 60 grains) pour les adultes, doses qu'on peut répéter deux ou
trois fois par jour.

Formules modèles.

Pastilles.

♃ Éponge brûlée, 15 gram. (1/2 once).
Extrait de réglisse, 30 gram. (1 once).

Mucilage de gomme adrag., s. q. M., faites pastilles 48.

On peut commencer par en prendre
deux par jour, en augmentant jusqu'à
huit.

Voici la formule des bols antiscrofu-
leux de Bail :

♃ Éponge calcinée, 4 grammes (1 gros).
Sulfate de potasse, 2 grammes (1/2 gros).
Baume de soufre simple, 10 gouttes.
Sirop de gomme, s. q. Faites des bols
d'un demi-gramme.

A prendre un le matin et un le soir
dans un verre d'eau de mer naturelle ou
factice.

Electuaire.

♃ Éponge calcinée, 8 grammes (2 gros).
Fleurs de soufre lavé, 6 gram. (1 gros
et demi).
Conserve de roses, 90 gram. (3 onces).

M., faites avec un peu d'eau de roses
un électuaire dont on pourra prendre
une forte cuillerée à thé trois ou quatre
fois par jour.

Pilules contre le goître, les indurations des testicules et autres tumeurs
glandulaires.

♃ Hydriodate de potasse, 60 centigram.
(12 grains).
Eau distillée, 1 gramme (18 grains).
Éponge brûlée et extrait de salsepareille,
parties égales, 20 grammes (5 gros).
Réglisse en poudre, q. s. M., faites 180
pilules.

A prendre de 12 à 20 par jour.

Poudres pour le même usage.

♃ Éponge brûlée, 2 grammes (1/2 gros).
Nitrate de potasse, 1 gramme (18 grains).
Sucre blanc en poudre, 4 grammes (1
gros).

M., f. un paquet.

On peut en prendre un paquet pareil
trois fois par jour.

BROME (*Bromum*).

§ Ier. *Caractères physiques.* — Corps
simple, découvert en 1826, par M. Balard, de Montpellier, d'abord dans les
eaux mères des marais d'eau de mer,
ensuite dans le sel gemme, dans les eaux
de la mer, à l'état de bromures de sodium, de magnésium et de calcium ;
dans le lac Asphaltique, dans les eaux

---

(85) Mérat et Delens, Dictionn., t. iv,
p. 515.
(86) Bulletin de l'Académie royale de
médecine, t. v, n. 12, 1840, p. 25.

minérales d'Albano, de Bourbonne-les-Bains, de Lons-le-Saunier, dans l'éponge, ainsi que nous l'avons dit, et dans plusieurs espèces de plantes marines. On nomma cette substance brome, du mot grec *bromos*, qui signifie infect. — Le brome se présente à la température ordinaire à l'état d'un liquide rouge-brun, très-volatil; il bout très-facilement et répand des vapeurs rougeâtres insupportables à l'odorat, ayant quelque analogie avec l'odeur du chlore.

§ II. *Notions chimiques.* — Le brome est compté au nombre des métalloïdes. Il est peu soluble dans l'eau, mais très-soluble dans l'alcool et l'éther. Il a peu d'affinité pour l'oxygène, avec lequel il forme l'acide bromique; mais il en a beaucoup pour l'hydrogène et notamment pour l'hydrogène bicarboné avec lequel il forme un composé analogue à l'hydro-bicarbure de chlore. Combiné avec les autres corps simples, il forme des bromures qui ont une très-grande analogie avec les chlorures, de sorte que, en connaissant les uns, on connaît les autres; pourtant la solution des bromures est décomposée par le chlore qui est mis à nu.

§ III. *Effets sur les animaux.* — D'après les expériences de Balard, le brome a sur les animaux une action très-énergique, puisque une seule goutte mise dans le bec d'un oiseau a suffi pour le tuer (87). D'après les expériences de Barthez, les effets du brome sont tout à fait analogues à ceux de l'iode (88).

§ IV. *Effets sur l'homme en santé.* — On a généralement observé qu'aucun des habitants des bords de la mer où il y a des sources d'eau bromifère n'était affecté de bronchocèle; tandis qu'à une petite distance de là cette affection pouvait se rencontrer très-fréquemment. Werneck a déterminé, chez un homme sain, par le proto-bromure de mercure, quatre ou cinq évacuations de ventre faciles et fluides. Le bromure simple à la dose de deux à cinq centigrammes a déterminé des selles et une augmentation dans la sécrétion urinaire. A huit centigrammes, le même auteur a observé en outre des nausées et le vomissement. Les dérangements produits par cette sub-

stance ont été dissipés assez promptement à l'aide de l'opium (89).

§ V. *Effets dans les maladies.* — Comme succédané de l'iode, le brome a été mis en usage avec succès par Pourché contre le bronchocèle, l'otorrhée ancienne scrofuleuse et autres maladies de ce genre (90). D'autres praticiens l'ont essayé dernièrement dans ces mêmes affections et notamment Naumann et Prieger (91). Magendie dit avoir guéri avec les préparations bromurées des maladies utérines accompagnées d'aménorrhée et d'hypertrophie du cœur (92). Werneck et Graele vantent beaucoup les bons effets du brome dans le traitement du bubon vénérien et autres accidents de la vérole. Plusieurs praticiens se livrent de nos jours à des expériences cliniques dans le but de déterminer l'effet thérapeutique des préparations de brome; les résultats qu'on a déjà obtenus porteraient à faire croire que son action est analogue à celle de l'iode.

§ VI. *Appréciation de l'action.* — Que le brome jouisse, lui aussi, d'une action hyposthénisante lymphatico-glandulaire, on ne saurait le contester d'après les essais qu'on a déjà faits; et nous avons lieu de croire qu'on en étendra l'administration dans un grand nombre d'autres affections. Pour éclaircir davantage l'action de cet important remède, il serait utile d'en étudier l'action sur l'homme bien portant; cela conduirait probablement à la connaissance des véritables vertus de plusieurs eaux minérales et boues thermales qui en contiennent, action mystérieuse jusqu'à présent, et qu'on a tantôt louée, tantôt déclarée dangereuse ou inerte.

§ VII. *Action mécanique.* — Le brome produit comme l'iode une tache jaunâtre sur la peau où on l'applique. A forte dose, il détruit l'épiderme, sans pourtant offenser le derme. Administré à l'intérieur à petite dose et étendu ou mêlé dans un véhicule approprié, il ne produit pas d'irritation.

§ VIII. *Mode d'administration.* —

---

(87) Ephémérides médicales de Montpellier, mars 1828.
(88) Frorieps Notiz., 22 Bd., p. 144.

(89) Journ. de chir. u. augies., 14 Bd., t. II, p. 215, 219.
(90) La Clinique, t. III, 1829, févr., n. 78.
(91) Handb. der. med. Klinik., 2 Bd., p. 50. — Caspar, Wochenschr., 1833, n. 51.
(92) Formulaire, 1829.

Pourché a employé une partie de brome délayé dans quarante parties d'eau distillée, et en a prescrit cinq ou six gouttes, deux ou trois fois par jour. Il a fait usage aussi de l'hydrobromate de potassium en pilules à la dose de 20 à 40 centigram. par jour (5 à 8 grains). — A l'extérieur on peut s'en servir sous forme de cataplasmes, arrosés d'une solution de brome dans la proportion d'une partie sur dix, ou en onguent. Prieger se loue des bons effets du brome dans le traitement des dartres humides; il l'employait sous forme d'onguent dont voici la formule:

♃ Bromate de potasse, 8 grammes (2 gros).

Axonge, 30 grammes (1 once). M.

Autre onguent.

♃ Brome liquide, 1 gramme (20 grains).

Graisse de porc, 30 grammes (1 once).

M. f. onguent.

Pilules.

♃ Hydrobromate de potasse, 20 centigrammes (4 grains).

Extrait de taraxacum et poudre de réglisse, q. s.

M. faites pilules n° 4, enveloppées dans de la poudre de lycopode.

Autres pilules de M. Græfe.

♃ Bromure de mercure, 1 gramme (20 grains).

Extrait de réglisse, s. q. pour faire 60 pilules.

A prendre trois pilules par jour.

Solution.

♃ Brome pur, 20 centigram. (4 grains).

Eau distillée, 150 grammes (5 onces).

Sirop simple, 30 grammes (1 once).

A prendre une petite cuillerée à thé dans un demi-verre d'eau pure.

BARYTE (*Barytes*).

Chlorure de baryum, désigné dans les pharmacies sous le nom d'*hydrochlorate* et de *muriate de baryte* (*hydrochloras barytis*).

§ Iᵉʳ. *Caractères physiques.* — Le protoxyde de baryum a été nommé terre lourde ou baryta, à cause de sa pesanteur considérable. Il a été découvert en 1774 par Scheele, et on l'a considéré comme un alcali terreux jusqu'à Davy, qui, l'ayant soumis à l'action d'un courant électrique, en a retiré le *baryum*, métal d'un blanc argentin, ductile, malléable, très-avide d'oxygène, et qui est le radical de l'oxyde qu'on connaît sous le nom de baryte. Cet oxyde pur est blanc, poreux, très-friable, d'une saveur caustique. Exposé à l'air humide, il se liquéfie, puis il absorbe l'acide carbonique, passe à l'état de carbonate pulvérulent et finit par perdre toute sa causticité.

§ II. *Notions chimiques.* — La baryte, qu'on a regardée pendant longtemps comme un corps simple, n'est, ainsi que nous l'avons dit, qu'un protoxyde de baryum. Elle verdit fortement la teinture de tournesol et n'entre en fusion qu'à la chaleur produite par le chalumeau d'hydrogène et oxygène. Sa pesanteur spécifique est de quatre. Combinée avec différents acides, elle forme des sels particuliers dont on ne se sert qu'en médecine, tels que l'hydrochlorate et l'azotate ou nitrate de baryte. C'est l'hydrochlorate de baryte qu'on emploie de préférence. On l'obtient sous forme de prismes carrés, terminés par une surface oblique, d'une saveur amère très-piquante; il est soluble dans quatre parties d'eau à 10°.

§ III. *Effets sur les animaux.* — Les Anglais connaissaient depuis longtemps l'action très-meurtrière des sels barytiques, et notamment du carbonate dont on se sert pour empoisonner les rats. Les chiens auxquels Watt avait fait avaler de la baryte éprouvèrent des vomissements et de la diarrhée (93). D'après un grand nombre d'expériences entreprises par Brodie, il est démontré que l'hydrochlorate de baryte agit sur le cœur en le rendant insensible à la stimulation du sang (94). Un lapin sacrifié par Orfila au moyen de la baryte caustique présenta à l'autopsie la muqueuse de l'estomac d'une couleur rouge-foncé, avec deux taches noires d'un sang veineux vers le pylore. Le duodénum était à l'état naturel. Malgré cela, ce toxicologue pense que ce sel de baryte détruit rapidement la vie en agissant sur le système nerveux; il fait observer qu'il est impos-

------

(93) Memoirs of the litterary and phil. soc. of Manchester, t. III, p. 218.

(94) Mérat et Delens, Dictionn., t. I, p. 551.

sible d'attribuer cet empoisonnement à l'action irritante locale, puisque, avec un gramme d'un sel barytique appliqué sur une plaie, dissous et étendu dans l'eau, on fait périr l'animal promptement, tandis qu'une dose sextuple d'un acide, ou d'un alcali concentré, qui est bien plus irritant, borne son action à la localité et ne produit jamais la mort (95). Ce raisonnement d'Orfila est très-juste ; nous sommes seulement surpris que cet auteur ne l'ait pas appliqué à plusieurs autres poisons, qu'il a classés parmi les corrosifs, les irritants, etc., tels que l'arsenic, le sublimé, etc., lesquels jouissent de la propriété irritante à un degré bien moins élevé que la baryte. Il aurait alors renversé totalement sa toxicologie relative aux poisons chimiques et irritants, et il n'aurait pas entraîné dans l'erreur les toxicologistes qui mirent en pratique ses faux principes.

(*Note d. trad.*) [Dans un article sur l'hydrochlorate de baryte rédigé par M. Orfila, il est dit: « que le meilleur » antidote de ce sel est un sulfate soluble » qui le décompose sur-le-champ et le » transforme en sulfate de baryte, sans » action sur l'économie animale (*a*). » Tandis que dans un autre article antécédent du même auteur, on lit : « L'action de la baryte sur l'économie » animale est très-meurtrière; indépen-». damment de ses effets caustiques, elle » est *rapidement absorbée*, même lors-» qu'on l'applique sur le tissu cellulaire, » et agit sur le système nerveux en dé-» terminant les convulsions et la mort » (*b*). » Les personnes qui connaissent l'esprit à idées flottantes de M. Orfila ne seront pas étonnées de cette grossière contradiction.]

§ IV. *Effets sur l'homme bien portant.* — La baryte produit sur l'homme bien portant des effets analogues à ceux qu'on a observés sur les animaux, savoir: diarrhée et vomissement, ainsi que l'a remarqué Watt. La faculté d'abaisser l'irritabilité et la sensibilité avait déjà été remarquée par Hufeland. Il faut dire pourtant qu'il croit que cet effet de la baryte a lieu parce qu'elle élève les fonctions de la vie organique et reproductive (96). Notre physiologie cependant ne comprend pas de semblables mystères, et nous nous contenterons de tenir compte du seul fait de l'abaissement de deux facultés vitales sous l'influence de la baryte. Hufeland lui-même, Richter (97), et plusieurs autres signalent, parmi les différents phénomènes produits par l'hydrochlorate de baryte, le ralentissement de la circulation. On rapporte un cas de mort arrivé dans l'espace d'une heure par l'action de 30 gram. (1 once) d'hydrochlorate de baryte. Elle a été précédée d'un sentiment de chaleur, de céphalalgie, de vomissements, de convulsions et de surdité (98).

§ V. *Effets dans les maladies.* — La scrofule est au nombre des affections que l'hydrochlorate, et en général toutes les préparations de baryte combattent souvent avec succès. Crawfort (99) et Bernigav ont été les premiers à faire connaître l'utilité de ce remède dans le traitement de cette maladie (100). Un très-grand nombre de guérisons ont été obtenues depuis par une foule de praticiens (1). Cela seulement suffirait pour prouver d'une manière incontestable la propriété hyposthénisante lymphatico-glandulaire de la baryte. Des phlogoses glandulaires ont été également guéries à l'aide de la baryte. Plusieurs exanthèmes chroniques, des impétigos, tels que la dartre furfuracée, la teigne, la gale, ont été traités avec succès au moyen de la baryte par

---

(95) Leçons de médecine légale, 2e éd., t. III, p. 60.
(*a*) Nouveau Dictionnaire de médecine, II, p. 53.
(*b*) Dict., t. I, p. 241.

(96) Journ., 29 Bd., 2 st., p. 112.
(97) Ausfuhrl. Arzn , 4 Bd., p. 273.
(98) Journal of scienc. and the arts, 1818, p. 382.
(99) Duncan, Med. comm., t. IV, dec. II, p. 433.
(100) Specim. sist. obs. quasd. de cort. ulm. et ter. pond. sol. u. m. Erford., p. 9.
(1) Hufeland, cit. — Scassi, Diss. sull' uso del muriato di baryte. Genova, 1809. — Scherff. Herz, Hufel., Journ., 2 Bd., p. 161. — Thuessink, l., 6 Bd., p. 677. — Breefeld, l., 20 Bd., 1 st., p. 150. — Armstrong, Duncan, Ann. of med., 1801, p. 370. — Pinel, Nosolog. phil., t. I, p. 237. — Henke Kinderkr., 2 B., p. 230 — Wendt Kinderkr., p. 524. — Jœrg Handb. z. Erk. u. Heil. d Kinderkr., p. 794. — Voigtel Arzneimitt., 2 Bd., 3 Abth., p. 544. — Sartori, Beobacht. u. Abh., 4 Bd., p. 437. — Richter, Ausf. Arzn., 4 Bd., p. 277.

Althof (2), par Bernigav (3), par Schmidt (4) et par Gesenius (5). Ont été également guéris de la même manière les indurations du cardia, par Aschendorf (6); l'orchite, par Kohl (7); les engorgements et obstructions du foie, par Voigtel (8); la syphilis, par Althof (9) et par Pearson (10); la blennorrhée opiniâtre, par Gesenius (11); l'asthme chronique avec catarrhe, par Willis (12) et par Keck (13); et même les tubercules pulmonaires, par Bucholz (14). Le squirrhe et le cancer ont été également traités avec avantage par plusieurs praticiens; et finalement les fièvres dites muqueuses (adéno-entérites aiguës), et la vermination, par Hufeland (15), par Wersel (16), par Westrumb (17), par Bernigav (18), et par Klohts (19). On sait que les affections vermineuses reconnaissent pour cause principale une phlogose de la muqueuse gastrique qui laisse transsuder une humeur viciée propice au développement des vers.

§ VI. *Appréciation de l'action.* — D'après ce que nous venons de dire, il est évident que l'hydrochlorate de baryte et la baryte elle-même ne diffèrent, quant au mode d'action, de l'iode et des autres remèdes que nous venons d'indiquer que dans le degré, qui est un peu inférieur.

§ VII. *Action mécanique.* — L'action caustique de la baryte a fait proposer cette substance à la place de la pierre à

cautère. Lorsqu'on administre ce remède par la bouche, cette action n'est presque pas appréciable, si toutefois on le délaye dans un véhicule convenable. Les vives douleurs qu'elle devait produire, au dire de quelques personnes, sont tout à fait imaginaires.

§ VIII. *Mode d'administration.* — Il est préférable de prescrire l'hydrochlorate de baryte dissous dans l'eau distillée que de toute autre manière. Ordinairement on en dissout 16 grammes (4 gros) dans 30 grammes (1 once) d'eau, et on en administre cinq ou dix gouttes, deux ou trois fois par jour aux enfants, ou de vingt à soixante aux adultes. Rien n'empêche d'ailleurs de les prescrire aussi en pilules, malgré l'appréhension mal fondée de son action irritante, qu'on pourrait facilement empêcher au reste en buvant par-dessus un fluide quelconque mucilagineux. La dose est de 2 à 10 centigrammes (de 1/4 de grain à 2 grains). Quelques personnes en ont prescrit jusqu'à 30 centigrammes (6 grains), et même plus.

(*Note d. trad.*) [MM. Pirondi et Lisfranc sont les seuls, à notre connaissance, qui aient employé l'hydrochlorate de baryte à des doses élevées d'après la méthode rasorienne. Le premier de ces praticiens assure avoir porté la dose à 8 grammes par jour (2 gros), dans 120 grammes (4 onces) d'eau distillée, prise en vingt-quatre heures. M. Lisfranc pourtant n'a jamais pu dépasser la dose de 2 grammes 1/2 (48 grains), dans des cas de tumeurs blanches articulaires, sans déterminer des symptômes d'empoisonnement. Cet habile praticien fait pourtant remarquer que les accidents éprouvés par les malades se sont déclarés le plus souvent à l'époque où le muriate de baryte produisait les effets les plus avantageux et avait presque amené la guérison, ce qui confirme pleinement la doctrine de Rasori.]

Formules modèles.

℞ Hydrochlorate de baryte, 10 centigrammes (2 grains).

Eau distillée, 1 gramme (18 grains).

Mie de pain et sucre, s. q. Faites 16 pilules.

A prendre une toutes les quatre heures.

Solution.

℞ Hydrochlorate de baryte, 4 grammes (1 gros).

(2) De effic. ter. pond. salit. Gœtt., 1794.

(3) Specim. cit.

(4) De baryt. mur. Lips.. 1793.

(5) Hufeland, Journ., 4 Bd., p. 719.

(6) Rust's Mag., 8 Bd., p. 301.

(7) Hufeland, Journ., 7 Bd.. 3 St., p. 172.

(8) Arzneim., 2 Bd., 3 Abth., p. 545.

(9) Lieu cité.

(10) On the var. articl. on the cur. of lues vener.

(11) Lieu cité.

(12) Watt. Bergm., Journ. cité.

(13) Hufeland. Journ., 7 Bd., 3 St., p. 172.

(14) Chemische Unters. Weim., p. 60.

(15) Lieu cité.

(16) Hufeland, Journal cité.

(17) Hoffmann, Clin. annal., 1792, p. 390.

(18) Ouvr. cité.

(19) Med. Bemerk. ub. d. Werk u. d. Gebr. d. Salz, Schwer. Zerbst., 1793.

Dissolvez dans de l'eau distillée 60 grammes (2 onces).

A prendre quarante gouttes quatre fois par jour dans une tasse de thé, de camomille ou de tilleul sucré.

CHLORURE DE CALCIUM.

(Chloruratum calcii.)

§ Ier. *Caractères physiques.* — Il n'y a pas longtemps qu'on a découvert dans la chaux un nouveau métal qu'on a nommé *calcium*. Dix-neuf parties de ce métal et cent parties de chlore forment un composé qui est le chlorure de calcium, ou hydrochlorate de chaux. Ce sel peut prendre la forme de cristaux hexaèdres terminés par des pyramides aiguës. Sa saveur est amère, âcre, piquante.

§ II. *Notions chimiques.* — Le chlorure de calcium est très-déliquescent; l'eau à la température 0° en dissout deux parties et le transforme en hydrochlorate de chaux. Il est soluble dans l'alcool. Pour l'avoir à l'état sec de véritable chlorure de calcium, il faut l'exposer au calorique et le conserver dans un récipient bien fermé.

§ III. *Effets sur les animaux.* — On ne reconnaît pas à ce sel une action aussi dangereuse qu'à l'hydrochlorate de baryte; néanmoins il est prouvé qu'un chien meurt en en prenant quatorze grammes; et l'on trouve à l'autopsie la membrane muqueuse de l'estomac engorgée de sang noir dans quelques points et enduite d'une mucosité gluante (20).

§ IV. *Effets sur l'homme bien portant.* — Les effets sur l'homme bien portant sont tout à fait analogues à ceux de l'hydrochlorate de baryte, mais à un degré inférieur. La quantité de l'urine augmente ainsi que les évacuations alvines; ce sel produit aussi des nausées et des vomissements, du tremblement dans tous les membres, une prostration générale, des vertiges, pouls petit et spasmodique(21). Les substances aromatiques (22) et l'opium (23) sont généra-

lement conseillés pour prévenir ou combattre ces effets.

§ V. *Effets dans les maladies.* — Fourcroy a été peut-être le premier qui a conseillé l'hydrochlorate de chaux pour fondre les engorgements des viscères et des glandes lymphatiques (24); Schraud a constaté l'efficacité de ce sel contre l'asthme humide (adéno-bronchite (25). Fourcroy et Westrell (26) l'ont expérimenté utile dans les obstructions glandulaires du mésentère; Hufeland le vanta contre toute espèce d'affection scrofuleuse (27), ainsi que Baddoes (28), Thomson (29), Brande (30), Feiler (31), Niemann(32), Gamberai (33), Marchelli (34), et plusieurs autres. Pour fondre les engorgements, le squirrhe des testicules, du foie, de la rate; pour combattre les maladies dartreuses; pour arrêter le flux muqueux; pour anéantir quelques restes de syphilis, l'hydrochlorate de chaux a obtenu les éloges de Baddoes (35); et contre la paralysie par Sommervail (36).

(*Note d. trad.*) [Graefe et Lisfranc ont employé avec avantage ce remède contre les engelures sous forme de fomentations (37). L'efficacité de la solution de chlorure de calcium contre la salivation, soit mercurielle, soit dépendant de toute autre affection de la bouche, a été constatée par Trusen (38). Holscher dit avoir guéri trois angines malignes avec tendance à la gangrène, par l'usage de gar-

---

(20) Pharmac. bat., t. II, p. 83.

(21) Richter, Ausf. Arzn., 4 Bd., p. 281.

(22) Schwartze, Pharm. Tabell., p. 591.

(23) Brande, Mat. med., p. 316.

(24) Syst. des connaiss. chim., t. III, p. 195.

(25) Eyerel, Med. chir., 1793. Wien., 2 Bd., 3 Heft., n. 2.

(26) Med. chir. Zeit , 1822, t. II, Bd., n. 53, p. 125.

(27) Ueb. d. Scrophelk., p. 196.

(28) Obs. on the med. and. dom. men. of the curs. London. 1801.

(29) Ver., Pharmac., p. 303.

(30) Mat. med., p. 315.

(31) Padiatrick., p. 249.

(32) Pharmac., t. I, p. 437.

(33) Omodei. Ann. univer. di medic., fasc. 125, p. 377.

(34) Memorie dell' Instituto nazionale ligure.

(35) Med. chir. Zeit. Ergamzungsb., 25 Bd., p. 31.

(36) The Philad. Journ. of the med. and phys. science, t. V, VI.

(37) G. u. Walther, Journ., vol. XIII, cah. 1. Revue. méd., 1826, f. I.

(38) Copper. Wochensch., 1834.

garismes et d'injections d'eau contenant de l'hydrochlorate de chaux (39). Cohen a obtenu de très-bons effets dans une phthisie pulmonaire accompagnée de fétidité des crachats, de la solution de ce sel donnée à l'intérieur à des doses progressives (40). Avec cette même solution appliquée sur un cancer du visage, Frochlièh en a obtenu, dit-on, la guérison ; ce cancer avait pourtant été rebelle à tous les remèdes réputés anticancéreux (41). Chisholm raconte avoir fait cesser un météorisme par l'administration d'une mixture de camphre et d'hydrochlorate de chaux (42). Delpech, Percy, Siedmogrodzki, Travers, Renard, et dernièrement encore MM. Roche et Jules Cloquet ont tiré de très-grands avantages de l'emploi de l'hydrochlorate de chaux contre les ulcères gangréneux. Dans certains cas il ne suffit pas de tremper des compresses dans cette solution pour être appliquées sur la plaie, il faut aussi en administrer à l'intérieur (43). Reid a donné en lavements et en potion l'hydrochlorate de chaux à la dose de cinq décigrammes, contre une dysenterie épidémique qui a régné à Dys. Il parvint avec ce remède à dissiper la fétidité des évacuations et à guérir la maladie. Bonamy employa aussi le chlorure avec succès contre le flux de ventre dépendant d'une phlogose chronique des intestins (45). Les brûlures ont été pansées par Trusen, par Lisfranc, par Holt, et par d'autres avec des plumasseaux ou du coton imbibés d'une solution de ce sel (46). Les injections faites avec une solution de chaux chlorurée ont été employées avec avantage par Sérulas (47)

et par Biett (48); Roche, Yolles et Wetzler assurent avoir guéri en peu de temps la coqueluche avec l'hydrochlorate de chaux par inspirations vaporeuses et en boisson délayée dans une tisane pectorale (49). Costanti et Chantourelle conseillent contre le croup le chlorure de calcium sous forme de liqueur de Labarraque (50). Dans le traitement de la fièvre typhoïde, Graefe préfère ce sel chloruré à d'autres remèdes; la formule dont il se sert est la suivante : Chlorure de calcium, 6 gram.; eau distillée de valériane, 15 décagram.; sirop d'écorce d'orange, 3 décagram.; à prendre par cuillerées d'heure en heure (51). Les heureux résultats du chlorure de calcium contre la gale, soit en lotion sur toutes les parties affectées de pustules, soit sous forme d'onguent, sont justifiés par la pratique journalière de Derheim (52), de Chevalier, de Cluzel (53), d'Hospital, de Fantonetti (54), de Magendie (55) et d'une foule d'autres. On sait qu'à Paris, dans l'hôpital des Vénériens, on emploie les injections chlorurées dans les blennorrhées du vagin, depuis que Werneck les a préconisées contre la leucorrhée fétide (56). Ces mêmes injections dans les narines ont été employées avec avantage par Horner dans un cas d'ozène (57), ainsi que par W. Maclay-Awl (58).]

§ VI. *Appréciation de l'action.* — Les effets de l'hydrochlorate de chaux ressemblent tellement à ceux de l'hydrochlorate de baryte, qu'on ne saurait s'empêcher de lui accorder la même action hyposthénisante lymphatico-glandulaire. Il faut pourtant convenir que cette action est moins prononcée, moins

---

(39) Holscher, Hannov. annal. f. d. ges. Heilk. Hanover, t. I, 1836.

(40) Casper, Wochensch., 1834, p. 743.

(41) Med. Jahrb, des K, K, OEstew. Staat., 1834.

(42) The London Med. reposit., 1824, mars.

(43) Rust, Magaz., t. XXIX, p. 278. — Magendie, Formul., 9ᵉ édit., 1856, p. 289.

(45) Dictionnaire de médecine, 2ᵉ édit., t. VII, p. 431. Journal de médecine et de chir., 1835, p. 207.

(46) Casper, Wochenschr. f. d. gesammte Heilk., 1834, n. 33; The Lancet. Lond., april 1833; Revue médicale, juin 1826.

(47) Journal de chimie médic., juillet 1825.

(48) Rinna, Repert.

(49) Dictionnaire de médecine et de chirurgie pratiques, t. V, p. 247 ; Arch. génér., nov. 1830.

(50) Gazette médicale, 1833, juin. — Graefe u. Warther, Journ., 1831.

(51) Graefe, Diss. de calcar. chlorin. natura et usu med. Berol., 1831.

(52) Archives générales, janv. 1828.

(53) Dictionnaire de méd., 2ᵉ édit., t. VII, p. 433.

(54) Bull. de thérap., 1834.

(55) Foy, Formulaire, p. 548.

(56) Clavus, etc., Beytrage, t. III, p. 131.

(57) The Amer. Journ. of the med. scienc., mai 1830.

(58) Journ. of the med. and phys. sc., 1833.

violente que celle de l'hydrochlorate de baryte. En effet, on est obligé de le prescrire à dose un peu plus élevée que ce dernier.

§ VII. *Action mécanique.* — Cette action est aussi plus légère que celle de l'hydrochlorate de baryte. Il convient malgré cela de rendre cette action mécanico-chimique aussi légère que possible à l'aide de moyens convenables. Sa propriété physique d'absorber beaucoup de calorique en se délayant dans de l'eau rend cet hydrochlorate très-utile en solutions sur les parties où l'on veut produire une sensation vive de froid. On peut avec avantage s'en servir pour remplacer l'azotate de potasse dans le bain dit de Schmucker.

§ VIII. *Mode d'administration.* — La solution de ce sel à la dose de 10 à 15 centigrammes (2 à 3 grains), qu'on peut porter jusqu'à 1 et même 2 gram., à répéter deux ou trois fois par jour, doit être préférée à tout autre mode d'administration. — On le donne aussi en pilules sans inconvénient, mêlé à un extrait approprié. — A l'extérieur on l'a employé en bain, à la dose de 6 à 9 décagrammes dans une quantité d'eau nécessaire pour remplir une baignoire.

(*Note d. trad.*) [Formule de Beddoes dans le traitement de la phthisie pulmonaire.

⅟ Hydrochlorate de chaux pur et dissous, 6 décagrammes (2 onces).

Extrait de jusquiame, 30 centigrammes (6 grains).

Eau distillée, 180 grammes (6 onces).

Sirop de framboise, 2 décagrammes (6 gros). M.

A prendre une cuillerée à bouche quatre fois par jour.

Topique contre l'affection scorbutique des gencives.

⅟ Chlorure de calcium, 1 à 2 grammes.

Mucilage de gomme arabique, 24 gram.

Sirop d'oranges, 8 grammes. M.

Pour en toucher les gencives à l'aide d'un pinceau.

Solution contre la brûlure.

⅟ Hydrochlorure de chaux, 16 grammes (1/2 once).

Eau de roses, 1/2 kilogramme (1 livre).

Passez et ajoutez : mucilage de gomme arabique ou de sem. de coing, 60 grammes (2 onces). M.

On en imbibe les compresses qu'on applique sur la plaie.

Onguent contre la gale et les dartres.

⅟ Chlorure de calcium bien trituré, 6 décagrammes (2 onces).

Soufre sublimé et lavé, 3 décagrammes (1 once).

Axonge récente, 30 décagrammes (10 onces).

M. f. pommade.

Pour frictions matin et soir sur tous les points malades.]

CIGUE.

(Cicuta major, conium maculatum.)

§ Ier. *Caractères physiques.* — La ciguë croît sur les bords des fossés, dans les terrains pierreux, dans les cours, près des vieux bâtiments. C'est une plante bisannuelle, appartenant à la famille des ombellifères et de la pentandrie dyginie, *Lin.* On l'a appelée *ciguë officinale, grande ciguë, conium tacheté,* à cause des taches noirâtres ou d'un brun rougeâtre qui se remarquent sur sa tige. Toute la plante a une odeur vireuse, nauséabonde. On n'emploie en médecine que les feuilles ; elles sont d'une couleur verte, très-foncée, trois fois ailées, à folioles pinnatifides.

§ II. *Notions chimiques.* — L'analyse chimique de la ciguë ne nous apprend pas grand'chose. Brandes et Giseke y ont trouvé un alcaloïde d'une odeur nauséeuse qu'ils ont nommé *cicutine* ou *conine*, et qu'ils considèrent comme le principe actif de la ciguë. Schader et autres chimistes y ont trouvé de la résine, une huile essentielle, de la gomme, de l'albumine, de la fécule verte, de l'acide acétique, de l'hydrochlorate, de l'azotate et du sulfate de potasse, etc.

§ III. *Effets sur les animaux.* — Sans remonter aux temps de Socrate et de Phocion, dont la mort donna tant de célébrité à la ciguë, l'histoire de la médecine nous apprend que ce n'est pas d'aujourd'hui que les auteurs se sont occupés d'expériences avec cette plante sur des animaux, dans le but de reconnaître son action particulière, et de l'employer dans le traitement de plusieurs maladies qu'on n'avait encore pu guérir avec aucun des remèdes connus, telles que le squirrhe, le cancer, certaines dartres, la scrofule, etc. Il est des animaux, tels que la chèvre et le mouton, qui peuvent brouter la ciguë impunément, ce qu'on avait remarqué déjà du temps de Lucrèce; il en est d'autres, au contraire, qui en sont plus ou moins incommodés ; les lapins et les chevaux, par exemple, en ressentent fort peu les effets (59), mais les bœufs (60), les loups (61), les chiens (62) en sont empoisonnés à une dose même légère. Les chiens pourtant, à cause de leur facilité à vomir, surmontent l'effet de cette intoxication, quoiqu'ils restent tremblants pendant quelques jours; en effet, M. Orfila dit n'avoir que rarement pu tuer des chiens avec cette plante (63). Alibert rapporte avoir renfermé plusieurs cabiais dans une cage et en ne leur donnant aucune autre nourriture que de la ciguë. Ces animaux furent atteints de convulsions qui durèrent environ quarante minutes et ils périrent. Leur autopsie ne présenta, au dire de ce praticien, aucune trace d'inflammation dans l'intérieur de l'estomac (64). — La cicutine ou conine est douée d'une action très-énergique; les lapins, qui, comme nous l'avons dit, endurent une certaine dose de ciguë sans souffrir beaucoup, meurent sous l'action de quelques centigrammes de cet alcaloïde (65).

§ IV. *Effets sur l'homme bien portant.* — On ne manque pas de faits qui attestent l'efficacité de la ciguë sur l'homme, donnée à dose graduellement croissante : elle produit d'abord une augmentation de l'appétit, mais la force digestive cependant s'affaiblit (66) ; puis elle occasionne de la soif (67) et de la sécheresse dans l'arrière-bouche (68); la sécrétion de l'urine augmente (69); l'appétit vénérien cesse complétement. Surviennent ensuite des nausées, des rots (70), des vertiges (71), obscurcissement de la vue (72), des illusions optiques (73), des tremblements dans les membres (74), des convulsions (75), des faiblesses dans tout le système musculaire (76), la paralysie (77), l'aphonie (78), la perte des sens ou le délire (79), l'assoupissement (80), pouls faible et très-lent (81), défaillances (82), froid aux extrémités et à tout le corps, sueurs froides, syncope, mort ordinairement tranquille (83). A l'autopsie des sujets morts par la ciguë on remarque un engorgement de sang noir dans tout le système veineux, notamment dans celui de la veine-porte et les sinus de la dure-mère. — Les poumons sont généralement engorgés et offrent des taches noires. Les organes digestifs sont à l'état normal. Cela a été noté même par les auteurs qui attribuent à la ciguë une propriété âcre, irritante ou stimulante. Ils avouent qu'il existe bien moins de lésions dans l'estomac par cet empoisonnement que par tout autre narcotico-âcre (84). — Les anciens, considérant la ciguë comme un poison froid, recommandèrent le vin pour antidote,

---

(59) Gmelin, Flor. sibir., t. I, p. 203. — Sprœgel, Dissert. sist. exper. circ. venen., p. 15.

(60) Linn., Wæstgola resa, p. 98. — Gadd; Wetensk, Academ. Handl., 1774, p. 233.

(61) Wepfer, De cicut. aquat., p. 153.

(62) L. c., p. 135.

(63) Toxicolog., t. II, p. 437.

(64) Nouveaux éléments de thérapeutique, t. I, p. 424, an XII.

(65) Journal de pharmacie, t. XIII, p. 466.

(66) Andry, Pharm. helv. cicuta.

(67) Baylies, Essays on the med. subj.

Lond., 1773. — Fothergill, Med. obs. a. inq., t. III, p. 400.

(68) Baylies, Stoerk, lib. De cicuta, cap. II.

(69) Bierchen, Tal om Kraftskador. — Gatacker. Essays med. subj., p. 8. — Stoerk.

(70) Greding, Vermischt schrift., p. 118. — Cullen, Mat. med. t. II, p. 300. Stoerk, Fothergill.

(71) Boerhaave, Præl. ad. Instit., t. VI, p. 255, et les auteurs cités.

(72) Amat. Lusitanus, cent. V, c. XCIII, Baylies, Gatacker.

(73) Greding, cit., p. 118.

(74) Baylies, Cullen, Fothergill.

(75) *Loco citato.*

(76) Whytt, On nervous disorders, 22. — Stoerk. Lond., 1762.

(77) Stoerk.

(78) Cullen, Andry, et autres.

(79) Cullen, Andry, et autres.

(80) Cullen, Amat. Lusitanus.

(81) Ibid.

(82) Simon Pauli, Quadr. Botan. cic. maj.

(83) Auteurs cités.

(84) Richter, Ausf. Arzneim., 2 Bd., p. 719.

et ils nommèrent le vin le poison de la ciguë. A plus forte raison on regarda par la suite l'alcool et les éthers comme les moyens les plus propres à combattre l'empoisonnement par la ciguë. Macartan soutenait aussi que l'opium ôte à la ciguë la propriété toxique, et que la ciguë rendait nulle l'action de l'opium, de sorte qu'il conseille alternativement ces deux substances, l'une comme antidote de l'autre (85).

Tous ces faits devraient suffire pour prouver que les anciens avaient raison de classer la ciguë parmi les poisons ou remèdes froids, ce qui équivaut à dire, dans notre langage, remèdes hyposthénisants. Les browniens croyaient excitantes toutes les substances qui jouissent d'une action quelconque; cette erreur est partagée aussi par ceux qui ne sont pas encore au courant de la réforme médicale italienne. Cette croyance fait que plusieurs regardent encore la ciguë comme un excitant, un stimulant, un narcotique âcre, enfin un hypersthénisant. Partant de cette hypothèse, ils ne sauraient voir dans cette plante que des vertus d'hypersthénie et d'irritation; et si en réalité ces effets n'existent pas, leur imagination y supplée, les enfante, et l'on décrit des douleurs atroces d'estomac et d'intestins, des érysipèles et autres phénomènes phlogistiques qui n'existent pas ou qui dépendent d'une maladie préalable à l'administration de la ciguë. On parle de fièvre, alors que le pouls était lent, petit et très-faible, d'agitations véhémentes et de tétanos, alors qu'il y avait faiblesse extrême ou paralysie; de chaleur, au lieu de froid, etc.; et l'on voit enfin sur les cadavres des incendies, des gangrènes, des érosions qui n'existaient pas. Mais, ce qui est encore pis, on déduit de là des conséquences thérapeutiques d'une application désastreuse. On établit en effet que l'empoisonnement par la ciguë ne doit se traiter que par les acides, les antiphlogistiques et les saignées. — Il est vraiment déplorable que de pareilles monstruosités existent encore dans la médecine, alors surtout qu'il s'agit de questions de vie ou de mort. Cependant l'empoisonnement par la ciguë est si fréquent, que les toxicologues auraient dû en approfondir l'étude, surtout sous le point de vue thérapeutique. Tout le

monde connaît les détails de la mort de Socrate, qui donna une si grande célébrité à la ciguë : Socrate, après avoir bu le suc de cette plante, se promène dans sa prison, adresse des paroles de consolation à ses amis, et, lorsqu'il se sent engourdi, il s'étend sur son lit et s'enveloppe de son manteau. Un froid glacial s'empare de son corps, il continue à dire encore quelques mots à Criton; une minute après il n'était plus. Philopœmen aussi, après avoir appris au fond de son cachot que Licorta et ses jeunes compagnons étaient hors de danger, s'assied, prend des mains de son bourreau la tasse fatale, et, après l'avoir bue, se couche et s'éteint sans proférer la moindre plainte. Ces faits et une foule d'autres analogues n'ont aucune valeur aux yeux des toxicologues, qui voient partout de la stimulation; ils les taxent même d'exagération fabuleuse. Voyons cependant si les faits modernes que la science possède ne seraient pas identiques avec ceux que l'histoire ancienne nous a conservés. Nous choisirons, parmi une foule d'autres, un cas consigné dans le Journal de médecine de Leroux (86). Haaf, étant en garnison à Torrequemada, en Espagne, a été appelé le 2 mars 1812 pour donner du secours à un grenadier qu'on disait mourant. Il le trouva profondément assoupi, sans connaissance, respirant avec beaucoup de difficulté, étendu par terre dans une petite chambre basse, fermée, remplie de monde et de fumée. Son pouls était petit, dur, lent, ne donnant que trente battements par minute. Ses extrémités étaient froides, la figure livide. Ce soldat avait mangé, une heure et demie auparavant, avec plusieurs de ces camarades, une soupe dans laquelle on avait mis par mégarde de la ciguë. Les autres éprouvèrent une espèce d'ivresse, avec douleur à la tête et au gosier; mais ils se rétablirent promptement, sans subir aucun traitement. Le grenadier, en ayant mangé davantage, s'était bientôt assoupi et avait présenté les symptômes ci-dessus. On le transporta immédiatement au grand air, et il commença à donner quelque signe de vie. Haaf prescrivit 60 centigrammes (12 grains) de tartre stibié dissous dans de l'eau chaude; il lui fit aspirer du vinaigre, appliquer sur la tête de la glace pilée, pratiquer des frictions

---

(85) Mérat et Delens, Dictionn. univ. de mat. méd., t. II, p. 386.

(86) Journal de médecine de Leroux et Corvisart, t. XXIII, p. 107.

sèches et chaudes aux extrémités. Le malade commença à faire des efforts pour vomir, et bientôt après son état, qui avait donné quelque espoir d'amélioration, empira visiblement. Néanmoins, il parlait encore et il se plaignait d'avoir froid. Il retomba dans la prostration, sans donner d'autre signe de vie que les mouvements du cœur. On lui fit avaler du vinaigre chaud; mais il mourut trois heures après le repas. A l'autopsie du cadavre, on trouva l'estomac à moitié plein de liquide, et quelques rougeurs vers le pylore; le foie volumineux; il n'y avait aucune adhérence entre les intestins; le cœur et les veines caves étaient vides, le lobe droit des poumons détruit par une suppuration ancienne, les sinus de la dure-mère engorgés. MM. Mérat et Delens ont tiré de ce fait la conclusion que ce grenadier était mort d'une congestion sanguine cérébrale, et qu'il aurait fallu, pour le sauver, le saigner copieusement (87).

Il y aurait bien des réflexions à faire à cette occasion, si le temps et l'espace nous le permettaient; nous ne pouvons cependant nous empêcher de faire remarquer combien est inexacte la conclusion de MM. Mérat et Delens, qui supposent qu'une congestion cérébrale a été la cause de la mort. Quel est le clinicien qui a jamais vu une congestion cérébrale s'accompagner des symptômes ci-dessus relativement au pouls et à la calorification? une congestion qui tue en trois heures, et qui permet en même temps à l'individu de parler paisiblement et de répondre aux questions qu'on lui adresse jusqu'au dernier moment de la vie! Les commensaux du grenadier, qui n'eurent recours à aucun médecin, en échappèrent. Admettons qu'ils aient mangé moins du mets empoisonné, il sera toujours surprenant de voir la différence du résultat chez les uns et l'autre. Si l'on veut réfléchir qu'aussitôt que le grenadier fut exposé à l'air ouvert, il éprouva du mieux; qu'aussitôt qu'on lui administra les remèdes indiqués, il empira et il mourut, on comprendra que ce malheureux est mort plutôt par l'action des remèdes que par celle de la ciguë. J'ai la conviction que beaucoup de médecins, en prêtant foi aux préceptes de certains toxicologues, ont assassiné plu-

sieurs malheureux empoisonnés, dans la bonne intention de les sauver. Nous nous permettons encore une observation relativement au tartre stibié prescrit par Haaf à la dose de 60 centigrammes. Il avait en vue de produire le vomissement pour évacuer le poison, dans le cas où il y en eût eu encore dans l'estomac; l'indication était sans doute juste; mais ce qu'il a fait pour obtenir le vomissement, en le donnant à haute dose, n'a servi au contraire qu'à le rendre impossible. En cela, on ne doit pas accuser Haaf; car, à cette époque, on ne connaissait pas encore la théorie du vomissement, ni l'action dynamique du tartre stibié. Ces connaissances doivent faire pressentir que, dans une constitution déjà hyposthénisée par le poison, une dose si forte de tartre stibié devait augmenter l'hyposthénie générale, empêcher le vomissement et conduire à la mort.

§ V. *Effets dans les maladies.* — La ciguë, que les anciens avaient placée au nombre des poisons, a pris place, par la suite, dans la matière médicale, surtout depuis que le baron de Stoerk l'a beaucoup préconisée contre les affections cancéreuses et les engorgements glanduleux qui ont le caractère du squirrhe. Avant de ranger cette plante parmi les médicaments, Stoerk fit des expériences sur des animaux et sur lui-même (88). Il en donna d'abord contre les maladies cutanées, d'après les anciens et d'après Wier (89), notamment dans les cas de teigne, d'après le conseil de Murray (90), de Lespine (91) et d'autres. Il persévéra spécialement dans son administration contre les engorgements squirrheux des seins et le cancer des mamelles; il en étendit enfin l'usage contre toute espèce d'induration glandulaire, squirrhe et cancer. On a rapporté des exemples si évidents et si nombreux de guérison, que la ciguë eut bientôt un grand nombre de partisans, spécialement pour résoudre toute espèce d'engorgements glanduleux. Le nombre de faits heu-

---

(87) Dictionnaire universel de matière médicale, t. II, p. 391.

(88) Libellus quo demon. cir. non sol. us. extr., etc., 1760. Libel. 2° quo confirm., etc., 1761. Libel. quo contin., etc., 1765.

(89) Voy. Sprengel, Stor della med., t. v. p. 477.

(90) App. medic., t. I, p. 118.

(91) Journal général de médecine, t. XXXVIII, p. 457.

reux augmenta, mais aussi on en publia de contraires dans lesquels ce remède non-seulement ne fit pas de bien, mais fut nuisible. L'exagération de plusieurs praticiens, qui déclarèrent la ciguë un remède souverain, spécifique, contre le squirrhe et le cancer, donna lieu à des controverses ; des détracteurs puissants surgirent contre la méthode de Stoerk, notamment de Haen, qui a déclaré que la ciguë était moins active que l'eau chaude.

(*N. d. trad.*) [Cullen, dans son Traité de matière médicale, dit avec raison que l'introduction dans la thérapeutique du *conium maculatum* a donné très-souvent l'exemple palpable de la fausseté de l'expérience. Il avance même que si plusieurs médecins allemands, tels que Rouppe, Quarin et autres, ont porté aux nues les vertus thérapeutiques de cette plante, c'était uniquement pour flatter le très-puissant baron de Stoerk. Muller s'est affranchi de cette dépendance, et, tout en admettant que rien ne peut faire rétrograder les dégénérescences cancéreuses, il borne les bons effets de la ciguë aux cas de squirrhe et de cancer, à l'affaiblissement qu'elle produit dans la sensibilité locale, et conséquemment à calmer les douleurs vives, lancinantes, qui accompagnent ces maladies. W. Batt assure que la ciguë n'a jamais guéri le véritable cancer, mais que bien certainement elle a tué des malades qui auraient été soulagés ou guéris à l'aide du fer et du feu (*a*). Alibert avoue que, quelque soin qu'il ait mis à répéter les expériences de Stoerk et de ses partisans, il n'a jamais obtenu les heureux résultats qu'ils ont proclamés. Plus de cent femmes affectées de squirrhe ou de cancer à l'utérus et dans d'autres parties, auxquelles ce praticien administra pendant longtemps le remède à l'hôpital Saint-Louis, n'en ont pas éprouvé le moindre avantage (*b*). Ainsi, sans vouloir déprécier la valeur de la ciguë dans certains engorgements glanduleux et dans quelques autres maladies, nous disons qu'il faut souvent se méfier de certaines opinions émises par des hommes graves.]

(*a*) Medicina empirico-rationalis frag. pract. m., t. iii, p. 170.
(*b*) Nouveaux éléments de thérapeutique, t. i, an xii, p. 425.

Il est inutile de nous étendre sur l'histoire thérapeutique de cette plante ; ce qu'il importe seulement de faire remarquer comme le résultat de l'expérience de plusieurs siècles, c'est qu'elle est au nombre des remèdes les plus utiles contre les phlogoses glandulaires qui ont une tendance vers l'induration, avec apparence de squirrhe ou de cancer occulte. Cette utilité, si elle n'est pas toujours capable de produire la guérison, l'est cependant toujours assez pour retarder les progrès d'un mal d'ailleurs incurable, et pour calmer les douleurs. Presque tous les praticiens sont d'accord sur ce point. Les auteurs qui ont eu le plus à se louer de la ciguë contre la scrofule sont Quarin, Locher, Cullen, Depuy, Pourchère (92), Dzondi (93), Hoffmann (94), etc. ; et, dans l'ophthalmie scrofuleuse, Lemoine (95) ; Vivenzio, dans le tabes mésentérique (96). Parmi les maladies traitées avantageusement avec la ciguë, on doit compter l'induration des testicules, lors même qu'elle est due à une affection syphilitique. De sorte que, dans toutes les formes de la vérole secondaire, la ciguë a été employée avec succès (97). — Toute inflammation qui affecte une glande conglomérée ou les cryptes en général peut être combattue avec la ciguë. La grippe et les affections vermineuses sont attaquées avantageusement avec cette substance. Butter (98) ; Amstrong, Buchkave (99), Ranvè (100) ; Lentin (1) et Schlesinger (2) traitèrent

---

(92) Ancien Journal de médecine. t. xxii, p. 219.
(93) Æskulap., 1 Bd., 1 st.
(94) Vermischt. med. Schrift., 1 Bd., p. 96.
(95) Journal de médecine, t. xxvi.
(96) De cicuta commentar., 1774.
(97) Stoerk, cit. — Larrieu, Journal de médecine, par Corvisart, t. iv, p. 267. — Quarin, Bucholz, N. A. nat. cur., t. iv, p. 261. — Hanain, Roques, Phytogr. medic., t. iii, p. 93. — Girtanner, Abh. ub. d. vener. Krank., 1 A., p. 196. — Wittham., Med. repository. — Weickard, Vermischt. med. Schrift., 3 Bd., p. 135. — Dzondi, N. cur. Heil. d. Lusts, 1826, p. 100.
(98) Treatise on the Kindkengh., 1773.
(99) Sam. Aus. Abh. z. Gebr., 4 Bd., p. 109 ; 14 Bd., p. 618.
(100) Act. R. Soc. Hafn., t. i, p. 331.
(1) Memorabil'a, p. 79.
(2) Bibliothèque médicale, vol. lviii, p. 379.

la coqueluche, même épidémique, avec différents remèdes, et plus utilement avec la ciguë; le vomissement chronique, qui dépend d'une induration du pylore; la leucorrhée, qui dépend d'une phlogose lente des cryptes muqueuses du vagin et de la matrice (3).

Il y a encore d'autres maladies qui prouvent d'une manière incontestable l'efficacité de la ciguë : telles sont, par exemple, les névralgies (4), l'ischurie, le rhumatisme, l'arthrite, la phthisie catarrhale, scrofuleuse (5), l'anasarque avec forte fièvre, l'hépatite, la fièvre puerpérale ou péritonite (6), la métrorrhagie avec tension abdominale, c'est-à-dire métrite. Dans toutes ces maladies, Stoerk, Vivenzio, Autenrieth, Daniel (7), Biett (8), Schingler (9), Hufeland (10), Fothergill, Chaussier, Duméril, Vogler Hooper (11), Schnuhr (12), etc., rapportent une foule de guérisons obtenues au moyen de la ciguë.

§ VI. *Appréciation de l'action.* — Si les effets sur les animaux et sur l'homme bien portant mettent hors de doute l'action hyposthénisante de la ciguë, les maladies contre lesquelles, d'après le consentement de tous les médecins, on l'administre, confirment cette même action et décèlent en elle une action élective sur le système lymphatique et sur les glandes; de sorte qu'il faut la placer parmi les hyposthénisants lymphatico-glandulaires. Pourtant, si l'on fait attention que cette substance ralentit fort souvent les battements du cœur et qu'un grand nombre d'affections inflammatoires aiguës ont été guéries par elle, on doit convenir qu'elle exerce aussi une action hyposthénisante sur le cœur et sur les vaisseaux, et que, par conséquent, il faudrait lui accorder aussi une place parmi les hyposthénisants cardiaco-vasculaires,

§ VII. *Action mécanique.* — Contrairement à l'opinion de certains toxicologues, la plante en question ni son extrait n'ont aucune action appréciable ou irritante locale. Appliquée sur les plaies, sur les inflammations externes, loin d'irriter, elle soulage la douleur et diminue la phlogose.

§ VIII. *Mode d'administration.* — C'est une question fort difficile à résoudre que de bien déterminer la dose de la ciguë, car son énergie varie à l'infini. Chez quelques individus nous voyons des effets très-violents à la suite de l'administration de quelques centigrammes de cette plante; chez d'autres presque aucun effet, malgré les doses fort élevées. Harley dit en avoir mangé impunément 120 grammes (4 onces) (13). Cette différence d'action dépend du climat et du sol où elle croît, du temps de la récolte, de là manière dont elle est préparée et conservée. Quant au climat, il est certain que plus la température atmosphérique est chaude, plus ce végétal est actif. Aussi la ciguë du nord est-elle moins redoutable que celle qu'on trouve en Grèce, en Espagne et en Italie. Conséquemment, il n'est pas étonnant que celle de Vienne, devenue célèbre depuis Stoerk, ait pu être prescrite à doses fort élevées, et que celle d'Angleterre soit presque sans action, ainsi que le dit Colenbrook (14). D'après Steven, les paysans de la Crimée la mangent impunément après l'avoir fait bouillir dans de l'eau (15). Le degré

---

(3) Wenzel, Ub. d. Krankh. d. Uterus, 1815.

(4) Fothergill, Med. obser., t. v, p. 400. — Chaussier, Duméril, Guersant, Dictionnaire des sciences médicales, t. v, p. 212. — Massius, Hufeland's Journ., 25 Bd., 1 St., p. 69 — Thilenius, Med. chir. Bemerk., 1 Bd., p. 283. — Siebold, Doloris fac., etc., décemb. 1795.

(5) Quarin, Baumes, De la phthisie pulmonaire, t. ii, p. 285. — Alibert. Mat. méd., t. i, p. 425, prem. édit. — Adair, Samm. aus. Abh., esc., 15 Bd., p. 362. — Paris, Frorieps Notiz., 14 Bd., n. 21, p. 335.

(6) Bibl. méd., t. xxiv, p. 279.

(7) Naumann, Klinik, t. ii, art. Angiopathia.

(8) Dict. de méd., deuxième édition, t. viii, p. 15.

(9) Comment. med. sist. observ. circa usum conii macul. et mali citrei in scorb. Ulm. 1791.

(10) Bayle, Bibl. de thérap., t. iii, p. 601.

(11) Memoirs of the med. Soc. of. Lond. inst. in the year 1773, vol. ii, 1789.

(12) Med. Zeit. f. Heilk. in Pr. 1837, n. 9.

(13) Sangiorgio, Istoria delle piante medicate, t. i, p. 304.

(14) Sprengel, Stor. proem. della med. (trad. ital.), t. v, p. 477.

(15) Dictionnaire des drogues, vol. ii, p. 131.

d'action de la ciguë augmente aussi dans le même climat par la seule exposition vers le midi et sur un lieu élevé. Pour l'avoir dans toute sa vigueur, il faut la cueillir pendant qu'elle est en fleur. En Italie, c'est vers la mi-août qu'on la récolte. — Pour la conserver, il faut la sécher à l'ombre ou à l'étuve et la déposer dans des bocaux bien fermés à l'abri de l'air et de la lumière.

La ciguë séchée et pulvérisée peut être prescrite à l'intérieur à la dose de 10, 20 centigrammes (2 à 4 grains), et même davantage, plusieurs fois par jour. Sous cette forme, elle est fort peu usitée. — L'extrait est la préparation dont on doit se servir, d'après Stoerk. On le prépare en écrasant dans un mortier de marbre, avec quelque peu d'eau, la plante choisie; on l'exprime à la presse; le suc est alors évaporé au bain-marie ou à la vapeur, en ayant la précaution de remuer sans cesse avec une large spatule en bois, jusqu'à ce qu'il ait acquis la consistance d'une masse pilulaire. Stoerk commençait par en donner 10 centigrammes (2 grains), qu'il augmentait plus ou moins, selon les effets. Chez nous, on est parvenu à en prescrire jusqu'à 4 grammes (1 gros) par jour. Borda observa qu'en général les malades tolèrent mieux le soir que dans les autres heures de la journée les doses fractionnées de cet extrait. — L'emplâtre de ciguë est composé de deux parties de cire jaune, une de colophane et une d'huile, le tout fondu ensemble. En laissant refroidir, on y ajoute, en remuant, deux parties de ciguë en poudre. — Le cataplasme peut se faire de deux manières, savoir : ou en saupou-drant avec de la poudre de ciguë un cataplasme ordinaire; ou en mêlant une partie d'herbe-ciguë, une de feuilles de mauve, une partie de lait et suffisante quantité de mie de pain pour en confectionner un cataplasme.

L'expérience a démontré assez souvent l'avantage de mêler avec l'extrait de ciguë d'autres remèdes hyposthénisants lymphatico-glandulaires, dont nous avons déjà parlé, tels que l'hydriodate de potasse, par exemple. — Dans l'emplâtre *diabotanum*, dont parlent toutes les pharmacopées, la ciguë entre pour beaucoup.

Formules.

1. *Pilules.*

♃ Hydriodate de potasse, 20 centigr. (4 grains).

Extrait de ciguë, 30 centigr. (6 grains).

M. et faites s. a. pilul., 8.

A prendre une toutes les quatre heures.

2. *Cataplasme.*

♃ Herbe de ciguë, feuilles de mauve, parties égales, 15 grammes (demi-once).

Ecrasez dans un mortier de marbre. Lait de vache, 60 grammes (2 onces). Mie de pain, s. q.

Mêlez et faites cuire à un feu léger, pour en faire un cataplasme.

3. *Autre cataplasme.*

♃ Farine de lin, 60 grammes (2 onces).

Ciguë en poudre, 30 grammes (1 once).

Eau pure, s. q. pour en faire un cataplasme.

ORDRE IVE.

HYPOSTHÉNISANTS GASTRIQUES.

Les observations que nous avons faites sur l'appareil digestif à l'occasion des hypersthénisants gastro-entériques s'appliquent encore ici. Une remarque importante à rappeler, c'est que, si les remèdes gastriques portent de préférence leur action sur l'estomac, ce n'est pas à cause de leur contact avec ses parois ; car, si cela était, tous les remèdes qu'on prend par la bouche produiraient le même effet, et aucun de ceux qu'on applique sur la peau ou ailleurs n'agirait sur l'estomac, tandis qu'on voit arriver précisément le contraire tous les jours. En traitant du tartre stibié, nous avons démontré que le vomissement avait lieu lors même qu'on appliquait ce sel sur la peau ou qu'on l'injectait dans les veines, pourvu qu'il fût à une dose convenable et dans des conditions propres à l'absorption. Cette vérité est si généralement ignorée que les auteurs de matière médicale ont basé leur doctrine précisément sur l'erreur que nous combattons. Le contact immédiat, le choc ou le stimulus de la substance avalée sur les parois de l'estomac est pour eux la source ou l'instrument d'où découlent directement les effets thérapeutiques, lesquels sont par eux attribués primitivement à l'estomac, et s'y borneraient exclusivement si le jeu des sympathies et des antagonismes ne donnait lieu à ces mêmes effets sur les organes plus ou moins éloignés. Cela posé, l'application d'une substance soit sur la peau, soit ailleurs, devrait occasionner des effets tout différents ; tandis qu'en en produisant d'identiques, on est embarrassé pour en

donner l'explication. Ces auteurs au reste essayent de tout expliquer au moyen de la mystérieuse influence des sympathies et des antagonismes combinés entre eux. On rencontre parfois des imaginations si heureuses et si faciles, pour lesquelles rien n'est obscur, inexplicable ! Pour nous l'impression immédiate d'un remède ingéré ne peut avoir lieu que sur la mucosité de l'estomac et sur l'épithélium, lequel, par sa nature inorganique, ne peut recevoir du remède que des changements provenant de ses qualités mécanico-chimiques. Si l'on veut que l'impression ait lieu sur des parties vivantes et sensibles, si l'on veut qu'elle se passe sur les nerfs, il faut que les molécules aillent au delà de l'épithélium, qu'elles pénètrent les tissus, ce qui ne peut arriver que par le moyen des vaisseaux, par l'absorption et consécutivement à la digestion. Ainsi, ou le remède peut être digéré, alors son action immédiate sur les parois de l'estomac est presque nulle, puisque les parois mêmes et les sucs gastriques agissent sur lui, et les vaisseaux absorbants s'en emparent ; ou il n'est pas assimilable, alors il agira, comme corps étranger, par sa masse, par son poids, par son frottement, par ses propriétés chimiques, sur l'épithélium et sur les tissus qu'il recouvre et irrite ; mais cette action sera purement mécanique, bornée simplement au lieu de l'attouchement, et ne pourra s'étendre à d'autres parties, si ce n'est par continuité, par la diffusion de l'irritation même, de molécule à molécule, dans le même tissu, ou bien encore en passant à travers les tissus par endosmose. Conséquemment, les remèdes n'exercent pas même leur action dynamique sur l'estomac et sur les intestins s'ils n'ont pas été préalablement digérés et absorbés d'abord. Les ganglions nerveux appartenant à l'appareil gastrique ne peuvent en éprouver l'influence thérapeutique que par le moyen du chyle ou du sang artériel, qui s'est approprié les parcelles.

Ainsi, il importe, pour bien comprendre le mode d'action des hyposthénisants gastro-entériques, de regarder la digestion comme une fonction composée de plusieurs actes négatifs, les uns en raison inverse des autres; de sorte que les influences qui agissent en augmentant les uns diminuent nécessairement le degré des autres. Si dans la fonction de la digestion on peut regarder comme actifs le mouvement vermiculaire, l'élaboration des humeurs gastriques et l'absorption, on doit considérer comme passifs le sentiment de la faim, la sécrétion, ou l'excrétion des humeurs sécrétées. Le résultat des hyposthénisants gastro-entériques chez l'homme en santé sera la reproduction ou l'augmentation du sentiment de la faim, en aidant l'évacuation et la perte des humeurs, et partant en diminuant ou arrêtant l'absorption du chyle, en affaiblissant le système musculaire, et en rendant enfin moins élaboré le mucus intestinal. — Ce que nous avons fait par rapport à l'autre classe, nous le faisons dans celle-ci, divisant en deux ordres les remèdes, savoir : en hyposthénisants gastriques et hyposthénisants entériques. On rencontre effectivement des remèdes dont l'action est bien plus prononcée sur l'estomac que sur le canal intestinal, et *vice versa*.

Il a déjà été question, dans ce traité, de quelques hyposthénisants gastriques, et même des plus actifs; mais comme leur action n'est pas bornée à cet appareil, puisqu'elle s'étend à d'autres et même à toute la constitution, nous sommes obligé de les placer dans un autre ordre d'agents thérapeutiques. Le tartre stibié, par exemple, ne développe pas toujours sa puissance hyposthénisante sur tous les vaisseaux artériels. Lorsqu'il est administré à dose modérée et dans des conditions particulières, on dirait qu'il borne son action aux artères de l'estomac, et détermine sur elles un relâchement immédiat, augmente par là l'exosmose de leurs parois; de là une des

conditions essentielles au vomissement. Nous nous sommes déjà expliqué sur ce sujet. Le tartre stibié, administré à la dose et dans les conditions indiquées, est un véritable hyposthénisant gastrique. L'ipécacuanha, la scille, le colchique, la digitale et d'autres hyposthénisants se trouvent également dans cette catégorie; toutes les fois qu'ils déterminent le vomissement; car le vomissement hyposthénique (qu'on distingue aisément de celui d'une autre nature) est d'ordinaire le symptôme d'une forte action hyposthénisante sur les vaisseaux exhalants de l'estomac. — Mais ce viscère est aussi constitué d'autres tissus très-importants, tels que les cryptes ou follicules muqueux, les nerfs, les membranes, etc.; tous ces tissus, qui constituent l'organe principal de la digestion, peuvent être modifiés différemment par l'action de quelque remède particulier. C'est précisément de ces remèdes que nous allons nous occuper.

BISMUTH (*Bismuthum*).

§ Ier. *Caractères physiques.* — On trouve ce métal, dans la nature, 1° à l'état natif; 2° combiné avec l'oxygène; 3° uni avec le soufre; 4° enfin à l'état de combinaison avec l'arsenic ou le tellure. Le bismuth métallique est solide, d'une structure lamelleuse, d'un blanc jaunâtre, friable, très-fusible, et cristallisable en cubes qui se disposent, les uns par rapport aux autres, de manière à former une pyramide quadrangulaire renversée.

§ II. *Notions chimiques.* — Il est fort peu altérable à l'air. A l'aide du calorique, il se combine à l'oxygène avec rapidité et avec dégagement d'une légère lumière bleuâtre; il se forme alors un oxyde de bismuth jaune (fleurs de bismuth). — En traitant le bismuth avec l'acide azotique affaibli, on obtient l'*azotate de bismuth* sous forme de petites paillettes transparentes, ou d'une poudre blanche. Le sous-azotate de bismuth bien lavé constitue le magistère de bismuth ou blanc de fard, à cause de l'usage qu'autrefois les femmes en faisaient, en se fardant la figure et même le sein. — En dissolvant le bismuth natif dans l'eau régale, on obtient le chlorure hydraté, connu autrefois sous le nom de *beurre de bismuth*, d'une saveur acide et caustique, fusible à une douce chaleur, d'une couleur blanche, inodore.

§ III. *Effets sur les animaux.* — Orfila a obtenu, chez les chiens, les mêmes effets par le sous-azotate de bismuth dissous et injecté dans les veines, qu'administré par l'estomac, savoir : malaise, vomissements répétés, vertiges, faiblesse très-prononcée, aboiement plaintif, palpitations cardiaques, respiration accélérée, tremblements convulsifs, notamment aux membres abdominaux; mort. L'autopsie cadavérique montra les poumons d'une couleur hépatique foncée, avec distension des vésicules aériennes ; l'estomac et les intestins sans la moindre altération (13) Avec quatre grammes, Mayer a tué des chats en six heures, et il a observé, indépendamment des phénomènes ci-dessus, la cessation des mouvements du cœur et la paralysie des extrémités postérieures ; dans l'estomac une couche gélatineuse, analogue à une membrane imbibée et ramollie (14). — D'après ces données, personne n'oserait certainement déduire que la mort ait été le résultat de l'irritation ; mais tel est le pouvoir des idées préconçues, que Orfila en a conclu que le bismuth agit comme un poison irritant sur l'endroit où il est appliqué, et qu'il peut causer promptement la mort, soit en excitant sympathiquement le système nerveux, soit peut-être, après avoir été absorbé, en excitant directement le cœur. D'après cette manière de voir, il prescrit les remèdes antiphlogistiques et les adoucissants pour combattre l'empoisonnement produit par cette substance. Nous avons à peine besoin de faire observer que cette manière de voir est tout à fait erronée et désastreuse.

§ IV. *Effets chez l'homme bien portant.* — J'ai essayé sur moi-même le sous-azotate de bismuth à petites doses, savoir : à dix, à vingt, et jusqu'à quarante centigrammes, sous forme pilulaire, le matin à jeun. L'effet sensible n'a été qu'une sensation de faim, ou plutôt de vacuité dans l'estomac, que je calmais aussitôt avec quelque peu d'aliment. L'eau simple et le café noir, après avoir assoupi cette sensation pendant quelques minutes, la laissaient reparaître promptement, et avec plus de force, au point de déterminer une lassitude extrême. Il m'arrivait souvent d'éprouver une augmentation dans la sécrétion des urines, surtout lorsque je prenais une pilule avant de m'endormir. Pott remarqua que cette substance à fortes doses produisait de l'angoisse, des nausées, le vomissement, des vertiges, de la lassitude, la petitesse et la faiblesse du pouls, des défaillances (15). Tous ces symptômes caractérisent pour nous l'hyposthénie, qu'on peut calmer et détruire au moyen de l'alcool et de l'opium.

§ V. *Effets dans les maladies.* — Odier, étant parvenu à dissiper des cardialgies qui n'avaient cédé à aucun autre remède, donna de la célébrité au bismuth contre cette maladie (16). La cardialgie compliquée avec une extrême sensibilité et irritabilité a été guérie assez promptement avec ce remède, par Carminati (17), par Bornat (18), par Delaroche, par Gué, par Lombard, par Trousseau (19). La cardialgie associée à l'abus des substances stimulantes a été apaisée par Venturi (20). Ne cédant pas à l'opium, Schœffer la fit cesser à l'aide du bismuth (21). Clarke obtint le même résultat dans la gastrodynie et dans le pyrosis (22) ; Odier, Carminati, Bordsley et Yeals (23), dans la dyspepsie compliquée d'une sensibilité exquise et de douleur à l'estomac. La même chose a lieu dans les vomissements opiniâtres, d'après Thuessink (24) et Kopp (25). Même dans les cas où le vomissement est dû à un squirrhe au pylore, si on ne parvient à le guérir à l'aide du bismuth, on est presque toujours sûr de le calmer, ainsi

<hr>

(13) Traité des poisons, § 510.

(14) Ueber d. Bismuth, etc. Hufeland's Journ., 1831, 10 St. oct., p. 65.

(15) De bismuth. observ. collect. I. Berol., 1793.

(16) Ancien journal de médecine, t. LXVIII, 1786.

(17) Opusc. therapeut., t. I, n. 2, p. 90, 1788.

(18) Journal de médecine, chirurgie et pharmarcie, t. LXXIV, janv. 1788.

(19) Bulletin médical de Bordeaux, t. II, p. 60.

(20) Giorn. della nuov. Dott. med. ital., fasc. VIII, p. 169.

(21) Hufeland's Journ., 46 Bd., 2 st., p. 9.

(22) The Edinb. Journ., t. V, p. 269.

(23) Quarterly Journ., t. VIII, p. 295.

(24) Museum d. Heilk., 3 Bd., p. 145.

(25) Beobacht. in geb. d. pract. Heilk., p. 198.

que nous l'assurent Odier, Bcyele (26)
et d'autres. Une autre série de phénomènes, qu'on appelle spasmes, ou cram-
pes de l'estomac, reconnaît pour meilleur secours le bismuth, au dire de Vel-
sen(27), d'Hufeland(28), de Marcet(29),
de Behm (30), et de plusieurs autres. La
migraine a été guérie ainsi par Odier et
par d'autres, lors même qu'elle n'était pas
le résultat d'une affection gastrique. Dans
les expériences de Kerchzig sur les enfants, on s'est assuré que le bismuth est
utile contre les vers intestinaux (31). —
Toutes ces affections appartiennent à la
catégorie des maladies chroniques, et on
sait que les praticiens les placent au nombre des maladies spasmodiques. Néanmoins aussi dans la gastrite aiguë accompagnée de rougeur à la langue, de forte
fièvre, vomissement et douleur, après
avoir pratiqué quelques saignées, nous
avons trouvé plusieurs fois que le bismuth à forte dose réussissait à merveille.
Contre les coliques, il a été loué par
Odier et par Reil (32); contre la diarrhée, contre la dysenterie opiniâtre, et
contre la dothinentérite, par Trousseau (33).

Le bismuth peut être aussi indiqué
dans plusieurs maladies autres que celles
de l'estomac, telles que l'aménorrhée et
les douleurs aux reins et au pubis, qui
accompagnent la menstruation ou les
phlogoses de la matrice (34). Lang et
Barkysen prescrivirent le bismuth contre
l'urétrite ou blennorrhée syphilitique,
comme réfrigérant et astringent (35).
Rademacher coupa une fièvre intermittente à l'aide du même remède (36). Lo-

henstein, Lœbel (37) et Frank (38)
triomphèrent de l'épilepsie par le même
moyen. Le tétanos même a été combattu
avantageusement avec les hautes doses
de bismuth, par Cazal (39). Metzger (40)
et Jacobi (41) regardent le bismuth
comme un excellent remède minéral
contre l'arthrite. La péripneumonie
même, l'apoplexie, le délire fébrile, les
maladies aiguës, ont été traités avec
succès par les deux derniers auteurs à
l'aide du bismuth (42). Enfin contre le
choléra, on a préconisé le bismuth : le
docteur Lee a été le premier qui l'administra dans cette terrible maladie, et
il a eu à s'en applaudir; aussi le prône-
t-il comme un remède souverain (43).

§ VI. *Appréciation de l'action.* —
Le calme que le bismuth procure, la
disparition des chaleurs inflammatoires
et des douleurs de l'estomac, la cessation des vomissements hypersthéniques
sous l'influence de ce remède, seraient
déjà des données suffisantes pour établir l'action hyposthénisante gastrique
du bismuth. Les effets sur les animaux
et sur l'homme à l'état normal, et plus
encore dans les maladies inflammatoires,
mettent hors de doute cette action. Ces
faits nous apprennent en même temps
que ce n'est pas uniquement à l'estomac
qu'il borne son action, mais qu'il l'étend
à d'autres viscères, et même à tout l'organisme. — Je sais qu'il est des médecins qui considèrent le bismuth comme
un remède nervin ou antispasmodique,
et qui regardent les maladies promptement guéries par lui comme des névroses
ou des spasmes d'estomac; mais c'est là
une explication arbitraire que rien ne
justifie. Nous avons fait voir précédemment combien est obscure la prétendue
propriété antispasmodique primitive des
remèdes, et démontré que les mots
spasme, affection nerveuse, n'indiquent
pas des maladies, mais bien des sym-

---

(26) Hufeland's Journ., 42 Bd., 3 st.,
p. 102.
(27) Horn's Archiv., 7 Bd., 1898, p.
187.
(28) Journ. d. pr. Heilk., 4 Bd., p. 196.
(29) Mem. of the med. Societ. of London, t. VI, p. 155.
(30) Hufeland's Journ., 66 Bd., 4 st.,
p. 112.
(31) Diss. sist. obs. et exper. circ. us.
med. calc. zinc et bismuthi. Halæ, 1792,
p. 38.
(32) Memor. clinic., fasc. IV, p. 27.
(33) Bulletin de thérapeutique, oct.
1833.
(34) Hufeland's Journ., 56 Bd., 5 st.,
p. 48.
(35) Kerckzig, citat., p. 28.
(36) Hufeland's Journ., 16 Bd., 1 st.,
p. 62.

(37) Wes. u. Heil. e. Epit. Peips, 1818,
§ 150.
(38) Prax. med. un. præc., P. II, t. I,
p. 410.
(39) Journal général de médecine,
1810.
(40) Tract. de duob. specif., p. 16.
(41) Medic. castrens., p. 114.
(42) Jacobi Metzger, cit., p. 106.
(43) Allgemein. Zeitung. v. Augsburg.
35. Juny 1831.

ptômes d'affections diverses.—Ici, nous dirons encore qu'on ne doit pas même les admettre comme des symptômes, puisque le spasme ne peut avoir lieu que dans les muscles volontaires, tandis que l'estomac et les viscères destinés aux fonctions de la vie organique n'ont point de ces muscles. Quant à l'usage du bismuth dans le choléra-morbus, l'expérience ne paraît pas en avoir confirmé l'utilité.

§ VII. *Action mécanique.* — L'application du magistère de bismuth sur les plaies n'a occasionné, dans les expériences de Kerckzig, aucune douleur ni même d'irritation, d'où l'on peut conclure qu'il n'a presque aucune action mécanique. Comme cosmétique (blanc de fard), on l'a employé depuis longtemps pour rendre la peau unie et blanche; mais on observa qu'en s'en servant pendant longtemps, la peau devenait sèche et ridée. Ajoutons que ce cosmétique a l'inconvénient de noircir sous l'influence des émanations sulfureuses; aussi les femmes qui s'en servent s'exposent-elles à devenir mulâtres, à cause des émanations animales hydro-sulfureuses.

§ VIII. *Mode d'administration.* — La meilleure manière d'administrer le sous-azotate de bismuth est en pilules. La dose est de vingt, cinquante, quatre-vingts centigrammes par jour. Cazal l'a donné jusqu'à la dose d'un gramme contre le tétanos; d'autres, à une dose encore plus élevée. Quelques-uns s'en sont bien trouvés en le combinant à la magnésie.

Formule.

♃ Sous-azotate de bismuth, 1 gramme (18 grains).
Magnésie, 16 grammes (4 gros).
Sucre blanc, 31 grammes (1 once).

M. exact. et divisez en dix-huit paquets.

A prendre un toutes les quatre heures.

(*Note d. trad.*) [*Kœnigsdœrfer* recommande le sous-azotate de bismuth contre l'asthme nerveux (a). *Henke* indique, dans le traitement des fièvres intermittentes, l'oxyde de bismuth à la dose de dix à quinze centigrammes toutes

les trois heures (b). Plusieurs observations recueillies par *Urban* et par *Breier* constatent la valeur de cet oxyde, ainsi que du sous-azotate, contre les fièvres à accès, donné durant l'apyrexie (c). *Robertson* vante le sous-azotate de bismuth contre la salivation (d). *Récamier* rapporte plusieurs observations qui prouvent les bons effets de l'oxyde de bismuth contre le vomissement opiniâtre et rebelle à tout autre remède (e). L'efficacité de cet oxyde dans les vomissements chroniques a été aussi constatée par *Richter* (f). *Kahbert* a employé avec avantage le magistère de bismuth pour calmer le hoquet qui persiste à la suite du choléra-morbus (g). D'autres se sont bien trouvés du bismuth et de ses préparations dans certains cas de choléra-morbus; nous citerons spécialement les docteurs Gumbert (h), Schæfer (i), Goldberg (k), Wernery (l), Gottel (m), Bidder (n), Archambault (o), etc., etc. *Schrœder* vante une pommade composée d'une partie de sous-nitrate de bismuth et de trois parties d'axonge, dans différentes maladies cutanées. Kerckzig dit s'être servi de cette pommade avec avantage contre la gale (p). *Hauff* rapporte avoir guéri radicalement des cardialgies chroniques avec les pilules suivantes :

♃ Magistère de bismuth, 1 gramme (18 grains).
Racine de belladone en poudre, 15 centigrammes (3 grains).
Rhubarbe en poudre, 4 grammes (1 gros).
Sirop de sucre, s. q.
Faites 80 pilules.
A prendre trois par jour (q).

(a) Allgem. med. Annal. des 19 Jahrh. 1812.

(b) Hufel. Journ., 1820, sept., p. 20.
(c) Journ. cité, 1827 et 1832.
(d) Med. and physic. Journ. 1815.
(e) Biblioth. médic., 1816.
(f) Richter, Arzneimittell., t. IV.
(g) Clarus u. Radius, Beytræge, t. I.
(h) Berlin. Chol. Zeitg., 1831.
(i) Schæfer, Ub. d. Chol. in Czenstochau, 1831.
(k) Berlin. Chol. Zeitg. cité.
(l) Heidelberg. Klin. annal. t. VII.
(m) Graefe u. Walter's Journ. der Chir., etc., t. XXI.
(n) Rust., Magaz., t. XXXVI.
(o) Bulletin général de thérapeutique, t. V, 1833, p. 35.
(p) Richter, Arzneimittell. t. IV, art. Bismuthium.
(q) Med. Conversations-blatt., 1832.

Schubert recommande dans ces cas la poudre suivante :

2⟁ Sous-acétate de bismuth précipité, 10 centigrammes (2 grains).

Magnésie calcinée, 50 centigrammes (10 grains).

Huile de cajeput, 2 gouttes.

Sucre blanc, 60 centigr. (12 grains).

Mêlez, et faites une poudre dont on fera six paquets : à prendre deux par jour (r).

Voici la formule employée par Albers contre la cardialgie hystérique :

2⟁ Assa-fœtida, 32 grammes (1 once).

Sous-nitrate de bismuth, huile de valériane, parties égales de chaque, 4 grammes (1 gros).

Mêlez exactement et faites des pilules de 10 centigrammes chaque.

A prendre cinq, huit ou dix de deux en deux heures (s).

M. Jules Cloquet a proposé, contre les taches de la cornée, d'insuffler dans l'œil l'oxyde de bismuth (t)].

BOIS DE CASSE.

(Quassia amara.)

§ Iᵉʳ. *Caractères physiques*. — Casse, *quassia*, nom d'un bois tiré de celui d'un esclave de la Guyane appelé *Quassi* qui en fit connaître à Dalhberg les propriétés médicinales. Ce bois appartient à un grand arbre qui croît spontanément dans les lieux sablonneux et humides du Surinam et des îles de la Jamaïque. Il appartient à la décandrie monogynie, Lin., à la tribu des simaroubées, à la famille des cutacées. Toutes les parties de cette plante sont plus ou moins médicinales; cependant, la casse ne nous arrive dans le commerce qu'en gros morceaux appartenant au tronc ou à la racine recouverte de son écorce : celle-ci est grisâtre, le bois est d'un blanc jaunâtre. La casse n'a point d'odeur, mais sa saveur est tellement amère, qu'une très-petite quantité suffit pour communiquer la même saveur à une grande quantité d'eau, en l'y infusant soit à chaud, soit à froid.

§ II. *Notions chimiques*. — Un principe jaune, mou et tenace, mais facile à solidifier, d'une amertume extrême, a été extrait par Morin du *simaruba excelsa* et du bois de casse. Thompson l'a désigné sous le nom de *quassine*. Il est probable que c'est dans ce principe que réside la faculté thérapeutique du bois de casse. La quassine est soluble dans l'alcool et dans l'eau.

§ III. *Effets sur les animaux*. — Pour garantir les plantes des insectes, Mærklin sé sert de l'infusion aqueuse du bois en question, en les en mouillant et les faisant dessécher ensuite (44). Les mouches sont tuées par cette infusion ; on les y attire en sucrant les bords du vase (45). En général, les animaux un peu grands n'en ressentent pas l'action; pourtant un lapin auquel on appliqua, sur une blessure faite exprès, cinq centigrammes d'extrait alcoolique de casse, mourut en trente heures. L'autopsie ne présenta rien de notable.

§ IV. *Effets sur l'homme bien portant*. — L'infusion aqueuse du bois de casse donne de l'appétit, et si on ne le satisfait pas, il se change bientôt en un sentiment pénible d'épuisement et de défaillance. J'ai essayé plus d'une fois ce remède sur moi-même. Un jour que j'avais déjà l'estomac très-faible pour en avoir pris une certaine dose, j'ai voulu en hasarder une nouvelle dose avant de manger : j'ai éprouvé des vertiges, des obscurcissements à la vue, une faiblesse générale, jusque dans le pouls; et je fus obligé d'avoir recours à quelque aliment pour reprendre vigueur le plus tôt possible. — Ce fait m'a convaincu d'une manière incontestable de l'action hyposthénisante du bois de casse. Ce qui m'a confirmé dans la même croyance, c'est que dans d'autres circonstances la même substance m'a donné de la force, lorsqu'à la suite d'un repas plus copieux que de coutume je me trouvais dans un état de plénitude, d'engourdissement et de dégoût, ce qui était le résultat d'un excès de stimulation. La casse a dans ce

---

(r) Schmidt's Recepte, 1831.

(s) Most, Encykl. der Med., etc., Prax, Leipzig, 1833, t. I.

(t) Dictionnaire de médecine et de chirurgie pratique, t. I. — Velpeau, Dict. de méd., 2ᵉ édit.

(44) Mémoires de la Société scientifique de Paris. Nov. 1824, p. 421.

(45) Brandt, Botanique du droguiste, p. 246.

cas produit promptement le même effet que le repos, la diète et les autres mesures de sagesse qu'on a coutume d'opposer aux stimulations trop fortes. On comprend par là comment des auteurs ont pu, par une fausse interprétation des faits, attribuer la faculté tonique à ce remède; de ce nombre sont, entre autres, Farley (46), Bergius (47), Severius (48), Murray (49). Ils conviennent pourtant tous qu'il n'excite jamais au point d'augmenter la chaleur animale, quelle qu'en soit la dose. Ebeling prouva par beaucoup de faits que le bois de casse n'augmente jamais directement les forces ni le rhythme du pouls (50).—Tout le monde peut vérifier une observation de Schleger, savoir : que les liqueurs spiritueuses préparées avec le bois de casse perdent tout à fait leur propriété enivrante (51); ce qui vient à l'appui de l'opinion que la casse a une action opposée à celle des alcooliques, savoir : qu'elle est hyposthénisante.

§ V. *Effets dans les maladies.* — L'opinion que nous venons d'émettre sur l'action du bois de casse n'aurait pas assez de force si l'expérience clinique ne venait à son aide. Or l'expérience nous apprend que toutes les maladies qu'on est parvenu à guérir à l'aide de cette substance étaient de nature hypersthénique. Les fièvres intermittentes ont été traitées avec cette plante par Fermin (52), par Patris (53), par Clerc (54); Schleger coupa à son aide une fièvre quarte opiniâtre, accompagnée de dyspnée et d'enflure de tout le corps (55). Le caractère phlogistique de ces affections est désormais incontestable. Mais si cela n'en est pas une preuve pour quelques personnes, nous leur dirons que les fièvres rémittentes et celles qui sont accompagnées d'exacerbation toujours crois-

sante, ont été combattues avantageusement à l'aide du même moyen par Linné (56); les fièvres continues l'ont été également par de la Borde (57); les bilieuses et la fièvre étique, par Schleger (58). Ces maladies ne sont certainement pas hyposthéniques. Le même praticien la conseille contre la leucorrhée, dépendant d'une métrite chronique, et contre l'aménorrhée, qui suit l'accouchement, maladie bien sûrement inflammatoire. Le docteur Alix s'est bien trouvé de cette pratique (59). — L'arthrite a été guérie à l'aide du bois de casse par Sandifort (60), par Bergius (61), par Wahlbom (62), lors même qu'elle était accompagnée de douleurs intenses abdominales et d'asthme (63). Les hémorrhagies, et plus particulièrement l'hématurie et la métrorrhagie, ont été arrêtées par Bergius (64) et par Schleger (65); ces faits appuient parfaitement l'action hyposthénisante du remède. Quelques médecins opposeront peut-être une foule de faits contraires pour prouver la prétendue action stimulante du bois de casse. Ces faits se rapportent à des maladies connues sous les noms de faiblesse d'estomac, langueur des forces durant les longues convalescences, inappétence, etc. Les personnes cependant qui sont au courant de la science savent que les dérangements des fonctions de l'estomac, les langueurs, les dyspepsies, tirent leur source des excès de l'alimentation, et par conséquent des phlogoses sourdes du tube digestif. En conséquence, loin de la contredire, cette objection confirme notre manière de voir. — On comprend que le vulgaire ne puisse pas concevoir que le manque d'appétit, la faiblesse d'estomac, l'abattement général, puissent se rattacher à une condition inflammatoire; mais quel est le médecin qui ignore que la langueur d'une fonction est l'effet de l'hypersthénie de l'organe, et que, pour fortifier cette fonction, il faut des remèdes hypo-

(46) Phil. trans., t. LVIII, p. 81.
(47) Mat. méd., p. 355.
(48) Com. in quo med. quass. virt. exp., p. 76.
(49) Appar. medic., t. III, p. 254.
(50) Diss. de quass. et lich. Isl. Glosg., 1779, p. 24.
(51) Berl. Samml., 11 Bd., p. 156.
(52) Descr. gén. hist. et géogr., 1769, t. I, p. 212.
(53) Rozier, Observations sur la physique, 1777, p. 144.
(54) Histoire naturelle de l'homme, t. I, p. 427.
(55) Berlin. Samml. cit.

(56) Amœnitat. Acad., t. VI, p. 416.
(57) Rozier, cité.
(58) Ibid.
(59) Obs. chir., t. I, p. 73.
(60) Vet. Acad. Handl., 1770, p. 170.
(61) Mat. med., p. 355.
(62) Medic. Verkets tilstand., p. 105.
(63) Linneo, Amœn. Acad. cit., p. 428.
(64) Ouv. c., p. 355.
(65) Ouv. c., p. 160.

sthénisants ou antiphlogistiques, d'après le langage reçu?—L'appétit est un état négatif qui ne peut être produit par les substances hypersthénisantes; les hyposthénisants seuls jouissent d'une pareille faculté. Le bois de casse, en effet, n'a été donné avec avantage que dans la dyspepsie des crapuleux, des buveurs, des goutteux, de ceux qui, par des excès dans les plaisirs vénériens, exaltent leur système circulatoire et bouleversent leur système sensitif(66); dans la dyspepsie des fièvres lentes ou aiguës (artérites) (67), etc. Le bois de casse agit merveilleusement dans l'hypochondriase, accompagnée d'amblyopie et de congestion vers la tête (68), de vertiges, de douleurs gravatives, de bourdonnement (69); dans la constipation habituelle, dans la tympanite des gens de lettres qui boivent volontiers des alcooliques dans leur vie sédentaire (70); dans les distensions considérables de l'abdomen, avec douleurs cardialgiques après le repas (71); dans la dysphagie complète (72), dans la diarrhée (73), dans la dysenterie (74), dans la colique venteuse (75) et dans celle due aux hémorrhoïdes de la vessie urinaire avec fièvre (76); enfin, dans la hernie avec vomissement, tuméfaction abdominale et douleur d'entrailles (77). Toutes ces affections peuvent bien rendre languissante la digestion pendant quelque temps après leur disparition, mais elles sont toutes phlogistiques, de sorte que, si le bois de casse rétablit la digestion, il doit être regardé dans ce cas comme hyposthénisant.

§ VI. *Appréciation de l'action.* — D'après ce que nous venons de dire des effets du bois de casse sur l'homme bien portant ou malade, on voit évidemment que ce remède doit être placé parmi les hyposthénisants gastriques, quoique son action ne soit pas bornée à l'estomac, car elle se fait sentir aussi dans d'autres viscères, et devient par là hyposthénisant vasculaire.

§ VII. *Action mécanique.* — On ne connaît aucune action chimico-physique au bois de casse, si ce n'est celle de préserver la viande de la putréfaction, à ce qu'on dit. Il n'est même pas astringent comme les autres substances amères le sont en général.

§ VIII. *Mode d'administration.* — On préfère donner la casse plutôt en infusion qu'en poudre. L'infusion à l'eau froide est la meilleure, car elle conserve toute l'amertume; selon quelques personnes, la décoction lui ferait perdre le principe actif. Il faut pourtant dire que la chaleur même de l'ébullition ne décèle dans ce bois aucune partie volatile, sensible à l'odorat du moins. — L'infusion peut se faire aussi à chaud. Si l'on pulvérise le bois, l'eau dans une heure peut en tirer toute la partie active. Ordinairement cependant on laisse le bois en macération bien plus longtemps. Linné en employait quatre grammes dans un demi-kilogramme d'eau. Dans le courant de la journée on peut doubler et même tripler cette dose sans danger. On peut aussi faire des infusions de casse dans du vin, mais son action thérapeutique sera affaiblie d'autant plus que le vin est spiritueux. Au reste, le vin et la teinture de casse ne sont presque plus en usage. A Surinam et en général dans les colonies d'Amérique, on se sert communément de l'extrait aqueux du bois de casse.

Formule-modèle.

♃ Bois de casse concassé, 8 grammes (2 gros).

Eau bouillante, 1/2 kilogramme (1 livre).

Après une heure d'infusion, coulez.

A prendre en quatre fois dans la journée.

<hr>

(66) Gazette salutaire, 1775.
(67) Patris, cité. — Rozier, Observations sur la physique.
(68) Wahlbm., ouv. c.
(69) Schleger, cit., p. 162.
(70) Tissot, sur les maladies des gens de lettres, p. 223.
(71) Gesner, Samml. u. Beob. u. d. Arzneygel, 3 Bd., p. 225.
(72) Tode, Coll. Soc. med. Hann., t. I, p. 206.
(73) Schleger, cit.
(74) Gotting. Anz. 1778, Zug., p. 736. — Haller, præf. ad pharm. Helv., p. 10.
(75) Linnæus, cit.
(76) Schleger, cit., p. 161.
(77) Thorstensen, Diss. de lig. quass. us. med. Hafn. 1775, p. 38.

RACINE DE COLOMBO.
(*Radix Columbi.*)

§ Iᵉʳ. *Caractères physiques.* — La racine de colombo, telle qu'elle se trouve dans le commerce, est coupée en rouelles d'environ un demi-centimètre d'épaisseur sur cinq centimètres de diamètre, jaunâtres, radiées en zones concentriques, ou en morceaux longs de huit à dix centimètres; son écorce est épaisse, raboteuse, d'un vert jaunâtre. Elle a une odeur légèrement aromatique et une saveur amère piquante. La plante qui donne la racine de colombo a été désignée par Lamarck sous le nom de *menispermum palmatum*, et par de Candolle sous celui de *cocculus palmatus*. C'est un arbuste vivace, grimpant, de la famille des ménispermées (dodécandrie digynie, Lin.). Cette plante croît naturellement dans les environs de Colombo, capitale de l'île de Ceylan, dans le Madagascar et sur les côtes orientales d'Afrique.

§ II. *Notions chimiques:* — D'après l'analyse de Wittstock, cette racine contient une substance particulière, inodore, très-amère, cristalline, soluble dans l'éther, dans l'alcool chaud et dans l'acide acétique, à laquelle il a donné le nom de *columbine*. L'existence de ce principe est encore douteuse. D'après l'analyse de Planche, elle renferme le tiers de son poids d'amidon, de la gomme, une substance grasse très-abondante, une matière jaune, amère, un peu d'huile volatile, de l'oxyde de fer, du ligneux, des sels de chaux et de potasse.

§ III. *Effets sur les animaux.* — La racine de colombo ne produit aucun effet sensible sur les animaux. Son extrait sec, qui doit probablement renfermer le principe le plus actif, a tué, au dire de Buchner, un lapin en dix heures, auquel on en avait appliqué cinq centigrammes sur une blessure. Il observa, en outre, que cette poudre n'a produit ni douleur, ni le moindre signe de phlogose (78).

§ IV. *Effets sur l'homme bien portant.* — On ne voit sur l'homme bien portant aucune différence entre les effets de la racine de colombo et ceux du bois de casse.

§ V. *Effets dans les maladies.* — En général, les praticiens n'ont employé cette racine que dans les affections gastriques et intestinales. On s'en sert généralement pour arrêter la dysenterie. Les Chinois regardent aussi le colombo comme un des plus puissants aphrodisiaques. Les habitants de Mozambic et d'Oïbo s'en servent depuis longtemps contre les diarrhées et les vomissements opiniâtres (79). Rédi fut le premier qui fit connaître en 1697 les propriétés thérapeutiques de cette racine; ensuite les médecins anglais et surtout le docteur Percival en confirmèrent les bons effets (80). D'après Fischer, la racine de colombo serait excellente dans la dysenterie des enfants (81), et notamment dans celle qui accompagne la dentition, selon Percival. Ce même praticien et le docteur White l'ont prescrite avec succès dans la dysenterie des nouvelles accouchées (82), laquelle a indubitablement un fond de phlogose. Le même caractère phlogistique devait sans doute être propre à la dysenterie épidémique des armées qui a été traitée avantageusement avec la racine de colombo par Pringle (83), par Cartheuser (84), et dans les armées françaises en 1811 par Planche (85). Le flux hépatique a été guéri par Folchi avec le colombo; si l'on avait quelque doute sur son caractère hypersthénique, on peut voir dans les descriptions que le flux dont il est question était accompagné de douleurs intestinales et de tuméfaction de ventre (86). De même le *morbus hemorrhagicus*, ainsi dit par Werlhoff, et qui est décidément phlogistique, a été guéri assez promptement avec cette racine (87). La pathologie des affections bilieuses des climats chauds a été reconnue par plusieurs écrivains de nos jours, comme étant de nature constamment phlogistique. Dans ces mêmes maladies la racine de colombo a été très-vantée par Andrée (88). Dans les vomissements qui accompagnent la colique

---

(78) Journal de pharm., 1831, p. 77.

(79) London Asiat. Research., vol. x, n. 5.

(80) Essay medic. and exper., t. II, p. 3.

(81) Hufeland's Journ., 16 Bd., 1 st., p. 123.

(82) Treatise on the menagem., etc., p. 75.

(83) Gaub., Advers. Percival.

(84) Diss. cit. et Histoire de la Société de Paris, t. III, p. 243.

(85) Folchi, Mat. mèdic. comp., t. I, p. 108.

(86) L. c.

(87) Hufeland's u. Harless Jour. d. pr. Heilk., 4 Bd., p. 21.

(88) Samml. auserl. Abh. z. Gebr. d. pr. H., 14 Bd , p. 71.

bilicuse, elle a été employée par Percival (89) et dans le choléra par Johnson (90). Il ne faut pas confondre ce choléra, qui est une affection inflammatoire propre du pylore, du duodénum ou du conduit cholédoque, avec le *choléra-morbus*, maladie qui n'appartient nullement, selon moi, à l'appareil digestif. Enfin, le colombo a été considéré comme très-précieux par plusieurs praticiens dans les dérangements d'estomac caractérisés par des rots, la perte d'appétit, avec langue rouge et sèche, pesanteur d'estomac et autres symptômes dont se plaignent assez souvent les individus qui mènent une vie sédentaire et qui abusent d'aliments échauffants, etc.

§ VI. *Appréciation de° l'action.* — Comme presque toutes les maladies contre lesquelles on recommande la racine de colombo ont leur siége dans les intestins, on pourrait croire qu'on devrait placer ce remède plutôt parmi les entériques que parmi les gastriques. Mais si l'on considère qu'il est très-difficile qu'une affection intestinale aiguë ne lèse pas en même temps l'estomac, et *vice versa*, l'on comprend qu'on ne peut placer ce remède ailleurs. Effectivement les maladies que nous avons indiquées, notamment la dysenterie, intéressent en même temps l'estomac; aussi les médicaments gastriques sont-ils de même très-indiqués. D'ailleurs il n'y a pas de remède gastrique qui ne soit en même temps entérique, ni un de ces derniers qui ne soit aussi gastrique. Au surplus, que l'action de la racine de colombo est hyposthénisante, cela résulte non-seulement des faits que nous avons cités, mais encore de l'observation de Percival, qui nous assure que cette substance n'augmente nullement les pulsations artérielles. Monro (91) et Chrestien (92) prescrivaient ce médicament dans les inflammations franches. Nous pourrions encore nous prévaloir des observations de Richter (93), qui s'est assuré que le colombo n'échauffe nullement, et qu'on peut s'en servir fort bien dans les cas d'irritation intestinale.

(89) Cité.
(90) Percival, cité.
(91) Samml. aus. Abh. z. Gebr. f. pr. Aerzte, 13 Bd., p. 286.
(92) De la méth. iatralept. Montp., t. xii, p. 327.
(93) Ausf. Arzn., 1 Bd., p. 307, 308.

§ VII. *Action mécanique.* — On ne reconnaît aucune action physico-chimique à la racine de colombo, à moins qu'on ne veuille regarder comme telle la propriété qu'on lui attribue de suspendre ou d'arrêter, pendant quelque temps, la putréfaction des substances animales, et d'être légèrement astringente.

§ VIII. *Mode d'administration.* — Ordinairement, on prescrit la racine de colombo en poudre depuis 1 jusqu'à 8 grammes. On la prescrit aussi en décoction et en infusion à la dose de 4, 8 ou 12 grammes dans 240 grammes d'eau. L'extrait et la teinture ne sont pas en usage.

Formule.

Poudres de Pierre Frank et de Percival contre la diarrhée.

♃ Racine de colombo, 8 grammes (2 gros).

Oléo sacch. de maïs, 4 grammes (1 gros).

M. F. une poudre, et divisez en 16 paquets; le malade en prendra un toutes les quatre heures.

ABSINTHE.

(*Artemisia absynthium.*)

§ Ier. *Caractères physiques.* — L'absinthe est une plante vivace, de la famille des corymbifères (syngénésie polygamie superflue, Lin.), qui vient naturellement dans les terrains incultes et arides. On la cultive aussi dans les jardins pour l'usage de la médecine. Elle est d'une amertume considérable et d'une odeur très-forte. On prescrit de préférence les feuilles et les fleurs de cette plante.

§ II. *Notions chimiques.* — M. Braconnot a trouvé dans l'analyse de l'absinthe, notamment dans ses feuilles et dans ses sommités fleuries : 1° une matière azotée très-amère, soluble dans l'eau froide, peu soluble dans l'alcool; 2° une autre matière azotée presque insipide; 3° un principe résiniforme d'une grande amertume, soluble dans l'alcool et dans l'eau bouillante; 4° une huile volatile verte; 5° de la chlorophyle; 6° de l'albumine; 7° de la fécule, du ligneux; 8° de l'eau et des sels.

§ III. *Effets sur les animaux.* — Le lait des animaux qui se nourrissent d'ab-

sinthe prend un goût amer, particulier.
On prétend que leur chair acquiert aussi
cette amertume. On avait cru autrefois
que l'absinthe était un poison pour le
cheval ; il est cependant prouvé aujour-
d'hui que cet animal peut en manger un
kilogramme (deux livres), sans éprouver
le moindre effet nuisible (94).

§ IV. *Effets sur l'homme bien portant.*
— J'ai pris moi-même fort souvent de
l'absinthe sous forme de teinture aqueuse. Si j'étais à jeun, j'éprouvais de suite
un besoin extrême de manger, et si je ne
le satisfaisais pas, je ressentais un malaise particulier, un vide à l'estomac,
une lassitude dans les membres, et parfois même des éblouissements et des
vertiges. Un confortatif, un excitant
quelconque, solide ou liquide, un peu
d'eau-de-vie par exemple, faisait disparaître ces symptômes. Le café noir et la
limonade augmentaient cet état. D'autres
personnes auxquelles j'ai fait prendre de
l'absinthe ont éprouvé les mêmes phénomènes. — J'infère de ce fait que l'absinthe agit sur l'estomac comme un véritable hyposthénisant. Les personnes
qui ne partagent pas cette manière de
voir n'ont qu'à expérimenter sur elles-
mêmes la substance ; elles verront si elles
seront fortifiées ou affaiblies. Ce qui
prouve encore que l'absinthe a une action opposée à celle de l'alcool, c'est que
la teinture d'absinthe, dont font usage
les amateurs de liqueurs, n'enivre pas
et n'excite qu'à un degré bien inférieur
de l'eau-de-vie pure, à conditions égales
bien entendu ; preuve évidente que l'action de l'alcool est en partie paralysée
par celle de l'absinthe. On comprend
pourquoi on doit toujours préférer la
teinture aqueuse lorsqu'on veut expérimenter l'action véritable de ce remède.

§ V. *Effets dans les maladies.* — Les
personnes qui ne voient dans l'absinthe
qu'un tonique, un corroborant, un excitant, s'appuient sur des guérisons de
faiblesses d'estomac obtenues à l'aide de
l'absinthe. Aussi n'y a-t-il pas d'auteur
qui, dans les dyspepsies, ne préconise
cette substance ; ni de malade qui, ayant
une mauvaise digestion, n'y ait recours
et n'en éprouve quelque soulagement.
Mais la question est de savoir quelle
était la véritable nature de ces maladies
guéries à l'aide de l'absinthe. Le vulgaire

les regarde comme des maladies asthéniques, mais les hommes au courant de
la science savent qu'elles se rattachent à
des phlogoses sourdes de l'estomac, la
faiblesse n'étant qu'un phénomène secondaire et apparent. L'absinthe est utile
dans ces cas parce qu'elle hyposthénise
l'organe malade, dissipe la phlogose et
rétablit ses fonctions. On obtient tous les
jours les mêmes effets à l'aide de la diète,
du repos, des saignées et des réfrigérants.
— En conséquence il n'est pas surprenant
qu'on soit parvenu à guérir avec l'absinthe des hypochondriases opiniâtres, ainsi
que nous l'apprend Heide (95). D'après
nous, cette maladie n'est au fond qu'une
gastrite chronique. Lange a guéri également des obstructions (96), c'est-à-dire
des hépatites ou des splénites chroniques.
Nous aussi, nous avons guéri en peu de
jours une gastro-hépatite aiguë, à l'aide
de l'extrait d'absinthe précédé d'une saignée et de 40 grammes de sulfate de magnésie (97). Rosenstein et plusieurs autres
ont guéri pareillement des affections vermineuses (98), ou, pour mieux dire, une
affection gastro-entérique accompagnée
ou compliquée d'ascarides ou de vers lombricoïdes. Il est des auteurs qui assignent
à l'absinthe la même propriété anthelmintique qu'à presque tous les amers.

Dans notre manière de voir, attaquer
simplement et chasser les vers, n'est pas
la même chose que combattre la maladie.
L'existence de celle-ci n'est pas uniquement dans ces parasites, ceux-ci n'en
étaient que le résultat, mais bien dans le
mucus vicié qui en facilite le développement, et, en dernière analyse, dans les
organes qui le sécrètent et le reçoivent.
De sorte que, pour détruire complètement et d'une manière durable l'helminthiase, il faut que les remèdes ne
bornent pas leur action aux vers ; il faut
aussi qu'ils agissent sur les organes
malades en les remettant dans leur état
normal ; sans quoi les vers trouveraient
toujours de quoi se reproduire. — Les
guérisons de fièvres intermittentes obtenues par Ferrein (99), par Hévermann
(100) et plusieurs autres, à l'aide de

---

(94) Compte rendu de l'Ecole vétérinaire
de Lyon, 1810.

(95) Haller, Hist. st. helvet., n. 124.
(96) Brunsv. dom., p. 111.
(97) Mugha, la Clinic. méd. pei chir. del
prof. Giacomini, 1831 à 1832, malat. n. 53.
Prosp., 1832 et 1833, malat. n. 51.
(98) Hus och Rese Apote, p. 90.
(99) Mat. med., t. iii, p. 155.
(100) Bemerk. u. Unters., 1 Bd., p. 20.

l'extrait d'absinthe, ne prouvent autre chose si ce n'est que sa propriété est analogue à celle du quinquina, c'est-à-dire hyposthénisante vasculaire. Cette même propriété est encore décelée dans l'absinthe par l'usage qu'en ont fait Mattioli, Veslingius, Fehr (1), Haller (2), Heister (3), contre l'hydropisie; Haller même et plusieurs autres praticiens, contre les affections goutteuses (4); Eugaleno, contre le scorbut (5). Nous nous sommes déjà expliqué sur ces maladies aux articles *Digitale, Scille, Colchique* et *Cochléaria.* — L'observation de Linné, concernant l'utilité de l'absinthe contre l'affection calculeuse, pourrait conduire à cette conséquence que la formation des calculs se rattache aux mauvaises digestions ou à un chyle mal élaboré. D'après cette manière de voir, tous les remèdes qui combattent les phlogoses chroniques de l'estomac pourraient être regardés comme préservatifs de la pierre.

§ VI. *Appréciation de l'action.* — L'action hyposthénisante de l'absinthe peut s'étendre plus ou moins sur tout l'appareil de la circulation, mais d'une manière fort lente; tandis que ses effets sur l'estomac sont très-prompts. On dirait même que les nerfs ganglionaires, qui s'entre-croisent avec des vaisseaux lymphatiques ou chylifères, en éprouvent l'effet aussitôt que la substance a été changée en lymphe ou en chyle.

§ VII. *Action mécanique.* — Aucune partie de l'absinthe ne produit d'action mécanique. Elle n'est pas même astringente. On dirait plutôt qu'elle jouit d'une propriété émolliente; effectivement on sait que Caton disait que ceux qui voyagent presque toujours à pied peuvent se garantir des excoriations ou gerçures, en portant une branche d'absinthe près de l'anus (6).

§ VIII. *Mode d'administration.* — On prescrit la poudre, le suc frais, l'infusion chaude, l'extrait et la teinture alcoolique, vineuse et aqueuse.

La dose de la poudre est de 1 gramme jusqu'à 4 (de 1 scrupule à 1 gros).

Le suc frais sert à former des conser-

ves qu'on peut prendre à la dose de 1 à 2 grammes (18 à 36 grains).

L'infusion chaude se prépare avec les sommités de la plante, à la dose de 15 à 30 grammes, (1/2 once à 1 once).

L'extrait s'administre à la dose de 50 à 150 centigrammes à la fois (10 à 30 grains).

La teinture faite par la digestion de 180 grammes des sommités d'absinthe, dans 1 kilogramme et 1/2 d'esprit-de-vin rectifié, se prescrit à la dose de 8 grammes à 30 grammes (2 gros et 1 once).

La teinture aqueuse est la plus commode et la plus utile de toutes les préparations; on l'obtient de la manière suivante. On distille les feuilles fraîches d'absinthe dans de l'eau, de manière à ce qu'il ne reste aucun flegme; on renouvelle la distillation sur d'autres feuilles pour obtenir une eau presque cohobée. Dans chaque demi-kilogramme de cette eau, on dissout 12 grammes (3 gros) d'extrait aqueux d'absinthe épaissi au soleil; on y ajoute ensuite 90 grammes (3 onces) d'esprit-de-vin à 36 degrés, et 1 gramme de cochenille. On fait digérer le tout pendant quatre jours; on filtre et on conserve dans un vase fermé. — La dose de cette teinture est de 60 à 80 gouttes.

Formules-modèles.

1. *Bière d'absinthe.*

♃ Feuilles vertes d'absinthe, 30 grammes (1 once).

Bière, 2 bouteilles. Mêlez.

Après quarante-huit heures de macération dans un vase fermé, filtrez. — On la boit par verres.

2. *Conserve d'absinthe.*

♃ Feuilles fraîches d'absinthe, 1/2 kilogramme (1 livre).

Sucre blanc en poudre, 1/2 kilogramme (1 livre).

Pilez, triturez, et faites-en une pâte homogène. — On en donne une cuillerée matin et soir.

3. *Cataplasme.*

♃ Feuilles vertes d'absinthe pilées, 60 grammes (2 onces).

Saindoux, q. s. Mêlez exactement.

Appliquez chaudement sur la partie souffrante. Hulse et Ruland prétendent que cet onguent est excellent contre l'es-

---

(1) Absynth., p. 117.
(2) Disput. anatom., t. VI, p. 713.
(3) Haller, cit. Miscel. nat. curios., dec.
I, an. 3, obs. 322.
(4) Hist. st. helv., p. 124.
(5) De scorbuto, p. 83.
(6) De re rustica, p. 158.

quinancie, et certaines douleurs articulaires.

N. B. Le *sel* dit *d'absinthe*, qui fait partie d'un grand nombre de préparations pharmaceutiques, et notamment de la potion antiémétique de Rivière, n'est autre chose que le sous-carbonate de potasse.

SEMEN-CONTRA.

(*Semina santonici.*)

§ Ier. *Caractères physiques.* — Il règne une grande obscurité sur la patrie et l'espèce du genre artemisia dont on retire le semen-contra, autrement dit *semencine*, *semen-sanctum*, *santonicum*, *santoline*. On l'obtient dans le commerce sous forme de petits fragments, ayant l'aspect de graines, d'une saveur âcre, amère, d'une odeur forte, d'une couleur verdâtre. Il y en a de deux espèces : l'une dite d'Aleppo, ou du Levant; l'autre de Barbarie. La première est la plus estimée; elle nous vient du Mogol et de la Perse, par la voie d'Alexandrie ou de Smyrne, a une couleur vert foncé, une odeur forte et agréable; elle contient une plus grande quantité de la véritable plante, qui est l'*artemisia judaïca*. On reconnaît la seconde aisément à son apparence grisâtre, à ses fragments plus petits, et à sa saveur moins aromatique. On présume qu'elle est constituée de plusieurs autres espèces du genre artemisia. Dans le semen-contra on remarque, à travers une loupe, des petites fleurs non développées, comme des têtes oblongues, écailleuses, légères, mêlées à des fragments de tiges, des feuilles, des pellicules et des substances différentes, telles que poudre, sable, coquilles, etc.

§ II. *Notions chimiques.* — Parmi les analyses qu'on a faites du semen-contra, la meilleure est celle de Wackenroder. Ce chimiste y a trouvé un principe amer, une substance brune, résineuse, amère, de la résine balsamique verte, âcre, de la cerine, de l'extractif gommeux, de l'alumine, du malate de chaux avec un peu de silex, du ligneux, et quelque peu de terre. Une substance cristalline, non volatile, insoluble dans l'eau, soluble dans les acides étendus, dans la potasse, dans la soude, dans l'ammoniaque et dans l'éther, qu'on a nommée *santonine*, et qui fait partie du semen-sanctum, a été découverte d'abord par Kahler, ensuite par Almy de Mecklemburg et par Merck.

§ III. *Effets sur les animaux.* — Baglivi avait déjà fait des expériences sur les vers, avec une infusion aqueuse saturée de semen-contra, et il prétend que les vers n'y vivent pas plus de cinq heures (7). Redi, en répétant les mêmes expériences, soutient qu'ils n'y meurent qu'après sept et huit heures (8). Quelques expérimentateurs, pourtant, mettent en doute que l'artemisia judaïca jouisse de cette propriété vénéneuse sur les vers (9). Quant aux animaux supérieurs auxquels on fit avaler cette substance à haute dose, ils n'en éprouvèrent aucun dérangement remarquable.

§ IV. *Effets sur l'homme bien portant.* — Nous avons placé le semen-contra immédiatement après l'absinthe, par la raison qu'il agit sur l'estomac de la même manière. Il y a pourtant dans le semen-contra une particularité qui mérite d'être notée. L'individu voit les objets coloriés en jaune, ou en jaune-verdâtre, toutes les fois qu'il en prend de fortes doses. Ce phénomène paraîtrait dû à la partie colorante de la substance qui se porte çà et là par les exosmoses séreuses de l'individu, et conséquemment dans l'humeur aqueuse de l'œil, ce qui expliquerait la vision jaunâtre des objets qu'on regarde. L'urine prend aussi une coloration jaune; la sueur et quelquefois même la salive offrent une nuance safranée. La santonine, d'après Merck, à la dose de 10 à 15 centigrammes (3 grains), répétée plusieurs fois, exerce une action anthelmintique très-énergique. A une dose plus élevée, elle produit des coliques et des rots qui sentent la semencine (10). J'ai voulu en faire l'essai sur moi-même; j'en ai pris d'abord 20 centigrammes (5 grains), à jeun, une heure avant le dîner. Le pouls, qui était à soixante, après vingt minutes n'en donnait plus que cinquante-sept; en outre j'éprouvais un sentiment de lassitude générale. Après quarante minutes, un sentiment intérieur pénible se manifesta surtout vers l'esto-

---

(7) Opér, p. 60.
(8) De animal. vir., p. 159.
(9) Dict. rais. univ. de mat. méd., t. vii, p. 69.
(10) Journal de pharmacie, janvier 1834.

mac. Le lendemain matin, étant encore à jeun, j'en ai avalé en une fois quatre-vingts centigrammes (18 grains). Mon pouls, qui marquait cinquante-neuf, dix-huit minutes après était déjà descendu à cinquante-sept, et dans une demi-heure à cinquante-trois; mais de temps en temps il variait entre cinquante-trois et cinquante-six pulsations par minute. En attendant, la faiblesse d'estomac et l'abattement général m'étaient devenus si pénibles, que je ne pouvais plus y résister; j'ai dû prendre de suite des aliments, ce qui a dissipé sur-le-champ tout le malaise, à l'exception de l'état du pouls qui se tint encore pendant quelques heures au-dessous de cinquante-huit, malgré le mouvement que je faisais. Je n'ai pas éprouvé la moindre douleur, ni chaleur à l'estomac, ni soif, ni chaleur à la gorge; seulement quelques rots qui avaient l'odeur et le goût du remède. Quant au phénomène de la vision, je n'ai pu m'apercevoir de la moindre coloration en jaune ou en vert, Je n'ai éprouvé non plus aucun obscurcissement dans la vue, comme je l'avais expérimenté avec l'absinthe. Cela prouverait encore plus que la propriété du semen-contra, de faire paraître les objets jaunes ou verdâtres, dépend du principe colorant qu'il contient. C'est là par conséquent un phénomène purement mécanique, qui n'est pas à comparer avec l'action dynamique.

§ V. *Effets dans les maladies.* — On a donné le nom de *semen-contra* à ce remède, à cause de sa propriété, généralement admise, de tuer les vers; aussi a-t-il conservé toujours la dénomination de *semen-contra vermes.* On ne l'a généralement employé que dans les cas seulement d'affection vermineuse; on s'en est cependant servi aussi quelquefois dans les dérangements d'estomac, nommés dyspepsie et langueurs. On l'a employé également dans quelques cas de fièvre. Quelques praticiens ont supposé que ce remède pourrait être indiqué dans quelque affection des yeux et notamment contre l'amblyopie et l'amaurose, *à cause de la propriété* qu'il a de faire voir les objets en rouge ou en vert.

§ VI. *Appréciation de l'action.* — Contrairement à l'opinion généralement adoptée, je suis obligé de regarder le semen-contra comme un remède hyposthénisant gastrique, et non comme un anthelmintique. Nous ne saurions voir certainement une maladie dans la seule

présence des vers dans les voies gastriques. Ces hôtes sont ou la cause ou l'effet, ou ils font partie et complication de l'affection; mais à eux seuls, ils ne constituent dans aucun cas la maladie. Envisageons d'abord les vers intestinaux comme cause de maladies, et voyons de quelle manière ils peuvent nuire. Ils n'ont pas avec eux un principe vénéneux, ils n'ont pas d'armes offensives. Les naturalistes parlent, il est vrai, d'une trompe et d'une double rangée de dents à crochets, comme dans le ténia *armé;* mais ce sont des cas exceptionnels. Dans les affections vermineuses il n'est ordinairement question que des ascarides ou des lombricoïdes, animaux tout à fait désarmés, et par conséquent innocents. Cela est si vrai, qu'on voit tous les jours des hommes pleins de santé en rendre plusieurs par les selles, sans avoir éprouvé la moindre indisposition. Le mal qu'ils pourraient occasionner, d'après quelques personnes, serait de s'approprier une partie des aliments, mais c'est là trop peu de chose pour mériter l'attention. Quant au mal qu'ils pourraient occasionner par leurs excréments, il est tout à fait nul. En supposant que le ténia pût mordre ou piquer, une pareille lésion serait bornée aux intestins. Le ténia, cependant, ne donne pas lieu aux symptômes ordinaires de la vermination; tout son effet se borne aux symptômes d'un corps étranger niché dans les intestins : mais tout le monde sait que c'est là une maladie mécanique qu'on doit combattre par des remèdes mécaniques. Les autres vers, notamment les lombricoïdes, lorsqu'ils sont en très-grand nombre, peuvent, en se pelotonnant, peser par leur masse sur les intestins, et en engorger en quelques points la cavité, ou irriter les nerfs de l'œsophage, ou ceux du rectum, et donner lieu par là, ainsi que nous le voyons souvent chez les enfants, à des troubles mécaniques. Tel est le seul moyen par lequel les vers intestinaux peuvent déterminer une maladie. Mais dans ce cas même, ou la maladie demeure purement irritative ou mécanique, et cesse avec l'évacuation de ces vers, ou bien elle devient dynamique, et dans ce cas, elle appartient aux intestins et elle s'y domicilie. *C'est là ce qui* constitue l'affection appelée helminthiase ou fièvre vermineuse. On voit d'après ce qui précède que la maladie n'est pas dans les vers, mais bien dans les dérangements qu'ils ont déterminés dans les intestins. Il est fort rare que les vers puissent se multiplier au point de déterminer par eux-mêmes des accidents. La toux sèche, accompagnée de menace de suffocation, et les convulsions qui affectent les enfants, n'ont une longue durée que lorsque les vers se fixent, soit à l'œsophage, soit dans le rectum, qui sont les deux seules parties du canal intestinal dans lesquelles se ramifient des nerfs spinaux. Le reste de ce canal, qui est dépourvu de ces sortes de nerfs, tolère parfaitement leur présence, comme il tolère plusieurs des substances alimentaires qu'on introduit dans l'estomac. Les vers ont eux-mêmes une origine ou une cause; c'est ce dont nous allons nous occuper. Nous n'entrerons pas dans la discussion de la question de savoir si la génération des vers intestinaux est spontanée ou s'effectue par germe. Dans l'une et dans l'autre hypothèse, leur développement exige des conditions particulières dans le canal digestif. Quand on est assez heureux pour avoir un appareil gastrique bien portant et qu'on ne se nourrit que de bons aliments, en quantité convenable et d'une manière réglée, on peut être certain de n'être jamais atteint d'affection vermineuse, tandis qu'on y est très-exposé, au contraire, lorsque la digestion est difficile, pénible, soit par la mauvaise condition des organes, soit à cause de la nourriture ou trop abondante ou de mauvaise qualité, ou enfin des époques trop rapprochées entre les repas. C'est ce qui arrive souvent aux enfants, qui mangent à toute heure, et, ce qui plus est, qui sont très-friands d'aliments lourds et indigestes. Il ne faut certainement pas croire que les aliments en se modifiant dans la cavité de l'estomac et des intestins, et en fermentant, puissent se métamorphoser en vers. Avant de fermenter ou de se gâter, les substances qui ne sont pas chymifiées altèrent le tube gastrique, lequel s'en ressent nécessairement, et finit par s'enflammer. De là la perversion ou la cessation de l'appétit; la langue prend alors une couleur écarlate; l'haleine devient fétide, le ventre tendu et légèrement douloureux à la pression; les évacuations alvines arrêtées ou augmentées (constipation ou diarrhée). A ces symptômes se joint un mouvement fébrile d'abord très-léger, puis graduellement élevé. Telle est la maladie que les nosologistes nomment fièvre vermineuse. Ces phénomènes morbides, rapportés chacun à son organe, indiquent

manifestement une entérite, qui peut comme on sait réagir sur les membranes de l'encéphale et de la moelle épinière, et donner lieu à une entéro-méningite. Les signes précurseurs de cette dernière sont la dilatation de la pupille, la douleur à la tête, l'intolérance à la lumière, aux bruits, à tout; à ces symptômes on peut ajouter les convulsions et les spasmes, le strabisme, l'assoupissement. Il suit de tout cela, assez souvent, un épanchement séreux dans l'arachnoïde ou l'hydrocéphale, et la mort. Pendant ce temps, on remarque quelquefois des vers dans les selles, mais le plus souvent elles n'en offrent point. Les individus qui succombent à cette maladie offrent à l'autopsie cadavérique des lésions encéphaliques très-manifestes, une phlogose dans le canal gastrique, avec quelques légères ulcérations; et, ce qui est encore plus caractéristique et constant, une espèce d'hypertrophie des glandes ou cryptes muqueux de ce même canal, comme s'il y avait là une sorte d'exanthème miliaire. Cette altération des cryptes paraît aussi lorsque l'affection, demeurant dans son état primitif, ne se propage pas vers l'encéphale, et reste bornée aux dérangements des fonctions digestives, à une diarrhée chronique, etc. Cet état des cryptes et des glandes de la muqueuse nous conduit à la véritable condition pathologique de l'affection. Notre conviction à ce sujet est qu'à l'origine la maladie n'est autre qu'une *adéno-entérite* aiguë. Une fois la condition pathologique établie de la sorte dans le tissu glandulaire de la muqueuse gastrique, il s'ensuit que la mucosité excrétée par ces glandes doit être viciée, morbide. De là, la source de la fétidité de l'haleine, des diarrhées chroniques et du développement des vers. Ajoutons que l'écoulement muqueux abondant et la présence des vers n'ont pas lieu en même temps; car là où il y a flux de mucosité, il n'y a pas d'entozoaires. Ces derniers ne paraissent que lorsque le mucus est sécrété et qu'il s'arrête quelque temps dans les intestins; ils se montrent ordinairement vers la fin de la maladie, lorsque les symptômes les plus graves ont disparu. En conséquence, les vers intestinaux sont un effet, un produit de la maladie des intestins, comme la mucosité viciée elle-même. En leur qualité de produits résultant du trouble gastro-entérique, les vers deviennent partie, ou, si l'on aime mieux, complication mécanique de la maladie. En les envisageant sous ce dernier point de vue, il est évident qu'ils n'en changent pas la nature, et ne la font pas empirer de beaucoup. Effectivement, si l'on parvient à les expulser avant que l'adéno-entérite soit combattue, le malade n'en retire pas un grand soulagement. Les praticiens observateurs ont dû remarquer que, dans les fièvres vermineuses, les plus abondantes évacuations de ventre, déterminées au moyen des drastiques, après l'administration des anthelmintiques les plus énergiques, la malade continue sa marche, et bien souvent elle empire. Tandis qu'une fois l'adéno-entérite combattue, si des vers existent encore dans les intestins, ils ne sont d'aucune gène pour le malade; mais ordinairement ils en sortent avec les fèces, durant la convalescence.

Je ne doute point que les médecins qui voudront rapporter les souvenirs de leur pratique aux idées ci-dessus ne reconnaissent avec nous que l'helminthiase, envisagée sous son véritable point de vue, n'est au fond qu'une adéno-entérite vermifère, et que les vers n'en sont que l'effet, le résultat, ou tout au plus qu'une partie de l'affection; et enfin qu'on ne peut la guérir qu'en combattant la source, l'adéno-entérite. Il suit de là qu'il n'y a d'autres remèdes véritablement anthelmintiques que les hyposthénisants glandulaires, soit gastriques, soit entériques. De ce nombre est le semen-contra à cause de sa qualité hyposthénisante gastrique. On ne doit conséquemment pas borner son administration aux seuls cas d'affection vermineuse. Toutes les phlogoses chroniques dont le siége est dans l'estomac, et les gastrites, même les plus aiguës, qui cèdent promptement à l'action de la saignée et aux hyposthénisants les plus énergiques, trouvent un remède très-propre dans le semen-contra ou dans la santonine, ainsi que nous l'avons expérimenté. — Le système sanguin éprouve, lui aussi, l'effet hyposthénisant du semen-contra et de la santonine, ainsi que cela résulte de l'abaissement et du ralentissement du pouls. On peut conséquemment s'en servir avec succès dans les artérites chroniques, et dans les subartérites, soit intermittentes, soit continues. Quant à l'action particulière sur la rétine, qu'on attribue à la semencine, on ne pourrait la prouver par le phénomène de la teinte jaune qu'offrent les objets à ceux qui en ont pris une certaine dose; nous avons dit pourquoi. Si on en a tiré quelque avantage dans certaines amblyopies ou amauroses, nous croyons qu'il s'agissait d'affections secondaires, et dues à une phlogose chronique des organes gastriques.

§ VII. *Action mécanique.* — La couleur safranée que prennent les excrétions après l'usage du semen-contra, est due à une action purement physique. — S'il est vrai que les vers intestinaux sont tués par cette substance, c'est par une action tout à fait mécanique. En conséquence, en accordant une propriété anthelmintique à la semencine, nous ne sommes pas en contradiction avec les idées que nous venons d'émettre.

§ VIII. *Mode d'administration.* — On donne ordinairement le *semen-contra* en poudre. La dose est de quatre à huit grammes à la fois. Chez nous on dépasse souvent cette dose, et même on la double chez les adultes. On le donne aussi en infusion théiforme. Pour les enfants, la dose ne devrait pas dépasser un gramme, un gramme et demi. A cause de son amertume, on en fait des petits gâteaux, ou on le met sur du pain enduit de beurre et de miel. On en fait également des confitures et des pastilles.

La santonine se prescrit en poudre avec le sucre, et sous forme pilulaire à vingt, quarante, quatre-vingts centigrammes par jour. Pour les adultes, on peut doubler et même tripler cette dose.

Formules modèles.

1. *Pastilles de santonine.*

♃ Santonine pure, 3 gram. (54 grains).
Sucre en poudre, 60 grammes (2 onces).
Mucilage de gomme adragant, s. q.
M. pour en former vingt tablettes.

A prendre trois dans la journée pour les enfants au-dessous de six ans.

2. *Sirop de Bouillon-Lagrange.*

♃ Eau distillée de semen-contra saturée d'essence, 1 kilogramme (2 livres).
Essence de semen-contra, 4 grammes (1 gros).
Sucre blanc, un kilogram. (2 livres).
Blanc d'œuf, n° ij. — On bat le blanc d'œuf avec l'eau distillée; on y ajoute un autre kilogramme de sucre, et on met le tout sur un feu doux. On couvre ensuite le vase, et tout étant à moitié refroidi, on passe par la manche d'Hippocrate.

La dose de ce sirop est d'une cuillerée à bouche matin et soir.

3. *Tablettes de Fleisch.*

♃ Semen-contra en poudre, 30 gram. (1 once).

Chocolat en poudre, 12 gram. (3 gros).

Mucilage de gomme adragant, q. s. pour en faire quinze tablettes.

A en prendre quatre ou cinq par jour.

———

GENTIANE (*Gentiana lutea*).

§ Ier. *Caractères physiques.* — La gentiane doit son nom, au dire de Dioscoride, à Gentius, roi d'Illyrie, qui l'employa le premier. Cette plante, de la famille des gentianées (pentandrie digynie, Lin.), croît naturellement dans les Alpes, en Suisse, dans les Pyrénées, dans l'Auvergne, etc. Parmi les nombreuses plantes que renferme ce genre, on a préféré la gentiane jaune ou lutea dont on n'emploie en médecine que la racine, qui est vivace, de la grosseur de huit centimètres sur quarante ou cinquante centimètres de longueur, cylindrique, rugueuse et annelée extérieurement; d'un jaune brunâtre foncé, spongieuse, très-gluante à l'intérieur; d'une odeur plutôt désagréable. Quand elle est fraîche, sa saveur est d'abord douceâtre, mais elle se change bientôt en une amertume extraordinaire et durable.

§ II. *Notions chimiques.* — Cette racine, d'après l'analyse qui en a été faite par Henry et Caventou, contient de la glu, une huile fixe et une huile odorante; de la gomme qui, en passant à l'état saccharin, devient très-susceptible de fermentation; quelques sels, et une matière très-amère, jaune, inodore, soluble dans l'éther et dans l'alcool, peu soluble dans l'eau froide, cristallisant en aiguilles, que l'on a nommée *gentianin* ou *gentianine*. Ce principe, auquel on attribue les vertus médicamenteuses de la gentiane, et que Moretti et autres chimistes italiens ont trouvé de même, doit, selon nous, être rangé parmi les substances douteuses, car il est mêlé de matières étrangères, à en juger par quelques échantillons préparés jusqu'à ce jour.

§ III. *Effets sur les animaux.* — La gentiane n'est pas mangée par les animaux, à cause, probablement, de son amertume. D'après les expériences de Magendie, elle n'a aucune qualité vénéneuse. Les vétérinaires s'en servent dans quelques maladies des chevaux.

§ IV. *Effets sur l'homme bien portant.* — On a observé que la gentiane produit des effets analogues à ceux de l'absinthe et de la casse, aussi trouve-t-on dans les auteurs que cette racine réveille l'appétit; mais si on la prescrit à trop haute dose, elle pèse sur l'estomac, produit du malaise, des vomissements, des évacuations alvines (11), et finit par ôter toute sensibilité aux organes digestifs (12). Bardsley s'est assuré que la gentiane donnée sous la forme pilulaire produit plus d'effet qu'en teinture, ce qui prouverait que son action est opposée à celle de l'alcool (13).

§ V. *Effets dans les maladies.* — L'utilité de la racine de gentiane dans les maladies d'estomac a valu à cette substance une sorte de célébrité. Agricola la nommait *pâture de longue vie.* Dioscoride, Mathiole et Boerhaave l'ont vantée contre les fièvres tierces; mais c'est surtout contre certaines affections de l'estomac qu'elle a été désignée comme salutaire. Ces maladies sont celles qu'on appelle communément dyspepsies, indigestions, hypochondriases. Loin d'indiquer un état hyposthénique, ainsi qu'on le croit ordinairement, ces affections dénotent une surexcitation, une hyperémie sthénique de l'organe digestif. Whytt guérit une gastrite ou gastrodynie opiniâtre en administrant pendant long-temps de la gentiane (14). Bardsley la trouva très-utile contre la dyspepsie accompagnée d'irritabilité excessive de l'estomac (15), et nous nous en sommes servi nous-même avec avantage dans les subartéro-gastrites (16) et dans l'entérite chronique (17). Ces faits nous autorisent à conclure que la gentiane jouit d'une action hyposthénisante à un degré très-prononcé sur l'appareil gastrique.

———

(11) Mérat et Delens, Dict. univ. de mat. méd., t. iii, p. 363.

(12) Richter, Ausf. Arzneyk., 1 Bd., p. 294.

(13) The London med. and phys. journ., t. vii, p. 63.

(14) Works, p. 654.

(15) Hospital facts, etc. The Lond. med. and phys. Journ. t. vii, p. 63.

(16) Mugna, la Clinica, etc., anno 1830-31, n. 78, et 1831-32, n. 6.

(17) Ibid.; an. 1833-34, n. 98.

Cette action, cependant, se fait aussi sentir dans d'autres appareils, en particulier dans les vaisseaux sanguins ; ce qui est prouvé par l'usage qu'on en faisait anciennement avant la découverte du quinquina. Willis, Illis, Alibert (18), Gesner (19), Ludovico (20), Villars (21), Chomel (22), Percival (23), J. Frank (24) et nombre d'autres, l'ont préconisée, soit seule, soit combinée au quinquina, pour augmenter l'efficacité de ce dernier remède et couper plus sûrement la fièvre. M. Julia de Fontenelle, attaché à l'hôpital militaire de l'armée de Catalogne, lorsque le quinquina était à un prix exorbitant, traita tous les fiévreux avec succès à l'aide de la racine de gentiane en poudre. Le mémoire qu'il adressa à ce sujet à la Société royale de médecine de Marseille lui valut une médaille d'encouragement (25). La chlorose, traitée avec cette substance par Allioni (26), et d'autres maladies analogues, ont été guéries à l'aide de la gentiane, ce qui vient à l'appui de la thèse que nous soutenons. Elle a été utile contre l'hydropisie et la scrofule, au dire de Plenk (27), et dans les maladies de la peau, selon Weinmann (28). Boerhaave appelait la gentiane remède souverain contre la goutte (29); elle a été louée aussi par Whytt (30) et par Quarin (31) contre cette maladie. La fameuse poudre du duc de Portland était principalement composée de gentiane.

----

(18) Nouveaux éléments de thérapeutique, t. I, p. 152.

(19) Epistol., l. II, p. 63.

(20) Pharm. med., p. 201.

(21) Flor. Delph., p. 504.

(22) Plantes usuelles, t. II, p. 137.

(23) Samml. aus. Abh. z. G. f. p. a., 2 Bd., 2 St., p. 161.

(24) Samml. auserl. Abh., t. XXII, p. 144. Praxeos medicæ præcepta univers., vol. I.

(25) Nouveau Dictionnaire de botanique médicale et pharmaceutique, t. I, p. 448.

(26) Piumatto de gent. lat. spec. m. b., 1813, p. 7.

(27) Mérat et Delens, Dictionn., t. III, p. 364. Mater. chir., p. 276.

(28) Diss. de plant. Rentling. Tub., 1764.

(29) Hist. plant., p. 288.

(30) Works, p. 654.

(31) Animadv. prat., p. 291.

§ VI. *Appréciation de l'action.* — Il est assez évident, d'après ce que nous venons de dire, que l'action de la gentiane est hyposthénisante, et que cette action se manifeste préférablement sur l'estomac.

§ VII. *Action mécanique.* — Il est des auteurs qui assurent que la gentiane arrête ou du moins retarde la putréfaction des substances animales (32). Nous avons vu que cette qualité se rencontrait chez d'autres substances astringentes. La texture spugneuse de la racine de gentiane l'a fait employer en chirurgie comme moyen dilatateur. On s'en sert aussi pour former des pois à cautères. Dans ce cas, la gentiane n'exerce probablement d'autre action que celle d'un simple corps étranger.

§ VIII. *Mode d'administration.* — On peut donner cette racine en poudre à la dose de deux à quatre grammes à la fois (demi-gros à un gros). En infusion on double cette dose. On préfère chez nous la décoction, qu'on prescrit de quinze à trente grammes (demi-once à une once) dans une suffisante quantité d'eau. L'extrait, on le donne à la dose d'un ou deux grammes. On connaît plusieurs teintures dont la base est la gentiane : celle de Whytt est la plus renommée ; elle contient de la racine de quinquina (*lax china*) cent vingt grammes (quatre onces), de gentiane et d'écorce d'orange parties égales, quarante-cinq grammes (une once et demie) qu'on fait infuser pendant six jours au bain-marie dans deux kilogrammes d'eau-de-vie (quatre livres), en ajoutant à la colature une petite quantité d'esprit de lavande. On en prend une ou deux cuillerées à la fois dans de l'eau. L'esprit-de-vin, dont l'action est opposée à celle de la gentiane, n'est pas suffisant dans cette teinture pour la détruire entièrement. D'ailleurs, l'action de l'alcool est si fugace, que celle de la gentiane ne manque pas de se faire sentir. On peut prescrire la gentianine à la dose de vingt-cinq à cinquante centigrammes (cinq à dix grains) sous forme pilulaire. Rosenstein s'en servait souvent avec avantage contre la scrofule ; il prescrivait la teinture suivante, que Foy indique sous le nom de *potion antiscrofuleuse.*

----

(32) Pringle, Diseas. on the army App., p. 66. Essai sur la putréfaction, p. 313.

Formule modèle.

℞ Sous-carbonate de soude; 4 grammes (1 gros).

Eau de camomille, 90 grammes (4 onces).

Sirop de gentiane, 30 grammes (1 once).

Teinture de quinquina, 4 grammes (1 gros).

Mêlez.

A donner par cuillerées dans la journée.

Odier, J. Frank et Saiffert recommandent surtout contre les névroses cardiaques dépendant des affections chroniques des viscères abdominaux, les pilules suivantes :

Pilules.

℞ Extrait de gentiane, 30 grammes (1 once).

Fiel de bœuf épaissi, 12 grammes (3 gros).

Scammonée, 8 grammes (2 gros).

Mêlez et divisez en cent soixante-deux pilules.

A prendre de quatre à huit le matin à jeun.

Autres *pilules* contre la leucorrhée, d'après Hufeland.

℞ Extrait de gentiane, 8 grammes (2 gros).

Cachou et alun, parties égales, 2 grammes (demi-gros).

Mêlez pour faire des pilules de 15 centigrammes (3 grains) chacune.

TARAXACUM.

(*Leontodon taraxacum.*)

§ Ier. *Caractères physiques.* — Cette plante fleurit vers le commencement du printemps jusqu'à l'hiver ; elle croît dans tous les pays d'Europe, dans les prés, le long des chemins ; on en rencontre même au milieu des rochers des plus hautes montagnes. Ce genre, de la famille des synanthérées chicoracées de Jussieu, et de la syngénésie égale, Lin., présente un involucre campanulé, composé de folioles inégales, imbriquées, oblongues. Du centre des feuilles s'élèvent successivement, jusqu'à la hauteur d'un demi-mètre environ, quelques hampes cylindriques, creuses, tendres,

renfermant un suc lacté amer, et surmontées d'une belle fleur jaune. Sa racine est allongée en fuseau et laiteuse, sans odeur, d'une saveur amère. — On mange les feuilles de cette plante en salade, et on s'en sert en médecine sous le nom de *pissenlit* ou *dent-de-lion*.

§ II. *Notions chimiques.* — Le taraxacum contient une substance extractive amère, du mucilage, du sucre et plusieurs sels.

§ III. *Effets sur l'homme bien portant.* — Les effets du taraxacum sur les animaux sont trop légers pour permettre de tirer aucune conclusion relativement à son action. On sait effectivement que les vaches, les chevaux, les moutons mangent cette plante sans le moindre inconvénient ; les chèvres pourtant n'en veulent pas. L'homme ne mange que les jeunes pousses, au printemps, en salade. Quand la plante n'est plus tendre, on la mange également, mais après l'avoir fait cuire. Les personnes qui aiment l'amertume trouvent cette alimentation utile pour apaiser la turgescence vitale et pour combattre les différentes éruptions cutanées. A cet effet, on emploie ordinairement le suc exprimé de la plante et dépuré. Le peuple croit même qu'il sert à calmer et à dépurer le sang et les humeurs viciées. L'usage continué pendant longtemps du taraxacum devient laxatif et diurétique (33), et finit, au dire de Richter, par affaiblir l'estomac (34).

§ IV. *Effets dans les maladies.* — Le cas rapporté par Delius d'un malade dont le sang tiré de la veine présentait une couenne lardacée, et qui, après avoir pris de trente à quatre-vingt-dix grammes de suc de taraxacum par jour, guérit (35), ferait déjà présumer que l'action de cette substance est éminemment antiphlogistique ou hyposthénisante. Il existe une foule d'autres faits qui confirment celui-ci. Une hémoptysie, accompagnée de dyspnée intense, a été traitée et guérie avec cette substance par Quarin (36) ; des cas de phthisie, par Frank (37) et par Hufeland (38) ; une hydropisie, par le même Frank (39) ; les tubercules pul-

---

(33) Murray, App. medic., t. I, p. 56.
(34) Ausfuhr. Arsn., 1 Bd., p. 324.
(35) Dissert. de taraxaco, p. 19.
(36) Animadv. pract., p. 64.
(37) Samml., t. I, p. 226.
(38) Bulletin de pharmacie, vol. III, p. 447.
(39) Murray, App. medic., t. I, p. 57.

monaires, par Zimmerman (40); la scrofule, par Malovin (41); la lèpre, par Lei-
denfrost (42); les dartres, par Feburc (43);
la gale, par Frank. — Peut-être que les
éloges donnés par ces auteurs au taraxacum contre toutes ces maladies sont un
peu exagérés, mais ces faits ne méritent
pas moins l'attention sous le point de
vue de l'action dynamique du médicament. Ajoutons que les faits les plus concluants en faveur de l'action hyposthénisante du taraxacum sont relatifs à la
guérison des fièvres bilieuses obtenues
par Stoll (44), des obstructions ulcérales
par de Haen (45), de la jaunisse noire
par Wendelstaed (46), enfin de la jaunisse ordinaire par V. Swieten (47), etc.

§ V. *Appréciation de l'action.* — Ces
dernières maladies sont toujours accompagnées, comme on sait, de quelque
désordre dans la digestion, désordre que
les modernes rapportent avec raison à
une phlogose chronique de l'estomac.
Or c'est cette phlogose que le taraxacum dissipe.

§ VI. *Mode d'administration.* — Le taraxacum, n'ayant aucune propriété irritante mécanique, peut être employé sous
forme de suc récent à la dose de quinze
à soixante grammes (demi-once à quatre
onces), seul, ou mêlé avec du lait ou du
petit-lait. On fait aussi une tisane avec
toute la plante, et notamment avec ses
racines. La préparation cependant la plus
usitée est l'extrait ou électuaire, qu'on
prescrit à la dose de deux à huit grammes à la fois, sous forme de bol enveloppé dans la poudre de réglisse ou de
lycopode. L'extrait de taraxacum est
aussi employé fréquemment comme ingrédient pour réduire en consistance de
pâte solide des médicaments en poudre
dont on veut faire des pilules.

Formules modèles.

Pilules.

♃ Extrait de pissenlit et de ciguë, chacun 4 grammes (1 gros).

---

(40) Chemie, t. II, p. 365.
(41) Diss. de succ. herb. recent., p. 27.
(42) Chemie, t. II, p. 360.
(43) Aut. citat.
(44) Mérat et Delens, Dictionn., t. IV,
p. 87.
(45) Ratio medendi, t. II, p. 4.
(46) Bibliothèque médicale, t. LVIII,
p. 387.
(47) Comment., t. III, p. 162.

Gomme ammoniaque, 2 grammes (demi-
gros).

Hydriodate de potasse, 30 centigrammes
(6 grains).

M. exact. pour en faire des pilules de
15 centigrammes.

A prendre une toutes les quatre heures. Elles sont utiles contre les engorgements glandulaires.

Décoction.

♃ Racines et feuilles de taraxacum, 60
grammes (2 onces).

Bouillon de veau, demi-kilogramme (une
livre).

M., faites bouillir pendant une demi-
heure, et passez.

A prendre en trois fois.

On donne cette tisane comme diurétique et laxative dans plusieurs affections
chroniques de l'abdomen. Trogues, Mathiole, Ettmuller, Parkinson, recom-
mandaient déjà, de leur temps, cette
décoction contre la cachexie, la phthisie
et les fièvres intermittentes, lors même
qu'elles dégénéraient en fièvre lente et
continue.

Électuaire.

♃ Extrait de taraxacum, **8** grammes
(2 gros).

Gomme ammoniaque dissoute dans un
jaune d'œuf, et teinture de fer, parties
égales, 2 grammes (demi-gros).

Miel blanc, s. q. pour en faire un électuaire.

A prendre par cuillerées à thé deux ou
trois par jour. — Brera, Agnelli, Schwartze, Stard, recommandent cet électuaire
dans les affections chroniques du foie et
dans l'hydropisie, qui en est souvent la
conséquence. Goëlis rapporte plusieurs
guérisons d'ictère des enfants avec constipation, et notamment des nouveau-
nés, par la préparation suivante :

Infusion.

♃ Infusé de réglisse, eau commune,
parties égales, 30 à 60 grammes (1 à
2 onces).

Extrait de taraxacum, 4 à 8 grammes
(1 à 2 gros).

Sulfate de soude, 8 grammes (1 gros).

Sirop de manne, 15 grammes (demi-
once).

A prendre par cuillerées à thé, trois
ou quatre fois par jour.

AMERS (*Amara*).

Tous les végétaux compris dans l'ordre dont nous venons de parler ont un goût amer, et les mêmes propriétés médicinales. Les thérapeutistes les ont désignés collectivement sous le nom de remèdes *amers*, et ils leur ont attribué des vertus toniques ou stomachiques. Il en est résulté que les mots *amer, corroborant* et *tonique* étaient, dans le langage médical, des synonymes. Nous venons de voir cependant que, si ces remèdes sont réellement toniques dans certaines maladies de l'estomac, s'ils sont propres à rendre à cet organe la vigueur et la liberté des fonctions, c'est par toute autre cause que par une action capable d'augmenter directement son énergie, c'est en dissipant la condition morbide qui s'opposait à l'exercice normal de ses fonctions. Cette condition consiste ordinairement dans un état de distension vasculaire, d'excès de sensibilité, de surexcitation, enfin, de l'organe affecté. Nous croyons inutile de revenir sur les considérations et les faits que nous avons exposés dans plusieurs endroits de cet ouvrage pour prouver ces dernières assertions. Rappelons seulement ici que le sentiment de la faim est un état négatif, et que les moyens négatifs sont nécessaires pour l'exciter; que la digestion est aidée en modérant la quantité des substances qui devraient être digérées, ou en tempérant l'excitation ou le désordre excessif de l'organe, et non pas en ajoutant de nouveaux stimulus ou des surexcitations, qui ont besoin eux-mêmes d'être digérés. On ne peut par conséquent pas regarder comme toniques ou surexcitants les amers. Heureux les malades si le médecin, qui regarde les amers comme toniques, ne leur administre d'autres toniques que les amers; mais si, à leur place, il donne des substances qui excitent réellement les organes, tels que le vin, les alcooliques, les opiacés, il aura la douleur de voir la digestion s'affaiblir de plus en plus et l'état du malade empirer. Les médecins physiologistes français qui connaissent parfaitement que les maux d'estomac émanent d'un fond phlogistique, bannissent toute sorte d'amer, car ils professent encore la vieille erreur que ces substances sont toniques ou excitantes. Pourtant les gastro-entérites graves dont ces médecins menacent ceux qui font usage des amers ne se vérifient jamais, pas même chez ceux qui ont re-

Giacomini.

cours précisément aux amers pour se donner de l'appétit, et pour soutenir mieux l'action des aliments stimulants et des vins généreux. Il est pourtant vrai que souvent, malgré les bons effets des amers, la gastro-entérite ne guérit point ou même empire; mais alors on a tort d'accuser les amers; cela tient plutôt à l'abus des aliments et des boissons trop stimulantes.

On devrait par conséquent dire, pour être exact, que les amers sont des remèdes hyposthénisants gastriques, dont l'action devient secondairement stomachique, c'est-à-dire en dissipant certaines maladies de l'estomac. Il ne faut pourtant pas admettre cette proposition d'une manière générale, puisqu'il est des amers, tels que l'opium, etc., qui sont de véritables stimulants; de sorte que rien n'est plus inexact, selon nous, que d'établir une famille de remèdes amers doués de propriétés toniques. Les remèdes suivants sont tous amers, et jouissent, au contraire, d'une propriété hyposthénisante gastrique : tels sont la centaurée mineure ou petite centaurée (*gentiana centaurium*), le trèfle (*trifolium*), l'écorce de simaruba (*quassia simaruba* ou *amara*), le chardon béni (*centaurea benedicta*), le marrube blanc (*marrubium album vulgare*), la racine de chicorée (*cichorium intubus*), la racine de fumeterre (*jumaria officinarum*), l'écorce de cascarille (*croton cascarilla*), l'écorce d'angusture (*cortex angusturæ*), la millefeuille (*achillea millefolium*), le houblon (*humulus lupulus*), la véronique (*veronica officinalis*), le cachou ou terre du Japon (du *mimosa catechu*), la gomme kino (du *nauclea gambir* de Hunter, ou *uncaria gumbeer* de Roxburgh), la racine de bistorte (*polygonum bistorta*), la racine de tormentille (*tormentilla sylvestris*), l'écorce et la racine de grenadier (*pumila granatum*). Quelques-unes de ces substances ont acquis, dans ces derniers temps, une grande renommée : telles sont, par exemple, l'écorce et la racine de grenadier contre le ténia. Mais même dans ce cas, sa propriété n'est pas différente de celle du semen-contra; seulement on l'administre, d'après la méthode de Pasquier, à plus haute dose et pendant plus longtemps.

Quant à l'action hyposthénisante vasculaire de ces remèdes, il ne faut pas oublier qu'elle est très-lente, mais aussi très-durable : il résulte de là que, dans une subartérite intermittente, ils ne sont pas aussi utiles que les préparations de quinquina ; mais une fois qu'ils sont parvenus à l'arrêter, la rechute en est bien plus difficile. Aussi est-il très-utile, dans le traitement de cette sorte de fièvre, de faire suivre ou de combiner aux préparations de quinquina les remèdes dits amers. On peut aussi inférer, de la manière lente d'agir de ces remèdes, que, dans les affections aiguës, soit de l'estomac, soit des vaisseaux, les amers sont inférieurs à l'indication curative, et il faut prescrire d'abord l'usage des sangsues, ou bien débuter par quelque autre hyposthénisant d'une action plus énergique.

ORDRE V^e.

L'estomac et les intestins ne forment qu'une seule cavité continue, un seul organe destiné à une même fonction. C'est pour cette raison qu'un remède ne peut exercer son action sur l'une de ces parties, sans que le reste en ressente plus ou moins les effets. La division des hyposthénisants en gastriques et en entériques ne doit conséquemment pas être prise à la lettre; elle indique seulement que l'action de telle ou telle substance agit un peu plus sur l'estomac que sur les intestins, et *vice versa*. La digestion est effectivement une fonction composée de plusieurs actes qui ne s'accomplissent pas également dans tous les points du même canal. Tant par sa configuration que par sa structure et sa situation particulière, chaque partie est destinée à un office spécial. Les hyposthénisants gastriques modifient plus particulièrement la sensibilité et le besoin de prendre des alimens, et la chymification qui a lieu dans l'estomac. Les hyposthénisants entériques, au contraire, portent plus particulièrement leur influence sur les autres opérations digestives, et notamment sur l'évacuation fécale, qui est entièrement confiée aux intestins. — Ayant déjà examiné ailleurs tous les actes divers de la digestion, et distingué ceux qui sont actifs de ceux qui sont passifs, ceux qui sont positifs de ceux qui sont négatifs, nous aborderons sans autre préambule l'étude des remèdes hyposthénisants entériques; mais avant ceux-ci viennent les hyposthénisants gastriques les plus légers.

TAMARIN (*Tamarindus indica*).

§ Ier. *Caractères physiques.* — Le tamarin est un arbre de la famille des légumineuses (triandrie monogynie, Lin.), originaire de l'Inde orientale, de l'Arabie, de l'Égypte et du Sénégal. A l'Amérique méridionale et aux Indes occidentales, il est probable qu'il y a été importé par les Espagnols. Le légume de cette plante est oblong, déprimé et un peu courbé; il offre deux, trois ou quatre cellules, renfermant chacune un noyau dur, anguleux et comprimé, luisant et brunâtre. Dans leur état de maturité, les gousses du tamarin ont une double écorce et une pulpe de couleur brun foncé, épaisse, qui ne remplit pas l'espace contenu entre les membranes du fruit, mais qui retient le noyau dans sa situation par des filamens qui s'attachent à sa base. Cette pulpe, placée avec les graines par couches, comprimées dans un baril, entre dans le commerce sous le nom de fruit de tamarin. C'est un mélange d'un roux tirant sur le noir, de pulpe épaisse, gluante, mêlée avec les graines, les filamens et l'écorce qui la contient; ce mélange a une odeur vineuse, une saveur plus ou moins acide, agréable. — On obtient de ce mélange la substance dite pulpe de tamarin, en le délayant dans l'eau bouillante, en l'évaporant et en l'épaississant de nouveau avec du sucre. On en trouve aussi dans le commerce ainsi purifiée.

§ II. *Notions chimiques.* — D'après l'analyse faite par Vauquelin, les tamarins contiennent de l'acide nitrique, de l'acide tartrique et de l'acide malique, du subtartrate de potasse, du sucre, de la gomme, de la gélatine végétale et un parenchyme. Dans certains pays, on fait subir à la pulpe de tamarin une légère évaporation dans des chaudières de cuivre; alors elle contient des sels cuivreux. Ces tamarins doivent être écartés ; on peut facilement s'assurer s'ils renferment de ce sel, en y plongeant une lame ou spatule de fer bien polie, qui se recouvre bientôt d'une couche de cuivre.

§ III. *Effets sur l'homme bien portant.* —Tant que le fruit de tamarin est vert et cru, il possède une âcreté très-énergique, dont se servent les Indiens et les Américains comme assaisonnement de certains aliments insipides. Parvenu à maturité, on s'en sert comme fruit, soit mêlé avec le riz, soit à d'autres substances; on le regarde comme un aliment rafraîchissant et légèrement laxatif. — Chez nous aussi on s'en sert avec du sucre comme une espèce de confiture ; lorsqu'on en prend quelques grammes pendant quelques jours, elle rend le corps libre.

§ IV. *Effets dans les maladies.* — Les Arabes, qui nous ont appris l'usage médicinal de la pulpe de tamarin, l'estiment beaucoup pour éteindre la chaleur fébrile et calmer la soif. Aussi dans les fièvres inflammatoires, dans les fièvres dites bilieuses et putrides, le tamarin a-t-il été toujours employé avec avantage. Quelques médecins lui ont assigné d'autres propriétés, telles que d'être antiputride, astringent et diurétique; mais actuellement on a abandonné l'idée des remèdes dirigés contre la putridité ; quant à la vertu styptique du tamarin, elle est trop en opposition avec la vertu purgative qui est bien constatée, pour pouvoir être admise. Nous n'avons pas besoin de citer des autorités pour prouver que tous les médecins de nos jours prescrivent, dans les fièvres inflammatoires et dans les hémorrhagies, le tamarin comme rafraîchissant ou contre-stimulant, dissous dans une boisson, ou comme véhicule d'autres remèdes plus efficaces. — On se sert communément du tamarin dans les dyspepsies et dans les constipations habituelles, comme purgatif doux; dans les affections hémorrhoïdales, dans les coliques, dans les diarrhées inflammatoires, dans le flux hépatique, dans le mélœna, et même dans la dysenterie. Zimmerman rapporte que le tamarin a mieux réussi que tout autre remède contre la dysenterie terrible qui régna épidémiquement en Suisse, sous le nom de *dysenterie bilieuse.* On l'a préconisé contre le choléra-morbus; enfin, dans plusieurs pays et notamment en Italie, la pulpe de tamarin est devenue un remède tout à fait populaire.

§ V. *Appréciation de l'action.* —Qu'on appelle rafraîchissante, tempérante, délayante, la propriété du tamarin, en dernière analyse, elle sera toujours de nature hyposthénisante légère. Elle ne manifeste pas d'autre action sur les intestins, même à haute dose ; aussi ne calme-t-on par ce remède que les troubles gastriques dépendant d'un état hypersthénique ou d'une subphlogose. On arrête simplement, à l'aide du tamarin, les évacuations trop abondantes, lorsqu'elles dépendent d'une surexcitation de l'appareil gastrique ; ou bien on rend le ventre libre, lorsqu'il est constipé par trop d'érétisme. Si on ne faisait attention qu'aux seuls effets secondaires de cette substance, on lui attribuerait deux propriétés tout à fait opposées, c'est-à-dire la propriété astringente et la propriété purgative. L'action du tamarin étant très-légère, l'on ne doit se borner à son usage que dans le traitement des affections légères. Quant au choléra-morbus, le tamarin ne saurait le combattre.

§ VI. *Action mécanique.* —A cause de sa qualité âcre, acide, notamment lorsque la pulpe a été retirée du fruit de tamarin encore vert, cette substance jouit d'une action mécanique astringente. Elle n'est pourtant pas assez forte pour mériter une grande attention lorsqu'on s'en sert à l'intérieur, d'autant plus que la pulpe de tamarin du commerce est presque toujours mêlée de sirop de sucre.

§ VII. *Mode d'administration.* — Le tamarin est un de ces remèdes dont la saveur n'empêche pas de le prendre pur, à la dose de trois à six décagrammes, en plusieurs fois (une à deux onces), si on veut l'employer comme rafraîchissant. Si on en prend six ou neuf décagrammes en une fois, on obtient des effets purgatifs. Dans le premier cas, on peut en faire une boisson agréable, en le délayant dans beaucoup d'eau et en y mêlant un peu de sucre. — La pulpe de tamarin sert de véhicule à d'autres substances, et notamment aux sels. La crainte que ces derniers puissent perdre leur vertu, en se décomposant par leur mélange avec le tamarin, n'a aucun fondement. Les tamarins entrent dans la composition de plusieurs électuaires ; ils donnent le nom à l'électuaire tamarindé d'Hostius ; on les fait entrer aussi dans l'électuaire hydragogue de Sylvius, et dans presque tous les électuaires dits adoucissants.

MANNE. (*Manna calabrica.*)

§ Ier. *Caractères physiques.* — Presque toute la manne qu'on consomme en Europe provient de la Sicile, de la Calabre et de la Pouille. C'est une matière muco-sucrée, concrète, qui découle du tronc de plusieurs espèces de frênes, savoir : du *fraxinus ornus*, du *fraxinus rotundifolia*, du *fraxinus excelsior*, etc. Les Siciliens, pour en obtenir en grande quantité, environnent le pied de l'arbre d'une couche de feuilles, ils pratiquent à la partie supérieure du tronc des incisions peu profondes, dans lesquelles ils introduisent de petits brins de paille, pour faciliter l'écoulement du suc, qui se fait ordinairement depuis midi jusqu'au soir ; il s'offre sous l'apparence d'une humeur claire qui s'épaissit pendant la nuit, et devient tout à fait solide. On en fait la récolte le matin de bonne heure, tous les deux jours pour chaque arbre, dès la moitié de juin jusqu'au mois d'août. On distingue trois espèces de manne dans le commerce :

1º Celle qui reste attachée à l'arbre (*manne en larmes*), et qui est en gros morceaux plus ou moins allongés, légers, en forme de stalactites, de couleur blanche légèrement jaunâtre ; d'une saveur sucrée assez agréable, lorsqu'elle est récente. C'est celle qui exsude naturellement par les grandes chaleurs de juillet et d'août qui est la plus pure et la plus estimée.

2º La manne qui découle sur le sol, et qu'on appelle *manne en sorte*. Elle est un peu moins sèche que la première ; en grumeaux irréguliers un peu gras, réunis en masse ; elle est plus jaune que celle en larmes. Sa saveur et son odeur sont un peu nauséabondes. Cette manne est celle qu'on emploie le plus généralement en médecine.

3º La manne *grasse*. On la ramasse dans des trous pratiqués au pied des arbres. Elle est gluante, molle, brunâtre, mêlée de quelques petits fragments de matière blanche et de substances étran-

gères ; son odeur est nauséabonde, et sa saveur peu agréable. Cette variété n'est employée qu'en lavement.

§ II. *Notions chimiques.* — Proust avait déjà signalé la mannite ; mais c'est particulièrement à M. Thénard qu'on en doit la connaissance. C'est une matière blanche et solide, d'une saveur douce, cristallisée en aiguilles demi-transparentes, inodore, soluble dans l'eau ; la mannite constitue la plus grande partie de la manne. On a rencontré aussi cette substance, mais en petite quantité, dans le céleri ordinaire, dans le suc fermenté d'oignon, dans celui de carotte, de betterave, et enfin dans le miel fermenté. La manne contient en outre une substance incristallisable de nature muqueuse, nauséeuse. —La manne exposée à l'air spécialement humide entre en fermentation à la longue, ce qui fait que les droguistes doivent user de précautions pour la conserver blanche et solide. L'alcool la dissout entièrement.

§ III. *Effets sur l'homme bien portant.* —On s'est d'abord servi de la manne comme aliment dans les contrées où elle se rencontre en abondance. Lorsqu'elle est récente, elle jouit des mêmes propriétés que les autres substances sucrées. Peut-être qu'un premier degré de fermentation qu'elle ne tarde pas à subir lui donne, après quelque temps qu'elle a été cueillie, les qualités légèrement purgatives dont elle jouit ; aussi s'en sert-on fort souvent comme purgatifs doux. —Lorsque la manne est vieille et rance, elle occasionne des flatuosités, des tranchées, des gonflements d'entrailles, et même des vomissements : ces effets sont dus à l'âcreté qu'elle a acquise en fermentant. M. Martin-Solon s'est assuré que la mannite jouit d'une action purgative plus prononcée que la manne (48). — M. Thénard, cependant, prétend que la mannite n'est nullement purgative (49).

§ IV. *Effets dans les maladies et appréciation de l'action.* — Pour les enfants, les individus délicats, et les femmes grosses, qui ont besoin d'être purgés doucement, on a ordinairement recours à la manne. Dans les cas de phlogose intestinale, de coliques inflammatoires, dans les dysenteries, elle est prescrite avec as-

---

(48) Bulletin de thérapeutique, avril 1834.

(49) Dictionnaire classique d'histoire naturelle, t. x, art. *Manne.*

surance, même par les médecins français, dont plusieurs sont d'opinion que les purgatifs les plus légers peuvent occasionner des irritations intestinales (50).—L'observation apprend cependant que la manne ne purge pas à cause d'une prétendue surexcitation qu'elle occasionne dans les intestins, mais bien d'un relâchement qu'elle détermine dans la membrane muqueuse dont elle augmente la sécrétion. — La manne produit aussi un relâchement analogue dans les autres membranes muqueuses qui ont des rapports de contiguïté avec celle de l'appareil gastrique, notamment dans celle des voies pulmonaires. On comprend pourquoi on use de la manne avec succès dans les affections catarrhales, dans la toux sèche, dans les subbronchites et dans la bronchite chronique. On comprend aussi pourquoi elle remplace assez bien les contre-stimulants légers dans toute espèce d'affection phlogistique, dans les maladies des voies urinaires, dans la variole et autres exanthèmes aigus accompagnés de fièvre.

Il faut convenir pourtant que, dans toutes ces affections, l'action de la manne est fort légère : aussi l'a-t-on presque complétement abandonnée. — Il est bon de savoir que certains droguistes qui n'ont pas de la manne belle et fraîche font dissoudre de la manne grasse, ou celle en fragments agglutinés et un peu rance, la clarifient au charbon animal ou au blanc d'œuf, la font épaissir autour d'un gros fil, comme pour les chandelles, et la mettent dans le commerce. Ils fondent aussi des mannes vieilles, en y ajoutant de la scammonée, du jalap ou du séné finement pulvérisés ; dans ce cas, elle devient très-purgative.

§ V. *Mode d'administration.* — Les personnes auxquelles la saveur douceâtre, nauséeuse de la manne n'est pas trop désagréable, peuvent s'en servir en la mangeant tout simplement. D'ordinaire, pourtant, on la fait fondre à une douce chaleur dans du lait, du bouillon ou dans de l'eau pure, à la dose de 40 à 90 grammes (1 à 3 onces), en y associant quelque autre purgatif.

Formule modèle.

Potion purgative.

♃ Manne en sorte, 60 grammes (2 onces).

Sulfate de magnésie, 15 grammes (demionce).

Follicules de séné, 8 grammes (2 gros).

M. et faites bouillir pour quelques minutes dans :

Eau de fontaine, 200 grammes (7 onces).

Passez à travers un linge et laissez refroidir.

A prendre en une fois.

On en fait aussi des pastilles. A cet effet, on la triture quelque temps dans un mortier chaud, avec quelques gouttes d'huile essentielle d'écorce d'orange.

Tablettes de manne.

♃ Manne pure, 120 grammes (4 onces).

Sucre blanc, 60 grammes (2 onces).

Gomme arabique pulv., 30 grammes (1 once).

Eau de fleur d'oranger, s. q. pour en faire une pâte, puis pastilles ou tablettes, qu'on fait sécher à une douce chaleur.

On compose aussi avec la manne un looch pectoral très-utile dans les toux sèches et opiniâtres.

♃ Manne pure, sirop de guimauve, de chaque, 60 grammes (2 onces).

Huile d'amandes douces, 30 grammes (1 once).

Eau pure, 180 grammes (6 onces).

Eau de fleur d'oranger, 12 grammes (3 gros).

Après avoir fait fondre la manne à une douce chaleur, on y incorpore exactement l'huile et le sirop. — La mannite est tout à fait inusitée.

HUILES FIXES.

(Olea fixa vel pinguia.)

Les huiles fixes, autrement dites *douces* ou *grasses*, s'obtiennent au moyen de la pression ou de l'ébullition dans l'eau de plusieurs fruits en semences des plantes dycotylédones. La plupart de ces huiles sont liquides à la température ordinaire ; plus ou moins gluantes, d'une saveur faible, souvent désagréable, peu odorantes, incolores, quelques-unes d'une couleur ambrée ou d'un jaune verdâtre ; elles surnagent dans l'eau. Echauffées, elles entrent en ébullition,

----

(50) Mérat et Delens, Dictionn., t. IV, p. 225.

se décomposent en donnant lieu à des produits très-hydrogénés, et à des acides gras, saponés. Les huiles grasses exposées à l'air ouvert s'épaississent, se décomposent, et le plus grand nombre durcissent. Elles sont insolubles dans l'eau, plusieurs se dissolvent dans l'alcool. En général, les huiles grasses sont composées de *margarine* et d'*oléine*.

Les huiles dont le nom suit sont analogues, quant à leurs propriété et usages thérapeutiques :

1° Huile d'amandes douces (*amygdalis communis*);

2° Huile d'olive (*olea europea*) ;

3° Huile de lin (*linum usitatis et perenne*);

4° Huile de ricin (*ricinus communis*).

HUILE D'AMANDES DOUCES.

(Oleum amygdalarum dulcium.)

§ Ier. *Caractères physiques.* — L'huile d'amandes douces se prépare en exprimant la graine de l'amandier (*amygdalus communis*, de la famille des rosacées, icosandrie monogynie, Lin.). Elle est d'un jaune doré : son odeur et sa saveur rappellent celles de amandes ; elle rancit promptement, surtout si l'expression n'a pas été faite à froid; mais, par ce moyen, on en obtient une grande quantité. Par la filtration, on l'obtient plus claire en la dépouillant d'une partie de son mucilage.

§ II. *Notions chimiques.* — Outre les principes propres aux autres huiles fixes, savoir : l'*oléine* et la *margarine* (a), elle contient du mucilage et du sucre. Elle ne se combine pas avec l'eau; elle forme des savons avec les alcalis ; les résines s'y dissolvent; exposée à l'action du froid, elle se fige; à une très-haute température, elle se volatilise.

§ III. *Effets sur l'homme bien portant.* — Tout le monde sait que l'huile d'amandes douces, introduite à petite dose dans l'estomac, est facilement digérée; qu'à dose élevée, elle devient légèrement purgative; et que, si on en augmente encore la quantité, elle excite le

---

(a) Les expériences de M. Lecanu ont démontré que la plupart des huiles végétales ne contiennent pas de *stéarine.*
(*N. d. trad.*)

vomissement. On sait aussi que cette huile est indiquée contre la constipation, les indigestions chez les personnes délicates et sensibles; dans les cas de sensibilité exquise de l'estomac et des entrailles, dans les coliques, dans les phlogoses légères des membranes muqueuses, et conséquemment dans la *subrhinite* (coryza), dans la *sublaryngite* (angine, aphonie), dans la *subtrachéite* (toux), dans la *subcystite* (catarrhe de la vessie), dans la *submétrite*, etc., etc. L'huile d'amandes douces peut aussi convenir dans toutes inflammations véritables, mais à condition qu'elle ne soit pas administrée seule, mais bien combinée à d'autres moyens d'une action hyposthénisante plus énergique.

§ IV. *Appréciation de l'action.* — Les praticiens ne sont pas tout à fait d'accord sur la véritable manière d'agir de l'huile d'amandes douces. Les uns voudraient que ce fût par un principe âcre renfermé dans l'huile même, lequel se manifeste plus clairement lorsqu'elle rancit ; les autres, par une action émolliente qui calme les concrétions intestinales, et qui lubréfie la surface interne de tout le canal digestif, et la rend par là plus coulante. Mais, à notre avis, ni l'une ni l'autre de ces idées n'est exacte. La première, la rancidité de l'huile, ne saurait augmenter ses véritables effets lorsqu'elle n'existe pas, et, quand elle existe, elle donne lieu à des effets bien différents, tels que irritations, douleurs et autres dérangements locaux. Que si son action laxative était le résultat d'une stimulation ou irritation, il est bien certain que, dans les coliques et autres maladies inflammatoires, on n'obtiendrait pas les succès qu'on en retire, mais bien au contraire, le mal en serait augmenté. Quant à la propriété émolliente, on ne pourra certainement la refuser aux huiles grasses, car elle se décèle partout où on les applique. Mais c'est là une qualité tout à fait mécanique, dont nous parlerons bientôt. Ce n'est pas par cette qualité que les évacuations intestinales augmentent, puisque l'huile, dans le tube gastrique, est digérée et assimilée. Si cela n'était pas, nous verrions souvent sortir l'huile par le fondement avec les fèces, ce qu'on n'observe pas lors même qu'on en administre par la bouche de très-grandes quantités.

(*N. de M. Mojon.*) [J'ai eu occasion de voir souvent dans ma pratique en

Italie que l'usage de l'huile par la bouche, continué longtemps, produisait souvent dans les intestins certaines concrétions rondes ou irrégulières, de 3 à 4 millimèt. de diamètre. Il ne faut par confondre ces corps huileux avec les calculs intestinaux dont parlent les auteurs. Les concrétions dont il est question ont la consistance de l'adipocire ; elles sont onctueuses, grasses, d'une cassure grenue, légères sans noyau, entièrement fusibles au feu, très-inflammables, d'un blanc verdâtre. D'après l'analyse qui a été faite par mon frère et par moi, ces concrétions sont composées en grande partie de stéarine, d'un peu d'oléine, d'une matière grasse, jaune et albumineuse, d'une fort petite quantité d'ammoniaque et de soude. On dirait que l'huile dont sont gorgés certains malades éprouve, en parcourant le canal gastrique, une espèce de *saponification* en se combinant à une matière alcaline, et à l'albumine qu'elle y rencontre et qui l'épaississent ; le mouvement péristaltique des intestins lui fait prendre la forme globuleuse.]

Nous verrons d'ailleurs que des purgations ont lieu également quand on applique les huiles sur la peau sous forme de liniment, ce qui prouve que cet effet se rattache uniquement à l'absorption ou à l'action dynamique.

Il est inexact de dire avec quelques auteurs que les huiles apaisent les contractions et les spasmes des intestins. Elles les augmentent, au contraire ; sous leur influence, le mouvement vermiculaire du tube gastrique devient plus prononcé, plus fréquent, et quelquefois même très-agité. Pourtant cette augmentation de l'action péristaltique n'est pas le résultat direct de l'action locale des huiles. Elle dépend de la présence du mucus que leur action fait sécréter en quantité, et qui constitue la plus grande partie des matières évacuées par les selles. L'observation apprend en effet que si l'on administre à un individu qui était resté longtemps à jeun un remède huileux, on détermine chez lui des selles abondantes, lesquelles ne seront en grande partie constituées que par des liquides sécrétés sous l'influence de son action. Voici ce qui arrive. L'huile est digérée et absorbée ; elle passe dans le travail d'assimilation, où elle produit son effet hyposthénisant général ; cet effet retentit principalement sur la membrane muqueuse gastro-entérique ; les bouches

exhalantes dont elle est parsemée se relâchent, et une humeur est sécrétée en grande quantité : de là des évacuations copieuses, soit par en haut si l'action de l'huile a lieu préférablement sur l'estomac, soit par en bas si elle se déclare dans les intestins. En même temps, les exhalaisons des autres muqueuses augmentent pareillement, et donnent lieu aux effets thérapeutiques dont nous avons parlé. On comprend comment les huiles sont utiles dans les affections phlogistiques ou subphlogistiques des membranes muqueuses en général. Disons enfin que l'huile d'amandes douces n'est pas seulement un remède hyposthénisant entérique, elle est encore un hyposthénisant vasculaire très-doux.

§ V. *Action mécanique.* — L'action mécanique émolliente dont jouissent les huiles grasses est d'une grande importance ; elle ramollit les croûtes, les excroissances, l'épiderme desséché ; elle apaise la douleur, la tension dans certaines parties externes enflammées, en facilitant la chute des eschares. Nous reviendrons sur ces différents sujets lorsqu'il sera question des applications mécaniques émollientes. — Les huiles grasses ont aussi la propriété d'envelopper les substances qui ne peuvent s'y dissoudre ; elles émoussent ainsi les propriétés chimiques, âcres, de quelques remèdes externes ; elles gardent pendant quelque temps les parcelles volatiles pour qu'elles puissent agir pendant plus longtemps sur la partie où elles sont appliquées. C'est d'après cette idée qu'on a imaginé les liniments, certains onguents, emplâtres, et autres médicaments externes de nature huileuse. Si on enduit une partie de notre corps avec une huile grasse, on l'isole, pour ainsi dire, on la défend du contact et de l'absorption des substances nuisibles, telles que miasmes et virus. On serait bien heureux si l'on pouvait couvrir ainsi d'une couche huileuse toutes les surfaces internes du corps, en cas de peste. Mais si l'on ne peut pas enduire la surface pulmonaire, si la muqueuse intestinale ne peut garder longtemps l'onctuosité, parce que l'huile est digérée et absorbée, on peut du moins, en graissant d'huile la peau externe, fermer une vaste voie à l'entrée des principes délétères. On avait prétendu qu'une substance huileuse, étalée sur la peau, pouvait empêcher la transpiration normale. C'est une erreur. Une simple couche d'huile n'est pas un obstacle à la sécrétion vaporeuse de la peau ; elle s'exhale toujours avec plus ou moins de force par les pores cutanés.

§ VI. *Mode d'administration.* — Une condition essentielle dans l'administration de l'huile, c'est qu'elle soit récemment préparée, car, comme on sait, les huiles grasses deviennent aisément rances ; dans ce dernier état, loin d'agir comme hyposthénisantes entériques, elles seraient irritantes. L'huile d'amandes douces est administrée à la dose de 60 à 150 grammes, en une seule fois (2 à 4 onces), dans une tasse de bouillon léger. On la mêle quelquefois à une eau ou sirop de gomme, ou à une émulsion.

HUILE D'OLIVE.

(Oleum olivarum.)

§ Ier. *Caractères physiques.* — Du fruit de l'olive (*olea sativa*, Tourn. ; *olea europea*, Lin.), des jasminées (*diandrie monogynie*, Lin.), on obtient par expression une huile fixe. Celle qui sort la première est appelée *huile vierge;* on l'obtient en exprimant à froid les olives mûres et non fermentées. La seconde, qu'on prépare en délayant dans l'eau bouillante le parenchyme des olives desquelles on a déjà séparé la première huile par expression, est dite *huile commune*. On connaît dans le commerce des huiles d'olive qui varient sensiblement par leurs caractères physiques. Il est nécessaire que les olives soient parvenues à leur plus parfaite maturité pour donner de la bonne huile ; autrement on n'en retirerait qu'un suc âcre, amer. Si elles sont trop mûres, on n'en a qu'une huile gluante, d'un jaune brun, et qui sent le moisi ; si on les fait trop bouillir, l'huile devient âpre, piquante. Le temps, la chaleur et l'air la rancissent et l'épaississent. La meilleure huile d'olive, et la plus douce, est à peine colorée en jaune ; elle est diaphane, plus légère que les autres huiles grasses ; sa saveur et son odeur sont peu marquées et agréables. Cette huile conserve plus longtemps ses bonnes qualités ; elle se fige, se congèle à une température de 5 à 8 degrés au-dessous de zéro.

§ II. *Notions chimiques.* — Selon Braconnot, l'huile d'olive se compose de vingt-huit parties de stéarine et de soixante d'oléine ; elle contient en outre du mucilage et autres principes extractifs propres à toutes les huiles grasses.

§ III. *Effets sur l'homme bien portant.* — L'huile d'olive, qu'on sert sur nos tables, vaut la peine d'être examinée sous le point de vue de sa préparation avec ou sans coction. L'huile simple de bonne qualité est crue et constitue un aliment léger qui jouit d'une vertu laxative dont nous avons parlé à l'occasion des autres huiles fixes en général. Si on la boit en abondance, avant le repas, elle empêche l'ivresse, même chez ceux qui abusent du vin (51) ; une fois qu'elle a été soumise à l'action du calorique, qu'elle a cuit, comme dans une friture, elle acquiert des qualités âcres. En devenant alors un aliment malsain, elle irite le gosier, l'œsophage et l'estomac ; et, si on en abuse, elle finit par produire l'angine, le pyrosis, une gastrite chronique, la pellagre, la toux et parfois même des taches dartreuses à la peau des environs de la bouche. Ces effets ne sont pas dus à l'huile simple, car par elle-même elle est innocente, ainsi que nous venons de le dire, mais bien aux qualités âcres qu'elle acquiert sous l'influence du calorique. On observe les mêmes effets dans les huiles très-vieilles ou rances.

§ IV. *Effets dans les maladies.* — En reconnaissant dans l'huile d'olive la même action hyposthénisante entérique que dans l'huile d'amandes douces, on comprend pourquoi elle est, comme cette dernière, et plus encore que celle-ci, employée utilement dans les maladies subinflammatoires du canal gastro-entérique. Il n'y a pas de traité de matière médicale dans lequel l'huile d'olive ne soit recommandée comme remède calmant les tranchées, les coliques inflammatoires, hépatiques ou duodénales. L'entérite dépendant d'un étranglement herniaire, et qui continue même après la disparition de celui-ci, est avantageusement combattue à l'aide de l'huile, ainsi que le volvulus et même la dysenterie. L'huile est utile contre l'affection vermineuse, en modifiant heureusement la condition morbide des intestins, et non en enveloppant, en étouffant les vers intestinaux, ainsi que quelques auteurs le prétendent (a).

---

(51) Mérat et Delens, Dictionn., t. III, p. 533.

(a) Il est de fait pourtant que toute es-

Le vomissement que produit l'huile donnée à haute dose indique que l'action hyposthénisante a lieu plus promptement sur les vaisseaux exhalants et sécrétoires de l'estomac qu'ailleurs, de même que cela a lieu pour les antimoniaux.—Les praticiens de tout temps ont constaté l'utilité de l'huile d'olive dans les affections inflammatoires de la muqueuse pulmonaire, dans l'asthme, dans la toux, dans la laryngite, dans la trachéite, et même dans la pneumonie et dans la pleurésie; on en a aussi vérifié les bons effets dans la phlogose de la membrane muqueuse des voies génito-urinaires, dans la néphrite, dans l'ischurie, dans la strangurie, dans la cystite, dans la métrite. Ces faits prouvent qu'elle étend son action hyposthénisante au delà des voies gastriques. — La peau extérieure ressent elle-même cette action; car il est d'observation que les huiles provoquent la sueur, ce qui est d'une utilité réelle dans certaines phlogoses chroniques du système cutané. On sait, par exemple, que la gale a été guérie en peu de temps, chez plusieurs individus, au moyen de l'usage intérieur et extérieur de l'huile d'olive (52). Le tétanos (53), le trismus (54), la goutte vague, les affections rhumatismales et arthritiques ont été traités h ureusement avec l'huile d'olive à hautes doses par Malacarne (56), par Masino de Savigliano (57), par Camuzzoni et Marcolini (58), et par d'autres; ce qui prouve plus évidemment encore son action hyposthénisante vasculaire. Nous trouvons aussi dans les œuvres d'Aëtius, de Galien, de Célius Au-

rélien, de Celse, de Forestus, de Störk, de Gardanne et de plusieurs autres (59). qu'on est parvenu, au moyen de l'huile à l'intérieur et à l'extérieur, à guérir l'hydropisie. Panzani (60), Lizzani (61), Gaspari (62) et Fourmier (63), prescrivent les huiles douces ou grasses contre les fièvres dites putrides et bilieuses, et aussi contre les inflammations les plus graves. Au dire des toxicologues, les huiles grasses seraient d'un précieux secours dans le traitement des empoisonnements par des substances âcres, irritantes et corrosives. L'huile, c'est le premier antidote qu'ils conseillent, dans l'idée qu'elle enveloppe les molécules caustiques délétères du poison; qu'elle vernit, qu'elle protége les parois de l'estomac et des intestins. Nous avons démontré ailleurs l'inanité et les dangers de cette pratique qui oublie tout à fait que les poisons agissent par l'absorption et non par leur effet local. Nous admettons cependant que les huiles peuvent être utiles dans les empoisonnements, lorsqu'on les administre à haute dose, dès le commencement, pour exciter le vomissement. Effectivement, les huiles n'entraînent pas vers le rectum les matières avalées; elles sont digérées et passent avec le poison dans le sang. Leur action dynamique ne peut d'ailleurs qu'ajouter à l'action du poison si celui ci est de la famille des hyposthénisants.

§ V. *Appréciation de l'action.* — L'action hyposthénisante entérico-vasculaire de l'huile d'olive est assez manifeste, d'après tout ce que nous venons d'exposer; elle est analogue et un peu plus énergique que celle de l'huile d'amandes douces.

§ VI. *Action mécanique.* — L'action mécanique de l'huile d'olive est aussi analogue à celle de l'huile précédente. On peut ajouter seulement que cette huile, étant moins coûteuse, est plus généralement en usage dans la pratique

---

pèce d'entozoaire meurt si on le plonge dans une huile grasse, lors même qu'on ne l'y laisse qu'une seconde.

(Note de M. Mojon.)

(52) Delpech, séance de l'Académie royale de médecine, mars 1827. — Boileau, Omodei. Gen., 1829, p. 219.

(53) Laurent, Essai sur le tétanos. Strasb., 1797.

(54) Bajon, Mémoires pour servir à l'histoire de Cayenne, 1777. — Odier, Annales de médecine de Montpellier, 1806, p. 137.

(56) Samml. u. Abh., z. G. d. pr. Aerzte, 12 Bd., p. 579.

(57) Kuhn, Ital. med. chir. bibl., 1 Bd., 1 St., p. 181.

(58) Omodei, Ann. univ. di med., novemb. 1817, p. 179. Dict., aprile 1818, p. 49.

(59) Murray, Apparat. medicam., t. II, p. 26.

(60) Ragionamento sull' uso interno degli olii nelle febbri gravi. Venez., 1779.

(61) La difera degli oleosi. Venez., 1776.

(62) Analisi d'alc. olii dolci, etc. Veron., 1776.

(63) Richard de Hautesierck, Recueil d'obs. de méd., t. I, p. 69.

domestique; elle est également plus employée comme moyen émollient, et pour enduire la surface de la peau Cette huile est très-usitée dans les lavements émollients, et dans d'autres injections émollientes. Elle est très-efficace pour empêcher l'absorption cutanée, aussi s'en sert-on dans des cas de maladies contagieuses ou miasmatiques. On sait que les onctions huileuses sont en usage *en Orient*, depuis la plus haute antiquité, pour se préserver de la peste, ainsi que nous l'apprend Prosper Alpin. Berchtold les recommandait dans la peste d'Egypte (64). Les onctions huileuses ont été remises en usage de nos jours par Baldwin, consul anglais à Alexandrie (65), et par Louis Frank, à Smyrne (66).

§ VII. *Mode d'administration.* — Quoique l'huile d'olive ne soit pas sujette à rancir aussi promptement que les autres huiles, cependant il convient toujours de se bien assurer de sa pureté lorsqu'on la prescrit par bouche. La dose ordinaire est de 3 à 9 décagrammes (1 à 3 onces). Dans les maladies inflammatoires qu'on voudrait traiter avec cet agent, il faudrait en répéter la dose plusieurs fois, ou bien l'augmenter. Dans l'arthrite, par exemple, et la goutte, Marinus en a donné jusqu'à 1 kilogramme (2 livres) et plus, dans l'espace de vingt-quatre heures. On peut la mêler à du bouillon, à une émulsion, à un jaune d'œuf, au café. Jadis on avait l'habitude de masquer la fadeur de l'huile d'olive avec la liqueur anodine d'Hoffmann, ou avec le laudanum liquide, mais de nos jours on a abandonné avec raison de pareils mélanges. Par lavement on mêle l'huile avec une décoction émolliente, ou dans de l'eau seule à la dose de 120 à 150 grammes (4 à 5 onces). Quand on veut arrêter l'action des substances corrosives sur l'estomac et sur la muqueuse entérique, il faut en boire une grande quantité.

---

(64) Sprengel, Stor. pram. della med., t. VI, p. 376.

(65) Dictionnaire des sciences médicales, t. XXI. p. 572, et t. XXXV, p. 318.

(66) Coll. d'opusc. de méd. Paris. 1816, p. 69.

HUILE DE GRAINE DE LIN.

(Oleum ex seminibus lini.)

En exprimant de la graine de lin dans un sac, ou entre deux lames d'étain, on obtient, même sans secours de la chaleur, de l'huile en petite quantité, mais qui est très-pure. On appelle cette huile *vierge*, pour la distinguer de celle qu'on prépare en grand à l'aide du feu; alors elle est rougeâtre, d'une odeur et d'une saveur empyreumatiques, tandis que la première est transparente, légèrement jaunâtre, et presque sans goût. Elle rancit pourtant assez promptement, à cause de la partie mucilagineuse qu'elle contient à forte dose, tandis que celle qu'on prépare avec la graine torréfiée ne rancit pas facilement, une grande quantité de mucilage ayant été détruite. Quant aux vertus thérapeutiques de cette huile, elles sont analogues à celles des huiles précédentes. On l'a donnée avec avantage dans les maladies inflammatoires des intestins; notamment dans la dysenterie et dans l'iléus, dans les maladies inflammatoires des reins, des poumons, dans l'hémoptysie. Nous pourrions citer les noms de Baglivi, de Sydenham, de Van Swieten, et de bien d'autres, qui tous louent l'usage intérieur de l'huile de graine de lin dans ces cas; on dirait même, aux éloges qu'ils en font, que cette huile était pour eux le contre-stimulant par excellence. Le dégoût cependant qu'elle inspire la fait rarement employer en médecine de nos jours.

HUILE DE RICIN.

(Oleum ex seminibus ricini.)

§ 1er. *Caractères physiques.* — On retire l'huile de ricin des graines du ricin commun, *ricinus communis*, vulgairement désigné sous le nom de palmachristi, plante originaire des Indes et de l'Afrique septentrionale, où elle forme un arbre de cinq à six mètres et plus d'élévation; dans nos climats le ricin est une plante herbacée, annuelle (genre de la famille des euphorbiacées et de la monoécie polyadelphie, Lin.). — Les semences de ricin dépouillées de leur enveloppe sont mises dans un récipient dans lequel on verse de l'eau chaude pour les laver; on fait couler ensuite cette eau, et on réduit ces semences en pâte dans un mortier de marbre. A chaque demi-kilogramme de cette pâte on ajoute 120 grammes d'alcool; on soumet ensuite le mélange au pressoir; on retire par la distillation l'alcool, et on lave avec l'eau l'huile, résidu de cette distillation. L'huile de ricin séparée de l'eau et privée de toute humidité par l'exposition à une douce chaleur, on la filtre, et on l'obtient claire, d'un jaune verdâtre, transparente, d'une odeur particulière, légèrement dégoûtante, et d'une saveur fade, douceâtre. Quand elle est ancienne, ou préparée avec peu de soin, elle s'épaissit, prend une couleur rougeâtre, devient plus limpide et d'une saveur âcre. Celle qui est dans le commerce et qui vient directement de l'Amérique est très-souvent rance, ou mal préparée; aussi est-elle généralement rejetée.

§ II. *Notions chimiques.* — L'huile de ricin, exposée à l'air, s'épaissit peu à peu en conservant pourtant sa transparence. Soumise à la distillation, elle fournit, en se décomposant, selon MM. Bussy et Lecanu, des gaz inflammables, et tous les produits de la décomposition des substances très-hydrogénées, c'est-à-dire une matière solide d'apparence résineuse, une huile volatile, inodore, susceptible de cristalliser par le refroidissement de l'eau, des acides acétique, ricinique et élaïodique. Si on mêle cette huile avec l'alcool un peu chaud, elle s'y dissout presque totalement; ce qui la distingue des autres huiles grasses avec lesquelles on la sophistique quelquefois. Les solutions de potasse caustique, ou de soude, la saponifient et forment des ricinate, élaïodate et margaritate de potasse ou de soude, et de la glycérine. Il ne faut pas omettre de noter que cette huile reste liquide à une température de plusieurs degrés au-dessous de zéro (67). L'huile de ricin, ayant une grande tendance à se combiner avec l'oxygène de l'atmosphère, acquiert facilement de la rancité.

§ III. *Effets sur l'homme bien portant.* — J'étais encore enfant, lorsqu'en compagnie d'une parente, j'ai essayé de manger des semences de ricin; les ayant trouvées d'une saveur analogue à celle des noisettes, nous en mangeâmes neuf ou dix. Bientôt après, nous eûmes un fort

vomissement, avec angoisses, mais sans douleurs, suivi d'un abattement général très-prononcé qui dura plusieurs heures, jusqu'à ce que le médecin, qu'on envoya chercher, nous ordonna du laudanum. Ce médicament dissipa à l'instant l'état de langueur où nous nous trouvions. Quelquefois une seule semence suffit pour exciter le vomissement. Bergius parle d'un individu chez qui une graine, qu'il avait avalée le soir, causa un vomissement opiniâtre pendant tout le jour suivant; tandis qu'une femme qui en avait pris de même une graine mondée de ses enveloppes n'éprouva aucun dérangement (68). On sait que les habitants du Brésil ont l'habitude de se purger en prenant cinq ou six graines de ricin dépouillées de leur épiderme. — Les estomacs qui ne peuvent supporter l'huile de ricin sont excités au vomissement. En général cette huile peut être considérée comme un purgatif doux et agréable; elle agit sans secousse, sans produire de colique, et assez promptement.

§ IV. *Effets dans les maladies.* — On prescrit ordinairement l'huile de ricin dans les mêmes cas que les autres huiles purgatives dont nous avons parlé; si ce n'est qu'étant un peu plus active, elle est employée avec quelque précaution. On a reconnu qu'elle jouit d'une efficacité remarquable contre les maladies inflammatoires du tube gastro-entérique, et des autres membranes muqueuses. Les praticiens qui s'en servent dans ces cas sont très-nombreux, notamment en Angleterre.

§ V. *Appréciation de l'action.* — Les faits que nous venons d'exposer prouvent que l'huile de ricin est douée d'une propriété hyposthénisante-entérique, et en même temps vasculaire. L'action laxative qu'on accorde généralement à l'huile de ricin, la propriété antispasmodique que quelques-uns lui attribuent, et la vertu anthelminthique dont quelques-autres la décorent, ne sont pas le résultat de ses qualités intrinsèques; elles se rattachent à des effets tout à fait secondaires, sur lesquels nous nous sommes déjà expliqué plusieurs fois. Il n'y a pas de maladie inflammatoire dans laquelle elle soit contre-indiquée. La délicatesse de la constitution, le jeune âge ne sont pas des contre-indications à son usage, à moins d'aversion absolue de la part des

---

(67) Corso analitico di chimica di G. Mojon, 4ᵉ ediz. Ital., t. II, p. 34.

(68) Bergius, Mat. méd., p. 773.

malades, ainsi que cela s'observe quelquefois. Ce que nous venons de dire a rapport, bien entendu, à l'huile de ricin récente. — Quant à l'huile ancienne, ou à celle qui a été préparée avec peu de soin, le résultat n'est pas le même ; nous connaissons des cas dans lesquels des accidents graves ont été produits par son usage. — Une diarrhée très-violente a été souvent la conséquence d'une dose ordinaire d'huile de ricin. On cite même des symptômes d'un véritable empoisonnement. On m'a rapporté le cas d'une jeune demoiselle qui se trouvait dans la convalescence d'une inflammation fort grave, et qui mourut brusquement, dit-on, après avoir avalé 30 ou 60 grammes d'huile de ricin. On connaît aussi les cas de la mort de deux chevaux forts et robustes, causée par de l'huile de ricin. Ces accidents, s'ils sont réellement liés à l'usage de l'huile de ricin, doivent se rattacher à ses mauvaises qualités ou à son mélange avec quelque substance délétère. — Il ne faut pas s'en laisser imposer cependant : souvent les douleurs intestinales ne sont pas dues à l'action malfaisante de l'huile; lorsqu'il y a des fèces dans les intestins, et que ces derniers ne sont pas bien portants, le malade éprouve des borborygmes, des épreintes, des douleurs dépendant de l'impression mécanique des matières excrémentielles qui traversent les intestins.

§ VI. *Action mécanique.* — On peut dire, par rapport à l'action mécanique de l'huile de ricin, ce que nous avons dit de celle de l'huile d'olive. On a prétendu qu'en graissant les cheveux avec l'huile de ricin on parvient à en empêcher la chute. On lit, dans quelques traités de matière médicale, que l'huile de ricin dissipe les coliques et les vents, si on l'applique par frottement sur le bas-ventre, et qu'elle guérit aussi la gale et autres affections de la peau.

§ VII. *Mode d'administration.* — Une condition essentielle pour l'usage de l'huile de ricin est, ainsi que nous l'avons déjà dit, qu'elle soit fraîche, claire et très-douce. Celle du commerce, qui vient d'Amérique ou des Indes, est souvent sophistiquée ou trop ancienne, et conséquemment rance et âcre. Il paraît que, par le moyen des acides, on parvient à la priver en grande partie de ce principe âcre, et même à l'adoucir au point de la rendre propre aux usages de la table. Quant à la dose, on l'administre de 15 à 30 grammes (1/2 ou 1 once) et même à 60 grammes (2 onces), dans une tasse de thé, de café ou de bouillon léger. On peut au besoin répéter la dose après une ou deux heures. Il est bon de faire remarquer qu'à l'instar de toutes les autres huiles grasses, l'huile de ricin pèse davantage sur l'estomac, si on l'administre à très-petite dose, que quand on la donne à dose élevée. On a conseillé de l'associer à de la menthe ou au suc de citron pour en faciliter la digestion. Au moyen de la gomme arabique et du sirop de guimauve, on en compose une émulsion qu'on prend par cuillerées. Pison dit que les Brésiliens s'en servent dans la composition d'un onguent contre les tumeurs dites froides.

CRÈME DE TARTRE.

(*Cremor tartari.*)

§ Ier. *Caractères physiques.* — Plusieurs végétaux peuvent fournir la crème de tartre, ou bitartrate de potasse. Elle existe naturellement et en grande quantité dans le raisin et le tamarin. Elle se dépose en grandes plaques cristallines sur les parois des tonneaux qui renferment du vin. Ces incrustations sont très-impures, car elles renferment du tartrate de chaux, une petite quantité de silex, de l'alumine, des oxydes de fer et de manganèse, etc. Dans le commerce, on donne à ce sel ainsi impur le nom de *tartre cru;* blanc ou rouge, selon la couleur du vin qui l'a fourni. Ce produit purifié est en cristaux prismatiques, tétraèdres, courts et un peu aplatis, blancs, demi-transparents, sans odeur, et d'une saveur très-acide désagréable.

§ II. *Notions chimiques.* — L'acide tartarique se trouve dans ce sel en excès combiné à la potasse et à un peu d'eau de cristallisation. La crème de tartre se dissout dans quinze parties d'eau bouillante et dans quatre-vingt-cinq parties d'eau froide. Cette solution se décompose avec le temps et présente, d'après Berthollet, un peu d'huile et du sous-carbonate de potasse. Elle est inaltérable à l'air.

§ III. *Effets sur l'homme bien portant.* — Pâleur générale, frissons et faiblesse; augmentation des urines, purgations, liquides et répétées, tels sont les effets qu'on éprouve, lorsqu'on prend de la crème de tartre, l'organisme étant à l'état normal. Un de mes amis, d'assez bonne santé, éprouvait une fort légère indisposition d'estomac; il prit dans une matinée 90 grammes (3 onces) de crème de tartre : il éprouva des vomissements et une diarrhée très-violents, avec frisson général comme s'il eût été atteint du choléra; cet état dura plusieurs heures, et ne cessa qu'après avoir pris de la liqueur d'Hoffmann à haute dose, et une émulsion laudanisée.

§ IV. *Effets dans les maladies.* — Les premiers réformateurs de la théorie brownienne, Rasori, Tommassini et Borda, ainsi que leurs successeurs, ont toujours regardé les effets bien connus de la crème de tartre comme le résultat d'une action contro-stimulante. Aussi l'administrèrent-ils toujours, malgré l'opinion généralement admise, dans toute espèce de maladie inflammatoire, tantôt sous forme de limonade, savoir : délayée dans beaucoup d'eau, avec addition de suffisante quantité de sucre, qu'on prend par verrées pour apaiser la soif, la chaleur, l'orgasme général de la fièvre; tantôt comme purgatif, à plus forte dose, et moins délayée, pour combattre la constipation.

§ V. *Appréciation de l'action.* — Si on administre la crème de tartre à fort petites doses, souvent répétées, son action hyposthénisante se fait particulièrement sentir, mais d'une manière légère, sur le système vasculaire sanguin, et s'annonce par la sueur et par l'augmentation de la sécrétion des urines. A plus forte dose, l'action hyposthénisante est plus prononcée et plus prompte sur les intestins, et l'on a alors des évacuations alvines. Si on en augmente encore la dose, on éprouve des vomissements qui dépendent d'une hyposthénie plus prononcée à l'estomac.

§ VI. *Action mécanique.* — Quelques dentistes prescrivent la crème de tartre comme poudre dentifrice: c'est un mauvais moyen, car à la longue cette substance finit par attaquer l'émail dentaire.

§ VII. *Mode d'administration.* — L'acidité de ce sel plaît assez généralement lorsqu'il est très-délayé; surtout si on le mêle à du sucre ou du sirop de gomme. En Italie on mêle communément la crème de tartre avec la pulpe de tamarin, et l'on en fait un électuaire. Dans la limonade tartarisée, connue sous le nom de limonade anglaise, on aromatise la solution de crème de tartre sucrée, avec l'essence de citron. Comme remède antiphlogistique ou tempérant, elle s'administre à la dose de 4 à 12 grammes (1 à 3 gros) à la fois. Comme purgatif, on la prescrit à la dose de 45 (1 1/2 once), à 60 grammes (2 onces) à la fois.

CRÈME DE TARTRE SOLUBLE.

(*Cremor tartari solubilis.*)

La crème de tartre étant peu soluble dans l'eau, on préfère très-souvent le sous-carbonate de soude, ou la crème de tartre combinée au borax; cette préparation est appelée crème de tartre soluble. On l'obtient en faisant bouillir huit parties de tartrate acide de potasse et deux parties d'acide borique dans quarante-huit parties d'eau pure. Dans cette combinaison, il y a dissolution complète du sel et de l'acide. La crème de tartre ainsi préparée se dissout en deux ou trois parties d'eau froide. L'action de ce sel et sa dose sont les mêmes que celles de la crème de tartre.

SEL D'ANGLETERRE

OU SULFATE DE MAGNÉSIE.

(*Sal anglicum vel sulphas magnesiæ.*)

§ Iᵉʳ. *Caractères physiques.* — Le sulfate de magnésie, connu sous les noms de sel amer, sel d'Angleterre, sel d'Epsom, de Sedlitz, d'Egra, de Scheydschutz et de sulfate de protoxyde de magnésium, est un sel blanc, cristallisé en beaux prismes rectangulaires à quatre pans, terminés par des pyramides à quatre faces. Il est très-amer et désagréable au goût; il effleurit lentement à l'air sec. Il existe dissous dans plusieurs eaux minérales qui lui ont donné leur nom. Celui qu'on rencontre dans le commerce est toujours plus ou moins impur, il renferme d'autres substances salines. Les pharmaciens s'en servent pour préparer la magnésie pure ou carbonatée. Ce sel existe dans plusieurs montagnes d'Europe, dans les Alpes, dans la Suisse, les Apennins, etc.; on en a même rencontré à Montmartre. Toutefois celui qu'on retire en grand des montagnes de Sestri dans la Ligurie, et qu'on prépare à l'aide d'un procédé ingénieux de J. Mojon, est le plus estimé en Italie à cause de sa pureté (9).

§ II. *Notions chimiques.* — Ce sel neutre est formé, d'après Henry et Dalton, de 38 parties d'acide sulfurique, 18 de protoxyde de magnésium et de 48 parties d'eau. Les alcalis en précipitent plus ou moins la magnésie; l'alcool ne le dissout pas. À la température rouge cerise, une petite quantité de ce sulfate est décomposée en oxygène et en acide sulfurique qui se dégagent, et en magnésie qui reste libre; le contact des acides ne lui fait subir que fort peu d'altération.

§ III. *Effets sur l'homme bien portant.* — Le sulfate de magnésie pris à petite dose, à jeun, détermine une sorte de faiblesse, de langueur d'estomac, réveille l'appétit, excite la soif, et bientôt après la sueur; on note aussi parmi ses effets de fréquentes envies d'uriner. Au-dessus de 15 grammes (1/2 once), il est purgatif, donne lieu à des évacuations liquides qui, cependant, ne se répètent pas longtemps. Au-dessus de 45 grammes (4 onces et 1/:), ce sel provoque de fortes nausées et même le vomissement. Néanmoins, j'en ai vu donner jusqu'à 60 grammes en une seule fois sans causer ni vomissements, ni purgations; mais à leur place se sont déclarés tous les symptômes d'une hyposthénie générale; savoir : frisson, pâleur, impuissance du mouvement, tremblements dans les membres, défaillances répétées. Chez une autre personne plus délicate, ces phénomènes ont été plus intenses encore et accompagnés de vomissements; mais sans évacuations alvines, quoique la dose du sel ne fût que de 45 grammes.

§ IV. *Effets dans les maladies.* — Le sulfate de magnésie est généralement regardé comme un excellent purgatif, et il est employé comme tel contre la constipation et l'embarras des premières voies. Il existe cependant un grand nombre d'autres affections dans lesquelles ce sel est administré avec avantage; telles sont, par exemple, les indigestions, les gastrites chroniques, l'hydropisie, les

congestions cérébrales, etc. Les auteurs qui ne voient dans ce remède que la seule action purgative le croient contre-indiqué dans toutes les affections accompagnées de tendances à la diarrhée et aux hémorrhagies intestinales. Plusieurs praticiens, craignant la stimulation de ce sel, le proscrivent rigoureusement dans toute affection inflammatoire des intestins. Selon nous, ces médecins sont dans l'erreur, car, je le répète, les maladies dans lesquelles ils le prescrivent ne sont pas les seules où il convient; il y en a bien d'autres dans lesquelles ils le croient nuisible et où il est pourtant utile. L'avantage qu'on en retire n'est pas dû à sa propriété purgative, car celle-ci n'est pas le résultat de l'action véritable et primitive du sulfate de magnésie, quoique les évacuations suivent fréquemment son usage. Nous avons déjà fait observer que parfois des effets opposés en apparence ont lieu par l'administration du sulfate de magnésie, et que les évacuations alvines manquent complètement lorsqu'il est donné à fortes doses. Il m'est arrivé, ainsi qu'à d'autres (70), de voir la diarrhée ou la dysenterie s'arrêter sous l'influence du sulfate de magnésie; d'où on aurait pu inférer que ce sel, loin d'être purgatif, est un véritable astringent. Enfin, on obtient, chez l'homme bien portant, des effets tout à fait analogues à ceux du tartre stibié, c'est-à-dire hyposthéniques. Il pourrait exister quelque doute concernant l'action mécanique, irritante, locale, de ce sel. Pour éclaircir ce point, j'ai appliqué sur des parties externes enflammées et douloureuses une solution de sulfate de magnésie, et j'en ai retiré de fort bons effets, comme quand on applique le bain de Schmucker. J'ai usé de cette même solution sous forme de collyre dans des cas d'ophthalmie aiguë, avec le même avantage que lorsqu'on fait usage des décoctions émollientes et des applications froides. En 1824, la colique inflammatoire régnait d'une manière épidémique dans mon pays natal; j'en fus atteint moi-même. J'ai eu recours à 40 grammes de sulfate de magnésie, à l'instant même les douleurs les plus aiguës qui me tourmentaient ont cessé comme par enchantement; les ayant senties de nouveau plus tard, j'ai eu

---

(69) Alibert, Nouveaux éléments de thérapeutique, vol. 1, p 337, première édition. Memoria sopra il solf. di magnesia di J. Mojon, Genova, 1804.

(70) Trousseau et Parmentier, Archives générales de médecine, mai 1822.

encore recours au sel de magnésie, et elles cessèrent aussitôt pour toujours. J'ai guéri plusieurs personnes de la même manière, et mon confrère, le médecin communal, à qui j'ai fait part de mes succès, a de suite mis de côté les remèdes huileux dont il se servait et s'est parfaitement bien trouvé du sel d'Epsom, sans omettre, bien entendu, au besoin, la saignée, etc. Depuis cette époque, je n'ai plus hésité à regarder le sulfate de magnésie comme un hyposthénisant entérique, et comme un secours précieux contre toute espèce d'inflammation de l'estomac et des intestins. Je l'ai employé avec un très-grand avantage contre la subgastrite (gastralgie, pyrosis, gastricisme), la gastrite la plus intense, la subentérite (colique, diarrhée hypersthénique), l'entérite véritable accompagnée de météorisme, de dysenterie et même de phénomènes nerveux. Je l'ai administré tantôt seul, tantôt après la saignée ou les boissons glacées, selon l'intensité de la maladie. Le compte rendu des quatre dernières années de notre clinique, publié par le docteur Mugna, constate précisément les bons effets que j'ai retirés de ce médicament dans plusieurs maladies.

§ V. *Appréciation de l'action.* — Les effets du sulfate de magnésie observés sur l'homme bien portant prouvent que son action est très-analogue à celle du tartre stibié, c'est-à-dire hyposthénisante vasculaire. Mais la dose qu'on prescrit ordinairement fait sentir plus directement son action sur les intestins; aussi l'avons-nous placé parmi les hyposthénisants entériques. Nous avons déjà expliqué comment l'action de ce sel détermine des effets purgatifs, et comment cette même action peut produire des effets opposés, c'est-à-dire arrêter, empêcher les évacuations alvines préexistantes. On comprendra ce phénomène en se rappelant que l'état morbide qui déterminait les évacuations était hyposthénique, et qu'il devait cesser aussitôt que cette condition était enlevée par le remède; comment enfin les auteurs se trouvent dans l'erreur lorsqu'ils assignent au sulfate de magnésie une véritable propriété purgative. Nous croyons avoir démontré en effet que cet effet est toujours secondaire à l'action dynamique primitive, effet qui peut manquer par conséquent, et qui n'est pas d'une importance capitale dans l'action du remède.

§ VI. *Action mécanique.* — Le sulfate de magnésie dissous dans l'eau est si peu irritant que les parties enflammées et douloureuses non-seulement en tolèrent l'application, mais même en éprouvent un grand soulagement.

§ VII. *Mode d'administration.* — La dose du sulfate de magnésie dissous dans l'eau tiède est communément de 30 grammes (1 once); on peut cependant la porter jusqu'à 45 dans certains cas, et toutes les fois qu'on veut obtenir un effet hyposthénisant entérique énergique. On donne 4 à 6 grammes de ce sel, plusieurs fois dans la journée, lorsqu'on veut obtenir un effet hyposthénisant vasculaire, plus léger, mais général. Dans ce dernier cas, on persévère dans l'administration du sulfate de magnésie pendant plusieurs jours.

Pour corriger le goût désagréable de ce sel, on a proposé de le combiner à un huitième d'acide sulfurique étendu.

SULFATE DE POTASSE.

(*Sulphas potassæ.*)

Le sulfate de potasse est connu aussi sous le nom de *sel de duobus*, *sel polychreste de Glœzer*, de *tartre vitriolé*, de *arcanum duplicatum*, de *spécifique de Paracelse*, etc. C'est un sel blanc, cristallisé en prismes courts à quatre ou six pans, d'une saveur amère, soluble dans quatre parties d'eau bouillante, et seize à la température ordinaire. Il est inaltérable à l'air, décrépitant au feu.

SULFATE DE SOUDE. (*Sulphas sodæ.*)

Sel de Glauber, sel admirable, soude vitriolée, alcali minéral vitriolé, protosulfate de sodium, tels sont les synonymes du sulfate de soude. Ce sel existe dans plusieurs eaux salées; Glauber l'a découvert dans le résidu de la composition du sel marin, par l'acide sulfurique. Il existe aussi dans les plantes qui végètent au bord de la mer. Ce sel cristallise en prismes à six pans cannelés, transparents et s'effleurissant au contact de l'air sec. L'eau en dissout la moitié de son poids. Il a une saveur amère, fraîche et salée.

SULFATE DE MAGNÉSIE ET DE SOUDE.

(*Sulphas magnesiæ et sodæ.*)

Le sulfate de magnésie et de soude est connu communément en Italie sous les noms de sel *canal* (sal canale), sel de Plaisance, sel de Modène artificiel. C'est un sel à double base, d'une saveur très-amère, blanc, formé de petits cristaux qui passent facilement à l'efflorescence, lorsqu'ils se trouvent exposés à l'air sec. —Tous ces sels, malgré la différence de leur base et de leur composition chimique, jouissent d'une action dynamique pareille à celle du sulfate de magnésie dont nous avons parlé. Aussi les administre-t-on dans les mêmes cas, et à peu près aux mêmes doses.

CARBONATE DE MAGNÉSIE.

(*Carbonas magnesiæ.*)

Le sous-carbonate de magnésie, qu'on appelait jadis magnésie blanche, craie magnésienne, magnésie aérienne, poudre de Sentinelli, terre magnésienne, magnésie effervescente, etc., résulte de la combinaison de l'acide carbonique et de la magnésie. Ce sel se trouve rarement pur dans la nature ; le plus souvent, on le rencontre à l'état de carbonate double de magnésie et de chaux. Lorsqu'il est pur, il est blanc, léger, doux au toucher, insipide, inaltérable à l'air, presque insoluble dans l'eau ; à la chaleur rouge, il perd l'acide carbonique, et laisse l'oxyde de magnésium à l'état de pureté (magnésie calcinée). —A cause de l'acide carbonique qui peut facilement s'en dégager, son action est plutôt cardiaque que vasculaire ; elle ralentit le pouls, détermine facilement une sursécrétion urinaire et des évacuations alvines. Ces effets sont encore plus évidents si l'on se sert du bicarbonate de magnésie, avec addition d'une petite quantité d'acide sulfurique délayé. Dans ce cas, on obtient une excellente eau gazeuse artificielle, qui est préférable à l'eau de Seltz.

Formules modèles.

♃ Bicarbonate de magnésie, 24 grammes (6 gros).
Dissolvez dans 270 grammes d'eau distillée (9 onces).

Giacomini.

D'autre part :
♃ Acide sulfurique, 2 grammes (demi-gros).
Eau distillée, 90 grammes (3 onces).

Donnez à petites doses, en mêlant, au lit du malade, une portion de la solution magnésienne, avec une portion de l'acide, et faites-la-lui prendre pendant l'effervescence.

Potion dite digestive.

♃ Sous-carbonate de magnésie.
Acide tartrique, parties égales.
Sucre à la fleur d'oranger, une partie.
Mêlez.

On prend une bonne prise de cette poudre, un peu avant le repas.

Il est des individus qui ont de la difficulté à avaler la magnésie dans l'eau ; on peut alors la leur prescrire sous forme de tablettes.

♃ Magnésie calcinée, ou bien, bicarbonate de magnésie, deux parties.
Sucre blanc pulvérisé, quatre parties.
Mucilage de gomme préparée avec l'eau de fleurs d'oranger, q. s. pour confectionner
Des pastilles d'un ou deux grammes chaque.

A prendre cinq à six par jour.

SÉNÉ. (*Folia sennæ.*)

§ Ier. *Caractères physiques.* — Originaire de la haute Égypte, mais actuellement cultivée en Italie, la *cassia senna*, de la famille des légumineuses (décandrie monogynie, Lin.), est un arbuste d'un mètre environ ; en médecine on ne se sert que de ses feuilles et de ses follicules. On en connaît dans le commerce deux variétés principales : le séné oriental ou d'Alexandrie, et le séné d'Italie ; le premier a les folioles ovales, lancéolées, d'un vert pâle ou jaune ; le second a des feuilles obovées d'une couleur plus vive. Tous les deux sont peu odorants et d'une saveur légèrement aigre et amère.

§ II. *Notions chimiques.* — Lassaigne et Feneulle, qui ont analysé les différentes espèces de séné, ont retiré de cette plante un principe nouveau qu'ils ont nommé *cathartine* et qui paraît être le principe médicinal actif ; plus, de la chlorophylle, une huile grasse, une huile volatile en petite quantité, de l'albumine, un principe colorant jaune; du mucilage, de l'acide malique, du malate et du tartrate de chaux, de l'acétate de potasse, et des sels minéraux.

(*Note d. trad.*) [La *cathartine* pourrait être, d'après de Candolle, le même principe actif, cathartique, qui se retrouve dans les parties herbacées de toutes les légumineuses plus ou moins fétides, et qui a été signalé sous divers noms dans la cestie, l'anagéris, la caronille bigarrée. (V. de Candolle, *Phys. végét.*, t. II, p. 352.) Righini décrit ainsi ce principe particulier nouveau, qu'il nomme *sénine* : substance différemment composée, d'une saveur amère, dégoûtante; d'une couleur jaune-foncée; d'une odeur *sui generis*, non cristallisée, soluble dans l'alcool et dans l'eau (*a*). On peut prescrire la cathartine ou sénine comme purgatif à la dose de 25 à 30 centigrammes (5 à 10 grains), selon l'âge et la constitution du malade, soit en pilules, soit en électuaire.]

§ III. *Effets sur l'homme bien portant et sur l'homme malade. Appréciation de l'action.* — Trois heures après avoir pris du séné, on a des évacuations alvines abondantes, qui deviennent liquides à mesure qu'elles se multiplient. L'administration de ce remède est quelquefois suivie de coliques, lesquelles n'ont pourtant lieu que lorsque les intestins se trouvent dans un état de sensibilité morbide ou de surexcitation; on comprend par conséquent que ces coliques ne sont dues qu'au passage un peu brusque des matières fécales à travers les intestins. Les personnes délicates, les femmes grosses, les enfants mêmes supportent très-bien, sans éprouver aucune douleur, l'effet du séné. Nos ancêtres ne craignaient pas de le donner dans toutes les maladies inflammatoires, lorsqu'ils voulaient obtenir des évacuations alvines. De nos jours ce médicament n'est plus aussi usité; on préfère d'autres purgatifs. Il y a pourtant des cas dans lesquels le séné mérite la préférence. Nous avons de fortes raisons pour croire qu'à l'instar des substances dont nous venons de parler, le séné jouit d'une vertu hyposthénisante entérique assez énergique.

§ IV. *Mode d'administration.* — On

(*a*) Righini, Comment. di prepar. farmac. Milano, 1838, p. 248.

ordonne rarement le séné en poudre. La dose est de 2 à 6 grammes (demi-gros à 1 gros et demi). Communément on l'administre en infusion chaude ou en décoction à la dose de 4 à 8 grammes (1 ou 2 gros), dans 180 ou 240 grammes (6 à 8 onces) d'eau. Le séné est un remède d'autant plus commode qu'on peut le donner sans que le malade s'en aperçoive, ce qui est très-commode, surtout chez les enfants. On le fait infuser ou cuire dans le bouillon de la soupe ou dans du café. Je suis parvenu de cette manière à donner du séné pendant plusieurs jours à des enfants sans qu'ils s'en doutassent. On obtient le café de séné par l'infusion bouillante de ses follicules passée avec expression.

(*Note d. trad.*) [On fait cuire aussi les follicules de séné avec des pruneaux; les enfants prennent ces fruits et leur jus ainsi préparé avec plaisir. — On sait que la poudre de séné entre comme partie constituante du *catholicum double* des anciennes pharmacopées de l'électuaire, appelé *lénitif*, des pilules de Fulter, etc. On administre aussi le séné en lavement, à la dose de 120 à 240 grammes, qu'on associe ordinairement à de la manne grasse ou à des sels purgatifs. On joint souvent le séné à des purgatifs plus doux, tels que la pulpe de casse, le tamarin, la manne en larmes, etc. Le séné est souvent sophistiqué dans le commerce. M. Guibourt a fait des expériences curieuses pour reconnaître ces falsifications.]

RHUBARBE. (*Radix rhei electi.*)

§ Ier. *Caractères physiques.* — Sans entrer dans la question des botanistes, de savoir si la racine de rhubarbe appartient à l'une ou à l'autre espèce de *rheum*, ou si on la tire indistinctement de diverses espèces, telles que le rheum *emodi*, le *pulmatum*, le *compactum*, ou l'*ondulatum*, lesquelles appartiennent toutes à la famille des polygonnées, genre de l'ennéandrie trigynie, Lin., nous dirons qu'on trouve dans le commerce trois qualités de racine de rhubarbe.

La première, la plus estimée et la plus rare, est celle de la Chine ou des Indes. Elle est ordinairement en morceaux arrondis, écorchés, de couleur jaune-sale à l'extérieur, et d'une texture compacte. Ces morceaux ont ordinairement un petit trou dans lequel on faisait passer la corde pour les suspendre pendant la dessiccation. Elle présente dans son intérieur une membrane serrée de couleur briquetée terne. Elle craque sous les dents, et colore la salive en jaune orangé; sa saveur est amère. Pulvérisée, elle tient le milieu entre le fauve et l'orange.

La seconde qualité est celle de Moscou, qu'on appelle-aussi de Tartarie ou de Russie, et que l'on croit native de la Tartarie chinoise ; elle nous arrive par le commerce qu'on a avec ces contrées. On la reçoit communément en morceaux un peu aplatis, anguleux, irréguliers, marqués d'un grand trou; couleur jaune-pure à l'extérieur, marbrée de veines rouges et blanches, irrégulières, quelquefois disposées en étoile. Sa texture est moins compacte que celle de la précédente; odeur très-prononcée, saveur amère, astringente. Sa poudre est d'une couleur jaune. Cette rhubarbe est la plus usitée.

La troisième espèce est l'indigène ou rhubarbe d'Europe; elle est en morceaux plus gros et plus longs que les précédents, d'une texture plus ligneuse, d'une couleur rosée en dehors, d'une odeur moins forte, d'une saveur plutôt styptique qu'amère, ne croquant presque pas sous la dent; c'est la qualité la moins estimée.

§ II. *Notions chimiques.* — L'analyse de la rhubarbe du professeur Peretti a fourni une résine, du tannin, une huile grasse, une huile volatile, une substance colorante jaune, de la gomme, du sucre, de l'acide malique et des sels à base de chaux. D'autres chimistes y ont reconnu d'autres principes particuliers ; Anderson y a trouvé un acide qu'il a nommé *rheumique;* Henri a jugé la matière colorante jaune d'une nature particulière, qu'il a nommée *cafopicrite;* une substance analogue a été trouvée par Pfaff, dite *rhubarbarine.* Caventou en avait déjà séparé un principe immédiat, qu'il avait nommé *rhubarbarin.* Vendin a appelé *rheina* le principe colorant qu'il y rencontra. Rossi, Nani et Rudolfi préparèrent avec la rhubarbe un sel qu'ils nommèrent sulfate de *rhubarbarine.* — On peut déduire de ces analyses que la rhubarbe contient un principe particulier, soluble dans l'alcool, et même, selon quelques personnes, dans l'eau, d'une couleur jaune-foncée, brillante, amère; d'une odeur désagréable.

§ III. *Effets sur l'homme bien portant.* —L'effet le plus immédiat qu'on obtient de la rhubarbe prise intérieurement, c'est la teinte jaune des urines, penchant vers le vert brun, comme chez les ictériques. Cette même coloration a été aussi remarquée dans la sueur (71). Chez les nourrices, le lait acquiert aussi une couleur jaune, une saveur amère et les qualités médicinales de la rhubarbe (72). L'appétit augmente, et l'on éprouve souvent un sentiment de vide à l'estomac. Si la dose est assez élevée, il se déclare, après plusieurs heures de son usage, des évacuations alvines, ni trop liquides ni trop abondantes; elles n'ont cependant pas toujours lieu, car Fritze, ayant administré à six individus 4 grammes de rhubarbe à chacun, trois seulement eurent quelques évacuations, les trois autres n'éprouvèrent rien, mais ils urinèrent beaucoup. Aucun n'éprouva de douleurs d'entrailles, ni le moindre dérangement abdominal (73). Que l'action de la rhubarbe soit purgative sans être échauffante, c'est un fait admis aussi par Mérat et par Delens (74). La rhubarbarine ou son principe actif, que Tagliabo a administré à la dose de 50 à 60 centigrammes, produit des évacuations abondantes de ventre, mais sans douleur (75).

Je me suis soumis dernièrement moi-même à l'action de la racine de rhubarbe. J'en ai pris 12 grammes en poudre, infusés dans de l'eau, le soir avant de me coucher; mon pouls battait soixante-huit fois par minute. Après une légère nausée, je suis resté vingt minutes à lire tranquillement, sans éprouver d'autre malaise que quelques rots, qui me renouvelaient la nausée. Alors j'ai uriné, et j'ai conservé ce liquide à part; le pouls était à soixante-quatre. Après vingt autres minutes, le pouls tomba à soixante, et je commençai à éprouver un malaise général, notamment vers l'estomac, que je ne saurais pas définir. Une heure plus tard, j'ai eu quelques envies de vomir, quoique la nausée due à la mauvaise saveur de la drogue

---

(71) Menzel, Eph. nat. cur., an. 7, 8, obs. 38, p. 110. — Tellingius, Rhubarbarologia, Francfort, p. 218.

(72) Paullini, Obs. med. phys., cent. I, obs. 20, p. 30.

(73) Annal., t. I, p. 304.

(74) Dict. univers. de mat. méd., t. VI, p. 66.

(75) Journal de pharmacie, vol. XIV, p. 536.

33.

eût cessé. Je suis resté tranquille encore une demi-heure, en m'explorant le pouls, qui donnait tantôt soixante, tantôt soixante-un battements ; je faisais tous les efforts possibles pour ne pas vomir. Bientôt, je fus pris par le sommeil. Le besoin d'uriner m'éveilla, ce qui m'arrivait rarement pendant la nuit, trois heures et demie après avoir pris le remède. Le pouls ne battait plus que cinquante-huit, et le malaise avait cessé. Je me rendormis aussitôt après, pour ne m'éveiller que quatre heures plus tard. J'ai trouvé mon pouls à cinquante-quatre ; ma bouche était sèche, et j'aimais à rester au lit, contre mon ordinaire, éprouvant un véritable besoin de repos. Dans la matinée, j'ai eu une évacuation naturelle, à l'heure ordinaire. Le restant de la journée se passa sans aucune particularité. Ayant trempé un linge blanc dans l'urine, il prit une teinte safranée plus marquée encore dans la seconde urine. Quoique la dose de la rhubarbe fût assez forte, je n'ai pas éprouvé la moindre douleur ni irritation dans aucune partie du corps. — Que penser donc des pharmacologues qui, parmi les effets de la rhubarbe, énumèrent les irritations, les douleurs d'entrailles, les inflammations d'estomac, l'accélération du pouls et la fièvre ? Nous pensons qu'ils ne les ont jamais observés, et qu'ils ont noté ces effets hypothétiquement, ou en prenant pour effet de la rhubarbe ce qui dépendait d'autres circonstances, soit morbides, soit accidentelles. Nous avons aussi observé plusieurs fois, chez certains malades, que les évacuations obtenues au moyen de la rhubarbe étaient précédées, ou accompagnées de douleurs intestinales, ou de coliques ; mais nous n'avons pu les attribuer à l'action directe de la rhubarbe, puisqu'elles n'ont eu lieu que plusieurs heures après son administration, lorsqu'elle avait déjà été digérée et absorbée, et que les matières étaient déjà sécrétées et prêtes à être évacuées. Comment ne pas voir dans le passage rapide de ces mêmes matières, d'un point à un autre de l'intestin, la cause véritable et immédiate des douleurs de ventre, ainsi que nous les avons vues naître pour avoir pris une huile purgative, de la manne, du tamarin et autres médicaments ?

§ IV. *Appréciation de l'action, et effets dans les maladies.* — Un axiome thérapeutique, ignoré jusqu'à ces derniers temps, et que nous avons établi dans plusieurs endroits de ce traité, c'est

que toute substance, pour agir sur l'économie animale comme médicament, doit être absorbée, et pénétrer dans l'assimilation organique ; et que les évacuations qu'on obtient par les substances dites purgatives ne dépendent pas de l'action immédiate ou du contact du remède sur l'intestin, mais bien de l'effet dynamique qui a succédé à sa digestion et à son passage dans le torrent de la circulation. Nous avons une démonstration très-évidente de ce fait dans la rhubarbe, puisque nous la voyons digérée, absorbée, passée dans la circulation, dont partie est expulsée du corps bien avant que les intestins aient éprouvé son effet. Le premier effet apparent de la rhubarbe est la coloration de l'urine, par le passage des principes composant cette drogue dans ce liquide, principes qu'on rencontre dans l'urine quelques minutes après l'avoir avalée. On reconnaît ces principes ensuite dans la sueur, et assez promptement aussi dans le lait des nourrices.

(*N. d. trad.*) [Ces observations, devenues depuis longtemps triviales aux thérapeutistes au courant de la science, ne démontrent-elles pas tout le ridicule, pour ne rien dire de plus, des prétentions de M. Orfila qui vient aujourd'hui, à l'Académie de médecine, se donner presque pour l'auteur de la découverte de l'absorption des poisons et de leur retour par l'émonctoire urinaire ? Si ce chimiste eût jamais approfondi la science thérapeutique et les travaux véritablement importants qui existent en toxicologie, il s'abstiendrait de venir devant le premier corps médical de France se couvrir de ridicule en débitant avec une imperturbable assurance de pareilles matières.]

Les vaisseaux sanguins sont les premiers à éprouver l'action de la rhubarbe, car le pouls devient petit et lent. D'où l'on doit déduire que son action est hyposthénisante. Pourtant si l'estomac n'est pas le premier, il est toujours l'organe qui en ressent l'effet avec le plus de force. Lorsqu'on administre cette substance à petite dose, on éprouve un effet qu'on appelle corroborant. On dirait en effet qu'elle active les forces de l'estomac et favorise la digestion. Cela n'est cependant que le résultat de la cessation de l'orgasme morbide dans lequel se trouvait ce viscère, résultat qu'on obtient également par l'administration des substances amères dont nous avons parlé. Ainsi donnée à petite dose, la rhubarbe peut être regardée comme un remède hyposthénisant gastrique. Mais à dose élevée, son action s'étend sur les intestins et devient hyposthénisante entérique, elle détermine des évacuations alvines comme les remèdes que nous venons d'étudier. Il pourrait se faire que les ramifications de la veine porte, et conséquemment du foie, en éprouvassent plus particulièrement l'efficacité, ainsi que le disent plusieurs pharmacologues; mais nous n'avons pas encore assez de faits pour appuyer cette doctrine.

L'action hyposthénisante gastrique et entérique de la rhubarbe est constatée d'ailleurs par l'usage qu'en ont fait de tout temps les praticiens contre les maladies connues sous les noms de dyspepsie, indigestion, rots, constipation hypersthénique, etc. Ces affections ne sont, comme on sait, que des subphlogoses des viscères abdominaux, notamment du foie, si le mal s'offre sous forme d'hypochondriase et avec jaunisse, flux de ventre, etc. Que dirons-nous maintenant des auteurs qui, en établissant une classe de médicaments purgatifs, la subdivisent en évacuants antiphlogistiques et évacuants phlogistiques, et qui placent la rhubarbe parmi ces derniers? Nous ferons premièrement remarquer que l'union de la rhubarbe avec les huileux, ou avec les sels neutres, donne des effets purgatifs plus forts que si on administrait ces substances séparément; et que, d'après leur manière de voir, l'un étant phlogistique, les autres antiphlogistiques, les effets devraient de toute nécessité s'élider, se détruire réciproquement. Nous ferons aussi observer que les anciens ont prescrit avec un grand succès ce prétendu purgatif phlogistique dans des affections franchement inflammatoires; et que Avicenne l'employait contre les flux chauds comme remède froid (76); que Fordyce (77) et Lentin (78) remarquèrent qu'il donnait du calme et procurait le sommeil; que Bergius a guéri avec la rhubarbe l'odontalgie (79); que contre la dysenterie (maladie bien certainement phlogistique), Degner trouva dans la rhubarbe un excellent remède (80), et qu'elle a été prescrite contre cette maladie par Alexandre de Tralles (81), par Zimmermann (82), par Monro (83), par Clark (84); que Bicker a déclaré qu'il faut s'en servir quand il existe des douleurs d'entrailles (85); que Hoffmann (86) et Bergius (87) prescrivent de l'administrer dans les diarrhées, lorsque les douleurs commencent à se faire sentir; que contre les aphthes des enfants elle a été recommandée par Rosenstein (88); et dans le tabès mésaraïque, avec tension abdominale, par Linné (89) et par Fordyce (90); que dans la néphrite calculeuse et même dans l'ulcère des reins elle a été conseillée avec éloge par Hoffmann (91) : ces seuls faits suffisent déjà pour prouver que les personnes qui croient que la rhubarbe est un purgatif tonique ou phlogistique se trompent.

§ V. *Action mécanique.*—Le caractère un peu résineux de la racine de rhubarbe pourrait, en séjournant quelque temps entre les replis de la muqueuse intestinale, occasionner quelquefois une légère irritation. On pourrait par là aussi expliquer les douleurs de ventre qu'on attribue à l'usage de la rhubarbe. L'infusion et la poudre de rhubarbe ont une action mécanique si peu marquée, que Home (92) et Voigtel (93) l'ont vantée pour lotionner les plaies.

§ VI. *Mode d'administration.* — Il y a une méthode simple et très-usitée de prendre de la rhubarbe; c'est de la mâcher et d'en avaler la salive à jeun. Quand on peut s'habituer à l'amertume particulière de cette drogue, cette manière de l'administrer est la meilleure

---

(76) Tillingius, Rhubarbarologia. Francf., p. 56.

(77) Neu inq. int. the putrid. and inflamm. fevers, p. 157.

(78) Beob. einig Krankh., p. 161.

(79) Mat. méd., t. i, p. 351.

(80) Hist. dysent. bil. contag., p. 140.

(81) Lib. viii, c. iii.

(82) De opio, sect. iii, p. 187.

(83) Diseases in british. milit. hospit., p. 70.

(84) On the diseas. in hot. countr., p. 229.

(85) Nozemann Verhandel. v, het. Genoot. Rot., t. i, p. 455.

(86) Oper., t. v, p. 60.

(87) Mat. méd., t. i, p. 347.

(88) Om. Burns Juck., etc., p. 45.

(89) Amœn. Acad., t. iii, p. 228.

(90) Ouv. c., p. 208, 227.

(91) Op., t. ii, P. i, p. 6, 307.

(92) Pract. obs. on the treat. of ulcers. Lond., 1801.

(93) Arzneym., 2 Bd., 1 Abth., p. 502.

pour l'estomac et les intestins. La dose ordinaire, en poudre, pour obtenir des évacuations alvines, est de 2 à 4 grammes (1/2 gros à 1 gros); une plus faible dose agirait plutôt sur l'estomac. Les doses les plus élevées, 12 à 15 grammes, exciteraient le vomissement et agiraient comme hyposthénisantes cardiaco-vasculaires sans produire d'évacuations. La teinture aqueuse de rhubarbe qu'on prépare dans les pharmacies avec l'addition d'un peu de sous-carbonate de potasse, pour empêcher qu'elle ne s'altère, peut être donnée à la dose de 30 à 60 grammes (1 à 3 onces). La teinture alcoolique est moins active, à cause de l'alcool qui paralyse en partie l'action de la rhubarbe. L'alcool sert pourtant à dissoudre les principes résineux du médicament, et à empêcher qu'ils ne produisent des douleurs de ventre. On peut en prendre deux à quatre cuillerées à soupe; elle est fort peu employée au reste.

L'extrait de rhubarbe n'est pas plus efficace que la poudre simple. Ordinairement on le prescrit à dose plus élevée, savoir : de 3 à 8 grammes.

Le sirop de chicorée composé contient de la rhubarbe (*syrupus cichorei cum rheo*). Il est très-employé pour les enfants, l'amertume de la rhubarbe étant corrigée par le sirop. On peut en donner 30 ou 60 grammes, selon l'âge, etc. (1 à 2 onces).

Formules modèles.

1. *Pilules.*

24 Rhubarbe pulvérisée, 8 grammes (2 gros).

Savon médicinal, 4 grammes (1 gros).

M. et faites s. a. 36 pilules.

A en prendre huit à dix par jour.

2. *Teinture.*

24 Rhubarbe en poudre, 30 grammes (1 once).

Acétate de potasse, 4 grammes (1 gros).

Eau distillée, 270 grammes (9 onces).

Après huit jours d'infusion, filtrez.

La dose est d'un verre à liqueur à la fois; on peut y ajouter du sucre à plaisir.

3. *Autre teinture alcoolique, dite anglaise.*

24 Rhubarbe de la meilleure qualité en poudre, 60 grammes (2 onces).

Semence de cardamome, 12 grammes (3 gros).

Alcool à 36 degrés, 1 kilogram. (2 liv.).

Après dix jours d'infusion, filtrez.

La dose est d'une cuillerée à soupe, ou seule ou dans de l'eau sucrée.

JALAP.

(*Radix jalappæ.*)

§ Ier. *Caractères physiques.* — On dit que cette plante tire son nom de *Xalapa*, ville de Mexique, aux environs de laquelle elle croît. On la trouve aussi dans les sables de la Vera-Cruz et autres parties de l'Amérique. Le *convolvulus jalappa*, dont la racine est fort employée en médecine, appartient à la famille des convolvulacées (pentandrie monogynie, Lin.). Cette racine se rencontre souvent dans le commerce en morceaux cylindriques, hémisphériques, ou pyriformes, solides, d'un brun sale, rugueux et pesants; quelquefois coupés en rouelles de 5 à 6 centimètres de diamètre; le dedans est d'un gris foncé marqué de zones ou couches concentriques. Sa cassure est irrégulière et offre quelques points brillants de matière résineuse. Son odeur est nauséeuse, désagréable, surtout quand elle est réduite en poudre; sa saveur est amère, âcre, irritante.

§ II. *Notions chimiques.* — L'analyse la plus soignée qu'on possède de la racine de jalap est celle de Félix Cadet-Gassicourt. Dans 500 parties de cette racine, ce chimiste a trouvé les éléments suivants : résine, 50; eau, 24; extrait gommeux, 270; fécule, 12, 5; albumine, 12, 5; phosphate de chaux, 4; muriate de potasse, 8, 1; et quelques autres sels. Il paraîtrait que le principe le plus actif est la résine, qui forme environ la dixième partie de tout son poids. Home fils y a trouvé un principe particulier, blanc, cristallin, soluble dans l'alcool, peu soluble dans l'eau froide, et qu'il a nommé *jalapine*. M. Pelletier, à qui Home avait envoyé un sel sous le nom de *sulfate de jalapine*, a trouvé que ce n'était qu'un mélange de substance inorganique (94).

§ III. *Effets sur l'homme bien portant.* — Deux heures après avoir pris

---

(94) Nouveau Dictionn. de botanique et de pharmacie, t. ii, p. 543. Paris, 1836.

une dose modérée de jalap, on éprouve un trouble assez sensible dans les intestins, puis des évacuations alvines abondantes et très-fluides. Si la dose est un peu élevée, on a des vomissements, et tout l'organisme reste pendant quelque temps dans un état de langueur. La jalapine, au dire de Home, détermine des évacuations alvines, sans coliques, à la dose de 5 centigrammes (1 grain) (95). Je ne connais pas assez de faits pour décider si le jalap à haute dose produit les mêmes effets que les derniers remèdes dont nous venons de parler, savoir : une hyposthénie générale avec absence d'évacuations. J'aurais pourtant quelques raisons pour le présumer : l'ayant vu administrer à très-forte dose à des individus frappés d'apoplexie, chez lesquels aucune évacuation n'a eu lieu, tandis que d'autres remèdes plus légers, donnés à plus petite dose, déterminaient des garde-robes chez les mêmes individus.

§ IV. *Effets dans les maladies.* — Dans les traités de matière médicale, le jalap est classé parmi les remèdes dits drastiques ou fortement purgatifs. On lui attribue une action stimulante dont on fait dépendre les évacuations. Il est prescrit contre les constipations habituelles et les maladies dites saburrales, dont Sauvages a proposé de faire une classe à part, contre les congestions encéphaliques et autres affections présumées humorales. On a cru trouver la preuve de son action stimulante dans les douleurs de ventre qu'il détermine, douleurs qu'on regarde comme un symptôme d'inflammation ou d'érosion d'entrailles, ou même d'empoisonnement. Ce jugement est évidemment erroné : il est en opposition avec les idées les mieux établies sur le mécanisme des sécrétions intestinales qui déterminent les évacuations alvines. Il est facile de voir d'ailleurs que les véritables effets du jalap chez l'homme bien portant indiquent tous une hyposthénie réelle. Quant aux douleurs d'entrailles, elles ne dépendent pas de l'action dynamique du jalap, mais bien de son action mécanique, ainsi que nous le verrons dans l'article suivant. Ajoutons que l'usage qu'on en a fait de tout temps dans les maladies inflammatoires confirme notre manière de voir. — Les constipations, en effet, dont nous venons

de parler sont de nature inflammatoire, notamment celles qu'on rencontre chez les apoplectiques. Les affections dites saburrales, les congestions humorales, surtout l'hydropisie entrent dans la même catégorie. Personne ne doutera certainement que l'hydrocéphale aigu contre lequel Gœlis et autres vantèrent le jalap ne fût inflammatoire (96). Sydenham administrait courageusement le jalap dans des affections qu'il déclarait lui-même inflammatoires (97). Wedel a observé que le jalap procurait le sommeil aux enfants tourmentés par des coliques (98). Dans les affections vermineuses et dans le ténia accompagné de picotements et de douleurs intestinales, le jalap, s'il n'expulse pas ce parasite (ce qui arrive quelquefois), calme les douleurs (99). Nous pourrions rapporter plusieurs cas de fièvres dites gastro-nerveuses (entéro-méningites) qu'on a guéris avec le jalap à haute dose. Je ne puis m'empêcher de mentionner un cas de gastrite aiguë assez grave, guérie dans notre clinique en treize jours avec du jalap seul, à la dose de 5 grammes par jour (5 scrupules) (100), et un autre de gastrite plus opiniâtre encore, dans lequel le jalap a été administré conjointement avec le sulfate de magnésie, le calomel et deux saignées : la guérison a eu lieu en vingt-huit jours (1). Périot rapporte qu'un pharmacien ayant expédié 12 grammes de racine de jalap en poudre au lieu de 12 grammes de salep, le malade qui l'a prise, et qui était poitrinaire, dut sa santé à cette heureuse erreur (2). Ces faits ne peuvent aucunement s'accorder avec l'action présumée irritante, phlogosante, qu'on attribue au jalap, ni avec la prétendue action contre-irritative ou révulsive du remède.

§ V. *Appréciation de l'action.* — Les faits qui précèdent nous autorisent à penser que l'action dynamique est hyposthénisante, entérique, très-énergique.

---

(95) Revue médicale. Juillet 1827, p. 183.

(96) Ueb. d. vorz. Krankh. d. kindl. Alters., 1 Bd., p. 133, 157.

(97) Opera, p. 352.

(98) Opiologia, lib. i, sect. i, c. xiv, p. 38.

(99) Wepfer, De cic. aquat., cap. xv, p. 224.

(100) Mugna, Prospetto clinico, 1830-1831, n. 45.

(1) Même ouvrage, n. 131.

(2) Opusc. sur Cauterets. Auch. 1817, p. 118.

§ VI. *Action mécanique.* — Les douleurs d'entrailles qu'on éprouve quelquefois après l'usage du jalap dépendent de l'action mécanique de la portion résineuse de cette substance. On sait que les résines se dissolvent très-difficilement dans les sucs gastriques, et qu'elles peuvent séjourner dans les replis intestinaux et agir comme corps étrangers. Administré, en effet, sous forme de teinture alcoolique, le jalap ne donne aucune colique. Or, si les coliques dépendaient de l'action dynamique, l'alcool les augmenterait. Nous avons vu d'autre part que ce liquide dissolvait la partie résineuse de la plante, et la rendait par là plus digérable. Lorsqu'il est finement pulvérisé, au reste, le jalap ne produit pas de douleurs. Ce fait a été observé par Murray (3). Enfin, le jalap ne cause pas de douleurs lorsqu'il est pris à très-haute dose. Son action hyposthénisante, dans ce cas, étant très-énergique, fait taire l'irritation locale. Si les choses se passaient autrement, les fortes doses devraient éveiller des douleurs plus vives, des phlogoses intenses, etc.; ce qui n'est jamais arrivé que dans l'imagination de quelques ignorants toxicologues. Cette action mécanique ou locale du jalap ne doit pas empêcher le praticien de prescrire ce remède dans quelques cas de phlogose du tube gastrique, car cette action mécanique n'est que passagère, et d'ailleurs on peut facilement l'éviter.

§ VII. *Mode d'administration.* — En prescrivant le jalap en poudre, il faut le faire très-finement pulvériser. La dose ordinaire est de 1 gramme à 1 gramme et demi (18 à 27 grains).

La résine doit être aussi réduite en poudre impalpable, si on veut éviter qu'elle ne détermine des tranchées. On la triture avec du sucre, ou avec de la gomme arabique, ou avec des amandes douces pelées. On peut la donner aussi dissoute dans un peu d'alcool affaibli. La dose de la résine est de moitié de la racine en poudre. Une excellente préparation, c'est l'union de la résine du jalap avec une double quantité d'huile de térébenthine. Ce mélange ne donne pas de coliques.

La manière la plus agréable d'administrer la résine de jalap est la suivante :

Émulsion.

♃ Résine de jalap en poudre, 40 centigrammes (8 grains).

Sous-carbonate de potasse, 50 centigrammes (10 grains),

Sucre blanc, 2 grammes (1/2 gros).

Broyez le tout exactement, et versez par-dessus peu à peu 180 à 240 grammes (6 à 8 onces) de lait d'amandes douces un peu tiède.

A prendre en deux doses égales.

(*N. d. trad.*) [D'après un calcul approximatif, on consomme annuellement en Europe 400,000 kilogrammes de jalap sous différentes formes. Avec du jus de citron, du sucre et de l'eau, on en fait de la limonade qu'on boit avec plaisir. — Le jalap est le purgatif auquel Monro, Lionnel, Dickson, Reid, Lawrence, Brera, Briggs, Abernethy, Bursieri, Frank et autres donnent la préférence dans le cas de tétanos et autres affections réputées nerveuses. — Le jalap entre dans le fameux éméto-purgatif de Leroy, dans la tisane antisyphilitique de Vigaroux, et dans le plus grand nombre des remèdes contre les entozoaires. On sait que la poudre anthelmintique de Dupuytren consiste dans 1 gramme de jalap et 1 1/2 gramme de rhubarbe (*voy.* Foy, *Formul.*, p. 487). L'électuaire hydragogue de Sylvius Deleboë, l'extrait catholique de Rolfinsius, les pilules arthritiques de Schaffer, le sirop diurétique de Charas, et plusieurs autres composés dont on trouve les formules dans les anciennes pharmacopées, renferment principalement du jalap ou de la résine. — La constipation qui succède aux fortes coliques est combattue avec succès par le jalap, qu'on prescrit ordinairement de la manière suivante :

Pilules.

♃ Jalap en poudre très-fine, 2 grammes (1/2 gros).

Extrait de cochléar., q. s. M. Faites 24 pilules.

Le malade en prendra de 3 à 6, jusqu'à purgation. Wedekind se loue beaucoup de ces pilules contre la constipation habituelle. — Giraudi assure avoir obtenu des effets surprenants contre le croup par les lavements composés d'une once de racine de jalap finement pulvérisée et suspendue dans une forte décoction de graines de lin. Dans le cas où le premier lavement n'amène pas une notable amé-

---

(3) Apparat. medicam., t. I, p. 269.

lioration, il en faut administrer un second une ou deux heures après, mais plus léger. — Rauet administrait le jalap en poudre, en lavement, comme spécifique contre la diarrhée chronique, surtout chez les enfants.

Poudre.

2⏀ Racine de jalap en poudre, de 5 à 15 centigrammes (1 à 3 grains).

Noix muscade, 3 centigrammes (2/3 de grain).

Sucre, 2 grammes (1/2 gros). M. Faites une poudre, donnez en seize paquets pareils.

A prendre trois par jour.

Le docteur Pisani a guéri une dysenterie épidémique qui régna dans l'hôpital militaire de Mantoue sur la fin de l'année 1811 avec le jalap combiné à la crème de tartre.]

ALOÈS SUCCOTRIN.

(*Aloes succotrinus.*)

§ Ier. *Caractères physiques.* — Les habitants des Indes, et notamment des îles de Succotra, détachent les feuilles des nombreuses espèces d'aloès, telles que la *spicata*, la *perfoliata*, la *fructicosa* et autres, de la famille des asphodèles (*hexandrie monogynie*, Lin.), et en tirent un suc extracto-résineux liquide, mais qui s'épaissit au soleil, de couleur brune, plus ou moins foncée, d'une amertume très-prononcée, connu dans le commerce et en médecine sous le nom générique d'*aloès*. La plus grande quantité de cette substance nous vient en caisses, ou en barils, de Bombay ou du cap de Bonne-Espérance. On distingue, dans les pharmacies, trois qualités d'aloès. La première, qui est la plus pure et la plus usitée, se tire de l'aloès *succotrin* et de l'aloès *spicata*. Cet aloès est brillant et transparent; réduit en poudre il est d'une couleur jaune dorée, d'une odeur forte et pénétrante. Échauffé entre les doigts, il se ramollit et devient gluant. La seconde qualité est nommée *aloès hépatique*, parce qu'elle est de la couleur du foie; elle diffère de la précédente en ce qu'elle est plus amère, plus friable et nullement transparente. La troisième est nommée *aloès caballin*, parce qu'elle était jadis en usage de pré-

férence pour les chevaux. Cet aloès est le plus impur, d'une apparence terne et d'une couleur brunâtre; d'une cassure rude, renfermant les débris des feuilles qu'on a broyées pour en obtenir le suc. Cet aloès est le moins estimé. Dans les traités de matière médicale on continue à nommer cette qualité aloès caballin, quoiqu'on sache qu'actuellement les vétérinaires ne s'en servent plus; l'expérience ayant appris que les animaux herbivores sont fort difficiles à être purgés, on ne se sert pour eux, comme pour l'homme, que de la meilleure qualité d'aloès. On parle encore d'une sorte d'aloès brillant fort pur, doué d'une odeur aromatique particulière provenant du suc qui sort naturellement de la plante en pleine végétation, et que les rayons du soleil épaississent sur les feuilles mêmes. On ne rencontre pas cet aloès dans notre commerce.

(*Note d. trad.*) [On pourrait, à la rigueur, obtenir par une seule opération les trois qualités d'aloès dont nous venons de parler. On commence par retirer des feuilles pilées le suc à l'aide du pressage; on fait bouillir le marc dans l'eau; on filtre le décoctum, on le verse ensuite sur le suc déjà obtenu, et on fait évaporer le tout jusqu'à consistance d'extrait qu'on laisse refroidir dans des récipients appropriés. On trouve que la couche supérieure est formée d'un aloès très-pur, qui est le succotrin, la couche moyenne de l'hépatique, et que la dernière, qui se trouve au fond du baquet, est l'aloès le plus impur, dit caballin. — On n'emploie en médecine que l'aloès succotrin et l'aloès hépatique; on s'en sert indifféremment.]

§ II. *Notions chimiques.* — L'analyse chimique a fait connaître dans l'aloès un principe résineux et un principe gommeux. Bouillon-Lagrange a trouvé que l'extractif y est en plus grande quantité que la résine. D'après Tromsdorff on y rencontra 75 parties d'une matière albumineuse végétale coagulée, ou principe savonneux amer, 25 de résine, et quelques traces d'acide gallique.

§ III. *Effets sur l'homme bien portant.* — Lorsqu'on veut s'assurer de l'action d'un remède quelconque, on doit commencer par faire des expériences sur les animaux, surtout s'il s'agit de quelque substance héroïque, ou par l'essayer sur soi-même, ou sur quelque autre individu si la substance ne renferme rien de dangereux. Les auteurs n'ont pas suivi généralement cette marche. Au lieu de décrire les effets qu'ils pouvaient avoir observés, ils ont mieux aimé répéter le dire des uns ou des autres, sans se donner la peine de s'assurer de la réalité des faits ; aussi attribuèrent-ils souvent à des remèdes des effets qui appartenaient à la maladie ou à des circonstances accessoires. De là une foule d'opinions erronées et de contradictions qui sont passées de siècle en siècle. On comprend par là pourquoi j'ai dû assez souvent, dans ma pratique, m'écarter des enseignements des auteurs les plus renommés, et que j'ai soutenu plusieurs fois des thèses opposées aux leurs, en me basant sur l'expérience. J'ai en conséquence fait de l'aloès ce que j'avais fait avec d'autres substances ; j'ai voulu connaître à fond son action par la voie de l'expérimentation. J'ai fait plusieurs expériences sur moi-même pendant trois années consécutives, et j'ai consommé 120 grammes d'aloès. J'ai confirmé le résultat de mes expériences sur des malades atteints de ces affections contre lesquelles on prescrit ordinairement les réfrigérants et les purgatifs. J'ai souvent comparé sur les mêmes sujets les effets de l'aloès avec ceux des différents sels et des huiles. Plusieurs de mes confrères ont fait, à ma prière, des expériences avec l'aloès sur leurs malades, et ils ont vérifié les effets que je leur avais signalés. Voici le résultat de mes observations : 5 centigrammes d'aloès pris à jeun déterminent ordinairement quelques rots qui sentent l'odeur propre à cette substance ; on éprouve aussi, plus que de coutume, le sentiment de la faim. 10 ou 15 centigrammes, pris également à jeun, déterminent les mêmes effets, mais d'une manière bien plus marquée. Après huit ou dix heures on a une selle facile, copieuse, d'ordinaire flatueuse ; les matières expulsées sont plus molles que de coutume, d'une couleur jaune-brun et d'une odeur particulière assez forte. Souvent l'évacuation alvine se répète à peu d'intervalle. En élevant la dose de l'aloès à 40 ou 50 centigrammes (8 à 10 grains), ces effets ne paraissent pas augmenter ; mais en explorant le pouls, après trois heures, on le trouve ralenti. En haussant encore la dose, on a rarement des purgations qu'on puisse attribuer au remède ; mais le pouls bat quatre, six ou huit pulsations de moins par minute, et les urines deviennent abondantes et trou-

bles. Une fois, après en avoir pris 1 gramme, je n'ai eu d'évacuation alvine que vingt-huit heures après, et je n'ai éprouvé d'autre effet qu'une sorte d'angoisse. J'en ai pris 1 gramme et demi, en deux fois, soir et matin, j'ai passé toute la nuit dans le plus profond sommeil, et je n'ai eu, le jour suivant, que deux selles assez fluides ; j'ai uriné copieusement, et j'ai éprouvé un abattement général avec un besoin pressant de prendre des aliments. Une autre fois, me trouvant indisposé, avec mal de tête pour avoir été quelque temps au soleil, j'ai pris 135 centigrammes d'aloès ; en allant à la garde-robe j'ai été saisi de vomissement abondant de mucosité épaisse. Une autre fois j'ai eu le même vomissement, une demi-heure après avoir bu un verre d'eau. Mon pouls avait baissé ainsi que mes forces musculaires, jusqu'au jour suivant. Dans plusieurs expériences que j'ai faites avec de petites doses d'aloès, il m'est arrivé d'éprouver des picotements d'entrailles, signes avant-coureurs d'une prochaine évacuation, et qui dépendaient évidemment de la descente des matières et des humeurs vers le rectum. J'ai adopté, depuis quelque temps, l'aloès comme remède habituel toutes les fois que j'éprouve quelque embarras d'estomac, soit pour avoir trop mangé, soit par la qualité des aliments, ou bien que je suis enrhumé, ce qui arrive assez souvent au moindre changement dans l'atmosphère. A l'aide de l'aloès, je suis parvenu à m'affranchir de la nécessité de la saignée, mon tempérament sanguin me rendant très-disposé aux pléthores artérielles.

§ IV. *Appréciation de l'action.* — Ceux qui ne voient dans l'aloès qu'un purgatif hydragogue conviennent qu'il est très-lent à agir ; il nous est prouvé, au contraire, que son action est très-prompte, qu'elle se continue pendant quelque temps, et qu'elle n'est pas uniquement laxative. Une fois introduit dans l'estomac, l'aloès s'évapore en partie et produit une sorte d'atmosphère due à ses principes volatils, sous l'influence de la chaleur animale. Plusieurs de ses principes sont absorbés, d'autres s'échappent au dehors par des rots. Il continue à se gazifier, pour ainsi dire, dans le trajet du tube intestinal et y produit un léger effet hyposthénisant. La partie résineuse concrète résiste plus longtemps à l'absorption et n'est probablement absorbée complètement que lorsqu'elle est arrivée dans les gros intestins; de là elle est transportée dans la veine porte et au foie, et de là, en sa qualité de matière inassimilable, elle est excrétée avec la bile et évacuée avec les excréments.

(N. d. trad.) [Il serait, ce nous semble, plus naturel de dire que la portion d'aloès qu'on rencontre dans les fèces est passée directement de l'estomac au rectum sans être absorbée. Rien ne prouve en effet qu'elle ait parcouru la veine porte et le foie avant de se mêler à la matière fécale.]

S'il existe un remède dont l'action soit marquée sur le foie, c'est assurément l'aloès. Le foie se l'approprie comme il le fait des autres substances résineuses qui se trouvent dans le chyle et le sang. Cette action de l'aloès est hyposthénisante, et s'exerce de préférence sur l'estomac et les intestins, si la dose est légère; sur tout l'organisme, si la dose est très-forte.

§ V. *Effets dans les maladies.* — D'après ce que nous venons de dire, on comprend pourquoi l'aloès a été trouvé de tout temps utile contre les hépatites chroniques, connues autrefois sous les noms d'hypochondriasis, jaunisse, obstruction; pourquoi il est utile dans les cas d'indigestion, d'anorexie, de dyspepsie, dépendant d'une nourriture trop épicée, trop succulente ou trop abondante, d'une vie sédentaire, d'une congestion à l'estomac; et pourquoi enfin il est aussi utile dans les douleurs d'estomac, ainsi que je l'ai expérimenté plusieurs fois, et que Cullen l'avait dit (4); dans les entérites chroniques, dans l'helminthiasis, dans les coliques inflammatoires, dans les dysenteries, dont il calme les douleurs, arrête les évacuations alvines dérangées. C'est à cause de l'action hyposthénisante vasculaire de l'aloès que Lewis observa, après une longue administration de cette gomme résine, que le sang devenait plus fluide (5); qu'il convient dans les bronchites ou subbronchites, dans les métrites chroniques avec aménorrhée; dans la chlorose, dans la scrofule et autres maladies phlogistiques dans lesquelles l'aloès était regardé autrefois comme fondant et emménagogue, et par Hamilton

comme remède universel (6). Paul d'Egine regardait l'aloès comme un médicament ami de l'estomac; Boerhaave, comme une substance fort innocente(7). Son utilité est presque proverbiale dans une foule de maladies ou indispositions (8). Aussi a-t-on enregistré dans les pharmacopées une foule de préparations dans lesquelles l'aloès entre comme principal ingrédient: il entre dans les grains dits de santé, dans les pilules angéliques ou de Francfort, dans celles de Stall, etc. L'aloès figure encore dans l'élixir de longue vie, dans l'onguent vermifuge, dans l'électuaire laxatif.

Un grand nombre de ces préparations aloétiques sont tombées en désuétude. On en trouve cependant encore un assez grand nombre dans la pratique; et il serait contraire à l'observation journalière de le considérer comme échauffant, stimulant, irritant, et propre à produire les hémorrhoïdes. Il serait à désirer que l'art possédât un remède capable de produire les hémorrhoïdes au besoin; malheureusement cependant il ne produit pas plus les hémorrhoïdes que tout autre purgatif. Que si quelquefois les hémorrhoïdes se sont déclarées après l'administration de l'aloès (ainsi que plusieurs le certifient), il faut croire que ce résultat n'a eu lieu que comme une conséquence de la maladie même, pour laquelle on l'avait prescrit, puisque, depuis le temps que j'en fais usage, et que je l'ordonne continuellement à plusieurs malades, cet accident n'a jamais eu lieu; je dirai même qu'ayant eu à traiter plusieurs individus atteints d'hémorrhoïdes, je me suis précisément servi à dessein de l'aloès : elles ont perdu leur sensibilité et ont disparu. Je ne me suis pas cependant hâté de tirer de ce fait une conséquence générale, car le résultat pouvait à la rigueur dépendre d'autres circonstances. On sait néanmoins que Stahl et ses élèves avaient eu recours à l'aloès pour guérir ou soulager des hémorrhoïdes (9); que Cullen aussi s'en était servi sans

---

(4) Tratt. di mater. med., trad. ital. di Dalla-Decima, t. VI, p. 149.

(5) Materia medica, 1791. London.

(6) Observations sur les avantages et l'emploi des purgatifs. Trad. Paris, 1825.

(7) Chem., t. II, p. 285.

(8) Qui vult vivere annos Noe, sumat pilulas de aloe.

(9) Pitschaft, Hufel. Journ., 60 Bd., 4 St., p. 94.

inconvénient dans les mêmes cas (10) ; et que depuis les temps d'Avicenne on traitait les hémorrhoïdes fluentes avec l'aloès (11).

§ VI. *Action mécanique.* — Cette action de l'aloès est tout à fait nulle ; car on l'a appliqué impunément en poudre sur les blessures, dans les ophthalmies, sous forme de collyre, et dans les leucomes. On a traité aussi la surdité en introduisant dans le conduit auditif de la charpie imbibée de suc frais d'aloès. Dans ce cas, il pourrait se faire que les parcelles de cette substance absorbées aient pu être utiles par leur action dynamique. Il est de fait que l'aloès produit des effets purgatifs même lorsqu'on l'applique à l'extérieur, notamment chez les enfants dont la peau est fine et permet facilement l'absorption (12).

§ VII. *Mode d'administration.* — L'aloès se dissout dans un grand nombre de liquides. La manière la plus ordinaire de le prescrire cependant est en pilules. On en administre 3 à 5 centigrammes si l'on veut avoir des effets hyposthénisants gastriques ; 10, 20 et 30 centigrammes, si l'on veut obtenir des évacuations alvines ; 1 gramme à 1 gramme et demi, si l'on veut produire une action hyposthénisante générale. L'onguent d'aloès et de pétrole, appliqué à l'abdomen, peut être utile aux enfants. Cet onguent est composé de 60 grammes d'aloès, 90 grammes de fiel de bœuf et autant de pétrole ; on remue le tout à une douce chaleur en y ajoutant peu à peu 1 kilogramme de graisse préparée. On en emploie 30 ou 60 grammes à la fois.

SCAMMONÉE.

(*Scammonium.*)

§ Ier. *Caractères physiques.* — La scammonée (*convolvulus scammoneœ*) est une plante qui croît en Syrie, dans les environs d'Alep et dans plusieurs autres contrées de l'Orient ; de la famille des convolvulacées, et appartenant à la pentandrie monogynie. C'est de la racine de cette plante que l'on retire la substance gommo-résineuse connue sous le nom de scammonée. On l'obtient en pratiquant à la partie supérieure des racines des trous ou des incisions ; il s'en écoule une liqueur laiteuse qui se concrète au soleil. On l'obtient aussi en écrasant la racine entière, et en évaporant le suc à une douce chaleur. La scammonée s'offre dans le commerce en petits morceaux ou sous forme de gâteaux d'une couleur gris-foncé, fragiles, à cassure un peu transparente ; d'une odeur forte et nauséabonde, notamment si on l'échauffe ; d'une saveur âcre et amère. On en connaît deux espèces : la scammonée d'Alep et celle de Smyrne. La première est plus légère, moins colorée et d'une odeur moins désagréable que la seconde, qui est généralement moins estimée et moins employée.

§ II. *Notions chimiques.* — D'après les analyses qu'on en a faites, la scammonée paraît composée en grande partie d'un principe résineux, d'un peu de gomme, d'une matière extractive, et de quelques débris végétaux mêlés à d'autres substances étrangères. Dans celle d'Alep, les proportions de la résine sont plus fortes et il y a moins de débris et d'impuretés que dans celle de Smyrne. Elle est soluble dans l'alcool et dans l'éther. Lorsqu'on la broie avec de l'eau, elle forme une espèce d'émulsion d'un jaune sale.

§ III. *Effets sur l'homme bien portant et sur l'homme malade.* — On obtient de la scammonée les mêmes effets qu'avec le jalap et l'aloès, mais à un degré plus prononcé ; savoir : que ces effets sont gastriques et intestinaux lorsqu'on l'administre à petites doses, et vasculaires généraux, lorsqu'on la donne à fortes doses. Cullen avait aussi remarqué que les purgations n'augmentaient pas en raison de la dose (13). Beaucoup de praticiens ont attendu longtemps des évacuations alvines après avoir donné de fortes doses de scammonée. De là, la réputation d'action variable qu'on a faite à cette substance. Si cependant ces praticiens eussent exploré le pouls, ils auraient trouvé que l'action du médicament se porte principalement sur le système vasculaire et le cœur, si elle ne produit

---

(10) Tratt. di mat. med., vol. vi, p. 148.

(11) Galetti, De aloe diss., 1811, p. 20.

(12) Monro, Works, p. 306. Mémoires de l'Académie royale de médecine de Paris, t. ii, p. 162.

(13) Tratlat. di mat. med., t. vi, p. 165. Trad. di Della-Decima.

pas d'effet sur les intestins. Les anciens, notamment les Arabes, prescrivaient la scammonée à des doses beaucoup plus élevées que nous. Ce qui a fait penser que la scammonée des anciens était moins efficace que celle dont nous nous servons; tandis que c'était précisément la dose très-élevée qui produisait des effets généraux sur lesquels on ne portait pas l'attention, ne s'attendant à d'autre effet qu'aux purgations.

§ IV. *Appréciation de l'action.* Nous nous bornerons à dire qu'administrée à haute dose la scammonée produit des effets hyposthénisants vasculaires, et à petite dose des effets hyposthénisants entériques.

§ V. *Action mécanique.* — Il n'est pas douteux que souvent la scammonée ne détermine des irritations intestinales. Cette particularité pourrait faire présumer, au premier abord, que la scammonée est un remède échauffant, stimulant, âcre, ou même presque corrosif. Mais il est évident qu'un pareil effet dépend de l'action mécanique des principes résineux que la substance contient, et qui sont, comme on sait, difficiles à digérer. Une pareille remarque n'échappa pas aux anciens qui, pour esquiver les douleurs de ventre, délayaient autant que possible la substance. De là les nombreuses préparations dont fourmillent les pharmacopées, et dont le but est de diviser à l'infini les molécules de la scammonée, afin de tempérer ses qualités dites irritantes. Ces composés ont été nommés par Célius Aurélianus *diagrides*. Aussi voit-on dans les pharmacies anciennes des pots portant ces étiquettes : *diagrydium sulfuratum, diagrydium cydoniatum, diagrydium resatum,* etc., suivant la nature du correctif employé, savoir : les fleurs de soufre, le suc de coing, l'infusion de roses, etc. En administrant la scammonée sous forme de teinture dans laquelle la partie résineuse est entièrement dissoute, on prévient sûrement les coliques. On comprend par là que si elles dépendaient de son action excitante ou âcre, l'addition de l'alcool devrait immanquablement les augmenter. On comprend également que Hippocrate, Galien et d'autres aient employé avantageusement la scammonée comme topique, en poudre ou en décoction, sur des régions enflammées et douloureuses (14).

----

(14) Murray, App. med., vol. i, p. 265. — Mérat et Delens, vol. vi, p. 242.

§ VI. *Mode d'administration.* — Le soin principal qu'on doit avoir en prescrivant la scammonée, c'est de bien diviser ses molécules résineuses, afin de les rendre très-absorbables. Nous avons déjà dit que les anciens avaient imaginé à cet effet les diagrides. Un mélange plus rationnel serait de broyer exactement la scammonée avec des amandes douces et du sucre pour en faire émulsion, comme nous l'avons dit pour le jalap. — Si l'on veut obtenir des effets entériques, la dose de ce médicament est de 30, 60 et même 75 centigrammes (6 à 15 grains). Si on veut en retirer des effets hyposthénisants vasculaires, la dose doit être augmentée selon la tolérance de l'individu. Quand on ordonne la résine de scammonée isolée des autres principes, on doit se borner à la dose de 15 à 20 centigrammes (3 à 4 grains). Une préparation très en vogue autrefois et dans laquelle entrait la scammonée est la *poudre de tribus, poudre des trois diables* ou *poudre de cornachine :* elle est composée de diagride sulfuré, d'antimoniate de potasse et de tartrate acidulé de potasse. On peut la prescrire à la dose de 1 ou 2 grammes (1 à 2 scrupules).— La teinture de scammonée serait très-commode, si l'alcool ne mitigeait pas son action.

GOMME-GUTTE.

(*Gummi-guttæ.*)

§ Ier. *Caractères physiques.* — La gomme-gutte qu'on rencontre dans les pharmacies est un suc épaissi qu'on obtient par suintement ou par des incisions de différents arbres de la famille des guttifères, qui vivent à Siam et à Ceylan, et de quelques euphorbes, mais surtout de la *cambogia gutta* (polyandrie monogynie, Lin.). Cette substance s'offre dans le commerce sous forme de gâteaux de volume variable, d'un brun jaune à l'extérieur, plus foncé à l'intérieur, légère, friable, à cassure brillante et transparente, inodore, d'une saveur d'abord faible, puis âcre et amère; elle rend la salive lactée, ensuite d'un jaune sale. Réduite en poudre, elle est également jaune, mais d'une couleur plus orangée.

§ II. *Notions chimiques.* — La meilleure analyse que nous possédons de la gomme-gutte est celle de M. Braconnot;

elle donne 80 de résine soluble dans l'alcool, 19,5 de gomme soluble dans l'eau, et 0,5 de matières étrangères, insolubles dans les deux liquides. On peut la délayer dans les huiles fixes et volatiles.

§ III. *Effets sur les animaux.* — Vu l'action très-énergique de la gomme-gutte sur l'économie animale, les pharmacologues se sont empressés de l'étudier sur les animaux. Daubenton l'a essayée sur les moutons, à la dose de 3 grammes environ ; il n'en a obtenu aucune évacuation, aucun effet sensible à ses yeux. Ayant porté la dose à 8 grammes, il les tua (14). Orfila dit en avoir administré 8 et même 16 grammes à des chiens sans produire d'autre effet que des vomissements légers. En leur liant l'œsophage, ils moururent promptement. Cette substance appliquée sur des blessures ne donna lieu ni à des vomissements, ni à des évacuations alvines, ni à des phlogoses, mais la mort en a été la conséquence. Bien que, d'après ces expériences, l'action hyposthénisante de la gomme-gutte soit clairement démontrée, ce dernier auteur n'a pas même su l'entrevoir, et il s'est avisé d'expliquer la mort des animaux par l'irritation sympathique du système nerveux. M. Orfila s'est imaginé que l'action de cette gomme-résine pourrait être assimilée à celle d'une brûlure qui tue sans produire d'eschare, ce qui est absurde (15). Assurément, personne n'a jamais vu une brûlure locale, avec ou sans eschare, produire une mort presque instantanée. Les énormes doses de gomme-gutte employées dans les expériences de M. Orfila ont agi sur les centres vitaux et sur toute la constitution à la fois ; des doses plus légères auraient produit des évacuations alvines, ainsi que je les ai obtenues sur un chat, auquel j'avais fait prendre dans sa soupe 30 centigrammes environ de gomme-gutte (7 grains.)

(*Note d. trad.*) [Ce qu'il y a de plus bizarre dans l'appréciation de l'action de la gomme-gutte par M. Orfila, c'est que cet auteur soutient la *non-absorption* de cette substance. Ainsi, selon lui, les phénomènes d'empoisonnement ne sont produits que par une prétendue brûlure que la substance produit sur le tube intestinal. Nous n'avons pas besoin de réfuter une pareille erreur. Si le docteur Orfila eût jamais bien compris l'enchaînement des phénomènes qui constituent un empoisonnement, il ne soutiendrait pas de pareilles extravagances (qui ont tant nui à la science et à la société).]

§ IV. *Effets sur l'homme bien portant.* — Il y a déjà huit ans que j'ai fait préparer une espèce d'élixir, dont je donnerai plus loin la formule, très-chargé de gomme-gutte. J'en ai pris moi-même une quantité qui devait en contenir 5 centigrammes. A pareille dose, je n'ai obtenu que rarement quelque évacuation, mais j'ai éprouvé des faiblesses à l'estomac et un grand besoin d'aliments. Lorsque la quantité de la résine s'élevait à 20 ou 30 centigrammes (4 à 5 grains), j'éprouvais plusieurs évacuations alvines très-liquides. Deux fois j'ai porté la dose à 120 centigrammes (24 grains), je n'ai pas éprouvé d'évacuations ni aucun autre effet ; mais j'ai oublié de m'explorer le pouls. J'ai répété la même dose, j'ai cette fois éprouvé des nausées, et j'ai vomi copieusement. Un jour j'étais tourmenté par des douleurs d'entrailles, j'en ai pris une gorgée qui contenait 50 centigrammes environ de gomme-gutte ; le mal cessa presque aussitôt. Un de mes amis dissipa des coliques intenses, qui le tourmentaient depuis deux jours, à l'aide du même moyen. Hahnemann avait observé que la gomme-gutte, à la dose de 75 centigrammes (15 grains), cesse d'être purgative pour devenir diurétique (15*).

§ V. *Effets dans les maladies.* — Rasori est le premier qui ait fait connaître la véritable action de la gomme-gutte. Son travail sur cette matière a été traduit en français par le docteur Fontaneilles (16). Les affections contre lesquelles Rasori employa la gomme-gutte présentaient précisément tous les caractères de l'hypersthénie ou de l'inflammation. La dose qu'il prescrivait était énorme, et les résultats qu'il en a obtenus ont servi de base à la doctrine du contro-stimulisme. Les guérisons nombreuses qu'il a opérées ont d'autant plus

---

(14) Mém. de la Soc. de méd. de Paris, t. IV, p. 260.

(15) Toxicologie, t. II, prem. partie.

(15*) Trad. ital. de la Mat. médic. de Cullen, t. II, p. 629.

(16) Annali di scienze e lettere, 1810, t. III, p. 104 et suiv.

étonné qu'on avait des idées tout à fait opposées sur l'action de cette substance. Les faits qu'il a publiés dans les comptes rendus annuels de sa clinique sont dignes d'être lus et médités (17); ils sont relatifs à des diarrhées inflammatoires accompagnées de fièvres, des dysenteries à différents degrés, dont plusieurs très-graves; des entérites accompagnées de coliques intenses et de météorisme, etc. La dose de gomme-gutte, dans ces cas, était de 30 à 120 centigrammes par jour (6 à 26 grains). Il y eut même des cas dans lesquels l'auteur ne s'est pas borné à cette dernière dose, et pourtant les flux intestinaux, loin d'augmenter, se modéraient et s'arrêtaient sous l'influence de ces remèdes, ainsi que l'état fébrile. Le médicament ne réveillait aucune douleur; il faisait cesser au contraire celles qui étaient propres à la maladie. Enfin l'action contro-stimulante de la gomme-gutte a produit les mêmes effets que la saignée. Tous ces faits, s'étant passés publiquement et ayant été répétés par d'autres expérimentateurs, n'ont jamais pu être contestés.

D'après cela, nous comprenons pourquoi les anciens avaient trouvé que la gomme-gutte à haute dose était fort utile contre les hydropisies hypersthéniques. On sait que Werlhoff la recommandait même aux malades forts et robustes dans le moment le plus violent du mal (18). Nous comprenons aussi d'où vient qu'Edwards ait observé, par l'action de 120 centigrammes (24 grains) de gomme-gutte par jour, le vomissement sans évacuations alvines ni urinaires, et l'anasarque disparaître sans aucune autre évacuation (19). Nous comprenons enfin pourquoi Lister se plaignait de la bizarrerie d'action de la gomme-gutte (20): c'est qu'il n'en connaissait pas les effets dynamiques.

La guérison des affections vermineuses, et notamment du ténia, due à la gomme-gutte, est basée sur la propriété hyposthénisante, qui enlève aux intestins la condition nécessaire au développement des entozoaires. Il faut convenir pourtant que les évacuations alvines peuvent entraîner avec elles les vers; dans ce cas, la gomme-gutte pourrait être envisagée, sous un point de vue secondaire, comme un excellent vermifuge.

§ VI. *Appréciation de l'action.* — Une fois au fait de ce que nous avons exposé, on doit comprendre que la gomme-gutte administrée à haute dose est un hyposthénisant général, et à petite dose un hyposthénisant entérique. On doit être étonné que les praticiens n'aient jamais vu dans ce remède qu'un drastique énergique et dangereux. Ce qui doit encore surprendre, c'est qu'ils n'aient pas même soupçonné qu'il abat, étouffe le principe vital, au lieu d'irriter, enflammer, brûler le canal gastrique, comme ils se l'imaginent.

§ VII. *Action mécanique.* — La gomme-gutte détermine quelquefois des douleurs de ventre; cela tient à sa qualité résineuse. Les résines ne sont pas solubles dans les humeurs animales, comme on sait. Il est fort rare cependant qu'à haute dose elle produise des coliques. Werlhoff la prescrivait dans l'hydropisie jusqu'à la dose d'un gramme, et il n'a jamais eu à se plaindre de ses effets. On peut d'ailleurs prévenir cet inconvénient en enveloppant la substance comme on va le voir.

§ VIII. *Mode d'administration.* — Pour bien diviser les parcelles résineuses, il est utile de broyer la gomme-gutte avec du sucre, de la magnésie, ou bien de l'incorporer dans un jaune d'œuf. — La dose ordinaire est de 5 à 10 centigrammes à la fois (1 à 2 grains) lorsqu'on veut obtenir des effets purgatifs; de 25 à 30 (4 à 6 grains), si on désire avoir des effets hyposthénisants généraux. — La formule que nous avons indiquée précédemment est de 15 grammes de gomme-gutte pilée, mise en digestion, à une légère chaleur, dans 240 grammes d'eau-de-vie à 20 degrés; après l'avoir filtrée, on ajoute 120 grammes de sirop de sucre et autant d'eau bouillante, avec la précaution de bien remuer le tout pendant plusieurs minutes. On obtient par là un élixir d'une couleur dorée agréable au goût, qu'on peut administrer par cuillerées (une à quatre à la fois).

---

(17) Voy. Ann. di scien. e lett. Milano, vol. III, p. 104. Opusc. di medic. clin. di G. Rasori. Milano, 1830, t. II, p. 75 et 115.

(18) Oper. med., p. 777.

(19) Mérat et Delens, Dictionn., t. VI, p. 513.

(20) De hydrope app. Morton, p. 29.

HUILE D'ÉPURGE OU CATAPUCE MINEURE.

(Oleum ex seminibus cataputiæ minoris.)

Sur les bords des fossés, et dans les lieux cultivés, croît en grande quantité la catapuce mineure, que les botanistes nomment *euphorbia latyris*, de la famille des euphorbiacées, *monœcia monadelphia*, Lin. La graine, connue autrefois en médecine comme émétique ou purgative, contient une huile claire, sans odeur; lorsqu'elle est récente, elle n'est ni âcre ni désagréable au goût. Mais elle est facile à s'altérer, notamment par la chaleur; elle devient alors rance et piquante.

(Note d. trad.) [Pour obtenir cette huile, on épluche les semences de l'euphorbia latyris, on les réduit en pâte, qu'on comprime fortement dans un sac de toile; on décante l'huile qui en découle, qui se sépare de la matière floconneuse blanchâtre qu'elle contient. On peut obtenir cette huile en traitant la pâte des semences de l'épurge au moyen de l'alcool échauffé. Cinquante parties des graines de catapuce ont fourni par expression, à M. Chevallier, vingt-deux parties d'huile, et par l'alcool, vingt-six.]

C'est spécialement à M. le docteur Colderini, de Milan, que nous devons d'avoir attiré l'attention des praticiens sur cette substance, oubliée depuis longtemps. Ayant expérimenté l'huile de catapuce sur plusieurs malades, j'ai trouvé que son action se manifeste principalement sur le tube gastrique. D'après mes recherches, cette huile, si elle est fraîche et donnée à la dose de quatre à huit gouttes, détermine promptement des évacuations alvines abondantes, sans coliques, sans dérangements d'estomac et sans irritation au gosier. On doit aussi tenir compte de l'avantage de son bas prix et de la facilité de pouvoir l'administrer aux enfants sans qu'ils s'en aperçoivent(21). Les observations de M. Calderini ont été vérifiées par d'autres praticiens. Lupis et Cannella pourtant observèrent que, chez les personnes faibles, elle détermine souvent des vomis-sements, mais sans souffrance; aussi établirent-ils que la dose ne devrait pas aller au delà de trois à cinq gouttes (22). Bally aussi a obtenu les mêmes résultats; et il en préconise l'usage comme d'une chose utile et économique pour les hôpitaux (23). A la dose de huit gouttes, Puccinotti observa chez deux individus un malaise d'estomac assez prononcé, avec vomissement, sueurs froides au front, abattement, mais point d'évacuations alvines. Les essais qu'on a faits à la Clinique de Bologne et à l'hôpital *Della-Vita* prouvent qu'en la prescrivant à la dose de dix gouttes, cette huile ne détermine aucune évacuation, mais qu'elle donne lieu à des accidents très-graves; aussi faut-il en user avec précaution. D'après les faits que nous connaissons, nous croyons pouvoir conclure que l'huile de catapuce agit à haute dose comme un hyposthénisant vasculaire général, sans produire d'évacuations; à petite dose, comme hyposthénisant entérique seulement. On peut administrer cette huile avec du sucre, sous forme d'oléo-saccharum, et en pastilles; mais il faut qu'elle soit récente et que les semences, avant d'être réduites en pâte pour être soumises à la presse, soient bien mondées.

Formule modèle.

Potion purgative.

♃ Huile de catapuce, 6 gouttes.
Gomme arabique en poudre, 2 grammes (1/2 gros).
Sirop de sucre, 30 grammes (1 once).
Eau de fontaine, 90 grammes (8 onces).

Après avoir trituré la gomme avec l'huile et le sirop, ajoutez peu à peu de l'eau, pour en faire une espèce d'émulsion.

A prendre en une seule fois.

HUILE DE CROTON TILLIUM.

(Oleum crotonis tillii.)

§ Ier. *Caractères physiques.* — Depuis le dixième siècle, on a parlé des pignons d'Inde, ou graines des Moluques

----

(21) Omodei, Ann. univ. di med., déc. 1824, p. 351.

(22) Giornale di chirurg., febb. 1825.
(23) Revue médicale, nov. 1825.

qui ne sont que les semences du croton tillium (vulgairement *coccognidio*). Elles appartiennent à une plante provenant des contrées chaudes de l'Amérique ou des Indes orientales, de la famille des euphorbiacées, monécie monadelphie, Lin. Ces graines sont charnues, huileuses, d'un goût agréable quand elles ne sont pas encore mûres, mais elles deviennent âcres après leur maturation. On s'en est servi jadis en médecine, mais toujours avec la plus grande précaution, et on les a ensuite proscrites. Conwell a remis en vogue l'huile qu'on retire de ces semences, et dont l'usage est actuellement très-répandu en Europe. On extrait cette huile par expression des graines, après les avoir mondées de leurs enveloppes. Elle a une couleur jaune-orange, une odeur désagréable, une saveur huileuse, très-piquante, qui laisse dans la bouche une sensation de chaleur qui s'étend à la gorge, à l'œsophage et à l'estomac.

§ II. *Notions chimiques.* — Selon Nimmo, l'huile de croton est composée d'un principe âcre résineux, et d'une huile grasse à proportions presque égales. Le premier est soluble en totalité dans l'éther, dans l'alcool et dans l'essence de térébenthine. Cette matière, qu'on pourrait regarder comme la partie active de l'huile de croton, a été désignée du nom de *tilline*, par Brandes et Nimmo. L'analyse du premier de ces chimistes fait voir qu'outre la stéarine, la matière résineuse, la matière colorante, l'inuline, la gomme, l'amidon, l'albumine, les différents sels, cette huile contient un acide particulier, analogue à l'acide patrophique que l'auteur a nommé d'abord *crotonique*. Quant à l'observation de Pope, que la peau et l'épiderme renferment beaucoup plus de matière résineuse que la pulpe de l'amande, c'est une erreur. L'alcool, en dissolvant la partie résineuse de cette huile, lui enlève ses propriétés mécaniques irritantes et lui laisse les vertus thérapeutiques.

(*N. d. trad.*) [Comme on ne donne à l'intérieur cette huile qu'à la dose d'une, deux ou trois gouttes tout au plus, on ne devrait pas s'embarrasser de ces principes *irritants mécaniques*, si toutefois ils résident dans l'atome de résine qu'on administre.]

§ III. *Effets sur les animaux.* — L'action meurtrière des baies du *croton til-*

Giacomini.

lium est connue à Java depuis très-longtemps; Rumph dit qu'on s'en sert dans cette contrée pour empoisonner les poissons et autres animaux qui vivent dans les eaux stagnantes (24). M. Magendie a donné cette huile à fort petite dose à des animaux ; il en obtint des effets purgatifs très-forts; à dose élevée, il les fit vomir, et en leur liant l'œsophage, ces animaux mouraient plus promptement et présentaient à l'autopsie les intestins phlogosés (25). Les chiens auxquels M. Orfila dit avoir administré 4 grammes d'huile de croton sont morts très-promptement (26).

§ IV. *Effets chez l'homme bien portant.* — Partout dans l'Inde on se sert de temps immémorial des graines du croton tillium pour se purger; pour cela, deux seules graines suffisent aux personnes robustes, et une, une et demie aux personnes faibles et délicates. L'huile qu'on retire de ces graines était aussi employée à la dose d'une goutte dans du vin des Canaries. On en craignait pourtant des effets violents, car, au dire de Rumph, certaines femmes se servaient de ces graines pour tuer leurs maris. A cet effet, quatre graines suffisaient (27). Les simples vapeurs de cette huile inspirées déterminent souvent des évacuations alvines. On assure que dans l'Inde on a l'habitude de faire macérer pendant un mois dans l'huile de croton une orange; et qu'on se purge en la frottant un peu avec les mains ou en la flairant. Conwell a obtenu des effets purgatifs par la seule inspiration d'une certaine quantité d'huile de croton (28).

On doit à Conwell et à quelques autres Anglais, d'avoir tiré de l'oubli l'usage médical de cette huile. Après l'avoir expérimentée sur eux-mêmes et sur d'autres, les Italiens, les Français et les Allemands ont suivi leur exemple ; ils se sont assurés qu'à la dose d'une demi-goutte ou d'une goutte, cette huile produit une chaleur à la gorge, et des évacuations alvines répétées, accompa-

(24) Hort. Malabar., t. IV, p. 98.
(25) Formulaire, art. Huile de croton tilly.
(26) Toxicologie, t. II, prem. part., p. 83.
(27) Hort. Malabar., t. IV, p. 39 et 89.
(28) Recherches sur les propriétés médicales, etc., de l'huile de croton tilly. Paris, 1824.

34

gnées de prostration générale. Chez les individus sensibles, elle détermine quelquefois des vomissements, mais plus souvent des nausées, rarement des coliques (29). Ces coliques cependant ne sont pas plus prononcées que celles qui accompagnent les autres huiles fixes (30), c'est-à-dire des petites douleurs passagères, ou une sensation de chaleur dans le ventre (31). Fantini dit avoir éprouvé une cuisson à l'anus aux premières évacuations, mais qui cessa bientôt après. On a observé que les doses élevées, c'est-à-dire de plus d'une goutte, au lieu d'augmenter proportionnellement les selles, les diminuent. C'est ce qui résulte surtout des expériences cliniques de Brera, à l'hôpital de Padoue. Ces observations démontrèrent aussi que les effets irritatifs à la gorge sont en raison inverse des effets purgatifs (32). Dans les expériences cliniques de M. Andral, deux gouttes déterminèrent douze évacuations alvines, tandis que quatre gouttes, données au même individu le lendemain, n'en produisirent que quatre (33). Nimmo n'a obtenu aucune purgation par les doses les plus élevées qu'on ait jamais osé prescrire, savoir : 60 centigrammes (12 grains) dans 15 grammes d'alcool et de sirop (34). Cohausen s'est assuré que les meilleurs moyens pour combattre les effets de l'huile de croton sont les excitants. Ayant donné quelque semence de croton pour expulser un ténia, ce praticien a vu survenir un abattement général très-prononcé, qu'il parvint à arrêter à l'aide des analeptiques (35). Geoffroy et ses compagnons de voyage avaient avalé plusieurs amandes de croton tilly : ils éprouvèrent des vomissements impétueux, à l'exception d'un seul qui avait bu de l'eau-de-vie. On a eu recours à l'eau-de-vie délayée dans de l'eau, et les symptômes ont été arrê-

tés sur-le-champ (36). Ces faits démontrent assez clairement l'action hyposthénisante très-énergique de l'huile de croton. Cette action paraît se déclarer surtout sur toute la constitution, lorsque la dose du remède est élevée, et sur les intestins seulement lorsqu'elle est moindre. Étudions maintenant les effets de cette substance employée d'après la méthode endermique. Lorsqu'elle est bien préparée et pure, elle produit sur la peau de la chaleur, une cuisson, et de la rougeur. Après quelque temps, on y aperçoit des vésicules et des pustules. Ces effets s'obtiennent plus facilement sur des régions dont la peau est rude, comme à la figure, sur la tête, et où les os se trouvent immédiatement sous la peau. Sur la peau du bas-ventre, ces effets n'ont lieu que difficilement. Si la dose est assez forte, savoir : de dix à vingt gouttes, on produit des purgations (37). Cette singularité ne doit point surprendre, lorsqu'on se rappelle que ce sont là des effets irritatifs ou mécanico-chimiques, et qu'ils n'ont pas lieu lorsque l'huile est absorbée, ce qui arrive spécialement dans les endroits où la peau n'est pas rude, et par conséquent plus propre à l'absorption.

§ V. *Effets dans les maladies.* — Lorsque ce remède parut de nouveau, il y a seize ans environ, il a été bien accueilli par les praticiens, et on y a eu recours dans les cas de constipation réfractaire aux moyens ordinaires, de vers intestinaux, surtout de ténia, d'ascite et autres hydropisies ; de congestion cérébrale, de coma, d'apoplexie, d'aliénation mentale, de delirium tremens, etc. (38).

Quelques auteurs anglais, et Nimmo lui-même, ont conclu de ces faits que l'huile de croton agit dans toutes ces maladies à l'instar de la saignée, et qu'elle est douée conséquemment d'une action hyposthénisante. Quelques personnes diront sans doute qu'elle opère au contraire comme un évacuant, comme un drastique, un irritant des intestins, un dérivatif. Les faits cependant prouvent le contraire. Antinori a guéri avec l'huile de croton des inflammations chro-

---

(29) Conwell, Wite, Marschal, Carter, de Mattheis, Vacca, Morelli, Fenoglio, Perry.

(30) Carter, Omodei, Ann. univ. di med., febbr. 1823, p. 296.

(31) Tantini, Exper. med. Pisæ, 1825, p. 4.

(32) Benvenuti, Med. chir. Zeit., 1825, 4 Bd., p. 326.

(33) Gazette médicale, 21 janv. 1832.

(34) Omodei, Ann. univ. di medic., febbr. 1823, p. 296.

(35) Act. nat. cur., t. IX, p. 39.

(36) Finzi, De med. virt. q. gaud. croton tiglium. Pat., 1823, p. 10.

(37) Hutchinson, the Lancet. May 1833.

(38) Voyez plusieurs des auteurs déjà cités.

niques, des obstructions des viscères abdominaux (39); Tégart, des phlogoses des reins et la fièvre jaune (40); Tavernier, des névralgies faciales, au moyen de 1 ou 2 gouttes de cette huile appliquées sur la langue (41). D'autres névralgies furent guéries par Andral, en l'appliquant sur la partie malade; il en donna aussi à l'intérieur, avec succès, dans des cas de laryngite, de bronchite, et même de gastrite (42). Joret a aussi observé que, dans les inflammations gastro-entériques, il ne résulte jamais d'inconvénient de l'usage de ce remède (43). Dans un cas de colique fort grave, l'huile de croton, donnée par Brera, calma comme par enchantement les douleurs et amena promptement la guérison (44). Les faits rapportés par Morichini sont encore plus décisifs. Une entérite qui, après un traitement antiphlogistique de cinq jours, continuait encore avec une telle violence à faire craindre l'iléus, céda promptement à l'action de l'huile de croton. Une constipation accompagnée de fièvre, vomissement, tension abdominale, et douleur aiguë (gastro-entérite aiguë), qui ne céda pas aux saignées, fut guérie par l'huile de croton; sans que dans ce cas, ni dans le cas précédent, on ait pu remarquer le moindre signe d'irritation ou d'inflammation; au contraire, on parvint à maîtriser l'état phlogistique (45). Nous ne croyons pas superflu de rapporter ici ce que nous avons observé sur trois malades auxquels nous avons donné l'huile de croton. Il s'agissait chez l'un d'une névrilémite ischiatique compliquée de gastrite (46). Le malade se plaignait d'avoir eu les jours précédents plusieurs évacuations alvines liquides, douloureuses, avec une vive chaleur à l'épigastre, fièvre et anorexie. Nous lui avons prescrit deux gouttes de l'huile de croton, dissoutes dans de l'alcool délayé, pour

en faire, avec de la mie de pain, huit pilules, à prendre une toutes les trois heures, et en buvant une tasse de tisane d'orge par-dessus. Le premier jour de ce traitement la douleur cessa, et il n'eut que deux selles sans tranchées. Le jour suivant, le malade accusa de la chaleur à l'estomac au lieu de coliques, et plusieurs évacuations alvines avec borborygmes. On répéta le troisième jour les mêmes pilules de croton. Pendant toute la journée, point de selles ni de coliques; la langue pourtant était toujours sale et la bouche amère. Le quatrième jour on suspendit le remède; envies de vomir, douleur à l'estomac, et deux selles. Le sixième jour on lui administra trois gouttes d'huile de croton toujours en pilules; le lendemain il a eu trois garde-robes sans douleur. On revint le huitième jour aux pilules, et il évacua six fois, assez abondamment et sans douleur; il resta quelque temps très-accablé, tous les symptômes gastriques cessèrent, et l'appétit revint.

Le second cas est relatif à une dysentérique. On lui avait pratiqué une saignée. Les évacuations persistaient, elles étaient muco-sanguinolentes, se répétaient à chaque moment avec douleur et ténesme très-prononcé. Nous lui avons fait prendre 3 gouttes d'huile de croton en pilules, dans les vingt-quatre heures. Les selles sont devenues plus abondantes, mais avec moins d'épreintes, moins fréquentes et sans douleur. En prenant la dernière pilule, la malade a été saisie d'un vomissement avec faiblesse extrême; on s'est arrêté là, et la guérison a été accomplie promptement au moyen du sulfate de magnésie et de l'ipécacuanha (47). — Une femme vigoureuse était atteinte d'une péritonite chronique avec épanchement séreux (ascite) (48). Après lui avoir fait prendre inutilement plusieurs médicaments, nous l'avons soumise à l'usage de l'huile de croton à dose élevée, savoir : 4 gouttes réduites en huit pilules, à prendre en seize heures. Elle a éprouvé des nausées après la première pilule. Après la seconde, la troisième et la quatrième, des évacuations avec borborygmes, au nombre de huit. Après les quatre autres,

(39) Dizion. di medicam. Modena, t. I, p. 552.
(40) The London med. and. phys. Journ., aug. 1825.
(41) Frorieps, Notiz., 12 Bd.
(42) Gazette médicale, 21 janv. 1831.
(43) Archives générales de médecine, août 1833.
(44) Finzi, Dict. ci-dessus cité, p. 17.
(45) Giorn. arcadico di Roma, agosto 1824, p. 129.
(46) Mugna, la Clinica med. Prosp., 1832-33, n. 46.

(47) Mugna, la Clinica med. Prosp., 1832-33, n. 191.
(48) Mugna, la Clinica med. Prosp., 1831-32, n. 108.

les évacuations cessèrent entièrement. Vers le soir elle était mieux. La nuit fut calme. Le lendemain elle était abattue, mais sans souffrance. Les urines étaient abondantes, et elle eut encore deux évacuations alvines. Trois jours plus tard, on renouvela, de la même manière, l'administration de l'huile de croton. Après la quatrième pilule elle éprouva quelques nausées, de la chaleur à l'estomac de peu de durée, trois selles. La nuit, après qu'elle eut pris la dernière pilule, elle est tombée dans une sorte de coma. Dans la matinée suivante elle se trouva excessivement abattue, mais calme. Deux autres évacuations alvines ont eu lieu. Après un jour de repos, on recommença l'expérience pour la troisième fois; les choses marchèrent comme les jours précédents, c'est-à-dire qu'elle s'est plainte de chaleur à l'estomac, de quelques nausées, et a eu six évacuations seulement; mais en prenant les dernières pilules, elle éprouva des faiblesses; elle se sentait mieux cependant. Elle entendait tout, mais elle n'était en état de faire aucun mouvement, ni de prononcer un seul mot. Cet état de langueur, d'abattement, persistait encore le lendemain matin; les pulsations artérielles étaient faibles et irrégulières. La malade continuait à être gaie et tranquille, mais elle ne pouvait bouger ni dire mot. On lui donna un peu de nourriture, et tous ces phénomènes disparurent dans la journée. En attendant, quoiqu'on n'eût pas remarqué une augmentation dans la quantité des urines, le volume de l'abdomen diminua pendant plusieurs jours, mais il augmenta de nouveau par la suite.

Je rapporterai enfin un fait plus remarquable encore. Un individu gravement affecté, selon les uns, d'une gastro-entérite; selon les autres, d'une affection gastro-saburrale, avala, par mégarde, 120 centigrammes d'huile de croton, mêlée à 60 grammes d'huile de ricin. Pendant les seize heures qu'il a survécu il a été sourd et n'a eu que quatre évacuations. Il avait la face hippocratique, la langue humide et décolorée, la voix faible; prostration; pouls filiforme, irrégulier; peau couverte de sueur froide, l'abdomen mou; intelligence nette. L'inspection cadavérique montra la physionomie naturelle comme chez un homme qui dort. La base de la langue, le gosier et le pharynx étaient d'une couleur rouge-foncé, qui ne disparut pas par le lavage; l'œsophage et tout le canal intestinal présentaient à leur surface interne une couche de mucosité jaunâtre obscure, mais pas de corrosion ni d'autre lésion, hormis quelques taches rouges et une légère injection superficielle; la vessie remplie d'urine, son col rouge, mais d'ailleurs en état presque normal; les fèces, qu'on rencontra en très-petite quantité dans les gros intestins, n'offrirent pas la moindre saponification.

§ VI. *Appréciation de l'action.* — Les conséquences qu'on peut tirer des faits précédents sont bien évidentes. Il est clair d'abord que, par cela même que l'huile de croton jouit d'une grande action, son emploi peut être très-dangereux, puisqu'on vient de voir le cas d'une femme forte et robuste réduite, par 4 gouttes seulement, à une faiblesse assez grande pour faire craindre pour sa vie. Un second fait important, c'est que les dangereux effets de cette substance ne dépendent ni de son irritation ni des évacuations qu'elle détermine. Les expériences faites sur l'homme bien portant ont prouvé que les effets irritatifs qui accompagnent l'action de cette substance dépendent de ses qualités, qu'ils sont purement locaux, de courte durée, et en raison inverse de la dose et des véritables effets dynamiques. Il résulte, enfin, des phénomènes observés sur les animaux, sur l'homme bien portant et sur l'homme malade, et surtout de l'action neutralisante des alcooliques, que l'action dynamique de cette huile est hyposthénisante vasculaire générale, très-énergique lorsqu'elle est administrée à haute dose, et entérique lorsqu'elle l'est à petite dose, comme d'une demi-goutte à une goutte. — Ces vérités une fois établies, on comprend aisément à quelles erreurs fatales sont exposés ceux qui, imbus des faux enseignements de certains toxicologues, prescrivent les antiphlogistiques pour combattre ses effets. Ils s'étonnent au lit du malade de ne pas obtenir des évacuations en raison de la dose, et s'ils en prescrivent beaucoup sans produire de selles, ils s'imaginent que le remède est sans action, et ils attribuent les faiblesses et les autres symptômes que le malade éprouve à d'autres causes qu'à l'action du médicament. On ne tient compte que de l'action mécanique, et l'on méconnaît complétement l'action dynamique qui est la plus importante. Ces erreurs seront confirmées encore par les autopsies des sujets qui ont succombé à l'action dynamique de l'huile, lesquelles ne décèlent aucune lésion, comme nous venons de le voir. On comprend par là combien il est dangereux de laisser administrer ce médicament par des personnes inexpérimentées.

§ VII. *Action mécanique.* — Nous n'avons pas refusé à l'huile de croton une action irritante; elle est évidente lorsqu'on l'applique à l'état de pureté sur la peau et sur la langue. Nous accordons même qu'elle est vraiment cautérisante; mais cette action n'est que purement mécanico-chimique, puisqu'elle n'a lieu que sur la partie même où l'huile est appliquée, pourvu toutefois que cette partie ne soit pas enduite d'humeurs animales, ou que l'huile ne soit pas absorbée. Dans les expériences d'Hutchinson, l'irritation sur la peau que l'huile produisait était peu durable. Dans les applications à l'extérieur, contre les névralgies, la rougeur et le gonflement qu'elle produit cessent aussitôt, avec l'affection pour laquelle on l'a pratiquée; cela prouverait que l'avantage qu'on en a obtenu est dû à l'absorption et non à la contre-irritation. Ajoutons que dans l'Inde, l'huile, ou les graines de croton pilées, ainsi que leur infusion sont appliquées sur les morsures et sur certains *impétigos;* et ainsi que nous le dit Acosta, on en ressent d'abord de la chaleur, mais aussi la guérison s'ensuit (49). — Dans les intestins et dans l'estomac il est fort rare que cette action mécanico-chimique se fasse sentir d'une manière énergique, on n'en éprouve tout au plus qu'une légère chaleur. C'est plutôt vers le gosier et l'œsophage que la sensation de brûlure et de démangeaison persiste quelque temps. On peut prévenir cet effet en donnant le remède dans du sirop, ou incorporé dans une quantité suffisante de mie de pain, sous forme de bol, ou dans une émulsion, ou, enfin, en le mêlant avec 30 grammes d'huile d'olive ou d'amandes douces (50). — Pourtant l'action mécanique de l'huile de croton, quoique légère, est assez forte pour faire écarter ce médicament dans certaines gastrites véritables, et donner la préférence aux hyposthénisants entériques qui en sont entièrement dépourvus, comme les au-

tres huiles, le sulfate de magnésie, la manne, le tamarin, etc. Ces derniers hyposthénisants entériques doivent aussi être préférés à ceux qui ont des principes résineux, tels que la gomme-gutte, la scammonée, la rhubarbe, quoiqu'on ne puisse pas à la rigueur les regarder comme contre-indiqués dans les phlogoses légères du tube gastrique.

§ VIII. *Mode d'administration.* — Il résulte des faits précédents que la dose la plus élevée qu'un médecin prudent peut prescrire de ce médicament dans les cas de phlogoses les plus graves, est de 4 gouttes à la fois. Cette dose que nous avons administrée chez la malade dont nous avons parlé était certainement excessive. Bien que la première et la seconde dose aient été tolérées, cependant nous avons vu que des symptômes d'intoxication se sont déclarés aussitôt après. Nous avons adopté pour pratique générale de ne pas dépasser la dose de 2 gouttes, lors même que nous avons besoin d'une action hyposthénisante énergique. — Pour obtenir des effets hyposthénisants entériques et conséquemment des évacuations copieuses, la dose d'une 1/2 goutte à 1 goutte est suffisante. Avec cette dose on peut aussi combattre le ténia, mieux encore que par des doses élevées. — Quelques praticiens ont l'habitude de la combiner à une huile grasse, telle que celle de ricin ou d'amandes douces, d'autres la dissolvent dans l'alcool et en font faire des pilules avec de la mie de pain. Cette dernière préparation nous paraît la plus sûre, en recommandant aux malades de boire par-dessus une décoction mucilagineuse. L'huile de croton s'emploie à l'extérieur à la dose de 10, 15 ou 20 gouttes, soit mêlée à une autre huile grasse pour en faire une espèce de liniment, soit dissoute dans de l'esprit-de-vin. — Après avoir parlé en dernier lieu de l'hyposthénisant entérique le plus énergique, il nous est facile de reconnaître une analogie d'action chez tous, sans admettre d'autre différence que dans le degré; cette analogie est purement accidentelle dans leur action physico-chimique. On peut donc dire d'une manière générale qu'il est démontré que tous ces purgatifs ou évacuants intestinaux ne peuvent produire aucun effet dynamique sur les intestins, sans être préalablement absorbés et assimilés, et que leur véritable action n'est évidente que sur les vaisseaux sanguins, soit des intestins, soit de l'estomac, soit de

----

(49) Dell' ist. nat. e virt. delle droghe medicin., etc., p. 288.

(50) Voyage en Italie, par Valentin, 1826, 2ᵉ édit., p. 366.

tout le corps, selon la dose, la promptitude d'action, etc. En cela ces remèdes suivent précisément les lois que nous avons exposées à l'occasion du tartre stibié, lois sur lesquelles est basée la véritable théorie des évacuants. Il reste aussi parfaitement démontré que l'affaiblissement qu'éprouvent les individus, après les évacuations provoquées, n'est pas le résultat de ces mêmes évacuations, ces dernières n'étant que la conséquence nécessaire de l'affaiblissement apporté à toute la constitution par le remède. Il reste, enfin, bien établi qu'il n'existe pas, comme on le croit, une classe de remèdes rigoureusement purgatifs dans le sens généralement admis, c'est-à-dire les uns toniques, les autres antiphlogistiques, les garde-robes constituant un phénomène secondaire, ou, pour mieux dire, dépendant d'une action secondaire du remède, laquelle peut complétement manquer, selon certaines conditions de l'organisme et la dose du médicament.

ORDRE VIᴱ.

HYPOSTHÉNISANTS CÉPHALIQUES.

Nous nous sommes déjà expliqué, dans le commencement de cet ouvrage, sur les points de physiologie qui se rattachent au système cérébro-spinal par rapport à l'action de certains médicaments. Nous y renvoyons le lecteur, et entrons ici en matière sans autre préambule.

BELLADONE.
(*Atropa belladona.*)

§ Iᵉʳ. *Caractères physiques.* — La belladone, nom donné à une plante par les Italiens (qui préparaient autrefois avec ses fruits une espèce de fard que les dames employaient comme cosmétique), est une plante vivace, très-commune dans certains bois, le long des murs et des haies ombragées. Elle appartient à la famille des solanées (pentandrie monogynie, Lin.). On en fait en médecine de nombreuses applications, soit des feuilles, soit de la racine, et surtout de son extrait.

§ II. *Notions chimiques.* — Le suc de belladone a fourni à Vauquelin une substance animale, un principe amer, soluble dans l'esprit-de-vin, et des sels de potasse, etc. Brandes en a retiré une substance particulière qu'il à nommée *atropine*. L'existence de cet alcaloïde, dans les feuilles, dans les tiges et dans les racines de l'atropa belladona, a été constatée par plusieurs chimistes; mais c'est M. Mein qui le premier l'a obtenu à l'état pur. L'atropine cristallise en prismes soyeux, incolores, transparents; elle est peu soluble dans l'eau froide, très-soluble dans l'alcool; d'une saveur amère,

inodore. Elle forme avec des acides des sels incristallisables. Il est prouvé par des expériences nombreuses que c'est à cette substance que la belladone doit ses propriétés thérapeutiques.

§ III. *Effets sur les animaux.* — Il paraît qu'il n'y a que les chèvres seulement qui peuvent tolérer impunément les effets de la belladone; les autres animaux en sont plus ou moins affectés, ou bien ils périssent. En appliquant le suc de cette plante sur les yeux d'un chat, Daries a observé que la pupille se dilatait promptement, et que l'animal ne voyait pas bien, sans pourtant que l'œil fût rouge (51). Rossi avait fait la même observation sur des chiens, sur des gallinacés et sur différents autres animaux (52). Un chien empoisonné avec de la belladone a présenté à l'autopsie le cerveau et le cervelet ramollis, le cœur mou, le sang très-liquide, l'estomac avec une seule tache fort petite, la muqueuse du canal gastrique blanche, le péritoine et les autres viscères à l'état normal (53). Avec 15 grammes d'extrait de belladone, M. Orfila dit avoir vu les chiens mourir dans les vingt-quatre heures. Il avoue lui-même que la membrane muqueuse de l'estomac offre une couleur rougeâtre et très-peu enflammée. Une dose bien plus petite de l'extrait injecté dans les veines tue promptement les chiens (54).

(51) De atropa belladona. Lipsiæ, 1776, p. 37.

(52) Ibid., p. 38.

(53) Ranque, Journal général de médecine, 1828, mars.

(54) Toxicologie, t. II, p. 231.

§ IV. *Effets sur l'homme bien portant.*
— Les Syriens, pour se distraire des
rêveries tristes et se donner une sorte
d'ivresse, ont recours à cette plante, au
dire de Montano (55). Prosper Alpin dit
que les Égyptiens se procuraient le sommeil avec l'atropa belladona (56). On
connaît une foule de cas d'empoisonnement par la belladone, notamment avec
ses fruits, qui sont facilement confondus
avec les cerises, et qui se sont terminés
par la mort. Plusieurs sont morts par la
violence du poison, et aussi par les secours mal entendus qu'on leur a administrés. Un des faits les plus remarquables qu'on connaisse est celui qui a été
recueilli et publié par M. Gauthier de
Claubry. Il a porté sur plus de cent
soixante soldats qui s'empoisonnèrent,
le 14 septembre 1813, avec des baies de
belladone dans les environs de Pirna.
Plusieurs moururent en quelques heures,
dans l'endroit même où ils mangèrent
les fruits. Ceux qui n'en avaient pris
que six ou huit seulement, et dont les
symptômes ont pu être observés, présentèrent l'état suivant : dilatation et
immobilité de la pupille, cécité presque
complète, ou du moins vision fort trouble, comme si les objets étaient couverts d'un nuage épais; conjonctive injectée d'azur; œil proéminent chez les
uns, languissant, hébété chez les autres, furieux et brutal; lèvres et bouche arides; dysphagie, nausée sans vomissements, faiblesse générale, difficulté
et même impossibilité de se tenir debout; inflexion souvent répétée du tronc
en avant; mouvement continuel, involontaire des mains et des doigts; délire
gai, accompagné d'un rire stupide; aphonie, ou sons d'une voix inintelligible et
pénible; pouls petit, faible et lent; défaillance et syncope (57). Les mêmes
phénomènes ont été observés par d'autres dans le même empoisonnement :
obscurcissement de la vue et paralysie
de la pupille (58); aveuglement de longue durée (59); mouvements incertains
et convulsifs (60); urines fréquentes et
involontaires (61); pâleur très-prononcée de la figure (62) et de tout le reste
du corps, avec gonflement et rougeur au
visage (63); chaleur interne et soif (64);
grand assoupissement, léthargie (65);
faiblesse excessive du système musculaire (66); pouls faible, petit (67), filiforme (68), irrégulier (69), asphyxie (70).
La mort est arrivée, au dire de Van
Swieten, par quatre baies de belladone
seulement. Il est des individus qui ont
pu en tolérer jusqu'à dix ou douze.

Les cadavres des victimes de la belladone présentent la surface du corps
bleuâtre, et même noirâtre, tous les
tissus passent promptement à la putréfaction (71). Les traces légères d'une
prétendue phlogose que quelques médecins ont cru remarquer ne sont autre
chose qu'une coloration dépendant d'une
stase passive du sang. Les intestins sont
ordinairement distendus par des gaz,
mais ils n'offrent ni inflammation, ni
autre lésion appréciable (72). On prescrit d'abord, contre cet empoisonnement, les vomitifs qui peuvent être
utiles, puisque l'estomac peut encore
renfermer une portion du poison non
encore digérée. Quelques praticiens
prescrivent les purgatifs, dans le but
de faire sortir la substance meurtrière
par la voie du rectum. Mais ceux qui
connaissent le mécanisme de la digestion savent que les purgatifs sont eux-

Laurand, Jour. belladon., 1834, déc.,
p. 321.

(61) Dumoulin, Journal de médecine,
t. II, p. 129.

(62) Weichardt, Diss. de pharm. rit.
const. Lips., 1776, p. 25.

(63) Albrecht, Comm. litt. Nor., 1731,
p. 332. Eph. nat. cur., t. II, obs. 60.

(64) Valentini, Act. phys. méd., t. II,
obs. 119.

(65) Weicardt, l. c. — Vierus, De præst.
Dæm., p. 315. — Valentini, cité.

(66) Sicel, Diatr. bot. médic. Jen., 1723.
— Lewis, Valentini, l. c.

(67) Hoffmann, Med. rat., p. 273.

(68) Faber, Misc. nat. cur., an 9, 10,
obs. 92. — Mangetti, Bibliot. med. pract.,
t. IV, p. 814.

(69) Lambert, Prestwich's poisons, p.
132.

(70) Gilibert, Hist. des plantes d'Europe.

(71) Gmelin. V. Giftig. Gewæchsen. Ulm,
1775.

(72) Gockel, Frank. Samml., 3 Bd., p. 44.

(55) De simpl. medic. qualitat.
(56) De plant. Ægypt., c. XLII, p. 52.
(57) Journal général de médecine, t. XLIII,
p. 355.
(58) Lewis, Mat. méd. — Bromfield,
Gütt. gelehrt. Anz., 1758.
(59) Daries, De atropa bellad. diss. Lips.,
1776.
(60) Eph. nat. cur., dec. II, an. 10. —

mêmes absorbés avant d'agir. On comprend en conséquence combien il est absurde de croire qu'une substance vénéneuse puisse parcourir tout le tube intestinal sans être digérée et absorbée en grande partie. Pour calmer les autres symptômes, on prescrit le vinaigre, les mucilagineux, le lait, et en général un traitement antiphlogistique. On rapporte aussi plusieurs guérisons à l'aide de cette médication. En y réfléchissant, cependant, on verra que ces cas étaient très-légers et auraient guéri sans aucun secours. Cette médication peut, dans beaucoup de cas, produire beaucoup de mal. Roques s'est assuré que le seul usage du lait augmentait les symptômes de l'empoisonnement (73). Baldinger a vu un individu, qui était déjà un peu rétabli de l'empoisonnement par la belladone qu'il venait d'essuyer, mourir en un instant après avoir pris 70 centigrammes de tartre stibié (74), ce qui est facile à expliquer d'après notre doctrine.

L'expérience avait déjà appris aux anciens ce qu'une bonne philosophie pathologique nous démontre, savoir : que les effets toxiques de la belladone sont anéantis par les substances hypersthénisantes. Prosper Alpin et Lobel avaient déjà remarqué que l'opium combiné à la belladone affaiblit l'action de cette dernière (75); Bonet traitait l'empoisonnement en question avec les alexipharmaques et les excitants (76); Camerarius aussi avait recours aux mêmes moyens (77); les excitants et la thériaque étaient prescrits par Faber (78), le vin par Schenk (79), les bézoards, les aromates et les huiles volatiles par Valentini (80). Lippi compte plusieurs guérisons à l'aide du laudanum de Sydenham (81); Laurand sauva, au moyen d'une potion éthérée, un enfant qui avait pris 1 gramme environ d'extrait de belladone (82). De cinq individus qui avaient pris aussi de ce même extrait, et qui en éprouvèrent des effets plus ou moins graves, celui qui avait bu par-dessus du vin blanc en fut promptement délivré (83).

§ V. *Effets dans les maladies.* — Malgré les effets délétères de cette plante et les dangers auxquels son usage expose fréquemment, on l'emploie fort souvent en médecine. On l'a plus ou moins préconisée de tout temps contre les affections les plus opiniâtres, sans qu'on se doutât de son action véritable. Borda a été le premier à démontrer expérimentalement cette action, en employant cette plante au lieu de la saignée dans les maladies inflammatoires franches. Ses nombreux élèves ont été témoins oculaires des guérisons opérées par ce célèbre praticien à l'aide de la belladone; son Traité de matière médicale renferme des exemples remarquables de pneumonites fort graves et autres maladies analogues traitées heureusement moyennant ce végétal et sans pratiquer une seule saignée. Il lui est arrivé aussi, en élevant la dose, de produire une sorte de délire; mais ce praticien ne se laissa pas imposer par ce phénomène, car il avait observé que c'était là un effet passager du médicament, et il obtenait en attendant une diminution remarquable des symptômes propres à l'affection. Il avait observé en outre que le délire et la dilatation de la pupille ne se manifestaient jamais, tant que l'état hypersthénique de la maladie persistait : ils commencent à se déclarer lorsque l'état sthénique est sur le point de cesser tout à fait, ou que le cerveau est moins hypersthénisé que les autres parties. De sorte que le véritable délire inflammatoire, dépendant de méningite, loin d'augmenter, diminue sous l'influence de la belladone. L'obscurcissement de la vue et la dilatation de la pupille, qu'on regarde comme des effets propres de ce remède, ne se déclarent qu'autant que le délire morbide a disparu. On peut déduire de là que le délire produit par la belladone est de nature opposée à celui qui accompagne l'encéphalite, c'est-à-dire qu'il est hyposthénique. Nous démontrerons bientôt

(73) Phytogr. medic., t. i, p. 231.
(74) Neue Magaz. f. Herzt., 1 Bd., 1 st., p. 33.
(75) Cap. xlii, p. 51.
(76) Polyalthes, 1693, t. ii, p. 575.
(77) Wepfer, Hist. cicut. aquat. Bas., 1716, p. 227.
(78) Strychnom., p. 87.
(79) Obs. med.
(80) Eph. nat. cur., dec. ii, an 10, obs. 118.
(81) De ven. bacc. bellad. prod. atq. opii in eo usu. Tub., 1810.
(82) Journ. hebdomad., déc. 1834, p. 321.
(83) Kœstler, Arch. génér. de méd., déc. 1831.

que le délire hypersthénique et celui produit par la belladone diffèrent essentiellement entre eux, et s'accompagnent de caractères qui ne permettent pas de les confondre.

En passant en revue les différentes affections dans lesquelles on a administré la belladone, soit avant, soit après Borda, nous trouvons qu'elles étaient toutes de nature phlogistique ou hypersthénique, et qu'on pourrait les diviser en deux séries, savoir : en celles qui intéressent l'appareil cérébro-spinal, et en celles qui affectent les autres organes. Je ne m'arrêterai pas sur les pneumonites, les bronchites, les pleurites et autres inflammations franches guéries par Borda au moyen de la belladone; car elles sont assez généralement connues. Je ferai seulement remarquer que Lenhossek a traité heureusement avec la belladone des maladies pulmonaires qui avaient toutes les apparences de la phthisie (84), que Morteau arrêta par elle les accès de la fièvre étique (85) et que Palazzi en a obtenu d'excellents effets contre la même maladie (86). Les partisans de la belladone dans le traitement de la coqueluche sont assez nombreux, comme on sait. Plusieurs praticiens regardent à tort cette maladie comme spasmodique ou nerveuse; sa nature phlogistique est incontestable, selon nous; son siége est dans les cryptes muqueuses de l'appareil respiratoire. On a reconnu que la belladone est très-propre à combattre l'arthritis; les observations de plusieurs praticiens en font foi, entre autres celles de Dithmars (87), de Molenbrock (88), de Ziegler (89), et de Lovatte (90). En Westphalie on s'en sert généralement contre la goutte (91). Gensener (92) et Rai (93)

l'ont prescrite avec avantage contre la dysenterie épidémique. Ce dernier s'en servait aussi contre les inflammations aiguës (94). Zorn y avait recours de même contre les brûlures (95). Gaglia rapporte avoir dissipé promptement des inflammations graves à l'aide du même remède (96). L'emploi le plus ancien de la belladone a été contre les duretés inflammatoires du sein chez les femmes nouvellement accouchées, surtout contre ces durillons qui passent facilement en suppuration ou bien à l'état de squirrhe, qui n'est que le premier degré du cancer. De là, cette renommée générale de la belladone contre le squirrhe et le cancer, soit du sein, soit d'autres régions. Il faut dire pourtant que, si plusieurs auteurs ont été assez heureux pour obtenir des guérisons avec l'atropa belladona, d'autres l'ont prescrite sans en tirer d'avantage; il est néanmoins vrai que de l'inefficacité d'un remède dans des cas particuliers, on ne doit pas déduire son inutilité dans toute espèce de maladie, d'autant plus qu'il s'agit d'un mal regardé comme incurable par un grand nombre de médecins. Depuis quelques années, la belladone est appliquée sous forme d'extrait ou de cataplasme sur les tumeurs herniaires étranglées. Nous pourrions citer pour notre propre compte plusieurs cas de hernie étranglée pour lesquels l'opération avait été jugée indispensable, qui ont guéri à l'aide d'extrait de belladone à l'extérieur (97). On croyait autrefois que l'étranglement était produit par une espèce de spasme musculaire qui serrait les viscères déplacés. D'après cette fausse idée, on appliquait l'extrait de belladone comme antispasmodique. Il est cependant démontré aujourd'hui que l'étranglement est le résultat de l'inflammation des parties. L'extrait en question n'agit autrement que par sa qualité antiphlogistique. C'est par cette raison que Chevalier (98) et Chaussier ont trouvé utile la belladone dans les accouchements difficiles dépendant du rétrécissement du col de l'utérus

---

(84) Beobacht. u. Abh. œster Aerzte, 4 Bd., t. iv, p. 13.

(85) Journ. de méd., t. iv, p. 13.

(86) Omodei, Anal. univ. di medic., oct. 1829, p. 181.

(87) Smetius, l. iv, p. 138.

(88) Varen. Op., c. xv, § 13.

(89) Beob. aus. d. Arzneyw., p. 33.

(90) Omodei, Ann. univ. di med., maggio 1832, p. 584.

(81) Consbruchs. Klin, Taschenb.; 2 Bd., p. 56.

(92) Epist., p. 36.

(93) Eph. nat. curios., dec. ii, an 3, obs. 64.

(94) Histor. plant.

(95) Botanolog. méd., p. 654.

(96) Omodei, Ann. univ. di med., mai et juin 1853, p. 527.

(97) Omodei, Ann. univ., nov. 1829, mars 1830, août 1830, février 1832, mai 1833, etc.

(98) Lond. méd. and phys. Journ., 1826.

(99); que Holbrook (100), Will (1) et Tyrrel (2) l'ont louée contre la stranguric douloureuse. Les médecins allemands ont préconisé beaucoup la belladone pour préserver de la scarlatine et d'autres exanthèmes. L'expérience pourtant u'a pas toujours répondu à cette attente; d'autant plus qu'on ne pourrait pas assurer que les enfants qui n'en furent pas atteints en prenant le médicament l'auraient été en ne le prenant pas. La belladone est d'ailleurs un remède trop héroïque pour qu'on puisse s'en permettre l'administration trop légèrement et sans une nécessité absolue.

Si nous passons à l'examen d'une autre série de maladies, savoir : à celles qui appartiennent à l'appareil cérébro-spinal, nous trouvons d'abord la rage, affection dépendant d'un principe spécifique et d'une condition essentiellement inflammatoire du système vasculaire et de la moelle allongée.

(*N. d. trad.*) [Dans trois cas d'hydrophobie que j'ai observés, les cadavres m'ont offert la membrane veloutée des artères d'une couleur rouge très-vive, et une injection phlogistique profonde dans l'arachnoïde de la moelle allongée. Cette injection s'étendait aussi, mais plus légèrement, à la moelle même et au cerveau. Si l'on veut rapporter les symptômes de l'hydrophobie aux organes d'où ils émanent, on sera obligé de convenir que leur source est précisément dans les parties que je viens d'indiquer. Le virus de la rage est transporté dans le sang, et paraît exercer principalement son action dans les artères en général, et en particulier dans celles de la moelle allongée.]

Dans cette terrible maladie, la belladone a été préconisée par Mayerne, non-seulement comme remède prophylactique, mais aussi comme spécifique (3). Bergmann en faisait mystère, et plusieurs malheureux avaient recours à lui. Dans le Hanovre, on guérissait jadis les hydrophobes avec la belladone; des ecclé-

siastiques, tels que Schmidt, la donnaient non au poids, mais par cuillerées. Les deux Münch père et fils publièrent plusieurs cas de guérisons d'hydrophobie par cette plante (4). D'autres auteurs en confirmèrent l'utilité, parmi lesquels on doit compter Sauter, qui sauva deux hydrophobes (5). D'autres croient la belladone inutile contre cette maladie. Sans nous perdre dans de pareilles hypothèses, nous ferons observer que les partisans de ce moyen contre l'hydrophobie l'employaient à des doses très-élevées, tandis que ses adversaires ne dépassaient pas les doses ordinaires, ce qui les rendait insuffisantes.

L'aliénation est une affection de l'encéphale dont la nature, si elle n'est pas mécanique ou dépendante d'une conformation viciée, est hypersthénique. Pour la guérir ou du moins pour la combattre, on a eu recours aux évacuations sanguines et aux remèdes dont l'action est analogue à celles-ci. Parmi ces derniers, la belladone a été beaucoup vantée par Siegesbeck (6), par Mardorf (7), par Schmucker. (8), par Münch (9), par Evers (10), par Starck (11), par Remer (12), par Buckhave (13), par Dreyszng (14), etc. Ce dernier assure avoir guéri à l'aide de la belladone une encéphalite aiguë. Je ne sais sur quels faits s'appuie Richter, pour contester cette dernière observation, en prétendant qu'il n'aurait été question que d'une manie puerpérale (15). Dans toute espèce de délire, inflammatoire ou hypersthénique, la belladone est indiquée en vertu de son action contro-stimulante

---

(99) Mérat et Delens, Dictionn., t. ı, p. 492.

(100) Férussac, Bulletin des sciences méd., t. ı, p. 367.

(1) Journal des progrès des sciences médicales, t. ı, p. 97.

(2) The Lond. med. and surg. Journ. N. S., t. vıı, p. 326.

(3) Prax. med. syntagm. att., p. 136.

(4) Beob. angew. Bellad. b. d. Mensch., 1789. Prakt. Abh. v. d. Bellad. Gott., 1795.

(5) Hufeland's Journ., 11 Bd., 1 st., p. 111.

(6) Hencheri, Nov. provent. Viteb., 1713, p. 13.

(7) De maniac. Giessens, etc., 1691.

(8) Vermischt. ch. Schr., 1 Bd. 1776, p. 185.

(9) Diss. med. sist. obs. c. u. bellad. in med. man., etc.

(10) Berl. Samml. z. bef. d. Arzn. 5 Bd., p. 565.

(11) Handb., 2 Bd., p. 36.

(12) Hufeland's Journ., Bd., 2 st., p. 115.

(13) Samml. aus. Abh. z. G. f. pr. Aerzte, 14. Bd., p. 617.

(14) Andwært, 3 Bd., 1 th., p. 386.

(15) Ausf. Arzn., 2 Bd., p. 535.

sur le cerveau; elle calme admirablement cette espèce de délire, ainsi que
cela a été observé par Borda. Evers eut
à s'en louer aussi dans les inflammations
les plus intenses de l'encéphale et dans
le traitement de l'apoplexie (16). La belladone a été utile contre les phlogoses de
la moelle épinière, et le tétanos (17),
ainsi que cela a été observé par plusieurs
auteurs, entre autres par Lobenstein
Lœbel.

D'autres, tels que Greding (18), Theden (19), Stoll (20), Stark (21), Blakett
(22), Allamand (23), Münch (24), la
trouvèrent d'une grande utilité contre
l'épilepsie. Elle a été avantageusement
employée contre les névralgies en général. Les inflammations des organes des
sens, notamment celles des yeux, ont été
heureusement combattues à l'aide de la
belladone. Les faits se présentent en
grand nombre dans cette dernière catégorie. D'abord les ophthalmies simples
ont été traitées avec un grand succès à
l'aide de ce moyen, par Tabernemontano (25), par Welsch (26), par Wain-
wright (27), Guignon et Demours (28),
Lembert (29), Lisfranc (30); vient ensuite l'iritis, qui, comme on sait, fléchit
assez promptement sous l'influence de
la belladone. Ici se présentent une foule
d'observations, entre autres celles de
Kupfer (31), de Bonparola (32), de Ro-

bertson (33), etc. Ce dernier a remarqué
que, durant l'inflammation de l'iris, la
belladone ne produit pas l'effet ordinaire de la dilatation de la pupille; c'est
lorsque l'inflammation est en grande
partie dissipée que cet effet se manifeste : ce qui prouve clairement que
l'action hyposthénisante de la belladone
sur l'iris est d'abord employée à combattre la phlogose. Il y a la confirmation manifeste de la loi de la tolérance
ou de la capacité morbide de l'organe
pour le remède, en raison du degré de
saturation d'hypersthénie. L'ambliopie
et l'amaurose qui dépendent d'une phlogose sourde de la rétine ont été heureusement traitées à l'aide de la belladone.
Ronchi, dans une amaurose complète
(34), Münch, dans un aveuglement con-
sécutif à la petite vérole (35), Richter
(36), Henning (37), Flemming (38),
Graafe (39), et d'autres dans des amauroses et ambliopies qui avaient succédé
à l'apoplexie, se sont bien trouvés de
l'administration de ce remède.

§ VI. *Appréciation de l'action.* — Les
deux séries d'affections dans lesquelles
la pratique a montré l'utilité de la belladone confirment son action hyposthénisante vasculaire générale et céphalique très-énergique, que nous avions déjà
observée dans les expériences sur les
animaux et sur l'homme bien portant.
Les objections qu'on a faites à son action contro-stimulante ont pour objet
les rougeurs à la peau, les gonflements
au visage, et le délire qui accompagnent
l'empoisonnement produit par la belladone. Ces objections n'ont pas un fondement réel, ces phénomènes ne se
rattachant pas à un état inflammatoire.
Le reste de la peau effectivement est
pâle, froid, le pouls filiforme. C'est là
l'effet d'une simple stase passive de
sang dans quelques groupes de vaisseaux

---

(16) Berl. Samml., 5 Bd., p. 365.

(17) Wesen u. Heil. d. Epileps., p. 277.

(18) Ludwig. Adv. pract., t. I, P. IV,
p. 637.

(19) Neue Erfabr. 2 Bd., p. 212.

(20) Rat. med., t. III, p. 406.

(21) Handb., cité.

(22) On the employem. of bellad.

(23) Essais et cas de médecine pratique.
Baumes, t. I.

(24) Diss. med. sist., obs. c. u. bellad.

(25) T. II.

(26) Mictomim, p. 9.

(27) Phys. a. med. Journ., oct. 1801,
p. 757.

(28) Roques, Phytogr. méd., vol. I,
p. 238.

(29) Revue médic., janv. 1826, p. 17;
juin 1826, p. 384.

(30) Nouvelle bibliothèque médicale, t. II,
p. 299.

(31) Diss. de utilit. bellad. in san. constr.
nimia ind. Erl., 1803.

(32) Omodei, Annal. univ. di med.,
agos. e sett. 1830, p. 586.

(33) Edimb. med. and surg. Journ. Frorieps, Notiz., 10 Bd., p. 44.

(34) Folchi, Mat. med. comp., t. I,
p. 251.

(35) Hann., Magaz., 1773, p. 46.

(36) Anfangsgr. d. Wundarz., 3 Bd.,
p. 454.

(37) Hufeland's Journ., 25 Bd., 4 st.,
p. 70.

(38) Hufelands, cit., 32 Bd., 6 st.,
p. 32.

(39) Repert. aug. Hejf., p. 48.

capillaires. Le délire qui s'associe à la petitesse et à la hauteur du pouls, à la pâleur et au froid de la peau, est purement asthénique et tout à fait différent de celui qui accompagne les phlogoses cérébrales. Ce dernier est constamment accompagné de chaleur, d'un pouls fort, fréquent et fébrile. La dilatation même de la pupille, qu'on regarde comme caractéristique de l'action de la belladone, ne dépend que de l'affaissement qu'éprouvent par cette action les vaisseaux sanguins dont l'iris est presque entièrement formé. Je ne dirai rien des autres phénomènes, puisqu'ils annoncent par eux-mêmes leur caractère hyposthénique, mais je dois rappeler que la non-dilatation de la pupille sous l'action de la belladone, lorsqu'il y a iritis, la cessation du délire, de la manie, des convulsions, de l'obscurcissement de la vue et même de la cécité sous l'influence de la belladone, sont autant de preuves de la nécessité de distinguer dans les remèdes l'action absolue et primitive des actions secondaires, et de se mettre en garde contre le système adopté jusqu'à ce jour, et qui consiste à établir exclusivement l'effet des médicaments sur l'une ou sur l'autre de ces actions.

§ VII. *Action mécanique.* — On ne doit pas soupçonner la moindre action irritante dans la belladone, du moment qu'on sait qu'elle calme les inflammations. La soif et la sécheresse à la bouche qu'éprouvent les personnes empoisonnées par la belladone dépendent de l'augmentation de l'action absorbante de la muqueuse du gosier et du canal gastrique, et peut-être aussi de la lenteur, de la faiblesse et de la circulation qui n'apporte pas aux vaisseaux capillaires de cette membrane les matériaux nécessaires à la sécrétion muqueuse, ainsi qu'on l'observe souvent chez les agonisants.

§ VIII. *Mode d'administration.* — On voit assez généralement que les feuilles de la belladone ont plus d'énergie que sa racine. Les feuilles sont administrées en poudre à la dose de 5 à 15 centigrammes par jour (1 à 3 grains); la racine, également en poudre, est donnée à la dose de 10 à 30 centigrammes (3 à 6 grains), c'est-à-dire à dose double des feuilles. — L'extrait a moins d'énergie : on le prescrit ordinairement à la dose de 10 à 30 centigrammes. Ces doses cependant ne sont pas suffisantes dans certains sujets; par exemple, dans l'hydrophobie. Münch prescrivait la saignée jusqu'à la syncope, et il donnait ensuite la belladone depuis 5 jusqu'à 70 centigrammes à la fois, qu'il répétait une fois tous les deux jours. Sauter l'administrait à 40, 50, 60 centigrammes, et il en répétait la dose à chaque accès. Gherardini en a donné jusqu'à 4 grammes en douze heures. — Les oculistes s'en servent quelquefois pour faire dilater la pupille, et s'assurer par là si l'iris est adhérent, si le cristallin et sa capsule sont altérés, etc. Pour cela, on fait dissoudre 1 gramme d'extrait de belladone dans 30 grammes d'eau distillée, et on verse quelques gouttes de cette solution dans l'œil une ou deux heures avant l'opération. — Si l'on examine les différentes préparations médicinales dans lesquelles on fait entrer la belladone, on verra qu'elles peuvent avoir des inconvénients à cause du mélange des substances. En général, moins les préparations de belladone sont composées, plus l'action en sera sûre et prompte. La pommade de belladone a été recommandée spécialement par Chaussier, pour produire le relâchement du col utérin, par Meola, Pacini, Kœler, Magliari et d'autres pour combattre l'étranglement herniaire, et par tous les oculistes enfin pour dilater la pupille et pour combattre l'hypopion, la rétinite, l'iritis, la kératite, la sclérotite, etc. Cette pommade est composée ordinairement de 8 grammes d'extrait de belladone préparé à froid, 30 grammes d'eau pure pour le dissoudre, et 45 grammes d'axonge fondue, le tout trituré ensemble. On se sert aussi de l'emplâtre de belladone composé de 267 grammes (9 onces) de jus frais des feuilles de cette plante, d'autant d'huile de graine de lin, de 180 grammes (6 onces) de cire jaune, de 24 grammes de térébenthine (6 gros), et de 60 grammes (2 onces) de belladone en poudre.

Formules modèles.

1. *Poudre.*

24 Racine ou feuilles de belladone desséchées et pulvérisées, 2 grammes (35 grains).

Sucre en poudre, 8 grammes (2 gros). Mêlez et divisez en douze paquets.

2. *Pilules.*

24 Extrait de belladone d'après le procédé d'Hahnemann, 1 gramme (17 grains).

Ajoutez s. q. de gomme arabique en poudre et faites douze pilules.

3. *Teinture.*

♃ Suc récent de belladone.
Alcool à 36 degrés, parties égales.

Après quelques jours d'infusion, passez avec expression et filtrez.

Pour frictions sur les parties affectées de douleurs ostéocopes, rhumatismales, etc. L'alcool s'évapore et le principe actif de la plante est absorbé. Intérieurement, la dose est de 50 à 60 gouttes dans une tisane mucilagineuse sucrée ou dans du lait.

4. *Sirop.*

♃ Racine de belladone.
Feuilles idem, parties égales, 8 grammes (2 gros).
Eau de fontaine, 1 kilogramme (2 livres).

Faites bouillir jusqu'à réduction de moitié, et ajoutez 1/2 kilogramme de sucre blanc. Évaporez à consistance de sirop.

La dose est d'une cuillerée à café à une cuillerée à bouche plusieurs fois par jour. Ce sirop est recommandé contre la scarlatine, la rougeole, la coqueluche et autres maladies de ce genre qui affectent de préférence les enfants.

STRAMONIUM.

(*Datura stramonium.*)

§ Ier. *Caractères physiques.* — Le datura stramonium est une plante annuelle, originaire des climats chauds de l'Asie et de l'Amérique, maintenant naturalisée en Europe ; elle est commune dans les lieux incultes, dans les décombres, le long des murs. On désigne en France cette espèce de datura sous le nom de *pomme épineuse.* Elle appartient à la famille des solanées, de la pentandrie monogynie, Lin. Les graines, les feuilles et l'extrait de cette plante sont les parties dont on se sert en médecine.

§ II. *Notions chimiques.* — Les recherches de Promnitz ont fait connaître dans cette plante du ligneux, une matière extractive, de la gomme, de la fécule verte, de l'albumine, de la résine, des phosphates et autres sels de chaux,

de magnésie, et peut-être de l'azotate de potasse. Brandes, Geiger et Hesse ont retiré des semences du datura stramonium une base salifiable, *alcaloïde*, qu'ils ont nommée *daturine.* — Cette substance se cristallise en prismes incolores, brillants ; sa saveur est âcre et amère ; elle est sans odeur ; soluble dans 280 parties d'eau froide et dans 72 d'eau bouillante, très-soluble dans l'alcool.

§ III. *Effets sur l'homme bien portant.* — L'odeur nauséeuse et vireuse que répandent les feuilles de cette plante fait déjà pressentir ses propriétés héroïques. Parmi ses effets sur l'homme bien portant, on a remarqué celui de la dilatation de la pupille, de la paralysie de l'iris, et même la cécité, persistant pendant plusieurs jours (40). On a remarqué qu'elle cause de la stupeur, des vertiges, de l'ivresse, ou le délire gai et la folie ; des tremblements dans les membres, tendance au sommeil, pouls petit, froid aux extrémités, perte de la voix et des sens, paralysie (41), léthargie et la mort (42). Elle cause aussi quelquefois de la cardialgie, une sécheresse à la gorge, des taches rouges livides à la peau. On a conclu de là que son mode d'action sur l'économie était analogue à celui de la belladone et de la jusquiame.

§ IV. *Effets dans les maladies.* — Depuis que Stork a prouvé par de nombreuses expériences faites sur lui-même que cette plante pouvait être prescrite avec succès dans plusieurs maladies du système nerveux, les praticiens l'employèrent hardiment dans un grand nombre de cas. Les médecins anglais le louent beaucoup contre certaines maladies de la poitrine (43), notamment contre l'asthme qu'ils considèrent comme une affection spasmodique. L'analyse rigoureuse des symptômes cependant démontre que l'asthme n'est ordinairement que la conséquence d'une phlogose chronique du cœur, ou de ses enveloppes, ou des gros vaisseaux, et souvent d'un vice organique de ces mêmes parties. Dans les maladies catarrhales et inflammatoires de la poitrine, cette plante a été conseillée par Ward

---

(40) Raü, Stirp. brit., p. 266.
(41) Swaine, Ess. a. obs. phys. a. litt., t. II, p. 247.
(42) Sauvages, Nosol., t. II, p. 420.
(43) Communic. relat. to the datura stramon., etc. Lond., 1811.

(44) et par Mérat (45); dans la phthisie, par Read (46); dans l'arthritis et dans le rhumatisme chronique, par Zollichofer (47), par Van Nuffel (48), par Engelhart (49). Dans le Brésil on s'en sert contre les inflammations chroniques des gencives (50). Les feuilles écrasées ont été appliquées extérieurement pour calmer les douleurs qui accompagnent certaines plaies, les engelures, les ragades aux mamelles, les hémorrhoïdes, les brûlures, certains ulcères, le carcinome (51). — Quant aux maladies de l'appareil cérébro-spinal, le stramonium est aussi employé dans les Indes et dans l'Amérique septentrionale comme un excellent prophylactique contre l'hydrophobie. Cooper et Mease l'ont beaucoup loué dans cette maladie (52), ainsi que Harless (53). Storck, qui a été le premier à remettre en honneur ce remède, s'en est servi avec avantage contre l'aliénation mentale (54); Bernard (55), Schmalz (56), Neubeck (57) l'ont employé dans cette même maladie avec succès. Barton regarde le stramonium dans ce cas comme un des meilleurs remèdes, en le donnant à haute dose (58). Bergius le recommande dans le délire puerpéral (59). Une excellente observation pour l'appréciation de la véritable action de cette substance est celle de King, qui a guéri avec le stramonium une inflammation aiguë du cerveau (60). Les médecins américains regardent le stramonium comme un excellent remède contre le tétanos (61); Greding (62), Sidren (63), Odhelius (64), Fischer (65), Kreysig (66) et plusieurs autres l'ont vanté contre l'épilepsie; Lentin (67), contre les névralgies, ainsi que Vaidy (68), Bigelow et Wolff (69), Kirckoff (70) et Marcet (71). Enfin, dans les maladies des yeux, le stramonium a été aussi utile que la belladone. Arnemann et Hufeland s'en sont servis contre la phthisie pulmonaire (72); Mayer et Wiegers, contre la photophobie douloureuse et les ophthalmies en général (73). Begbie a publié dans les Transactions médicochirurgicales d'Edimbourg plusieurs faits relatifs à l'action calmante et hyposthénisante du stramonium, sans que son usage ait jamais été suivi d'accidents, à l'exception toutefois de quelque sensation désagréable au gosier (74).

§ V. *Appréciation de l'action.* — Les faits précédents nous obligent à conclure que l'action du datura stramonium est analogue à celle de la belladone, et par conséquent hyposthénisante vasculaire, et en même temps céphalique au plus haut degré.

§ VI. *Action mécanique.* — Le stramonium n'a aucune action mécanique irritante sur les parties sur lesquelles on

(44) Bibliothèque médicale, vol. XL, p. 271.
(45) Dictionn. univ. de mat. médic, t. II, p. 595.
(46) Richter. Ausf. Arzneyw., 2 Bd., p. 558.
(47) Revue médicale, t. XI, p. 469.
(48) Nouvelle bibliothèque médicale, t. II, p. 451.
(49) De datura stram., etc. Amsterd., 1813.
(50) Martins, Journ. de chim. méd., t. III, p. 550.
(51) Mérat et Delens, Dictionn., t. II, p. 597.
(52) Americ med. recorder, 1826, vol. VI.
(53) Ueb. d. Behandl. d. Hundsw. Fr., 1809.
(54) Libel. de Stramonio, etc. Vind., 1762.
(55) Férussac, Bull., t. II, p. 343.
(56) Chir. u. med. Vorfæl., p. 178.
(57) Hufeland's Journ., 36 Bd., 2 st., p. 107.
(58) Treat. of mat. med., t. II.
(59) Mat. medic.

(60) Kubn. Med. phys. Journ., 1800, 3 st. p. 189.
(61) Richter, cit., p. 558.
(62) Vermischt. Schrift, 1 Bd., p. 17.
(63) Diss. de usu stram. in conv. Ups., 1772.
(64) Act. r. Acad. scient., vol. XXVII, p. 280.
(65) Eberle treat. of the mat. med., vol. II.
(66) Annal. d. Heilk., 12 Bd., p. 696.
(67) Hufeland's Journ., 9 Bd., 1 st., p. 58.
(68) Journ. compl. du Dictionn. des sciences méd., t. II, p. 87.
(69) Rut's Magaz., 22 Bd., p. 394.
(70) Férussac, Bulletin des sciences médicales, t. XI, p. 197.
(71) Journ. univ. des sciences méd., t. XVI, p. 107.
(72) V. d. Blattern., p. 546.
(73) Harlezs, Neue Jahrb., 8 Bd., 2 st., p. 75.
(74) Trans. of the med. chir. Soc. of Edinb., t. I, p. 285.

l'applique. Ce qui confirme cette assertion, c'est que l'application de ses feuilles ou de son extrait sur les parties enflammées et douloureuses apaise au lieu d'augmenter la douleur.

§ VII. *Mode d'administration.* — L'extrait est la préparation dont on fait usage le plus souvent. Il importe qu'il ne soit pas vieux ni moisi. On l'administre à la dose de 5 à 15 centigrammes (1 à 3 grains), qu'on peut augmenter graduellement. Il en est de même de ses feuilles desséchées et pulvérisées. Van Nuffel en a donné jusqu'à 1 gramme et demi et au delà par bouche; et Barton, dans un cas de folie, en administra jusqu'à 3 grammes. — La teinture de stramonium a été donnée à la dose de 14 à 24 gouttes contre l'asthme aigu par Wand (75). Les Anglais ont assez l'habitude d'employer le stramonium à l'état de vapeur en guise de tabac contre certaines affections du thorax. A Paris on fait de petites cigarettes en papier composées de feuilles de datura mêlées à des feuilles de sauge à parties égales, qu'on fume dans les cas d'asthme dit nerveux. La quantité des feuilles sèches de stramonium est pour chaque cigarette de 60 à 80 centigrammes (12 à 18 grains); on en fume plusieurs par jour. Quelques malades asthmatiques en ont fumé jusqu'à éprouver des vertiges et de la somnolence. — Les graines de datura jouissent des mêmes propriétés narcotiques. Garet et Acosta racontent que les filles publiques des Indes et les malfaiteurs des Canaries et du Malabar s'en servent en les mêlant aux aliments, aux boissons ou au tabac pour plonger les malheureux qui tombent entre leurs mains dans un état de stupeur, dont ils profitent à leur aise pour les dépouiller.

***

JUSQUIAME.

(*Hyoscyamus niger.*)

§ Ier. *Caractères physiques.* — On connaît quinze espèces de jusquiame, plantes toutes herbacées, vivaces, bisannuelles ou annuelles, plus ou moins vénéneuses et narcotiques. Celle que la médecine emploie de préférence est la jusquiame noire. Elle appartient aussi à la famille des solanées, pentandrie monogynie, Lin. Cette plante est bisannuelle, d'un aspect lugubre, très-commune sur le bord des chemins et dans les lieux incultes, autour des villages et des granges. Son odeur, ainsi que sa saveur nauséabonde, font déjà soupçonner ses propriétés délétères. Toutes les parties de cette plante sont douées, plus ou moins, d'une action toxique.

§ II. *Notions chimiques.* — Brandes a découvert dans les graines de la jusquiame noire un alcaloïde qu'il a nommé *hyosciamine.* L'analyse chimique y a fait rencontrer aussi une huile fixe insoluble dans l'esprit-de-vin; une substance grasse analogue à la cétine, des malates et des phosphates de chaux, de magnésie et de potasse; une matière extractive, avec un peu de sucre, de gomme, de l'albumine et de l'amidon,

§ III. *Effets sur les animaux.* — Les maquignons ont l'habitude de mêler quelques graines de jusquiame noire avec l'avoine qu'on donne aux chevaux maigres, lorsqu'on veut leur faire prendre de l'embonpoint (76). Les cochons, les vaches, les brebis mangent de cette herbe sans inconvénient (77). Alibert dit en avoir fait manger, pendant plus de huit jours, à trois cabiais qu'il avait renfermés dans une cage, sans qu'ils en aient été incommodés (78). Les cerfs cependant et les gallinacés ne touchent point à cette plante, et s'il leur arrive d'en manger, ils en éprouvent des effets toxiques (79). Le suc épaissi de cette plante, administré à la dose de 8 grammes à un chien, détermina des vomissements, la dilatation de la pupille et l'assoupissement (80). Par des expériences directes sur les animaux, M. Orfila dit s'être assuré que la jusquiame n'irrite point l'estomac, et qu'elle agit sur le cerveau par l'intermède de la circulation (81). Ici comme ailleurs cet auteur y fait entrer de l'irritation, de l'inflammation que personne n'a jamais vue.—

***

(75) The London med. and phys. Journ., 1827.

(76) Renard, Journal de médecine, t. XXVIII, p. 243.

(77) Haller, Hist. stirp. Helv., p. 580.

(78) Nouveaux éléments de thérapeutique, t. I, p. 439.

(79) Matthioli, in Dioscor., p. 751.

(80) Stoerck, Libel. de Stramon, etc. Vind., p. 28.

(81) Toxicologie, t. II, p. 153.

Le docteur Reisinger expérimenta la jusquiamine en l'appliquant sur les yeux; il détermina une forte dilatation de la pupille. Donnée par bouche à des chiens, ces animaux devinrent paresseux, tristes, assoupis, faibles, et finirent par perdre la vue. Ces chiens jetaient des cris plaintifs, mais qui n'avaient pas le caractère de la douleur inflammatoire; et, si on leur donnait du vinaigre, les symptômes augmentaient (82).

§ IV. *Effets sur l'homme bien portant.* — L'odeur qu'exhalent les solanées en général, surtout la jusquiame, enivre et plonge dans un assoupissement qui peut devenir mortel. D'après les observations d'Ingen-House, aucune plante n'a une influence plus nuisible sur l'atmosphère, surtout pendant l'été, que cette espèce de solanée (83). Quoique Storck ait pris lui-même l'extrait à la dose de 5 centigrammes (1 grain) pendant huit jours consécutifs sans éprouver aucun dérangement, il ne laisse pas d'avertir qu'une dose un peu plus élevée pourrait causer des accidents graves. Pougens tomba, par l'effet de la jusquiame, dans un fort engourdissement avec tendance au sommeil. S'étant réveillé après huit heures, il éprouva une espèce de bien-être indéfinissable; il avait la mémoire plus active que d'ordinaire, les idées plus claires, l'imagination plus vive, mais dans l'espace de vingt-quatre heures tous ces phénomènes disparurent (84). — Della Valle expérimenta lui aussi, sur lui-même et sur d'autres, l'extrait de jusquiame. Il a observé que ce remède ralentit le pouls, procure le sommeil et affaiblit tout le corps. Dans un seul cas la circulation s'est accélérée, c'est lorsqu'on a donné la jusquiame conjointement avec l'alcool. Chez un jeune homme âgé de vingt-quatre ans, 50 centigrammes d'extrait de jusquiame firent descendre le pouls à 59; la figure est devenue pâle, il éprouva du froid aux extrémités, obscurcissement dans la vue, des convulsions et une défaillance. On a jugé prudent de lui administrer immédiatement une potion alcoolisée qui dissipa à l'in-

stant tous ces phénomènes. Il n'en a pas été de même sur d'autres individus qui, ayant mangé par mégarde soit les feuilles jaunes de jusquiame qu'on avait prise pour de la chicorée blanche, soit les racines qui ont quelque ressemblance avec des panais, sont tombés dans un état léthargique, ont éprouvé des accès de folie, des spasmes, et, enfin, ont succombé. Les phénomènes les plus ordinaires de cette action se réduisent à la dilatation de la pupille, à l'éblouissement, à des vertiges, à de la somnolence, au délire gai et calme, avec des hallucinations étranges et des gesticulations bizarres, à l'aphonie suivie de coma et de léthargie. Les individus ainsi empoisonnés éprouvent en même temps des nausées, une sécheresse intolérable dans la bouche et dans le gosier, de l'anxiété avec douleur à l'épigastre; diarrhée, abaissement général de la chaleur animale, faiblesse extrême, tremblements, pâleur, sueurs froides, pouls très-petit, inégal, perte de la sensibilité, paralysie des membres; le visage devient bouffi, et ils sont sujets à des terreurs paniques; la syncope paraît suivie d'une véritable asphyxie (85). Il est à remarquer cependant que la mort dans ce cas n'a lieu que lorsque la dose de la jusquiame a été très-forte, puisqu'il résulte des faits recueillis qu'il y a eu souvent des cas dans lesquels 8, 12, et même 16 grammes ne l'ont pas produite; il est vrai que les extraits des plantes vireuses qu'on trouve dans quelques pharmacies sont si mal préparés, qu'ils ne possèdent aucune action.

On comprendra facilement la raison pour laquelle des individus empoisonnés par cette plante se sont tirés d'affaire, malgré un traitement tout à fait contraire à l'indication curative; j'entends parler des saignées et de l'application des acides végétaux, tels que le vinaigre, que les toxicologistes conseillent pour apaiser les effets nuisibles de cette substance. La nature hyposthénique des phénomènes, l'absence de toute inflammation véritable (confirmée par Orfila lui-

(82) Mediz. chir. Zeitung., 17 februar 1825.

(83) Gardane, Gazette de santé, 1773, 1774, p. 249.

(84) Dict. de méd., t. I. — Roques, Phyt. méd., t. I, p. 207.

(85) Haller, Hist. stirp. Helv., n. 580. — Essays and observ. phys. and. litt., t. II, p. 243. — Wepfer, Hist. cicut. aquat., p. 130. — Patovillot, Phil. trans., t. XL, p. 446. — Lanzoni, Op, t. I, p. 196. — Donaldson, Med. chirurg. review, july 1826.

Giacomini.

même), l'action réciproquement opposée de la jusquiame et de l'opium déjà reconnue par Storck et par Murray; le danger évident que Reisinger a couru en administrant du vinaigre après la jusquiame; l'avantage des liqueurs alcooliques constaté par Della Valle : tout cela prouve de la manière la plus incontestable que les moyens propres à combattre les effets de la jusquiame doivent être choisis dans la classe des hypersthénisants; tandis qu'avec les antiphlogistiques, si toutefois l'empoisonnement n'est pas mortel par lui-même, on ne fait que retarder la cessation totale des symptômes et aggraver la maladie.

§ V. *Effets dans les maladies.* — Les anciens avaient plus de confiance dans l'usage externe de la jusquiame que dans son administration par la bouche. On trouve dans Celse un collyre de jusquiame pour les maux d'yeux, et un collutoire pour l'odontalgie (86). Certains charlatans conseillent de fumer des graines de jusquiame pour apaiser le mal de dents. Cet usage est très-ancien. Les praticiens connaissent les suites funestes de l'inspiration prolongée de la vapeur de cette plante; aussi l'ont-ils sagement proscrite contre les maux de dents, qu'elle ne soulage que momentanément (87). Tournefort assure qu'en exposant les mains et les pieds affectés d'engelures à la fumée de la jusquiame, on en guérit promptement (88). Les graines de cette plante, pilées et appliquées sous forme de cataplasme, ont été conseillées par Tadernemontano, pour faire passer le lait (89). Ferrein se servait des feuilles de jusquiame bouillies, ou infusées dans de l'huile, pour dissiper les engorgements du sein chez les nouvelles accouchées (90). On emploie aussi ces cataplasmes avec avantage sur les articulations des goutteux (91). L'administration de la jusquiame à l'intérieur n'était presque pas connue, lorsque Storck a publié ses expériences et a recommandé ce remède héroïque contre les maladies les plus re-

belles. L'école de Vienne en a étendu considérablement l'usage; malgré l'opposition animée de Greding. On manquait cependant de règles suffisantes pour l'administration de cette plante; c'est à Rasori, à Borda, à Tomassini et à Della Valle que l'on doit la véritable appréciation de sa valeur thérapeutique. Les partisans de la doctrine italienne employèrent la jusquiame dans diverses inflammations, à la place de la saignée. Nous l'avons employée nous-même avec succès dans un cas de méningite aiguë, après trois saignées (92); dans un autre de myélite cérébrale (hémiplégie), et dans un troisième de rachialgite (93). On comprend maintenant : 1° pourquoi Storck l'a trouvée si efficace contre la folie, l'épilepsie hypersthénique, les palpitations du cœur et l'hémoptysie (94). Ces résultats sont confirmés par plusieurs praticiens, entre autres par Collin (95); 2° pourquoi Greding l'a trouvée, au contraire, nuisible dans le traitement de la folie et de l'épilepsie dépendant d'un vice organique (96); 3° comment elle a pu être conseillée par Platner contre l'hémoptysie (97), par Forestus (98) et par Boyle contre les hémorrhagies en général (99); 4° comment Gesner a réussi, au moyen de la jusquiame, à calmer la colique inflammatoire (100), et Clauder à arrêter des dysenteries (1), Breiting à dissiper des névralgies (2), Rosenstein la toux convulsive (3), Amstrong la coqueluche (4); 5° comment Schmidt a pu guérir avec la jusquiame l'iritis (5), Renard l'arthritis aiguë (6), Abramson le delirium tremens

---

(86) Lib. vi, c. vi; c. ix, n. 9.

(87) Férussac, Bulletin des sciences médicales, t. xvii, p. 260.

(88) Histoire des plantes des environs de Paris, t. i, p. 342.

(89) Mérat et Delens, Dict., vol. iii, p. 570.

(90) Mat. méd., t. ii, p. 646.

(91) Nouv. Dictionn. de bot. médic., 2ᵉ partie, p. 550.

(92) Voy. Mugna, la Clinica, etc.; ann. 1830-31, n. 96.

(93) Même clinique, 1833-34, n. 72.

(94) De hyoscyamo Libel., p. 50.

(95) Obs., t. v, p. 148.

(96) Ludwig, Ad., med. pract., t. i, P. i, p. 71.

(97) Prax. med., p. 655.

(98) Obs., l. xvi, obs. 18.

(99) Use fullnes of nat. Phil., P. ii, ess. v et vi, t. i, p. 509.

(100) Arzn. in Schwab., 1 Bd., p. 194.

(1) Eph. nat. curios., dec. ii, an. 6, obs. 178, p. 861.

(2) Hufeland's Journ., 25 Bd., 4 st., p. 149.

(3) Bskd., p. 270.

(4) Fleisch, Kinderkr., 2 Bd., p. 431.

(5) Himly's Opht., Bibl. 3 Bd., 1 st.

(6) Journal de médecine, vol. xxviii, p. 241.

des buveurs (7), et Richter l'a louée contre les fièvres inflammatoires et autres maladies dans lesquelles l'opium ne conviendrait pas (8); 6° comment Tribolet en fait de grands éloges et la recommande dans les péripneumonies pour épargner les saignées, aussi bien que dans le croup, dans la phthisie, et même dans l'encéphalite (9); 7° et comment, enfin, Murray, après lui avoir accordé une propriété narcotique comme à l'opium, a pu avouer, en observateur sincère, que l'administration pratique de la jusquiame ne répond pas à la théorie de son action (10).

§ VI. *Appréciation de l'action.* — Indépendamment de l'action hyposthénisante universelle, ou pour mieux dire cardiaco-vasculaire, les faits précédents prouvent que la jusquiame est douée d'une vertu affaiblissante très-prononcée sur l'encéphale. C'est cette observation qui nous a fait classer cette substance parmi les remèdes hyposthénisants céphaliques. Cette propriété rend la jusquiame un excellent remède contre les maladies hypersthéniques accompagnées de douleur et d'agitation; de sorte que, avant même de combattre la condition pathologique (ce qui exige toujours un temps plus ou moins long), la jusquiame peut, en attendant, procurer un grand calme dans les phénomènes les plus inquiétants, en mettant l'appareil cérébro-spinal dans un état de langueur salutaire. Dans les maladies douloureuses qui dépendent d'une cause mécanique et incurable, la jusquiame est un précieux remède palliatif : elle procure du sommeil, apaise les douleurs, déprime l'orgasme général. Si les praticiens voulaient bien approfondir ces faits, ils ne trouveraient plus que la jusquiame est tout à fait inactive, ainsi que plusieurs le croient, et ils ne prescriraient plus à profusion l'opium et la morphine dans l'espoir mal fondé de calmer les douleurs et l'agitation en question. Avec la jusquiame on calme les symptômes inflammatoires, et, en même temps, on mitige la source de l'agitation et des douleurs ; tandis qu'avec l'opium, ou la morphine, on ne fait

qu'étouffer momentanément les symptômes, et on augmente la phlogose, qui devient elle-même opiniâtre et grave.

§ VII. *Action mécanique.* — Nous ne connaissons dans la jusquiame aucune action mécanique, si ce n'est l'émolliente, que lui attribuaient les anciens en l'appliquant sur les parties enflammées sous forme de cataplasme. Dans ce mode d'application, le médicament peut produire des effets dynamiques si une partie de sa substance est absorbée. L'huile qu'on retire des semences de jusquiame, et qui est employée comme émolliente, si elle est pure, ne possède aucune des propriétés de la jusquiame.

§ VIII. *Mode d'administration.* — La dose de l'extrait est, d'après Storck, de 5 à 15 centigrammes (1 à 3 grains). Dans certaines maladies, on peut élever la dose jusqu'à 1 gramme pour vingt-quatre heures. Collin en a donné jusqu'à 2 grammes. Tribolet l'a prescrit à la dose de 4 et même de 5 grammes par jour, mais dans les inflammations fort graves. Dans les cas ordinaires la dose en est de 10 à 50 centigrammes (2 à 10 grains). En Italie on a l'habitude de combiner la jusquiame avec d'autres remèdes contrestimulants, tels que la digitale, les antimoniaux, et notamment le kermès minéral ; dans les inflammations de poitrine, cette union n'est pas à mépriser. — Pour dilater la pupille, on peut se servir de l'extrait étendu dans de l'eau distillée, ou bien de la jusquiamine. Les graines de la jusquiame entrent dans la composition des pilules de cynoglosse de Mésué et des trochisques d'alkekenge. Les Arabes possèdent une préparation de jusquiame nommée *benje*, laquelle enivre et provoque le sommeil. Lorsqu'ils en ont contracté l'habitude, ils ne peuvent plus s'en passer, et, dès qu'elle leur manque, ils perdent l'appétit et leur gaieté ordinaire. Les personnes qui en font usage, sont celles qui éprouvent des irritations nerveuses continuelles.

---

(7) Hufeland's Journ., 17 Bd., 2 st., p. 60.
(8) Ausfubrl. Arzn., 2 Bd., p. 316.
(9) Omodei, Ann. univ. di medic. Iena, 1818, p. 134.
(10) App. medic., t. i, p. 240.

NICOTIANE.

(Nicotiana tabacum.)

§ Ier. *Caractères physiques.* — C'est vers le milieu du seizième siècle que Jean Nicot de Nîmes, ambassadeur de François II en Portugal, envoya en

France les premières semences de cette plante, qu'on appela ensuite *nicotiana*. Elle est originaire de l'Amérique; on la cultive aujourd'hui dans presque toutes les parties du monde avec le plus grand succès. On regarde pourtant comme les meilleurs tabacs ceux qui croissent dans l'Amérique du Nord, et notamment dans la Virginie. La nicotiana appartient à la famille des solanées, pentandrie monogynie, Lin. Ses feuilles sont employées en médecine et dans l'usage domestique; elles sont grandes, épaisses, ovalo-lancéolées, aiguës, sessiles, mollasses, d'un vert pâle, velues, glutineuses et pubescentes; lorsqu'elles sont fraîches, elles présentent une odeur forte, sont d'un goût âcre et nauséeux, ainsi que toutes les autres parties de la plante.

§ II. *Notions chimiques.* — Le suc des feuilles fraîches de la nicotiane a été plusieurs fois analysé; Posselt et Reimann y ont découvert un principe qu'ils ont nommé *nicotine*, alcaloïde transparent, incolore, liquide, d'une odeur qui rappelle celle du tabac, d'une saveur âcre, brûlante et durable. D'après Berzélius une seule goutte de cette substance suffit pour tuer un chien. On retire aussi de cette plante une huile volatile analogue au camphre, que Hermbstaed nomma *nicotianine*, de l'extractif amer, de la gomme, quelques sels, et de la résine verte. Vauquelin avait déjà obtenu un principe âcre, volatil, soluble dans l'alcool et dans l'eau, que plusieurs chimistes ont cru pouvoir désigner sous le nom de *tabaccina*, dans lequel ils font résider les propriétés enivrantes et vireuses du tabac. — Le tabac qu'on prépare dans les manufactures, quand il a fermenté, varie beaucoup dans ses principes constitutifs et développe des principes nouveaux.

§ III. *Effets sur les animaux.* — Pour prouver la grande puissance de la nicotiane, on n'a qu'à donner une seule goutte de l'huile obtenue par distillation à des chiens ou à des chats, ils sont tués en quelques instants (11). La poudre même et le suc sont très-nuisibles aux animaux; M. Orfila dit avoir tué des chiens dans l'espace de huit ou neuf heures avec 15 grammes de tabac donné par bouche, en leur liant l'œsophage; 8 grammes seulement suffisaient lorsqu'on l'appliquait dans une plaie. Un chien mourut avec 80 centigrammes (18 grains) seulement (12). Si M..Orfila trouva, ainsi qu'il le dit, quelques traces de phlogose dans le canal digestif, lesquelles, d'après son propre aveu, étaient fort légères, nous ne devons pas omettre de rappeler que la plus légère ligature de l'œsophage peut les produire, lorsque l'animal survit quelques heures à l'opération.

§ IV. *Effets sur l'homme bien portant.* — Pour bien connaître les effets de la nicotiane sur l'homme bien portant, il suffit de jeter un coup d'œil sur les faits les plus triviaux. Nous voyons les feuilles sèches de la nicotiane réduites en poudre, préparées de différentes manières, inspirées dans les narines, chatouiller l'odorat; ces mêmes feuilles fumées à la pipe, produire une sorte d'excitation ou d'ivresse; mâchées en petite quantité, faire affluer dans la bouche une grande quantité de salive, et picoter l'organe dégustateur. Cette plante occupe aujourd'hui une place considérable dans les habitudes et les besoins de presque tous les peuples. L'habitude diminue de beaucoup et éteint les effets du tabac; de sorte que, pour les observer dans leur pureté, il faut les examiner chez les personnes qui en font usage pour la première fois, ou qui en prennent excessivement. Chez les priseurs il faut d'abord distinguer l'effet primitif d'irritation locale dans les narines qui détermine une cuisson, l'éternument, l'écoulement d'une mucosité par les narines et le larmoiement. Ces effets ne sont pas exclusifs au tabac, une poudre quelconque pouvant les produire par ses seules qualités mécaniques ou chimiques. Les feuilles sèches d'une plante, la plus innocente, comme la mauve, si elles ne sont pas finement pulvérisées, déterminent, lorsqu'on les inspire dans les narines, ces mêmes effets irritatifs. A côté de ces phénomènes locaux produits par le tabac, s'en présentent d'autres, tels qu'une céphalalgie d'abord légère, des étourdissements, et une sorte d'ivresse. Il n'est pas nécessaire d'avaler le tabac pour éprouver des nausées accompagnées d'angoisses à l'estomac, et même le vomissement. Il est vrai que ces symptômes ne sont pas de longue durée, quoique Ramazzini les ait trouvés persister plus ou moins longtemps chez

---

(11) Roquès, Phytogr. médic., t. 1, p. 215.

(12) Toxicol., t. 11, p. 245.

les fabricants de tabac, lesquels éprouvent souvent une toux opiniâtre et des tremblements dans les membres (13). Un ami du docteur Chomel, en flairant du tabac d'Espagne, tomba en défaillance et son corps s'est couvert de sueur froide (14). Ce sont là des effets dynamiques en opposition avec les premiers ; ils sont la conséquence de l'absorption de quelques parcelles de nicotiane. Les différentes espèces de tabac offrent des effets soit dynamiques, soit physico-chimiques fort variables. Toujours cependant l'intensité de l'un de ces effets est en raison inverse de celle de l'autre. Ces différences dépendent principalement du climat que la plante habite, du terrain où elle végète, de la manière de la préparer, de l'état plus ou moins avancé de sécheresse, etc. On comprend que si la poudre de tabac n'est pas humide, la pituitaire ne peut l'absorber ; alors il n'y a pas d'effets dynamiques, et il agit seulement mécaniquement en chatouillant la muqueuse, et *vice versa* s'il est finement pulvérisé et un peu humide. La fermentation influe aussi beaucoup sur la nature de l'action du tabac, car elle développe des principes salins nouveaux qui irritent les narines et qui donnent lieu à des effets dynamiques divers. J'ai observé qu'à conditions égales la poudre fermentée chatouille, il est vrai, et irrite vivement les narines, mais produit moins d'effet sur l'encéphale. On peut s'en convaincre en se servant comparativement de la poudre de feuilles non fermentées et de celle de feuilles fermentées, au même degré d'humidité.

L'action mécanique ou irritante du tabac chez les fumeurs est excessivement faible ; on pourrait presque la regarder comme nulle. On se tromperait si on voulait s'expliquer ce fait par la salivation abondante qu'éprouvent les fumeurs. Si on réfléchit qu'en tenant entre les dents un fétu de paille, ou un caillou dans la bouche, la salive est sécrétée en abondance, on doit déduire que le surcroît de sécrétion qui a lieu chez les fumeurs tient à la présence du corps étranger dans les dents. Effectivement on n'éprouve pas de la salivation abondante lorsqu'on a l'habitude de tenir la pipe ou le cigare au bout des lèvres. La fumée de tabac n'est pas du tout irritante ; je ne cesserai de le répéter, puisque je vois plusieurs personnes en inspirer à pleins poumons sans en éprouver la moindre toux, ni la moindre irritation à la gorge ; et moi-même qui ai une aversion très-prononcée pour la fumée de tabac, je me suis trouvé dans un cabaret où l'air était fortement imprégné de vapeurs de nicotiane, et j'y ai respiré pendant quelque temps sans autre gêne que l'aversion particulière pour ce parfum. Il en est autrement lorsque la vapeur de la nicotiane est absorbée. De la langueur générale, de l'engourdissement, un trouble dans les idées frappent celui qui pour la première fois inspire ou se trouve enveloppé d'une fumée de tabac. Il éprouve de la pesanteur à la tête, des vertiges, il chancelle, pâlit, a de fréquentes envies d'uriner, des nausées, des douleurs à l'estomac, une faiblesse générale, du froid à la peau, des sueurs vers le front. Ces phénomènes sont les avant-coureurs du vomissement, qui s'effectue sans aucun soulagement des autres symptômes. On ne doit pas en accuser la salive qu'on aurait pu avaler, car la même chose a lieu aux personnes renfermées dans des chambres closes, même aux meilleurs fumeurs qui y restent comme simples spectateurs. Ces symptômes peuvent empirer au point de donner lieu à la défaillance, à l'assoupissement, à l'asphyxie, et même à la mort. On connaît le fait relatif aux deux frères, dont parle Helwing, qui moururent dans un état léthargique pour avoir vidé en fumant, l'un dix-sept, l'autre dix-huit pipes de tabac (15).

Ceux qui chiquent en éprouvent des effets mécanico-irritatifs très-prononcés, savoir : une copieuse salivation, de la chaleur dans la bouche, et quelquefois même une inflammation aux gencives, au gosier, à la langue. Les effets dynamiques en sont fort légers, si l'on n'avale pas la salive ; dans les cas contraires, on éprouverait les mêmes effets que si on prenait la nicotiane par bouche. — Les petites doses de feuilles ou de suc de la nicotiane par bouche augmentent la sécrétion de l'urine. Mais pour peu que la dose soit élevée, la pupille se dilate, il survient de l'obscurcissement dans la vue, des vertiges, et une tendance à l'as-

----

(13) De morbis artif. Diatr. Ven., 1743.

(14) Roques, Phytogr., médic., t. 1, p. 216.

(15) Observ. phys. méd., p. 45.

soupissement. Plusieurs auteurs disent, contradictoirement à ce fait, que la pupille se resserre par l'effet de la nicotiane. Nous avons voulu nous en assurer par l'expérience directe, qui nous a prouvé ce que nous venons d'avancer. On éprouve en outre des nausées, du vomissement, de la diarrhée, avec tremblement dans les muscles; la figure devient pâle, les extrémités froides; sueurs abondantes sur tout le corps; pouls petit et lent, faiblesse générale; les membres sont comme paralysés; délire, syncope, asphyxie, mort. Tous ces effets, qui se développent en prenant la nicotiane par bouche, se manifestent d'une manière plus intense encore si elle est appliquée à la peau dénudée de l'épiderme, ou dans une plaie. On rapporte des cas de mort survenue par les simples lotions, sur la tête, d'une infusion de nicotiane exécutées pour la guérison de la teigne, ou appliquées dans d'autres régions pour la guérison d'une autre maladie cutanée. Walterhat a été témoin d'un cas de mort survenue en trois heures par une friction faite avec une préparation de nicotiane (16). Une malheureuse mère a vu ses trois enfants sur le point de périr en vingt-quatre heures, pour leur avoir enduit la tête avec un liniment de beurre de nicotiane, dans le but de les guérir de la teigne et des poux (17).

Ces phénomènes ne sont certainement pas l'effet d'une irritation, d'une phlogose locale; ils dénoncent une véritable hyposthénie. Sans cette espèce d'ivresse causée par le tabac, ivresse qu'on assimile à celle que produisent les alcooliques, on n'hésiterait pas, je crois, à reconnaître l'action hyposthénisante. Cette ivresse cependant en diffère tellement, qu'on la dissipe au moyen du vin et des autres liqueurs hypersthénisantes; tandis que l'ivresse produite par les alcooliques est guérie promptement par le tabac, surtout par sa fumée. Je sais bien que cette assertion ne sera pas généralement admise, quoiqu'on ait tous les jours sous les yeux la preuve de ce que j'avance : mais on n'y réfléchit point. Les grands fumeurs, en effet, sont en même temps grands buveurs; l'excès de l'un de ces agents est mitigé par l'autre et aide à

tolérer son usage. Il est facile, au reste, de faire sur soi-même l'expérience en prenant abondamment et successivement de ces deux substances : on verra si l'ivresse alcoolique s'accroît ou diminue sous l'influence de la fumée de tabac. Nous verrons d'ailleurs la confirmation de ce fait dans l'étude de l'empoisonnement par le tabac. Un individu voulant se débarrasser de quelques insectes pubiens (morpions) dont il était incommodé a fomenté avec une décoction de tabac toutes les régions occupées par ces sarcoptes. Il a éprouvé bientôt des vertiges, une grande faiblesse générale, des vomissements et une grande anxiété, On eut recours aux éthers, et tous ces symptômes cessèrent à l'instant (18). Une femme présentait les symptômes les plus graves d'un empoisonnement par ce solanum; elle a été guérie à l'aide de la liqueur d'Hoffmann et de la thériaque par Vandermonde (19). Diemerbroeck rapporte le cas d'un individu qui, en temps de peste, avait avalé du tabac dans de la bière, et qui était tombé dans un tel état d'anxiété et de faiblesse, qu'il était sur le point d'expirer. On lui a administré du vin chaud contenant de la noix muscade, de la cannelle et du gingembre; et les symptômes se sont promptement dissipés. Le malade est tombé aussitôt dans un sommeil fort tranquille, et, en se réveillant, il était parfaitement guéri (20). Ces faits et beaucoup d'autres pareils nous autorisent à penser que les effets dynamiques de la nicotiane sont franchement hyposthéniques.

§ V. *Effets dans les maladies.* — Les effets thérapeutiques du tabac ont été observés par un grand nombre d'auteurs. Ils confirment parfaitement la conclusion précédente. Les faits cliniques sur ce sujet se rapportent à la guérison de l'hydropisie par Fowler (21), par Garnett (22) et par Magnen (23); de plusieurs maladies des voies urinaires, accompagnées de douleur et de retention d'urine,

---

(16) Journal de médecine de Leroux, t. xv, p. 289.

(17) Murray, Op. med., t. i, p. 248.

(18) Mémoire de la Société royale de médecine, t. ii, p. 299.

(19) Recueil périodique d'observations de médecine, t. vii, p. 67.

(20) Tract. de peste, l. iv, p. 294.

(21) Med. reports on the eff. of tabacco. Lond., 1785.

(22) Duncan, Med. comment., dec. ii, t. vi.

(23) De Tabac. exercit. xiv. Hag, 1818.

par le même Fowler, par Simmons (24), par Earle (25), par Bingham (26), et par Westbery (27); du catarrhe pulmonaire chronique, de l'asthme, de la coqueluche, par Gegner, par Thilenius, par Hufeland et par Harrison (28); de l'angine tonsillaire et de la pneumonite, par Page (29); de la dysenterie et de plusieurs inflammations franches, par O'Beirn, qui a employé la décoction de tabac en fomentation (30); de l'iléus, par Sydenham (31), par Abstorphius (32) et par Conradi (33); de l'étranglement herniaire, par Heister (34), par de Haen (35), par Scheffer (36), par Hey (37), et par d'autres; des vers intestinaux et de la céphalalgie, par Boerhaave (38); de l'odontalgie, des tumeurs dures, inflammatoires, par Rumph (39); des bubons (en fomentation), par Graham (40); des ganglions hypertrophiés et des indurations aux mamelles, par Spalding (41); de la gale, des dartres et de la teigne, par Stoll (42), par Grand (43), par Underwood (44), et par Justamonde (45).

La nicotiane n'a pas été moins utile dans les maladies de l'appareil cérébro-spinal, comme dans la manie, où elle était conseillée par Coxe; on dirait même que cette substance est demandée instinctivement par les malades, car on sait que les aliénés sont très-avides de tabac. Beaucoup d'auteurs recommandent le tabac comme prophylactique de l'apoplexie (46); ils prescrivent les lavements de fumée de tabac contre l'assoupissement apoplectique. Dans les Indes, on guérit le tétanos à l'aide de la nicotiane. Lefoulon (47), Duncan et Harris (48) en firent usage avec succès contre cette maladie; et O'Beirn contre le tétanos traumatique. Thomas et Anderson (49) en rapportent aussi des guérisons. La nicotiane fait partie des remèdes contre l'épilepsie, elle est recommandée par Zacutus Lusitanus, par Larivière, par Currie (50), et par Page (51). On a prescrit dès la plus haute antiquité la fumée de tabac par le rectum contre les asphyxies. Cette pratique cependant peut être dangereuse. Les asphyxies ne sont pas toutes de même nature. Il en est qui dépendent d'une cause mécanique qui agit sur quelque vice cardiaque, et qu'on ne pourrait regarder comme hypersthénique. Il en est d'autres qui sont véritablement hyposthéniques, et d'autres qui sont hypersthéniques. Parmi les premières on compte aussi les asphyxies produites par de fortes pertes de sang; par une grande soustraction de calorique, comme dans l'engourdissement par le froid; par manque d'oxygène, comme chez les noyés. On peut regarder comme hyposthéniques celles qui dépendent de l'action du gaz acide carbonique, ou de tout autre gaz délétère; celles qui sont produites par les poisons hyposthénisants, tels que l'acide hydrocyanique, le nitre, le tartre stibié, la ciguë et la nicotiane elle-même. Parmi les secondes on compte l'asphyxie des personnes pléthoriques, celle des nouveau-nés, celle des ivro-

---

(24) Phys. med. Journ., déc. 1802, p. 405."

(25) Med. chir. trans., t. v, p. 82.

(26) Prakt. Bemerk. ü. d. Kr. u. verletz. d. Blose, 1813, p. 96. .

(27) Revue médicale, t. xii, p. 336.

(28) Diss. de Pertussi, Gott., 1793.

(29) The Edinb. med. and. phys. Journ., t. xviii, p. 351.

(30) Dubl. Hosp. rep., t. iii.

(31) Opera, p. 533, 606.

(32) Samml. aus. Abh. z. Geb. f. p. Aerzte, 14 Bd., p. 311.

(33) Hufeland's Journ., 6 Bd., p. 492.

(34) Chirurg., p. 807.

(35) Rat. med., t. i, p. 113.

(36) Gebr. u. Nux. d. Tobacsrauch.

(37) Pract. observ. in sürg. Long., 1803.

(38) Med. observ. and. inquir., t. ii, p. 307.

(39) Herb. Amb., t. v, p. 226.

(40) Journ. analyt., mars 1828.

(41) The medic. repertor. by Mitckill., t. iv, 1817.

(42) Rat. med., P. iv, p. 467.

(43) Samml. aus. Abh. z. Gebr. f. pr. Aerzte, 13 Bd., p. 37.

(44) D. Engl. Kinderatzt., p. 15.

(45) Samml. aus. Abh., etc., 12 Bd., p. 457.

(46) Zetl. de nicot. util. et nox.

(47) Harless, N. Journ. d. med. chir. Litt., 6 Bd., n. 2.

(48) Samml. aus. Ab., etc., 30 Bd, p. 634.

(49) Dub. Hosp. reports., t. iii.

(50) D. gew. u. bew. Mitt. g. d. Fallsucht, 1823, c. ix.

(51) Gazette de santé, août 1826.

gnes par le vin, l'alcool ou l'opium ; celle produite par une compression cérébrale sous l'influence d'une force mécanique externe. Dans les asphyxies appartenant à cette seconde classe, les clystères de fumée de tabac peuvent être utiles à cause de leur action hyposthénisante. Ces mêmes moyens ne sont pas contre-indiqués dans les asphyxies dépendant d'un vice mécanique, mais on doit sévèrement proscrire les lavements de fumée ou de décoction de tabac dans les asphyxies hyposthéniques, car ils augmenteraient l'hyposthénie et hâteraient la mort.

§ VI. *Appréciation de l'action.* — D'après les effets que produit sur l'économie la nicotiane, et les moyens nécessaires pour les dissiper, on doit conclure que son action est hyposthénisante-céphalique, et en même temps cardiaco-vasculaire. La nicotiane pourrait trouver dans les maladies une application beaucoup plus étendue si elle n'était pas si généralement en usage comme objet d'agrément ou de gourmandise, et si cela ne donnait pas lieu à des abus graves, le tabac étant entre les mains de tout le monde et pouvant être employé sans prescription de médecin. L'abus du tabac est nuisible, puisque celui-là même dont on se sert pour priser, et qui, comme on sait, n'est pas orthodoxe, s'il est employé en excès, donne lieu à des étourdissements, affaiblit la mémoire et l'imagination, et hâte chez beaucoup de personnes la stupidité sénile. Le tabac que l'on fume nuit sérieusement aux jeunes gens, car il énerve, abat les facultés intellectuelles, retarde le développement des organes ; il nuit aussi à l'âge mûr lorsqu'on en abuse, car il rend paresseux, hébété, et éteint toute l'énergie morale. L'usage de la pipe nuit aussi aux fonctions gastriques, car il les trouble, les rend malades. Les personnes qui chiquent continuellement du tabac éprouvent des dérangements dans la digestion, à moins qu'ils ne soient doués d'un tempérament robuste et que leur nourriture ne soit très-grossière et excitante. Je dois dire cependant aussi que le tabac pris avec mesure et prudence pourrait être utile aux personnes studieuses, dont l'imagination est fatiguée par les congestions sanguines habituelles vers le cerveau ; l'expérience démontre, en effet, que dans ces cas une prise de bon tabac fin rafraîchit les idées. Les personnes qui mangent beaucoup, qui boivent ha-

bituellement des liqueurs enivrantes et qui éprouvent par là des céphalalgies, se trouvent bien de l'usage du tabac ; la pipe les soulage en dissipant les vapeurs qu'elles éprouvaient vers la tête, et leur rend la gaieté et la sérénité d'esprit. On voit par là que l'effet du tabac est loin d'être excitant. Il semble exciter l'encéphale parce qu'il rétablit la libre fonction de cet organe en dissipant les congestions et la surexcitation. Je n'aime pas le tabac, pourtant j'en conseille l'usage dans des limites qui me paraissent raisonnables. On ne m'appliquera pas, par conséquent, ce qu'on disait du docteur Fagon, premier médecin de Louis XIV, qui, tout en s'emportant dans la chaire contre l'usage du tabac, en prisait très-abondamment à chaque minute.

§ VII. *Action mécanique.* — Les feuilles fraîches de la nicotiane conservent une âcreté chimique qui s'évente en partie par le dessèchement. La poudre sèche est aussi âcre, mais elle perd cette qualité par la cuisson. Si on veut s'en servir à l'extérieur, on doit donner la préférence à l'extrait ou à la décoction. Si on veut l'employer pour tuer les poux ou les morpions, on ne doit pas oublier que la substance peut être absorbée et produire des effets fâcheux. — Le tabac considéré comme sternutatoire est un bon irritant mécanique de la pituitaire nasale.

§ VIII. *Mode d'administration.* — On a beaucoup employé autrefois la nicotiane en médecine. On en a exagéré d'abord les propriétés, on en a fait un remède universel, une espèce de panacée propre à guérir toutes les maladies. L'on a aussi exagéré ses propriétés malfaisantes. Pour l'emploi de la nicotiane par bouche, il ne faut pas oublier que celle de l'Amérique du Sud et de la Havane est regardée comme la plus douce. Celle de l'Amérique du Nord, et spécialement de la Virginie, est la plus forte et la meilleure. La nicotiane qu'on cultive dans nos pays, surtout dans les contrées dont la température en permet la naturalisation, est peut-être douée d'une action hyposthénisante plus efficace que l'exotique ou l'américaine. La nicotiane en infusion dans l'eau bouillante se prescrit ordinairement à la dose de 1 ou 2 grammes, on n'en doit jamais dépasser la dose de 4 grammes. L'infusion peut aussi être employée à l'extérieur ; dans ce cas, on peut en doubler et même tripler la dose. L'extrait de nicotiane est administré en pilules de 5 à 10 centi-grammes, qu'on peut répéter dans les cas graves. On peut prescrire aussi la fumée de nicotiane ; on s'en sert en clystères à l'aide d'un appareil appro-prié. — Les feuilles de nicotiane font partie du baume dit *tranquille,* de l'on-guent de Joubert, et de l'onguent splé-nique de Bauderon ; de l'eau d'arque-busade ou vulnéraire. Les anciens pré-paraient un sirop de nicotiane qu'on administrait par très-petites doses. On a employé souvent la nicotiane fraîche en fomentations ou en cataplasmes ; sa décoction a été également employée en bains, par Anderson, contre le tétanos.

ORDRE VIIE.

Nous avons nommé remèdes céphaliques ceux qui modifient plus particulièrement les sens et les fonctions intellectuelles, parce que les organes principaux qui les exercent se trouvent dans la tête, quoique l'organe du tact soit répandu dans tout le corps. Nous avons appelé spinaux les remèdes qui modifient les fonctions de la locomotion ou des organes qui l'exécutent, parce que la source principale des mouvements les plus évidents est dans la moelle épinière, bien qu'il existe un grand nombre de mouvements qui sont volontaires, même à la figure. Ainsi, en disant qu'un remède est hyposthénisant spinal, nous entendons dire qu'il abat directement l'énergie vitale du cervelet et de la partie antérieure de la moelle allongée et de la moelle épinière.

STRYCHNINE. (*Strychnina.*)

§ Ier. *Caractères physiques.* — C'est à MM. Pelletier et Caventou qu'on doit la découverte de l'alcaloïde végétal renfermé dans la noix vomique qu'on appelle strychnine, et qu'on trouve aussi dans la fève de Saint-Ignace (*strychnos Ignatia*), dans le bois de couleur (*strychnos colubrina*), et, en dernier lieu, dans l'upas cicuté. On a imaginé plusieurs procédés pour obtenir la strychnine, mais celui de Ferri est le plus économique : il consiste à prendre 1 kilogramme de noix vomique concassée, à la faire bouillir pendant deux heures dans dix parties d'eau acidulée avec 120 grammes d'acide hydrochlorique et 60 d'acide sulfurique, à filtrer le tout, et à traiter deux fois le résidu de la même manière, en ajoutant à la décoction un petit excès de chaux pulvérisée, ayant soin d'agiter le tout. — La strychnine pure se présente sous forme de très-petits cristaux presque microscopiques, blancs, inodores, extrêmement amers.

§ II. *Notions chimiques.* — La strychnine est inaltérable à l'air, soluble dans 6,667 parties d'eau à 0, et dans 2,500 d'eau bouillante ; elle est plus soluble à chaud dans l'alcool à 0,835. L'alcool anhydre ne la dissout pas ; il en est de même des huiles grasses ; mais les huiles grasses à chaud la dissolvent. Elle s'unit facilement aux acides, donnant lieu à des sels cristallisables, dont le plus grand nombre est soluble dans l'eau.

NOIX VOMIQUE.

(*Strychnos nux vomica.*)

La semence ainsi nommée est plate, arrondie, de la forme d'un bouton déprimé au centre, ou ombiliqué, très-dure, d'une saveur extrêmement amère, d'une couleur gris-verdâtre. La noix vomique provient d'un arbre des Indes (*strychnos nux vomica*, de la famille des apocynées, pentandrie monogynie, Lin.). Dans cette graine, outre la strychnine, Pelletier et Caventou y ont trouvé de l'acide igasurique, de la brucine, de la cire, de l'amidon, de la bassorine, etc. Grandoni y a trouvé en outre une huile verte, analogue aux autres huiles grasses.

FÈVE DE SAINT-IGNACE.

(*Semen Ignatiæ amaræ.*)

On donne ce nom à la semence d'un arbre du genre *strychnos* des Indes orientales, que le père Camelli, en honneur du fondateur de l'ordre des jésuites, nomma *Ignatia amara*. Cette semence est irrégulière, anguleuse, dure, très-amère, d'un brun pâle au dehors, striée, inodore, de la grosseur d'une olive. Chaque fruit, qui est de la grosseur d'une poire ordinaire, ovoïde, glabre, contient 15 à 20 de ces semences. Outre la strychnine, les chimistes français que je viens de citer ont trouvé dans cette graine les mêmes principes que dans la noix vomique, et spécialement l'acide igasurique, dont la nature n'est pas encore bien connue.

§ III. *Effets sur les animaux.* — On a expérimenté sur les animaux l'extrait de noix vomique. Les chats, les chiens et les lapins sur lesquels Desportes, Magendie et Delille essayèrent cette substance moururent comme asphyxiés, à la suite de contractions spasmodiques et tétaniques (52). Une roideur qu'on pourrait assimiler à celle du tétanos, associée à une insensibilité absolue, a été remarquée par Lossius chez les animaux qu'il avait empoisonnés avec la noix vomique. Il a observé aussi qu'on peut les piquer, les brûler, les amputer même, sans qu'ils manifestent la moindre sensation de douleur. Les chèvres, qui peuvent résister, comme on sait, à l'action de plusieurs poisons végétaux, meurent par celui-ci (53). Les nécropsies ne décèlent pas la moindre trace de phlogose chez les sujets qui ont succombé à l'action de ce poison (54); cela a été constaté par plusieurs auteurs, entre autres par Wepfer (55). La fève de Saint-Ignace, que Sidren et Alm expérimentèrent sur des animaux,

produisit les mêmes effets que la noix vomique (56). — Pelletier et Caventou, ayant appliqué 2 centigrammes de strychnine dans la gorge d'un lapin, virent se manifester des convulsions, et l'animal mourut au bout de cinq minutes. La même dose placée dans une plaie pratiquée sur le dos d'un autre lapin le tua en trois minutes et demie. On répéta ces expériences avec le même résultat, et l'on s'est convaincu qu'un seul centigramme de strychnine suffisait pour tuer les lapins, les cochons d'Inde, les chats, dans l'espace de vingt à soixante minutes, sans laisser à l'autopsie la moindre trace d'inflammation, ni d'autre lésion appréciable. D'autres expériences entreprises avec 1 centigramme de strychnine préparée avec l'acide azotique et l'acide hydrochlorique démontrèrent à ces mêmes auteurs que ces lapins mouraient en cinq minutes, c'est-à-dire dans le même temps que ceux qui avaient pris une dose double de strychnine pure. Ceux qui avaient pris la strychnine associée à l'acide hydrocyanique moururent aussi plus tôt; tandis que, en combinant 1 centigramme de strychnine avec 10 centigrammes de morphine, les symptômes spasmodiques ne se déclaraient qu'une heure après, et ils étaient interrompus par un état de calme. Le soir, l'animal mangea bien, et il ne mourut que dans la nuit. Cette expérience montre assez clairement que la morphine affaiblit les effets de la strychnine. La même chose arriva à un autre lapin à qui on donna 1 centigramme de strychnine combinée à 60 centigrammes d'extrait d'opium. Cet animal éprouva un accès spasmodique après un quart d'heure; plus tard, il en eut un second, après lequel il mangea; il parut s'assoupir, et mourut le jour suivant. Enfin, un troisième fut soumis à la même dose de strychnine associée à 30 centigrammes de morphine. L'animal n'éprouva aucun spasme, et, après trois jours, il était très-bien portant, et fut soumis à d'autres expériences (57). Il est évident que les 30 centigrammes de morphine, dose qui avait donné la mort à d'autres lapins, ont été anéantis par 1 centigramme de strychnine, dose qui, elle aussi, avait été mortelle sur d'autres

---

(52) Examen lu à l'Institut de France, le 24 avril 1809.

(53) Pelletier et Caventou.

(54) Dissert. de nuce vomica. Witt., 1683, p. 18.

(55) De cicuta, p. 194.

(56) Diss. de nuce vomica, etc. Ups., 1786, p. 13.

(57) Journal universel des sciences médicales, juin 1819, p. 258.

lapins. Ces expériences de Pelletier et Caventou furent soigneusement répétées, avec les mêmes résultats, par Cremer, qui affirme de son côté qu'on ne trouve sur les cadavres presque jamais la moindre trace d'altération, et que la morphine est le véritable contre-poison de la strychnine(58). Quel que fût le but que se proposèrent les auteurs de ces expériences, il nous sera toujours permis de croire, pour le moment, que l'action de la strychnine, qui est analogue à celle des acides azotique, hydrochlorique et hydrocyanique, est contraire à celle de la morphine et de l'opium, et par conséquent hyposthénisante.

§ IV. *Effets chez l'homme bien portant.* — Que l'on administre de la fève de Saint-Ignace ou la noix vomique à petite dose, on produira toujours des spasmes (59) douloureux aux muscles des membres; d'abord aux membres inférieurs, ensuite aux membres supérieurs (60). Quelquefois il y a flux de ventre avec nausées, et des picotements dans les extrémités. Bergius a obtenu par des doses un peu plus fortes des vertiges, des tremblements dans tout le corps, des mouvements convulsifs, des sueurs froides et des défaillances (61). Grimm dit avoir remarqué une espèce d'ivresse, où tout le corps est comme saisi et tout à fait insensible, et couvert en même temps de sueurs abondantes (62). Les doses élevées de ces graines déterminent la cécité, un relâchement et une paralysie absolue, l'asphyxie et la mort en quelques heures. Plusieurs individus moururent en présentant ces seuls symptômes; ou bien ils restaient roides, après avoir pris une graine de noix-vomique ou de fève de Saint-Ignace. Loss, pourtant, assure avoir pris impunément 5 centigrammes de noix vomique, et qu'un de ses amis en avait pris une noix tout entière (63). Il faut supposer que cette noix était cariée ou autrement gâtée,

ou bien brûlée, et qu'elle avait par conséquent perdu son action naturelle. Au dire de Fodéré, la noix vomique ne produit que des effets purement sédatifs, caractérisés par un ralentissement dans la circulation et la respiration. Il a remarqué chez un individu que le pouls, qui était à soixante-douze, a descendu à trente en une minute (64). Rademacher obtint avec l'extrait de noix vomique des vomissements et tous les symptômes d'un état de faiblesse des plus menaçants, et il assure en outre que cet extrait ne peut pas être toléré par les individus s'il n'est combiné à la teinture d'opium (65). — Les effets de la strychnine sont bien plus terribles encore, car à des doses tout à fait minimes elle produit ces mêmes effets. Elle détruit promptement la vie. Brofferio rapporte le cas d'un individu qui mourut très-promptement avec 100 centigrammes seulement (66). Il observa en même temps l'action particulière de cette substance sur la moelle épinière; observation confirmée depuis par d'autres (67). Bardsley porta la dose jusqu'à 7 centigrammes dans les vingt-quatre heures, et il a vu des accidents graves se déclarer, tels que des vertiges, des vomissements, l'abaissement du pouls, difficulté dans la respiration, anxiété, contractions tétaniques dans les muscles et une sueur abondante vers la tête. — Ce praticien parvint à calmer ces phénomènes à l'aide des stimulants diffusifs, tels que l'alcool, l'éther, etc. (68). Miquel en a apaisé les effets à l'aide de la morphine (69). Un élève en médecine s'est empoisonné avec une fève de Saint-Ignace, et il a été parfaitement guéri moyennant l'alcali volatil à la dose de 6 gouttes répétées tous les quarts d'heure (70). Après les vomitifs, les opiacés ont été regardés comme les meilleurs

---

(58) Strychnii vis ac efficac. in corpus anim. Bonn., 1820.

(59) J'entends par spasmes douloureux ce que les auteurs nomment secousses tétaniques.

(60) Dictionnaire des sciences médicales, t. xx, p. 284.

(61) Mat. méd., p. 150.

(62) Eph. nat. cur., observ. 72.

(63) Dissert. de nuce vomica. Will., 1683, § 23.

(64) Roques, Phytogr. méd., vol. i, p. 284.

(65) Libell. de dysenter. Colon., 1806.

(66) Repert. med. chir. di Torino, an. 1825, p. 296.

(67) Mérat, Guérin, Fournier, Barras, Branca, Barzellotti, Flourens.

(68) Hospit. fact. and observ. the London med. and physic. Journ., n. 5, t. vii, p. 52.

(69) Journal de Tavernier et Beaude, août 1826.

(70) Sauvages, Nosolog. méthod.

remèdes contre l'empoisonnement par la noix vomique par Alibert (71) et Richter (72) et par d'autres. — Ainsi, les études entreprises sur l'homme bien portant confirment l'idée que nous avons émise d'après les expériences sur les animaux, savoir : que l'action de la strychnine et des substances qui la produisent est hyposthénisante. Quelques expériences cependant que le professeur Beraudi entreprit dernièrement sur lui-même et sur un de ses élèves sembleraient, au premier abord, établir que la strychnine est douée d'une action stimulante. Ces deux observateurs ont commencé par avaler chacun 2 centigrammes 1/2 de noix vomique le premier jour; ils augmentèrent cette dose graduellement tous les jours jusqu'à 30 centigrammes au maximum. Ils commencèrent leurs expériences dans une chambre échauffée à 15 degrés (Réaumur); c'était vers le mois d'octobre 1822. Ils éprouvèrent d'abord de l'étourdissement et une confusion dans les idées, de l'obscurcissement dans la vue, quelque douleur à la tête, à l'oreille gauche, le long de l'épine dorsale, aux membres, au ventre. Leur teint s'anima, leur langue devint rouge, et le pouls plus fréquent que d'ordinaire; quelquefois pourtant il a été plus lent et plus faible. Ils éprouvèrent des spasmes. Plus tard la céphalalgie se dissipa, quoique les autres symptômes, tels que la dilatation de la pupille, la lourdeur dans les membres, les borborygmes, la chaleur et la douleur à l'épine dorsale et au plexus brachial, persistassent encore pendant quelque temps.

M. Beraudi a considéré la douleur à la tête, la rougeur de la langue et des yeux, l'accélération du pouls et les autres phénomènes comme des symptômes d'excitation, et il a cru pouvoir conclure que les effets de la strychnine étaient excitants (73). La conclusion eût été logique si ces effets eussent été réellement produits par la noix vomique; mais j'ai de fortes raisons pour croire qu'ils tiennent à des circonstances accessoires mal appréciées, tellement ils me paraissent en contradiction avec l'observation journalière. Remarquez en effet que les deux expérimentateurs se sont placés dans une température élevée, la chambre étant très-chaude. Or on sait que chez beaucoup de personnes la chaleur détermine des congestions vers la tête et l'accélération du pouls. Effectivement, ces phénomènes se sont déclarés aussitôt après l'ingestion de la substance délétère, c'est-à-dire lorsqu'elle n'avait peut-être pas encore commencé à opérer, et ils cessèrent quelques heures plus tard, précisément lorsque le poison aurait dû faire sentir davantage son action. Avant de prendre la substance vénéneuse, le pouls marquait 75, 76 ou 78, ce qui n'est pas ordinaire chez l'homme bien portant, à moins d'être placé dans une température élevée comme devant un poêle allumé. D'ailleurs, ils éprouvèrent à peu près les mêmes phénomènes, lorsqu'ils prirent d'abord une dose presque insignifiante de 2 centigrammes et 1/2 et lorsqu'ils en prirent 30 centigrammes. Il faut remarquer, en outre, que par cette dernière dose le pouls de M. Beraudi s'abaissa, dans l'espace d'une demi-heure, de huit pulsations, et de deux autres après une seconde demi-heure; tandis que dans l'expérience précédente, à 20 centigrammes, le pouls avait baissé de quatre pulsations du nombre qu'il présentait avant l'expérience : ce qui est tout à fait en opposition avec les déductions de ce professeur, et s'accorde au contraire avec l'action hyposthénisante.

§ V. *Effets dans les maladies.* — Les faits cliniques vont éclairer d'une manière plus positive encore l'action dynamique de la noix vomique ou de la fève de Saint-Ignace. Nous ne les emprunterons pas à la pratique de Rasori, de Borda, de Tommasini et de leurs élèves les plus distingués qui, depuis longtemps, emploient la strychnine contre les inflammations franches; nous préférons les emprunter à la pratique de ceux-là mêmes qui croient que ce médicament est excitant et qui l'ont employé comme tel. Et, d'abord, nous trouvons que la noix vomique a été employée avec succès dans plusieurs maladies incontestablement hypersthéniques, telles que le rhumatisme et l'arthritis par Wiel (75) et par Portal de Palerme (76); la

----

(71) Mater. medic., t. III, p. 187.
(72) Ausf. Arzn., 2 Bd., p. 666.
(73) Della noce vomica Dissertaz. Milano, 1830, p. 24.

(75) Diss. de usu nucis vom. et Vitr. Alb., p. 17.
(76) Mercur. delle scienze mediche.

cardialgie par Horn (77), par Nevermann (78), par Voigtel (79), par Niemann (80) et par Schmidtmann (81) ; la colique douloureuse par Montin (82) et par Spielmann (83) ; la dysenterie par Hagstrom (84), par Odhelius (85), par Hufeland (86), par Fischer (87), par Horn (88), par Dahlberg (89). Green préconise la fève de Saint-Ignace contre l'hydropisie (90) ; Michaelis l'employa avec succès dans la coqueluche (91) ; Dreyfus (92), Grimaud d'Angers et Polton (93), et plusieurs autres assurent en avoir tiré de bons effets dans le choléra-morbus. On sait que Fallope (94) et Gesner (95) l'ont proposée comme antidote de la peste. Une foule d'auteurs ont traité avec succès la fièvre intermittente avec la noix vomique ou la fève de Saint-Ignace (96). On pourrait opposer, il est vrai, que tous les praticiens

ne sont pas d'accord sur la nature hypersthénique de la fièvre intermittente ; mais nous nous sommes déjà expliqué sur cette question, et nous croyons avoir prouvé que cette dernière condition de la maladie est incontestable, ce qui confirme la thèse que nous soutenons concernant l'action de la strychnine. C'est notamment dans les maladies hyposthéniques de l'appareil cérébro-spinal que les remèdes dont il s'agit déploient le plus efficacement leur action salutaire. La noix vomique a reçu de grands éloges dans le traitement de l'hydrophobie par Schulz (97) et par Baker (98) ; elle a été vantée contre le délire hypochondriaque par Thebesius (99) ; contre la folie par Albinus et Alston (100), par Jurghaus (1), par Wiel (2) et par Horn (3). Albinus nous assure même qu'on réussit au moyen de la noix vomique à procurer un peu de sommeil aux maniaques, qui, comme on sait, éprouvent de l'insomnie.

Dans les îles Philippines, on se sert communément de la noix vomique pour guérir l'insolation qui occasionne, comme on sait, des encéphalites graves. — Berra a calmé chez un malade une surexcitation cérébrale très-intense, moyennant la noix vomique (4). Maccary s'en est servi utilement dans les inflammations chroniques du cerveau (5) ; nous aussi nous l'avons employée avec avantage dans un cas de myélite chronique (6), et nous pouvons citer aussi un cas de myélite aiguë qui céda promptement à l'usage de la strychnine (7). De tout temps, on a beaucoup vanté la noix vomique ou la fève de Saint-Ignace contre l'épilepsie (8). Plusieurs auteurs l'ont

---

(77) N. Arch. f. med. Erfahr., 1810, 14 Bd., p. 261.

(78) Rust. Magaz., 1835, cah. 2, p. 306.

(79) Arzneimittel., 2 Bd., 2 Abth., p. 259.

(80) Pharmac. Batav., 2ᵉ édit., t. I, p. 214.

(81) Summa observ. med., etc. Bresl., 1826, t. III.

(82) Diss. de med. Lapp. in Coll. Hall., t. VI, p. 742.

(83) Instit. mat. med., p. 233.

(84) Vetensk. ac. Handl., 1773, p. 301.

(85) Loc. cit., 1774, p. 270.

(86) Journ., 1 Bd., p. 56.

(87) Armen. prax., p. 298.

(88) N. Arch., 1809, 9 Bd., p. 148 ; 1810, 14 Bd., p. 251.

(89) Litt. med., déc. 1775.

(90) Handb. d. Pharmac. Hall., 1813, 2 Bd., p. 123.

(91) Hufeland's Journ., 3 Bd., p. 114.

(92) Académie royale de médecine de Paris, séance du 2 octobre 1831.

(93) Rapport de MM. Trollier, etc., Lyon, mai 1832, p. 127.

(94) Oper., t. I, p. 756.

(95) Epistol., p. 114.

(96) Ludovici, Pharm. med. op., p. 113. — Wedel Amœn. Mat. med., p. 337. — Buchner, Pharm. Brand., p. 61. — Hartmann, Dissert. de cicuta, merc. subl., etc., p. 17. — De Bourier, Histoire de la Société de médecine, t. I, p. 340. — Lewis, Mat. med., p. 412. — Lind, Diseas. in hort. clin., p. 306. — Aaskow, Samml. aus Abh., etc., 14 Bd., p. 609. — Marcus, Prüf d. Brown. syst., 1 Bd., 3 st., p. 39. — Stein, De fab. St-Ignat. Erl., 1793. —

Kuinnet, Diss. de fab. St-Ignat. Erl., 1802.

(97) Mater. med., p. 404.

(98) Frorieps, Notiz., 14 Bd., n. 18, p. 287.

(99) N. Act. nat. cur., t. I, p. 175.

(100) Mat. med., t. II, p. 41.

(1) Diss. de nuc. vom. et cort. hipp. Hall., 1770.

(2) Obs. de us. nuce vom. et Vitr. Alb. Wit., 1771.

(3) Archiv., 1810, 14 Bd., p. 269.

(4) Comment., t. VII, p. 501.

(5) De l'hystérisme sthénique, etc. Paris, 1810.

(6) Mugna, la Clin., an. 1830-31, n. 114.

(7) Loc. cit., an. 1831-32, n. 129.

(8) Act. Berol., déc. II, t. X. p. 12.

employée avec avantage contre cette maladie; entre autres Hermann (9), Valentini (10), Sidren (11), Lichtenstein (12), Horn (13). On sait que le fameux spécifique antiépileptique, qui a fait la fortune de Weitz père et fils, n'était autre chose que de la fève de Saint-Ignace en poudre ; Haas en publia le secret après la mort des deux Veitz (14). De Candolle, Husson, Finot, Asselin, Magendie, Bricheteau, Fouquier (15), Ferradesche (16), Galli (17), Becker, Rose, Augouard (18) rapportent une foule de cas de paralysie guérie avec la noix vomique. De nos jours on donne la préférence à la strychnine, comme remède plus pur et plus sûr dans son action que la substance dont on la retire. Bardsley rapporte trente-cinq cas de paralysie consécutive à l'apoplexie traités avec le plus grand succès à l'aide de la strychnine (19); Bally et Martin Solon (20) en rapportent plusieurs autres; mais c'est surtout dans les cliniques d'Italie qu'on trouve enregistré le plus grand nombre de guérisons de cette maladie au moyen de cet alcaloïde. Durant le traitement de cette affection, le malade ressent des picotements dans le membre paralytique, qui, par la suite, se changent en couleurs très-vives, accompagnées de secousses convulsives; symptômes avant-coureurs du retour de la sensibilité et du mouvement. Parmi les paralysies, on doit comprendre l'amaurose guérie aussi au moyen de la strychnine par Liston (21), par Shortt 22), par Miquel (23), par Stocker, par Middlemore (24), par Henderson (25).

§ VI. *Appréciation de l'action.* — D'après les faits que nous venons d'exposer, on ne peut s'empêcher d'attribuer à la strychnine et à ses préparations une propriété hyposthénisante spinale très-prononcée et générale à la fois. Cette vérité importante nous semble ressortir assez clairement des expériences faites sur les animaux, et sur l'homme bien portant ou malade. Plusieurs affections guéries avec ce remède sont évidemment hypersthéniques inflammatoires. On ne manquera pourtant pas de dire, quant à la paralysie, qu'un grand nombre d'auteurs la regardent comme une affection hyposthénique. Ceci mérite quelques considérations. Une paralysie peut être regardée comme le résultat de l'extinction ou de la suspension du sentiment et du mouvement volontaires. Elle ne peut avoir lieu que dans les organes dépendants de l'appareil cérébro-spinal, ou de la vie animale. En conséquence on se trompe quand on parle de paralysie des intestins, à moins qu'on ne veuille rapporter ce mot au sphincter de l'anus ou au pharynx. Il en est de même de la paralysie présumée des artères et de quelques autres organes. L'abolition ou suspension de la sensibilité et du mouvement de ces parties équivaut à l'asphyxie, à la mort. Le membre paralysé est encore vivant, la circulation se continuant dans ces vaisseaux ainsi que la sensibilité organique, mais par la sensibilité animale, c'est-à-dire perçue par le cerveau; et il ne jouit plus de la mobilité volontaire. Si le membre est immobile par suite d'une affection matérielle de ses muscles, comme une inflammation, par exemple, s'il est insensible par suite de l'épaississement de la peau qui le couvre, on ne le dira pas paralysé. Considérée en elle-même, la paralysie n'est qu'un symptôme, et pas

---

(9) Cynosur. Mat. med., t. II, p. 231.
(10) Hist. simpl. res., p. 198.
(11) Samml. aus. Abh. z. Geb., etc., 8 Bd., p. 555.
(12) Hufeland's Journ., 49 Bd., 2 st., p. 77.
(13) N. Arch., 1810, 14 Bd., p. 264.
(14) Comment. de fab. St-Ignat. Lips., 1822.
(15) Leroux, Journ. de méd., chir. et pharm., t. XXXVIII.
(16) Transactions médicales, décemb. 1833.
(17) Repertor. med. chir. Torino. Luglio, 1834.
(18) Bayle, Bibliothèque de thérapeutique, t. II.
(19) Hospit. facts., etc. The Lond. med. and phys. Journ., n. 5, vol. VII, p. 52.
(20) Archives générales de médecine, avril 1833.

---

(21) The London medic. Gazette, februar. 1830.
(22) The Edinb. med. and surg. Journ., oct. 1830.
(23) Journal de MM. Tavernier et Beaude, août 1825, p. 6.
(24) Journ. de chim. méd., vol. VIII, p. 289.
(25) Revue médicale, 1831, vol. VII, p. 270.

une maladie. En rapportant ce symptôme à l'organe d'où il émane, la maladie se retrouve dans les nerfs spinaux antérieurs (paralysie partielle du mouvement), ou dans les nerfs postérieurs (paralysie des sensations, amaurose, cophose, anesthésie, etc.), ou bien dans les uns et les autres en même temps, ou dans la moelle épinière, ou dans l'encéphale (paralysie complète, paraplégie, hémiplégie, apoplexie). Des conditions pathologiques fort différentes peuvent empêcher ces organes d'exercer leurs fonctions, et produire par conséquent la paralysie. En première ligne se présentent les altérations mécaniques. Un corps étranger exerçant une compression sur un nerf spinal, sur la moelle même ou sur l'encéphale; la section d'un nerf, une affection organique de la substance nerveuse elle-même, telle qu'un épaississement de tissu, un ramollissement, peuvent déterminer une paralysie incurable, vu que la cause est inamovible. Vient ensuite l'hyposthénie véritable, qui peut affaiblir la vitalité de l'appareil cérébro-spinal au point de le rendre immobile et impassible. Telle est, par exemple, la paralysie qui survient à la suite des pertes de sang abondantes, par l'action du gaz acide carbonique, de l'acide hydrocyanique, de l'azotate de potasse, du camphre, de la ciguë, des mercuriaux, de la belladone, et même de la strychnine, etc. En troisième lieu, enfin, se présente l'hypersthénie et l'inflammation de la substance nerveuse. Cette condition peut arriver au point d'empêcher l'exercice de la fonction; de la même manière que le muscle enflammé perd la faculté de se contracter, la glande enflammée de sécréter, etc. Les nerfs ou la substance encéphalique ou de la moelle épinière, enflammés, perdent leurs facultés sensitive et motrice : il en résulte un état léthargique, apoplectique, ou une paralysie partielle. Cette espèce de paralysie, la plus étendue et la plus grave de toutes, reconnaît donc pour cause une véritable phlogose aiguë ou chronique de la pulpe nerveuse.

Ces trois espèces principales de paralysie une fois établies, il est facile de comprendre pourquoi il ne peut exister de remèdes certains ou spécifiques contre la paralysie, quel que soit le nom qu'on leur veuille donner, nerveux, excitants ou antiparalytiques. La strychnine elle-même ne doit pas être envisagée comme un remède spécifique, absolu, antiparalytique; elle ne peut être d'aucune utilité dans les paralysies dépendant de causes mécaniques; elle est très-nuisible dans les paralysies dépendant de l'action de substances hyposthénisantes. Il n'y a conséquemment que les seules paralysies hypersthéniques et inflammatoires dans lesquelles la strychnine peut être véritablement utile. On diagnostiquera la paralysie mécanique, soit par la cause qui l'a produite, soit par sa longue durée, soit enfin par le défaut d'utilité des remèdes employés. On reconnaîtra la paralysie hyposthénique également par la cause, et en outre par l'état du pouls, qui est extraordinairement lent et faible, petit, irrégulier, et par l'ensemble de plusieurs autres symptômes de véritable asthénie. Cette paralysie n'est ordinairement, par sa nature, ni permanente, ni stationnaire. Dans la paralysie hypersthénique, le pouls est souvent fébrile; et s'il n'est pas fébrile, il est dur, plein, fort. Ajoutons à ces données la connaissance du genre de vie du malade, des causes occasionnelles, et de l'état où il se trouvait peu avant l'attaque de la paralysie. Telles sont précisément les paralysies qui suivent l'apoplexie, ou qui succèdent à des ophthalmies internes négligées, ou à des névralgies chroniques; la phlogose passe alors du névrilème à la substance des nerfs. On les appelle amaurose, paralysie par congestion, etc., et l'on prétend, par ce mot congestion, nier leur nature inflammatoire. Mais quelle différence y a-t-il entre une congestion, par exemple, de la rétine, et une rétinite? Je sais seulement que la rétine ne s'enflamme pas de la même manière que le tissu cellulaire et la matrice, c'est-à-dire qu'elle ne se gonfle pas et ne suppure pas. L'inflammation des nerfs et de leurs expansions présente aussi des caractères et des tendances qui lui sont propres, savoir : une simple injection dans les plus petits vaisseaux, le ramollissement dans le tissu, si elle est aiguë; l'endurcissement, si elle est chronique; l'effusion de sang, si le névrilème en participe. L'inflammation d'un nerf, par exemple la rétine, peut être intense, grave, sans fièvre et sans douleur dans la partie affectée. Sans fièvre, parce que la finesse des vaisseaux de la rétine est telle, qu'il est difficile qu'elle détermine une réaction sur le système circulatoire; capable de constituer la fièvre sans douleur, parce que l'organe sensitif, étant lui-même malade, ne peut transmettre au cerveau l'impression de sa manière d'être, comme il ne transmet pas non plus celle de la lumière. La véritable rétinite existe sans douleur, et l'on peut en dire autant de la névrite, de la myélite, de la cérébrite, de la cérébellite profonde. Que si, dans ces affections, le malade accuse de la douleur, c'est là un indice que la phlogose n'est pas dans la substance même du nerf, la cause de la douleur étant dans les parties environnantes. Cette douleur se transmet au cerveau par d'autres nerfs, qui ne participent pas à la phlogose. Ainsi donc, d'après nous, l'amaurose complète peut être regardée comme le résultat d'une rétinite profonde, d'une véritable apoplexie sanguine de la rétine ou du nerf optique. On peut en dire autant de la cophose et des autres paralysies complètes, par rapport au tronc nerveux d'où elles émanent. Je sais bien que cette manière de voir n'est pas adoptée par tous les médecins que le mot phlogose effraye ; mais qu'importe, les vérités marchent malgré leur aversion. Ils auront, en attendant, à s'expliquer comment il se fait que de jeunes sujets forts et robustes se trouvent privés pour toujours de la vue ou de l'ouïe, et qu'on parvient souvent à les guérir à l'aide de la saignée et d'autres moyens hyposthénisants énergiques. Ces paralysies partielles, en effet, veulent être traitées comme l'apoplexie, savoir : avec les moyens antiphlogistiques prompts et efficaces. Si elles ne menacent pas immédiatement l'existence, comme cette dernière, elles altèrent à la longue l'organisation de la partie, et rendent par là le mal incurable. Une phlogose nerveuse, quoique sans fièvre, et bornée à un seul organe, peu volumineux comme la rétine, peut, par la qualité du tissu affecté, être fort tenace et exiger des moyens curatifs extraordinaires. Aussi ne faut-il pas s'arrêter aux petits moyens ni aux applications locales, presque toujours inutiles : il ne faudra pas non plus avoir grande confiance dans les eaux ou boues thermales, et moins encore dans le temps ; mais bien dans les évacuations sanguines d'abord, et bientôt après dans la strychnine, ou dans d'autres remèdes hyposthénisants spinaux moins énergiques, dont nous parlerons bientôt.

§ VII. *Action mécanique.* — La strychnine, appliquée sur la langue, laisse une tache rougeâtre ; ce qui ferait présumer une propriété mécanique légè-

rement irritante. Il est pourtant reconnu qu'en s'en servant par la voie endermique, elle ne détermine pas la moindre phlogose locale ; quelquefois seulement elle réveille une sensation de chaleur sur la partie où elle est appliquée.

§ VIII. *Mode d'administration.* — Il est difficile de réduire en poudre fine la noix vomique et la fève de Saint-Ignace, à cause de leur dureté presque cornée. La manière la plus simple et la plus sûre de l'administrer, c'est cependant en poudre, à la dose de 10 à 20 centigrammes (2 à 4 grains), qu'on peut répéter deux, trois ou quatre fois dans le courant de la journée. La dose de Weitz contre l'épilepsie était de 10 centigrammes par jour en poudre. On peut la racler et en faire une tisane, en la faisant bouillir pendant longtemps. Dans ce cas on peut l'ordonner à la dose de 2 à 4 grammes (1 scrupule à 1 gros). Je me suis servi parfois, avec succès, d'un liniment dont j'ai fait frotter le long de l'épine du dos, dans les épilepsies et dans les rachialgites. On prépare 15 grammes de noix vomique raclée, qu'on fait cuire dans 240 grammes d'eau, jusqu'à réduction de la moitié, qu'on mêle ensuite avec un jaune d'œuf, et à autant d'huile d'olive ou d'amandes douces. La strychnine est une préparation très-dangereuse ; aussi ne faut-il s'en servir qu'avec la plus grande circonspection. On ne doit commencer qu'à la dose de 5 milligrammes le matin et le soir. On en augmente la dose graduellement jusqu'à 30 milligrammes. Il est prudent de ne pas dépasser cette dose. Bardsley pourtant en a donné jusqu'à 7 centigrammes et demi ; mais il ne faut pas oublier que des personnes ont été empoisonnées mortellement par 5 centigrammes de strychnine, répétés deux fois à la distance d'un jour. On ne doit pas non plus en continuer l'usage pendant longtemps, sans mettre des intervalles plus ou moins longs. En général, si on n'obtient pas de la strychnine des effets dans un court espace de temps, il n'y a pas avantage à continuer.

Quelques praticiens préfèrent l'administrer par la méthode endermique. La dose doit être alors un peu plus élevée, savoir : de 1 centigramme environ à 3 centigrammes ; on en saupoudre la peau, préalablement dénudée de son épiderme, ou bien on fait un onguent avec du saindoux.

(*N. d. tr.*) [Plusieurs praticiens prescrivent préférablement la strychnine sous forme de sel, parce qu'elle est alors plus soluble et par conséquent plus assimilable et sûre. Malin, Groebenchütz, Won der Busch et Faye prescrivent l'azotate de strychnine à la dose de 5 à 10 milligrammes, toutes les quatre heures. M. Magendie est partisan de l'iodate de strychnine dans les paralysies. Richini vante beaucoup le tartrate de strychnine comme le plus énergique.

Formules modèles.

1. Pilules.

2L Tartre de strychnine, 5 centigrammes (1 grain).

Savon méd., 25 centigrammes (5 grains),

M. F. pil. n° x.

2. Mixture.

2L Sucre blanc, 8 grammes (2 gros).

Eau distillée, 25 centigrammes (4 onces).

Tartrate de strychnine, 5 centigrammes (1 grain).

M. exact.

A prendre une cuillerée à bouche matin et soir.

3. Teinture.

2L Strychnine pure, 5 centigrammes (1 grain).

Acide acétique, 2 gouttes.

Sucre blanc, 8 grammes (2 gros).

Eau distillée, 60 grammes (2 onces).

On triture la strychnine et l'acide dans un mortier de verre, et on y ajoute l'eau et le sucre.

On en prend une cuillerée à café matin et soir.

4. Collyre d'Henderson contre l'amaurose.

2L Strychnine, 10 centigr. (2 grains).

Acide acétique étendu, 4 grammes (1 gros).

Eau distillée, 30 grammes (1 once).

On s'en sert comme de tout autre collyre ordinaire.

5. Pommade.

2L Acétate de strychnine, 10 centigrammes (2 grains).

Graisse de porc, 15 grammes (1/2 once).

M. exact.]

TOXICODENDRON.

(*Rhus toxicodendron.*)

§ Ier. *Caractères physiques.* — D'après Bosc, qui a séjourné longtemps à la Caroline, le *rhus toxicodendron* et le *rhus radicans* ne sont que la même plante, de la famille des térébinthacées, pentandrie digynie Lin. Originaire de l'Amérique septentrionale, elle est cultivée dans nos jardins, où elle forme en automne un très-bel ornement, et pour usage thérapeutique.

§ II. *Notions chimiques.* — Nous manquons d'une bonne analyse chimique de ce végétal, dont le nom indique assez ses qualités délétères qu'on croit résider uniquement dans son suc gommo-résineux. Van Mons, de Bruxelles, et d'autres pensent que les exhalaisons malfaisantes de cet arbre tiennent à du gaz hydrogène carboné. Cette opinion cependant est contestable. Lavini et Kalen pensent aussi qu'un principe vénéneux, particulier, volatil, s'échappe de cet arbrisseau, notamment lorsqu'il est en pleine végétation et que l'atmosphère est humide et nébuleuse.

§ III. *Effets sur les animaux.* — Beaucoup d'animaux, tels que les chevaux, les vaches, mangent, sans en être aucunement incommodés, les feuilles du rhus radicans ou toxicodendron. On serait porté à croire, d'après cela, que cette plante n'est pas vénéneuse lorsqu'elle est prise par la bouche. Rossi pourtant assure qu'ayant donné à un chien du suc de toxicodendron mêlé à de la viande, cet animal éprouva des convulsions (26). Van Mons dit qu'un gros chien, ayant été exposé pendant une nuit aux émanations de cette plante, mourut après avoir présenté un gonflement général de tout le corps (27). M. Orfila dit avoir tué un chien avec 15 grammes d'extrait de cette plante; et en voyant dans le cadavre la muqueuse gastrique un peu rougeâtre, il a cru pouvoir conclure que le rhus toxicodendron produit une irritation sur l'estomac, et en même temps, après avoir été absorbé, une action sédative et engourdissante sur le système nerveux (28).

---

(26) Obs. de nonn. plant. quæ pro ven. hab. Pisis, 1762.

(27) De la Métherie, Journ. de phys., 1800.

(28) Traité des poisons, t. II, p. 63.

§ IV. *Effets sur l'homme bien portant.* — Des contradictions étranges existent concernant les effets de cette plante sur l'homme bien portant. Les uns assurent, avec Fournier (29), en avoir pris et en avoir administré à d'autres des doses énormes, 4 grammes par jour, sans le moindre effet. D'autres affirment, au contraire, que le plus léger contact de cette plante sur une partie quelconque du corps occasionne des pustules, des démangeaisons, de la rougeur, du gonflement, notamment sur les paupières, au scrotum, et partout où la peau est très-fine, et qu'il a causé même des érysipèles très-graves, le délire, et des convulsions (30). On rapporte le cas d'un individu qui mourut après s'être touché les parties génitales avec un gant dont on s'était servi pour arracher quelques branches de rhus radicans (31). D'autres assurent que la même plante qui avait été maniée par quelqu'un impunément une fois détermina des accidents formidables lorsque le même individu la retoucha une autre fois ; et que de plusieurs individus qui se seraient mis au même moment en contact avec le rhus radicans, un seul en a éprouvé des effets fâcheux, les autres n'en ont été aucunement incommodés. Mais ce qui est encore plus extraordinaire, c'est que ces derniers auraient pu communiquer les effets délétères de la plante à d'autres par le seul contact. On trouve un exemple de ce cas dans Monti. Un jardinier de Bologne ayant la peau rude, et étant grand buveur, pouvait impunément labourer autour du toxicodendron ; il en broyait même les branches et les feuilles. Sa femme, qui n'avait pas approché la plante, mais qui se tenait souvent près du mari, en éprouva des accidents fort graves (32). Pour bien comprendre de semblables anomalies, il faut se rappeler que le toxicodendron n'exhale pas dans toutes les saisons ses principes volatils ; c'est dans l'été seulement que cette exhalaison a lieu. On explique par là le fait observé par Gleditsch, sur une famille dont tous les membres, depuis qu'elle cultivait dans un potager le toxicodendron, éprouvaient une éruption cutanée presque érysipélateuse, dont on accusait d'abord le mauvais emplacement de la maison, mais qu'on reconnut ensuite dépendre de l'influence malfaisante de cette plante. Après que la plante a été détruite, l'éruption a disparu (33). Il ne faut pas oublier, en outre, que les émanations pernicieuses de cette plante n'ont pas également lieu à toutes les heures de la journée. D'après les observations de Lavini, de Kalen, de Krüger et d'autres, si le ciel est beau et si les rayons du soleil frappent la plante, ses vapeurs n'affectent aucunement ; tandis qu'elles sont très-délétères si l'atmosphère est humide ou si le ciel est couvert de nuages. C'est pourquoi la même personne qui aura approché ou touché impunément cette plante dans un moment peut dans un autre en être affectée gravement. Il est nécessaire aussi de se rappeler que, pour ressentir l'effet de certaines substances, il faut en outre y être prédisposé, et qu'il est des circonstances particulières qui peuvent ôter ou diminuer chez certains individus cette disposition spéciale. Cela explique pourquoi, dans un autre fait rapporté par Monti, le jardinier qui travaillait autour de la plante avec son fils n'éprouva aucun effet, tandis que ce dernier en fut gravement incommodé, et pourquoi dans une autre occasion le jardinier père n'en ressentit l'action malfaisante que plusieurs jours seulement après avoir manié la plante (34). Si nous voulions maintenant chercher par quelle raison, dans le premier cas rapporté plus haut, le jardinier n'en éprouva pas d'effet, quoiqu'il fût imprégné des émanations de la plante vénéneuse au point de les faire ressentir à sa femme, nous ne saurions pas la trouver dans la rudesse de sa peau, car il en inspirait les émanations lorsqu'il cassait les branches ; il aurait dû alors en ressentir les effets délétères ou du moins quelque action sur les yeux. Nous attribuons plutôt cette invulnérabilité à l'action du vin que l'individu prenait copieusement. Les feuilles sèches ne produisent aucun effet pareil, et les

---

(29) Bulletin de la Faculté, vol. v, p. 430.

(30) Van Praag, de Rhoc rad. Lugd. Batav., 1810, p. 19.

(31) Annales de littérature médicale étrangère, 1811.

(32) Comment. Bonon., t. III, p. 34.

(33) Nouv. expér. conc. le danger effec., etc. Nouveaux Mém. de l'Académie royale de Berlin, ann. 1777.

(34) Comment. Bonon., vol. III, p. 34, 160.

extraits préparés ont également perdu une grande portion des qualités de la plante fraîche. On comprend maintenant comment il peut se faire que le toxicodendron pris intérieurement ne produise plus des effets aussi sensibles, puisqu'on ne l'administre par la bouche qu'en poudre ou en extrait. Il ne faut pourtant pas croire que le toxicodendron, quoique desséché ou évaporé, ait perdu tout à fait ses qualités thérapeutiques. On sait que W. Shérard avait remarqué que, si les branches de cette plante étaient jetées sur le feu, les personnes qui se trouvaient alentour tombaient en défaillance (36). Miller assure qu'en brûlant de ce bois dans des endroits fermés, les individus présents devenaient sourds et paralytiques (37). On compte parmi les effets du toxicodendron, administré à l'intérieur, la gaieté, des nausées, des vertiges, la confusion dans les sens, avec un sentiment de compression aux tempes, sentiment de froid, soif, pouls lent, petit, irrégulier, augmentation de la transpiration et des urines; convulsions et tremblements, faiblesse générale, paralysie et défaillance (38). Plusieurs auteurs cependant indiquent parmi ces effets quelquefois l'accélération du pouls, la fièvre, des douleurs de ventre, la toux, etc. Ces symptômes seraient en opposition avec les précédents. Or, en lisant attentivement les détails de ces faits, on trouvera que la fièvre a toujours précédé les phénomènes qu'ils décrivent; ce qui laisse des doutes sur l'exactitude de l'observation. La toux et les douleurs abdominales sont indiquées comme rares; elles peuvent être tout à fait accidentelles, ou dépendantes de l'action mécanique de la substance.

En distinguant les effets internes et généraux des effets externes, cutanés et locaux du toxicodendron, il est impossible de ne pas reconnaître dans les premiers l'action hyposthénique et tout à fait analogue à celle des remèdes précédents, et surtout de la belladone. En effet, d'après les auteurs, l'antidote le plus sûr contre ces effets, c'est l'opium (39). Dans mon opinion, au reste, les effets externes ou cutanés sont aussi de même nature, et non simplement mécaniques ou irritatifs, puisque, d'après la description qu'on nous en fait, ces symptômes sont loin d'être érysipélateux ou d'apparence inflammatoire franche. D'ailleurs ils ne se montrent pas toujours sur le lieu même de l'application du végétal, mais d'abord aux paupières, au scrotum et dans les endroits où la peau est fine. Ces rougeurs, qu'on dit inflammatoires, me semblent plutôt des ecchymoses, ou des arrêts passifs de sang. Je suis porté à croire qu'aussitôt que les émanations du toxicodendron ont pénétré dans le système absorbant, elles déterminent une hyposthénie telle dans le tissu cutané, que la circulation capillaire s'y trouve comme engourdie. Cette manière de voir paraîtra probante, si l'on veut réfléchir que les personnes familiarisées avec le toxicodendron sont à l'abri de ses effets si elles se trouvent dans un état habituel d'hypersthénie au moyen du vin, ou des liqueurs alcooliques, et que les maladies hypersthéniques sont souvent dissipées sous son influence. Les médecins qui eurent à traiter un pareil empoisonnement, dans l'idée d'un véritable érysipèle ou de toute autre maladie cutanée, eurent recours, sans autre examen, à la méthode antiphlogistique; mais ils conviennent eux-mêmes qu'ils ne sont jamais parvenus à faire disparaître l'érysipèle en moins de dix à douze jours, ni à guérir l'exanthème, et que leur durée persiste souvent bien au delà de cette période. Ce traitement ne serait-il pas la cause de l'obstacle à une prompte guérison? Certainement, selon moi, puisque Gouan se débarrassa promptement de l'éruption qu'il avait essuyée pour avoir touché le toxicodendron, en se servant de l'ammoniaque liquide dans de l'eau, et en en mouillant les parties affectées (40). Eltz, voyant qu'en pareil cas les bains émollients et les onctions nuisaient, fomenta les parties avec un mélange de vin, d'eau et de vinaigre, et obtint d'excellents effets (41). Ces effets auraient sans doute été plus prompts avec le vin seul ou l'alcool. Je suis fâché de ne pas avoir par devers moi des observations sur l'action de ce remède, et de n'avoir pas le temps, quant à présent, de me livrer à des expériences.

---

(36) Phil. Transact., 1721, p. 147.
(37) Gartn. Lex., 4 Bd., p. 463.
(38) Van Praag., cit.
(39) Richard's Med. Botan. V. Kunze, t. ii, p. 58.

(40) Roques, Phytogr. méd., vol. ii, p. 266.
(41) De Toxicodendron Die Viteb., 1809, p. 17.

§ V. *Effets dans les maladies.* — Le hasard a fait découvrir à Dufresnoy les heureuses propriétés du rhus radicans dans le traitement des dartres. Un jeune homme, tourmenté depuis six ans d'une dartre des plus opiniâtres, broya pendant quelque temps une branche de cette plante entre ses mains. Le lendemain il se plaignit de démangeaisons incommodes aux doigts et aux poignets. Il s'adressa à un élève en médecine, qui prit cette démangeaison pour de la gale, et il lui conseilla de se frotter les mains et les poignets avec de l'onguent citrin, et de se purger avec des pilules mercurielles. Ce conseil fut suivi, mais les démangeaisons augmentèrent, et les poignets ainsi que les mains commencèrent à gonfler et à se couvrir d'un grand nombre de petits boutons. L'élève, consulté de nouveau, s'applaudit d'avoir bien deviné, et doubla la dose de l'onguent. Le lendemain de la deuxième friction, le gonflement avait augmenté et gagné la tête sous forme d'érysipèle grave, menaçant de le rendre aveugle. On a cru alors nécessaire d'avoir recours à la saignée, aux bains, aux fomentations émollientes, et aux boissons délayantes. Sous l'influence de ce traitement, l'enflure, les pustules et les démangeaisons se portèrent sur toutes les parties du corps, principalement sur les régions couvertes de poils, sur les organes de la génération. Au bout de dix jours ces accidents cessèrent. On soupçonna alors que tous ces phénomènes pouvaient bien dépendre d'un empoisonnement par le toxicodendron. Ce qui étonna tout le monde, c'est de voir que la dartre qu'il portait depuis plus de six ans avait disparu entièrement.

Dufresnoy, persuadé que le jeune homme ne devait sa guérison qu'au rhus radicans, crut pouvoir l'employer intérieurement sur plusieurs personnes attaquées de différentes espèces de dartres(42), et il eut à s'en féliciter. L'exemple de ce praticien fut bientôt suivi par Fages (43), par Lafont Gouzi (44), par Delille Flajac (45), et par plusieurs autres. Dufresnoy s'efforça d'étendre l'usage de ce végétal à d'autres maladies, et il s'est convaincu de son utilité dans la paralysie. Il l'essaya d'abord sur un jeune homme qui sortait d'une attaque d'apoplexie et avait le côté droit paralysé (46). Alderson (47), Horsfield (48), Mangrat (49), Gisovius (50), Koch (51), Van Mons (52), Sybel (53), Buchein (54), Henning (55), Reil (56), et plusieurs autres, traitèrent aussi la paralysie avec cette plante, et ils eurent souvent à s'en louer. L'ambliopie et l'amaurose ont été aussi guéries quelquefois avec le toxicodendron par Hemming (57), par Hufeland (58), et par Dufresnoy lui-même. Horsfield l'a aussi prescrit contre le tabes, contre l'hypochondrie, et autres affections phlogistiques chroniques (59).

(*N. d. trad.*) [Lichtenfels dit avoir combattu avec le suc du toxicodendron des ophthalmies herpétiques et scrofuleuses qui avaient résisté à une foule d'autres remèdes. Ammon et Granner ont reconnu, d'après une série d'expériences, que la teinture de cette plante est un remède réellement utile contre ces espèces d'ophthalmies; ils la prescrivent de quatre à dix gouttes dans 60 grammes d'eau distillée, à prendre par cuillerées à thé plusieurs fois dans la

---

(42) Des caractères, du traitement et de la cure de différentes maladies. Paris, an VII, p. 31.

(43) Roques, Phytogr. médic., vol. II, p. 265.

(44) Giorn. della Soc. med. chir. di Parma, t. III.

(45) Férussac, Bulletin des sciences médicales, t. XVI, 133.

(46) Des caractères, etc., cit., p. 41.

(47) Essay of the rhus toxicod., etc. Hull., 1793.

(48) Exp. diss. on the rhus, etc. Phil.; 1798.

(49) Journal de la Métherie, vol. LI, p. 370.

(50) Rust's Mag., 14 Bd., p. 386.

(51) Samml. f. prakt Aerzte, 17 Bd., p. 254.

(52) Actes de la Société de médecine de Bruxelles, t. I, P. II, p. 136.

(53) Ann. d. Heilk. 11 Bd., 7 st., p. 638.

(54) Allg. med., an. 1825, p. 137.

(55) Horns' Arch., 1828, novembre, p. 308.

(56) Ueb. d. Cur. d. Fieber, 1 Bd., p. 620.

(57) Hufeland's Journal, 1814, jun., p. 34.

(58) Journal, 32 Bd., 5 st., p. 32; 34 Bd., 4 st., p. 41.

(59) An exper. diss. of the rhus vern. rad., etc. Phil., 1798.

journée (60). Gibson assure avoir retiré de très-bons effets du rhus radicans dans le traitement de la phthisie pulmonaire (61). Dürr préconisa la teinture de cette plante contre le diabète et l'incontinence d'urine (62).]

§ VI. *Appréciation de l'action.* — On ne se sert pas trop de cette plante en médecine, à cause peut-être des dangers de son maniement. Pourtant, d'après ce que nous venons de dire, nous croyons pouvoir conclure que l'action générale du toxicodendron est hyposthénisante-vasculaire, surtout du système capillaire spinal. En conséquence, on pourra appliquer à ce remède ce que nous venons de dire sur la paralysie, ainsi que sur les dermo-adénites, en parlant du soufre. Nous croyons que, lorsque ces effets auront été mieux étudiés, le toxicodendron pourra obtenir une meilleure place dans la matière médicale, et qu'il sera prescrit avec plus d'assurance dans la cure des maladies exanthématiques et dans toutes les affections phlogistiques de la moelle épinière, telles que l'épilepsie, le tétanos, les névralgies, etc.

§ VII. *Action mécanique.* — Nous avons considéré comme un effet dynamique la rougeur à la peau et la démangeaison que produit le contact du rhus toxicodendron. Nous n'entendons pas nier par là son action mécanique irritante. La chaleur, la démangeaison et la rougeur sur l'endroit qu'il touche peuvent bien en être le résultat; mais le gonflement et les vésicules ou pustules, et quelques autres phénomènes, ne dépendent pas, selon nous, d'une action mécanique. L'action mécanique est promptement anéantie par l'action dynamique qui la suit immédiatement. Qu'on se rappelle ce que nous avons dit sur le soulèvement de l'épiderme par l'action des cantharides, d'après l'explication que nous en avons donnée.

§ VIII. *Mode d'administration.* — Si l'énergie principale du toxicodendron est renfermée dans un principe volatil qui se dégage de la plante lorsqu'elle est en séve, il est évident qu'il y aura une grande différence d'énergie entre l'action de la plante fraîche et celle de la plante sèche qu'on conserve dans les pharmacies, et son extrait. Elles peuvent même avoir perdu toute leur puissance, ou être d'action incertaine. On doit cueillir les feuilles avec toutes les précautions possibles, dans le temps le plus opportun, c'est-à-dire quand la plante est en pleine végétation et dans un jour humide et nébuleux. On les fera dessécher à l'ombre, on les conservera à l'abri de la lumière, et on devra les renouveler au moins tous les dix mois. La poudre de ces feuilles peut être prescrite à la dose de 40 centigrammes, et même à 1 ou 2 grammes, selon les circonstances. L'extrait proposé avec les feuilles fraîches et avec le jus au bain-marie doit être conservé à l'abri de l'air et de la lumière; la dose est de 60 à 150 centigrammes; on peut augmenter graduellement jusqu'à 2, 3 et 4 grammes. On prétend qu'on est parvenu à en prescrire jusqu'à 30 et 60 grammes en un seul jour sans inconvénient; mais on doit se rappeler que souvent la manière de confectionner les extraits leur fait perdre leurs qualités, surtout si elles résident dans un principe volatil. Aussi, ne faut-il jamais se permettre d'ordonner une forte dose d'extrait tiré d'une plante vénéneuse, malgré l'inefficacité des doses ordinaires indiquées dans les bons traités de thérapeutique. Quant à l'application des feuilles fraîches, nous n'avons aucune donnée pour en juger. Nous en savons pourtant assez pour recommander la plus grande circonspection à ceux qui voudraient l'essayer.

Formules modèles.

1. *Infusion.*

♃ Feuilles récentes de rhus radicans, 2 grammes (1/2 gros).
Eau pure, 180 grammes (6 onces).
Faites infuser dans une fiole fermée; coulez et ajoutez 30 grammes de sirop de gomme, à prendre par cuillerées en un jour.

2. *Pilules.*

♃ Rhus toxicodendron en poudre, 80 centigrammes (16 grains).
Réglisse en poudre, 2 gramm. (1/2 gros).
Rob de sureau, suffisante quantité; m. et divisez en quatorze pilules; à prendre une toutes les trois heures.

Telle est la prescription dont se servait Brera contre la paralysie.

---

(60) Ammon, Journ., f. Ophth., 1832.

(61) Harless, Ann. d. Franz. Engl. Ital., etc. Med. u. chir., 1810.

(62) Hufeland, Journ., 1833.

PRÉPARATIONS DE PLOMB.

(*Plumbi præparata.*)

§ Ier. *Caractères physiques.* — Nous plaçons ici les combinaisons chimiques du plomb avec l'oxygène, le soufre et divers acides. Le plomb est un métal trop connu pour que nous nous arrêtions à décrire ses qualités physiques, savoir : sa pesanteur, sa fusibilité au feu, sa couleur blanche, bleuâtre, brillante, son odeur sensible par le frottement, etc.

§ II. *Notions chimiques.* — Combiné avec l'oxygène, avec le soufre, avec le phosphore, avec le chlore, etc., il forme différents composés. Ce sont notamment les oxydes de plomb, tels que : 1° le protoxyde jaune de plomb, ou litharge (massicot), presque insoluble dans l'eau, soluble dans le vin spiritueux et plus encore dans la potasse, la soude et la chaux; en le combinant aux huiles grasses, il sert à préparer les emplâtres et les onguents (diapalme, onguent de la mère, de Rhazès, etc.); 2° le deutoxyde ou *minium*, qui est rouge; l'acide azotique le transforme en peroxyde et en protoxyde; on peut le combiner aux corps gras pour former des emplâtres, 3° le tritoxyde ou peroxyde, de couleur puce. On connaît aussi les sulfures, les iodures, les chlorurés de plomb, les carbonates et les sous-carbonates (céruse ou blanc de plomb), les azotates, les phosphates, les sulfites de plomb (*magistère de Saturne*). On connaît enfin l'acétate acide de plomb (sel de Saturne ou sucre de Saturne, à cause de sa saveur légèrement sucrée), soluble dans l'eau distillée; et le sous-acétate de plomb, connu vulgairement sous le nom d'*extrait de Saturne*.

§ III. *Effets sur les animaux.* — Tous les composés de plomb ne produisent pas des effets délétères sur les animaux. Un chien auquel on avait administré 15 grammes de deutoxyde, ou minium, éprouva des vomissements d'une matière rougeâtre; quelque temps après il eut des souffrances, et le jour suivant il refusa toute nourriture. L'ayant contraint à en avaler encore 24 grammes, après les souffrances ordinaires, il resta deux jours sans manger, mais le surlendemain il mangea et reprit sa vigueur (63). L'acétate de plomb, à la dose de 8 grammes, a toujours été fatal aux

chiens. M. Mérat assure qu'aucune trace de son action ne reste dans les intestins, et qu'on n'y rencontre plus un seul atome de ce sel; ce qui prouverait qu'il est absorbé aussitôt qu'avalé. Tiedemann et Gmelin ont examiné soigneusement les cadavres des animaux tués avec l'acétate de plomb : ils rencontrèrent ce sel dans les veines mésentériques et spléniques (64). D'autres observèrent sur les cadavres un rétrécissement considérable des intestins, surtout du côlon. Quelques praticiens disent avoir aperçu sur la muqueuse gastro-entérique des taches noirâtres, des vaisseaux engorgés. On a pris ces apparences pour des signes de phlogose. M. Orfila assure que la solution aqueuse d'acétate de plomb laisse quelquefois dans l'estomac un enduit membraniforme assez épais, d'une couleur cendrée, qui se détache facilement en grumeaux, et laisse voir la muqueuse gastrique d'une couleur gris-foncé (65). Cet enduit ou fausse membrane n'est autre chose que du mucus épaissi, teint ensuite par la préparation de plomb.

§ IV. *Effets sur l'homme bien portant.* — Guillaume Laidlan a voulu expérimenter sur lui-même les effets de l'acétate de plomb. Il en prit dans une journée, en différentes reprises, 50 centigrammes. Au premier et au second jour qu'il expérimenta ce sel, il ne s'aperçut d'aucun changement. Le troisième jour, vers le soir, il trouva son pouls un peu plus lent que d'ordinaire, et le lendemain plus lent encore. Le cinquième jour, ayant pris la dose d'ordinaire d'acétate en une seule fois, il éprouva une légère gastralgie et du malaise et une lassitude dans tous les membres, notamment aux genoux; les pulsations étaient devenues faibles. Ayant répété la même série d'expériences, le pouls s'abaissa à cinquante pulsations; la figure devint pâle, les mains et les pieds engourdis. Il n'eut aucune colique ni salivation. Il observa que l'acétate de plomb dissous agit plus énergiquement (66).

On obtient une série d'effets singuliers, par l'administration continuée

---

(63) Orfila, Toxicologie, t. ii, p. 256.

(64) Dictionn. univ. de mat. médic., t. v, p. 384, 385.

(65) Leçons de médecine légale, t. iii, p. 178.

(66) The Lond. medic. Gazette. — Omodei, Annal. univ. Gennajo, 1831, p. 194.

pendant longtemps des préparations saturnines, ou par l'absorption lente de leurs parcelles. Chez les mineurs et chez les ouvriers qui travaillent le plomb sous différentes formes, notamment chez les peintres, qui manient journellement les oxydes de plomb finement pulvérisés, ces effets donnent lieu à une maladie qu'on a nommée *colique de plomb, colique saturnine, colique des peintres, colica pictorum.* Cette affection se déclare d'abord par un sentiment de pression à l'épigastre, avec constipation, inappétence; des douleurs passagères vers le nombril et à la région dorsale et lombaire paraissent de temps en temps, lesquelles, au lieu d'augmenter, se calment par la pression qu'on exerce sur l'abdomen. La peau devient d'une couleur jaune-terreux, les membres restent faibles et lourds. Il survient ensuite de l'angoisse aux hypochondres, et la respiration se fait avec peine; la langue devient sèche, se couvre de strics d'une couleur gris-ardoisé ou bleuâtre. Les muscles abdominaux sont très-rétractés, de manièr à déterminer une concavité en avant; les testicules se rétractent aussi vers l'anneau inguinal. Le pouls est petit, lent, irrégulier et intermittent. Douleurs et spasmes continus dans les membres avec des intermittences, des exacerbations qui sont les avant-coureurs de l'immobilité et de la paralysie, quoiqu'elles affectent ordinairement les membres abdominaux. L'ouïe et la vue s'affaiblissent. On éprouve des vertiges, le délire qui est suivi d'amaurose, surdité, insensibilité générale, perte de la parole, et enfin coma, mort.

Les pathologistes s'accordent généralement à déclarer que le tube digestif ne présente aucune trace d'inflammation dans les cas de mort par la colique de plomb (64). Cela est aussi confirmé par Paris et Fontblanque (65), par MM. Mérat et Delens (66), par M. Orfila (67), par MM. Andral et Chomel (68), par Laennec qui observa chez les individus morts d'une colique saturnine tous

les tissus blancs et dépourvus de sang (69), et par plusieurs autres qu'il serait trop long de citer. Quelques personnes prétendent, il est vrai, avoir trouvé dans quelques autopsies les intestins enflammés ou gangrenés; mais il y a là probablement erreur d'observation, ces auteurs ayant pris pour inflammation ou gangrène le rétrécissement du côlon et sa coloration, phénomènes que nous avons démontré dépendre de la présence du mucus qui est sécrété en abondance, condensé et noirci par l'action chimique des préparations du plomb. Mais, en admettant même la présence de la phlogose dans quelques cas fort rares, ce ne serait là qu'une exception à la règle générale, exception qu'on ne pourra jamais regarder comme un effet propre de l'empoisonnement, et moins encore comme cause de la mort. La colique saturnine est un sujet diversement compris par les pathologistes, sauf le double point de vue pathologique et thérapeutique. Cette matière mérite en conséquence un mûr examen. Je ferai pour le moment abstraction de toutes les opinions, me réservant de revenir ailleurs sur leur valeur. En rapportant à leurs organes les symptômes ci-dessus indiqués, nous voyons que plusieurs d'entre eux dépendent de l'appareil circulatoire, d'autres de l'appareil spinal, d'autres enfin de l'appareil gastro-entérique. A la première catégorie appartiennent la lenteur, la petitesse et l'intermittence du pouls et la pâleur générale. Ces symptômes annoncent clairement une hyposthénie cardiaco-vasculaire analogue à celle que produit la digitale. A la seconde appartiennent les douleurs autour du nombril, aux lombes, au diaphragme, par la contraction spasmodique des muscles abdominaux et des testicules, les convulsions dans les membres, la paralysie, le délire et l'altération des sens. Ces symptômes se rapportent à la moelle allongée et à la moelle épinière, qui président aux sensations et aux mouvements volontaires; ils accompagnent ordinairement les paralysies hyposthéniques. Nous venons de placer aussi dans cette catégorie les douleurs abdominales, puisqu'elles n'ont pas pour siége les intestins, ainsi qu'on le croit généralement, mais bien les muscles abdominaux et le diaphragme, et qu'elles dépendent de la contraction de ces

---

(64) Transactions of medic. Soc. of Lond.

(65) Medical. jurisprud., t. II, p. 358.

(66) Auteurs cités.

(67) Leçons de médecine légale, t. III, p. 126.

(68) Mutel, Dei veleni, p. 91.

(69) Revue médicale, déc. 1826.

muscles ; voilà pourquoi elles se calment par la compression, qui autrement les augmenterait. Les autres symptômes, tels que la constipation, le resserrement intestinal et l'enduit muqueux qu'on rencontre sur la muqueuse gastro-entérique, appartiennent, il est vrai, aux intestins ; mais ils n'indiquent pas une véritable altération morbide de ce canal, puisque la constipation elle-même pourrait être secondaire, savoir : l'effet d'une contraction anormale des sphincters, ou des muscles abdominaux qui empêche le passage des matières fécales. Elle est d'ailleurs trop légère pour caractériser une véritable maladie des intestins. Le rétrécissement des intestins et la coloration brunâtre de leur mucosité dépendent évidemment de l'effet mécanicochimique de la préparation de plomb qui a lieu seulement après la mort, et qu'on peut obtenir aisément en plongeant dans une solution d'acétate de plomb une anse intestinale de cadavre. Il résulte de là que la dénomination de colique donnée par les auteurs à cet empoisonnement n'est pas exacte, puisqu'elle conduit à la croyance erronée que la maladie a pour siége les intestins. Plusieurs personnes, en effet, ne voient dans cette affection qu'une entérite ; une entérite mortelle sans fièvre, accompagnée dès le début d'un pouls lent, puis faible et petit, t de tous les autres symptômes que nous avons indiqués ! C'est là une manière de voir qu'aucun esprit droit ne saura jamais adopter.

(*N. d. trad.*) [Nous lisons dans une excellente thèse sur l'intoxication saturnine soutenue dernièrement à la Faculté de médecine de Paris par le docteur Gabrini (70), « que les véritables affections produites par les préparations de plomb ont été regardées à tort par la plupart des auteurs comme des maladies distinctes ; elles ne sont au fond que des symptômes variés d'une seule et même maladie générale : l'*empoisonnement saturnin*, nom qui lui convient bien mieux que celui de *colique saturnine*, puisque la colique, lorsqu'elle a lieu, n'est elle-même qu'un symptôme de la maladie générale. »]

S'il y a confusion quant à la nature et aux caractères des affections saturnines, il y en a bien plus encore relativement à leur traitement. Les différents auteurs qui se sont occupés de ce sujet nous indiquent chacun sa méthode particulière, et il est facile de voir que la plupart de ces méthodes sont contradictoires entre elles. Les éléments eux-mêmes de la méthode si célèbre de la Charité de Paris nous en fournissent un exemple. Ce qui a accrédité la plupart de ces méthodes, c'est moins leur efficacité que les conditions de l'intoxication dans un grand nombre de cas, c'est-à-dire que la nature se suffit à elle-même, et l'on attribue à la méthode des guérisons dont l'honneur revient à l'organisme. Ces assertions sont confirmées par les observations de Hermann (71), de Saxtorph (72), d'Osiander (73), de Trousseau (74), de Krüger (75), de Beck (76), de Casper (77), de Brunner (78), de Gaspard (79), qui démontrent qu'on peut tolérer l'acétate de plomb à très-haute dose sans en ressentir un mal durable, et que des empoisonnements fort graves ont été guéris sans aucun secours thérapeutique. Il n'est donc pas étonnant que chacun trouve des guérisons dans sa méthode, même alors qu'elle ne produit aucun effet ou qu'elle retarde le rétablissement du malade. On vante tant la méthode de la Charité, et pourtant il est constaté que sur trois cent onze individus traités dans cet hôpital d'après cette méthode, il y a eu quatre-vingt-neuf morts (80). Il est possible que ce chiffre des morts n'eût pas été aussi considérable si on eût abandonné les malades à la nature, et nous avons la conviction que ce chiffre eût été inférieur si on les eût traités par la méthode que nous allons indiquer. Une fois prouvé que l'action des préparations saturnines est hyposthé-

<hr>

(70) Thèse pour le doctorat en médecine, par Gabrini Borghi ; soutenue le 6 août 1840, p. 7.

<hr>

(71) Cynos. Mat. med. Argent., 1726, p. 142.

(72) Act. r. Soc. med. Hafn., 1793, t. III.

(73) Ueb. d. Natur., 2 Bd., p. 148.

(74) Froriep, Notiz., 18 Bd., n. 13, p. 208.

(75) Rust's Magaz., 11 Bd., p. 533.

(76) Elem. of med. jurispr. Lond., 1825.

(77) Rust's Krit. repert., 12 Bd., p. 398.

(78) Rust's Mag., 17 Bd., p. 308.

(79) Froriep, Notiz., 1 Bd., n. 19, p. 298.

(80) Orfila, Toxicologie, t. II, p. 281.

nisante et qu'elle porte sur les vaisseaux sanguins et sur l'appareil cérébro-spinal, il est facile de prévoir que le meilleur moyen pour la combattre doit être l'opium. L'action de cette substance effectivement est opposée à celle des préparations saturnines, c'est-à-dire elle est hypersthénisante sur le système sanguin et sur l'organe cérébro-spinal. Après l'opium viennent les éthers et l'alcool; mais leur action, étant diffusive, passagère, est conséquemment moins propre à contre-balancer l'action lente du plomb. Dans cet empoisonnement, l'opium peut être regardé, selon nous, comme le véritable antidote. Les malades ont pour l'opium une tolérance extraordinaire sans éprouver aucun phénomène de narcotisme. Ce remède fait disparaître tous les phénomènes morbides du plomb, y compris même la constipation. Chose étonnante, l'opium détermine dans ces cas des évacuations alvines, tandis qu'il constipe lorsqu'on le prend dans d'autres conditions. Nous avons déjà dit, en parlant de l'opium, que dans la cure de l'intoxication saturnine cette substance avait été conseillée et administrée par Stahl, par Stoll, par de Haen, par Brambilla, par Remer, par Bürger, par Gœbel (81). A ces autorités, nous pouvons ajouter celles de Horn (82), de Gunther (83), de Fizeau (84), de Luzuriaga et Bricheteau (85), d'Alderson et de plusieurs autres.

§ V. *Effets dans les maladies.* — La véritable action du plomb et de ses composés ainsi éclairée, leurs effets salutaires dans beaucoup de maladies sont éclaircis d'une manière remarquable, et plusieurs faits jugés autrefois contradictoires cesseront de l'être. Le plomb a été employé depuis un temps immémorial sous forme de lames ou plaques par Avicenne, par Amatus Lusitanus, par Ambroise Paré, dans le but de fondre les engorgements inflammatoires du sein et d'autres glandes, ainsi que pour guérir les plaies fongueuses, les ulcères et les blessures difficiles à cicatriser. La nécessité suggéra à M. Reveillé-Parise l'idée de réhabiliter l'usage des lames de plomb dans le traitement des ulcères, en remplacement de la charpie; et il eut à s'en applaudir tellement, que lui-même, et ensuite Demours, Gendrin, Cloquet, Trovati, Menon, Yvan (87) et plusieurs autres praticiens adoptèrent ce mode de pansement pour les solutions de continuité. Tout le monde connaît l'utilité de la céruse ou carbonate de plomb contre les douleurs qui accompagnent les excoriations à la peau produites par le frottement, par le décubitus, par les brûlures, par l'érysipèle, etc. Si ces lésions ne paraissaient pas suffisantes pour appuyer la conséquence que nous voulons déduire, nous citerions les contusions récentes, les phlogoses qui en sont la conséquence, les blessures, les tumeurs inflammatoires, le panaris, les ophthalmies, les orchites aiguës, et toute espèce d'inflammations externes qui ont été combattues heureusement à l'aide des différentes préparations saturnines par Goulard (88), par Theden (89), par Aikin (90), par Werdermann (91), par Hunold (92), par Bell (93) et par beaucoup d'autres. Willich et une foule d'autres ont trouvé la solution d'acétate de plomb très-utile pour mouiller les bandages des fractures et autres lésions traumatiques très-douloureuses (94); Krugelstein eut à se louer de cette solution dans les inflammations qui surviennent aux pieds à la suite des longues courses (95); Hufeland propose d'en baigner les yeux pour les préserver des boutons de la petite vérole (96). L'opi-

---

(81) Voyez p. 70 de ce Traité.
(82) Arch. f. pr. Med., 1827, 3 Bd., 14 Heft., p. 18.
(83) Med. chirurg. Zeit., etc., 1813, 1 Bd., p. 45.
(84) Revue médicale. Paris, 1824, t. 11, p. 196.
(85) Archives générales de médecine, t. 1x, p. 464, et t. x1, p. 665.

(87) Mérat et Delens, Dictionn. cit., l. v, p. 389.
(88) Traité sur les effets du plomb. Montpellier, 1760.
(89) Ueb. d. Goul. Bleim. N. Bemerk., 1 Bd., 14 Abschn.
(90) Obs. on the ext. us. of prep. of Lead. Lond., 1772.
(91) Murinna, Journal, 2 Bd., 3 st., n. 2.
(92) Piepenbring, Arch., 2 Bd., 1 st., p. 115.
(93) Nouvelle Bibl. méd., 1826, t. 1v, p. 193.
(94) Hufeland's Journal, 21 Bd., 2 st., p. 77.
(95) Hufeland's Journ., 30 Bd., 5 st., p. 9.
(96) Bemerck, üb. die Blætt., p. 135.

nion erronée qui attribue aux remèdes saturnins une action astringente, avait fait beaucoup restreindre l'usage de ces substances. Dans les inflammations graves, les saturnins sont insuffisants ; leur usage exclusif dans ces cas pourrait en conséquence les faire juger défavorablement par des personnes irréfléchies, et leur attribuer même les progrès du mal. Pour peu qu'on réfléchisse aux effets des saturnins, on pourra se convaincre que, loin d'être astringents, ils seraient plutôt émollients, ainsi que les anciens le disaient avec raison. Relativement aux organes vivants, cependant, ces substances ne sont ni astringentes ni émollientes, elles sont uniquement hyposthénisantes ; leur vertu est d'abattre l'énergie des vaisseaux et de dissiper l'hypersthénie, d'apaiser l'éréthisme des nerfs et la douleur, de relâcher les follicules et les cryptes cutanés et d'augmenter leur action sécrétoire. Elles n'ont de pouvoir astringent que sur l'épiderme ou sur l'humeur sébacée déjà sécrétée, qu'elles épaississent, durcissent et colorent. Cette action est toute chimique, et s'exerce comme elle pourrait s'exercer sur les corps privés de vie. — Si nous passons maintenant à l'administration des préparations saturnines à l'intérieur, et plus particulièrement de l'extrait et du sucre de Saturne, qui sont presque les seules qu'on emploie en médecine, on voit que les chirurgiens s'en servent avec avantage en injections contre la diarrhée et la dyssenterie chronique (97), contre la gonorrhée et la leucorrhée. Il serait possible, à la rigueur, que la croyance relative à la prétendue vertu des préparations de plomb ait été fondée sur le fait de la disparition des écoulements muqueux sous leur influence. Cette opinion ne peut plus être admise depuis qu'on sait que les flux muqueux dépendent le plus souvent d'une inflammation chronique des membranes muqueuses ; aussi ne saurait-on pas se flatter de les arrêter sans rendre à la membrane malade son état normal. Les chirurgiens sont actuellement si bien convaincus de cette vérité, qu'ils emploient sans aucune crainte l'acétate

de plomb en injections contre les urétrites, même au début, non comme astringent, mais comme antiphlogistique. C'est aussi dans ce but que Collius (98) et Beguin (99) l'administrèrent par la bouche dans les cas de colique inflammatoire ; Fernandez contre l'hépatite (100), Ambri (1), Kopp, Osann, Gistren et Wolf (2) contre le catarrhe pulmonaire. Il est des praticiens qui l'ont également prescrit avec avantage dans les pleuropéripneumonies (3) et dans la pneumonie aiguë (4), ainsi que dans les fièvres en général (5).

D'après l'idée qu'on s'était faite de l'action astringente de ce remède, plusieurs auteurs l'ont recommandé dans les hémorrhagies (6) ; mais d'après les effets du plomb sur le pouls, il est facile de comprendre pourquoi il est utile dans les hémorrhagies, si toutefois elles sont actives et inflammatoires. L'action hyposthénisante cardiaco-vasculaire du plomb explique non-seulement son utilité dans les hémorrhagies, mais encore dans la phthisie et dans les artérites chroniques ; maladies dans lesquelles l'administration du plomb sous différentes formes est assez généralement adoptée. Les praticiens qui ont obtenu dans ces affections des succès à l'aide de ce remède, prescrivirent l'acétate de plomb à fortes doses. Dans un cas d'anévrisme de l'aorte traité par Bertin, l'acétate de plomb était le seul remède qui produisît un calme notable (7). Il nous reste maintenant à dire un mot des affections

(98) Basilic. chem., p. 472.

(99) Mérat et Delens, Dictionn., t. v, p. 395.

(100) Journal général de médecine, 1824, févr.

(1) Giorn. della Soc. med. chir. di Parma, t. viii, p. 346 ; t. xii, p. 6.

(2) Journ. compl. du Dictionn., t. xiv, p. 267.

(3) Journ. méd. de la Gironde, t. i, p. 85.

(4) Rust's Magaz. Arch. génér. de méd., mars 1834.

(5) Etmuller, Crollius, Lieutaud, Beguin, Gmelin, Opp. medic., t. i, p. 417.

(6) Gardner, Stroem, Pitcairn, Ewal, Amelung, Shaw, Baker, Wolfart, Williamson, Kopp, Denton, etc.

(7) Traité des maladies du cœur. Paris, 1826.

(97) Adair, Med. comm. of Edinb., t, ix, p. 22. — Hagewisch. — Horns, N. Archiv., 1807, 6 Bd., p. 215. — Goulard, cit. — Ewal, Med. a. phys. journ. Lond., t. xxvii, p. 350.

de l'appareil spinal. Fayermann assure avoir guéri un hydrophobe avec l'acétate de plomb; il éleva la dose à trois grammes, répétée quatre fois dans la même journée, en y ajoutant une saignée. A la troisième dose, le pouls avait baissé, les phénomènes hydrophobes avaient diminué, au point que le malade demanda à boire. On lui donna de l'eau-de-vie coupée; mais bientôt les accès reparurent. Lorsqu'il eut pris la quatrième dose de l'acétate de plomb, il fut saisi d'un froid intense le long de l'épine du dos et d'un fourmillement aux extrémités inférieures qui se termina par l'insensibilité et la paralysie complète. Mais, en attendant, l'hydrophobie avait disparu pour toujours; et par la suite la paralysie se dissipa à son tour (8). Ce fait remarquable, en même temps qu'il appuie notre manière de voir sur l'action hyposthénisante vasculaire et spinale du plomb, et opposée à celle de l'alcool, nous encourage à nous en servir contre l'hydrophobie, ou du moins à ne pas trop craindre les effets toxiques qui pourraient naître par les doses très-élevées de cette substance dans une maladie aussi formidable. Dugas (9) et Harlan (10) ont confirmé l'utilité de ce sel de plomb contre l'hydrophobie. Parmi les affections de la moelle allongée et de la moelle épinière qu'on a combattues avantageusement avec le plomb, on doit compter la mélancolie, d'après Etmuller, Tackenius et Morgagni (11); l'épilepsie, selon Agricola, Paracelse, Saxtorph (12), Quarin (13), Portal (14), Smith (15), Rush (16), Coxe (17), Eberle (18); et les névralgies en général, d'après Saxtorph, Fayermann, Gardner (19), Hufeland

(20), Ouvrard (21) et d'autres. On peut appliquer à toutes ces maladies ce que nous avons dit ailleurs.

§ VI. *Appréciation de l'action.* — Si l'action du plomb et de ses composés n'est pas tout à-fait pareille à celle des remèdes précédents, cette différence tient à la tendance plus prononcée de cette action sur le cœur. Les vaisseaux sanguins en sont aussi modifiés; la moelle épinière et ses nerfs le sont à leur tour et conservent plus longtemps son effet.

§ VII. *Action mécanique.* — Le rétrécissement des intestins, observé chez les hommes et les animaux qui ont succombé à l'action des fortes doses des préparations saturnines, dépend, comme nous l'avons déjà dit, de leur action purement chimique, et n'a lieu qu'après la mort. On peut en dire autant de la couleur brun-cendré et de leur induration. Les personnes qui nieraient cette explication doivent d'abord montrer un tissu vivant, rétréci ou froncé par l'action du plomb, à l'exception de l'épiderme qui ne participe pas à la vie. Les chirurgiens appliquent tous les jours sur les plaies des substances saturnines, et ils n'ont jamais observé cette prétendue coarctation. On se sert du plomb métallique en chirurgie soit pour entretenir ouverts des canaux qui menacent de se fermer, soit pour plomber les dents, soit pour couvrir les cautères, etc. Comme cosmétique, on se servait jadis du carbonate de plomb ou céruse pour blanchir et farder la peau. Actuellement il a été remplacé par le sous-azotate de bismuth ou blanc de fard, qui ne vaut pas mieux. On se sert encore actuellement de la céruse ou de la litharge pour teindre les cheveux en noir, en y ajoutant de la chaux vive, qu'on éteint dans de l'eau pour en faire une espèce de bouillie qu'on applique sur les cheveux qu'on veut noircir; on la laisse appliquée quatre ou cinq heures, en ayant soin de les laver auparavant avec une solution d'alun, et après avoir enlevé la pâte de chaux saturnine avec de l'eau de son.

§ VIII. *Mode d'administration.* — La plus simple application du plomb à l'extérieur est celle en lames fort minces, qu'a remises en vogue M. Reveillé-Parise.

---

(8) Annales of phylosophy. Sept. 1824. Repert. med. chirurg. di Torino, 1815, p. 89.

(9) Journal de chimie médicale, t. IV, p. 506.

(10) Journal général de médecine, t. CIV, p. 64.

(11) De sedib., epist. VIII, n. 10.

(12) Act. R. Soc. Hafn., t. III, 1792.

(13) Anim. pract., t. II, p. 21.

(14) Sur l'épilepsie, p. 450.

(15) N. Journ. med. and phys., t. V, p. 137.

(16) Ann. clin. de Montp., 1806.

(17) Amer. Dispens., p. 476.

(18) Med. reposit. New-York, p. 301, febr. 1835.

(19) Auteurs cités.

(20) Huf. Armen. Pharmac. Berl., 1852, p. 47.

(21) Osservat. medicæ 1836.

Elle offre plusieurs avantages sur les pansements ordinaires : d'abord la plaque hyposthénise légèrement les fibres par l'absorption d'une partie de son oxyde, ce qui rend la guérison plus facile et plus prompte; ensuite ces plaques défendent les plaies du contact de l'air et des corps étrangers; en troisième lieu, elles préviennent les tiraillements, les déchirements, les douleurs, qui accompagnent si souvent les pansements ordinaires; en quatrième lieu, on rend moins nécessaire le changement de l'appareil, puisque le pus ne dégénère pas aussi promptement que lorsque la charpie et les compresses s'en imbibent; cinquièmement, on entretient mieux la propreté; sixièmement, le plomb ne peut servir de véhicule pour la contagion de certaines maladies dans les hôpitaux; enfin son emploi est plus économique et plus facile, en rendant inutiles certains appareils à pansement. — Parmi les nombreuses préparations saturnines dont on se sert extérieurement, nous nous bornerons à citer les plus usitées. — On confectionne avec le protoxyde de plomb l'emplâtre *diachylon simple,* qui est formé de litharge pulvérisée et d'huile ou de graisse. L'emplâtre *diachylon composé* résulte de gomme ammoniaque et galbanum, de térébenthine et de cire. L'*emplâtre adhésif* est composé de diachylon simple, de résine de pin, de térébenthine cuite et de cire. Enfin, l'onguent de *la Mère* est composé de litharge, de graisse de porc, de suif et de cire.

On obtient du deutoxyde de plomb l'emplâtre de Nuremberg, qui est formé avec du minium, de l'huile d'olive, de la cire jaune et du camphre. — Le carbonate de plomb est employé pour saupoudrer les parties; on en compose aussi l'emplâtre ou *cérat blanc* ou de *céruse* avec de l'huile et de la cire blanche. — Le sous-acétate de plomb sert à faire l'eau végéto-minérale de Goulard : on mêle à cet effet 15 grammes d'acétate, 1 kilogramme d'eau pure et un peu d'alcool. Ce dernier ingrédient est omis avec raison. On s'en sert comme collyre et comme topique sur différentes parties. On fait aussi des cataplasmes saturnins en mêlant ce liquide avec de la farine et de l'eau. Quelques praticiens ont administré l'eau de Goulard par bouche, mais on doit de préférence prescrire à l'intérieur l'acétate simple de plomb. — L'acétate de plomb ou sucre de Saturne est la préparation la plus sûre. On peut en faire des solutions pour application externe ou pour des injections. La formule, dans ce cas, est 10 centigrammes d'acétate dans 30 grammes d'eau distillée; mais on peut porter la dose de l'acétate à 50 centigrammes dans la même quantité d'eau. Je me sers depuis plusieurs années d'une pommade qui est très-utile contre les inflammations externes, et surtout contre les engelures. Elle est devenue populaire; les pharmaciens la débitent sous le nom de pommade de Giacomini. Elle est formée de parties égales d'acétate de plomb et d'eau cohobée de laurier-cerise, incorporées avec une double quantité de graisse récente. On enduit légèrement les parties enflammées, douloureuses ou qui démangent. La pommade antiophthalmique de Desault est composée de litharge, précipité rouge, tuthie et alun calciné; ces poudres porphyrisées sont incorporées dans une quantité suffisante d'onguent rosat. Elle est spécialement employée contre les inflammations chroniques des paupières.

L'acétate de plomb est presque la seule préparation saturnine prescrite à l'intérieur. On l'administre en poudre, en pilules ou en solution. La dose, d'après quelques praticiens, devrait être de 2 à 3 ou 4 centigrammes; selon d'autres, tels que Hermann (22), Fayermann (23), Harke (24), etc., la dose peut être portée à 2 grammes par jour. Dans le traitement de la phthisie, on l'a administré à des doses très-élevées. Hildenbrand en a pris lui-même pendant longtemps 25 centigrammes par jour sans en éprouver d'autre effet qu'une légère augmentation d'appétit (25). On voit par ces faits qu'en général les praticiens sont trop timides dans la prescription de l'acétate de plomb. Si on veut en tirer quelque résultat, il ne faut pas le donner à des doses homœopathiques. Quoique j'aie l'habitude d'inculper la prudence, sachant bien la disposition qu'ont les imitateurs à dépasser dans leur hardiesse ceux qu'ils veulent imiter, je ferai cependant remarquer qu'on ne peut, par des doses

(22) Cynos. mat. med. Argent., 1726.
(23) Horn. Arch., 1808. Rev. médic., 1824, t. IV.
(24) Russ. Samml. f. N. W. u. Heilk. Riga, 1810, t. II.
(25) Hufeland's Journ., 8 Bd., 4 st., p. 24.

minimes d'acétate de plomb, attendre de grands résultats, et qu'on ne devrait jamais prescrire ce remède à doses moindres de 5, 10 ou 15 centigrammes et même davantage, selon l'intensité du mal. Le médecin ne doit point craindre d'accident s'il connaît les véritables effets des préparations saturnines sur le pouls et sur la moelle épinière. Il sera attentif aux modifications que la circulation et les fonctions des nerfs de la vie animale éprouvent sous l'influence du remède.

ARNICA.
(Arnica montana.)

§ Ier. *Caractères physiques.* — L'arnica des montagnes, ainsi nommée à cause du lieu où elle croît en abondance, dans les Alpes de l'Europe, en Suisse, dans les Pyrénées, dans les montagnes des Vosges, etc., est de la famille des corymbifères; syngénésie, polygamie superflue, Lin. La fleur, les feuilles et la racine de cette plante sont employées en médecine.

§ II. *Notions chimiques.* — Les fleurs d'arnica ont été analysées par MM. Lassaigne et Chevalier : ils en ont retiré une résine odorante, une matière amère, nauséeuse, analogue à la *cytisine*, de l'acide gallique, de la gomme, de l'albumine, une matière colorante jaune, des sels à base de potasse et de chaux.

§ III. *Effets sur les animaux.* — Des opinions diamétralement opposées ont été émises au sujet de l'arnica, dit Lamaret. Les uns ont prétendu que c'était un poison ; les autres, au contraire, l'ont regardée comme un contre-poison. On a assuré qu'elle empoisonne certains quadrupèdes, particulièrement les chiens. Les chèvres cependant mangent l'arnica avec avidité, et n'en éprouvent aucun mal, tandis que les bœufs, au contraire, en sont incommodés (26). Quant aux autres animaux, on n'a pas assez de données pour en parler avec connaissance.

§ IV. *Effets sur l'homme bien portant.* — Administrée à l'homme bien portant, l'arnica présente une saveur légèrement aigre, astringente, qui dé-

pend de son action mécanique. Elle produit ensuite des nausées, de l'anxiété, des borborygmes et une gêne plus ou moins sensible dans tout l'abdomen, puis des évacuations alvines, une augmentation dans les urines, quelquefois aussi des vomissements (27). Si la dose est assez forte, elle produit en même temps des vertiges, des frissons, des tiraillements dans les membres qui s'étendent jusqu'aux doigts, des mouvements involontaires dans les jambes (28); la peau pâlit, la physionomie indique un abattement général (29); la chaleur animale diminue, le pouls s'affaiblit et devient fort lent (30). — Les nausées, l'ardeur à l'estomac et les autres symptômes ont été apaisés par Roques à l'aide d'une potion éthérée (31). Stoll s'est assuré de son côté que les effets toxiques de l'arnica s'arrêtent et guérissent toujours à l'aide de l'opium (32).

§ V. *Effets dans les maladies.* — Les médecins allemands ont employé l'arnica avec avantage dans une foule de maladies, entre autres contre toutes les lésions traumatiques, comme moyen préventif et curatif de la douleur et des inflammations. Fehr rapporte un grand nombre d'exemples de son utilité (33); les Actes de Wratislave (34), ceux de l'Académie de Berlin (35), les observations de Büchner (36), celles de Scholz (37), de de la Marche (38) et de plusieurs autres, confirment cette utilité : en sorte qu'on nomma l'arnica *panacea lapsorum,* nom qui, en allemand, veut dire *herbe contre les chutes.* L'arnica conserva cette réputation longtemps, et Rosen-

---

(26) Flor. Suecic., n. 750.

(27) Schulz, Mat. med., p. 308.
(28) Barbier, Traité de mat. médic., t. III, p. 338.
(29) T.-A. Thuessink Waarm. Gran., 1805.
(30) Stoll, Rat. med., P. III.
(31) Loco citato.
(32) Phytographie médicale, vol. I, p. 301.
(33) Eph. nat. cur., dec. I, an. 9, 10, obs. 10, p. 27.
(34) Bresl. Versuch., 1719, p. 21, 22, 25.
(35) Dec. I, t. I, n. 4; t. x, p. 80, dec. II; t. I, p. 66.
(36) De gen. princ. et eff. Arn. Erf., 1741.
(37) Mat. med., p. 307.
(38) Diss. de arnic. var. usu præf. Alberti. Hal., 1744.

stein l'a recommandée par la bouche
dans les contusions graves, mais après
la saignée (39). Scopoli aussi et d'autres l'estiment beaucoup dans ces cas
(40). On n'a pas borné l'administration de l'arnica aux seules contusions
et aux inflammations traumatiques.
Fehr et Brückner en étendirent l'usage
contre la douleur pleurétique et la
dyspnée, contre la pleurésie, la toux
catarrhale, l'aménorrhée, les hémorrhagies utérines, les fièvres, les indurations des mamelles (41), les engorgements de la rate (42), l'inflammation
des reins (43), l'ischurie (44), l'arthritis
(45), la dyssenterie (46), les hémorrha-
gies(47), les fièvres intermittentes, dans
lesquelles Stoll nomma l'arnica le quinquina des pauvres (48), et même dans
la péripneumonie. Quarin aussi a eu
recours à l'arnica dans la péripneumonie
traumatique (49), Hufeland également
(50). Comme ces faits sont opposés à l'i-
dée généralement admise concernant la
prétendue action stimulante de l'arnica,
pour expliquer ces guérisons les auteurs
ont imaginé de dire que les pneumonies
et les pleurésies en question n'étaient
pas de nature inflammatoire *franche;*
mais c'est là une explication arbitraire
que nous ne pouvons admettre. Richter
a considéré l'arnica comme un des meilleurs remèdes pour combattre la pneumonie, la pleurésie, la péritonite, et
même l'encéphalite (51). Parmi les guérisons obtenues par cet auteur à l'aide
de l'arnica, on compte des cas de péritonite puerpérale.

Les praticiens s'accordent généralement dans l'administration de l'arnica
contre les inflammations franches, telles
que les gastro-entérites, les artérites,
mais seulement dans le cas où le mal

réagit sur les méninges, et s'accompagne
de soubresauts des tendons, avec délire
ou assoupissement. Alors la maladie
est, d'après eux, maligne, nerveuse ou
adynamique. Dans ce cas, l'arnica leur
paraît indiquée comme remède excitant.
Nous n'avons pas besoin de réfuter cette
manière systématique d'envisager les
faits; nous croyons en avoir dit assez
dans les articles précédents pour en faire
sentir la fausseté. Les heureux résultats
de l'arnica dans le traitement de toutes
les phlogoses de l'appareil cérébro-spinal, prouvent de la manière la plus
évidente que l'action de cette plante est
hyposthénisante-vasculaire et spinale.
On comprend maintenant comment Alt-
hoff (52) et Hildenbrand (53) ont pu
préconiser l'arnica contre le typhus.
Gersonius l'a recommandée contre la
peste (54). Dans les phlogoses lentes de
la moelle épinière, l'arnica a été administrée par nous avec un avantage marqué (55) et par d'autres également (56).
Dans les paralysies en général, l'arnica
a été recommandée par un grand nombre d'auteurs; elle l'a été fortement dans
les paralysies de la vessie par Ober-
teuffer (57), par Aaskow (58); dans l'a-
maurose par Scarpa, par Angeli et par
d'autres. L'arnica a été aussi vantée
beaucoup contre la surdité, contre les
vertiges, avant-coureurs de l'apoplexie,
par Hahnemann (59); enfin dans la nyc-
talopie, par les Russes (60).

§ VI. *Appréciation de l'action.* —
Nous croyons en avoir assez dit pour
faire comprendre que l'action de cette
plante est hyposthénisante-vasculaire et
spinale. Nous ajouterons seulement que
son degré d'énergie est bien inférieur à
celui de la strychnine. Les inflammations
aiguës des centres nerveux ne peuvent
se guérir assez promptement avec l'arnica seule, il faut aider son action par

---

(39 R. Apolek, p. 21.
(40) Flora carniol., p. 377.
(41) Act. Berol, t. x.
(42) Dufour, Journal général de médecine, 1810.
(43) De la Marche, Diss. 14.
(44) Collin, Obs. pr., t. iv.
(45) Nebel, Act. nat. cur.
(46) Stall, Collin, Halle, Rogery.
(47) Samml. aus Abh., 13 Bd., p. 78.
(48) Stall, Collin, cit. Heller, Hufel.
Journ., 27 Bd., 4 st., p. 78. Bind. Harless, Rh. Westph. Jahrb., 10 Bd., 1 st., p. 89.
(49) Meth. med. infl., p. 80.
(50) Journ., 9 Bd., 2 st., p. 96.
(51) Ausf. Arzn., 2 Bd., p. 139.

(52) Obs. de feb. pet. 1784, p. 34.
(53) Ueb. d. anat. Tiph., 1810, p. 212.
(54) Rudolph. Schwed. Ann., 1 Bd., 2 st.,
p. 18.
(55) Mugna, la Clinica, etc., ann.
1831-32, n. 49; an. 1832-33, n. 49.
(56) Op. cit., 1831-32, n. 169.
(57) Hufeland's Journ., 9 Bd., 3 st.,
p. 95.
(58) Samml. aus. Abh., etc., 3 Bd.,
p. 382.
(59) Hufeland's Journ., 2 Bd., p. 466.
(60) Journal de la littérature étrangère,
t. xix, p. 55.

celle de la saignée. Borda, cependant, traita des pneumonites avec l'arnica, sans saignée; mais il s'est convaincu que souvent l'énergie du médicament était au-dessous de l'intensité de la maladie; aussi combinait-il les deux moyens à la fois.

§ VII. *Action mécanique.* — L'âcreté qu'on ressent à la gorge, les cardialgies dont se plaignent quelquefois les malades soumis à l'usage de l'arnica, ne dépendent que de son action mécanique, et cette action elle-même se rattache à l'élément résineux de la plante, et est tout à fait innocente au fond. Stoll conseille l'usage de l'arnica, même dans les cas d'irritation gastrique (61); Swediaur saupoudrait avec l'arnica les ulcères et les plaies gangréneuses. Schutz assure que l'arnica, appliquée sur les parties enflammées ou contuses, fait disparaître promptement l'inflammation; il fait remarquer qu'aux premiers moments elle augmente la douleur, mais qu'aussitôt après elle cesse tout à fait (62).

§ VIII. *Mode d'administration.* — On prescrit rarement les fleurs d'arnica en poudre, parce que cette poudre irrite la gorge; cependant c'est là un léger inconvénient. La dose en poudre est de 5 centigrammes (1 grain) à 1 gramme (20 grains) par jour. On l'administre le plus souvent en infusion théiforme. Pour cela on fait usage des feuilles à la dose de 1 à 2 grammes, et même plus, dans 240 grammes d'eau bouillante. Les feuilles en poudre sont prescrites à 15 et 20 centigrammes à la fois, qu'on peut répéter au besoin. La racine d'arnica est employée ordinairement en décoction à la dose de 8 grammes, et même au delà, dans 1/2 kilogramme d'eau.

Formules modèles.

L'électuaire d'arnica composé, des pharmacopées, est formé de la manière suivante :

♃ Feuilles d'arnica en poudre, 8 grammes (2 gros).

Racine de serpentaire de Virginie, et quinquina en poudre, de chacun 4 grammes (1 gros).

Sirop d'écorce d'orange, 15 grammes (1/2 once).

A prendre par cuillerées à café toutes les deux heures.

2. *Poudre d'arnica composée.*

♃ Racine d'arnica en poudre, 30 grammes (1 once).

Serpentaire de Virginie, 15 grammes (1/2 once).

Oléo-saccharum de menthe poivrée, 30 grammes (1 once).

Mêlez et divisez en vingt paquets.

A prendre un paquet toutes les deux ou trois heures.

3. *Pilules.*

♃ Feuilles d'arnica en poudre, 2 grammes (1/2 gros).

Savon médicinal, q. s. pour en faire une masse pilulaire à diviser en vingt pilules.

Ordinairement on fait les pilules avec l'extrait d'arnica; mais leur action est fort équivoque, à cause de la manière variable dont l'extrait est confectionné.

ASSA-FOETIDA.

(*Resina assæ-fœtidæ.*)

§ Ier. *Caractères physiques.* — La substance résineuse ou gomme résineuse nommée *assa-fœtida, stercus diaboli,* et par les Asiatiques *cibus Dei,* nous vient des Indes orientales, de la Perse, de la Syrie, de la Libye, de la Médie, etc. C'est le suc épaissi de la *fecula assa-fœtida,* de la famille des ombellifères, pentandrie digynie, Lin. On l'extrait par incision des racines de cette plante. On en distingue deux espèces dans le commerce : l'une en petits grumeaux roussâtres et blanchâtres, mêlés de lames blanches, friables, transparentes, d'une odeur d'ail insupportable; l'autre en plus gros morceaux brunâtres parsemés de lames d'un blanc jaunâtre, d'une odeur plus fétide encore. Sa saveur est nauséabonde, âcre et amère.

§ II. *Notions chimiques.* — Trommsdorf, qui a analysé l'assa-fœtida, a trouvé que la proportion du principe gommeux dépassait de beaucoup celle du principe résineux. Pourtant il est prouvé par des analyses plus récentes de Brugnatelli et de Pelletier que la quantité de la résine

---

(61) Rat. med., t. III, p. 159.

(62) Mat. med. e Disc. De la Marche, p. 15.

y est bien plus forte que celle de la gomme. D'après ce dernier chimiste, l'assa-fœtida est composée de 65 parties d'une résine particulière, de 3,60 d'huile volatile dans laquelle est renfermée l'odeur alliacée, de 19,44 de gomme, de 11,66 de bassorine et de 0,30 de malate acide de potasse et de chaux. Cette substance est soluble dans l'alcool et dans le vinaigre. Broyée dans l'eau pendant quelque temps, elle la rend lactée, mais elle ne s'y dissout point; avec le carbonate d'ammoniaque elle se réduit facilement en poudre. •

§ III. *Effets sur l'homme bien portant.*—Dans les Indes on emploie l'assa-fœtida comme assaisonnement des mets les plus recherchés. On a trouvé que cet assaisonnement dissipait les gaz intestinaux et facilitait les digestions. Ces effets chez nous ne sont pas bien évidents lorsqu'on fait usage de l'assa-fœtida, à moins peut-être d'en prendre une forte dose. Dans ce cas, on a des rots qui sentent fortement l'ail et quelques légères évacuations alvines; les urines augmentent et les sueurs présentent aussi la même odeur. Quelquefois elle provoque le vomissement, puis des vertiges, des éblouissements, de l'anxiété, de la faiblesse dans les membres; le pouls devient petit et lent; on éprouve aussi de l'assoupissement (63). Richter observa qu'en continuant l'assa-fœtida, les fonctions de l'estomac s'affaiblissent (64). Geoffroy préconise cette substance pour combattre les mauvais effets de l'opium (65).

§ IV. *Effets dans les maladies.* — Dans les Indes orientales, l'assa-fœtida est regardée comme un excellent remède contre les flatuosités, les indigestions, les coliques, la tympanite et l'odontalgie (66). Les femmes du peuple s'en servent pour prévenir les dangers de l'accouchement; elles en prennent surtout pendant les trois premiers jours qui suivent la parturition (67). — Appliquée à l'extérieur, elle 'a été trouvée utile pour fondre les engorgements glandulaires,

strumeux, et les tumeurs en général (68). Donnée par bouche, elle a été utile contre l'anorexie et la dyspepsie (69), la constipation (70), l'hépatite chronique et la jaunisse (71), les coliques (72), la strangurie et la dysurie (73), la goutte, le rhumatisme et la sciatique (74), l'aménorrhée (75), l'asthme aigu (76), la coqueluche (77), l'aphonie (78), le croup (79), les fièvres intermittentes (80), les exanthèmes graves (81), la fièvre dite synoque, le typhus, les fièvres gastriques et nerveuses (82), la syphilis (83) et la carie des os (84). — Nous ne répondons pas de toutes les vertus attribuées par les auteurs à l'assa-fœtida; mais nous pensons qu'on peut regarder cette substance comme hyposthénisante vasculaire et par conséquent utile dans plusieurs maladies hyposthéniques comme les remèdes précédents. La renommée de l'assa-fœtida n'est pas bornée à l'action hyposthénico-

---

(63) Whytt, Nerv. diseas., p. 370.

(64) Ausf. Arzn., 2 Bd., p. 19.

(65) Traité de mat. méd., 1743, t. IV, p. 195.

(66) Kæmpfer, Amœn. exotic., p. 535.

(67) Mérat et Delens, Dictionn., t. III, p. 243.

(68) Dioscoride, l. III, LXXXVIII.—Plenk, Chir. mat., p. 258.

(69) Buchholz, Hufeland's Journ., 1 Bd., p. 147.

(70) Millar, On the asthma, p. 183. — Murray, Ap. medic., t. I, p. 131. — Gordens, Hufeland's Journ., 17 Bd., 2 st., p. 87.

(71) Quarin, De inflamm., t. II, p. 93.

(72) Dioscoride, Quarin, Animad. in morb. chron., p. 133.

(73) Conradi, Hufeland's Journ., 6 Bd., p. 491; 41 Bd., 1 st., p. 131.

(74) Theden, Mérat et Delens, Dict., cit. — Richter, Ausf. Arzn., 2 Bd., p. 24.

(75) Murray, Ap. medic. cit. — Pinel, Samml. aus. Abh., etc., 18 Bd., p. 52.

(76) Millar, cit. — Schæffer, Kinderkr., p. 273. — Kopp, Beobacht., p. 221.

(77) Millar, cit., p. 131. — Rosenstein, Mal. de Bamb., p. 219.

(78) Dioscoride, Celse, Quarin.

(79) Kopp, cit. Wieussens, Roques, Phyt. méd., t. II, p. 98.

(80) Bergius, Mat. med., p. 206.

(81) Encyclopédie universelle d'histoire naturelle, par Baumare, art. Assa-fœtida.

(82) Pringle, Diseas, of the Arm., t. II, p. 104. — Richter, Ausf. Arzn., 2 Bd., p. 19.

(83) Block, Schneider, Beernbröck, Mérat et Delens, Dict., t. II, p. 266.

(84) Dorfmüller, Storks, Arch. f. d. Geburtsh., 3 Bd., 1 st., p. 75. — Schmälz, Loders, Journ. f. Chir., 2 Bd., 4 st., n. 7. — Block, Schmuckers, Verm. Schrift., 1 Bd., p. 151.

Giacomini.

vasculaire. Elle a été trouvée surtout utile dans les maladies de la moelle épinière connues sous le nom de névroses. Aussi la prescrit-on communément comme un excellent antispasmodique. Boerhaave a beaucoup vanté l'assa-fœtida contre l'épilepsie. L'observation journalière confirme en effet cette assertion. Nous pourrions citer un grand nombre de faits relatifs à des affections nerveuses, soulagées ou guéries à l'aide de l'assa-fœtida, depuis les simples spasmes jusqu'à la paralysie (85). Qu'il nous soit permis maintenant d'ajouter que nous avons retiré d'excellents effets de l'assa-fœtida dans deux cas d'inflammation rachidienne, dont l'un se rapportait précisément à la moelle elle-même (rachialgite), l'autre à ses membranes (méningite spinale) (86).

Nous ne reviendrons pas sur la véritable condition morbide des convulsions et des paralysies ; nous devons cependant rappeler que toutes les convulsions n'admettent pas l'usage de l'assa-fœtida. Son usage n'est réellement utile que dans les convulsions hypersthéniques. Dans celles dont la nature est mécanique, on peut l'ordonner uniquement comme remède palliatif ; mais elle serait tout à fait nuisible dans les convulsions hyposthéniques, telles que celles qui se déclarent après l'usage de l'aconit, du camphre, du nitre, du mercure ; de la jusquiame ; de la belladone ; de la strychnine ; du plomb, etc.

§ V. *Appréciation de l'action.* — L'action hyposthénisante, vasculaire et spinale que nous avons reconnue à l'assa-fœtida nous rend parfaitement raison de tous les effets dont nous venons de parler, savoir : de ses facultés résolutive, sudorifique, antiseptique, calmante, antispasmodique, etc.

§ VI. *Action mécanique.* — Le suc de la ferula assa-fœtida, lorsqu'il est frais, jouit d'une action âcre, brûlante, qu'il ne possède plus lorsqu'il est épaissi et desséché, tel qu'on le voit en Europe. Lorsqu'il est convenablement fondu, on peut l'appliquer sur une partie quelconque, sans crainte de l'irriter sérieusement par son contact. Sa propriété résineuse

cependant la rend quelquefois indigeste, mais le plus grand nombre de malades la tolèrent assez bien. Le dégagement de son huile essentielle pendant la digestion devient anthelminthique ; aussi la prescrit-on quelquefois en lavement comme telle. Il est fort probable cependant que son utilité dans les cas d'helminthiasis tient plutôt à son action dynamique qui combat la condition organique propre au développement des vers.

§ VII. *Mode d'administration.* — Pour rendre l'usage de l'assa-fœtida le moins désagréable possible, on l'a prescrite en pilules enveloppées dans des feuilles d'or ; il n'est pas nécessaire de la mêler à aucune autre substance ; il suffit de la piler dans un mortier chaud, pour lui donner la forme que l'on veut. La dose est de 50 centigrammes jusqu'à 1 gramme ; qu'on peut dans certains cas répéter trois ou quatre fois par jour.

(*Not. d. trad.*) [Les pilules d'assa-fœtida, préparées d'après l'indication de M. Giacomini, présentent une odeur d'ail fort désagréable, malgré la couche métallique qui les enveloppe. Elles s'éventent très-promptement. L'un de nous en a fait préparer en les enveloppant d'une couche de gomme avant de les argenter. Cette double enveloppe empêche parfaitement l'évaporation, et conserve longtemps les pilules sans odeur et sans détérioration.]

L'assa-fœtida dissoute dans de l'esprit-de-vin délayé agit plus promptement ; mais aussi son action est un peu plus faible, à cause de l'alcool qui paralyse une partie de son action. Suspendue dans l'eau, moyennant un jaune d'œuf ou du mucilage, elle forme le *lait d'assa-fœtida.* L'odeur de cette préparation est insupportable ; on s'en sert en lavement ; la dose est de 8 à 20 grammes. — Les maréchaux font infuser l'assa-fœtida dans du vinaigre, et y ajoutent du sel et du poivre, pour laver la langue des animaux malades.

VALÉRIANE.

(*Radix valerianæ officinalis.*)

§ Ier. *Caractères physiques.* — La valériane officinale, connue aussi sous le nom de petite valériane, est une belle plante qui s'élève jusqu'à la hauteur d'un

---

(85) De morbis nervorum. Encyclopédie universelle, par Baumare, article Assa-fœtida.

(86) Mugna, la Clinica, etc. ; ann. 1830-31, n. 140 ; an. 1832-33, n. 49.

mètre et demi. Elle est indigène dans nos bois; on la cultive aussi dans les jardins. Ses fleurs sont petites, blanches, pourprées, disposées en bouquet au sommet des tiges, d'une odeur agréable. Elle est de la famille des valérianées; triandrie monogynie, Lin: On n'emploie en médecine que sa racine, qui se compose d'une souche hérissée de radicules blanchâtres à l'intérieur, et jaunâtres extérieurement, d'une odeur forte et très-désagréable, particulièrement lorsqu'elle est sèche, d'une saveur âcre et amère.

§ II. *Notions chimiques.* — La racine de valériane renferme une huile très-volatile, d'un blanc verdâtre, douée d'une odeur forte et camphrée; une résine noire, un principe particulier soluble dans l'eau et insoluble dans l'alcool et dans l'éther; de la matière gommeuse, de la fécule et du ligneux.

§ III. *Effets sur les animaux.* — On dirait que l'odeur de la valériane plaît aux chats, car il est presque impossible de conserver la plante dans les jardins, parce que ces animaux viennent souvent de fort loin se rouler sur elle et l'arroser de leur urine: elle les enivre, les étourdit et leur donne des vertiges. Parmi les autres animaux, on ne connaît que les chèvres et les moutons qui aiment cette plante.

§ IV. *Effets sur l'homme bien portant.* — Presque tous les auteurs de matière médicale considèrent les effets de la valériane sur l'homme comme excitants; à cause de la chaleur et de la douleur qu'elle provoque dans l'estomac et de l'accélération du pouls qu'elle produit. Ce dernier effet cependant, mentionné par quelques auteurs, n'a pas lieu d'après mes observations: on peut s'en convaincre en prenant soi-même de la valériane. On a prétendu aussi que l'action de cette plante était excitante, parce qu'elle provoque la sueur et la sécrétion urinaire (86*), détermine des évacuations alvines et des vomissements (87). Ces effets cependant n'ont pas toujours lieu, et lorsqu'ils existent, ils indiquent, selon nous, précisément le contraire de ce qu'on avance, c'est-à-dire un état d'hyposthénie, et non d'excitation. Andrée a observé que l'usage de la valériane finit à la longue par énerver les forces de l'es-

tomac (88); Tissot fait remarquer qu'à haute dose elle produit un malaise général, de la faiblesse dans les membres, phénomènes qu'on pouvait prévenir en y associant du macis (89), qui est une substance hypersthéniique.

§ V. *Effets dans les maladies.* — La valériane a été employée de tout temps contre les maladies hypersthéniques de l'appareil vasculaire sanguin et de l'appareil cérébro-spinal. En premier lieu se présentent les engorgements glandulaires (90); l'aménorrhée (91), la rétention d'urine (92), la cardialgie (93); la pharyngite (94), la pleurésie (95); les fièvres intermittentes (96), les maladies du cœur (97), les fièvres putrides, nerveuses et le typhus (98). Dans cette dernière maladie, la valériane compte un très-grand nombre d'admirateurs, parce que l'affection attaque non-seulement les gros vaisseaux, mais encore les fonctions de l'appareil cérébro-spinal, sur lequel cette plante exerce une action toute particulière. Sous ce point de vue, l'idée émise par Bouteille d'employer la valériane dans le traitement prophylactique de l'hydrophobie ne serait pas à dédaigner (99).

Dans aucune maladie on n'a tant vanté la valériane que dans l'épilepsie et les convulsions. Depuis l'époque où Fabius Colonna, atteint lui-même d'une épilepsie grave, fut assez heureux pour s'en débarrasser au moyen de cette

---

(88) Cases of epilepsy, p. 262.
(89) Traité de l'épilepsie, p. 304.
(90) Morgan, phil. Princ., p. 424.
(91) Bergius, Mat. med., t. I, p. 31.
(92) Camerarius, Hort. med., p. 175.
(93) Roques, Phytographie médicale, t. II, p. 3.
(94) Mugna, la Clinica, etc., ann. 1831-32, n. 184.
(95) Loc. cit., n. 90.
(96) Grünwald, Coste et Villemet, Mat. méd., p. 74. — Vaidy, Journal de médecine par Corvisart, t. XVIII, p. 333. — Desparanches, Journal général de médecine, t. XLIV, p. 289. — Ranque, Bulletin de la Société d'émulation, t. V, p. 49. — Carminati, op usc. thérapeut., p. 227.
(97) Kreysig, Krankh. d. Herz., 2. Bd., p. 304.
(98) P. Franck, Hecker, Hildenbrand, Smith, Barthez, Baumes, Pinel, Junker, Bergamini, Richter, Acerbi, etc., etc.
(99) Mémoires de la Société de médecine, 1783.

(86*) Hoffmann, Op., p. 583. — Marchant, Mémoires de l'Acad. des sciences de Paris, 1706, p. 333.
(87) Raii, Hist., p. 388.

plante, et depuis que Tissot eût dit que toute convulsion qui résiste à la valériane doit être regardée comme incurable, cette plante a acquis une grande réputation. Nous ne pouvons accepter aveuglément cette dernière assertion. Pour nous, une convulsion est une maladie qui, comme nous l'avons dit, se rattache à des conditions diverses. L'art de la thérapeutique consiste à débrouiller ces conditions. Or ce que nous venons de dire sur ce sujet à l'occasion da la strychnine, de l'assafœtida et de l'arnica, s'applique exactement à la valériane. En conséquence, si l'action de cette plante est hyposthénisante, vasculaire et spinale, elle ne peut être utile que dans les convulsions hypersthéniques, et elle sera sûrement nuisible dans les convulsions hyposthéniques. Ophélius se loue beaucoup de la valériane dans l'opisthotonos (100), Fordyce dans la migraine (1), Whytt dans la manie (2), ainsi que plusieurs autres (3), Brisbane dans les paralysies traumatiques (4), et d'autres aussi dans la même maladie (5).

§ VI. *Appréciation de l'action.*—Nous venons de voir que l'action de la valériane est hyposthénico-vasculaire et spinale; nous devons ajouter cependant que cette action est assez faible, et qu'on ne doit pas en attendre tous les prodiges qu'on trouve enregistrés dans les ouvrages de matière médicale. Elle a bien moins d'énergie que les remèdes précédents. Aussi, dans les maladies graves du système nerveux, importe-t-il de faire précéder son administration par la sai-

gnée et autres hyposthénisants plus actifs. Cela explique pourquoi Alibert n'a obtenu de la valériane que des effets négatifs chez plusieurs épileptiques qu'il a traités à l'hôpital Saint-Louis pendant cinq ans consécutifs (6).

§ VII. *Action mécanique.* — On a beaucoup négligé l'étude de l'action chimique et physique de la valériane, parce qu'elle est peut-être peu prononcée.

(*N. d. trad.*)[La vertu anthelminthique très-énergique qu'on accorde généralement à la valériane pourrait être attribuée à son action mécanique, ainsi qu'on l'a dit en parlant de plusieurs autres remèdes de cette nature. Quelques oculistes ont fait prendre la valériane en poudre par le nez, dans l'idée de fortifier la vue. Si cette poudre est absorbée dans la muqueuse nasale, elle pourrait agir comme hyposthénisante. Dans le cas contraire, son action serait purement mécanique et analogue à celle de toute autre poudre sternutatoire.]

§ VIII. *Mode d'administration.* — La meilleure valériane est celle qui croît dans les endroits pierreux, exposés au soleil; elle est la seule qu'on devrait choisir pour les usages médicinaux. On récolte la racine en mars et avril. On peut donner la valériane en poudre à la dose de 1, 2 et même 4 grammes à la fois. On la prescrit aussi en infusion. On devrait abandonner la décoction et l'extrait, car dans ces préparations la partie volatile se perd. Dans cet ordre des hyposthénisants spinaux, on pourrait admettre plusieurs autres remèdes que nous avons placés dans d'autres sections: tels sont, par exemple, les hydro-cyanates, la cantharide, le camphre, le gaz acide carbonique, le nitre, l'aconit, les mercuriaux, l'iode, la ciguë, etc.

---

(100) Samml. aus. Abh. z. Gebr., etc., 13 B., p. 669; 14 Bd., p. 579.

(1) De Hemicran., p. 91.

(2) Nerv. diseas., p. 513.

(3) Revue méd., t. IV, p. 376.

(4) Select. cas., p. 37.

(5) Roques, Phytographie médicale, t. II, p. 3.

(6) Nouveaux Éléments de thérapeutique, t. II, p. 528. Paris, an XIII.

TROISIÈME CLASSE
DE REMÈDES.

❖

REMÈDES SPÉCIFIQUES OU EMPIRIQUES.

L'exercice de la médecine serait simple et facile, si nous possédions des remèdes spécifiques. Il suffirait alors, pour en faire une application certaine, de s'assurer de la forme ou du nom de la maladie, et de chercher dans la pharmacopée le remède correspondant. Chacun pourrait être médecin à peu de frais. La médecine, en effet, commença par là, et elle ne pouvait commencer autrement. Les premiers remèdes furent des spécifiques ou des moyens empiriques, savoir : des agents inconnus qui détruisaient une maladie inconnue, d'une manière également inconnue. Mais si le nombre des spécifiques a été grand dans l'enfance de l'art, il diminua graduellement à mesure que l'observation a appris qu'un même remède était capable de guérir plusieurs maladies, et qu'une même maladie pouvait être guérie par plusieurs remèdes; et enfin que les prétendus spécifiques n'étaient pas infaillibles.

Une science difficile comme la médecine ne pouvait s'organiser autrement qu'en passant d'abord par une foule d'erreurs et de préjugés; et c'est lorsque ces erreurs et ces préjugés ont été dissipés et qu'elle a eu conquis des principes exacts qu'elle est devenue une science. Elle est une science depuis que les maladies sont étudiées, non dans les symptômes, mais dans les organes qui les produisent. On peut en dire autant de l'étude des remèdes : cette étude constitue une science depuis que leurs effets ont été étudiés expérimentalement, non d'après certains phénomènes apparents, mais d'après les changements qu'ils produisent dans les organes. Produire artificiellement ces changements à l'aide d'expériences; les observer dans des conditions fort différentes de climat, de saison, d'âge, de santé, de maladie, etc.; les apprécier et les soumettre au creuset d'une analyse philosophique rigoureuse, et en déduire les principes capables de lier tous les effets : tels sont les moyens d'étude que l'on emploie aujourd'hui pour reconnaître dans les médicaments les véritables vertus thérapeutiques, à la place des vertus supposées d'autrefois. On a soin de distinguer les effets composés, secondaires, modifiés et variables, de l'action primitive, qui est absolue et constante, et qui doit servir à caractériser le médicament. D'après cette marche et les connaissances acquises, on doit s'attendre à voir disparaître complétement les remèdes dits spécifiques ou empiriques. Dans la crainte cependant de mettre des limites à l'observation ultérieure, nous avons cru devoir admettre une classe de remèdes spécifiques ou empiriques, c'est-à-dire qui agissent d'une manière sûre, qui produisent des effets certains, mais incompréhensibles. Jusqu'à présent il n'en est aucun à notre connaissance qui

582

se trouve dans ce cas, puisqu'il n'en est aucun dont nous n'ayons pu comprendre le mode d'action à l'aide d'expériences nombreuses sur les animaux, sur l'homme bien portant et sur l'homme malade. Chaque remède que nous avons étudié, soit par nos propres expériences, soit par celles des autres, soit enfin par les observations de tous les temps et de tous les lieux, nous révéla dans ses effets son action constante et primitive qui devait servir à le caractériser. Le quinquina, le mercure et quelques autres substances étaient restés jusqu'à ces derniers temps comme des types de la doctrine des spécifiques ; mais nous avons vu que leurs effets remarquables sont précisément ceux qui se sont prêtés au plus grand nombre d'applications, et nous ont permis de les rattacher aux mêmes principes qui régissent une infinité d'autres substances. Il n'est personne aujourd'hui au courant de la science qui pourra admettre que le quinquina n'est utile que dans les fièvres intermittentes seulement, et le mercure dans la syphilis uniquement.

J'arrête ici mon travail sur les remèdes dynamiques. J'exposerai dans un prochain volume l'histoire des remèdes mécaniques.

FIN DE GIACOMINI.

TABLE DES MATIÈRES

CONTENUES

DANS CE VOLUME.